现代老年常见病
基础与临床

姚宏波　师　岩　陈庆友　主编

中国纺织出版社有限公司

图书在版编目（CIP）数据

现代老年常见病基础与临床 / 姚宏波，师岩，陈庆友主编. --北京：中国纺织出版社有限公司，2022.3

ISBN 978-7-5180-9408-0

Ⅰ.①现… Ⅱ.①姚… ②师… ③陈… Ⅲ.①老年病—常见病—诊疗 Ⅳ.①R592

中国版本图书馆CIP数据核字（2022）第041922号

责任编辑：范红梅 责任校对：高 涵 责任印制：王艳丽

中国纺织出版社有限公司出版发行

地址：北京市朝阳区百子湾东里 A407 号楼 邮政编码：100124

销售电话：010—67004422 传真：010—87155801

http://www.c-textilep.com

中国纺织出版社天猫旗舰店

官方微博 http://weibo.com/2119887771

三河市宏盛印务有限公司印刷 各地新华书店经销

2022 年 3 月第 1 版第 1 次印刷

开本：787×1092 1/16 印张：34

字数：785 千字 定价：128.00 元

编委会

主　编　姚宏波　齐齐哈尔医学院基础医学院

师　岩　齐齐哈尔医学院医学技术学院

陈庆友　齐齐哈尔医学院附属第三医院

副主编　徐文双　齐齐哈尔市五官医院

齐占朋　齐齐哈尔医学院口腔医学院

李兴媚　齐齐哈尔医学院附属第三医院

王月静　齐齐哈尔医学院基础医学院

编　者　于　磊　齐齐哈尔医学院附属第二医院

王　柳　齐齐哈尔医学院附属第三医院

刘先锋　齐齐哈尔市五官医院

邬志锋　齐齐哈尔医学院附属第二医院

信明辉　齐齐哈尔市五官医院

贾媛媛　齐齐哈尔医学院附属第三医院

董　岩　齐齐哈尔市五官医院

目录

第一篇　基础篇

第三篇　用药篇

第一篇

基础篇

第一章 生物学基础

第一节 衰老的特征

在人类生命周期中，有一个随着时间推移而表现出机体各器官功能不断退化，直到死亡的过程，在医学老年学中，人们把这个过程称为衰老。衰老的定义有以下几种。

衰老是机体随着时间的进展而出现的变化或过程；衰老是个体、组织的功能减退状态；衰老是个体在性成熟期后开始的功能逐渐丧失的状态；生育完成后，机体不能维持存活而趋于死亡的过程，其实质是修复系统逐渐难以应付不断增加的分子紊乱，而导致衰老死亡；衰老是不能经常保持内环境稳定和自我修复能力失调的状态；衰老是在分子水平上出现微小变化的综合；衰老是在机体形成各阶段中积累起来的复制差错所引起的偶然性过程；衰老是几个因子联合引起的现象，并非单一过程的结果；衰老是指随着年龄增长而产生的一系列生理学和解剖学方面的变化，也是人体对内、外环境适应力逐渐减退的表现。

生长、发育、衰老、死亡是所有生物包括人类在内的生命过程的自然规律，凡是具有生命的生物都会老化。老化与衰老是既有密切联系而又不尽相同的概念。老化指的是机体从发育到成熟期以后，随着年龄增长，在形态和功能上所表现出来的种种进行性衰退性变化。老化的特点是各种功能退行性改变，机体对内、外环境适应能力逐渐减退。老化代表随增龄发生的变化，机体随增龄变化的内容十分复杂，但并非所有的老化现象都构成对生命与健康的威胁；而衰老则是从性成熟后才开始或加速的一种持续的、不可逆的发展过程。随着衰老过程的进行，机体越来越容易丧失功能，并产生危及身心素质的变化，有的甚至衍化成疾病最终死亡。人类30岁左右开始出现老化现象，50岁以后老化进程加速。个体发生老化的时间差异很大，如有些人40岁却像60岁的小老头，无论在体力、精神状态都呈衰老状态；而有些人虽年过60仍然精力充沛，各器官功能良好。同一个个体的不同器官开始老化的时间和老化的速度也不尽相同。据研究，骨、软骨、肌肉、皮肤等这些与维持生命没有直接关系的组织，老化发生较早；而心、肺、肝、肾、脑等这些担负重要生理功能的器官则老化较迟。人体肺老化多在35岁左右，心脏老化在45岁左右。

"老"是一个象形字。《说文解字》注释为："七十曰老，从人毛匕，言须发变白也。""匕"为"化"字的古体，故"老"字即表示人的毛发变白。在甲骨文中，"老"字表现为一个弯腰驼背、扶杖而行的老人，意味着活动能力的衰退。衰老过程反映出人体内部结构的改变，个体的衰老始于细胞，细胞的衰老则表现为功能的改变。

应该指出，衰老又不等同于老年。所谓衰老是一个动态的过程，是指生物体老化的后期表现，即老化终期阶段的表现，是老化的结局。在时间上，由于不同的个体、不同的器官开始衰老的时间及衰老的速度均不相同，故不可能划定一个年龄作为所有器官衰老的起点。老年则是指整个机体一个年龄阶段，进入这个阶段的机体就属于老年机体。不过关于老年开始的年龄界限，古今中外说法不一。长期以来习惯以65岁为老年期的开始。1982年联合国老龄问题世界大会提出60岁为老年期的开始年龄，统计分析表明，55~60岁患病率最高，慢性疾病增加，而且大多数60岁以上的人群表现出比较明显的衰老特征，目前我国也采用此种年龄划分。

随着时序年龄的增加，通常将人的一生划分为几个不同的时期：幼年期（0~5岁）、童年期（6~11岁）、青春期（12~17岁）、青年期（18~24岁）、壮年期（25~44岁）、老年前期（45~59岁）、老年期（60~89岁）、长寿期（90岁以上）。随着社会的进步、科学的发展、经济的增长，人民的生活水平和健康水平都得到普遍提高，大多数60岁的人并非老态龙钟，而是精力充沛。因此，有人认为新的年龄划分标准为：44岁以下为青年期，45~59岁为中年期，60~74岁为老年前期或称准老年期，75~89岁为老年期，90岁以上为长寿期。

衰老的特征又称老征，是衰老征象的简称。人体衰老过程是一个随年龄增长而逐渐演变的过程。有人认为衰老是"信息的丧失与自由能的下降"，有人根据热力学第二定律认为一切系统倾向于高熵状态，生命也不例外，衰老便是"在成熟后已高度分化的系统走向组织紊乱及趋异分化的过程，即熵增长率作用的结果"。也有人认为衰老是机体"在大小、形态、功能已到成熟后的恶化变质过程"，衰老的特征大体说来有以下几点。①累积性：老不是一朝一夕的改变所造成的，而是一些轻度的、微量的变化日积月累的结果，一旦表现出来就不可逆转。②普遍性：衰老是几乎所有生物都具备的共同性质，是生命进程中的必然过程。在同种生物中，衰老出现的时间范围大致相同。不同种属的生物衰老出现的时间相差很大，基因是其决定因素。③渐进性：衰老不是一个突发的现象，而是一个持续的、渐进的演变过程。④内生性：衰老是生物固有的特性，不是环境造成的，但环境可以在一定程度上对衰老产生影响。⑤危害性：衰老过程一般对生存不利，衰老导致体内出现有害的改变，使机体适应力与抵抗力减退，功能下降乃至丧失，机体越来越容易感染疾病，终至死亡。

由此可以说衰老是生物在生命的过程中，当其生长发育达到生殖成熟后开始或加速的，是生殖成熟后随着时间的延长，机体对正常环境适应能力逐渐下降的过程，它是具有累积性、普遍性、渐进性、内生性和危害性的生命过程。在此过程中机体越来越容易丧失功能、感染疾病、最终死亡。衰老是生命过程中的必然过程，衰老是机体不断老化的最终结果。随着年龄增长，产生一系列生理学和形态学方面的变化，导致人体对内、外环境的适应力逐渐减退。衰老是个复杂的过程，尽管如此，目前人们普遍承认两个重要的事实：第一，衰老并不是人过中年后突然发生的现象，而是经过长时间的积累表现出来的，疾病能加速这一过程。衰老是身体的各个器官和系统不断发生的不可逆变化的结果，只是到了一定年龄，变化的总和使人感到老了。第二，衰老本身是正常的生理变化，衰老并不一定伴随疾病，一个正常人可以保持身体健康继续生活下去。老年人的疾病不是衰老直接引起的，但是衰老和疾病往往交织在一起，很难区别是生理性衰老还是病理性衰老。任何生物都要经过发育、成长、衰老和死亡的连续过程，人也不例外。

由于个体生命从受精卵开始至自然死亡是一个连续过程，很难在发育与衰老之间截然划分。

一、身体外形的变化

人进入老年期，常表现出老年性外貌征象，如头发变白和稀少、皱纹、老年斑、皮肤松弛、视力改变、牙齿松动脱落、身高下降、体重减轻等，但个体差异很大。

1. 头发变白和稀少

人在50多岁后就会出现黑白相间的须发，不少人在40岁时开始有白发和头发脱落，男性脱发比女性多。据报道，60岁的人约有50%以上出现白发，80%出现秃发；75岁以上则白发达70%，秃发在90%以上。70～80岁后，胡须可变为"银须"，一般不脱落。老年人头发和胡须变白的原因是机体内黑色素合成障碍，发中色素减少之故。脱发则由于皮下血管营养不良、毛发髓质和角质退化，毛根萎缩而再生力弱。老化对眉毛影响不明显，但眉的外侧1/3因受甲状腺控制，所以少女的眉毛长而美。

2. 皱纹

老年人皮肤发皱以面部为显著，在前额和外眼角两旁首先出现皱纹，外眼角的皱纹呈扇形扩散。据报道，人从20岁开始，前额部就可出现皱纹，30～40岁增多。皱纹最初是很浅的痕迹，随年龄增长逐渐加深和增多。老年人的上下眼睑以及口角也有皱纹出现。发生皱纹的原因是老年人皮肤营养障碍，皮下脂肪减少，皮肤弹性减弱，皮肤胶原纤维的交联键增加，使皮肤的结缔组织收缩而产生皱纹。

3. 老年斑

老年斑是一种称为脂褐素的色素物质沉积在皮下而形成的。在40岁以后，皮肤常出现棕色的色素沉着斑，这种斑点叫作老年斑。老年斑多出现在机体的暴露部位如颜面及前臂、手背。老年斑产生的原因是老年脂肪代谢改变，体内抗过氧化作用的过氧化物歧化酶活力降低（歧化酶能抑制自由基的形成），故自由基增加，从而使不饱和脂肪酸被自由基氧化成脂褐素的反应增加，以致产生更多的脂褐素积存在皮下，形成褐色素老年斑。

4. 皮肤松弛

面部皮肤松弛是突出的特征之一，与老年人皮肤水分减少、结缔组织老化、弹性纤维减少或丧失、皮下脂肪逐渐减少等诸多因素有关。老年人由于皮肤松弛、重力的关系，眼角及嘴角表现出下垂。

5. 眼的变化

眼睛是衰老的窗户。老年眼睑多松弛无弹性，下眼睑可见囊状下垂，到晚年常因眼窝脂肪消失，使眼球下陷、角膜透明度及光泽下降，老人在角膜周围常可出现一个白圈，称"老人环"，"老人环"为一种类脂质沉着，对健康无影响。老年人因眼球晶状体失去弹性，肌肉调节变弱，故在45岁左右近视力明显减退，出现老视眼。另外，还可出现老年性白内障等。

6. 牙齿松动脱落

60岁的人牙齿平均残存14.1个、70岁时平均残存10.9个、80岁时平均残存6.9个，女性残存牙比男性少。由于牙齿脱落，颌骨、颌关节引起相应的变化，使唇部及颊部失去了原来的丰满，外貌消瘦，颧骨和下颌骨下缘突出，呈典型的老年貌。

7. 身高下降

身高随年龄而下降，据报道，30～90岁的男性身长平均减少2.25%，女性减少2.5%，女性减少常比男性明显。老年人身高下降是由于椎间盘萎缩、脊柱弯曲、脊椎变扁、下肢弯曲以及机体组织萎缩性改变所引起的。至于这些骨骼变形的原因，则与老年期钙代谢异常和骨质疏松有关。

8. 体重减轻

随着年龄增长，大多数的老年人体重逐渐下降。老年人体重减轻的原因与机体各脏器的细胞和组织萎缩及水分减少等诸多因素有关。但体重的变化因人种和时代而有很大的不同，欧美老年人比日本老年人的体重减少得少。由于老年人所处生活条件和营养状况的不同，也有的体重不减少。

9. 体表面积

老年人体表面积随身高和体重的改变而变化，若以30岁时为基准，则有的老年人体表面积减少5%左右。

10. 体形

在体形方面，女性变化尤为显著，表现出乳房萎缩，腹部及腰部脂肪增多，随着衰老的进展，绝大部分脂肪逐渐消失，肌肉萎缩，走路抖抖颤颤，变成一个白发苍苍、屈腹弓背的老太太。

二、身体组成成分的变化

1. 总水量减少

老年人身体的总水量比青年人减少，从20岁时，机体总水量开始减少。

2. 细胞外液不减少

老年人的细胞外液量几乎与青年人相等，即体内的细胞外液量不随年龄而减少。

3. 细胞内液量减少

细胞内液量随年龄增长而递减，无论男性或女性的老年人，均减少30%～40%。因为实质细胞原生质中的水分含量几乎不变，所以伴随着衰老，细胞内液量的减少表示机体的细胞数目减少。

4. 不活动性脂肪含量增加

在青少年时期，脂肪大量用作生命活动过程的能源，通过代谢作用变成组织所必需的物质。到老年期，脂肪在体内堆积，不被机体所利用，有人把这种脂肪称为不活动性脂肪。老年人不活动性脂肪增多，是衰老的重要特征，临床表现为男性下腹壁出现脂肪垫；女性腰腹脂肪增多。

5. 脏器、神经及肌肉组织萎缩和重量减少

随着机体的衰老，除脂肪组织外，其他组织和器官都有不同程度的萎缩，重量下降。老年人脏器萎缩有个体差异和脏器差异，其中骨骼肌、肝、脾等萎缩最明显，重量也随之减少。脏器萎缩的原因主要是实质细胞数总量减少，但例外的是老年人心脏则比青、壮年的重，因为老年人多伴有高血压和动脉硬化症。

6. 细胞数量减少

随着机体的老化，各脏器组织中的细胞数量有不同程度的减少。组织学研究表明，

细胞老化特征是细胞数量减少，而不是萎缩。一般在成熟期以后，各种细胞数目减少，并与老化开始的时间平行。人类70岁时的脑、肾、肺和肌肉等脏器组织的细胞数，仅为人类发育旺盛时期数量的60%左右，尤其是小脑皮质的蒲肯野细胞，在老年人减少到成年人的25%。约翰逊的研究证明，年轻小鼠的脑细胞数约为5.5×10^6个，出生24个月逐渐减少，至29个月龄时其脑神经细胞数仅为原有数目的1/3，即2×10^6个，小鼠脑神经细胞数减少的曲线，与其死亡曲线一致。这表明衰老过程中脑神经细胞不可修复性地损伤，在衰老过程中起着重要的作用。青年人肾脏肾单位数目为80万，而老年人则减少到35万～45万。根据老年人体细胞数的减少，可以解释如伴随老化的进程出现的基础代谢量减少、各种功能减退、贮备力降低、适应能力减弱等，虽不能完全归因于细胞数减少，但多数学者认为大部分原因与此种变化有关。

三、身体功能的变化

身体的各种功能随年龄增加而呈直线下降。衰老引起的生理功能改变主要表现在下述几个方面。

1. 体力活动和精神活动低下

体力活动一般在20岁达到高峰，直到50岁以上仍可保持一定能力，至老年期则开始下降。各种肌肉的活动从25～30岁开始降低，到老年肌肉组织萎缩更严重，所以老年人肌肉活动能力更为明显低下，肌肉运动和保持平衡的神经功能均下降，因而体力活动低下。对于某些快速和弹跳力强的运动如短跑和跳高等，一般在20多岁以后才开始下降，作为运动功能的代表指标握力，随年龄增长呈直线下降。Shock的实验证明，老年人闭眼单腿站立时间比青年人明显缩短。据报道，精神活动能力在60岁以前一直持续上升，但60岁以后逐渐下降，80岁后则明显下降，近期记忆力减退，远期记忆力较好。

2. 基础代谢率下降

基础代谢率是反映功能状况的重要指标，基础代谢率随年龄增长而减少。研究证明，男性在40岁以后，每10年平均减少1kcal/（h·m²）；女性30岁后每10年平均减少0.5kcal/（h·m²），研究证明人类新陈代谢早在20岁左右就开始下降。

3. 生殖功能低下

人类的生殖功能在20～30岁达到高峰，30岁以后稍有下降，40岁以后明显下降，而在明显下降期间，女性生殖下降比男性更快。

4. 其他生理功能低下

由于老化具有普遍性，所以各脏器系统随着衰老而发生退行性变化。各器官功能的减退随年龄增长而呈直线下降，美国老年学家Shock使用公式$F=F_0（1-bt）$表达器官功能的减退。

式中：F代表机体在成熟后某一年龄时的功能；F_0代表成熟时的功能；t代表成熟后的年龄；b代表功能消耗系数（即一定时间内功能丧失的速率）。

人体每一器官的功能消耗系数（b值）每年为0.003～0.013，只要得到各器官的消耗系数，就能大致推算出不同年龄老人某器官功能减退的情况。

5. 老年人的不适感觉

由于老年人各种生理功能减退，从而可造成不适的感觉，表现为全身症状如有气力减退、身体衰弱、身体活动不自如、容易疲劳且不易恢复；局部症状是步行不自由、视力、听力和记忆力减退、头发变白、性欲减退等。

综上所述，衰老的机体在以下几方面明显下降。

（1）贮备力减少　由于老年人全身组织器官和生理功能退化，使贮备力减少。在这种情况下，若老年人承受如寒冷、疲劳等的额外负担，易引起功能障碍。

（2）适应力减退　由于衰老时机体内多种生理功能逐渐减退，导致内环境稳定性失调。如老年人在适应外界环境温度方面比青年人差。当外界环境温度升高时，青年人立即表现出毛细血管舒张、出汗，使体内热量释放出来；当外界气温下降时，则血管迅速收缩，以防热量丧失。而老年人遇到上述改变，却往往不能迅速适应，易引起不良影响，甚至发生疾病。

（3）抵抗力低下　老年人随着生理功能（尤其是免疫功能）的衰退与紊乱，其抵抗力明显下降。当机体受到外界因子如细菌、寒冷等刺激时，由于老年人的防御功能减退，故容易患传染病、退行性疾病、代谢紊乱性疾病和恶性肿瘤等。

（4）自理能力下降　随着机体的衰老，老年人体力逐渐减退，行动不便且容易失误，发生外伤等的机会也较多。

衰老可分为生理性衰老和病理性衰老两种，生理性衰老是任何有生命的生物包括人类在内必然经历的过程。病理性衰老是指在生理变化的基础上，由于患某种疾病而加速了衰老过程，或者是由于各种外来因素（包括各种疾病）所引起的老年期变化。但在一般情况下，生理性衰老与病理性衰老很难严格区分，往往合并存在，互相影响，引起一系列复杂的改变，所以单纯的生理性衰老是比较罕见的。不同物种、同一个体不同组织细胞的衰老速度都有所不同。遗传与环境因素都影响衰老进程。衰老并非由单一因素决定，而是一连串基因激活或抑制及其通过各种产物相互作用的结果。在延缓衰老方面，人类仍有大量工作可做。

四、生物群体的衰老

寿命是指从出生到死亡的存活时间。寿命的长度是动物物种的特征，是由机体遗传物质规定的先天性因子和由生活环境规定的后天性因子组合起来的结果。凡是生物，都有一定的寿命，不同的生物，有着不同寿命，其寿命长短因种类而异。虽然同一物种内的不同个体寿命有长有短，但大多数都不会超过一个最长的时限，即寿命的最大生物学潜力，这就是该物种的最高寿命，又称为寿限。不同的物种其寿限不尽相同，遗传是决定因素。

衰老是所有生物都具备的生命特征。衰老大致分为3类：①内源性衰老，一个特定的种群内生物在衰老过程中表现出来的特点和过程。②外源性衰老，由影响生物衰老的诸多外来因素构成，如环境等。③正常衰老，内源性衰老和外源性衰老之和。衰老原是生物个体出现的现象，但是对个体老化现象的研究，在许多情况下不是针对某一个体进行纵向性的追踪研究，而是对某一群体进行统计学处理。以此推测该群体个体的老化动态，用以说明老化的问题。

自从地球上生命诞生以来，曾有大量的生物，在大肆繁盛之后，最终销声匿迹。其形式非常类似细胞的繁殖曲线的推移，按增殖—正常—衰退—灭亡的过程演变，生动地表现了生物群体（种系）也有老化现象。种系的老化是以非常长的时间为单位而出现的现象。环境的变化、与其他种系的竞争、遗传以及其他内在因素为其主要原因，此点也与个体老化相同。

根据野外和研究室内的观察发现，群体密度越高，雄性动物之间斗争越激烈，对来自外部的刺激抵抗力降低、免疫能力减少、生殖能力减退，其后果是群体内死亡率增大（尤其是雌性动物和幼小动物）和繁殖率下降。此时动物的肾上腺重量增加，生殖腺和胸腺受到抑制，而且此种变化在社会上等级越低，易受到其他个体攻击的个性越明显。群体密度上升使个体间的应激反应（不良刺激）增加，一方面刺激脑垂体—肾上腺皮质系统，另一方面抑制脑垂体—生殖腺系统，通过此种内分泌机制促进了群体的内环境稳定的崩溃——群体的老化。

一个生物群体的进化演变过程，常可在该群体的生物个体身上折射出来。绝大多数生物体在经历生长发育期后，到达其个体的生命鼎盛时期，然后逐渐衰老，最终走向死亡。对特定的群体进行衰老的观察和研究，可以了解该群体的成员的衰老的动态和进程。就人类来讲，尽可能采取一切必要的手段延缓衰老，努力缩短实际寿命与最高寿命的距离。

第二节　衰老的影响因素

一、营养与衰老

研究限食延长寿命的重要开路人是美国的Mckay，1934年，他的团队进行了世界闻名的"限制卡路里的摄入"（主要限制碳水化合物的供应，蛋白质、维生素及无机盐等按正常供给）实验。其具体的方法是，将大鼠随机分为3组：自由进食组（对照组，Ⅲ组）；断奶后先让其自由进食，两星期后再限食组（实验Ⅰ组）；断奶后即开始的限制进食组（实验Ⅱ组）。两个限食组以允许动物在2～3个月体重增加10g左右为原则，所以实验组的动物是处于严重的饥饿状态。结果表明两个实验组平均寿命（实验Ⅰ组雄鼠894天，雌鼠826天，实验Ⅱ组雄鼠820天，雌鼠775天，除Ⅱ组雌鼠外）比对照组（雄鼠483天，雌鼠801天）明显增加。而且限食延迟生长的期限越长，其平均生命与最高寿命增加越明显。此外，除了减少总食物摄入量（减少能量的摄入）对寿命有影响外，适当限制蛋白质的摄入量也可以延长动物的寿命。

以往大多数限食与生命的研究都是从动物断乳后开始，一直持续到动物死亡为止。这样的实验对动物食物量过分限制，致使动物生长发育受到严重抑制而长期停留在幼年时期。为此，到20世纪60年代，Berg等人设计了另一种限食方法。具体做法是所用动物仍然是大鼠，对照组自由进食，限食组动物每天食物摄入量仅为对照组的54%。在此实验中，限食组的动物体重虽然比对照组少些（两性平均减少40%）但仍可生长发育。结果是，限食组的雄鼠寿命增加200天左右，比对照组增加了25%，限食组的雌鼠寿命增加了300天左右，比对照组增加了39%。病理检查发现，限食组动物重要脏器疾病（如心血管及肾脏疾病等）的发病年龄明显向后推移。该结果表明，在不影响动物生长发育的同时，对其实施适量的限食，一样可以达到延长寿命的目的。后来，一些研究者采用类似的手段和方法，对食物成分进行适量调配后，对动物进行适度限食，同样取得对动物增寿的目的。

综上所述，从幼年开始，每天都减少食物的摄入量，可以延长动物的寿命。但是如果动物间歇性禁食，是否也能延长其寿命呢？一些学者开始这方面的探索。所谓间歇性禁食，是指隔几天强迫动物禁食1天，在不禁食的几天的时间中，任动物自由进食。

1946年，有人采用下面的方法对动物进行间歇禁食：将动物（大鼠）先分为对照组和实验组两大组。对照组自由进食，禁食组再分为3个小组：第1组4天中禁食1天，第2组3天禁食1天，第3组2天禁食1天。实验从动物42日龄开始，直至死亡，结果雄鼠平均寿命612天，4天中禁食1天寿命658天；3天中禁食1天寿命653天；2天中禁食1天寿命683天。雌鼠平均寿命688天，4天中禁食1天寿命675天；3天中禁食1天寿命781天；2天中禁食1天寿命733天。

在此后的几十年中，有不少人对间歇性禁食对动物寿命的影响进行了研究，所有的结果都表明，从幼年开始间歇性禁食可以延长动物的寿命，而且禁食间隔的时间越短，其延长寿命的效果越明显。与此同时，有人开始关注在生命的成熟期或生命的晚期对动物限食是否能延长其寿命。有结果表明，当大鼠成年开始限食时，它的延长寿命的效果和断乳开始限食一样，也就是说，分别在不同发育阶段限食都能使动物的生命延长，而且连续限食者的延寿幅度更大。

人们普遍认为，限食增加寿命的原因主要是限食降低了衰老的速度，也就是说，限食能延迟衰老的过程。有研究者报道，对雄性大鼠进行限食，可使其产生精子最多的年龄往后推迟，也可使精子产生量随增龄减少的速度减慢。另外，大量的研究也表明，限食可以防止或延缓与衰老有关的疾病，从而增加寿命。比如，限食可延迟动物随年龄增加而血胆固醇升高的衰老变化。

有关衰老有多种学说，其中自由基学说与营养的关系甚为密切。组织的氧化反应可产生自由基，自由基的特点为活性高、不稳定、可与体内生物大分子作用，生成过氧化物而对细胞产生损害，影响细胞的功能。自由基还可使一些酶蛋白质变性，引起酶的活性的丧失。而限食减缓或降低氧化反应从而减少自由基的生成量。与此同时，有报道指出，限食可使大鼠肝细胞细胞质及线粒体中的过氧化物歧化酶活性增加，也就增强了细胞对过氧化物的清除能力，从而延缓细胞及动物体的衰老。

目前比较多的是用哺乳动物中的啮齿类如大鼠、小鼠等来进行限食延寿的研究，在人类本身少见该方面的实验研究。不过，学者们指出，由于衰老过程的表现具有普遍性，而且十分相似，因此，似乎限食可以延长所有哺乳动物的寿命。以此类推，人类也可能通过限食的方式达到祛病延年的目的。在国内，不少专家对我国的长寿地区（如新疆、广西等）的长寿老人进行的调查中发现，他们的日平均能量的摄入比一般人要低。这似乎佐证了上述观点，当然，有关这点，还有待于进一步的研究来证实。

二、环境与衰老

衰老的进程除遗传基因起决定作用外，许多环境条件诸如营养、气候、社会条件等复杂的因素都在一定的条件下、一定的范围内对衰老起作用。

（一）温度

一般认为，适当降低环境的温度，可以延长变温动物的寿命。早在1965年，有人发现，轮虫在35℃时只能存活18天；在31℃时存活21.9天；在25℃时存活33.6天，而且这种因温度升高而导致的寿命缩短，主要表现在生命的前期，对生命的后期影响不大。后来，有人将一种鱼分别饲养在高温水（20～22℃）和低温水（15～16℃）中，结果发现，生活在低温水中的鱼的寿命比生活在高温水的寿命增加1倍。此后，不少研究者又研究发现，低温环境可延长变温动物（如轮虫、果蝇、鱼等）的寿命，然而，对恒温动物（鼠类）所作的实验，情况就完全不同。

有人将雄性大鼠分别放在低温（8.9℃）和高温（28.4℃）环境中饲养，结果发现，高温组动物的寿命较长（低温组动物平均寿命仅为高温组动物平均寿命的69%），而且在更高的环境温度（34℃）雄性大鼠平均寿命比在28℃环境温度中还多59天。此外，他们还发现，大鼠在高温环境中（34℃），如果肛温（肛温代表动物的体温）因环境温度升高而升高，则寿命缩短；而且升高的幅度越大，其寿命越短。

还有人将年轻大鼠（3～4月龄）和老龄大鼠（25月龄）分别放在低温（5℃）和温暖（23℃）环境中，历时3周。结果发现，在温暖的环境中，老年大鼠以及年轻大鼠均全部存活，在寒冷环境中，年轻大鼠100%存活，老龄大鼠的存活率仅36%。对于恒温动物（如鼠类）来说，由于体温调节中枢的作用，即使在寒冷环境中，其体温也不因环境温度的降低而降低，因而衰老速度不因环境温度降低而减慢。同时，上述实验还提示，恒温动物的鼠类在寒冷环境中缩短寿命，并不是由于低温环境加速衰老过程，而可能由于老年动物在低温环境中某些疾病的病死率增加所致。

地处寒带地区的居民的寿命不仅不缩短，而且比生活在热带地区的居民的寿命要长一些。这可能是因为：第一，寒带地区居民发育成熟一般比热带地区晚一些，而发育的早晚和衰老速度的快慢有一定关系；第二，人类在寒冷的环境中，会主动采取增加衣物等措施抵抗寒冷，防止寒冷对机体的不良刺激，也就是说，如果寒冷环境能增加老年病的死亡率，这种不良影响对人类可能小于鼠类；第三，在地球上，位于寒带的国家一般比热带国家富裕，医疗卫生条件较好一些，这有利于延年益寿。

（二）辐射

许多学者认为，放射线可以引起生物体的衰老和死亡。在动物实验中，当小鼠受到X射线照射时，其寿命明显缩短，而且寿命缩短程度与放射线剂量有关，即照射剂量越大，寿命越短。不过它们与正常死亡的机制未必完全一致。有人认为全身辐射会加速衰老，有些实验证明辐射效应因剂量不同而异。似乎低剂量可延长寿命，中等剂量虽缩短寿命但作用缓慢，高剂量则迅速缩短寿命或立即致死。到目前为止，辐射与衰老之间的关系及其机制尚有很多问题需探索和研究。

上面所提到的温度和辐射是影响生物寿命的非生物因素中的两种，实际上，许多因素都可能对寿命或多或少造成一定的影响，如磁场、紫外线等。同时与人类同处一个生态系统中有成千上万种生物，它们通过营养、致病（如病毒等）与寄生（如血吸虫）给人类带来好处或灾难。与此同时，社会经济因素对寿命的影响也较为明显。因此，各种环境因素相互联系、相互作用，共同对寿命施加影响。

三、遗传与衰老

大多数生命活动是环境和遗传协同作用的结果，生命的衰老过程也不例外，它是基因组（生物体全部基因的总和）和内、外环境多种因素相互作用的综合。其中，遗传是控制衰老和寿命的最主要因素。在基本相同的环境条件下，不同种属的生物具有不同的自然寿命期限，单就哺乳动物来讲，不同动物种属之间寿命相差也是巨大的。例如，鼠类的寿命约3年，兔的寿命约10年，大猩猩则可活到30多年。

在人类研究方面，家谱学家Bell在1918年对美国生活在同一地区的Willian Hyde家族后裔中2200名男子和1800名女子做了子女与双亲寿命关系的分析，在双亲死亡时年龄超过80岁的184个后裔中，平均寿命为52.7岁；双亲死亡年龄不足60岁的128个后裔的平均寿命仅为32.8岁，前者比后者平均存活时间多了20年。

有人在20世纪50年代追踪观察研究了58对孪生子女的生活史，结果发现，同卵孪生的两人寿命的差异比异卵孪生者寿命差异要小。前者两人寿命平均差36.9个月，后者两人平均差126.6个月（两人异性）或78.3个月（两人同性），这也说明遗传对寿命的影响巨大。

个体性别差异与寿命之间也有关系。男女寿命差异似乎也受遗传的调控，一般认为女性的寿命比男性长。根据一份生命统计的资料看，在胚胎期男胎与女胎数相比为115：100；在出生儿中男女比为105：100；到30岁的人群中男女比接近1：1；以后随年龄增长男性所占的比例渐减，女性存活率为84%，男性为70%。在多细胞动物中，性别对寿命的影响，总是趋于雌性的寿命长于雄性，这几乎是一种普遍现象。不仅人类这样，其他动物也是如此。例如，雌性果蝇比雄性果蝇寿长约2天，蜘蛛雌性比雄性寿长171天，雌性大鼠比雄性大鼠寿长约150天。因此，遗传的作用不容忽视，这种现象是在生物长期进化中逐渐稳定而遗传下来的。有人推测这可能与染色体不同有关。

大量的研究表明，很多老年病如糖尿病、关节炎、心脏病、癌症、高血压、神经退化性疾病、痴呆等都有遗传因素。从现代老年学来讲，衰老基因源于基因变异在生殖过程中的积累，到老年发挥其负效应。有些病例在较早的年龄即出现衰老的形态和生理变化，在各器官中出现的衰老变化程度同正常衰老相似。此类病变常被笼统地称作早老综合征，其病因多属遗传上的缺陷。这也证明衰老与遗传密切相关。

总之，衰老是一个相当复杂的过程，在该过程中，内因（遗传基因）与外因（各种环境因素）相互作用，共同发挥效用。其中，遗传起主导作用。只有当弄清了它们之间的本质性联系，才能主动地、有效地防止衰老。

第三节　衰老的机制

人类怀着持久不衰的兴趣对衰老的奥秘进行了长期不懈的探索，并提出了200多种阐述衰老机制的学说或假说。这些学说有的强调衰老受机体遗传因素的控制，它可以是预定的"衰老遗传程序"的表达，也可以是核酸、蛋白质合成过程中差错的累积，还可以是染色体畸形引起体细胞形态、功能失常的结果。还有另一些学说认为衰老是机体遭受一系列随机损害导致细胞受损的结果，如自由基、过氧化脂质、交联剂、脂褐素（老年色素）等损害了细胞的结构、功能与代谢导致衰老的发生、发展。这些学说的提出往往是研究者主要根据自己所从事的领域内的一些发现，结合自己的理论思维而提出的，加上受当时科技发展水平的限制，难免有一定的局限性和片面性，但这些学说从不同的侧面反映了衰老的一些规律，为进一步探讨衰老机制起了积极的作用。这些学说或假说是人类与衰老抗争的智慧结晶，是老年生物学的宝贵财富。尽管其中有些学说或假说已被现今的科学研究所否定，但是它们在当时的历史条件下提出，本身就是对老年生物学发展的贡献，因为它们在推进衰老机制的研究中起到了启发科学思维，积累科学素材，完善衰老机制研究发挥不可磨灭的功绩。今天有更为科学、合理的衰老学说的提出，也是在继承了历史上诸多学说中的合理部分，并加以创新而建立的。当然科学在不断发展和创新，推陈出新是科学技术发展的原动力，在21世纪原有的一些学说的内容将进一步得到丰富和发展，并在延缓衰老的实践中接受检验，新的学说在创新思维和高新技术的支持下酝酿、诞生。由于篇幅所限，本章就目前衰老机制研究比较集中的几个领域进行概述。

一、端粒假说

（一）端粒

1938年英国爱丁堡大学的学者Muller发现，在果蝇染色体两端带有一种对染色体结构和功能起稳定作用的特殊成分，并称为端粒。端粒这一术语是两个希腊文词素拼接而成，telos在希腊文意为"末端"，而meros意为"部分"。与此同时，Barbara Melintock也发现在玉米染色体上也有这种结构。此后，端粒的结构、功能以及端粒与衰老的关系一直是人们的关注热点。多年来研究证实，端粒是存在于染色体两端的、由端粒DNA和端粒结合蛋白组成的特殊结构。端粒DNA是由富含鸟嘌呤（G）的高度保守的重复核苷酸序列组成，不同物种的端粒DNA序列可不一致。人类和脊椎动物端粒DNA序列由5'-3'方向的（TTACGG）n为特征的六核苷酸重复序列（端粒序列）组成，人类端粒重复序列出现的频率可达2000次左右。端粒DNA是非结构基因，不具备编码蛋白质的功能。端粒结合蛋白的主要成分端粒重复结合因子（TF）是一种特异结合在端粒双链DNA上的结合因子，其功能尚不清楚。

端粒作为染色体末端特化的帽状结构，对染色体结构和功能的稳定有重要作用。端粒的存在克服了染色体末端复制的难题，防止复制过程中近端遗传信息的丢失，确保染色体末端的稳定复制。如果没有端粒，染色体之间可能发生端—端的粘连、融合，导致染色体发生易位、重排或形成双着丝粒，这些错误可影响细胞的正常分裂，危及细胞的存活。

（二）端粒酶

端粒的维持和延长有赖于端粒酶，该酶位于细胞核内，是一种由RNA和蛋白质组成的核糖核蛋白复合体，端粒酶蛋白质具有逆转录酶活性。它能以自身携带的RNA为模板、以端粒富含G的3'端的延伸部分（12～16bp）为引物、以逆转录方式合成端粒DNA，合成的（5'-TTAGGG-3'）重复序列被加到端粒的3'端上使端粒DNA长度得以维持或延长。因此，端粒酶活性的高低决定了端粒的长度，端粒酶活性高，端粒DNA就长，反之亦然。

人类端粒酶RNA已被克隆，其模板区包含了11个核苷酸5'-CUAACCCUAAC-3'与端粒序列互补，可合成1.5个人端粒序列（TTACCG）拷贝。端粒酶蛋白质由两个亚基组成，在四膜虫这两个亚基的分子质量分别为80ku和95ku。其中P95与端粒序列P80和端粒酶RNA分别进行特异性结合，使端粒酶与端粒之间形成紧密联系，有利于端粒序列的合成。Blackburm等首先发现并鉴定四膜虫端粒酶的活性与结构。四膜虫端粒酶RNA有159个核苷酸，模板区是43～51位点间的5'-CAACCCCAA-3'，合成1.5拷贝的端粒序列。端粒酶RNA非模板区可调控端粒酶活性，当非模板区序列发生变异时端粒酶活性明显下降，导致合成端粒序列的作用减弱。人正常体细胞一般不存在端粒酶的活性，而胚胎组织、生殖细胞、骨髓干细胞和部分恶性肿瘤细胞则呈现端粒酶的活性。当染色体因某些损伤性因素（如射线、化学毒物等）作用后，端粒酶活性迅速升高，以促进染色体损伤的修复。

（三）端粒、端粒酶与细胞衰老

研究发现，人正常体细胞的端粒长度为5～15kb，不同种类的细胞端粒长度也有所不同，例如，成年男性皮肤细胞端粒平均长度6.9kb，外周白细胞的端粒平均长度为10kb，精子端粒平均长度为15kb。观察发现，细胞分裂次数和端粒酶活性决定端粒长度。在细胞不断的增殖分裂过程中端粒逐渐缩短，采用染色体末端限制片段分析技术测定结果表明，正常细胞每分裂1次，端粒DNA减少50～200个核苷酸，端粒长度缩短，当端粒长度缩短至某一临界水平时细胞分裂停止，细胞衰老死亡。据此，Harley等人提出了细胞衰老的端粒假说。该假说的提出使人们对细胞衰老的认识增多了一个视角。现有研究表明：端粒是决定细胞寿命的"有丝分裂钟"。

1. 端粒缩短引起细胞衰老的证据

端粒在控制细胞衰老方面具有重要作用，他们在培养不同年龄人的成纤维细胞时发现，细胞分裂次数与细胞培养开始时的端粒长度成正比，即端粒长者，分裂次数多；反之，则分裂次数少。他们还提出染色体端粒存在一个"阈长度"，正常体细胞经过若干次分裂后端粒长度逐渐缩短，当其长度缩短达到阈长度时，触发细胞衰老机制，细胞分裂即行停止，细胞衰老发生凋亡。

和不同种类的细胞在每次分裂时端粒丢失的核苷酸数量略有不同，体外培养的肾胚细胞每次增殖丢失约65bp，成纤维细胞丢失约90bp，淋巴细胞丢失约40bp。各类体细胞在死亡前累计丢失端粒核苷酸4000个左右。另据测定，人类体细胞端粒随增龄以平均每年15～40bp的长度递减。

对快速衰老的早老综合征症患者的成纤维细胞的观察发现，与同龄正常人相比患者成纤维细胞的端粒长度明显缩短，DNA复制能力下降，细胞分裂能力较低。唐氏综合征患者常出现过早衰老的征象，据测定患者淋巴细胞的端粒平均每年丢失133bp，而相应正常对照组仅丢失41bp。有学者对0～92岁不同年龄的人的皮肤细胞端粒长度进行测定，结果发现端粒长度随增龄而缩短。

2. 端粒缩短或丢失触发细胞衰老的可能机制

端粒缩短与细胞衰老的因果关系较为明确，但端粒缩短如何触发细胞衰老，其确切机制尚未阐明。目前有以下几种解释。

（1）端粒缩短后失去对染色体的保护作用　导致染色体发生易位、重排或出现双着丝粒染色体，最终使某些基因发生改变，引起细胞衰老。

（2）调控基因失活　端粒缩短后可能使与端粒相关的调控细胞分裂的基因丧失活性，细胞分裂停止，导致细胞衰老。

（3）基因活化　当端粒缩短至"阈长度"时，使一些控制细胞周期检查点的基因活化（如*p53*基因）阻止细胞的增殖，引起细胞老化或发生凋亡。

（4）细胞凋亡　衰老细胞消亡的主要形式是凋亡，启动凋亡的某些基因位于端粒结构附近，正常的端粒可抑制这些基因的表达，而缩短的端粒则失去了对这些基因的抑制作用，导致细胞分裂活动停止，进而发生凋亡。

（5）细胞停止增殖分裂　当端粒缩短至"临界长度"时受到*Rb*、*p53*基因的影响，细胞停止增殖分裂，其中部分细胞发生凋亡，其余部分进入第一濒死期（M_1），此时如果抑癌基因发生突变，癌基因活化或SV_{40}、HPV可使转染的这部分细胞脱离M_1期，继续分裂，端粒则进一步缩短，直至细胞进入第二濒死期（M_2），进入M_2期的细胞除少数因端粒酶被激活而成为永生化细胞或癌细胞，其余则衰老、死亡。

二、线粒体学说

（一）正常线粒体的结构与功能

线粒体是真核细胞重要的细胞器，它是由内、外两层膜包围而成的囊状结构，其表面被以外膜，里层衬以内膜。线粒体内、外膜之间腔隙称线粒体外室，由内膜所围成的腔称为线粒体内室，内室充满致密的胶状的线粒体基质，与三羧酸循环有关酶类存在于基质之中。外膜的通透性较大，分子质量在10kD以下的物质可自由通过。内膜反复折叠形成互相平行状如隔板样的结构，称为线粒体峰。内膜上存在各种载体蛋白和通道，可选择性地控制各种物质在内、外室之间的交流。线粒体内膜存在全套由电子传递酶类形成的呼吸链，能量底物氧化过程中产生的电子经呼吸链传递，逐步释出能量，形成高能磷酸化合物——ATP，故线粒体有"细胞动力工厂"之说。

（二）线粒体的增龄性改变

1. 形态结构的增龄性改变

根据电镜观察，随增龄细胞线粒体数量显著下降。例如，44月龄大鼠肝细胞线粒体数密度仅为8月龄的55%，20岁龄猕猴脑血管内皮细胞线粒体数密度显著小于4岁龄猴（$P < 0.05$）。

除线粒体数量减少外，线粒体体积也随增龄而减小。如44月龄大鼠心肌线粒体的体密度是8月龄的85%。与青龄果蝇相比，老龄果蝇飞翔肌线粒体总体积下降8.5%。目前认为，与增龄有关的线粒体数量减少、体积减小与线粒体蛋白质（特别是基质和内膜）合成能力下降有线粒体峰可以增大内膜的表面积，线粒体峰数目的多少直接与能量代谢水平有关，通常情况下能量消耗越多，线粒体峰的数量就越多，峰的总面积就越大。增龄时，峰数量减少，结构异常。例如，老年果蝇飞翔肌线粒体峰减少50%，且形状不规则。有学者对人骨骼肌细胞线粒体的观察发现，随增龄线粒体峰变短，致密度增加，有些细胞线粒体峰消失，被髓样层状结构所取代。上述人类骨骼肌增龄性改变在30～50岁时发生率几乎为零，而71岁以上者发生率陡增至73%。

线粒体基质也有明显的增龄性改变，如基质被有序排列的管状结构所分隔，基质内出现电子致密小体，其化学性质可能属脂质。基质的密度发生改变，呈泡沫样。

线粒体膜的衰老性改变主要是内膜结构组成、流动性发生改变，通透性增加，线粒体内水分流失，无机离子（Ca^{2+}、Na^+、K^+、Mg^{2+}等）渗透反射系数降低，大分子物质聚积等，这些变化导致线粒体内物质的交流、弥散发生障碍，从而影响线粒体的氧化磷酸化功能。

2. 代谢功能的增龄性改变

（1）ATP生成减少 线粒体最主要的功能是通过氧化磷酸化过程，以ATP的形式源源不断地给细胞提供各种生命活动所必需的能量支持。研究表明，随增龄参与能量代谢的线粒体5种酶复合物活性进行性下降。例如，琥珀酸—细胞色素C还原酶，细胞色素氧化酶活性均有显著的增龄性下降。有人对7～97岁人类尸体心脏标本进行检测发现，无细胞色素C氧化酶的心肌细胞在14～30岁为每平方厘米2.4个，31～50岁增加为每平方厘米4.4个，51～97岁时幅度陡升至每平方厘米50个，由于与能量代谢相关的线粒体酶类活性呈普遍的增龄性下降，使线粒体对丙酮酸、α-磷酸甘油等能量底物的氧化能力下降30%。由于线粒体膜（特别是内膜）的增龄性改变，引起物质跨膜转运发生障碍，导致各种进入线粒体产能的能量底物显著减少，也是老化细胞ATP产生减少的原因之一，但引起细胞能量生成不足，最关键性因素是线粒体DNA突变，能量不足在很大程度上限制了老年机体的工作能力，这是老年人在紧张或剧烈的脑、体力活动中常感"力不从心"的线粒体机制。

（2）自由基产生过多 线粒体是细胞氧化产能的主要场所，约占细胞耗氧量85%，电子在线粒体呼吸链上传递过程中可经"电子漏"形成少量的活性氧，包括过氧化氢（H_2O_2）、超氧阴离子自由基（$O_2^-\cdot$）、羟自由基（$OH\cdot$）、单线态氧（$^1O_2$）等活性氧，其中$O_2^-\cdot$、$OH\cdot$属氧自由基是造成机体自由基损伤的主要效应物质，占整个线粒体耗氧量的1%～4%，线粒体产生的活性氧是机体氧自由基最主要的来源，约占95%，据推测人体每个细胞每天要遭受104次氧化性攻击。正常情况下线粒体内有较完善的清除氧自由基的防御系统。如MnSOD、还原型谷胱甘肽等可以及时清除过多的氧自由基，防止线粒体的氧化性损伤。随增龄线粒体呼吸链电子传递功能减弱，使电子在呼吸链上的移动速度减慢，传输的电子量减少，结果使分子氧从线粒体细胞色素氧化酶系统接受的电子不足，从而导致分子氧氧化还原不全，形成各种活性氧，例如，正常情况下，分子氧四电子还原生成的是H_2O，当分子氧只接受到1个电子则生成$O_2^-\cdot$，只接受到2个电子则生成H_2O_2，只接受3个电子则生成$OH\cdot$。因此，老化过程中细胞线粒体自由基产生增多。有人测定过，24月龄大鼠心肌每毫克线粒体每分钟可产生超氧化物产物2.54nmol，而对照组3月龄大鼠只有1.9nmol。

细胞线粒体在老化过程中除自由基产生增多外，还有自由基清除能力的减弱。研究发现，果蝇在增龄过程中，线粒体MnSOD的活性可下降21%。因此，不能及时清除过多的氧自由基，最终导致老年机体自由基总体水平上升并加速衰老的发展。

（三）线粒体DNA受损与衰老

1. 线粒体DNA（mtDNA）一般生物学特点

人体每一个细胞含有数百个线粒体，每个线粒体有几个DNA环（即mtDNA），每个环都含有37种与能量代谢有关的基因，mtDNA是真核细胞内的核外遗传物质，它是由母系遗传而来，mtDNA是由16569bp构成的双股环状DNA，相对分子质量为1.1×10^7，mtDNA的两股链由轻链和重链组成，分别编码12S和16S的rRNA，同时也可编码细胞色素B、细胞色素C和氧化酶Ⅰ、Ⅱ、Ⅲ的亚单位，ATP的3亚单位及呼吸链NADH脱氢酶7

个亚单位（ND1、ND2、ND3、ND4、ND4L、ND5、ND6）的13条链多肽链。mtDNA的功能主要与控制线粒体能量代谢的酶的合成有关，因此，mtDNA一旦受损，必然影响到细胞的能量代谢。

mtDNA与核DNA（nDNA）相比具有以下特点。①缺乏DNA修复系统，一旦mtDNA受损便难以修复，可造成DNA损伤的累积最终影响线粒体功能。②mtDNA中没有内含子。③mtDNA无组蛋白与其结合，造成mtDNA失去组蛋白的保护，呈裸露状态，易于受到各种伤害因素的攻击（如紫外线、自由基等）。如mtDNA的氧化损伤率比nDNA高16倍。④受损后的mtDNA复制速度比正常mtDNA快，造成损伤性mtDNA在线粒体内累积，进而影响线粒体功能。⑤mtDNA多聚酶-γ有较高的插入误差率（1/7000bs），也是mtDNA易于突变的原因之一。现已证明mtDNA发生突变的易感性比nDNA大20倍。

2. mtDNA突变与衰老

由于前述的特点，mtDNA比nDNA更易发生突变，mtDNA突变主要有3种类型：点突变、缺失突变和重复突变。任何一种形式的突变都可促发或加速衰老进程。现有多数材料都证明mtDNA的缺失突变在老化过程中是较为普遍的。对人类多种细胞的检测发现，在35岁以前几乎检测不到mtDNA片段缺失，63～74岁时mtDNA片段的缺失率比35岁时上升了14倍，80岁时是63～74岁的4倍。对人心脏和脑细胞mtDNA检测发现常分别缺失5.0kb和7.4kb片段，且缺失率随增龄而增高。对人类皮肤细胞mtDNA检测发现4977bp的缺失随增龄而增加，在61～70岁时缺失率为23%，71～80岁时为46.9%，81～90岁时高达83.4%。人类精子与卵母细胞也有类似现象，例如，来自老年妇女的卵母细胞mtDNA 5.0kb片段的缺乏显著高于青年妇女，来自幼女的卵母细胞则检测不到这种片段的丢失。在mtDNA中有50多处于可发生点突变，其中np8344、np3243、np10006三处突变有增龄性积聚，是mtDNA点突变的高发位点。这些突变可发生在编码区，例如np1178的点突变（G→A）导致复合物Ⅰ中的ND4蛋白质的第340号精氨酸变为组氨酸，使复合物Ⅰ的活性降低。mtDNA点突变也可发生在非编码区，如np8344突变（A→G），结果使运输赖氨酸的tRNA发生改变。

mtDNA点突变发生率在不同组织细胞有所不同，例如在心、脑等终末分化细胞中mtDNA的点突变率是增殖活跃的皮肤、肺、脾等脏器细胞的10～100倍。mtDNA点突变主要发生在体细胞，生殖细胞的mtDNA也可发生点突变并成为日后体细胞mtDNA突变的遗传基础。此外，人体细胞ATP的产生随增龄逐渐下降与mtDNA随增龄各种重复突变增多有关，mtDNA重复突变可在多种脏器如心、脑、肝、皮肤、骨骼肌的细胞线粒体中发生。

一些老年性疾病的研究也发现，mtDNA突变在疾病的发病机制中起重要作用。例如帕金森病、Albeimer病、亨廷顿病等神经退行性疾病，都有随增龄发病率增高的特点，帕金森患者黑质纹状体细胞mtDNA的研究发现细胞内有较多的缺失片段的mtDNA，同时线粒体呼吸链功能降低。

上述材料表明，在老化过程中，机体多种组织细胞的mtDNA均可发生突变，且随增龄而加剧，与衰老过程有显著的正相关性。目前认为造成mtDNA突变最主要的原因之一是mtDNA的氧化损伤。裸露的mtDNA在位置上靠近呼吸链极易受到氧自由基的攻击，因此mtDNA发生氧化损伤的概率比nDNA高出10倍，受损后mtDNA的修复又比较困难，使mtDNA突变的机会大幅增加。例如，mtDNA中的脱氧鸟嘌呤核苷酸（dG）易受OH·攻击，形成8-羟基鸟嘌呤核苷酸（8-OH-dG），因8-0H-dG是评价mtDNA氧化损伤的重要指标。据测定，85岁人膈肌mtDNA中8-OH-dG的含量可占mtDNA中dG总量的0.5%，老年人膈肌8-OH-dG的这个含量比青年人高25倍。对90岁老年人脑细胞mtDNA中8-OH-dG含量的测定表明8-OH-dG可达总dG量的0.8%。这些结果提示，氧化损伤是mtDNA突变的元凶之一。

mtDNA发生突变后，其后果十分严重，由于mtDNA编码的蛋白质都是与ATP生成有关的物质。因此，可导致细胞能量不足，细胞活力下降，甚至变性、衰老、死亡，最终导致器官乃至整体功能下降。mtDNA突变导致细胞能量代谢水平降低，在宏观上也可表现为基础代谢水平的下降。Harris等人研究发现20～75岁，男性以每年平均7.5cal，女性以2.2cal的速度下降。若以成年期为基准，年龄每增长10岁，基础代谢下降约2%，细胞—组织—器官乃至整个人体维持正常功能所需要的能量大约90%是来自线粒体，而因细胞产能不足，器官功能最易受损的依次是脑、心脏、骨骼肌、肾脏和产生激素的组织器官，而这些组织器官正好是最早或容易出现衰老征象的器官。多项动物实验也提示，mtDNA的突变会加速衰老的进程，例如在严格的配对实验中，摄食受到限制的动物无论是健康状态和存活时间都优于和长于自由进食的动物，其主要机制之一是摄食受到限制后mtDNA的氧化性损伤显著减轻。

10多年前，几乎没有生物学家想象到mtDNA的突变，居然与人类衰老有如此密切的联系，尽管mtDNA突变氧化损伤与衰老的关系尚需进一步确证，但目前采用的抗氧化剂治疗（如辅酶Q、维生素C、维生素E等）所取得的结果是令人鼓舞的，人们通过保护mtDNA，防止自由基引起的mtDNA突变而减缓衰老进程，不但在理论上是合乎逻辑的，实践上也是可行的，是一条值得进一步探索的延缓衰老的途径。

三、遗传程序学说

遗传程序学说在衰老机制研究中占有重要地位，许多学者认为生物的衰老与遗传因素密切相关。衰老是遗传上"程序化"了的过程，衰老时机体的各种变化就是这种程序的表达。也就是说衰老是机体固定的、随时间而演进的退化过程。尽管世界上不同种属的生物体数以万千，但他们都基本上遵循出生—发育—成熟—衰老—死亡这一生命程序。有人把这种程序安排喻为"生物钟"。可能正是由于遗传上的不同，造成各种属在寿命上的巨大差异。例如，人类最高寿限可达百岁，狗为20岁左右，大鼠3岁左右而果蝇平均30天。遗传程序学说在实验室及生物寿命研究方面也取得一些支持性证据。例如，Haylick研究了体外培养的人体成纤维细胞的分裂情况，发现细胞的分裂次数是有一定限度的，分裂次数为50次左右。从不同年龄的人身上取出的成纤维细胞，其体外分裂的次数是不一样的。胚胎期为50次左右，成年人为20次左右，老年人更少。几乎每增龄1岁，分裂次数减少0.2次。遗传程序学说在生物寿命方面的证据，可表现在不同生物种属的寿命差异。双亲寿命对子代寿命的影响及孪生者寿命相近等方面。例如，最高寿限鲤鱼为10年、兔约20年、鸽约30年、人约120年。一般而言，长寿家族后代多长寿，短寿家族其后代多短寿。例如，广西巴马发现有亲属长寿关系的30人中，其父或母年龄在80～90岁的23例，祖父母或外祖父母年龄在80～90岁以上者7例。有人统计过，如果一个人的父母活到75岁的话，那么他在30岁时能活到80岁的希望是26.6%；如果他父母活不到65岁，那他在30岁时能活到80岁的希望下降到20.3%。

多年来人们一直认为寿命和衰老是受遗传控制的，并努力寻找长寿和衰老基因，迄今为止，并未找到特异的促进长寿或衰老的基因。越来越多的材料显示，衰老是一个多基因显性的生物学过程，参与这个过程的基因都可称为衰老相关基因。与此同时机体还存在多个可以延缓衰老、延长寿命的"长寿基因"。

（一）衰老相关基因

根据研究发现，在人类多个染色体上存在与衰老有关的基因，这些染色体是1、4、6、7、11、18号染色体和X染色体。例如，采用微细胞融合技术研究发现，正常人第6号染色体可使永生化的人成纤维细胞（SV/HF）逆转，细胞出现衰老征象，如果使这种衰老的SV/HF第6号染色体丢失，其永生化的表型又可恢复。用同样的方法将第2、第8或第19号染色体导入永生化的SV/HF，则不会出现衰老征象。提示至少有一种衰老相关基因位于第6号染色体上，该基因被称为$SEN6$，$SEN6$在第6号染色体上的精确位置尚未被确定。

对线虫的研究发现，该种线虫的age-1、daf-2、clk-1基因等也是衰老相关基因。如age-1（hx546）单基因突变即可提高平均寿命65%，提高最大寿命110%。而daf-2与clk-1双突变的线虫其寿命为野生型的5倍，寿命从8.5天增至49天（环境温度25℃）。

近年来，日本学者在研究高血压过程中发现了一种名为klotho的衰老相关基因。他们将此基因注入小鼠胚胎，小鼠在出生后仅3～4周就停止生长，8～9周后死亡，检测发现小鼠有一些类似人类衰老的表现，如肺泡退化、骨密度下降、动脉壁钙化、毛囊萎缩、皮肤硬化等。

（二）长寿相关基因

如果细胞存在衰老相关基因，根据对立统一的法则，那么细胞也应该存在"长寿相关基因"，这是老年生物学家大胆的推测并一直在积极探寻的目标。迄今为止，作为特异的可以延长寿命的基因尚未发现。但是如果把某些调节改善细胞重要代谢功能（如自由基）并对寿命产生良性影响的基因也称为"长寿相关基因"的话，那么，近年来在这方面是有所发现的。例如，Sohal等人将SOD-1基因和过氧化氢酶基因导入果蝇所形成的转基因株，其SOD活性和过氧化氢酶活性比野生型分别高出26%和73%，与此同时，转基因株平均寿命延长1/3，最高寿限也有所延长，与增龄有关的蛋白质和DNA氧化损伤减轻。

四、自由基学说

1956年英国学者Harman提出了衰老的自由基学说，40多年来一直受到各方关注，人们从临床研究到动物实验进行了多学科的探讨，积累了较丰富的资料，为该学说提供了一些支持性材料。尽管该学说仍在发展和完善之中，但不可否认该学说是迄今为止众多衰老学说中研究最为活跃的、最受人关注的学说之一。根据多年研究，积累的资料分析支持自由基学说的事实主要来自以下几方面：①随增龄机体自由基水平上升，抗氧化力下降。②衰老是自由基对细胞的损伤效应的综合结果。③抗氧化剂水平与物种寿限高度呈正相关。④组织自氧化速率与寿限成正比。⑤限食可通过减轻线粒体自由基累积损伤而延寿。⑥抗氧化剂延缓衰老。

（一）随增龄，机体自由基水平上升，抗氧化力下降

根据大量的人类及动物的研究材料显示，随增龄，机体器官、组织内的自由基水平呈进行性上升的态势。老化器官组织内氧自由基及脂质过氧化物水平上升。

（二）衰老是自由基损伤性效应的综合结果

由于自由基外层轨道含有不配对的电子，因此，其化学性质极为活泼，易与其周围的物质发生反应，从而改变物质原有的结构和功能。组成细胞的各种化学成分常成为自由基攻击的对象，使细胞的结构和功能受到损害。

1. 自由基对脂质的破坏

细胞中的脂质，特别是多不饱和脂肪酸其碳链上两个双链之间的亚甲基上的氢原子比较活泼，自由基可夺取这个氢原子，而触发脂质过氧化反应。脂质过氧化对细胞产生多种损伤效应。

（1）破坏生物膜　使细胞功能发生障碍，细胞生物膜（包括细胞膜、线粒体膜、溶酶体膜等）含有丰富的不饱和脂肪酸，故极易受到自由基的攻击而发生脂质过氧化反应，导致膜流动性下降，通透性异常增加，甚至膜的完整性被破坏。上述情况如果发生在细胞膜可导致细胞内外正常的离子梯度被破坏，细胞水肿变性或细胞破裂（如红细胞溶血），如果发生在线粒体膜，除干扰正常的能量代谢外，尚可引起一些诱导细胞凋亡的事件发生，如线粒体膜上的通透性转换孔开放，细胞色素C从线粒体内释放出来，启动细胞凋亡的级联反应，引起细胞凋亡，加速衰老进程；如果发生在溶酶体膜，可引起溶酶体膜外漏，造成细胞自溶。

（2）脂质过氧化，导致细胞功能障碍　脂质过氧反应一旦被触发，常呈链式反应，可产生多种活泼的脂质自由基，进而破坏存在其周围的酶及其他生物活性物质，使之丧失活性，导致细胞功能障碍。例如，过氧化脂质可使核糖核蛋白体解聚，使蛋白合成受阻；过氧化脂质也可与蛋白质、磷脂发生交联形成脂褐质，除使原有的蛋白质、磷脂的生物活性发生改变外，脂褐质沉积于皮肤上可形成老年斑，沉积于脑细胞使脑功能障碍，引起老年性痴呆。

（3）脂质过氧化反应中产生的醛类化合物对细胞有直接毒性　如脂质过氧化反应的终产物丙二醛，可与免疫细胞膜上的受体发生交联，对免疫细胞产生封闭效应，从而抑制机体的免疫功能。

2. 自由基对蛋白质的破坏

自由基可通过使蛋白质分子脱氢而发生变性，聚合或肽链断裂，从而使蛋白质丧失生物活性。自由基也可通过启动脂质过氧化反应形成脂质—蛋白或蛋白—蛋白之间的交联，使蛋白聚合，分子质量增大，溶解性降低，活性丧失。

酶是特殊蛋白质，自由基可通过多种作用方式使酶活性受损。①破坏酶的活性中心，有些酶的活性中心含有巯基，自由基可使巯基发生氧化，破坏了酶的活性中心，从而使酶丧失活性。②通过链式反应，使酶分子发生聚合，酶活性下降。③通过丙二醛的交联作用，使酶分子发生交联，影响酶的活性。④通过氧化作用直接破坏酶分子中的氨基酸，使酶活性受损。

3. 自由基对核酸的破坏

自由基对核酸的主要的直接破坏作用是碱基修饰和断链效应，自由基也可通过脂质过氧化反应的终产物丙二醛使DNA发生交联。

（1）碱基修饰 自由基与碱基发生加成反应。例如，OH·可在胸腺嘧啶的5，6-双链上进行加成反应形成胸腺嘧啶自由基。通过碱基修饰使原有DNA的成分和结构发生改变，从而影响遗传信息的正确表达。

（2）断链效应 自由基可从DNA链上的戊糖夺取其氢原子，使C4成为有未配对电子的自由基，然后该自由基在其β位置上发生链的断裂，使核酸分子结构的完整性被破坏，从而发生遗传突变。

（3）DNA交联 丙二醛很容易在富含游离氨基的组蛋白之间产生交联。从上述可知，自由基对细胞的各种成分和结构都可产生损伤性效应，这些效应的累积势必造成细胞功能的减退，细胞老化。因此，衰老是自由基损伤性效应的综合结果。

（三）抗氧化剂水平与物种寿限高度相关

自由基对生命活动的影响广泛而深刻，但在正常情况下，自由基并不至于在体内泛滥成灾，因为机体有一套完善的抗自由基系统，它是由酶性和非酶性的抗氧化剂所组成。通过对不同哺乳动物组织抗氧化剂水平的比较研究发现，一些抗氧化剂水平与物种的寿限呈现高度的正相关性。研究发现，灵长类动物肝SOD浓度与最高寿限呈高度正相关性，即越长寿者其肝SOD浓度越高，其中作为万物之灵的人类寿命居灵长类动物之冠，而其肝SOD活性也是最高的。吴伟康等通过对不同月龄小鼠心肌SOD活性的测定以评价老化对SOD活性的影响，结果发现，随增龄心肌SOD呈进行性下降，青龄组（3月龄）心肌SOD活性显著高于老年组（17月龄）。Orr等人用SOD及过氧化氢酶同时转染果蝇，结果转基因果蝇的寿命比对照组延长1/3，开始死亡的时间后延，死亡率下降。

（四）组织自氧化速率与寿限成反比

组织自氧化速率（TAR）是组织匀浆在37℃不同时间所生成的硫代巴比妥酸反应物（TBARM）浓度的斜率。一般情况下，TAR可以反映组织总抗氧化剂水平或抗氧化能力，组织总抗氧化剂水平高，抗氧化能力强，TAR就低；反之，TAR就高。研究证明，TAR与寿限成反比，例如，长寿限物种人类全脑TAR非常低，而短寿限物种（如鼠类）的TAR则明显升高。

这个现象提示人类之所以能获得较大的寿限，与其组织的总抗氧化能力大于其他哺乳动物有关，在漫长的进化过程中人类组织获得较强的抗氧化能力，可以抵抗自由基对机体的攻击，把可能发生的自由基损伤降低到最低限度，以确保器官组织持续正常地发挥其生理功能。

（五）限食延寿的机制之一是减少了自由基的累积性损伤

1930年Mckay进行了著名的限食实验，实验发现食物受限的小鼠其寿命比正常进食的小鼠延长1倍。正常进食的小鼠在175天后生长停滞，2年半内全部死亡；而限食小鼠1000天仍然生存。这个实验结果在随后的家蚕、大鼠实验中也得到重复、验证。限食实验是目前唯一经得起验证的延寿方法，多年来一直受到老年生物学家的关注，尽管该法用于人类延寿目前尚不具有可行性，但其蕴含的内在机制却从一个侧面证实了衰老的自由基学说的合理性。Koizumi等人研究了限食（限食组55kcal/周，对照组95kcal/周）对12月龄和24月龄小鼠过氧化脂质含量和多种酶活性的影响，其中限食对清除活性氧的酶活性和过氧化脂质含量的影响尤其引人注目，实验结果发现与对照组相比，限食可使12月龄和24月龄小鼠肝过氧化脂质含量分别下降30%和13%，而过氧化氢酶活性则分别增加42%和64%。

另有一些对比性研究也发现，老龄（29月龄）大鼠肝SOD和过氧化氢酶活性显著低于育龄（6月龄）大鼠，这种酶活性的增龄性下降与编码这两种酶的基因的转录水平下降是平行的，而限食可使大鼠肝SOD和过氧化氢酶基因的表达均显著增加，酶活性大幅度提升。上述资料明确提示，限食延寿的机制之一可能是由于限食减少了食物氧化，因而降低了机体的耗氧量，使线粒体产生的氧自由基减少；与此同时，机体抗氧化能力增强，从而减轻了细胞的自由基损伤。研究表明，氧自由基的减少防止了核内不成熟的mRNA向胞质转移，避免了蛋白质的量和质的改变，这样使包括SOD、过氧化氢酶等在内的酶性抗氧化剂得以保持较高的生物活性，而有利于延缓衰老。

（六）抗氧化剂延缓衰老的作用

不少研究结果表明，抗氧化剂可以延长物种的平均寿命。如有学者给小鼠喂饲含抗氧化剂1%2-巯基乙酸（2-MEA），观察2-MEA对小鼠寿命的影响，结果发现，用药组平均寿命为31.6±6.8个月，而未用药的对照组则为24.5±6.8个月，2-MEA使小鼠平均寿命延长了30%，这相当于将人类平均寿命从73岁增加到95岁，延长了22岁这是个非常可观的数字。其他抗氧化剂（如维生素E、维生素C、外源性SOD等）也有类似的延缓衰老的作用。

（七）存在的问题及发展前景

上述研究结果从不同侧面支持了衰老的自由基学说，但这并不意味着该学说已臻完善，可全面准确阐释衰老本质并成功指导延缓衰老的实践。事实上该学说也存在若干尚待明确的问题，例如，也有部分实验不能证明抗氧化剂可延缓衰老，即使能延缓衰老，也仅仅是延长平均寿命，而未能延长最大寿限，因此，不是真正意义的延长寿命。研究显示，抗氧化剂作为寿命决定因子与最大寿限呈高度正相关性，因此，同一物种有类似的最大寿限（例如，人类约120岁、大鼠40月龄、狗30岁等）。理论上讲同一物种其组织中的抗氧化剂水平或总抗氧化能力应该类似，但实际上个体差异很大，如人类个体间组织维生素E、胡萝卜素含量可相差2倍以上。因此，以抗氧化剂作为寿命决定因子，似乎还难以解释这种现象。此外，自由基学说与其他学说（线粒体损伤学说、交联学说等）有较多的交叉、重叠，这就引出一个问题，自由基是衰老的因，还是果？例如，在自由基学说与线粒体学说之间，因果难辨，究竟是线粒体受损、老化（如mtDNA突变）使氧自由基产生增多，然后细胞受损，功能障碍导致细胞衰老；还是自由基产生过多（如摄食过量），超过细胞抗氧化能力，然后引起线粒体受损，能量产生下降，不能为细胞正常的生理功能提供充足的能量支持，导致细胞功能障碍，细胞衰老。这些问题都有待明确。

衰老的自由基假说自1956年由Harman提出后，该领域的研究尽管一直相当活跃，但基本上是以描述性研究为主。例如，常常通过测定不同年（月）龄组机体某种或某些与自由基相关指标的变化，然后以此推断衰老与自由基有关或自由基的变化会导致衰老，所不同的是在不同的实验室，用不同的研究方法，测定不同的对象（如人、猴、大鼠、小鼠等）和不同的组织器官（如心、脑、肝、肾、肺、血液、皮肤等）。采用的指标通常也相对比较单一，最常用的是SOD和MDA，少数研究采用ESR或化学发光法直接测定自由基浓度。描述性研究固然重要，是进一步研究事物本质及内在联系所必需的基础，但这仅属于科学认识过程中积累感性认识的阶段，仅能解决事物的现象问题或现象的外部联系，而衰老是一个极为复杂的生物学过程，仅用一般的描述性研究是难以揭示衰老的本质。因此，今后阐述性、探索性研究必然会大幅度上升，以更加全面、深入、准确地探讨自由基与衰老的关系，为了达到上述目的，以下是今后研究应予注意的若干建议。①自由基分析测定与相关基因组（如抗氧化酶基因、衰老相关基因等）功能研究相结合。②单一靶点的研究（如SOD活性）与综合状态（如总抗氧化能力）的评定相结合。③自由基的微观分析（如自由基的ESR分析）与整体效应（如寿命试验）的评价相结合。④指标的系统性（如SOD-SODmRNA-SOD基因）与指标的多样性（如SOD-CAT-CSHpx）相结合。⑤动物实验（如限食实验）与临床观察（如人类生物学年龄测定）相结合。⑥急性实验（如氧化应激对生物膜流动性的影响）与慢性实验（如小鼠生存实验）相结合。⑦多层次研究（分子—基因—细胞—组织—器官—整体—种群）与多种属研究（线虫、果蝇、鼠类、猴、人）相结合。⑧自由基的体外试验（如组织自氧化速率测定）与体内实验（如抗氧化剂对寿命的影响）相结合。

总之，过去40余年的有关自由基与衰老的研究主要是描述性研究，而对这些变化的机制研究相对较少。今后，随着后基因组时代的到来，传统的老年自由基研究若能与基因组功能研究紧密结合起来了，那么风行了40余年的衰老的自由基假说的内涵将会得到进一步地丰富和发展。

（王月静）

第二章 细胞的衰老

第一节 细胞的结构、功能与周期

一、细胞的结构与功能

尽管各种细胞的大小、形态和功能千差万别，但几乎所有动物包括人类在内的细胞结构是相同的。一个完整的细胞由细胞膜、细胞质和细胞核三大部分组成。在细胞质中，分布着形态各异、大小不一、数量不等、功能有别的有形结构——细胞器。

（一）细胞膜

细胞膜是细胞外面的一层主要由蛋白质、脂类（主要是磷脂）及一定数量糖类构成的膜状结构。细胞膜为双层脂类分子构成膜的基本框架，蛋白质有的镶嵌在脂类双分子层之间，称为镶嵌蛋白质；有的附在脂质层的内面，称为周围蛋白质。不同的镶嵌蛋白质分别起稳定结构、输送物质、接收信号、催化反应、相互识别等作用。周围蛋白质的主要功能与细胞的吞饮、吞噬作用有关。糖分子与部分暴露在细胞外表面的蛋白质或脂类结合而形成糖蛋白或糖脂。细胞膜的两侧是不对称的，在正常生理条件下，由于膜的脂类分子处于液晶状态，具有相当的流动性，膜上的许多载体、受体、酶、抗原等蛋白质可在脂类双分子层中做横向移动。

（二）细胞质

细胞质中匀质的部分称为基质，在细胞质中除含有一些营养物质和代谢产物外，还有相当数量细胞器。细胞器是指存在于细胞质内的有膜包围的，有一定形态和大小，具一定功能的有形结构。细胞器主要包括线粒体、高尔基体、溶酶体、内质网等。

1. 线粒体

线粒体的形态、大小、数量及分布情况不仅在不同细胞内变化很大，就是在同一细胞的不同生理状况下也有差异。线粒体是由双层膜包围而形成的封闭结构，其外膜包绕整个线粒体，内膜向线粒体内部突出形成线粒体峰。线粒体内含有多种酶，参加三羧酸循环的酶绝大部分存在于线粒体的基质中，与电子传递系统有关的酶位于内膜上，氧化磷酸化的酶基本是在嵴膜上，它们参与细胞内氧化作用及ATP的形成，因此，线粒体被称为细胞的供能中心。同时，线粒体又是细胞核以外唯一存在有遗传物质DNA的细胞器。线粒体DNA是由两条链组成的超螺旋结构，其DNA没有组蛋白与之相结合，故为裸露DNA。从而导致线粒体DNA更易受到外界的侵扰，DNA的突变率比细胞核DNA的突变率高出10～100倍。近年来的研究发现，线粒体DNA在衰老过程中具有一定作用。

2. 内质网

内质网的形状为囊球状或管状。上有核糖体附着的内质网称之为粗面内质网，无核糖体附着的内质网为滑面内质网。内质网具有多种功能，它们参与脂类、蛋白质、固醇等物质的合成。

3. 高尔基复合体

高尔基复合体由一些扁平囊状的膜紧密排列而成。有些扁平囊的末端扩大成大小不等的泡状或囊状。高尔基复合体的主要功能是将细胞合成的蛋白质进行加工和包装，待形成有活性的蛋白质复合体再输送到细胞外。

4. 溶酶体

囊状或泡状，由单层膜包围，大小、形态各异。内含多种降解酶，分别降解核酸、蛋白质、脂肪、糖类，对物质起分解作用。其主要作用是参与清除外源性有害物质和自身衰老的细胞器和细胞。

（三）细胞核

是细胞内遗传物质的主要存在场所。在很大的程度上，它控制细胞的代谢、生长、分化和繁殖等生命活动，因此，细胞核被看作细胞的司令部。遗传的物质基础主要存在于细胞核中的染色质上，染色质主要由核酸、组蛋白和非组蛋白组成。对具有细胞分裂能力的细胞来说，当细胞处于分裂间期时，染色质呈弥散分布，DNA进行半保留复制。而当细胞进入分裂时期后，染色质开始汇集和凝合，转变成具有一定形态的染色体。之后，染色体被均匀地分配到子代细胞中。细胞核外也有膜包围，称核膜。核膜上下均匀地分布一些很小的孔，为核孔，用于细胞核与细胞质间进行物质交换。细胞核内通常含有1~2个核仁，它是无膜包围的球状体，由纤维或颗粒状物质构成，其主要成分是RNA。

二、细胞周期

具有分裂能力的细胞，从一次分裂结束到下一次分裂结束这种生长与分裂的周期称细胞周期。一个完整的细胞周期按细胞周期时间分为4个时期，即G_1期、S期、G_2期和M期。整个细胞周期所需要的时间叫细胞周期时间。

G_1期又叫DNA合成前期，是指从有丝分裂完成到DNA复制之前的这段间隙时间。这个时期物质代谢活跃，RNA和蛋白质合成迅速进行，细胞体积显著增大，为S期DNA合成做好物质和能量的准备，如DNA合成的前体物质以及DNA合成有关的酶系统。不同的细胞类型、不同的生理阶段，该期时间变化较大，自数小时到数天。细胞通过延长G_1期时间控制细胞增殖。进入G_1期的细胞有3种前途。

1. 继续增殖

如骨髓细胞、消化道黏膜细胞等，它们不断地转入S期，继续完成增殖周期，这种细胞称增殖细胞。

2. 不再继续增殖

如高度分化的神经细胞、某些肌细胞等，这些细胞失去分裂能力，终身处于G_1期，通过分化、衰老直至死亡。这种细胞称为不增殖细胞。

3. 暂时不继续增殖

如肝细胞，这种细胞一般不再继续分裂，只有当特殊情况下，如手术部分切除后或大量细胞死亡后，需进行补充时，这类细胞才由G_1期进入S期，进行细胞增殖，这种细胞称为休止期（G_0）细胞。G_1细胞不包括在细胞周期之内，它与不增殖细胞不同之处，就在于其保持了增殖能力。同时和细胞周期中其他各期细胞比较，则G_0期细胞代谢不活跃。S期为DNA合成的时期，表现为核增大，即遗传物质的复制。DNA以半保留的方式进行复制，在此期含量增加一倍。通常只要DNA合成一开始，细胞增殖活动就会进行下去，直到分为两个子细胞，细胞一般不停留在S期、G_2期和M期。G_2期从DNA复制完成到有丝分裂开始的这段间隙为G_2期，也有人称为有丝分裂准备期，主要为M期做准备，这一时期DNA合成终止，有少量RNA和蛋白质合成。可能与构成纺锤体的蛋白合成有关。M期细胞在G_2期完成了分裂的准备后，进入有丝分裂期。从细胞分裂开始到结束，也就是从染色体凝缩、分离直至平均分配到两个子细胞为止，这个时期称为有丝分裂期。有丝分裂是一个连续变化的过程，分裂后细胞内DNA减半。

有的细胞停留在G_1期不再增殖或暂时停止增殖（即延长的G_1或G_0期）。实验表明，一开始合成DNA，如果没有特殊原因（药物或辐射干扰），细胞将会不间断地、有顺序地通过细胞的各个期，以完成细胞分裂，一直达到G_1期。因此，细胞增殖在许多情况下，是由DNA合成的开始所控制的。有没有合成DNA，直接关系到细胞是否增殖。也就是说，一个细胞从G_1期进入S期的阶段，是这个细胞是否进入增殖周期的关键，如果DNA合成的开始失去控制（或解除控制），那么细胞就肯定要进行增殖。

不同种属、不同类型的细胞其周期时间是不一样的。尽管如此，在细胞周期中G_1期和S期长，G_2期和M期短是共同的特征。其中最引人注意的是G_1期，有的很短，如卵细胞的G_1期几乎测不出来；有的很长，如人骨髓单核细胞性白血病细胞可延续到10天以上。即使同一系统的细胞，由于它们所处的部位不同，细胞周期长短也有差别。

细胞周期中的G_1期、S期和G_2期合称细胞分裂间期，后面的M期是有丝分裂期。哺乳动物正常细胞S期通常是8～30h，也可延长到60h，G_2期为2～2.2h，M期为0.5～1h，G_1期变化最大，自数小时到数天。

细胞周期时间随增龄而延长。如55日龄的小鼠肠上皮细胞周期为10.1h，300日龄时为14.1h，1050日龄时增至15.7h。在衰老过程中，不是每个时期的时间都在增加，G_2和M期变化不大，而G_1期和S期的时间，随增龄而增加。这与体外培养二倍体细胞的衰老过程是一致的。

与年龄有关的细胞周期变化，可归纳为以下几个方面：G_1期和S期随增龄而延长；老年个体的细胞增殖率下降；衰老个体的细胞更换时间延长；老年个体比年轻个体增殖的细胞群体具有更大的异质性。由于细胞周期的延长和增殖率的下降，不能有足够数量的细胞及时更换丢失的细胞，这就意味着不是一切死去的细胞都被置换，这也就意味着剩下的那些细胞增加了较大的负担，而这种逐渐加重的负担又加速了细胞功能的耗竭，而新细胞的生成又因衰老而减慢。因此，老年人器官功能的减退甚至紊乱容易发生，由此可见，衰老过程与疾病往往交织在一起。

第二节　细胞的衰老变化

复杂的机体尤其是哺乳动物的器官、组织是由多种细胞及细胞外成分组成，各种类型的组织、细胞虽各有其自身的衰老过程，但同时也具备一些共同的特点。

衰老一般表现为细胞和细胞器的萎缩，即细胞数量减少、结构变化和功能降低。

一、细胞数量的变化

正常成人体内的细胞总数大约1800万亿个，个体之间差异相当大。每人每天将有1%～2%的细胞死亡。对一个处于生长期的幼年有机体来说，新细胞的生成数量必定大于死亡的细胞量，机体进入成年时期，新细胞的生成量与细胞的死亡量处于一个相对平衡状态，而随着个体的逐渐衰老，细胞的生成量逐渐减少，死亡量则逐渐增加。

二、细胞膜的变化

一般认为，随着年龄的增长，细胞的大小与体积、细胞核的大小与体积、核仁的大小与数目和细胞器的含量有所变化。对细胞膜来说，增龄性改变关系到膜的重要成分（脂质和蛋白）以及与膜相关的某些细胞骨架成分。随着衰老的进程，膜的脂类容易过氧化，由于过氧化的增加，使膜的流动性降低。同时，膜的组成成分（特别是脂类）也随衰老的进展而改变。膜中脂肪酸组成的各种变化，导致膜的流动性降低，从而影响细胞膜的正常功能。

三、细胞器的变化

不论是体内或体外培养的细胞，在其衰老过程中，细胞的超微结构和功能都将发生与衰老有关的变化，但这种变化是渐进的、不可逆的。

（一）细胞核的变化

细胞核是细胞生命的核心结构，它的外围由双层单位膜组成的核膜与细胞质分开。核内重要的物质是由蛋白质和DNA所构成的蛋白丝，因易被碱性染料着色，故称为染色质。在生命历程中常有一些因素造成DNA或蛋白质的化学共价键破裂，因而形成有强大活力的自由基，促成DNA与蛋白质之间发生交联，造成某些遗传密码被"冻结"。由于交联导致大分子的逐渐积累，而影响正常功能，发生衰老变化。在形态学上是核固缩、核结构模糊不清，染色加深。核内Feulgen阳性反应的染色质减少是细胞核衰老变化的主要表现，它反映了核酸合成的变化。染色体也出现与增龄相关的变化。核膜内陷形成皱襞，DNA含量降低。老年人大脑皮质神经细胞的DNA比年轻人多29对碱基。

学者们认为这是染色质基本结构改变的证据。一般在衰老的细胞核中有转录的RNA之核仁数目减少、变小或疏松呈海绵状。这些变化，可能反映出DNA的复制和转录功能有所降低。染色体的改变与年龄密切相关，报道称，在男女两性体内的器官中，如肝、肾、胰、心及前列腺等均有超二倍体细胞随年龄而增加的现象，但女性发生较迟。

（二）线粒体的变化

线粒体是细胞内物质氧化磷酸化产生能量的重要机构，有细胞"动力站"之称。在细胞衰老的初期，线粒体表现为数目减少，嵴也少一些。在功能上它的储备力量降低。在同样缺氧的环境下，衰老细胞中的线粒体比未衰老细胞较早出现线粒体的肿胀、线粒体嵴和基质减少，线粒体变为空泡。这时氧化磷酸化过程发生紊乱，最后整个线粒体崩解破裂，使线粒体数目减少，整个细胞出现能量供应不足，功能低下。心肌和自主神经节细胞可出现这些变化。老年人B淋巴细胞内线粒体膨胀（有时）失去嵴，而代之以髓样板层结构。神经元和肌细胞中线粒体的瓦解，可能是机体衰老变化的重要方面。关于线粒体与衰老有关的形态学变化各说不一，可能是与实验手段和细胞类型有关。

（三）内质网的变化

在衰老过程中，内质网常有减少，并可肿胀成空泡状。粗面内质网常有核蛋白颗粒的丢失，内质网膜的电子密度加深，膜也显得较厚，这种变化分散在细胞某些区域，即所谓内质网"致密化"。此外，衰老过程中的内质网排列也较紊乱。在衰老脑垂体前叶皮质激素分泌的细胞内质网有明显的小池空隙。神经细胞丰富的粗面内质网随年龄而失去典型结构。

（四）高尔基复合体的变化

在衰老过程中，高尔基复合体出现肿胀、空泡变性，甚至膜结构断裂崩解。在神经细胞内表现得更突出，碎不成网，且改变它在核周位置。心肌细胞表现为高尔基复合体的增多。高尔基复合体的变化导致细胞功能下降，特别是分泌功能下降。

（五）溶酶体的变化

溶酶体因含丰富的各种水解酶而被称为细胞的"消化系统"，有时外来物未能完全吸收或不能及时排出，则积蓄在细胞内称为残余小体。溶酶体除消化摄入物外，它还包围细胞内损伤或衰老的细胞器，并将其隔离、消化并消除，这种含有细胞器的小泡称为自噬泡。在衰老的细胞中酶的活力下降，故常见残余小体增多。在衰老细胞中自噬泡数目增多。

脂褐素的堆积是在分裂后的细胞衰老中比较普遍的现象。在骨骼肌、心肌、神经细胞中尤为突出，其含量随增龄而增加，但增加的速率因不同细胞而异。比如，人小脑蒲肯野细胞内脂褐素的增加速度为海马回锥体细胞的1/10，脂褐素的沉着与年龄密切相关。人的心肌细胞在10岁以前没有或仅有极少的脂褐素。以后，无论有无心脏病变或有无心力衰竭，每10年以心脏总容积的0.3%的速率递增。有关脂褐素的来源说法不一，有报道将脂褐素分为3种类型，即空泡小体、均质体和板层小体；并推测脂褐素的形成与高尔基复合体、线粒体和溶酶体等有关，可见脂褐素的形成涉及诸多方面。此外，细胞中的酶系统伴随增龄的改变，虽有不少报道，但其结果尚不一致。一般认为酶系统的改变可以反映细胞的功能状态，长寿个体的一个重要原因就是酶系比较健全。有关细胞膜的衰老变化研究资料较少，但已引起人们的重视。近年来，国内外许多学者进行了大量的研究探索，发现端粒及端粒酶、线粒体DNA及细胞凋亡与细胞衰老密切相关。

四、端粒、端粒酶和衰老

早在1938年，Muller发现细胞染色体的末端有一种特殊结构，并将其命名为"端粒"。端粒是由DNA重复序列与特异性结合蛋白构成的复合体，它对于维持染色体的完整性及维持染色体结构稳定性的功能（保护染色体不分解和染色体重排及末端不相互融合等）、染色体在细胞中的定位（使之不随机分布）等方面至关重要。细胞在有丝分裂过程中端粒DNA不断丢失，因此，有人推测存在一种可以合成端粒以维持其长度的酶。

1985年，首先在四膜虫中发现了端粒酶，以后相继在多种生物体内证实了它的存在。端粒酶由蛋白质和RNA两部分组成，为一种核糖核蛋白。它具有逆转录酶活性，是一种RNA依赖性核酸蛋白复合体，可以自身的RNA为模板合成端粒DNA的末端重复序列（TTAGGG）。近年来发现，端粒酶在多数正常体细胞组织中呈阴性，而在肿瘤组织中呈阳性。因此，认为端粒酶的激活是细胞阻止端粒重复序列的缩短并获得永生化的必要途径。

端粒酶在人的体细胞中是不表达的，因此端粒随着细胞的每次分裂而缩短，结果导致细胞的衰老。Harley用人的端粒重复片段（TTAGGG），作探针分别对胎儿、新生儿以及青年和老年的细胞株的端粒长度进行了比较，发现随着年龄的增长，人的成纤维细胞的端粒长度不断下降。但是在转化的细胞中，端粒长度不变。在对体外培养的人成纤维细胞端粒长度所作的测定中，也发现随着成纤维细胞的不断分裂，端粒长度下降。相反，精子中的端粒长度与受试者的年龄无关。这是因为精子中有端粒酶的表达，使端粒保持固定长度的缘故，所以端粒被认为是人体细胞寿命的生物标记。1996年，Wright所做的用正常无端粒酶的细胞与有端粒酶表达的永生细胞进行杂交试验，结果后代便显示出有限的寿命，而且证明了杂种细胞显示有限寿命是由于端粒酶的活性被抑制。用寡核苷酸处理细胞后会导致细胞端粒加长。将这种细胞与正常细胞杂交的寿命比用未加长端粒的正常细胞杂交的寿命要长。这些观察给上述的端粒长度决定人细胞的分裂能力的学说提供了第一个直接证据。

端粒维持染色体的稳定，而癌细胞则常显示染色体的不稳定，如常呈现环形染色体、端粒联合、双着丝粒染色体等；端粒长度与细胞寿命相关，而癌细胞具有无限制分裂，即永生性特点。这些均提示癌细胞的发生与端粒及端粒酶状况存在着相关性。1992年，Harley观察到当人体培养细胞被致肿瘤病毒转化后，生长失控，但其中只有显示端粒酶活性的细胞才演变成永生细胞。

在DNA的半保留复制过程中，复制方向是从5'末端向3'末端，与模板3'端配对的引物降解后，没有上游引物延长序列填补，所以，DNA每复制一次，端粒即丢失50～200bp，当它缩短到一定程度时，细胞则停止分裂，逐渐衰老，走向死亡。端粒序列的复制依赖于一种特殊DNA聚合酶——端粒酶。体内端粒酶的主要功能是消除染色体端粒长度的进行性缩短，也就是说，它具有延长端粒的作用。其作用机制尚不十分清楚。端粒酶的活性与寿命有关。四膜虫编码端粒酶RNA特异突变基因的过度表达，导致端粒缩短与衰老。

Harley等发现，在未分化的体外培养的人成纤维细胞中，细胞分裂次数越多，端粒长度越短。这是衰老过程中端粒缩短的第一个直接证据。端粒失去DNA这一过程向细胞发出信号以停止分裂。从而决定细胞的生命时限。据此，Harley等提出了端粒的缩短是启动衰老的分子钟的假说。成纤维细胞体外培养，细胞分裂次数已成为衰老生物学标志广泛应用于衰老的研究中去。供者年龄分别为0岁、24岁、70岁、71岁、90岁的成纤维细胞，体外培养至老，5个细胞株端粒长度均随增龄而减少，每代递减（48±21）bp。有人发现体内成纤维细胞端粒长度也随增龄而缩短。体细胞分裂寿命变短的同时，都存在着端粒代谢异常。Harley测得体内成纤维细胞端粒DNA每年丢失（18±6）bp，检查正常人体的外周血细胞中端粒长度，发现端粒长度在4～39岁时每年减少84bp，端粒酶则进行性下降，40岁以后，端粒DNA每年减少41bp；在受试人群中，65%具有相对稳定的较低的端粒酶的活性，其他则未能测出端粒酶。尽管不同的研究者检测的端粒的长度不尽相同，但结论却是一致的：人的端粒长度随增龄而缩短。

此外，在数种类型的遗传性早老症患者中，即使年龄较小，其成纤维细胞寿命却较短，端粒亦比正常人的较短。患唐氏综合征及维尔纳综合征的个体其成纤维细胞的端粒DNA缩短速度加快。不同的是后者在端粒较大时，细胞已老化。

由此可知，端粒的长度取决于端粒的延长与缩短的平衡。染色体的半保留复制导致端粒缩短，端粒酶则延长端粒，若细胞中无端粒酶活性或活性很低，染色体将逐代缩短。当一个或更多染色体端粒缩短到寿限长度时细胞停止复制，最终导致细胞衰老与死亡。

五、线粒体DNA与衰老

线粒体是细胞内唯一存在于细胞核外又带有遗传物质的细胞器。人类线粒体脱氧核糖核酸（mtDNA）是动物细胞内的存在细胞核以外的遗传物质。它是由全长16569碱基构成的闭合双股环状超螺旋DNA，相对分子质量约为1.1×10^7。mtDNA存在于线粒体基质中，它的两条链均有编码功能，其主要编码两种rRNA，22种tRNA及与细胞氧化磷酸化有关的13条多肽链。人体不同类型细胞含线粒体数量不同，除成熟的红细胞不含线粒体外，其他类型的组织细胞中的线粒体数目数百个至数千个不等。每个线粒体中有2~10个mtDNA分子，属母系遗传；其DNA复制有赖于核DNA编码的酶的参与，为半自主复制；mtDNA因不与组蛋白结合为裸露DNA且没有修复系统，因此，其突变率比核DNA突变率高10~100倍；mtDNA既无内含子又有部分区域基因重叠起来，所以任何形式的突变均可影响mtDNA的功能，损伤后mtDNA比完整mtDNA增殖快，故损伤mtDNA积累多；在同一个细胞内，正常的和异常的mtDNA可同时并存，即存在着异质性；也正是由于mtDNA的异质性，当只有突变型mtDNA数目达到一定时，才足以引起细胞、组织或器官的功能异常。

第三节　细胞生长调控与肽类生长因子

一、细胞生长调控

（一）机制

细胞增殖是一个周期性过程，这一过程称为细胞增殖周期，又称为细胞周期。

1. 细胞周期

不同类型的细胞其增殖周期长短不一，短则十余小时，长者达数十天。每一周期大致可分为G_1、S、G_2与M 4个阶段，凡进行增殖的细胞都必须经过这些阶段才能分裂。

2. 细胞分裂周期基因及有丝分裂促进因子

现知细胞周期受一类称作cdc基因的调节。这些基因中尤以cdc2基因最为重要。该基因在G_1期转换为S期，及G_2期转换为分裂期（M）时均起作用。cdc基因编码一种蛋白激酶分子量为34kD的催化亚基（$P34^{cdc2}$和CDK2）。该催化亚基与称为周期素的调节亚基共同构成有丝分裂促进因子（MPF，又称成熟促进因子）。所以MPF的本质是由催化亚基（CDK2）与调节亚基（周期素）共同构成的蛋白激酶。这种蛋白激酶可使某些蛋白质的丝氨酸残基与苏氨酸残基磷酸化，所以是一种丝氨酸蛋白激酶。MPF的活化是细胞分裂的信号。它具有启动DNA复制和诱发有丝分裂的双重作用，在细胞周期调节中起重要作用。MPF的催化亚基（CDK2）单独存在时无活性，唯有与调节亚基共同存在，而且在某种非磷酸化状态时才有活性。由*wee*-1/*mik*-1基因编码的蛋白激酶（*wee*-1/*mik*-1）可使催化亚基P342（CDK2）的第15位酪氨酸残基磷酸化而易与游离的调节亚基结合。

如催化亚基仍在上述磷酸化状态，则虽与调节亚基结合仍无活性。该种前体可在一种称为*cdc*25的蛋白磷酸酶（为*cdc*25基因产物）催化下，将P34^{cdc25}的第15位磷酸酪氨酸残基的磷酸基脱下，脱下这一磷酸基的MPF即成为活性状态。所以*cdc*25蛋白磷酸酶具有诱发M期的作用。调节亚基（周期素）为激酶的活化所必需，且对激酶的作用物特异性有调节作用。调节亚基可分为两类，一类在G$_1$期起作用，促使细胞进入S期的称为G$_1$期周期素。这一调节亚基与催化亚基结合后，调节G$_1$期转换为S期。另一类促使细胞进入M期的，称为M期周期素。M期周期素包括周期素A与周期素B。周期素A与催化亚基结合，与S期向G$_2$期过渡有关，周期素B则与G$_2$期过渡到M期有关。非磷酸化的周期素B易降解。原癌基因mos产物可使周期素B磷酸化，不易降解。因而c-mos的过度表达可引起P34^{cdc2}激酶持续活化，细胞停滞于M期，有丝分裂不能顺利完成。

有活性的MPF可使组蛋白H$_1$、核仁素等多种与细胞分裂有关的蛋白质磷酸化。抑癌基因*P53*与*Rb*的蛋白质产物具有抑制细胞增殖的作用，MPF可使其磷酸化而失去活性。总之，MPF通过使某些蛋白质的磷酸化而启动DNA复制，诱发有丝分裂。

3. 细胞外调节因素

细胞的生长除受自身细胞分裂周期（cdc）基因及其产物的调控外，还受细胞内外其他生长调节因子，特别是生长因子的影响或调节。生长因子是一类可通过与细胞膜特异受体结合，调控细胞生长的肽类物质。如表皮生长因子（EGF）为分子量6kD，由53个氨基酸构成的单链多肽。神经生长因子（NGF）分子量为26kD，由两条118个氨基酸构成的同种多肽链聚合而成。

此类生长因子除内分泌（不同组织，远距离作用）外，有时也可由旁分泌（作用于同种组织邻近细胞）或自分泌（自身分泌，作用于自身）产生。例如，平滑肌细胞可产生作用于其自身的胰岛素样生长因子（IGF）1，T细胞白血病细胞自分泌白细胞介素（IL）2。肿瘤细胞或炎症浸润细胞可产生某些血管生长因子促进局部血管增生。

生长因子引起细胞增殖大致通过以下5个阶段。①生长因子与受体结合引起受体活化阶段。②受体作用阶段。③受体后增殖信号放大阶段。④细胞核内增殖环节运转阶段。⑤胞质中DNA合成的准备阶段。

4. 凋亡现象

凋亡的细胞出现细胞生长停滞现象。凋亡，即程序性死亡，是机体维持正常生理状况所必需的，与细胞坏死不同。凋亡的细胞无细胞结构解体、溶解等现象。相反，其结构保持完整，细胞逐渐干缩，以凋亡体形式为其他细胞所吞噬。凋亡过程涉及基因调控，有赖于新mRNA和蛋白质的合成，因而是一主动过程。在机体清除无功能细胞时具有重要意义某些癌基因与抗癌基因与凋亡现象有关，如*myc*、*Apo*-1/*Fas*基因及野生型*P53*

基因皆可促进凋亡，而bel-2与突变型P53基因则阻断凋亡。凋亡机制是近期医学生物学研究热点之一。神经生长因子等神经营养因子缺乏及兴奋性氨基酸类神经递质过多，引起神经元的凋亡，可能与神经系统的衰老有关。

（二）衰老与细胞生长停滞

同种动物的代谢速率常与衰老速率相一致，不同物种之间，长寿动物较短寿动物能更有效地维持细胞完整性及大分子物质和细胞器的完整性。这种维持功能的丧失是衰老过程的重要特征。

体外培养的成纤维细胞的最大寿命与供体的年龄成反比，而且物种的最大寿限与它们的成纤维细胞在体外培养的寿命正相关。这提示体外细胞的衰老与体内细胞的衰老相似。衰老成纤维细胞停止分裂后，虽然仍可存活数月，但其细胞增殖能力的丧失可能是引发死亡的重要因素之一。衰老固然常与细胞生长停滞相联系。不同细胞还不能一概而论。例如，神经元和心肌细胞不再分裂，仍保持其生物学功能。虽然如此，二倍体成纤维细胞传代培养的极限是衰老在细胞水平的表现这一观念至今为多数学者所认可。因此，了解细胞衰老时增殖停滞的原因，就可能了解衰老的某些原因。细胞衰老时不仅生长停滞，对各种生长因子和生长激素的反应性也多下降。衰老时细胞有丝分裂促进因子活性的下降，与细胞增殖有关的癌基因、抑癌基因（包括所谓"衰老基因"）及其表达调控的变化，以及某些细胞的染色体端区的缩短，有可能是细胞生长停滞的原因。

1. 有丝分裂促进因子活性的下降

Stein等发现，衰老人二倍体成纤维细胞中几乎检测不到有丝分裂促进因子MPF催化亚基的mRNA（cde2mRNA）及其相应蛋白质（$P34^{cdc2}$）活性，也不能测得作为MPF调节亚基的M期周期素A与B的表达。虽然在非增殖状态的年轻成纤维细胞中上述有关基因表达水平也相当低，但在血清刺激下，其cde2、周期素A、周期素B基因的表达水平均显著提高，细胞随之进入增殖状态。与此相反，衰老细胞虽经血清刺激，仍难以测得cdc2，与上述周期素的表达以及$P34^{cdc2}$的存在，细胞也未能增殖。Won报道G_1期周期素中的一种在衰老细胞中虽有表达，但远低于年轻细胞。由此看来，cdc基因表达水平及有丝分裂促进因子活性的下降可能是衰老细胞生长停滞不能进入S期与M期的主要原因。

2. 原癌基因与抑癌基因的表达调控变化

衰老时与细胞增殖有关的原癌基因与抑癌基因的表达及调控出现了显著变化，例如fos原癌基因表达的显著下降，以及抑癌基因Rb产物P105不能磷酸化，可能是其生长停滞的另一原因。此外，衰老时还可能出现某些与衰老有关的所谓"衰老基因"的活化现象。

Pereira-Smith将不同的水生化细胞相互融合，认为至少有4种衰老促进基因。用类似方法，Smith等从衰老细胞获得了一种称为SDI-1的DNA合成抑制蛋白的克隆。在衰老细胞中其mRNA水平比生长状态的年轻细胞高10～20倍，虽然在静止的年轻细胞中其表达也相当高，现知SDI-1即是抑癌基因产物P53诱生的2kD蛋白质。Mcclung等则在大鼠肝中用基因加减筛选法克隆得到一种称为阻抑素的细胞生长负调节因子，该因子在多种组织中皆有表达，为272个氨基酸残基组成的蛋白质，可抑制人Hela细胞及人年轻成纤维细胞进入S期。然而有人发现阻抑素在衰老人成纤维细胞表达并不高。相反，它在年轻的增殖细胞表达最高，在衰老细胞中表达最低。由此可见，以寻找"衰老基因"为目的基因克隆，有可能得到某些抑癌基因类似的细胞生长负调节基因，并非真正引起衰老的基因。

3. **染色体端区的缩短**

（1）端区　染色体端区消失可能是人类细胞丧失复制能力的原因之一。端区是真核生物染色体末端的特殊结构。人类染色体末端普遍存在端区结构，但各类细胞端区长度各有差异，一般体细胞的端区比生殖细胞短。人类染色体端区由进化上高度保守的DNA重复序列 TTAGGG组成，它由端聚酶合成，它们的存在使染色体末端得到完全复制。端区保护了染色体，使染色体不易端间融合。

正常人二倍体细胞在体外培养时随着代数的增加，细胞中的端区以一定速率缩短，DNA每复制一次端区就缩短一段。人体中血细胞与皮肤细胞端区长度也随年龄而相应缩短。人二倍体成纤维细胞端区的 TTAGGG重复顺序长约4kb，每繁殖一代端区平均缩短50bp（碱基对）。衰老成纤维细胞的端区长度可降至2kb。这一端区长度即是临界长度，细胞出现了传代培养极限，不再分裂。因此，人染色体端区长度与细胞衰老之间有一定联系，端区长度有可能是决定增殖能力的计时器。衰老细胞常有染色体畸变现象，端区缩短可能是原因之一。

端聚酶合成端区以维持端区的稳定端聚酶由RNA与蛋白质组成。最近研究表明，它可能是一种逆转录酶，其RNA成分即是端区重复序列的模板，可将 TTAGGG重复片段加到引物的3′端，以合成端区DNA。细胞的端区长度与端聚酶的活性有关。端聚酶活性降低时端区缩短，甚至染色体丢失。体细胞中端聚酶活性很低呈抑制状态，例如26周龄人胚组织的端区长度与生殖细胞几无差异，出生后端聚酶几乎消失，端区不断缩短。永生化的肿瘤细胞端聚酶活性较高，人胚系细胞端聚酶活性也较高，端区长而稳定。

（2）端区假说　Harley就此提出了细胞衰老的端区假说。他认为由于端聚酶的存在，生殖（精）细胞的端区相当稳定，不会衰老。高分化的体细胞由于端聚酶活性处于抑制状态，细胞分裂时DNA不完全复制而引起端区DNA的少量丢失，难以补偿。所以随着分裂次数的增加，端区不断缩短，当缩短到一定程度（临界长度）时，引发了Hayflick极限，细胞不再分裂。病毒癌基因的转化可使细胞越过此极限继续分裂（约20代），分裂时端区继续丢失，直至危险长度，达到了临危点。此时细胞失去活力，濒临死亡。但端区极度缩短，可诱发染色体畸变，促使突变发生，少数细胞由于端聚酶被激活，端区获得修复，反而越过临危点成为永生化细胞。

二、肽类生长因子与受体

（一）生长因子

细胞在体外培养时需要多种生长因子，才能正常生长。肽类生长因子在体内外都有调节细胞生长的作用。各种生长因子都有其特异受体。目前已发现的肽类生长因子不下数十种。大多数生长因子具有促进靶细胞生长的功能，少数具有负调节功能。个别生长因子如转化生长因子B，肝细胞生长因子具有正、负双重调节作用。

1. **结构与前体**

各种生长因子分子量大小不一，肝细胞生长因子（HGF）的分子量高达80kD左右，由674个氨基酸残基构成，而内皮素仅由21个氨基酸残基构成，属于抑素一类的某些负调节因子更小，仅由几个氨基酸构成，分子量不到2kD。它们的立体结构也不相同，大多数生长因子由一条单链构成（如表皮生长因子，转化生长因子α，成纤维细胞生长因子，胰岛素样生长因子及多种白细胞介素），而血小板衍生生长因子（PDGF）、神经生长因子（NGF）、转化生长因子（TGF）、HGF等则由两条肽链组成。生长因子的前体（原始翻译产物）往往比生长因子大得多。以表皮生长因子（EGF）为例，小鼠的EGF对热稳定，仅由53个氨基酸残基组成，分子量约6kD。然而EGF无活性的前体，却由1200个左右氨基酸残基构成，是分子量超过100kD的蛋白质。HGF的前体比EGF前体稍小，由728个氨基酸残基构成，经翻译后加工切割去掉部分肽段，产生由440个氨基酸残基构成的α链，与234个氨基酸残基构成的β链，共同组成HGF。

2. 细胞来源与靶细胞

不同的生长因子来源不同，EGF与NGF来自颌下腺，内皮素（ET）来自血管内皮细胞，HGF来自胎盘与再生肝，转化生长因子（TGF）来自肿瘤等恶性转化细胞。其靶细胞也各不相同。红细胞生长素（EP）促进红细胞系的发育，粒细胞集落刺激因子（G-CSF）主要作用于粒细胞系干细胞，巨噬细胞集落刺激因子（MCSF，也称CSF1）主要作用于巨噬细胞系干细胞，粒细胞、巨噬细胞集落刺激因子（GM-CSF，也称CSF2）兼作用于粒细胞与巨噬细胞系干细胞。各种白细胞介素（IL）主要作用免疫细胞系。有的生长因子（如EP），作用的细胞较为单一，有的如转化因子（TGF）则作用的细胞谱型较广，对成纤维细胞、角质细胞、内皮细胞、上皮细胞等多种细胞都有生长调控作用。

成纤维细胞生长因子（FGF）也具有广泛的生物学作用，对多种细胞的生长、增殖和功能有影响。如间充质细胞（血管内皮细胞、平滑肌细胞、成纤维细胞）；内分泌细胞（卵泡粒层细胞、肾上腺皮质细胞等）；神经细胞（星形胶质细胞、少突胶质细胞、神经元细胞等）。

同一生长因子对不同细胞作用有所不同，如HGF对正常肝细胞起生长促进作用，但对肝癌细胞则有增殖抑制作用。同种细胞可为不同生长因子所调节，如胚胎时期属于间充质细胞的成纤维细胞，可被EGF、TGFα、TGFβ、胰岛素样生长因子（IGF1与IGF2），与多种成纤维细胞生长因子（FGF）所调节，但不被HGF因子所调节，可能是因为成纤维细胞无HGF等因子的受体。随着研究的深入，以前认为作用比较单一的生长因子，其靶细胞谱型可能还会有所扩展。例如，近来发现内皮素对脑与垂体的神经内分泌有关。此外，生长因子的发现日益增多，如目前已发现白细胞介素达十余种。由于各种FGF之间的同源性较高，称为成纤维细胞生长因子家族。TGFβ家族也有β_1、β_2、β_3三种成员。生长因子在生物进化中相当保守，例如$TGF\beta_1$的氨基酸序列在人、猴、牛、猪中完全相同，人与小鼠的差别仅为75位的Ala（人）代以Ser（鼠）。

3. 促细胞生长作用

细胞分裂需要两类刺激信号，第一阶段需进入感受态，促使细胞进入感受态的因子如PDGF，PDGF能促进停滞于G_0期的成纤维细胞、神经胶质细胞、平滑肌细胞进入细胞周期。第二阶段需要进入进行态，促使细胞进入进行态的因子，如EGF、GF。PDGF是分子量33kD的蛋白质，其A链、B链两条多肽链通过不同组合，可有AA、AB、BB三种形式。两链之间以二硫键连接形成完整的PDGF分子，还原二硫键将破坏其促细胞分裂活性。

表皮生长因子（EGF）是一种由53个氨基酸残基组成的多肽，在细胞的分裂与分化过程中起着重要作用。EGF通过与细胞膜上EGF受体（EGFR）的结合，激活受体，使受体的酪氨酸激酶活性升高，催化细胞内多种蛋白质作用物的酪氨酸残基磷酸化，启动和维持与细胞生长、增殖有关的一系列生化过程。

TGFα是由肿瘤细胞自分泌产生的生长因子，与EGF十分相似，相当于胚胎期的EGF，正如甲胎蛋白相当于胚胎期的白蛋白一样。它不仅存在于转化细胞和肿瘤细胞，也存在于胚胎组织中，TGFα也可与EGF受体结合，因而与EGF有竞争作用，TGFα与EGF两者与EGF受体的亲和力也十分相近，作用也相近似。例如，从小鼠颌下腺分离所得的神经生长因子（NGF）是分子量为130kD的多肽，其沉降系数为7S，由三种亚基α、β、γ组成，化学式为$\alpha_2\beta\gamma_2$，其中分子量为26kD的β亚基（βNGF）可以完全表现NGF的生理效应。

4. 双重调节作用与负调节作用

TGFβ具有两重性，兼有生长正调节作用与负调节作用，对成纤维细胞具有促进生长的作用，对多数细胞有抑制生长的作用。我们于1993年发现在衰老成纤维细胞中其表达降低，mRNA含量低于年轻细胞。TGFβ对上皮细胞等具有生长抑制作用，所以通常将其归入抑制性生长因子。HGF也有两重性，既可促进肝细胞等上皮细胞和内皮细胞的生长，但对某些肿瘤如上皮样癌、肉瘤及肝癌细胞却有生长抑制作用。我们于1992年发现对神经元具有营养作用的NGF，对成纤维细胞具有微弱抑制作用，可见它也有双重调节作用。

兼有抑制细胞和促进细胞分裂两重功能的生长因子，有时其具体作用取决于与其他生长因子的交互作用与环境条件。例如在 mye 基因转染的成纤维细胞中，在血小板衍生的生长因子（PDGF）存在时，TGFβ有促进生长的作用，相反，在EGF存在时，β转化生长因子则起细胞生长的抑制作用，再如PDGF的存在可使EGF与其受体的亲和力降低。因而 Sporn 等人认为一种生长因子只是细胞信号语言的一个字母，其含义取决其所处的细胞环境及细胞内生长调节肽的谱型。

除这些具有双重调节作用的生长因子外，体内还存在着所谓负调节因子，即细胞生长抑制因子。1960年 Bullough 和 Laurence 发现表皮细胞生成抑制自身细胞分裂的一种特殊物质，目前已经确立的生长抑制因子还很少，抑素是最早被确认的生长抑制因子，以后又逐渐发现TGF具有抑素的某些特性。此外，干扰素（INF）、肿瘤坏死因子（TNF）等也具有负调节作用。实际上它们也具有两重性，不过以负调节为主。尔后，一些实验室分别从正常细胞、癌细胞或体液中分离得到一些负调节因子。这些因子有的是外源物质刺激产生的，有的是细胞自身分泌的，其结构、功能、作用机制、分离纯化方法等各不相同。由于生长抑制因子对肿瘤、心血管疾患等的防治具有较好的应用前景，因此探究抑制细胞增殖、促进分化的负调节因子是生物医学研究的热点之一。

生长负调节因子中的抑素有以下特性：①无毒性。②其抑制作用是可逆的。③具组织特异性和细胞系特异性。④内源性：由细胞自身产生，作用于自身或同种细胞，不同组织所产生的抑素分子量不同。⑤不仅抑制细胞分裂，而且可以促进细胞分化。抑素是多肽或蛋白质，它能抑制正常细胞或肿瘤细胞的增殖，这一点已被许多实验证实，一些实验室已经从正常或肿瘤细胞中分离纯化出了肽类抑素，并测得了氨基酸排列顺序。但从各种来源细胞中分离得到的负调节因子并不完全都具备抑素特性，是否归于抑素类尚有争议。对抑素作用机制的看法也不一致：有的认为是负反馈调节；有的认为是抑制细胞周期中各时相的转变。有实验表明：抑素作用于G_0期，抑制DNA的合成和细胞增殖。

有研究从小鼠皮肤提取液中分离得到了一个五肽物质，称为表皮五肽（EPP），可以人工合成。天然五肽与人工合成五肽都能可逆地抑制表皮细胞的分裂。以前，人们也发现一种具生化活性的抑制因子——血调节五肽，其N末端结构与表皮五肽相似。同时又发现由五肽降解下来的二肽也具五肽的活性。

5. 多功能性

生长因子除调节其靶细胞生长外，尚有其他功能。多种生长因子具有广泛的生物学效应。例如，PDGF既可促进某些细胞的生长，又可促进胆固醇与磷脂的合成。EGF既有细胞分裂促进因子的作用，又有抑制胃酸分泌、促进糖酵解、抑制免疫系统等多种作用，由于人尿中存在此种物质，曾被命名为尿抑胃素。再如，白细胞介素6（IL-6）具有抑制乳腺癌细胞生长的作用，同时又有促进B淋巴细胞合成和分泌免疫球蛋白的功能。

NGF对神经系统的发育、分化有重要促进作用，在神经系统损伤后起修复、营养作用。另外对免疫系统、生殖系统也有一定作用。TGFβ可促进某些细胞的分化，如使人支气管上皮细胞分化为鳞状上皮细胞。可抑制过氧化氢的产生，有很强的促血管生成作用，还可促进胞外基质的形成。人TGFβ2则可抑制T细胞、B细胞的生长，从而抑制机体的免疫功能。

（二）受体

生长因子的受体，是以生长因子为配体，具有与其配体相结合以触发细胞生物学效应，这种特殊结构的蛋白质类物质。生长因子为肽类物质，不易透过细胞膜。所以它们的受体位于靶细胞质膜的表面，属于细胞膜受体。

1. 结构

生长因子与其质膜受体的结合是其发挥生物学效应的第一步，因而属必要步骤。不少生长因子膜受体的结构已搞清。EGFR主要由三个结构域组成：胞外的EGF结合区，约621个氨基酸，此区含半胱氨酸残基51个，形成多对二硫键，通过21个天门冬氨基酸残基与糖链共价连接；中间23个疏水氨基酸，组成跨膜区；羧基（C）端542个氨基酸位于胞内，是依赖EGF的酪氨酸蛋白激酶结构域。此区又分为作用物催化区，以及C端自身磷酸化区。TGFα的受体也为EGFR，所以EGFR在细胞生长调控中具有重要作用，除EGFR外多种生长因子受体具有酪氨酸蛋白激酶活性，其中还包括PDGF、IGF1、FGF2、FGF1、CSF、（M-CSF）、HGF等。

EGF与受体的结合激活酪氨酸蛋白激酶（TPK），此酶使许多细胞内蛋白和EGFR自身磷酸化，在完整细胞，自身磷酸化主要在1173位上的Tyr（Tyr1173），EGFR在该位点自身磷酸化后使其具有与TPK底物结合的能力，有利于TPK活性的发挥。

2. 酪氨酸蛋白激酶（TPK）

酪氨酸蛋白激酶（TPK）的作用物为多种蛋白质。这些蛋白质类作用物可分为三类：第一类本身就是蛋白激酶，例如分裂原活化蛋白激酶（MAP2激酶）与*raf*基因产物（RAF蛋白），它们都是可使蛋白质中丝氨酸与苏氨酸残基磷酸化的蛋白激酶。MAP2激酶磷酸化后被激活，使S_6蛋白激酶磷酸化，S_6蛋白激酶可使核蛋白体小亚基的第6号蛋白质（根据电泳顺序）S_6磷酸化，TPK的激酶类作用物还有酪蛋白激酶Ⅱ，该酶被活化后，可转而使拓扑异构酶Ⅰ磷酸化，拓扑异构酶Ⅱ在DNA复制与转录中都具有重要作用，磷酸化后活性增强。第二类是蛋白激酶以外，其他具有重要作用的酶或活性蛋白。例如三磷酸鸟苷（GTP）酶活化蛋白（GAP）和磷脂酶C的γ亚型，GAP可抑制ras基因产物P21蛋白的促生长作用。磷酸化后GAP的抑制活性下降。磷脂酶（PLC-γ1）可使4, 5二磷酸磷脂酰肌醇分解，产生三磷酸肌醇（IP_3）与甘油二酯（DG）。IP_3与DG都是第二信使，IP_3可动员内质网释出结合Ca^{2+}，使细胞内Ca^{2+}浓度增高。DG可提高蛋白激酶C对Ca^{2+}的敏感性，使蛋白激酶C被激活。蛋白激酶C是一类作用物谱型较广，需Ca^{2+}与磷脂激活的丝氨酸蛋白激酶。活化的PKC还可使EGFR的Thr654磷酸化，由此使EGFR的TPK活性降低，抑制EGF的促细胞生长作用。第三类是与细胞黏合，连接有关的蛋白质分子，例如缝隙连接的成分，连接蛋白与某些细胞黏合分子连接蛋白与细胞通讯有关，磷酸化后可使缝隙连接关闭。细胞黏合分子磷酸化后则使细胞间黏合性降低。

3. G蛋白与蛋白激酶C（PKC）

除有些生长因子本身即是酪氨酸蛋白激酶外，有些生长因子受体如内皮素受体与铃蟾肽、缓激肽等受体与G蛋白相连接。它们通过G蛋白使磷脂酶C活化，由磷脂酰肌醇途径激活蛋白激酶C。G蛋白与三磷酸鸟苷（GTP）结合，也称鸟苷酸调节蛋白。它由α、β、γ三种亚基组成。α亚基具有GTP酶活性。G蛋白在GTP存在时可使磷脂酶C（PLC）$β_1$活化。$PLCβ_1$是PLC的另一亚型，与$PLCγ_1$的功能相同，也可使4, 5二磷酸磷脂酰肌醇分解为IP_3与DG，以引起蛋白激酶C（PKC）的活化。PKC分为A、B两组，是有多种亚型（α、β、γ、δ、ε等）的蛋白激酶家族，其分布具一定组织和细胞特异性。它们的近羧基端的保守区中包含一个假作用物序列，使PKC在无激活剂存在时，呈无活性状态。由G蛋白转导或由TPK激活的PLC的活化，都可激活PKC。PKC的活化可以引起 *fos*、*jun*（*AP*-1）基因转录和表达，并使转录因子NF-κB活化。NF-κB与其抑制蛋白IκB结合时无活性，PKC可使IκB磷酸化，失去结合活性。脱离IκB的NF-κB即出现促转录活性。PKC具有双重调节作用，既可激活某些与生长有关的基因，又可抑制EGFR的TPK活性，抑制EGF与TGFα的促生长作用，以维持机体的正常平衡。由于PKC与多种生长因子受体有关，因而在不同受体的交叉对话中具有信使作用。由此可见生长因子受体多数通过TPK传递生长信息，也有通过G蛋白者，但它们都与PKC的激活有关。除通过TPK、PKC外，某些生长因子受体也可能通过G蛋白转而活化腺苷酸环化酶而起生长调节作用。

第四节　细胞凋亡与衰老

一、细胞凋亡

细胞凋亡或叫细胞程序性死亡（PCD），是一种自然现象，于1972年首先提出，可能是在自身基因程序启动之后，具有主动的自身破坏过程，是机体维持自身稳定的一种生理机制。这一现象近几年来引起人们的重视。

细胞死亡是指细胞生命活动终止与消亡。在多细胞生物中，目前已知细胞死亡有两种不同的形式。一种是病理性的细胞死亡，即坏死性细胞死亡是一种被动的细胞死亡过程。它是由某些外界因素，如组织局部缺血缺氧、高温以及物理、化学损伤和生物感染等所造成的细胞快速死亡的过程。在细胞坏死过程中，内质网扩张，线粒体肿胀，进而溶酶体破坏，膜通透性增加，细胞外形不规则变化、细胞膜破裂、胞质外溢，它常常引起炎症反应。这类细胞损伤常常是广泛的，炎症反应也是比较严重的，因此损伤的物质可以有效清除。修复过程也就开始。生理性细胞死亡也是人们早已知道的现象，如蝌蚪转变成蛙时尾巴自然消失，多种动物的指（趾）的形成等都与细胞的有序凋亡有关。另外，在哺乳动物胚胎发生、发育、成熟过程中以及人类淋巴细胞的分化成熟，也都是生理性细胞死亡。细胞凋亡是细胞生命的基本特征之一，是细胞死亡的一个确定的细胞发育形态和最终结果，包括一系列生理过程和细胞的活化及瓦解。它是多细胞生物体正常的细胞死亡过程，用于清除体内不需要的细胞或对自身有害的细胞，是一个主动的、信号依赖性的细胞死亡过程，基本过程是细胞表面接到诱导因子刺激并将信号传入细胞内部，触发内部死亡程序，因此，又称细胞程序性死亡在细胞凋亡过程中，细胞的变化是相当复杂的。首先是细胞变圆，随之与相邻细胞脱离，不过此时细胞还是密封的并维持正常的渗透梯度，没有内容物的溢出，因而也就没有引起炎症。细胞发生凋亡时，细胞内Ca^{2+}、Mg^{2+}浓度明显增高，激活细胞内核酸内切酶，将染色体DNA 180～200bp倍数切断，故凋亡细胞的DNA电泳呈连续的条带。用电子显微镜观察可以发现，细胞膜起泡、细胞皱缩、胞质浓缩、内质网扩张呈泡状并与细胞膜融合，细胞质与细胞器紧紧地凝集在一起。核染色质密度增高呈半月形并凝聚在核膜周边，核仁裂解，进而细胞膜内陷，将细胞自行分割为多个外有膜包裹、内涵物不外溢的细胞小体，即所谓凋亡小体。DNA断裂成寡核小体，在一个细胞中有几百个这样的断裂，这是无法修复的。它们或被邻周细胞所识别、吞噬，或自然脱落而离开生物体。

有关凋亡的机制目前还不完全清楚，在几个研究得比较清楚的细胞凋亡模型中，发现来自外界的死亡信号是通过细胞的信息传递途径的一系列过程而被细胞所接受并且启动了细胞的凋亡。也就是说，细胞凋亡是细胞对一种特定信号的反应性自杀。在细胞内，死亡信号传导途径同增殖信号传导途径相互交错，构成了错综复杂的信号网络。细胞凋亡的基因调控有以下两种情况：一类是细胞凋亡取决于暴露到刺激剂之后新基因的表达，如mRNA或蛋白质合成被抑制。而另一类细胞凋亡是由抑制mRNA和蛋白质合成来启动的。而这两种情况是紧密相关的。原致癌基因（*c-myc*）的表达可能对凋亡的启动是必须的，原癌基因（*bcl-2*）产物的过量表达对凋亡有抑制作用，但它不能抑制所有类型的细胞凋亡。

有研究发现，随着年龄的增加，人的成骨细胞和骨细胞的凋亡增加，可能是骨质疏松的致病机制之一。阿尔茨海默病（AD）是老年期最常见的痴呆性疾病，属中枢神经系统变性性疾病，研究发现，其主要的发病机制之一就是中枢神经细胞发生细胞凋亡。同样，由于衰老是抗氧化系统功能下降，因此多巴胺诱导的年龄相关的神经细胞凋亡，可能是多巴胺源性的神经变性疾病（如帕金森综合征）的发病机制之一。

干细胞是人体内一类有无限增殖能力的分化细胞，包括精原细胞、造血干细胞等。干细胞数目和功能的变化都将导致组织功能和体内稳态的变化。有人发现鼠小肠隐窝干细胞对辐射诱发的凋亡敏感性随增龄而上升。老年人的心肌细胞易发生凋亡，且老年人的心肌细胞对缺血诱导的凋亡较年轻人更敏感。这可能由于老年人的心肌细胞的线粒体DNA受自由基损伤严重，能量代谢障碍，膜通透性增加使凋亡水解酶激活因子释放，从而易引起凋亡。淋巴细胞随着年龄增加出现的凋亡就表现为免疫功能的衰退。细胞凋亡就意味着细胞的老化与死亡。若组成一个器官的细胞全部凋亡，就意味着该器官的衰老与死亡，若凋亡基因在全身表达，即使没有任何疾病，也会表现为衰老与死亡。

关于细胞凋亡的原因，人们普遍认为与过氧化物或者说与氧自由基有关。众所周知，人体的生命活动是一个需氧过程。氧依靠呼吸运动进入肺部，再依赖血红蛋白分子运输到细胞内，最后进入线粒体行使其应有的功能。但在上述过程中，氧会因为多种原因多一个电子，这种分子相当活跃，它就离开规定的途径而到处碰撞。它可破坏DNA的结构，导致DNA损伤。在正常的细胞内，存在着监测DNA损伤的基因，它编码的蛋白质就可以监测到DNA损伤而启动DNA修复系统，使受损的DNA恢复正常。但当DNA的损伤过多时，细胞本身无力对其进行修复，此时，细胞就会开启自杀程序，即细胞凋亡，以稳定整个有机体的正常功能。

概括起来，细胞凋亡生物学意义包括两方面：一是清除个体发育过程及成熟个体中的多余细胞及老化细胞，具有调节机体的作用；二是具有防御作用，在一般情况下，当致癌物及病毒感染造成细胞内DNA损伤，因DNA不能正确修复仍残留着变化的遗传信息，如此细胞增殖下去，即可导致瘤的发生，这对机体是非常危险的，因此，诱导细胞凋亡将其清除，是高度安全的。从这种意义上说，细胞凋亡是一种高级修复机制。细胞凋亡规律一旦失常，机体就不能正常发育，或发生畸形，或不能存活。

在人的一生中，从受精卵至个体成熟、老化，细胞凋亡始终发挥着重要作用。它不是简单的细胞死亡过程，而是细胞自身基因所设定的自我杀伤机制。不同的生物种属都具有相同的细胞凋亡机制，多细胞生物因此才能在各种环境中繁衍，成为一种维持个体存在及基因延续的最适方法。

二、细胞凋亡与老年病

细胞凋亡是人体组织细胞普遍存在的一种生理现象，也是机体调节细胞生长和消亡平衡的重要手段。近年来，一些研究发现，细胞凋亡不仅是细胞生长消亡的生理过程，而且也参与了某些疾病，尤其是老年病的病理生理过程。

（一）细胞凋亡概述

细胞凋亡是有规律的依靠能量的分子和生化活动，是与基因程序结合在一起的一种生理现象。它不同于组织坏死和突发性细胞死亡。

细胞凋亡的特征是：①细胞凋亡后仍保持完整的细胞膜结构，细胞固缩，并出现特异性的细胞质大泡，染色体浓缩，核破裂后被包裹形成凋亡小体。②内源性Ca^{2+}和Mg^{2+}依赖性内切酶被活化后，将双链DNA切断，是一种主动性的表现过程。③无能量产生和代谢障碍，跨膜渗透压仍保持正常，不引起炎症反应。经过核内切酶切割的DNA降解为180～200bp的片段，在琼脂糖电泳上显示出特征性DNA梯形，可作为细胞凋亡的重要检测方法之一。

（二）细胞凋亡的诱导与调控

据研究发现，任何细胞凋亡的诱导机制过程可能包括：占据受体、合成特异蛋白质、Ca^{2+}内流、内切酶活化、DNA的断裂和凋亡小体的形成。而细胞凋亡的诱导因子和刺激因素是通过第二信使传递信号起作用的。

1. 诱导细胞凋亡的细胞因子

诱导细胞凋亡的细胞因子有：肿瘤坏死因子（TNF）、白介素-2（IL-2）、白介素-4（IL-4）等。TNF在体外可诱导肿瘤细胞、树突细胞及大鼠肝细胞凋亡。IL可诱导抗原刺激后的T细胞受体（TCRαβ⁺）细胞亚群（CD4⁺、CD8⁺）凋亡，但若在抗原作用之前加入IL-2，则可激活T细胞而不诱导其凋亡。IL-4可诱发IL-2和内毒素脂多糖（LPS）激活人的单核巨噬细胞凋亡，但同时抑制TCRαβ⁺细胞亚群和慢性B细胞白血病细胞凋亡。

2. 诱导细胞凋亡的生长因子和激素

促进细胞凋亡的生长因子和激素主要有：糖皮质激素、转化生长因子-β（TCF-β）表皮生长因子（EGF）、肾素血管紧张素（AngⅡ）、神经酰胺等。有资料表明，当细胞凋亡促进因子在体内过多的情况下，如果再加上Ca^{2+}内流和营养因子减少，则细胞凋亡极易发生。

抑制细胞凋亡的因子有：神经生长因子（NGF）、粒细胞—巨噬细胞集落刺激因子（GM-CSP）及粒细胞集落刺激因子（GCSF）等。当这些因子在血清中浓度较高时，细胞凋亡则被抑制。有报道指出，正常大鼠的冠状动脉平滑肌细胞和心肌细胞可被蛋白酶C（PKC）的抑制剂、钙通道阻滞剂及cAMP依赖的激酶激活剂所诱导而凋亡。在缺氧条件下培养的心肌细胞也可发生凋亡。

3. 促进细胞凋亡的基因

研究发现，促进细胞凋亡的基因有*C-myc*和*S-myc*等。*C-myc*基因表达失调时，有利于细胞的凋亡，同时还发现*C-myc*具有促进细胞增生与凋亡的双重作用，当血清生长因子和丝裂原等激活刺激信号存在时，可通过激活相应的信号转录系统抑制凋亡，促进增生；反之，则促进细胞凋亡。*C-myc*可促进细胞由G_0、G_1期转到S期，但缺少了上述刺激信号时，则使细胞停留在G_0、G_1期，从而导致细胞的凋亡。

（三）细胞凋亡与老年病

据文献报道，随着年龄增长，体内神经酰胺也随之增多。神经酰胺是细胞生长抑制剂，并能促进细胞凋亡的发生，有人把它称为PCD的胞内信号。同样，其他的细胞凋亡促进因子如糖皮质激素、表皮生长因子（ECF）等，一般也随增龄而升高，糖皮质激素能直接诱导胸腺细胞的凋亡。

研究发现，多种老年病的病变组织中存在细胞凋亡现象，这些疾病有：高血压、冠心病、心力衰竭、心肌病、肺心病、Q-T间期延长综合征、缺血再灌注损伤、骨质疏松症、自身免疫性疾病等。有证据表明，当患有这些老年病时，往往出现Ca^{2+}内流、糖皮质激素升高，AngⅡ增多、蛋白酶C抑制剂升高等，进而促使心肌细胞、成骨细胞等的凋亡。细胞凋亡与老年病的关系（包括与衰老的关系），目前尚处于研究阶段，还有一些问题有待进一步的探索和研究。

第五节　体外培养细胞的衰老

细胞与寿命的关系是几十年来科学家注意的一个问题。用体外培养细胞进行衰老的研究，已是当今最常用的方法之一。正常细胞体外培养时，表现为有限生长特性，经一定的细胞倍增后，失去对促分裂因子刺激的反应，不可逆地失去增殖能力停止分裂的过程称为细胞衰老。细胞增殖能力直接相关的指标为细胞倍增数。自从1907年Harrison首创组织培养方法以来，细胞培养技术迅速发展。用细胞研究寿命已有近一个世纪的历史。1912年Carrel从鸡的心脏取下纤维细胞进行体外培养，不断更换培养液，一代一代传下去，一直培养了34年。他由此得出结论，如果细胞在体外保持继续分裂，细胞就不会死亡。

随着细胞遗传学的发展，人们已经能够正确地识别细胞的染色体结构，并以此来区别正常细胞和肿瘤细胞。二倍体细胞株是指来自人或动物组织的细胞群体，在体外适当的环境条件下能够连续传代培养，具有一定的生命期限，在细胞进入衰老死亡之前的任何一代，始终保持了原正常细胞的染色体组型。它反映着这种细胞群体具有"正常"的生物学性质。目前人们使用正常人或患有各种疾病的各种器官（脑、肺、肝、肾、皮肤等）进行细胞培养的研究。非整倍体细胞系也是一种体外培养的细胞群体，起源于正常组织或癌组织，具有无限生命力，染色体组型为非整倍体，如1952年Gery从人宫颈癌建立的Hela细胞所代表的肿瘤细胞，至今仍在世界多个国家实验室中传代，其染色体数目为78条左右，而正常组织的二倍体细胞其染色体组型是46条。

1961年，Haylick发表了细胞寿命的实验报告，证明在体外培养的人体正常成纤维细胞的生命是有限的。4年后，他详细地叙述了他的发现：连续培养的人二倍体细胞，经过旺盛的繁殖期以后，一般不超过1年时间，即要出现增殖缓慢，有丝分裂停止，直至培养物死亡的结局。以1∶2的比例传代，人体成纤维细胞寿命为50±10代，这是二倍体的特性。而能连续传代，没有寿命极限的细胞，其性质与癌细胞相似，其染色体是非整倍体，形态与功能也与瘤细胞相似，称为异倍体细胞。根据二倍体细胞与异倍体细胞的一般性质，把二倍体细胞称作"细胞株"，异倍体（恶性）细胞称作细胞系。换言之，两者的重要区别在于细胞株是二倍体、正常细胞、将死亡；细胞系是异倍体、癌细胞、不死亡。Hayfick认为有限生命为二倍体细胞株的固有特点，它的有限生命期，并不是由于外界营养、pH、代谢产物或外源因子的污染所致，并提出细胞培养的Ⅲ期是一种细胞水平上的衰老表现。即细胞株在体外经适应人工培养条件（Ⅰ期，原代培养），进入活跃繁殖阶段（Ⅱ期），至衰老期（Ⅲ期）而生命告终。细胞株寿命长短取决于Ⅱ期。

二倍体细胞株作为老年学研究的体外模型，受到广泛的重视。由于胰蛋白酶消化组织的广泛应用和人工合成培养基的改进，以及液氮低温容器用于贮藏细胞，因此，建立人源二倍体细胞株的技术已不是一件很困难的事了。近几年来，许多实验室都用2～4月龄的人胚肺作为建立二倍体细胞株的来源，建立一些正常人的二倍体细胞株。人们可以通过细胞染色体的检查来识别正常细胞和肿瘤细胞。随着人们对各类细胞组成、结构、功能的了解，人们应用更多的方法来鉴定二倍体细胞和非二倍体细胞。其中最常用的一种是流式细胞术。这样，就为建立正常细胞作为衰老研究的体外模型，提供了鉴定的佐证，使其有大量的细胞来源。目前，固然有关衰老的机制和学说很多，但二倍体细胞株作为研究老年学的体外模型，是具有良好前景的。

一、二倍体细胞株的生命期限与供者年龄成正比

在多细胞有机体中，有机体作为一个整体，能够活得比它的单个细胞长久。对仍然处于生长期的幼年有机体来说，新细胞的产生必定超过老细胞的死亡。然而，有机体达

到成熟时，各种组织中细胞的出生率和死亡率达到平衡。每种细胞有其自己的更换率，血液中的白细胞，能各自生存大约13周，红细胞大约生存120天，而骨细胞和软骨细胞是相对长命的，它们的置换率非常缓慢。脑和脊髓中的细胞是不被置换的。机体中新细胞的产生率随着机体年龄的增长不断地下降、生长和置换的过程，还受到各种控制生长的机制的调节。

1965年Haylick报道了13株人胚肺成纤维细胞群体达到衰老时分裂代数为35~65代，平均48代，而成年人的成纤维细胞株，其分裂代数为14~29代，平均为26代。很明显，胚胎成纤维细胞分裂代数显著的高。Marlin1970年报道，从取自胎儿到90岁老人的上臂皮肤活组织100份，进行体外培养传代研究，发现它们的分裂代数随着年龄增长而逐步减少，年龄每增长1岁，细胞分裂平均减少0.2代。进一步证明了Hayflick的发现，即体外培养人二倍体细胞分裂代数与年龄成反比。Schneider用体外培养的人成纤维细胞和鼠体内骨髓细胞实验证明，年老供体和年轻供体比较，其体外培养的细胞活力下降，进入衰老期的时间提前，细胞寿命和增殖能力降低。体内骨髓细胞的实验也同样证明年老动物细胞的传代能力下降。

二、早老症患者的体外培养细胞分裂代数减少

早老症是一种比较罕见的疾病，特征是早期老化与侏儒。当患者年仅10岁时就具有70岁老人的特征。他们全身动脉硬化（包括主动脉和冠状动脉），皮肤发皱，毛发灰白，表情、行为都像老人。Wermers综合征和早老症相似，但发病较迟。临床特征为早期白发和脱发，身体矮小，白内障，容易患糖尿病和动脉硬化，骨质疏松及肿瘤。对上述人群的皮肤成纤维细胞进行体外培养，一般只能分裂2~10代，而正常人分裂20~40代。由此看来，在活体中生存的细胞是有寿命期限的，早老的个体，其细胞分裂的代数也相应减少。另外值得注意的是，糖尿病患者体外培养细胞的分裂代数也减少。

三、二倍体细胞株体外培养的生命期与种属平均最长寿命相关

不同种的生物有不同的寿命，其体外培养分裂代数，也同样与种属密切相关。例如，小鼠的平均最长寿命为3.5年，鼠成纤维细胞分裂代数为14~28代；鸡的平均最长寿命是30年，鸡胚成纤维细胞分裂代数为15~35代；太平洋的一种叫加拉帕戈斯的龟，平均最长寿命是175年，其分裂代数为90~125代。

（王月静）

第三章　组织的衰老

结缔组织起源于胚胎期的间充质，由少量细胞和细胞间质构成，在体内广泛分布，如上皮、肌肉和神经组织的细胞间隙都有结缔组织。它有许多功能，但主要起支持和填充作用，维持组织和器官的结构和形态的完整性以及功能状态，例如构成各器官的被膜和内部细胞的支架的组织，构成腱、韧带和填充器官间隙的蜂窝组织。老年人外貌常出现皮肤皱缩、腰脊弯曲和关节僵硬等改变。而这些改变往往与老年人的结缔组织的硬化性变化有关。因此，以结缔组织为老化研究对象来阐明衰老过程很早就引起人们的注意。

第一节　细胞分化与组织类型

单细胞生物的一切生命活动，均由一个细胞来进行。多细胞生物则含有许多细胞，如人体的细胞数目达到庞大的天文数字，仅大脑皮质中的神经细胞就约有140亿～150亿个，血液中的红细胞约有23亿个。

多细胞生物的每个个体，一般是由一个受精卵发育而来的，人也是如此。受精卵不断分裂繁殖，形成由多细胞组成的内、中、外三胚层的细胞，再经过生长和分化，分别演化为具有不同功能和形态的细胞群，参加各种组织器官的组成。个体发育中，从受精卵形成特定的细胞、组织和器官的过程称为细胞分化，即生物个体发育过程中，胚胎细胞向不同方向发展，各自在构造和功能上，由一般变为特殊的现象。例如，胚胎时期的某些中胚层细胞分化为肌细胞，另一些中胚层细胞分化为结缔组织细胞。

细胞分化意味着独立性渐次丧失。生物类型越高级，细胞分化就越精细，彼此间相互依存关系也就越密切。细胞是组成人体的基本结构单位和功能单位。由形态和功能相似的细胞集合的细胞群，加上没有细胞结构的细胞间质，共同组成一个细胞集体，这样的细胞集体称组织，每种组织可以看作是向一定功能方向分化的细胞群，这些细胞大多具有相似的形态和结构特点，并执行某种或某些共同的功能。

人和高等动物具有四种基本组织：上皮组织、结缔组织、肌组织和神经组织，正因为有了细胞的分化，才使多细胞有机体的成千上万个细胞可以分工协作，执行着各种功能。一个受精卵发育成生物体的过程中，绝不是由简单细胞分裂而产生若干同一种细胞的堆集，而是从一个受精卵形成各种不同类型的细胞，并且把它们有组织地装配起来。多细胞生物体具有受精卵相同的一套基因，但是分化了的细胞却只有某一部分的基因在工作。近代发育生物学认为，一个机体的细胞基本上都具有完全相同的一套遗传物质。由于同一机体各种不同细胞都具有相同的遗传物质，可知分化了的细胞组织间的区别是在于相同的遗传信息库中不同基因的表达，同一机体内某一细胞仍是由于不同的基因群表达的结果。在多细胞生物体，随着分化的进行，细胞失去了可塑性，某些细胞不断分化而最后死亡，但另有一些细胞能沿着同样的发育途径不断的分化，并予以补充，这类细胞称为干细胞，动物的生殖细胞、脊椎动物造血组织的干细胞都是这样的细胞。分化良好的细胞不仅在形态学上不相同，且从功能上来看亦显示出化学上、免疫上和行为上的差异。随着胚胎的发育，细胞结构和细胞化学的进行性变化，分化可导致不同类型的组织的形成，并伴随分化细胞的构型和定位。在正常情况下，分化了的细胞是稳定的，并不产生再分化，作为分化的结果，不同的组织显示有所不同的酶活性。细胞的形状随其生长、分化和功能而有很大变化，有卵圆形、柱形、鳞形、梭形或树枝形等。器官是由各种不同组织结合成一定形态的结构，以完成某一特定的生理功能，如心、肺、胃、肝、肾等。不同的器官密切协同，以完成某一功能，组成为系统。如消化系统、循环系统、呼吸系统等。

细胞并不是永存的，它有一定寿命。例如，人体的红细胞，寿命只有120天左右，而神经细胞却可以与个体的寿命一样长。但是体内也有一部分细胞是"不死"的，那就是生殖细胞。当精子与卵子结合后产生了新的个体，这新的个体的性细胞又可以产生新的个体，绵延不绝。同一个体内的细胞，来源于同一受精卵，这意味着所有细胞的年代年龄是相同的，但是它们的生理年龄很不相同。一般来说，体内各种细胞的寿命，随其分化能力而异。

随着生物科学的进展，已经知道了分化过程的奥秘乃是在同一机体中各种不同的细胞都具有同一套遗传物质。这一发现，否定了分化是受精卵遗传物质分配到组织中去的可能性，肯定了分化的细胞具有整套的遗传基因，但只是其中某一些基因在工作。大多数研究者认为基因是不变换的，其特异性的转录调节机制是解开细胞分化机制的关键。基因选择性表达是分化的结果而不是分化的原因。虽然不同的基因活性是分化过程中的重要机制，但是一个细胞如何"知道"哪些基因需要表达，而另一些基因不需表达呢？细胞的分化过程是严格程序化的。在分化过程中每一种细胞类型选择性开启或关闭特异性组织的主基因。当这一主基因开启时，将会自动选择相应基因的表达。分化过程是严格按照时空顺序来开启或关闭与这种细胞类型有关的各种基因。1942年，Cowdry根据细胞分化的程度和分裂能力的有无，把机体的细胞分为下列三大类。

1. 未分化能进行有丝分裂的细胞

这类细胞如表皮的基底细胞、精原细胞和原始白细胞等。本身未分化，能继续分裂出同类子代细胞，这类细胞寿命很短，不发生衰老或活力减弱等现象。

2. 已分化并尚能进行有丝分裂的细胞

分化过程中仍能进行有丝分裂的细胞，如介于精原细胞和精子之间的一系列细胞（包括初级精母细胞、次级精母细胞等），虽然发生分化，但寿命很短，也没有明显的衰老变化。

3. 已分化不能进行有丝分裂的细胞

这类细胞根据不能分裂的程度，又分为可逆的和不可逆的两种。体内固定分裂后细胞就是指的这类细胞。可逆的细胞是高度分化的成熟细胞，成纤维细胞、软骨细胞和硬骨细胞、内皮细胞、肝细胞都属此类。这类细胞终将衰老死亡，关于它们的衰老变化情况研究不多。对这类细胞如果不加适当刺激，一般情况下它们便不再分裂，而只有在异常情况下才可能分裂。比如肝被切除后的再生，就是特殊情况下肝细胞又恢复有丝分裂。

不可逆的不能分裂细胞也是高度分化的细胞，是在任何情况下都不增殖的细胞。它又可分为短寿和长寿两种类型。短寿固定分裂后细胞如白细胞、肠绒毛上皮细胞，存活一定时间后即以不同方式为新的同类细胞所代替，这类细胞的生生死死，一直坚持到生命个体的死亡，它们才停止替换。这种暂时性的细胞，不具有普遍意义的衰老现象。长寿固定分裂后细胞，是从胚胎时期形成的，存活时间较长，大多与机体寿命相等。最典型的是神经细胞、心肌和骨骼肌细胞。近来报道神经细胞也能进行无丝分裂和有丝分裂，周围神经能再生。这类细胞能明显地看出衰老变化现象，是研究细胞年龄变化的主要对象。细胞的寿命与细胞类型有密切关系。

第二节　可再生组织及肝细胞的衰老

一、可再生组织的衰老

可再生组织是指该组织的细胞在生物体中以不断有新细胞的生长来置换衰老死亡的细胞，如消化系统的上皮组织、造血组织、结缔组织及皮肤的表皮组织等。细胞不是永存的，也像生物的个体一样是有一定寿命的。人体内的细胞一般都有其一定寿命，例如人体红细胞寿命只有120天左右，但体内也有一部分细胞是不"死"的，那就是生殖细胞。当精子与卵子结合后产生了新的个体，这新的个体的性细胞又可以产生新的个体，绵延不绝。据估计，正常人体内的细胞总数大约1800万亿个，每一个人每天将有1%～2%的细胞死亡，所以每天补充成千亿的新细胞。生物体的衰老是体内各组织、细胞衰老的总反映。

一般认为更新组织中受损伤或衰老死亡的细胞很快得到更新，故它们在生物体衰老过程中似乎不重要。而最近的研究证明，更新组织与增龄变化密切相关，不同动物的干细胞世代时间不同。恶性贫血的红细胞寿命平均只有85天，镰状红细胞贫血患者的红细胞寿命只有42天。如果新生红细胞的速度赶不上死亡的速度，则红细胞的数目将急剧下降而引起贫血。异常红细胞寿命缩短的分子机制尚未完全清楚，但已知这与红细胞膜的脆性有关。可能是由于红细胞寿命缩短的分子水平的变化而引起脾及其他组织的识别而提前消灭之。

某些细胞在体内只经几次分裂便衰老了，而另一些类型的细胞则要经过许多次分裂后才衰老。这些差异可能取决于它们在体内的分化、环境和营养状况。细胞仅能在有限的一段时间内维持功能这一特性，是有机体整体功能衰退和衰老的重要原因。细胞分裂周期的时间是随增龄而增加的。而可再生组织功能的维持是有赖于细胞的更新来维持的。人体内替换周期较短的组织有消化系统的上皮组织、造血组织及皮肤的表皮组织等。如人体小肠上皮细胞的替换周期为7～8天。小肠绒毛末端部分的细胞经常处于脱落和补充过程中。皮肤的表皮也是经常地在替换。人体表皮共有十多层细胞，最外层的细胞不断地角化、老死而脱落，其深部基层的基底细胞不断地向表层分裂增生补充，保持一定的厚度，以人体前臂的表皮组织来说，其更新时间为12～14天。人体的毛发、指（趾）甲等都是由角质化的细胞堆积而成的。眼球的角膜是高度特化的皮肤，其细胞也处于不断替换中。一个正常的成年生物体，细胞形成的速率和细胞损失的速率必须保持平衡，否则生物体内的组织和器官的重量将发生变化。当骨髓中的干细胞分裂速率很高时，其分化而来的细胞（如血细胞）预期寿命必定短促；若有丝分裂速度适宜，如表皮的基底细胞，其分化而来的细胞的预期寿命必定是中等的；若有丝分裂的速率是低的（如肝组织），细胞的预期寿命必是长寿。可再生组织细胞的更换率是随增龄而减慢、下降的，但这些细胞的更换一直坚持到个体死亡而停止。

二、肝细胞的衰老

肝通常作为消化腺，但它又是机体重要的物质代谢器官，肝细胞还产生多种物质，直接释放入血。肝小叶是肝的基本结构单位，成人肝有50万～100万个肝小叶。肝细胞体积较大，直径为20～30μm，呈多面形，有6～8个面。在正常情况下肝细胞很少进行有丝分裂，但肝细胞又不同于神经细胞，体内的肝细胞具有非常缓慢的更换率，一个肝细胞估计平均寿命约为18个月。所以在显微镜下观察肝切片时，会发现极少数的细胞在分裂。当多数肝细胞受到损伤或破坏时，导致肝细胞有丝分裂迅速增加。如把大鼠的二叶肝摘除，留下1/3的肝细胞，通过加速有丝分裂，可在14天内使肝组织恢复到原有的重量。老年人的肝，容积和重量均减少，肝细胞总数也显著减少，但肝细胞的平均容积、核的平均容积及DNA含量增大。这是由于多倍体增加的缘故。线粒体变大、变形，可以认为是代偿性肥大。在肝门三角区肝小动脉多有透明变性等硬化性病变。在肝细胞内有脂褐素沉着。

有研究比较了青年、老年大鼠在局部肝摘除后，肝组织的再生能力。实验结果表明，年轻的大白鼠DNA的合成在术后16小时内即开始，22小时后达到高峰，在高峰之后出现低谷，此时大多数细胞进入G_2和M期。35小时后当另一细胞群进入S期时，便又出现第二次高峰。肝部分摘除后的再生能力老年个体与年轻个体明显不同。首先，老年个体DNA合成开始前有一较长时间的延滞期，说明肝细胞的更换速率相当缓慢；其次，DNA合成率的增加较平稳，没有明显的高峰出现，说明老年动物肝细胞群体的分裂不存在同步化分裂。当动物渐老时，肝细胞核中染色体畸变率升高，异常染色体数目增加，表明染色体畸变率随增龄而升高。这一结果支持了衰老的体细胞突变的理论。

肝的老化除了细胞中的染色体变化外，其他细胞器也有随龄变化的趋势。此外肝的重量和肝细胞的数目也有很大变化。85岁老人的肝重只有45岁人肝重的1/3，但每个肝细胞体积却随龄增加而增大。肝细胞体积增大，肝重量变轻是由于肝细胞数目的减少。人在60岁时，肝细胞数目开始减少，80岁以后肝细胞数目明显减少，双核细胞比例增加，线粒体随龄增加而减少，体积也变大。肝的储备功能降低。一般认为肝的重量以15～25岁时最重，以后随增龄而减轻，60岁以后呈直线下降。而肝功能如血清谷丙转氨酶（SGPT），谷草转氨酶（SGOT）、乳酸脱氢酶（LDH）等，则不因年龄增长而发生变化。血浆白蛋白明显减少，但总蛋白变化不大。肝细胞随着老化的进程，对药物代谢能力也降低。

第三节　不可再生组织及神经细胞的衰老

一、不可再生组织的衰老

不可再生组织是由高度分化的细胞所组成，在任何情况下都不再增殖的长寿的不可逆的细胞。人体的神经组织（如脑）、肌肉组织（如骨骼肌、心肌）等均属此类。这些组织的细胞产生一些与年龄相关的变化，这些伴随机体衰老出现的变化，即细胞的生理性衰老变化，主要表现在细胞数量的减少，细胞质的紊乱，细胞结构和组成上也有改变。因此表现出组织重量的减轻和功能减退。不可再生组织衰老变化的一个显著特点就是细胞数量的减少。另一个显著的特点就是细胞内结构的变化，即细胞器的变化。

近年来对神经组织老化引起功能的改变，进行了多方面的研究，有些学者认为身体器官功能退变的始发原因，是由神经组织和神经细胞的结构、功能发生衰变引起的。肌肉萎缩是老年人的显著特征之一，实验证明，伴随着肌肉重量的减少，肌肉纤维也进行着相应的变化，同时神经组织和激素对肌肉组织也有支配的作用，所以随着衰老过程的进行，肌肉力量变得越来越小，肌肉的结构、形态均发生明显的变化。

虽然无论在整体条件下，还是在离体条件下，细胞都要衰老，但是在增殖的持续时间和次数方面，却有很大的差异。像神经元、骨骼肌和心肌这类细胞，在体内，它们在发育的早期就停止了分裂而成为有丝分裂后细胞。这些细胞在达到有丝分裂后阶段以前，究竟经历了多少次分裂仍是不清楚的。这些组织的细胞，随着个体发育的成熟，逐渐走向衰老和死亡。所以这些细胞首先是停止分裂，然后就衰老，其寿命大多数都坚持到个体死亡才死亡。

二、神经细胞的衰老

人类整体组织的衰老基本变化是萎缩。但这种老年性的萎缩是有特点的，先始自一些出生后即停止分裂的细胞所组成的器官和系统，即心脏、脑，以后是肌肉，但是心脏和脑的衰老变化发生早且较隐匿，到了有明显的功能变化，即有症状出现时，全身各器官和系统也都有了明显的变化，已经形成一个整体的衰老状态。

神经细胞数目随增龄而减少，并有细胞器的改变和脂褐素的堆积。神经细胞丰富的粗面内质网随增龄而失去典型结构，同光学显微镜下所见的衰老变化，即Nissl小体减少，胞质嗜碱性降低是一致的。胞核的衰老变化主要表现在核内Feulgen阳性反应的染色质减少，反映了核酸合成在不断变化。核膜内陷形成皱襞也较常见。胞核体积缩小，RNA平均含量下降。有人报道老年人大脑皮质神经细胞核的DNA比年轻人同类细胞的DNA多29对碱基，认为是染色质基本结构改变的证据，但这一报道尚待进一步证实。

脂褐素堆积是在分裂后细胞衰老中比较普遍的现象，其含量随增龄而增加。其随年龄增加的速度因不同细胞或不同动物而异。如人类小脑Purkinje细胞内脂褐素的增加速度为海马锥体细胞的1/10。

神经细胞一旦脱落就不能再生。人类号称140亿个的脑神经细胞，随增龄而减少。40岁以后减少的速度加快，脑重量也开始减轻。以80岁与20岁相比较，大脑细胞约减少25%，小脑Purkinje细胞减少20%，大脑重量减少100g，并且有脑回缩小、脑沟增大、侧脑室扩大。脑灰质变深、发硬、萎缩。神经递质儿茶酚胺（包括去甲肾上腺素和多巴胺等）分泌减少，胆碱和乙酰胆碱含量也降低。因脑脊液的分泌和吸收皆减慢，故其总量无明显改变。老年人脑干黑质，蓝斑、海马的神经细胞随增龄而减少。神经细胞变性，常有较多黑色素聚集。此可导致老年人肌肉活动的控制与协调的困难，动作迟缓，精力减退等。脊髓前角神经节细胞萎缩，后角上部节段性色素沉着，小神经胶质细胞增多，神经纤维萎缩和退行性变。

神经纤维传导速度随增龄而减慢，这与老年人神经纤维变性，血流量减少和神经细胞膜代谢有关。老年人乙酰胆碱酰化酶活性降低，使乙酰胆碱合成和释放功能下降，运动神经兴奋时向神经肌肉接点间隙释放乙酰胆碱减少，故使肌肉终板发射频率随增龄而减少。但老年人对乙酰胆碱的感受性有代偿性增强。神经对肌肉的营养作用随增龄而减弱，故老年人常呈现肌肉萎缩，肌张力增强，肌腱反射减退。皮肤两点辨别觉常丧失，往往先由下肢至上肢和颜面部。由于神经系统的形态、代谢和供血的改变，老年人中枢神经功能减退，故常有思维活动迟缓，对外界反应欠灵敏，记忆力和认识能力减退，甚至可出现神经精神障碍。

神经系统的变化以脑的变化最重要，即所谓老年脑。主要变化是脑萎缩，表现为脑重量减轻，脑回变窄，脑沟加深，脑萎缩以大脑皮质，特别是额叶最显著，萎缩处的神经呈硬化状态，神经细胞萎缩呈三角形，有脂褐质沉着，树状突扭曲减少。神经纤维增粗，并相聚合。严重时神经细胞崩解、消失。而剩下由变粗、盘缠的神经原纤维等围绕神经细胞碎片，形成一种环状或具有核心的环状结构，称为"老年斑"。此外在脑组织，特别是室管膜下和小血管周围有一种圆形半透明的小体沉着。这种小体虽不含淀粉，但遇碘呈蓝色，而称为"淀粉样小体"。它虽然并非老年性变化所特有，但在衰老的脑组织中，它数量很多而很突出。

第四节　细胞间质的衰老

老年人的外貌表现为皮肤皱缩、腰脊弯曲、关节僵硬等。这些改变往往与老年人的结缔组织的硬化性改变有关。因此，以结缔组织为老化研究对象来阐明衰老变化过程，很早就引起了人们的注意。结缔组织在体内广泛分布，其形态多种多样，主要是由少量的细胞和细胞间质所组成，构成结缔组织的纤维都是一些非细胞形态的结构。

所谓细胞间质即细胞之间的物质，它广泛分布在身体各部分，因此，其组成很不一致，它在体内约占体重的23%。间质有纤维和基质两种成分。纤维分3种，即胶原纤维、弹性纤维和网状纤维。在多细胞的个体中，间质成分也是不断更新的，在生命历程中，随着细胞的衰老，间质的更新变慢，并且逐渐老化而影响细胞的代谢活动，因此也是器官受影响功能减退的重要原因。

胶原纤维是间质中纤维的主要成分，在电子显微镜下观察，可见它是由更细的胶原微纤维集合而成。胶原微纤维则由它的分子单位原胶原组成，其长度为260nm，宽1.4nm，原胶原分子呈阶梯式定向排列，并且各分子间通过共价交联构成稳定的胶原微纤维。胶原分子是由3条α肽链互相拧成螺旋结构的纤维蛋白，每条链的分子量约100kD。其肽链中氨基酸主要成分有羟脯氨酸、羟赖氨酸、脯氨酸、赖氨酸、甘氨酸等。在老年人机体中，成纤维的供氧不足，影响到需氧的脯氨酸羟化过程，因而造成老年人的胶原组成成分中羟脯氨酸含量降低，胶原纤维形成不良，不但胶原纤维数目减少，而且韧性差、溶解度低。一般衡量胶原蛋白的年龄变化时，常用吸水能力为指标。人类一直到30岁，其胶原蛋白仍保持高度吸水膨胀能力；30～50岁时，胶原蛋白吸水膨胀能力明显下降；50～70岁时，仍有下降趋势。由于不溶性胶原纤维的增加，引起纤维组织硬化，阻碍物质的交换，导致器官组织功能下降。弹性纤维是结缔组织中另一种主要纤维，它的分布比胶原更有选择性，只存在于机体伸展与收缩力的作用下富于弹性的组织中。如皮肤、大血管壁、心、肺、韧带以及一些弹性软骨和弹性结缔组织中含量较多。这些组织的弹性主要是由弹性纤维来维持的。弹性纤维是由弹性纤维的微原纤维集合成束，包埋着弹性蛋白。一般认为后者是弹性的赋予者。胚胎发生时，先出现微原纤维，然后出现无定形蛋白（弹性蛋白）围绕在微原纤维上形成弹性纤维。弹性蛋白的分子单位称为原弹性蛋白，它的结构与胶原纤维相似，但在化学成分上与胶原比较，则弹性蛋白中赖氨酸较多，羟脯氨酸较少，而且没有羟赖氨酸。弹性蛋白的共价交联比胶原更多，因此各弹性蛋白间相对位置比较稳定，当受外力牵拉发生变形后，又很快恢复到原来的构型，这是它具有明显弹性的基础。衰老的弹性纤维其分子间交联更为增加，因此构型被固定下来，弹性反而丧失。另外弹性蛋白虽不易溶解，又不易被一般蛋白酶所水解。老年人的皮肤、韧带、肺组织中弹性纤维都有断裂、减少，这可能由于衰老时合成减少，更新迟缓，存留者逐渐老化。但是老年人由于常有高血压，而小动脉内膜发生适应性变化，原有的小动脉内膜弹力板裂解并有增生，所以老年人小动脉内膜的弹力纤维反而增多。弹性蛋白的这一变化难以与病理改变相区别。在人类主动脉壁弹性蛋白中发现有两种荧光物质，其中一种与年龄变化无关，而另一种荧光物质则随增龄而增加，可能表示分子内联现象增加。此外，老年个体组织内的弹性蛋白对钙的亲和力有所增强。

网状纤维很纤细，相连成网状而不成束，在一些细胞构成组织或器官时，作为支撑承托的网架。它多分布于肌膜的外层、毛细血管周围和淋巴结等处。网状纤维的主要成分是胶原，因此有些人把它看成不成束的胶原纤维，只不过它的纤维上包有较多的糖蛋白，为此能被银盐浸染上，故有嗜银纤维之称。近年来发现微原纤维的结构与胶原蛋白的周期横纹相似，因此认为网状纤维与胶原纤维并无化学结构上的差异，而只是数量和排列形式的不同。在组织器官衰老时，微血管周边大量纤维蛋白增加，影响营养物质交换。在肌膜周围纤维蛋白的增加则影响到肌肉收缩的功能。老年人的一些主要脏器，如肝、肾等都有细胞的衰老萎缩和消失，因此器官缩小变形，其支撑承托的网状纤维失去支撑的内容，并受张力影响发生合并、黏着、胶原化，使萎缩的器官质地变硬，这种变化是许多脏器的老年性硬化的基础。

基质是由黏蛋白和水形成的胶体，充填于间质纤维之间，是细胞外的微环境。黏蛋白是由透明质酸和硫酸软骨素等氨基多糖和蛋白质结合而成的，在人体的一般基质中是以透明质酸为主。细长的透明质酸分子蜷曲盘绕并结合许多蛋白质，而蛋白质上又结合许多硫酸软骨素等成分，组成类似分子筛的结构，从而保证了人体的物质交换。在老年人的基质中，透明质酸含量降低而被硫酸软骨素等所替代，降低了黏蛋白的聚合状态，改变了它们的胶体结构。由于老年人疏松结缔组织中的基质有了上述改变，使它常带有黏液样变的特点。特别是大动脉和中动脉内膜下，基质的透明质酸与硫酸软骨素比例发生改变。曾有人认为因此易于造成胆固醇等类脂成分沉积，而成为人体动脉粥样硬化发病机制的许多学说之一，并以此作为解释老年人易患大动脉和中动脉粥样硬化的理由。在关节滑膜及眼玻璃体液中均含大量透明质酸，老年期透明质酸的水分减少而黏度增加，影响到正常的功能。

细胞间质随着衰老的进程，纤维蛋白结构中的交联现象增加，过多交联可使结缔组织对激素、营养物质及代谢产物的通透性降低，妨碍了结缔组织的多种重要功能，从而导致机体的衰老。由于细胞间质在全身分布广泛，因此，细胞间质的衰老变化对机体功能的影响十分重要。

第五节　结缔组织的结构与功能

少量细胞被大量细胞间质包裹是结缔组织的主要形态特点，而起支持填充作用主要是由细胞间质所完成的，从而构成了结缔组织的大部分。细胞间质是指细胞之间的物质或称细胞外物质，分布于身体各部分，由于部位不同或功能不一，其组成很不一致，在体内约占体重的20%。细胞间质包括纤维和无定形细胞间质两种成分。

一、纤维

纤维有胶原纤维、弹性纤维和网状纤维3种。各种结缔组织都有数量不等的胶原、弹性和网状纤维。哪种纤维最多则某种结缔组织就具备某种特性。

（一）胶原纤维

胶原纤维是间质中纤维的主要成分。新鲜的胶原纤维呈无色条索状，但是含有大量胶原纤维的组织呈现白色，如腱和腱膜。偏振光显微镜检查胶原纤维呈双折光性。胶原纤维的直径为1～20mm，嗜酸性，伊红染成粉红色。Mallory染成蓝色，Masson三色法染成绿色。光镜下呈粗的波纹状纤维，这是胶原纤维由数量不等的直径0.2～0.5μm的原纤维组成的纵行条纹，原纤维数量的多少决定胶原纤维的粗细。电子显微镜检查发现每条原纤维由更细的光镜无法辨认的微原纤维组成。微原纤维有特殊的横带，电镜下观察出现周期性横纹，横纹间距为64μm。每条微原纤维由规则交替的暗带和明带组成，暗带和明带又由横纹分割，在微原纤维周围的空隙中有无定形基质。聚合成胶原的微原纤维的蛋白质单位是一种细长分子，称原胶原，长280mm，宽1.5mm，由2条相同的α-1链和1条α-2链互相拧成螺旋结构的纤维蛋白。这些肽链中氨基酸主要成分是羟脯氨酸、羟赖氨酸、脯氨酸、赖氨酸和甘氨酸，而含硫氨基酸和酪氨酸是很少的。胶原是唯一含羟脯氨酸较多的蛋白质，测定羟脯氨酸的量能确定一种组织中胶原的含量，而羟赖氨酸是胶原所特有的一种氨基酸。胶原是人体中最多的蛋白质，占全身蛋白质的30%。胶原的原胶原先被结合成胶原的微原纤维再结合成原纤维，然后由含糖的黏合物质结合成纤维，黏合物质把胶原纤维合成胶原束。

（二）弹性纤维

弹性纤维是结缔组织中另一种主要纤维。与胶原纤维相比较，弹性纤维较细，无纵行条纹，有分支和相互融合形成不规则网状。多量新鲜的弹性纤维呈黄色，称为结缔组织的黄色纤维，胶原纤维称为白色纤维。弹性纤维的分布比胶原更有选择性，只存在于机体伸展与收缩力的作用下富于弹性的组织中，如皮肤、大血管壁、心、肺、韧带以及一些弹性软骨和弹性结缔组织中含量较多。这些组织的弹性主要是由弹性纤维维持的。很小的力量就能拉动弹性纤维，拉力松开，它们又恢复原状。常规染色时弹性纤维不着色，可以被地衣红染成红紫色。电镜观察弹性纤维由两种成分组成：中心为无定形物，即弹性蛋白，四周包绕着10mm原纤维鞘。其弹性主要是弹性蛋白产生的。其形成过程是先出现原纤维，再出现连接到原纤维的无定形蛋白。弹性蛋白的分子单位称为原弹性蛋白，它的结构与胶原纤维相似，但是化学成分上与胶原相比，则弹性蛋白中赖氨酸较多，羟脯氨酸较少，而且没有羟赖氨酸。弹性蛋白的共价交联比胶原多，因此，各弹性蛋白间相对位置比较稳定，当受外力牵拉发生变形后，又很快恢复到原来的构型。

（三）网状纤维

网状纤维很细，相连成网状而不成束，在一些组织或器官中作为支撑承托的网架。多分布于肌膜的外层，毛细血管周围和淋巴结处。在常规染色的组织切片中看不到。但因网状纤维与银盐有亲和力，用银浸染呈黑色，所以又称嗜银纤维。网状纤维主要成分是胶原蛋白，其横纹周期为64nm，与胶原纤维相似，所以有人称它为不成束的胶原纤维。只是它的纤维上包有较多的糖蛋白，而能被银盐浸染上。

二、无定形细胞间质

基质是由蛋白多糖和纤维黏连蛋白等生物大分子构成的黏稠、无定形的胶状物，孔隙中有组织液。

1. 蛋白多糖

又称黏多糖，为基质的主要成分，是由糖胺多糖与蛋白质共价结合的复合物。糖胺多糖包括透明质酸、硫酸软骨素、硫酸角质素、硫酸肝素等。透明质酸是曲折盘绕的长链大分子，它构成蛋白多糖复合物的主干。其他糖胺多糖与核心蛋白结合，形成蛋白多糖亚单位，并借助结合蛋白结合于透明质酸长链分子，形成带有许多微小孔隙的复杂大分子立体结构，即分子筛，使基质成为限制细菌等有害物质扩散的屏障。溶血性链球菌、蛇毒和癌细胞等可产生透明质酸酶，溶解基质，致使局部炎症和肿瘤蔓延扩散。

2. 纤维黏连蛋白

基质中最主要的黏连性糖蛋白。具有与多种细胞、胶原及蛋白多糖的结合位点，除参与构成分子筛外，在细胞分化、黏附、迁移中起重要作用。

3. 组织液

是从毛细血管动脉端渗出的部分血浆成分，经毛细血管静脉端和毛细淋巴管回流入血液或淋巴。组织液不断更新，有利于血液与组织中的细胞进行物质交换，是细胞赖以生存的体液环境。当组织液的产生和回流失去平衡时，基质的组织液含量可增多或减少，导致组织水肿或脱水。

三、细胞

结缔组织中的细胞很少，但主要为成纤维细胞、巨噬细胞、未分化间充质细胞、肥大细胞、浆细胞、脂肪细胞和白细胞。

（一）成纤维细胞

成纤维细胞是结缔组织中最常见的细胞，它能合成纤维和无定形细胞间质。成纤维细胞是梭形，有很多不规则的胞质突起；胞核卵圆形，大而淡染，有纤细的染色质和明显核仁；胞质中有很多粗面内质网和一个发达的高尔基器。这种细胞既合成胶原，也合成无定形细胞间质中的酸性黏多糖。成纤维细胞把胶原分子分泌到细胞间的基质中，然后聚合为微原纤维。还有一种分散在合成纤维之间的小梭形细胞称为纤维细胞，认为是完成分泌胶原后的成纤维细胞的静止状态。这种纤维细胞突起少，胞核也小，核染色较深，长圆形，胞质嗜酸性。这种细胞遇到适当的刺激可以再合成成纤维细胞，恢复其形状和功能。

（二）巨噬细胞

又称组织细胞，细胞形态多样，功能活跃，常伸出较长的伪足而形态不规则。核较小，呈卵圆形或肾形，着色深，胞质丰富，多呈嗜酸性，可含异物颗粒和空泡。HE染色标本上，巨噬细胞不易与成纤维细胞区分，当注射活体染料台盼蓝或墨汁入动物体内时，巨噬细胞表现出活跃的吞噬功能，胞质内可见有大量的染料颗粒。电镜下，细胞表面有许多皱褶和微绒毛，胞质内含大量溶酶体、吞噬体、吞饮泡和残余体，胞膜内侧有较多的微丝、微管，参与细胞运动。

巨噬细胞来源于血液，单核细胞在受到趋化因子的作用游出血管，参与吞噬、消化而清除异物及免疫等功能。①变形运动和趋化性：当巨噬细胞周围出现细菌的产物、炎症变性蛋白等化学物质时，能刺激巨噬细胞产生活跃的变形运动，聚集于病变部位，这种现象，称巨噬细胞的趋化性，这类化学物质称趋化因子。趋化性是巨噬细胞发挥作用的前提。②吞噬作用：可识别并吞噬进入体内的异物和衰老变性的细胞，形成吞噬体或吞饮小泡，之后与初级溶酶体结合成为次级溶酶体，吞入的物质最后被酶消化。未被完全消化的物质则成为残余体。③参与免疫应答：巨噬细胞摄取抗原物质后进行加工处理，并把已处理的抗原物质传递给淋巴细胞，引起免疫应答。④分泌作用：巨噬细胞能合成和分泌干扰素、补体和白细胞介素Ⅰ等。

（三）肥大细胞

肥大细胞是卵圆形的大细胞，胞质中含有嗜碱性深染的颗粒；胞核圆形，中位。用甲苯胺蓝把其颗粒染成紫红色。肥大细胞的颗粒含有肝素和组胺。肝素是一种抗凝物质，组胺可引起平滑肌（主要是细支气管）的收缩及毛细血管扩张和通透性的增加。当机体接触到已经致敏的抗原发生的过敏反应中肥大细胞起重要作用，释放肝素和组胺，引起血管扩张和组织水肿等局部或全身反应。

（四）浆细胞

当细菌或异体蛋白侵入结缔组织时，可有很多浆细胞产生。浆细胞是由B淋巴细胞在抗原刺激下转化而来的，主要是合成和分泌抗体。这些抗体与相应的抗原发生反应即抗原抗体免疫反应。电镜下浆细胞有丰富的粗面内质网，显示出强大的合成蛋白质的作用。

（五）淋巴细胞

结缔组织中的淋巴细胞主要为小淋巴细胞。根据免疫学表型可分为T淋巴细胞和B淋巴细胞。这些淋巴细胞参与机体免疫反应。在抗原刺激下T淋巴细胞产生各种淋巴因子，产生细胞性免疫反应；而B淋巴细胞参与体液免疫反应，转化为浆细胞，继而分泌对抗原有特异性的抗体。

（六）其他细胞

如未分化间充质细胞，有分化为成纤维细胞或平滑肌细胞的潜能。这些细胞通常分布在血管外，又称血管外膜细胞。

四、类型

纤维、细胞和无定形细胞间质是结缔组织的基本成分，可构成若干类型的结缔组织，执行不同的功能。

（一）固有结缔组织

根据结构又分疏松结缔组织和致密结缔组织两种类型。

1. 疏松结缔组织

也称蜂窝组织，主要分布于皮肤的真皮乳头层、皮下组织、腹腔和胸腔的浆膜层以及分布在腺体和支持上皮细胞的黏膜中，作为填充、连结、缓冲和支持的组织。它是由多种细胞、3种纤维和胶状基质构成。

2. 致密结缔组织

以纤维为主要成分，纤维粗大，排列紧密，以支持和连接为其主要功能。根据纤维的性质和排列方式，可分为下列几种类型。①规则致密结缔组织，主要构成肌腱，使骨骼肌附着于骨。由大量密集、顺着应力方向平行排列的胶原纤维束组成。纤维束之间有形态特殊的成纤维细胞即腱细胞，胞体伸出多个薄翼状突起插入纤维束之间。②不规则致密结缔组织，主要构成真皮、硬脑膜及多数器官的被膜。其特点是粗大的胶原纤维纵横交织成致密的网状结构，抵抗不同方向的应力。纤维之间有少量的基质和成纤维细胞。

（二）弹性组织

由成束的粗弹性纤维平行排列构成，每束纤维的周围有少量疏松结缔组织，弹性纤维间有扁平的成纤维细胞。因有大量弹性纤维而具有典型的黄色和强力的弹性。如分布在脊柱的黄韧带、项韧带、阴茎悬韧带和大动脉的管壁。

（三）网状组织

网状纤维和紧密相连的幼稚网状细胞构成。网状组织主要分布在造血器官、消化管和呼吸管壁的淋巴组织内，构成网状支架支持着游离的细胞。幼稚的网状细胞有长突起同相邻细胞的突起相连，细胞核大，可见核仁。

（四）黏液组织

有丰富的无定形细胞间质，是胶冻样组织，含有胶原纤维和少量弹性纤维或网状纤维以及成纤维细胞。在脐带中称华顿胶质，包裹在脐血管周围，具有相当的韧性和弹性，保证血管不受压挤和扭曲，使血液畅流无阻。成人眼球内玻璃体和它类似。

五、功能

结缔组织有支持、填充、贮存、运输、保卫和修复等功能。结缔组织构成的腱、腱膜、器官的被膜和中枢神经系统的外膜（脑膜）是有力的支持组织。上肢、肌肉等细胞间隙都有结缔组织，起支持作用。支持作用主要靠结缔组织的纤维。无定形间质中酸性黏多糖贮存着水和电解质。结缔组织中还含有近体内1/3的血浆蛋白。结缔组织中各种细胞，如巨噬细胞、浆细胞、淋巴细胞和肥大细胞等在保卫机体免受病原微生物以及其他有害因素损伤方面发挥重要作用。机体重要防御反应（炎症），主要在结缔组织中发生。机体损伤的修复往往通过肉芽组织的形式，即幼稚的结缔组织增生来完成的，可保持机体结构完整性和功能恢复。如外科切口靠结缔组织的修复作用而愈合；心肌梗死后留下的缺损也是由结缔组织增生填补，形成瘢痕。结缔组织与血管密切，脉管周围都有结缔组织包绕，因此在营养物质运输及代谢废物排出中起重要作用。

第六节　衰老与结缔组织的改变

　　结缔组织在机体内起支持、填充、运输、贮藏、保卫和修复的功能，对于维持机体组织和器官形态和功能完整性方面具有重要作用。在衰老或疾病过程中，由于生理性和病理性因素，结缔组织也将发生许多变化。这些变化导致结缔组织功能下降，也影响组织和器官的功能。结缔组织中数量最多的是胶原纤维。随着增龄，身体各部分的胶原纤维在性质和结构上都发生着改变。胶原纤维性质上的变化构成了基本的老化过程。胶原老化的主要特点是不溶解性、化学稳定性和硬性的渐进性增加。可能是由于亚单位间化学交联所引起。一般认为胶原成分的稳定性以及结缔组织的完整性取决于胶原分子间交联的程度和类型。人们在研究衰老以及椎间盘变性疾病中发现随着椎间盘衰老，一种胶原成熟过程交联减少，而另一种非酶性年龄相关性交联增加。这种改变也见于椎间盘变性疾病中。这些改变对于基质弹性产生有害作用，对椎间盘的生物机械功能造成损害。国内有人观察鼠尾腱胶原纤维热收缩起始温度、胶原蛋白含量以及可溶性胶原含量以反映胶原纤维交联损伤衰老关系，发现老年鼠尾腱胶原纤维热收缩起始温度与胶原蛋白含量均高于青年鼠，而可溶性胶原含量低于青年组。在衰老过程中心肌间质、肺间质以及窦房结胶原含量增加，表现为随年龄递增而逐渐增多。超微结构研究发现老年大鼠的牙周韧带中成纤维细胞不同于青年大鼠：内质网面积少，细胞内胶原成分少，以及细胞间连接的数量和大小都不同。在成纤维细胞内通过吞噬作用进行细胞内胶原降解，这是结缔组织中细胞外基质的生理性改建的主要方式，降解和合成失去平衡将导致组织胶原的丢失，因为衰老伴有皮肤和牙周胶原丢失以及成纤维细胞内溶酶体酶增多。有研究发现，年龄相关的胶原丢失使胶原吞噬作用调节紊乱，造成降解的胶原丢失多于新合成的胶原量。

　　在皮肤和肝脏胶原含量随增龄而下降，而此时组织内超氧化物歧化酶（SOD）活性下降，LPO含量增加，说明胶原含量降低与体内抗自由基损伤能力降低以及脂质过氧化反应增强有关。弹性纤维衰老表现为分子间交联增加，因此构型被固定下来，弹性反而丢失。老年人的皮肤、韧带、肺组织中弹性纤维都有断裂和减少，这可能是由于衰老时合成减少，更新迟缓，存留者逐渐老化。近来有研究表明实验性衰老小鼠的血液和肺中SOD、谷胱甘肽过氧化物酶、维生素E含量减少，丙二醛含量增多，同时肺胶原蛋白含量增多，弹性蛋白含量减少，提示衰老动物肺中氧化性损伤可能是肺弹性功能退化的原因之一。但是老年人由于常有高血压，而小动脉内膜发生适应性变化，原有的小动脉内弹力板裂解并有增生，所以老年人小动脉内膜的弹性纤维反而增多。研究发现老龄大鼠动脉内皮细胞数少于青年组，中膜较青年组增厚，弹力膜层数、胶原纤维和弹性纤维含量明显高于青年组，提示随增龄大鼠动脉壁发生衰老变化。老年人常有动脉粥样硬化病理改变，此时常出现Ⅲ型胶原纤维增高趋势，加速胶原纤维在动脉壁沉积。在人心脏传导系统研究中也发现随增龄递增，其间质中胶原纤维、脂肪组织、弹力纤维和网状纤维逐渐增多。有人研究在组织衰老中弹性蛋白——黏连蛋白受体的作用，认为弹性蛋白的蛋白水解片断的饱和导致受体的慢性过度刺激，并伴有自由基和溶解酶产生，引起有害作用。

　　网状纤维是一种不成束的胶原纤维。在组织衰老时，微血管周边大量纤维蛋白增加，影响营养物质交换，在肌膜周围纤维蛋白的增加则影响到肌肉收缩的功能。老年人的一些主要脏器，如肝、肾等都有细胞的衰老萎缩和消失，导致器官缩小变形，其支撑承托的网状纤维失去支撑承托的内容，并受张力影响发生合并、黏连、胶原化，使萎缩的器官质地变硬。这种变化是许多脏器的老年性硬化的基础。

　　基质是黏蛋白和水形成的胶体，充填于间质纤维之间，是细胞外的微环境。黏蛋白是由透明质酸和硫酸软骨素等氨基多糖和蛋白质结合而成的，人体的一般基质以透明质酸为主。细长的透明质酸分子蜷曲盘绕并结合许多蛋白质，而蛋白质上又结合许多硫酸软骨素等成分，组成类似分子筛的结构，从而保证了人体的物质交换。在老年人的基质中透明质酸含量降低而被硫酸软骨素等所替代，降低了黏蛋白的聚合状态，改变了它们的胶体结构。由于老年人疏松结缔组织中的基质有了上述改变，使它常带有黏液样变特点。特别是大动脉与中动脉内膜下，基质的透明质酸与硫酸软骨素比例发生了改变。曾有人认为因此易于造成胆固醇等类脂成分沉积，而成为人体动脉粥样硬化发病机制的许多学说之一，并以此作为解释老年人易患大动脉和中动脉粥样硬化的理由。在大鼠肺细胞外基质老化的实验研究中，也发现虽然各年龄组间氨基多糖总量未见明显改变，但其成分构成比发生一些改变，老年鼠肺透明质酸减少，硫酸肝素相应增高。

　　对细胞外基质衰老机制的研究有着重要意义。因为细胞外基质分布广泛，涉及组织和器官的结构和功能的维持和完整性。研究将涉及三个方面：①基质生物合成的年龄相关性改变。②细胞外基质合成后改变。③细胞—基质相互作用的改变。

（姚宏波）

第四章 器官和系统的衰老

生物有机体（包括人类）在衰老过程中所发生的变化包括机体外形的改变，以及结构功能的改变，后者含细胞的衰老、结缔组织的衰老和各器官、组织系统的衰老等。对器官、组织水平的衰老研究，在防止人类早衰和保持健康长寿上是十分有意义的。

第一节　神经系统的衰老

神经系统在人体适应内、外环境稳定和维持正常的生命活动过程中起着主导作用，所以，神经系统的衰退对人体衰老过程具有重要意义。衰老变化始于25岁或更早，随年龄的增长记忆力减退，注意力不集中，失眠，易疲劳，视力、听力下降等都是衰老的表现。

一、形态变化

（一）脑外观和重量改变

随增龄衰老的脑形态学改变是体积缩小，重量逐渐减轻。25岁的人脑重约1400g，60岁时约减轻6%，80岁时约减轻10%。老年人大脑萎缩主要表现为脑回缩小、脑沟增宽，尤以额叶、颞叶、顶叶为显著。脑膜增厚，侧脑室扩大，脑脊液增多，脑灰质变硬和萎缩。脑的水分可减少20%。

（二）神经细胞的改变

1. 神经细胞数量减少

一般认为，人出生后神经细胞（即神经元）即停止分裂，一旦缺失，则由胶质细胞增生充填。因衰老引起的神经细胞缺失限于某些特定的区域。脑细胞数自20岁开始每年丧失0.8%，60岁时大脑皮质神经细胞减少20%～25%，小脑皮质神经元（特别是蒲肯野细胞）减少25%，脑干蓝斑核细胞约减少40%，导致一系列的功能改变，如老年人睡眠类型的改变、肌肉活动的控制与协调的困难、动作迟缓等。70岁以上老年人神经元总数减少可达45%。

2. 神经元胞体结构的改变

神经元的高尔基复合体和线粒体出现肿胀和断裂，尼氏小体和RNA含量减少，各细胞器的膜和核膜折叠，致使这些结构的外形扭曲。有研究发现，老年小鼠（28～32月龄）大脑线粒体DNA（mtDNA）片段缺失检出率随鼠龄增长而增加；同时，上述改变也随脑缺血而增加；另有研究发现，大鼠海马CA$_1$和CA$_2$区神经元随增龄出现细胞皱缩，CA$_3$区神经元数密度在老年组较青年组显著减少。CA$_3$区神经元胞体内线粒体体密度、数密度、比表面及其嵴膜密度随增龄而减少，线粒体平均体积及平均截面积随增龄而增大。此外尚可见到一些特征性的改变。

（1）神经原纤维缠结 它是神经元胞体内纤维性成分形成的束状结构，可占据整个神经元的胞体。在老年人脑中常出现于海马神经元中。若出现于大脑皮质及其他部位的神经元中，则是老年性痴呆症的特征性病变之一。HE染色显示，有神经原纤维缠结的神经元胞体嗜碱性增强，银染色则可显示强嗜银性缠结的神经原纤维。电镜观察显示其为双股螺旋状的纤维互相盘绕而成。

（2）脂褐素沉积 脂褐素又称老年色素，来自溶酶体和线粒体，可能是慢性进行性代谢改变所引起的脂类过氧化的产物。有人认为，神经细胞活动减少即能促进脂褐素的沉积。人神经细胞的脂褐素6岁时即开始出现，并随增龄而线性增多，特别是在下橄榄核的神经细胞和脊髓前角的运动神经细胞，其脂褐素随增龄恒定地增加。青年人脂褐素易为苏丹黑着染，呈PAS阳性反应，有绿黄色自发荧光，而老年人脂褐素为尼罗蓝着染，具金黄色自发荧光。脂褐素阻碍细胞的代谢，神经细胞脂褐素的含量增多，则其RNA的含量即相对减少。当脂褐素增加到一定程度时可导致细胞萎缩与死亡。

实验研究结果表明，不同鼠龄大鼠脑细胞线粒体丙二醛（MDA）含量随增龄而增加，膜微黏度也显著增加。脑组织MDA的含量只有老年组增加显著。脂褐素为惰性物质，具有自发荧光。脂褐素增加有碍细胞的代谢，神经元中脂褐素的含量增加，则其RNA的含量即相对减少。当脂褐素增加到一定程度时可导致细胞萎缩与死亡。

（三）脑血管的改变

老年脑血管常见的改变是：动脉粥样硬化和血管壁萎缩性改变，脑动脉粥样硬化，使血流量减少，可导致血管供应区的缺血，致使局部功能降低，甚至引起局部坏死（梗死）。由于动脉硬化、毛细血管壁的增厚，老年脑的血液供应常处于绝对或相对不足的状态，一旦全身其他脏器的功能不足（如低血压、心力衰竭、低血糖等），可引起脑血供边缘带梗死或大脑皮质神经元的层状坏死或海马梗死，这些病变统称为缺血性脑病，可引起相应的症状、体征。

70岁以上的部分老年人，其脑血管的改变并非动脉粥样硬化，而是动脉壁的中膜萎缩使血管壁变薄。严重时椎动脉与基底动脉环的主要血管支可以薄如纸，这样的血管改变也是引起老年人脑出血的病理基础。

二、功能的衰退

1. 蛋白质代谢障碍

老年人蛋白质代谢障碍，使脑蛋白质含量减少25%～33%。

2. 脑脂质改变

随着增龄老年人脑脂质减少，其中磷脂、总胆固醇、脑苷脂和高密度脂蛋白均减少，而中性脂肪增多。由于膜组成成分磷脂合成降低，导致膜脂质成分的改变影响膜的流动性，进而影响神经的传导和受体的结合能力。

3. 中枢神经递质改变

神经细胞合成和释放神经递质，通过突触释出，引起突触后神经元的兴奋或抑制。老年人脑合成多种神经递质的能力皆有所下降，如儿茶酚胺（包括去甲肾上腺素和多巴胺等）和乙酰胆碱等分泌减少，含量降低，老年人乙酰胆碱化酶活性降低，使乙酰胆碱合成和释放功能下降，运动神经兴奋时向神经肌肉接点间隙释放乙酰胆碱减少，故使肌肉终极发射频率随增龄而减少，所以动作迟缓。大脑中的乙酰胆碱在学习和记忆方面起重要作用，由于老年人乙酰胆碱减少，使记忆力和认知能力减退，甚至可出现神经精神障碍。老年人随增龄脑内5-羟色胺（5-HT）含量减少，导致失眠、痛阈值升高、智力衰退、震颤、精神抑郁或狂躁等。

中国人民解放军总医院研究发现，老年大鼠脑内乙酰胆碱、谷氨酸、多巴胺和γ-氨基丁酸（GA-BA）等各类型的递质受体功能均呈减弱趋势，表明老年大鼠脑mRNA表达的递质受体反应降低，提示老年大鼠脑递质受体反应性降低可能源于受体蛋白遗传信息发生变化。空军军医大学研究发现，老年雌性大鼠下丘脑和血浆β-内啡肽、亮啡肽、强啡肽含量减少，下丘脑阿片—促黑色素细胞—促肾上腺皮质激素原（POMC）基因和 *Prenkephalin* 基因mRNA水平明显低于青年大鼠，表明老年雌性大鼠下丘脑内阿片肽合成能力减退。

4. 神经传导

随增龄脑血流量减少，神经细胞树突变短或减少，膜代谢障碍，周围神经节段性脱髓鞘和神经纤维变性，使运动和感觉神经纤维传导神经冲动的速度减慢，每年约递减0.4%，50岁以后周围神经传导速度减慢15%～30%，导致老年人对外界事物反应迟钝，应变能力较差，动作协调能力降低。感觉器官对外界环境和刺激反应性亦随增龄而降低，其原因除神经功能降低外，还由感觉器官变性和周围组织老化而使感觉器官受体功能减退所致。

5. RNA的衰老

RNA的功能是合成各种蛋白质。人一生中脑能储存10^{15}个信息单位，人脑的信息储存与其含有的RNA紧密相关，神经细胞的RNA含量丰富。但随增龄神经元中的RNA含量逐渐减少，50岁以后，减少更为明显，使人脑信息储存和记忆能力下降。研究表明，勤于动脑的人脑细胞RNA含量比一般人高12%，比懒于动脑的人高40%。人脑潜力甚大，经常应用的脑细胞只占脑细胞的20%左右，其余脑细胞处于休息状态，勤于动脑的老年人可能启动了部分休息状态的脑细胞，使其思维能力仍像青年时那样敏捷。反之，懒于动脑的老年人，其大脑迅速老化，并可加快全身的衰老进程。

6. 酶活性改变

脑内神经递质及有关氨基酸代谢的酶十分丰富，随着年龄增长，脑内酪氨酸羟化酶、多巴胺脱羧酶、胆碱转乙酰酶、谷氨酸脱羧酶等与神经递质合成有关的酶活性明显下降。相反，脑内单胺氧化酶、胆碱酯酶等使神经递质失活的酶活力增强，单胺氧化酶可分解多巴胺、去甲肾上腺素和5-HT等神经递质。老年人脑黑质、尾状核和下丘脑的单胺氧化酶活性均显著增高。

血—脑酶屏障：1g人脑组织内毛细血管的面积约为240cm^2，其毛细血管内皮细胞无窗孔、无收缩蛋白。在这样广阔的界面上进行血—脑间O_2和CO_2的交换，使代谢物质如葡萄糖、氨基酸等得以进入脑内，同时严格限制血液中某些溶质的进入，这就是血—脑屏障多种酶和离子参与形成了血—脑酶屏障，以实现血—脑屏障功能，老年人因血管硬化、酶活性及离子磷酸根、Na^+、K^+、Ca^{2+}、Mg^{2+}、Cl^-等的改变，使血—脑屏障功能下降，影响代谢，导致神经功能障碍或紊乱。

7. 自主神经系统功能紊乱

自主神经系统是调节内脏活动的神经装置，老年人交感和副交感神经均随增龄而逐渐变性，乙酰胆碱、去甲肾上腺素、ATP及5-HT等神经递质均减少，致使自主神经功能紊乱，由此导致体液循环、气体交换、物质吸收与排泄、生长发育和繁殖等各内脏器官的功能活动的平衡失调，易引起心律、心率的改变以及直立性低血压等。

第二节 内分泌系统的衰老

人体的内分泌系统与神经系统共同调节机体的功能，使其适应外界环境，并维持内环境的稳定。内分泌系统的特征为多数刺激内分泌腺的激素由脑垂体所分泌、释放，或直接作用于靶器官（如催乳素、生长激素），或调节外周内分泌腺（如肾上腺皮质、甲状腺、性腺）的功能。内分泌系统衰老的最明显的变化是生殖功能的终止和对外界适应能力的降低。内分泌腺衰老的一般规律是腺体萎缩、重量减轻、纤维化、血管改变、伴或不伴腺瘤形成。

一、组织器官的变化

（一）下丘脑

下丘脑是体内自主神经中枢，其老化是各器官组织及其功能老化的启动机构。下丘脑和垂体可能起着衰老中心的作用。衰老时功能活动减退，主要是调控内环境平衡能力减弱的结果。内环境平衡失调，一方面由于内分泌腺功能减退，另一方面是由于下丘脑对垂体失去控制，而垂体又对内分泌腺失去控制的缘故。老年人下丘脑中调控内分泌的多巴胺、去甲肾上腺素等生物胺减少。实验研究结果显示，雌性大鼠下丘脑中γ-氨基丁酸（GA-BA）含量随增龄而增加，老年组明显高于中年、青年组和20日龄组；垂体中GA-BA含量随增龄而降低。实验结果证明，大鼠随月龄增加，下丘脑抑制性GA-BA系统功能逐渐增强，垂体GA-BA系统功能逐渐减弱，这种趋势将导致下丘脑调节神经内分泌功能衰退。还有下丘脑的受体减少，对糖皮质激素和血糖的反应皆减弱。随增龄，下丘脑对负反馈抑制的阈值升高。

（二）垂体

正常成年人垂体重0.4～1.1g，女性垂体较男性稍大。垂体的重量并不随年老而发生显著改变，但嗜碱性和嗜酸性细胞均减少，而嫌色细胞略有增多。随年龄增长，垂体纤维组织和铁沉积逐渐增多，50岁以上更显著。

1. 生长激素

男性成年生长激素（GH）的增龄变化不显著，而女性在50岁以后GH水平下降，据认为是绝经期后血内雌激素水平降低，不能使GH增加所致，因为雌激素有明显增加GH的作用。GH是维护老年人健康，预防某些老年病的激素。有资料表明，GH具有减少体内脂肪、加速骨转换、升高骨密度、增加心排血量、改善肾功能、促进肝脏分泌胰岛素样生长因子（ICF）等功能。因此，GH的水平降低，与肥胖症、骨质疏松症等发病有关，对心、肾功能也有不利影响。此外，体内GH含量不足，还可加速机体的衰老。

2. 催乳素

男性催乳素（PRL）的增龄变化不明显，而女性在绝经后血中PRL水平下降，被认为是雌激素减少不能促进PRL分泌所致。对老年人群血清LH、PRL以及睾酮（T）变化规律的研究结果表明，在男性衰老过程中，T水平逐渐降低，对LH负反馈抑制作用减弱，致使LH分泌增加。同时，血清PRL水平也随增龄呈增高的趋势。

3. 促甲状腺素

正常成年人血浆中促甲状腺素（TSH）水平为1.0～4.5μU/mL，而50岁以上为5.0～6.0μU/mL。

4. 促肾上腺皮质激素

老年人血中促肾上腺皮质激素（ACTH）水平随增龄而升高，这是因肾上腺皮质变性所产生的代偿机制，以保证血液循环中有足量的皮质酮。

5. 促性腺激素

促性腺激素（GTH）包括促卵泡激素（FSH）和黄体生成素（LH）。随增龄下丘脑—垂体轴的反馈受体敏感性降低。男性50岁以后血中游离睾酮（T）水平下降，60岁后进一步下降。从40岁开始，男女血中FSH和LH水平均增高，FSH比LH增高更显著。女性FSH和LH的增高幅度比男性更大。男性老年人FSH和LH增高而T下降，是睾丸功能衰退所致。女性FSH和LH增高幅度较男性更大，主要是因为性腺功能衰退比男性更明显。

性激素随增龄下降对老年人的健康影响较大，并可导致多种老年病的发生。许多研究指出，E_2和T与骨质疏松症的发生有密切关系，由于成骨细胞有E_2的受体，所以，E_2下降时，骨钙便开始丢失。女性40～50岁骨钙丢失速度最快，小梁骨丢失30%～50%，皮质骨丢失25%～30%。男性的骨钙丢失与体内T水平下降有关，但男性骨丢失较女性为轻，50岁左右时，小梁骨丢失15%～45%，皮质骨丢失5%～15%，老年人骨折发生率男性（3%～8%）也较女性（7%～25%）为低。除此以外，E_2和T下降还可导致更年期综合征、高脂血症、心绞痛、冠心病等。其原因主要是E_2和T具有清除LDL、升高PGA2和GH、拮抗PTH的作用。

近几年来，脱氢表雄酮DHEA与衰老和老年病的关系备受关注。据报道，体内DHEA含量下降可引起多种老年病的发生，诸如高脂血症、肥胖症、冠心病、糖尿病、骨质疏松症、阿尔茨海默病、肿瘤等。同时，体内DHEA含量下降，还可导致一系列衰老的症状。经服用DHEA后，则出现体脂减少、糖耐量升高、TG下降、骨密度增加、睡眠改善生命质量提高等，衰老征象也明显减少。

（三）甲状腺

成年人甲状腺重20～30g，50岁以后随增龄而变轻、变小，滤泡直径缩小，血管变窄，结缔组织增生，发生萎缩和纤维化。老年人由于甲状腺腺体缩小，甲状腺素的生成随之降低，基础代谢率降低，甲状腺^{131}碘摄取率男性变化不明显，而女性老年人则比青壮年显著减少。总T_4值男性终生稳定，也有报道男性老年人下降。女性随增龄而降低。T_3值无论男女，老年人均较青年人低，可能与甲状腺素分泌减少，T_4在外周组织中脱碘转化为T_3的速率降低和与甲状腺结合球蛋白的水平减少有关。T_3（rT_3）水平随增龄而升高。老年人血清抗甲状腺自身抗体增高，在一定程度上影响甲状腺的功能。老年人垂体前叶对促甲状腺激素释放激素（TRH）刺激的反应性也降低。

（四）甲状旁腺

甲状旁腺素（PTH）是由甲状旁腺主细胞合成并分泌。首先合成甲状旁腺前体到高尔基体去掉信号肽降解成为84个氨基酸组成的甲状旁腺素。甲状旁腺素的主要生理功能是调节钙、磷代谢，它可使血钙升高、血磷降低，与维生素D密切配合维持血Ca^{2+}的恒定。PTH还可直接作用于血管平滑肌，使血管扩张。

老年人甲状旁腺的主细胞减少，结缔组织和脂肪细胞增多，血管狭窄，PTH活性下降，Ca^{2+}吸收减少，转运减慢，血清总钙和离子钙均比年轻人低。老年女性由于缺乏制PTH的雌激素，可引起骨代谢障碍，导致骨质疏松。

（五）肾上腺

肾上腺激素参与调节机体的代谢和行为，在维持内环境稳定上起到重要的作用。肾上腺皮质主要分泌肾上腺糖皮质激素、性激素和肾上腺盐皮质激素；肾上腺髓质分泌儿茶酚胺如肾上腺素和去甲肾上腺素。

老年随增龄肾上腺皮质和髓质细胞均减少，重量逐渐减轻，70岁以上更显著，但其所含结缔组织和脂褐素却在增多。肾上腺皮质除重量减轻外，对促肾上腺皮质激素的反应性下降，表明应激能力降低。皮质醇的分泌量与排泄率均减少30%，血浆皮质醇浓度及其昼夜变化仍保持不变。老年人17-酮类固醇，包括代谢产物减少50%。醛固酮的分泌也随增龄明显下降。肾上腺皮质雄性激素分泌，老年人不论性别均随增龄直线下降，故可作为老化的指标。老年人的儿茶酚胺，特别是去甲肾上腺素却随增龄而升高。由肾上腺皮质分泌的糖皮质激素，在增龄过程中含量比较稳定。1994年Landfield指出，当机体出现缺血性改变时，尤其是海马A1区缺血（海马A1神经细胞具有糖皮质激素的受体），降低了海马对糖皮质激素反馈性的抑制作用，促使血清糖皮质激素含量过度升高。糖皮质素的升高进一步导致Ca^{2+}向细胞内流动，使组织缺血更加严重，进而促使组织细胞发生肿胀、变性和坏死。由此可见，糖皮质激素与老年病的关系也十分密切。Finch认为，糖皮质激素升高时，可引起缺血性疾病、脑萎缩、阿尔茨海默病和衰老等。

（六）胰腺

老年人胰岛功能减退，故对糖负荷能力随增龄而降低，虽然空腹血糖浓度每增加10岁仅升高0.0555～0.111mmol/L，但糖负荷后1小时的血糖浓度，年龄每增加10岁，血糖便升高0.555mmol/L，2小时升高0.278mmol/L，胰岛β细胞减少，对葡萄糖刺激的应答能力降低，因而胰岛素分泌减少。血中胰岛素水平降低或不降低，但细胞膜上胰岛素受体减少及其对胰岛素的敏感性降低，所以65岁以上老年人有43%糖耐量下降，故糖尿病多发生在45岁以上。

胰岛素分泌不足、分泌延迟和胰岛素受体的敏感性下降是引起糖尿病的主要原因。同时，还应指出胰岛素抵抗带来的危害更为严重，当发生胰岛素抵抗时，患者表现为高胰岛素血症、高血糖、高三酰甘油血症、高血压、冠心病、肥胖症、脑卒中，甚至还包括高尿酸血症，统称为胰岛素抵抗综合征。

（七）性腺

老年男性睾丸的曲精细管硬化，间质细胞聚集和单核细胞浸润，输精管基底膜增厚，生精上皮细胞减少，管腔变窄，但也有高龄者仍有生精和生育能力。男性50岁以后，睾丸间质细胞的睾酮生成和分泌下降，血中游离睾酮水平降低，受体数目减少或其敏感性降低，使性功能减退，并出现头痛、抑郁和不合群等更年期综合征。睾丸组织和精索静脉内雄烯二酮、二氢表雄酮、睾酮随增龄而下降。80～90岁老年人可为50岁组的40%。雌激素与睾酮比例明显改变，可引起第二性征变化。

女性35～40岁雌激素特别是雌二醇急剧减少，60岁降至最低水平，60岁以后稳定于低水平。因雌激素减少，反馈激活丘脑垂体轴而使促性腺激素LH、FSH浓度增高。血浆雌二醇和雌酮水平分别为绝经前期的10%和30%，其代谢清除率为绝经前的75%，尿中雌激素为青年妇女的20%。女性到中年以后，由于卵巢卵泡丧失和雌激素及黄体酮分泌显著减少，导致性功能和生殖能力减退。

（八）松果体

松果体是间脑顶部从第三脑室正中线最后端向上突出而成，它位于中脑上丘之上。成人松果体重140～220mg。松果体是一种供血丰富、代谢旺盛的内分泌腺。松果体的特殊产物是吲哚胺类-5-HT及其衍生物5-羟吲哚乙酸、5-羟色醇、5-甲氧色醇，褪黑激素（N-乙酰-5-甲基色胺）和多肽类-8-精氨酸催产素，8-赖氨酸催产素及少量催产素。这些物质与脑、下丘脑、垂体、甲状腺、肾上腺和性腺等互相协调作用，对维持机体内环境的稳定性，对调控昼夜节律和生殖活动等均起着重要作用，对调节垂体前叶各种激素的合成尤其起着重要作用，因而有"副垂体"之称。

随着年龄的增长，松果体血管逐渐狭窄，细胞减少，重量减轻，脂肪增多，RNA减少松果体间隔结缔组织及其中的脑砂也随增龄而增加。羟基吲哚-O-甲基转移酶HIO MT和5-羟色胺-N-乙酰转移酶（SNAT）活性皆下降。松果体所产生的胺类和肽类激素减少，致使松果体诸多调节功能减退。老年人下丘脑敏感阈升高，对应激反应延缓，其原因之一就是由于松果体功能减退。

二、代谢的变化

（一）脂代谢

据研究指出，血清总胆固醇（TC）一般随增龄而升高，20～29岁，TC为5.6mmol/L，以后逐渐升高，70岁以上的老年人TC可升至6.5mmol/L。与TC升高的同时，LDL、TG、卵磷脂、游离脂肪酸等也有不同程度的升高。但是，HDL却随增龄而降低，其结果可导致AS的发生。

随着AS的日趋加重，组织器官则出现缺血性改变，当重要器官（如脑、心、肾等）缺血时，ATP被大量耗竭，导致Ca^{2+}内流入细胞，胞内钙超载是神经元迟发性死亡的主要原因。ATP耗竭还可使胞外K^+增多，引发兴奋性氨基酸（EAA）升高，EA进而导致Ca^{2+}、Na^+、Cl^-内流，导致细胞肿胀、变性和坏死。胞内钙超载可激活磷脂酶A_2，使膜磷脂降解，产生花生四烯酸（AA），AA经氧化代谢生成TXA_2，促使血栓的形成。细胞内钙超载还可激活黄嘌呤氧化酶，使次黄嘌呤氧化为黄嘌呤，同时产生大量毒性氧自由基。由此可见，脂代谢紊乱对机体的危害是多方面的。

脂代谢发生障碍时，可直接导致高脂血症。高脂血症是AS的发病基础，也是高血压CHD、CVD等病的重要危险因素。因此，应高度重视高脂血症和AS，防止它们发展为CHD、CVD等严重疾病。

（二）糖代谢

由于胰岛素功能随增龄而减退，所以血糖水平一般随增龄而升高。据报道，从30岁起，空腹血糖每10岁上升0.0555～0.111mol/L，餐后血糖每10岁上升0.555mmol/L（餐后2小时）和0.278mmol/L（餐后5小时）。中年以后，机体逐渐出现糖代谢障碍，表现为细胞摄取葡萄糖、葡萄糖-6磷酸化和糖原合成障碍。有资料表明，50岁出现糖代谢障碍者占16%，70岁者可高达25%。此外，体内过剩的葡萄糖，一部分转化为脂肪贮存于体内，另一部分与蛋白质发生非酶促糖化反应（NEG），形成一种不可逆的"老化型糖化终末产物"（ACE），这种物质沉积在细胞质内，可使细胞发生变性和坏死。因此，在临床上对糖代谢紊乱也要给予足够的重视。

糖代谢障碍可直接导致糖尿病，如出现胰岛素抵抗，则可引发高胰岛素血症、高血糖、高三酰甘油血症、AS、冠心病、高血压、肥胖症、脑卒中。有人认为胰岛素抵抗综合征还应包括高尿酸血症。近几年来，一系列的实验研究证实了SD大鼠摄入过量的果糖或蔗糖，可导致与人的1型糖尿病近似的动物模型。同时，还发现ACE沉积在组织细胞后，可造成多种损伤（如升高LDL），并促使LDL的氧化加速AS的形成；降低红细胞中的SOD活性，促使体内自由基增多；灭活动脉松弛因子——一氧化氮（NO），使小动脉发生痉挛等。由此可见，高糖摄入所引发的老年病并不亚于高脂饮食。

（三）蛋白质、核酸代谢

蛋白质代谢的增龄改变主要表现为组织器官和血液中的蛋白质比例失调，例如血清白蛋白（A）随增龄下降，而球蛋白（G）却随增龄而上升，结果导致A/G的倒置。有资料指出，20～29岁组A/G= 1.38 ± 0.03，而70～79岁组A/G=1.02 ± 0.02，在机体老化过程中，蛋白质的合成与降解同步下降，因此，在老龄机体内出现细胞数量的减少，而细胞内的蛋白质含量并无明显变化。

核酸代谢在增龄过程中也发生一系列变化，表现为DNA、RNA在复制过程中差错增多，DNA的修复功能下降，DNA甲基化能力降低，转移核糖核酸（RNA）携带氨基酸的功能受限，信息核糖核酸（mRNA）的聚集下降等。核酸是人的重要营养物质之一，每天需要1.5～3.0g，如摄入不足，则体内脂质过氧化过程增强，血清LPO升高，同时出现淋巴细胞转化率和L2下降，机体抗感染能力减弱等。

对老年人来说，与蛋白质代谢障碍相关的疾病有低蛋白血症、贫血、营养不良等。核酸摄入不足可导致核酸代谢障碍，其结果是抗脂质过氧化能力下降，免疫功能下降，易患感染性疾病。同时，DNA易被自由基攻击而损伤，而DNA的损伤进而引起基因变异及基因表达异常。由此可见，核酸代谢障碍所致的疾病可包括与自由基相关的疾病、自身免疫疾病，以及与基因变异、基因表达异常有关的疾病。

（四）自由基代谢

1956年Haman首次提出自由基的衰老学说，40多年来这一学说在衰老机制领域内占有重要地位。自由基代谢在健康的年轻人体内是平衡稳定的，一般来说，在氧化还原等生物学过程中产生的自由基，瞬间即被抗氧化物质（酶的与非酶的）所淬灭或清除。在这种情况下，自由基不会对机体产生任何危害。然而，随着年龄的增长，机体的抗氧化功能不断下降，有人曾对143例不同年龄组的人进行了抗氧化活性（AOA）和LPO的测定，发现随着年龄增长，血浆AOA和AOA/LPO均有明显的下降，而LPO则随增龄而升高。体内自由基的增多，可对生物膜系统（如细胞膜、线粒体膜等）进行攻击，破坏了生物膜的正常结构，进而导致机体的衰老和老年病。

20世纪90年代以来，有关自由基与老年病关系的研究表明，自由基对组织细胞的直接损伤和对某些基因表达的影响是致病的重要因素。研究提供的直接证据是：①相关疾病的病变部位组织中含有过量的自由基。②机体清除自由基的功能受到明显抑制与破坏。③抗自由基药物能减轻病变和临床症状。目前，比较公认的与自由基损伤密切相关的疾病有：AS、心肌梗死、肺气肿、帕金森病、类风湿关节炎、心肌缺血再灌注损伤、器官移植再灌注损伤、糖尿病、白内障、自身免疫性肾病综合征、胰腺炎、肌营养不良、恶性肿瘤等。

第三节　心血管系统的衰老

心血管系统的老化主要表现为AS、左心室壁肥厚、心脏重量增加、心功能减退心脏内分泌功能下降、动脉压升高、静脉压下降、微循环障碍等。随增龄心脏重量逐渐增加。30岁时心脏重量约240g，60岁时可达300g。左心室壁厚度也随增龄而增加，主动脉内膜厚度40岁时为0.25mm，70岁时可达0.5mm。

一、心肌老化及心功能减退

老年人心肌的重要变化是发生褐色萎缩，心肌纤维内有脂褐素沉积，心脏重量减轻，并直接影响心脏的功能。老年随增龄心肌内ATP酶活性下降和钙离子扩散率减少，导致心肌收缩力平均以每年1%的速度下降，造成心收缩期延长。心功能减弱还表现在心搏出量减少，65岁与25岁相比，心搏出量约减少40%，以及左心室充盈速度减慢等。心脏收缩功能减退，心室内压增加的最初速度也随增龄而有规律地降低，故心脏储备力降低，70岁时只相当于40岁的50%。一旦发生肺部感染或心肌梗死时易发生心力衰竭。

二、心脏传导系统的改变

衰老时心脏的传导系统与心脏其他部分相比变化最小。传导系统的变化包括发出冲动的窦房结内的起搏细胞数目减少，在结节内外发生脂肪浸润、水肿或退行性变和纤维化。随着年龄的增长，心室内传导系统与心脏纤维支架间发生纤维化或钙化退行性变，可导致心脏传导阻滞。老年人窦房结的易变性及自动性功能降低，可防止心脏过度紧张。当心肌个别部位传导障碍（如心肌钾含量降低时），可发生异位兴奋。主动脉弓和颈动脉窦反射方面的适应范围小，降低动脉调节机制的完整性，表现为对变化发生的适应性反应较慢，恢复也慢。

三、血管、血压的改变

老年人血管壁弹性纤维减少，胶原纤维增加，使血管的弹性降低，血管阻力增加。动脉硬化的生理性改变始于周围血管，下肢血管改变比上肢明显。毛细血管网的基底膜增厚，管径缩小弯曲度增大，毛细血管祥区痉挛或完全闭塞，故在单位面积内有功能的毛细血管数减少。毛细血管壁弹性降低，脆性增加，易通透，所以周围毛细血管附近易出现水肿。微循环方面的改变被认为是衰老原因之一。

随着年龄增长动脉压有所升高，而静脉压反而下降。静脉血管壁张力和弹性降低，口径扩大，是静脉压降低的重要原因。20～40岁时静脉压平均为（95±4.4）mmH$_2$O，61～70岁时为（71±4.0）mmH$_2$O，71～80岁时为（59±2.5）mmH$_2$O。随着年龄的增长，血管壁弹性纤维减少，胶原纤维增加，动脉血管内膜逐渐粥样硬化，管壁中层常钙化，使老年人血管增厚变硬，弹性减小，阻抗力增加，导致血压升高，一般以收缩压升高最为常见。老年人舒张压也相应增高，故老年人易患高血压病。80岁老年人静息时血浆去甲肾上腺素含量是30岁年轻人的2倍，应激时则更高。

视网膜母细胞瘤（Rb）基因是主要的抑癌基因之一，在细胞生长过程中发挥重要的调节作用。在因动脉内皮损伤而引起血管平滑肌细胞（SMC）过度增生的情况下，内源性Rb基因由于磷酸化而失去抑制细胞生长的作用。有人曾用腺病毒载体将外源性Rb基因导入血管SMC，结果表明Rb基因导入可抑制SMC的增生。继后他们进一步深入研究，结果显示，Rb基因导入可使平滑肌细胞发生衰老，表现为细胞线粒体肿胀，脂褐素堆积，DNA合成减少，细胞停滞在G$_0$、G$_1$期，与衰老相关的β-半乳糖苷酶表达增加。结论是野生型Rb基因通过促进细胞衰老而对平滑肌细胞增生起抑制作用。该研究有可能为动脉粥样硬化和血管再狭窄的基因治疗提供资料。

四、心脏内分泌的改变

心脏的分泌一般也随增龄而减退。据报道，心肌细胞分泌的心房钠尿肽（ANP）20岁时为151pg/mL，60岁时降至120.9pg/mL。心脏内皮细胞分泌的NO也随增龄而减少，NO的下降可导致小动脉持续痉挛，使组织器官供血不足。心脏可以产生和分泌多种激素和生物活性物质。

（一）心脏内分泌系统

心脏内分泌系统由心肌细胞、心脏神经递质和内皮细胞组成，主要分泌心钠素（ANP）和局部肾素血管紧张素（LRAS）等心脏激素；降钙素基因相关肽（CGRP）、神经肽酪氨酸（NPY）等心脏神经递质；内皮舒张因子（EDRF）和收缩因子（EDCF）等内皮激素。心脏内分泌系统通过心肌的自分泌、旁分泌、胞内分泌和循环分泌作用，发挥重要的生物效应。

（二）心脏内分泌功能的老化

正常成年人血浆ANP水平随年龄增加逐渐下降，20岁时为151.0pg/mL，60岁时为120.9pg/mL，下降率约为20%。大鼠老化过程中，心室间隔心肌局部血管紧张素（AngⅠ）水平随增龄逐渐下降，与增龄呈显著负相关。其1月龄组左心房AngⅠ为9762.4pg/g，21月龄组为2432pg/g，下降率为75%，1月龄组左心室AngⅠ为2346.1pg/g，21月龄组为346.9pg/g，其下降率为85.21%，右心与左心相似。

五、微循环的改变

微循环从30岁起便可出现老化改变，主要表现为微血管纤细、纤曲、扭绞、乳头下丛扩张瘀血、血流变慢，有的可见微血栓形成等。

六、心血管系统的老化与老年病

心血管系统老化与多种老年病的发病有关。常见的相关疾病有：冠心病、高血压、心律失常、心肌病、心脏瓣膜病、二尖瓣脱垂综合征、周围血管病、微循环障碍等。

第四节 消化系统的衰老

随着年龄增长，消化道的结构、分泌和运动功能均发生相应变化，包括消化道全部和两个主要分泌腺肝和胰。

一、食管

随增龄，老年人食管上段的骨骼肌和下段的平滑肌肌层变薄，收缩力减弱，食管蠕动性收缩减少，蠕动能力下降，非蠕动性收缩增加，使食管排空延长。青壮年食管蠕动占吞咽动作的90%，而90岁老年人仅占吞咽动作的50%。

二、胃肠功能的变化

（一）胃

胃分泌的胃液含黏液、盐酸、消化酶和激素。胃黏膜细胞分泌内因子，是小肠吸收维生素B_{12}所必需，而维生素B_{12}是红细胞成熟的必需物质，维生素B_{12}或内因子缺乏可导致恶性贫血。

随着年龄增长，老年人胃黏膜萎缩变薄、变白，上皮细胞数量减少，加之胃液分泌和胃黏膜血流量均减少，故易患慢性胃炎。随增龄胃酸分泌减少，60岁以上老年人约有35%为盐酸偏低或缺乏。盐酸减少或缺乏不仅影响胃蛋白酶的消化作用，还对食入胃内细菌的杀灭作用减弱或丧失，促胰液素的释放亦降低。老年人胃酸缺乏，细菌生长，导致老年人所需的某些营养物质不足造成贫血，或胃黏膜糜烂、溃疡及出血等。随增龄胃平滑肌层萎缩而变薄，收缩功能降低，使胃蠕动减弱，胃排空延迟，故老年人不仅消化不良，且常伴有便秘。

（二）小肠

食糜在小肠中靠肠蠕动和分节运动促进消化液和食物的混合，使食物中的蛋白质、糖和脂肪分别消化为各种氨基酸、葡萄糖、脂肪酸、甘油一酯、甘油二酯等，通过小肠壁上的绒毛将上述营养成分吸收。老年人小肠绒毛变宽、卷曲且显著缩短，黏膜上皮细胞减少或萎缩，平滑肌层变薄，蠕动无力，使小肠的吸收功能大大减退，影响对营养成分的吸收，故老人易发生营养不良或贫血。同时，随增龄，小肠腺萎缩，小肠液分泌减少，其中小肠淀粉酶、肠致活酶、胰蛋白酶、肽酶以及分解双糖的酶水平显著下降，使小肠的消化功能明显降低。

（三）大肠

小、大肠的主要功能是吸收食物残渣中的水分和无机盐，暂时贮存或排出粪便。老年人大肠黏膜萎缩，对水分的吸收功能下降，同时黏液分泌减少，平滑肌层萎缩，肠蠕动缓慢或不蠕动，加之小肠蠕动无力，使大肠充盈度不足，不能引起扩张感觉等因素而造成便秘。

三、肝、胆、胰的变化

（一）肝

肝是物质代谢的重要器官。肝脏重量以15～25岁最重，以后随增龄而逐渐减轻，60岁以后更明显。肝实质细胞减少，肝细胞脂质浸润和形成空泡，线粒体减少，肝储备功能下降。肝功能减退，肝合成白蛋白功能下降，故血浆白蛋白减少，而球蛋白含量相对增加。肝解毒功能降低，药物代谢速度减慢，影响药物的灭活与排出，易引起药物性肝损伤。由于老年人消化吸收功能差，容易引起蛋白质等营养缺乏，使肝中脂蛋白合成障碍，导致肝脂肪沉积，但健康老年人检测肝功能仍属正常。

（二）胆

胆汁由肝细胞分泌，人每日分泌胆汁300～700mL，肝不断分泌胆汁，胆汁在胆囊中贮存和浓缩，进食时，胆囊壁的平滑肌收缩，使胆汁经胆总管排入十二指肠。胆汁主要成分为水、胆盐（为胆汁酸与甘氨酸或牛磺酸结合的钠盐或钾盐）、胆固醇、中性脂肪、脂肪酸、胆色素、黏液及钠、钾、钙、镁等。胆汁为胆固醇、类固醇激素、胆红素和其他色素蛋白质以及药物等物质从体内排出的重要途径。随增龄，胆道系统弹力纤维和胶原纤维增生，胆囊壁和胆管壁增厚，弹性降低，黏膜萎缩，故老年人患胆道疾患时易发生胆管扩张，胆囊穿孔。老年人胆囊浓缩能力和胆汁排泄功能不减退，所以胆汁减少而黏稠，胆固醇含量较高，易发生胆囊炎和胆石症。

（三）胰

胰腺的外分泌部分泌胰液，内含多种消化酶（淀粉酶、蛋白酶、脂肪酶、酯酶等）、碳酸氢盐、多种离子和水，对消化食物起重要作用。老年人由于衰老和血管硬化，导致胰腺和腺泡萎缩，结缔组织增生，腺体变小、质硬、色变黄棕，使胰液分泌减少。50岁以后不仅胰液分泌量减少，且胰蛋白酶的活动下降66%以上。胰脂肪酶减少20%～30%，严重影响淀粉、蛋白质、脂肪等的消化和吸收。

第五节　生殖系统的衰老

一、生殖器官

（一）外阴

真皮血管减少和硬化，皮下脂肪减少，外阴和阴唇萎缩。阴蒂缩小，其神经末梢减少，感觉迟钝。

（二）阴道黏膜

皱襞减少，短而狭窄，干燥，上皮层变薄，细胞减少，上皮细胞中的糖原减少。阴道杆菌减少或消失，阴道杆菌应用糖原产生乳酸的过程减弱或丧失，阴道pH值由酸性变为碱性，抗感染能力减弱，易患阴道炎。

（三）子宫

黏膜和宫体皆萎缩，颈管粘连闭锁。由于雌激素水平降低致月经停止，由于支持子宫的韧带松弛，肌肉萎缩无力，易使子宫、阴道壁伴同直肠及膀胱下垂或脱出。

（四）输卵管

黏膜萎缩，管腔变窄或闭锁。

（五）卵巢

随增龄而减重，成熟期平均为9～10g，41～51岁为6.6g，51～60岁为4.9g，61～70岁为4g，最后萎缩成为一小片结缔组织，卵泡消失。

（六）乳房

由于雌激素和孕酮缺乏，乳腺及其导管萎缩退化，脂肪减少，结缔组织呈透明性变，致使乳房缩小，再加之皮肤干皱、松弛，整个乳房下垂。

二、女性内分泌

（一）更年期（老年前期，40～59岁）内分泌

1. 下丘脑—垂体轴

过度活跃：卵巢滤泡大量衰减，雌激素分泌降低，反馈激活下丘脑—垂体轴，使促卵泡成熟激素和促黄体生成素升高。

2. 黄体退化

卵巢滤泡进一步衰退，排卵停止，黄体退化全部变成白体，并伴以无排卵的不规则周期和黄体酮分泌不足。由于无对抗性雌激素的分泌，子宫内膜增生，可引起功能失调性子宫出血。

3. 滤泡退化

卵巢滤泡丧失，雌二醇分泌减少，月经停止。

（二）老年期（60～89岁）内分泌

更年期持续10～15年，约60岁步入老年期。垂体促卵泡成熟激素和促黄体生成素过多现象已逐渐消退，肾上腺皮质激素如脱氢表雄酮的产生停止。老年期卵巢中可能还残留有原始卵泡，但这种残留原始卵泡即使对大剂量的促性腺激素也不起反应。虽然绝经期后体内仍继续产生一定量的雌激素，但在育龄期占统治地位的雌二醇浓度极度降低，而雌酮成了绝经期后体内居支配地位的雌激素，每日产生雌酮约40μg，这些雌酮主要是由雄烯二酮转化而来，雄烯二酮则主要由衰退的卵巢产生。

三、绝经年龄与模式

绝经年龄为36～60岁，平均绝经年龄为47.7岁。其中49～50岁为首位，以下依次为47～48岁，45～46岁，51～52岁，<40岁，43～44岁，41～42岁，>55岁。绝经模式分三种：①突然绝经，占33.3%。②月经渐稀少，占56.14%。③经量多、经期不规则，甚至一月中有两次或两次以上行经，占10.5%。上述前两种模式为生理性绝经，系卵巢功能衰退所致；而第三种模式乃子宫内膜过度增生的结果，可视为功能性出血或其他原因造成，均属病理学范畴。

四、老年女性的性欲活动

老年妇女，随着年龄的增长性欲减退。老年女性与男性相比较，其性欲减退与精神

因素关系更为密切。绝经后性功能障碍多与局部病变相关，如阴道炎、尿道炎、外阴瘙痒及外阴干皱症等，这些病症在接受雌激素等治疗后，多获迅速改善，这已成为公认的事实。国外一保健机构在一次身体普查中发现，在60～70岁众多女性阴道内查到精子，显示出老年妇女仍有性生活行为。故从医学角度说，对丧失性功能者应研究如何改善其性欲活动，这应该是医生义不容辞的责任。老年女性性兴奋阶段大多延迟，前庭大腺的黏液分泌时间延后至3～5分钟，甚至更长时间（女青年在性冲动发生后10～20秒即可出现），其分泌量也明显减少，这是性冲动反应和心理反应降低的征象。由于雌激素分泌大大减少，老年女性阴道萎缩，收缩力减弱，可是在性交时主观快感却无大不同。

第六节　感觉器官的衰老

感觉器官的组织细胞退化，功能减弱，产生衰老现象。

一、视觉

在所有感觉中，视觉最重要。研究结果表明，80%以上的外界信息是由视觉系统接收和感知的。人的视力随增龄而下降。一般在20岁以下为1.5，20～50岁为1.0～1.25，60～65岁为0.9，80岁为0.4～0.6，老年人除视力明显减退外，视野缩小，暗适应速度减慢，感觉的最低阈值增加。

老年人晶状体呈淡黄色，随增龄其体积与重量逐渐增加，新生儿晶状体约重90mg，老年人晶状体重为225mg以上。晶状体90%为蛋白质，随增龄其中非水溶性蛋白质逐渐增多，由无色透明变为半透明，甚至不透明。晶状体的透明度降低，使老年人白内障患病率增加。晶状体调节聚焦的功能从8岁始即随增龄而减退。夏廉博对1002名退休工人进行视力调查，发现95%的老人近视力在0.5以下。一般宜配戴远视眼镜，这是因为老年人晶状体的弹性随增龄而明显下降，故其调节能力也随之明显减退。

老年人在角膜周围常可出现一个白圈，称"老人环"，男性较多，60岁时可有54%，70岁以上出现率则为75%。由于此环是类脂质沉着而成，有家族性高脂血症的老人，常发生较早，不影响健康。

老年人泪腺结缔组织增生，泪液分泌减少，泪液中所含溶菌酶量及其活性均降低，使结膜、角膜易干燥和感染而发生结膜炎、角膜炎等疾患。随增龄，角膜缘毛细血管硬化、闭塞，使角膜营养缺乏，同时鳞状细胞微绒毛减少，泪液和杯状细胞的黏液分泌减少，使视力减退。视网膜细胞（杆细胞和锥细胞）和脑细胞一样随增龄而减少。老年人视网膜血管变窄和硬化，甚至闭塞，色素上皮层细胞及细胞内的黑色素减少，脂褐素增多，老年性黄斑变性，视网膜变薄，趋于萎缩或出现血管新生性黄斑变性，使视力显著衰退。由于视网膜色素上皮层变薄和玻璃体的牵引，增加了老年人视网膜脱离的危险性。

人类视野在35岁时最大，以后随增龄而逐渐缩小。视野的缩小与视网膜周边变性、变薄、色素沉着、脉络膜萎缩、瞳孔缩小、上睑下垂和眼球内陷等紧密相关。

二、听觉

耳由外耳、中耳（听小骨系统）和内耳（耳蜗和柯蒂器）组成。随着增龄老年人的听神经逐渐减退，听力降低，60岁以上老年人，听力减退者占27.4%。老年人一般左耳比右耳听力好，女性比男性听力好。听力减退，一般是由于内耳，特别是耳蜗内毛细胞随增龄而减少以及耳蜗神经节细胞变性所致。耳毛细胞数目约2万，这些细胞的丧失可能是衰老时听力减退的最主要原因；耳蜗管分底部与尖部，前者接受高频声音，后者接受低频声音，老年人引起的变性主要发生于底部，所以大多数60岁以上老年人听力损害首先表现为难以听清高频声音，即丧失对频率4000Hz以上的高频音的有效听力；进一步发展为尖部，螺旋韧带进行性萎缩，淋巴液分泌异常，听毛细胞减少和变性等，则由感音性耳聋继而发生蜗神经萎缩等听觉传导通路的退化，形成神经性耳聋，听力大幅降低，语音辨别能力明显下降，影响行为和社交活动。老年人视力和听力一样，是与全身状况密切相关的，全身健康的人，到八九十岁高龄，耳目健康的大有人在。

三、嗅觉

人类能辨别2000～4000种不同物质气味，人的嗅觉十分敏感。人的嗅觉在20～50岁时最敏感。50岁以后嗅黏膜逐渐萎缩，嗅觉阈值提高，如对柠檬的阈值提高9倍，对丁酸类物质阈值提高2倍。60岁以后约20%的人失去嗅觉，70岁后嗅觉急剧衰退，80岁以后仅22%的人有正常嗅觉。以咖啡、胡椒粉、煤焦油和杏仁油测定人群分辨气味能力，20～40岁年龄组中70%的人能分辨4种气味。40～60岁组中仅50%，60～70岁组仅10%，70～80岁组仅3%能辨4种气味。有研究曾报道，嗅球纤维随增龄而减少，多数老年人在80岁以后3/4嗅神经纤维消失。

四、味觉

在舌的各种乳头中，有专司味觉的味蕾。味蕾中的味细胞是味觉感受器，其轴索以突触止于味觉神经元，将信号传输至相应神经中枢。老年人舌黏膜上的舌乳头逐渐消失，舌表面光滑，味蕾明显减少，60岁以上老年人约有50%味蕾萎缩。75岁以上与儿童比较，味蕾几乎丧失80%。所以老年人味觉敏感性下降，味阈升高，引起味觉障碍，对酸、甜、苦、辣的敏感性减退，尤其对咸味更迟钝，进而影响食欲。

五、本体感觉

本体感觉为一组感觉，包括触觉、压觉、震动觉、位置觉、温觉、冷觉和痛觉，它们的感受器分布于皮肤、关节、肌腱和内脏。

触觉小体专司精细的触觉，而压觉小体主要感受压力及震动感觉。正常人体各部位触觉的敏感性并不相同，最敏感的区域为角膜、手指尖的腹侧面、嘴唇和舌尖，最不敏感的区域为背、手掌和脚掌。随增龄，衰老的结果是触觉敏感性下降，阈值提高。老年人小手指腹侧和外侧面的阈值是青年的2.2倍，背侧是青年的2.6倍。

（一）震动觉

老年人震动觉的敏感性下降。以100Hz的震动频率，测试大拇趾的震动觉阈值，90

岁老人为5岁儿童的3倍。震动觉阈值的提高下肢较上肢明显，可能和下肢感觉神经纤维因衰老呈选择性缺失有关。

（二）躯体感觉

在皮肤上测定两点最小距离是测定躯体感觉能力的方法。正常身体各部位对两点距离的敏感性不同，指尖和唇部能分辨1～2mm的距离，而躯干及背部皮肤两点需距30～70mm才能分辨。衰老过程中足垫的分辨阈值提高达15倍，而鱼际皮肤仅提高1.2倍。

因衰老引起温觉的改变不明显。大多数老年人对疼痛刺激的敏感性减退，因而易被撞伤、刺伤而无感觉。也有些老年人易发生无痛性冠心病，如无痛性心肌梗死等。

第七节　口腔的衰老

口腔黏膜随增龄而角化增加，唾液腺萎缩、唾液（包括黏液和浆液）分泌减少，人的唾液腺每天分泌1000～1500mL唾液，其中99.5%为水分，0.5%为固体成分。故老年人常感口干和说话不畅。唾液减少使黏膜角化加重，吞咽困难。唾液中唾液淀粉酶等蛋白质含量降低。舌和咬肌萎缩，使其运动功能障碍，咀嚼无力，再加牙齿的衰老变化，不仅发生碎食不良，而且使食物不能与消化液充分拌和与完善加工。舌的味蕾减少，味觉减退，影响食欲。老年人牙齿的牙釉质和牙本质随增龄而磨损，使牙本质内的神经末梢外露，引起对冷、热、酸、咸等食物的过敏而酸痛。牙本质随增龄而不断向髓腔内增厚，髓腔缩小，牙髓常钙化成髓石，加之牙龈退化萎缩，牙齿逐渐脱落，咀嚼功能大为减弱，同时，随增龄牙周膜变薄，牙龈退缩，牙根暴露，故老年人易患牙周病。

（师　岩）

第五章 衰老的生物化学

在衰老过程中，机体发生着一系列错综复杂的生物化学改变。体内的生物化学改变有些是衰老引起的（属生理性的），有的是疾病引起的（即病理性的），两者有时很难区分清楚。

第一节 血浆蛋白质

蛋白质由多种氨基酸所组成，氨基酸通过肽键按一定顺序连接成蛋白质。组成蛋白质的氨基酸种类、数量以及次序不同，形成的蛋白质种类很多，大小各异，功能也各不相同。血浆蛋白质通常可被分解成氨基酸被组织利用，重新合成蛋白质，也可氧化分解以供能量；已知肝脏合成全部白蛋白和纤维蛋白原以及部分球蛋白；另一部分球蛋白由浆细胞合成。正常情况下，机体保持血浆蛋白质水平稳定。每一种蛋白质要与血管外液维持动态平衡。血浆蛋白质是否渗出血管外取决于其分子质量的大小。血浆中每一种蛋白质的浓度取决于其合成、分解的平衡以及其可利用代谢库的变化。

血浆蛋白质最早用区带电泳分成白蛋白、α球蛋白、β球蛋白和γ球蛋白。以后采用免疫电泳法发现，上述每一部分都包含许多成分，例如α_1成分包括α_1-酸性糖蛋白、α_1-脂蛋白、α_1-抗胰蛋白酶、α_1-抗糜蛋白酶和甲状腺素结合蛋白等。目前已分离到100种以上不同的血浆蛋白，从它们的电泳迁移率来看，分别属于白蛋白和各类球蛋白的范围。纤维蛋白原在血液流出血管时转变成纤维蛋白，是血凝块的基础。

有些血浆蛋白质随年龄的变化而改变。一般认为，总蛋白在儿童时开始上升，20～40岁达到高峰，60岁以后降到最低水平。老年人总蛋白变化的原因有多种解释，有人认为其降低可能是由于肝功能下降、食物不足营养不良或卧床休息；有人认为，老年人血浆IgG和IgA上升，但有人认为这种意见不完全正确。

第二节 血脂、血浆脂蛋白及其影响因素

一、血脂与血浆脂蛋白

血脂包括中性脂肪（甘油三酯、TG）、类脂（包括磷脂、胆固醇及胆固醇酯）和游离脂肪酸等。甘油三酯是甘油与脂肪酸构成的脂肪，通常含有2～3种不同脂肪酸。食物中的甘油三酯经消化道酶水解后吸收，在小肠黏膜细胞中形成乳糜微粒（CM），进入胸导管，再汇入血液循环。内源性甘油三酯主要由肝脏合成，并以极低密度脂蛋白

（VLDL）的形式分泌到血液中。血浆中游离脂肪酸主要与白蛋白结合，由白蛋白将其转运到肝、骨骼肌和心肌。CM和VLDL的甘油三酯中脂肪酸成分受食物脂肪的影响。血浆总胆固醇（TC）正常值2.82～5.92mmol/L（110～230mg/dL），胆固醇酯约占总胆固醇的2/3。血清甘油三酯0.23～1.81mmol/L（20～160mg/dL）。磷脂1.42～2.71mmol/L（110～210mg/dL）。脂蛋白电泳：α-脂蛋白占30%～40%，β-脂蛋白占60%～70%。

血浆脂蛋白是血浆中一类结构复杂的复合物，主要成分是脂类（包括甘油酯、磷脂、胆固醇及胆固醇酯）、蛋白质以及少量糖类。血浆脂蛋白不仅是血浆运输脂类的形式，而且还有调节脂类代谢的作用。血浆脂蛋白不是一种均一的物质，根据其所含的成分不同，在血浆中有多种脂蛋白。以超速离心法可将血浆脂蛋白分为4组：乳糜微粒（CM d<0.95）、极低密度脂蛋白（VLDL d=0.95～1.006）、低密度脂蛋白（LDL d=1.006～1.063）、高密度脂蛋白（HDL d=1.063～1.21），血浆脂蛋白中的蛋白质部分称为载脂蛋白（apo），载脂蛋白已知有几十种，主要有A、B、C、D和E 5类。apo-A又分AⅠ、AⅡ、AⅣ；B又分B100及B48；C又分C-Ⅰ、C-Ⅱ、C-Ⅲ等5类。载脂蛋白的主要功能是：①维持脂蛋白的分子结构及理化特性的必需成分。②与脂质结合后成水溶性物质才能运输到全身发挥作用。③调节与脂蛋白代谢有关酶的活性和中间脂蛋白与受体的作用。不同的血浆脂蛋白所含的载脂蛋白不同，apo-A是高密度脂蛋白的主要成分，包括apo-AⅠ、apo-AⅡ。apo-B则主要存在于CM、LDL和VLDL中。apo-C（包括apo-CⅠ、apo-CⅡ、apo-CⅢ）主要存在于VLDL中，HDL中也有少量。载脂蛋白E是中间密度脂蛋白的主要成分，至少有3种不同形式：apo-E2、apo-E3、apo-E4。

血浆脂蛋白中的甘油三酯经脂蛋白酶水解和被各组织吸收而消失，其中脂肪组织和肝脏起重要作用。脂蛋白脂酶主要水解CM和VLDL中的甘油三酯，此作用发生在脂肪组织、心肌和骨骼肌毛细血管内皮表面。

二、年龄、性别、地区、饮食等因素对血脂浓度的影响

血脂水平从青年人至老年人逐渐上升，女性从更年期开始上升幅度超过男性，50岁以前男性TC、LDL-C、TG高于女性。50岁以后女性高于男性。TC与TG随着年龄增长而增高，至60岁达高峰，以后稍有下降，女性稍高于男性。老年人肥胖与血TG、TC成正比。有人对48000名美国白人血清总胆固醇和甘油三酯浓度及性别和年龄的影响研究显示，在10～20岁时血浆胆固醇维持稳定，两性间无明显差异；20～50岁两性间胆固醇均升高，男性比女性升高较多，以后男性保持平稳，而女性继续升高，55岁后女性高于男性。血浆TG浓度在10～20岁时稍微升高，女性升高比男性多一些；20～50岁男性升高比女性较快；65岁时，两者相交；69岁以上，两性均保持平稳。血脂随增龄上升的幅度因生活条件而异，在食物营养不充分的人群中不一定随增龄上升。北京居民调查中，老年人比青年人约高30%，血脂高峰在60～69岁组，此后略有下降，至80岁以后降低明显，但有无下降及下降幅度大小也因老年人的健康状况及生活条件而异。

VLDL和低密度脂蛋白胆固醇（LDL-C）在男性和女性都随增龄而增加，直到50岁，其中男性稍高于女性。HDL-C男性在50岁前维持平稳，而后稍微升高，但是仍低于女性。女性HDL-C比男性高，且随增龄逐步升高。近年来，研究资料说明，高血TG，特别是当伴有HDL-C降低时，对冠心病的发生与发展具有重要意义。HDL-C对冠心病保护

作用的机制可能是：①胆固醇逆向运转，即促进胆固醇从血管壁引出。②HDL-C血浓度与某些致动脉粥样硬化因子，如中间密度脂蛋白（IDL）有负相关，所以HDL特别是其中的HDL-2亚型是抗动脉粥样硬化因子。LDL可按其不同密度和大小分为3个亚型，其中LDL-3最小，有以下特点：①不易被受体识别和清除，在血浆中停留较久，半衰期长。②易穿入动脉内膜。③易被氧化，易被巨噬细胞摄入而形成泡沫细胞。因此称LDL是致动脉硬化因子。

多进荤食比长期素食者TC、TG为高，多吃动物油或动物脏器等食物会使血TC升高，多吃糖类可使TC升高，而体力活动或运动常可使血脂下降。多食不饱和脂肪酸（如植物油）也使血脂下降。升糖激素如胰高血糖素、儿茶酚胺、生长激素等皆可动员体脂，使游离脂肪酸和TG升高。遗传基因、神经精神因素以及某些药物也可影响血脂浓度。有研究发现老年人长期（>1年）服用维生素E、维生素C能抑制脂质过氧化作用和降低TG。老年高血压患者经过3个月规则运动，空腹及糖负荷后1小时、2小时胰岛素水平、血TC、TG及LDL-C较对照组降低（$P < 0.05$），HDL较对照组增高（$P < 0.05$）。同时试验后两组血压均有降低。

第三节　酶

酶是生物机体产生的一类特殊蛋白质，对生物体各种代谢过程具有催化作用，所以是生物催化剂，其特点是专一性强、高效，控制体内各种生化反应的速度和进程。

一、酶在衰老过程中的改变

人体内的酶长期受到内外环境因素的影响，当人进入中老年期后，酶的量和活性均会出现异常。

引起衰老的因素多而复杂，到目前为止，还没有统一的观点和衰老学说，但核酸和环境因素引起衰老似无疑义。

1. 核酸变化对酶的影响

核酸是遗传信息的携带者，决定人类寿命的主要因素。由于核酸在人的一生中处在动态变化过程中，所以基因调控及由核酸决定的蛋白质结构也处在变化之中，因而酶的量及活性是不稳定的。

（1）基因调控对酶的影响　近年来衰老与DNA甲基化的研究较深入，DNA甲基化可能是真核细胞基因表达的多层次调控机制的因素之一，它和生物组织的分化密切相关。当DNA呈低甲基化水平时，活性基因便得以表达，DNA呈高甲基化水平时，则活性基因关闭。活性基因表达时，可合成酶蛋白，活性基因关闭酶蛋白合成被停止。同时衰老细胞中产生一种DNA合成抑制剂，该抑制剂可能经扩散由胞质进入年轻细胞核从而使年轻细胞DNA合成的启动受阻，实验证明衰老细胞能抑制细胞DNA合成。衰老细胞中能够主动的形成DNA合成抑制剂。DNA合成量减少，基因调控能力降低，酶蛋白减少。影响真核细胞基因调控和基因表达的因素很多，如α-鹅膏蕈碱是RNA聚合酶1的高效抑制剂，它阻止了mRNA前体的合成，使转录中断；白喉毒素能催化移位酶进行共价修饰失去活性，由于蛋白质合成过程中必要的延长因子失活，阻断了蛋白质的合成，使酶蛋白减少并使酶活性降低。

（2）核酸结构变化对酶的影响　　DNA结构中所储存的信息通过mRNA表达出来，合成新的蛋白质显示生物特性。若DNA的结构或构象发生改变，功能必然改变。导致DNA结构变化的因素很多，如辐射、化学试剂、农药、药物、环境中有毒气体及某些生物均可引起DNA结构发生变化，人体内的自由基影响DNA双链结构，转录出有严重缺陷的mRNA，酶蛋白异常，酶活性降低。

2. 自由基对酶的影响

自由基与衰老之间存在着密切的关系，对衰老影响大数量多的自由基属活性氧。脂类过氧化物对人体衰老也有重大影响。自由基一般均表现出极活泼的化学性，在人体内可直接损伤DNA，使DNA转录错误，致使mRNA发生变化。脂类过氧化物自由基在体内引发一系列自由基反应，结果形成丙二醛。丙二醛是生物大分子交联剂，造成DNA分子交联，使DNA失去表达的能力，直接影响酶蛋白质和量；丙二醛也可使酶蛋白质分子交联，失去酶活性。自由基直接损坏细胞膜，不仅破坏了质膜上的酶，还导致细胞衰老死亡，造成人体合成酶蛋白的数量减少，酶量减少。

3. 环境因素对酶的影响

环境因素包括内环境和外环境因素。内环境因素主要有内分泌系统、神经系统和免疫系统等，外环境因素主要包括各类化学试剂，农药，药物，工业三废中有害、有毒气体、生物因子等。这些因素既可对体内诱导酶合成产生重大影响，对结构酶的合成也可产生一定影响。例如，人或哺乳动物食料中无脂肪时，乙酰辅酶A羧化酶的合成率显著增高；在饥饿条件下，此酶的合成率下降，降解率增高，酶的含量随之降低。该酶发生变化直接影响体内脂肪代谢。环境因素不仅影响结构酶的质和量，对诱导酶质和量的影响更大。

二、酶在衰老过程中的变化

随着衰老进程，人体内的酶水平、酶活性和酶的性质均发生变化。然而要比较不同年龄组人体内酶水平或酶活性是相当困难的。这是因为同一年龄组的人群处在不同环境中，生理状态不同，酶水平也就可能不同，而在不同性别间，也不能简单地进行酶水平或酶活性比较；此外，还因为酶的测定方法不统一，难以找到统一测定标准。所以研究衰老时酶水平、酶活性的变化多采用体外培养的有丝分裂后的衰老细胞。

（一）衰老过程中与代谢有关的酶活性变化

1. 氧化还原酶的变化

氧化还原酶在生物体内的重要生化反应中起着决定性作用。参与氧化还原反应的酶很多，如α-磷酸甘油脱氢酶、乳酸脱氢酶、苹果酸酶、6-磷酸葡萄糖酸脱氢酶、葡萄糖脱氢酶、葡萄糖-6-磷酸脱氢酶、琥珀酸脱氢酶、细胞色素还原酶、细胞色素氧化酶等，这些酶均随着人类年龄增长酶水平和酶活性下降，说明了老年人的代谢缓慢的原因。利用4、8、12、16、20和24月龄大鼠为实验材料，测试脑海马和纹状体中突触和非突触线粒体中的柠檬酸酶、苹果酸脱氢酶、细胞色素还原酶、细胞色素氧化酶、谷氨酸脱氢酶，结果表明大鼠脑内这两个区域的上述酶随大鼠年龄增加活性下降。Shimzu阐明了细胞衰老和酶的关系，他以兔、豚鼠、仓鼠、大鼠和小鼠为实验材料，测试年轻动物和老年动物红细胞中葡萄糖-6-磷酸脱氢酶（G-6-PD）等酶活性，随增龄酶活性明显下降。老龄鼠（24月龄）丙酮酸脱氢酶、细胞色素氧化酶的最大速度与4月龄的相比下降十分明显。衰老大鼠红细胞中G-6-PD与年轻大鼠红细胞中的该酶相比，下降了75%～85%。许多实验都表明脑、内脏和血细胞中氧化还原酶类随增龄酶活性下降。

2. 转移酶的变化

这类酶与多种代谢有关。在衰老过程中活性下降的，有糖原磷酸化酶、氨基己糖苷酶、己糖激酶、肌酸磷酸激酶等。但磷酸果糖激酶随增龄活性上升。大多数哺乳动物实验表明，老年动物的己糖激酶、谷草转氨酶，与年轻动物相比，酶活性下降十分明显，人肌细胞中谷胱甘肽转硫酶的活性随增龄而下降，该酶活性降低导致人红细胞衰老。

3. 其他酶的变化

水解酶、裂合酶类与连接酶类在人衰老过程中酶活性无规律。有些酶随增龄活性降低，如磷脂酶、延胡索酸酶和核糖-5-磷酸异构酶。Chen用人类二倍体成纤维细胞进行胺代谢研究发现，在衰老的细胞中鸟氨酸脱羧酶比年轻细胞酶活性下降5倍，且在衰老过程中胸苷激酶、胸苷酸合成酶活动都显著下降。另一些酶则随增龄活性上升，如酸性磷酸酶。大鼠大脑、海马、小脑及脑桥中β-葡萄糖醛酸酶及酸性脱氧核糖核酸酶也随增龄而表现为酶活性升高。有些酶的活性似乎与年龄无关，如β-葡萄糖苷酶、顺乌头酸酶、烯醇酶以及大鼠脑桥中的酸性磷酸酶。

在同一年龄组中，酶的活性随体育锻炼习惯差异较大。实验证明，老龄大鼠长时间耐力锻炼可延缓衰老进程，并使因年龄增高而降低的酶活性得到恢复。经过锻炼的老龄大鼠骨骼中磷酸甘油激酶与不锻炼的老龄鼠或年轻大鼠骨骼肌中该酶活性存在着明显不同。经过锻炼的老龄鼠磷酸甘油激酶的活性明显高于不锻炼的老龄鼠，几乎与年轻大鼠酶活性水平接近。这可能是因锻炼提高了生物的抗氧化能力。限食也可以提高某些酶的活性。

（二）质膜中酶变化

质膜酶含有果糖二磷酸醛缩酶、甘油醛磷酸脱氢酶、α-D-葡萄糖苷酶、氨基肽酶、酰基CoA去饱和酶，Na^+、K^+-ATP酶，Ca^{2+}、Mg^{2+}-ATP酶，这些酶的酶活性均随增龄而降低。Na^+、K^+-ATP酶，Ca^{2+}、Mg^{2+}-ATP酶在质膜酶中具有特殊重要的作用。老年人红细胞膜Na^+、K^+-ATP酶合成量下降，其活性比青年人低约56%。从化学角度计算，每水解一分子ATP可使$3Na^+$和$2K^+$从细胞膜向内外转移。老年人因Na^+、K^+-ATP酶活性降低，以致Na^+-K^+离子从膜两侧的转移率下降，又因Na^+和K^+在膜内外转移时，ATP被水解放出热量，ATP酶活性降低，产热量降低，导致老年人畏寒怕冷。主动性Na^+-K^+，转运是动物细胞重要生命活动功能之一，细胞代谢所产生的能量相当大的一部分被转运活动所利用，代谢速率可能对离子转运耗能过程有重要依赖性，因而主动性Na^+-K^+转运是决定代谢速率的一个重要因素。已证明糖酵解与主动性Na^+-K^+转运有密切关系，酵解为离子泵活动提供所需要的能量，离子转运为糖酵解提供所需的磷酸基和ADP。Na^+、K^+转运调节糖酵解是发生在磷酸甘油酸激酶这一步骤。由于ADP是磷酸甘油酸激酶所催化的反应中的底物，故ADP可利用性成为控制反应速率的一个重要因素；以Pi和NAD^+为底物，3-磷酸甘油醛脱氢酶把3磷酸甘油醛转为1,3二磷酸甘油酸，磷酸甘油酸激酶催化1,3-二磷酸甘油酸的一个磷酸基（Pi）转移给ADP形成ATP，由此可见，Na^+、K^+-ATP酶是糖酵解所需要的Pi的ADP的主要供给者之一，Na^+、K^+-ATP酶可赋予细胞必要的生命活力Ca^{2+}，Mg^{2+}激活的ATP酶与Na^+、K^+-ATP酶同样重要。在细胞中代谢过程的调节有许多是通过改变Ca^{2+}敏感的相关酶活性来实现的，在该体系中，Ca^{2+}是中心环节，起第二信使作用。影响细胞液与细胞外液、细胞液与亚细胞器间Ca^{2+}浓度梯度的因素较多，质膜和细胞器膜上的Ca^{2+}-ATP酶（Ca-泵）、Na^+促进的Ca^{2+}仅向运输和线粒体氧化磷酸化推动的Ca^{2+}主动运输。Northern采用大鼠肌细胞进行的研究表明，Ca^{2+}-ATP酶随增龄活性下降。40月龄大鼠的Ca^{2+}-ATP酶的mRNA比30月龄下降了60%，Na^+、K^+-ATP酶和Ca^{2+}-ATP酶一样，也有随增龄活性下降现象。据认为该酶活性与甲状腺激素的变化有关。甲状腺素具有诱导Na^+、K^+-ATP酶生物合成的效应。老年人甲状腺功能减弱，甲状腺素合成能力下降，T_4-5′-脱碘酶活性减弱，外周组织的T_4转变为T_3的速度降低。T_3是主要有活性的甲状腺素，甲状腺素具有诱导ATP酶合成的作用，T_3浓度下降，使Na^+、K^+-ATP酶和Ca^{2+}-ATP酶合成减少。T_3可直接通过细胞质进入核中，和其相应受体结合再作用于染色质发挥其效能。老年人外周组织细胞核T_3受体数量及其亲和力明显下降，使T_3的功能无法发挥。糖皮质激素可加强T_3受体的亲和力，而老年人糖皮质激素分泌量和其靶细胞受体都减少；苹果酸脱氢酶的酶促反应的产物可加强T_3与受体结合，而老年人该酶活性下降，导致T_3与受体结合能力下降。

（三）抗氧化酶系统与衰老的关系

活性氧$O_2^-·$、·OH、H_2O_2、$H_2O·$、RO·、$RO_2·$等自由基直接影响或破坏人体内生物大分子的正常代谢并间接地产生其他自由基，多余的自由基引起细胞衰老，因此清除体内多余活性氧等自由基，对延缓人的衰老有着十分积极的作用。在人体内实质上存在着一套抗氧化酶系统，主要有超氧化物歧化酶（SOD）、过氧化物酶（CAT）、谷胱甘肽过氧化物酶（GSP或GSH-Px）、谷胱甘肽转硫酶（GST）等，这些酶往往共同起作用，构成抗氧化酶系统，有效清除体内活性氧等自由基，阻断有害自由基反应，使人体免受自由基侵害，延缓人体衰老过程。

1. SOD的变化

近年来对SOD的研究较为深入，SOD分为Cu/Zn-SOD、Fe-SOD和Mn-SOD，三种酶都可催化$O_2^-·$歧化为H_2O_2与O_2，但它们的性质有所不同，其中Cu/Zn-SOD与其他两种SOD的差别较大，Mn-SOD和Fe-SOD之间差别较小。

（1）SOD的性质　SOD广泛存在于各类生物体中，不同种生物SOD含量不同，同种生物不同组织或同一组织不同部位，所含SOD种类和数量也不同。人的肝Cu/Zn-SOD活性最高，Mn-SOD含量最高，肾上腺较次，脂肪组织最低。

（2）SOD活性与人年龄的关系　大量研究表明SOD活性与年龄存在着密切相关性。Hiramatsu利用自旋共振法测试了不同年龄组人脑脊液（CSF）中SOD活性，随增龄CSF中SOD活性降低，老龄大鼠脑中线粒体和细胞液中的SOD比年轻大鼠低。Ceballs测试了不同年龄组人红细胞中Cu/zn-SOD的活性，共测试167人，男性102人，女性65人，SOD活性在11～25周岁年龄组便发生了明显的变化；在该年龄组后SOD活性随年龄增加红细胞中SOD活性显著下降，相关系数$r=0.362$。Guemour测试了从4～97岁1836名男女健康人血浆和红细胞中SOD的活性，证明SOD活性无性别差异，与体重、血压无关，但10～14岁女孩比来月经后的成年女性红细胞中SOD活性低16%。一般规律是正常人血浆中SOD活性随增龄下降。

（3）SOD和人体健康　SOD是人体防御内外环境中超氧化物离子对人体侵害的重要酶。在人体内O_2^-·可自动歧化，但速度极慢，SOD催化反应比体内自动歧化反应快10^{10}倍。所以SOD活性降低或其含量减少，体内会积存O_2^-·，而O_2^-·对人体组织、细胞有较强的破坏作用。

超氧阴离子自由基O_2^-·可以引起多种疾病。若及时补充SOD，可以减轻或避免疾病的出现。据报道当病症出现时，抗氧化酶SOD脂质体类药物可治疗疾病。长期研究和实验表明，SOD对肿瘤生长有抑制作用，Cu/Zn-SOD和Mn-SOD活性降低是许多肿瘤的特征；同时SOD可减少动物因缺血所造成的心肌区域性梗死的范围和程度。

2. GSH-Px及其他抗氧化酶的变化

GSH-Px、CAT和GSH-S-T等抗氧化酶随人年龄增加其活性发生显著性变化。

（1）GSH-Px等抗氧化酶的某些理化性质　红细胞中GSH-Px分子量为95000，人胎盘中GSH-Px分子量为85500，硒含量为3.5～4.24g原子/mol，其功能是使H_2O_2转变为H_2O或使有机氢过氧化物（ROOH）还原为ROH，GSH-S-T为不含硒的谷胱甘肽过氧化物酶，作用是转硫或清除有机氢，按其亚基不同可有多种同工酶。过氧化氢酶、过氧化物酶均可清除人体内的H_2O_2，其分子量较小，约25000。

（2）GSH-Px等抗氧化酶与人类年龄的关系　血浆和红细胞、肝等组织中GSH-Px活性均随增龄而下降。Ceballos把167例健康人（男102，女65）分为五组：新生儿～1岁，1～11岁，11～25岁，25～40岁，40～63岁，测试红细胞中GSH-Px、GSH-S-T。GSH-Px酶活性的变化出现在第3组，GSH-S-T活性变化出现在第五年龄组，GSH-S-T无性别差异。Guemour对4～97岁1836例健康人的红细胞中GSH-Px和CAT活性进行测试。CAT活性无性别差异。女性红细胞中GSH-P活性明显高于男性，65岁以前酶活性相对稳定且无证据表明体重和血压对GSH-Px等抗氧化酶的酶活性有影响。吸烟与饮酒对GSH-Px等酶活性有影响。Ciriolo对3、6、12和24月龄大鼠脑的前脑皮质、顶皮质、海马和下丘脑不同区域的GSH-Px、GSH-S-T和CAT进行了测试，不同脑区抗氧化酶水平存在着很大的差异，在前脑皮质和尾状核GSH-PX活性无变化，CAT活性降低；在顶皮质和中脑GSH-Px活性升高但CAT活性降低，在下脑干3～12月龄大鼠GSH-PX和CAT活性降低，在下丘脑GSH-Px随年龄增长活性上升，该区CAT活性明显降低。Shindo对30名不同年龄人骨骼肌培养细胞中的CAT和GSH-Px活性进行测试，随着年龄的增加骨骼肌成纤维细胞中CAT活性降低，GSH-Px活性略有上升。Nistico用3、12和24月龄大鼠为实验材料，测试大鼠脑区GSH-Px和CAT活性。12月龄的GSH-Px活性无明显变化，24月龄在下脑干GSH-Px活性增加，12月龄和24月龄大鼠脑的多数区域CAT活性显著降低。由上可见，GSH-Px和CAT活性变化相当复杂，难以断言GSH-Px抗氧化酶活性随龄增加而活性下降。

3. 乳酸脱氢酶

乳酸脱氢酶（LDH）可使乳酸脱氧变成丙酮酸，LDH由4个亚基组成，每个亚基相对分子质量约为35000，4个亚基有两种类型，分别称为H亚基和M亚基。根据亚基的组成比例不同，LDH可分成5种：H_4（LDH_1）、H_3M（LDH_2）、H_2M_2（LDH_3）、HM_3（LDH_4）和M_4（LDH_5）。正常血清中$LDH_2 > LDH_1 > LDH_3 > LDH_4 > LDH_5$，McQuan研究280个受试者，年龄25～55岁，发现血清酶活性随年龄逐步增加。各个年龄组女性的酶活力均大于男性。有人发现肌肉中的LDH活力随肌肉活动的减少而降低。老年人肌肉酶活力较低是由于他们不太活动的生活方式所造成。据相关报道，大鼠脑中的乳酸脱氢酶在出生后30周时活性最高，而后下降。

4. Na⁺和K⁺-ATP酶

Gambert等报道，老年人红细胞Na^+、K^+-ATP酶含量下降，其活性比年轻人低约56%。Na^+、K^+-ATP酶执行阳离子主动运输功能。如维持细胞内Na^+、K^+浓度的相对恒定，保持细胞内外环境的适当渗透压；使去极化的神经肌肉细胞恢复极化，保持神经肌肉适当的兴奋性和传导性等，对机体生理功能具有重要意义。老年人由于Na^+、K^+-ATP酶活力下降，使Na^+、K^+在细胞内外两侧转移率下降。在阳离子主动运转时，ATP被水解并伴随着产生热量，ATP酶活力下降，产热量减少，因而老年人畏寒怕冷。细胞代谢所产生的能量相当大的一部分被转运活动所利用。所以主动性Na^+、K^+转运是决定代谢速度的一个重要因素。随着老化，骨骼肌中的ATP酶活性下降，但肝中却不变。红细胞糖酵解过程比较活跃，为离子转运提供所需能量。同时，ATP水解产生ADP和无机磷酸则对糖酵解的一些关键酶有激活作用，可见Na^+和K^+-ATP酶活性调节可赋予细胞必需的生命力。

5. 碱性磷酸酶

碱性磷酸酶（AP）活性随年龄的增加而升高。

6. 单胺氧化酶

单胺氧化酶（MAO）主要存在于脑、肝、血小板和血清中，参与体内单胺类物质和儿茶酚胺类的代谢。MAO有A、B两种类型，位于神经细胞轴突中的为A型，位于施万细胞液中的为B型。实验证明MAO-B与人类衰老关系密切，MAO-A基因位于染色体XP21-P11位点，MAO-B基因也定位于该区，两个基因位点相距很近。已发现人过45岁后，脑中的MAO-B活性急剧上升，并随增龄而继续增高，MAO-A活性与年龄无关。

第四节　物质代谢与能量代谢

物质代谢是生物体生命活动的基础。人和各种哺乳动物的代谢速度，与其衰老速度和寿命长短紧密相关。一般而言，代谢速率快的寿命就短，代谢慢者寿命长。人的一切生命活动均需由物质代谢提供能量。代谢过程中产生的有害物质可能是引起衰老的原因之一。老年期的特点是代谢上呈退行性、异化性和分解性，这种倾向通常在衰老症状出现前即已开始。

一、糖类代谢

随着生物体的衰老，机体处理糖的能力逐渐下降，体内糖代谢障碍发生率上升，因而老年人糖尿病发病率也明显升高。据国内外文献记载，口服葡萄糖耐量试验随增龄糖耐量降低。

衰老主要是影响对葡萄糖负荷反应的能力而不影响空腹血糖水平。空腹血糖受年龄的影响较小，年龄每增10岁仅升高0.06～0.11mol/L（1～2mg/dL）。但在口服葡萄糖后1～2小时取血检验，血糖浓度年龄每增加10岁升高0.3～0.7mmol/L（6～13mg/dL），同样，在静脉注射葡萄糖试验中，与年龄有关的葡萄糖消失速度（以每分钟葡萄糖消失百分比表示），每10年降低平均0.15%～0.20%。

可以看出老年人的组织器官经常处于较高水平的血糖浓度环境，这一点也可用老年人糖化血红蛋白升高加以引证。已知，在血液中出现高葡萄糖浓度时，在红细胞中会发生连续不可逆地形成和积累糖化血红蛋白，而且糖化血红蛋白的浓度与几周前的血糖浓度密切相关。据报道，糖化血红蛋白可以从25岁时的7%升高到70岁时的9%。孙文兵等研究发现，老年大鼠肝脏基质支持下的糖异生速度在灌注时以及在胰高血糖素和肾上腺素刺激下的糖异生速度的明显降低，显示老化肝脏糖异生功能障碍。

二、脂类代谢

随着增龄，脂质的消化、吸收、合成和血清脂质含量都会发生某些改变。

（一）脂质代谢的变化

近年来，世界各国学者所进行的人和动物的研究资料均表明：机体对脂类的消化、吸收和合成功能随增龄而降低。对老年人脂肪进行平衡研究时发现，当脂质摄入量低于30g时，粪便中脂肪含量与增龄无关，当摄入量高于30g时，则粪便中脂肪含量随增龄而增加。同时，同位素^{131}I的吸收试验观察到60～70岁的人吸收功能在正常范围，到80岁时吸收功能就发生障碍。用氚标记的醋酸盐掺入鼠肝脏胆固醇的研究发现，随增龄肝脏胆固醇呈进行性减少，显示老年大鼠胆固醇的合成能力下降。实验结果还表明，胆固醇的排泄量也随增龄而减少。日本学者报道，肝中甘油三酯的合成和脂肪组织释放游离脂肪酸、脂蛋白脂肪酶的活性均随增龄而降低。同时，随增龄肠黏膜摄取长链脂肪酸及酯化能力下降，人和鼠的肠黏膜内合成甘油三酯所需的单酸甘油酯酰转移酶的活性也降低，这可能是导致TG再合成降低的原因。总之，随增龄，脂质正常代谢受阻的可能性逐渐增加，脂质的消化、吸收、排泄及合成均会减少，结果导致组织和血液中脂质的蓄积。

（二）血清脂质水平

据国内外文献报道，随年龄增长，血清脂质水平显著增加，主要是由于老年人总胆固醇增加的缘故。Smith报道正常主动脉内膜中的全部脂类均随增龄而增加，胆固醇酯比其他脂类增加尤为显著。李氏等测定1230例18～98岁北京居民的血脂后指出，18～79岁血清总胆固醇和甘油三酯值随增龄而升高，80岁以后下降。Grinna研究了细胞膜脂类的增龄变化，结果发现老年鼠（24个月）肾和肝脏溶酶体部分的磷脂比年轻鼠（6个月）分别减少42%和21%，但心脏溶酶体部分的磷脂以及心、肝、肾脏线粒体部分的磷脂却无增龄变化。

研究表明，血浆脂蛋白如VLDL和LDL随增龄增加，40～50岁达高峰，以后逐渐下降。关于HDL与年龄的关系，意见并不一致，有的人认为HDL-C随增龄而增加，到高龄后下降。王拥军等选择513例健康人作为研究对象，结果发现血中胆固醇酯、甘油三酯、低密度脂蛋白和极低密度脂蛋白在出生时含量较低，以后随增龄而升高；高密度脂蛋白出生时较低，以后逐渐升高，到20岁之前达高峰，以后又逐渐下降。氧化型低密度脂蛋白（Ox-LDL）在出生时极低，后随增龄而升高，到70岁之前达高峰，70岁以后又下降趋势。相关分析也发现血TC、TG、LDL、Ox-LDL与年龄呈明显正相关，HDL与年龄呈负相关关系。结果提示，随着增龄，脂类代谢的变化为动脉粥样硬化发生提供了更多的物质基础。

潘其兴等对90例85岁以上高龄老人的血脂、脂蛋白和载脂蛋白进行测定，并与陈旧性心肌梗死（OMI）组对比。结果显示，高龄老人血清TC、LDL-C、apo-A$_1$和apo-B$_{100}$与OMI组相比明显低；而HDL-C/TC、HDL-C/LDL-C和apo-A$_1$/apo-B$_{100}$明显高；单因素相关分析显示，HDL-C/TC，HDL-C/LDL-C和apo-A$_1$/apo-B$_{100}$与长寿正相关，与OMI呈负相关：而 TC、LDL-C、apo-A$_1$和apo-B$_{100}$则与长寿负相关，与OMI呈正相关；HDL-C、TC和VLDL-C与长寿和OMI几乎无相关关系。因此认为血清apo-B$_{100}$水平的低值、HDL-C和apo-A$_1$/ap-B$_{100}$的高值，可能是高龄老人血脂、脂蛋白和载脂蛋白的特点。刘清华等观察了HDL及apo-A$_1$在拮抗LDL损伤血管内皮细胞（EC）方面所起的作用，结果显示，预加入HDL或apo-A$_1$（100μg/mL），细胞再受到较大剂量（1500μg/mL）的LDL损伤时，不发生显著形态变化，细胞成活率由25.0%（LDL组）提高到91.8%（HDL + LDL组）和89.7%（apo-A$_1$ +LDL组）；细胞膜的完整性增强，LDL释放百分比由72.0% ± 5.5%（LDL组）降至26.8% ± 3.4%（HDL+ LDL组）和29.4% ± 4.5%（apo-A$_1$+LDL组）；并促进细胞自身分泌前列环素（PGL$_2$），使6-keto-PCF$_1$α的含量由（7.8 ± 1.4）μg/mL（LDL组）增至（16.5 ± 4.3）μg/mL（HDL + LDL组）和（14.2 ± 1.9）μg/mL（apo-A$_1$+LDL组）。

三、蛋白质代谢

人体的基本组成单位是细胞，而细胞原生质的主要物质是蛋白质，机体的新陈代谢活动是靠蛋白质的各种生物学功能（酶的催化、激素的生理调节、氧的运输、肌肉的收缩、抗体的免疫等）来完成的。蛋白质是构成生物体的主要成分，是生命活动的基础。蛋白质代谢的衰老变化是人体生理功能衰退的重要物质基础。随增龄，肌肉、肝、脑、肾和血液中各种蛋白质的比例发生明显变化，如血清白蛋白含量降低，而总球蛋白增高，20～29岁时白蛋白与球蛋白的比值为1.38 ± 0.03，而70～79岁时则为1.02 ± 0.02，老年人的蛋白质分解代谢大于合成代谢、解毒和适应代谢的酶的诱导时间延长、血中氨基酸模式变化、具有特殊功能的蛋白质减少、聚合胶原的比例增加等一系列改变。Picou等观察了人类不同年龄的整体蛋白合成量随增龄而下降。刘秀华等研究发现，老年鼠肝细胞核被膜对于Poly（At）mRNA的转运率明显低于对照组，其机制与肝细胞核被膜核苷三磷酸酶（NTPase）活性下降有关，此酶活性下降可能是导致蛋白质合成下降的重要原因。

血清游离氨基酸多报道老年人的总量减少。关于各个氨基酸的动态，结果不一，有报道老年人血清总氨基酸量降低，其中甲硫氨酸、半胱氨酸减少，而胱氨酸增加。已经证明，随老化，人体与大鼠血清中的氧化型谷胱甘肽增加，并且老年人的血浆中蛋白质结合性SH基减少。随着增龄，脑中的谷氨酸、天冬氨酸、牛磺酸减少，而丙氨酸增加，这样的变化导致神经兴奋性下降。小脑的胱硫醚磷酰乙醇胺也减少，这与髓鞘的形成有关。

四、核酸代谢

核酸是核糖核酸（RNA）和脱氧核糖核酸（DNA）的总称。它是由许多嘌呤核苷酸和嘧啶核苷酸组成的一种高分子化合物，是人体基本组成成分之一。DNA分子中特有的核苷酸排列顺序储存着遗传信息，生物通过DNA自身的复制，把遗传信息从亲代传给子代。DNA可以把信息转录给信息RNA（mRNA），并以mRNA作为模板，指导蛋白质的合成，即把从DNA转录来的信息再翻译给新合成的蛋白质。已知生物体合成蛋白质的过程十分复杂，除了mRNA外，还要有运转RNA（tRNA）运送合成蛋白质的原料——各种氨基酸，以及核蛋白体RNA（rRNA）提供蛋白质合成的场所。由此可见在生物体生长、发育、繁殖等各种生命过程中，DNA和RNA起着极其重要的作用。

真核生物DNA在细胞核中不单独存在，它主要存在于染色质中。染色质是电镜下所见间期细胞的纤维状细丝，而染色体则是细胞进行有丝分裂时在光镜下所见的棒状结构。当细胞周期由间期进入有丝分裂期，染色质高度螺旋卷曲密集成染色体，大多数人认为，二者均由组蛋白、DNA、非组蛋白蛋白质（NHP）以及RNA所组成。动物实验发现，随年龄增长，细胞DNA合成能力和细胞中DNA的修复功能下降。广东省老年医学研究所报道用体外培养的不同代人胚肺二倍体细胞掺入标记的3H-胸腺核苷观察细胞DNA合成能力，结果显示3H-胸腺核苷掺入DNA的量随细胞代数增加而下降，表明DNA合成能力随细胞代数增加而下降。于宏升等应用3H-UTP掺入法研究了衰老人胚肺成纤维细胞（简称2BS）核体外转录活性与代龄的关系，结果表明，衰老2BS细胞核转录活性较年轻组下降33%（$P < 0.01$），其催化rRNA和tRNA合成的RNA聚合酶（RNP）Ⅰ和Ⅲ的转录活性下降24%（$P < 0.05$），催化合成mRNA的RNPⅡ转录活性下降38%（$P < 0.01$），衰老2BS细胞核RNA被转至核外量为总合成量的29%，明显低于年轻细胞组的45%（$P < 0.01$）。

DNA修复和衰老关系研究者较多。有人将铜（Cu）、锌（Zn）SOD与过氧化氢酶基因导入果蝇，所得基因株中这两种基因比野生型（2个拷贝）多1个拷贝。它们的SOD活性比野生型高26%，过氧化氢酶活性高73%，转基因株不仅平均寿命延长1/3，最高寿命亦有所延长，与增龄相关的DNA与蛋白质的氧化损伤现象减轻。有研究者用鱼为研究材料，以烷化剂致癌物引发动物DNA损伤及修复过程中6-O-甲基转移酶（6-O-MT）起重要作用。在自然环境中，发现喂养3～5年的鱼的6-O-MT随增龄活性明显下降。当鱼继续受烷化剂甲基偶氮氧化甲醇醋酸盐（MAM）0.01ppm、0.05ppm、0.03ppm作用时，6-O-MT活性作用第1～第7天明显降低，此后略有恢复。另有人研究了两种寿命相差2.5倍小鼠的DNA修复合成能力，发现长寿小鼠的DNA修复合成能力较短寿家鼠高2.2倍。Nette及KemP分别测定了人上皮角化细胞及小鼠成纤维细胞的DNA修复合成能力，发现其修复能力随细胞供体年龄的增长而降低。北京医科大学衰老分子生物学研究室也获得类似的结果。

随着增龄，DNA减少可能的原因是细胞数目的丧失、线粒体的损伤以及正常DNA修复有效率的降低。有研究者采用PCR方法在健康老年人脑组织中发现"普通缺失"的存在。吴小晶等研究结果显示，健康中国人白细胞中也检测到"普通缺失"，虽然缺失比例很低，但缺失的发生率是随增龄而递增的，这一结果与国外研究人脑、骨骼肌组织中线粒体DNA缺失有相似之处。RNA含量是测定蛋白质合成的潜在能力的指标，RNA含量的降低，提示衰老过程中蛋白质合成能力的降低。

五、能量代谢

人体的能量代谢与基础代谢、劳动强度、劳动量的大小等因素密切相关，其中决定人们每天能量消耗多少的主要因素是劳动强度。生命的基本特征是新陈代谢，合成代谢吸收能量，分解代谢释放能量，物质变化与能量转移紧密相关。物质代谢过程中所伴随着的能量释放、转移和利用总称能量代谢。能量的摄入和消耗一般保持动态平衡。国内外营养研究结果表明，随着年龄的增长，膳食热量供给量应该逐步减少，主要因为老年人体力活动减少，而且老年人的代谢率也降低的缘故。

Krebs报道，进入机体的能源物（糖类、脂肪、蛋白质）经过消化吸收后分解成准备释放能量的物质，再转化成带自由能量的化合物，然后在有氧情况下释放能量供给机体利用。成年以前，蛋白质合成十分旺盛，电解质和水继发性随年龄增加，脂肪的含量也略有增加。成年期的体重和身体的组织相对稳定。成年以后随着年龄的增长，脂肪储备量超过蛋白质的储备量，因为脂肪组织具有能量储备库的作用。蛋白质和糖在体内达到一定量后均转变为脂肪而被储存，机体储存脂肪的能力几乎没有限制。有一部分老年人由于进食量大于维持能量平衡的需要量，结果使体脂明显增加导致肥胖。

人的基础代谢率随性别、年龄等生理情况而不同，如20多岁时，女性基础代谢率为 $36.7 \pm 2.7 kJ/（m^2 \cdot h）$，男性为 $42.5 \pm 1.6 kJ/（m^2 \cdot h）$，到40岁时分别降至 $35.4 \pm 2.0 kJ/（m^2 \cdot h）$ 和 $38.0 \pm 2.9 kJ/（m^2 \cdot h）$。通常男性的基础代谢率较女性高，幼年较成年高，年龄越大其基础代谢越低。老年人低于成年人，比成年人低10%～15%。人自20～90岁，平均每增加10岁基础代谢率降低3%。

（师　岩）

第六章　衰老的生物学检测

随着科学技术的发展和老年学的建立，有必要利用现代化的科学方法和技术建立衰老生物学检测方法，研究如何维持机体正常生理功能，研究控制或延缓衰老的方法。衰老生物学检测的意义在于通过研究动物和人类的各种衰老指标，进一步研究生物衰老的过程及其普遍规律，揭示衰老本质；通过检测生物各项衰老指标，检验各种抗衰措施、抗衰药物、抗衰食品和环境控制等的抗衰效果。人类衰老程度的测定，首先要找出那些随年龄增长而发生明显的、有规律的变化指标。这些变化有形态学方面的，更重要的是生理功能方面的。

第一节　衰老的外观指征

衰老是一系列复杂过程，包括生理功能、代谢和形态的变化，表现为器官、组织、细胞及分子水平的变化。

衰老的特征是指在衰老的过程中，从生物的体表形态到器官的生理功能，乃至器官相互之间的调控都表现出衰老期所特有的变化。衰老的共同特征有"四性"。①普遍性：指同种生物中每个个体及同一个体的细胞、组织、器官均普遍发生。②进行性：随年龄增长连续发生的一系列的持续进行性变化。③退化性：各种功能及组织结构逐渐发生退行性变化。④内因性：老化并非由于外伤或传染病等外在因素引起，而是生物体内因素占主导地位。

衰老有4个功能特点。①预备力减少：由于全身组织器官和生理功能的退化而致预备力减少，在承担额外负担时，易致功能障碍。②适应力减退：由于生理功能减退，内环境稳定性失调。③抵抗力低下：因生理功能（尤其免疫功能）衰退、紊乱。④自理能力下降：体力减退行动不便。

衰老在组织细胞方面具体表现为总水量减少、细胞外液不减少、细胞内液量减少、不活动性脂肪量增多、脏器、神经及肌肉组织萎缩和重量减轻、细胞数量减少、组织逐步脱水；细胞分裂、生长、修复能力降低；基础代谢率降低；细胞萎缩及变性；组织弹性降低、结缔组织变性；神经系统退行性变，神经肌肉反应性低下；骨骼强度、韧性下降；内环境紊乱（调节内环境的诸因素发生障碍）。

1. 外形特征

通过长期的观察、测定、比较和分析，找到了一些随年龄增长而发生显著变化并且易于测定的形态学指标。

（1）身高下降　身高随增龄逐渐降低。因老年人骨质疏松、脊柱椎体压缩、椎间盘萎缩、脊柱前弯、臀部弯曲、下肢弯曲及机体组织萎缩性改变等因素致老年人身高降低。从婴幼儿开始，躯干长度不断增长，直至成熟期。进入老年期以后，身长与坐高均逐渐降低，坐高与身长之比也逐渐变小。

（2）体重　一般来讲，体重随增龄而逐渐减轻。但有的老年人体重减轻不明显，甚至增加。此因老年人活动过少，营养相对过剩，脂肪组织堆积，致体重减轻不明显。

（3）指距　一般成人指距等于身高，至老年期指距常大于身高，但随增龄逐渐减小。

（4）胸围及呼吸　老年期脊柱常后凸，胸骨前突。胸廓前后径增加，前后径与左右径比增加，上部肋间隙增宽。胸围因此随增龄逐渐减小，女性减小较男性明显，可能与乳腺萎缩，肌肉松弛有关。因胸廓通气功能随增龄逐渐减弱，呼吸差与年龄呈负相关。

（5）腹围　由于性别、营养、体力活动等的不同，腹围随增龄的变化，差异较明显。一般男性如体力活动少，营养过度，腹围可轻度增加或无明显变化，至80岁后则腹围减小。女性随增龄，至60～70岁时腹部脂肪增加，腹围增加，70岁后随增龄腹围逐渐减小。

（6）皮下脂肪厚度　随增龄至老年期逐渐减少。性别差异较明显，个体差异较大，与营养、体力活动等因素相关，一般女性至老年期耻部及脐部皮下脂肪增厚，面部脂肪减少，腹部及臀部脂肪增多，随增龄至老年期皮下脂肪逐渐减少；男性皮下脂肪厚度随增龄改变较轻，但至80岁后减少明显。

（7）体表面积　随增龄体表面积逐渐减小。女性体表面积下降较快。

（8）脊柱变形　据老年人脊柱短且弯曲，出现驼背，女性变化尤为明显，乳房萎缩，腰、腹部脂肪增多，随着衰老的进展，脂肪逐渐消失、肌肉萎缩，"屈腹弓背"。

2. 皮肤

随增龄致老年期表皮菲薄、干燥、无光泽、弹性减退、皱纹增加、白发和脱发、色素增多或减少的斑点、老年斑等。

（1）老年斑　老年斑也称"寿斑"或"褐色斑"，境界清楚，不隆起或稍隆起，可分布于全身，较常见于面、颈、胸及背部以及四肢的皮肤。因脂褐素沉积于皮下而形成，由于老年脂肪代谢改变，体内抗氧化作用的过氧化物歧化酶活力降低，脂褐素形成增多沉积皮下而成。老年斑的出现率随增龄而递增。我国一些统计资料表明，20～39岁约有6%的人开始出现，50～60岁上升幅度最大，60岁组达55%以上。40岁以前及80岁以后上升速度略缓。老年斑的数量也随年龄而递增。

（2）白斑　白斑呈点片状，为一种皮肤脱色斑块，随增龄白斑逐渐增多，分布于全身，以四肢、胸及背部较常见，其分布密度较老年斑小。

对我国10岁以上近千例男性眉毛进行测定，其结果是40岁以下未发现眉毛白化及增长者，40岁以上各年龄组眉毛白化及增长随增龄而增加。40～49岁组白化率约7%，增长率2.8%，90岁及以上组白化率为72%，增长率上升到84%。同鼻毛白化类似，女性眉毛白化及增长不及男性明显。

（3）皱纹　因皮肤营养障碍，皮下脂肪减少，皮肤胶原纤维的交联键增加，结缔组织收缩而致，以面部，尤其前额、外眼角多见。

（4）皮肤松弛　因皮肤水分减少，结缔组织老化，弹性纤维及皮下脂肪减少而致，是突出的衰老指征之一。

（5）头发变白、稀少　人外貌衰老的首要特点是毛发变白、变稀。随着年龄的增长，在两鬓出现星星点点的白发，逐年增多，使头发变得花白，最后可全白。毛发变白与遗传因素和内分泌有关，与泛酸减少和脑力劳动也有关系。此外，随着年龄的增长，毛囊组织血液循环减少，毛囊组织萎缩，使毛母细胞分泌的黑色素减少、头发中空气泡增多，便出现白发。另外，头发还会脱落变稀，部分男子在中年以后出现秃顶现象。这主要与雄性激素有关，因为雄性激素可使头发毛囊萎缩，头皮变薄，故此头发由于皮下血管不良、营养不足、毛根萎缩、再生力弱而大量脱落。

3. 耳

（1）耳长　即耳部长度，随增龄逐渐加长，一般于70岁后更加明显。耳长与身高比值随增龄逐渐增加，70岁后更为明显。

（2）耳垂皱褶　一般随增龄逐渐出现。有报道耳垂皱褶与动脉硬化有关，且认为耳垂皱褶为冠状动脉硬化的一种指征。病理所见为真皮层局部变质，呈凹陷状，并有弹力纤维及胶原纤维变性及断裂；细小动脉壁增厚，毛细血管扩张，可能由于皮肤与动脉壁的弹力纤维代谢异常所致。

4. 眼

眼的变化为眼睑松弛、无弹性；眼球下陷；角膜透明度及光泽下降，出现"老年环"；近视力明显减退；白内障。

（1）眼裂大小　眼裂随增龄逐渐狭窄，由眼球逐渐凹陷及上睑提肌的张力逐渐降低引起。

（2）角膜老年环　角膜环又称"老人环"或"角膜弓"，是眼角膜外周出现的一种灰白色弓或环。我国30岁左右的人即开始出现，40~80岁几乎呈直线增长，年龄90岁以上出现率达98%。角膜环出现的早晚及程度与性别无关。角膜老年环是一种角膜变性的表现，为眼的老化指征之一。

特点为距角膜缘约1mm有一透明带，其内侧沿角膜缘有宽约2mm，在角膜上缘、下缘或上、下缘出现弓形，所以也称为角膜弓，或呈轮状的角膜实质浑浊，呈灰色，随增龄可逐渐变白。角膜老年环的形成与脂质代谢改变有关，是一种退行性变。据报道角膜老年环与视网膜动脉硬化程度相关。

（3）角膜浑浊　又称带状角膜浑浊，也是一种角膜变性的表现，为原发性角膜浑浊。在老年人多发生在正对睑裂处的角膜，为前弹力层的石灰变性，初起时为前弹力层下发生轻度浑浊，在睑裂部角膜内及外缘开始浑浊，与角膜间存在一透明区，两端浑浊逐渐向中心部延伸，最终衔接，变性组织表面有碳酸钙及磷酸钙沉着。随增龄角膜浑浊的出现逐渐增多。

（4）晶状体浑浊　随增龄逐渐发展的眼球晶状体的退行性变。70岁以上老年人晶状体浑浊的出现率可达80%以上，一般称为老年性白内障，此为老年人致盲的主要原因。老年性白内障的发生原因尚不清楚，现有5种学说：生理的老化、营养不良、晶状体蛋白分解、红外线或紫外线辐射损伤、全身代谢及内分泌紊乱等。

5. 鼻

（1）人中　随增龄人中的长度逐渐增长。

（2）鼻毛变白　鼻毛变白系指在外鼻道近鼻开口部的黏膜的鼻毛变白，到了一定年龄以后，人的鼻毛开始出现白化现象。出现鼻白毛的个体在同龄组中所占比例称为鼻毛白化率；鼻白毛的多少称为鼻毛白化程度。据报道，毛发变白最初部位是鼻毛，不少人30岁左右开始鼻毛变白，故有人认为人类老化从鼻毛变化开始。我国调查资料表明，男性30岁以后鼻毛白化率急剧上升，60岁以后各年龄组均达100%。白化程度也随年龄增长而加重。然而，女性鼻毛白化率及白化程度的随增龄变化没有男性明显。日本学者吉泽康雄等对18～63岁的成年男子进行了鼻毛白化率和白化程度的检测，其结果与我国基本一致。

6. 牙齿

大约从50岁开始出现牙龈萎缩，牙根外露，牙齿松动，牙齿间隙增大，并易发生牙齿脱落。唇部、颊部、下颚等也发生改变，呈典型的老年貌。

7. 指甲

（1）指甲外形变化　随增龄外形逐渐变为扁平，甚至可呈匙状，另外指甲表面可见指纵纹，即纵行且稍隆起的条纹。

（2）甲皱微循环　观察甲皱微循环的项目包括微血管袢周围的情况，微血管袢形态的数目，AV（A：动脉，V：静脉），微血管内血液流态变化。老年期与老年前期血管袢的轮廓模糊、畸形、血管袢数减少，A/V大于1/2，粒缓（摆）流，袢周出血等，其中除血管袢数减少，AV大于1/2无明显差异外，其他各项均随年龄增加而增加或明显。

第二节　衰老的生理功能指征

老年体力活动和精神活动低下，基础代谢率下降，生理功能低下，气力减退，身体衰弱，身体活动不自如，容易疲劳且不易恢复，步行不自由，视力、听力、记忆力减退、性欲减退等。

人体生理功能变化的测定主要包括休息时的基本功能、某些器官或系统的储备能力。后者可通过运动试验和负荷试验进行测定。常用的生理功能测定指标如下。

一、神经系统指征

神经细胞数目随增龄减少，脑重量减轻；神经纤维传导速度减慢（神经纤维变性、血流量减少、神经细胞膜代谢障碍）；神经对肌肉的营养作用减弱。脑血液循环阻力增大，血流速度慢，脑供血量及耗氧量均减少，若有心血管疾病或脑动脉硬化，则更会影响脑的血供。故由于神经系统的形态、代谢和血供的改变，老年人中枢神经功能减退，故思维活动减慢，反应迟钝，记忆力和认识能力减退，应变能力差。感觉器官对外界环境的刺激反应性也随增龄而降低，引起感觉器官功能减退。

（一）听觉和听力

一般从50岁开始随增龄对音叉的骨导听力减退，后发展为对纯音的听力减退，尤其对高频音感音障碍明显，一般称为重听。原因为内耳柯蒂器发生变性萎缩，耳蜗神经纤维横断面缩小；或由于大脑传导路径衰退，使脑神经辨音能力减退或丧失；另外，与动脉硬化也有关。一般老年性耳聋先是辨音能力丧失，然后是语言接受阈值增加，最后是单音阈值增加。

人的听力水平在20岁左右时达到顶点，以后即缓慢下降。40岁以后，高频听力减退尤为明显。测定方法为用电测听器测听阈，或用音叉、秒表等声源测定所能听到的最大距离。听力减退是因内耳尤其是耳蜗内毛细胞和耳蜗神经节细胞变性所致。

（二）视觉

老年人视力随增龄逐渐减弱，多由于眼球晶状体变性浑浊（如老年性白内障）或角膜浑浊等。此外，随增龄暗适应能力逐渐减退，视野范围逐渐缩小。一般从50岁左右开始近点调节能力随增龄逐渐减弱，导致老花眼。原因为调节晶状体视近物的睫状肌功能减弱。

（1）视记忆　准备一套风景、人物或其他图片，令受试者在限定时间内翻看，然后出示另一套图片，其中有受试者刚看过的。记下其认准率。

（2）视敏度　视敏度反映一个人的视调节功能。成人视敏度随年龄增长而降低。因眼透光系统的累积性损伤，视野缩小，暗适应速度减慢。此项指标可用视调节计测定，也可用近视力表测定。操作时，用不透光物挡住一只眼，测定另一只眼在一定亮度下自由调节距离所能看清的视力表上最小一排的距离d_1，然后将视力表往近处移动，测其看清这一排符号所需的最短距离d_2。视敏度=d_1-d_2。

（三）嗅觉和味觉

60%的老年人嗅觉和味觉均减退。嗅觉减退与鼻黏膜萎缩、嗅觉神经纤维萎缩且数量减少，随增龄逐渐明显有关。味觉减退，尤以甜味觉减退明显，此与舌表面的味蕾随增龄逐渐萎缩有关。

（四）皮肤感觉

皮肤感觉随增龄逐渐减退，尤其两点辨别觉明显减退，原因为脊髓的后根及后索随增龄变性样改变逐渐明显。

（五）位觉

位觉表现为下肢关节位置觉随增龄逐渐减退。原因为脊髓后根和后索变性。

（六）震动觉

定量检测震动觉的阈值，提示随增龄逐渐增加。

（七）周围神经传导速度及反应时间

可测正中神经肘腕段运动纤维和混合纤维传导速度。成人周围神经传导速度随增龄而减慢，从50岁开始上下肢的神经传导速度均减慢，至60岁明显减慢，上下肢的周围神经传导速度减慢程度大致相同，正中神经比尺神经、腓浅神经比腓深神经减慢更显著，此由于周围神经节段性脱髓鞘及运动单位数（脊髓运动神经元及其所支配的肌肉纤维）减少。反应时间由于周围神经最大传导速度随增龄逐渐减慢，因此，反应时间随之增加。

二、心功能指征

心肌收缩力下降，心搏出量减少（成年后随增龄以每年1%的速度线性下降），心脏收缩功能减退，心脏储备力降低；心率减慢，血管弹性随增龄而减弱，血管内阻力增加，影响大、小循环；血压升高，而静脉压反而下降（静脉血管床扩大，静脉壁张力和弹性降低是静脉压下降的重要原因）。毛细血管基底膜增厚，结构改变，管壁弹性降低，脆性增加，易通透，导致微循环障碍。微循环方面的改变，被认为是衰老的原因之一。

（一）心率、血压

心率随增龄逐渐增加。成人收缩压平均每年增加0.5%，舒张压增加0.37%。尽管血压的个体差异较大，但对同一个体来说，坚持定期测量对于估计老化程度是有意义的。随增龄，血压因血管系统的改变而发生生理功能的改变，主要表现为血管弹性降低，血流分布改变。主动脉弹性降低可导致收缩期血压上升，舒张期血压降低，此称为收缩期高血压。也有的老年人为双期血压均逐渐升高，这种双期高血压的出现率较收缩期高血压及舒张期高血压者均少。双期高血压的发生原因可能主要由于外周血管随增龄的变化阻力增高引起。根据国内报道以收缩期高血压者多见。根据国外资料报道，收缩压随增龄逐渐增高，而舒张压的改变则报道不一，可无明显变化、轻度增高或降低。

（二）心排血量

心脏的衰老变化导致射血能力降低，心排血量包括每搏输出量和每分钟输出量。可用超声心动图或同位素法进行测量。心排血量正常值一般用体表面积校正心脏系数，正常人心脏系数为3.0～4.0L/（min·m²），在2.5～4.5L/（min·m²）以外则为异常。随增龄心排血量逐渐降低，一般每年下降约1%，60～70岁老年人心排血量比20～30岁的人减少30%～40%。

（三）心电图

老年人心电图表现与年轻人有一定差别，且随增龄异常心电图的检出率逐渐增加。常见的变化如下。

（1）P波　P波的时限在正常范围。

（2）P-R间期　老年人P-R间期正常值为0.12～0.21秒。随增龄P-R间期有延长倾向，但不明显。P-R间期明显延长或减短的老年人，多为疾病因素引起。

（3）QRS波　电轴左偏，顺钟向转位的检出率随增龄逐渐增多。QRS波电压随增龄低电压检出率逐渐增多。

（4）ST段和T波　老年人心电图常可见ST段和T波的改变，多为心脏疾病的表现。不存在心脏疾患的老年人，ST段和T波的改变未见随增龄而检出率增加的现象。

（5）传导阻滞、窦性心动过缓、窦性心律不齐、窦性停搏和窦房阻滞　随增龄逐渐增多。此多由于窦房结发生脂肪浸润和纤维化，致起搏细胞数减少。心脏传导系统的退行性变易出现各种类型的传导阻滞和心律异常，如右束支传导阻滞、左前分支阻滞等。若左束支传导阻滞和右束支阻滞或右束支阻滞和左前分支阻滞同时出现，应考虑心脏疾患。

（四）超声心动图

是一种无创伤性、无刺激性的检查方法，多用于二尖瓣风湿性变化、钙化、乳头肌功能不全、心包积液、室间隔、左室后壁的运动和前壁运动障碍等的检测及分析。此法已开始用于缺血性心脏病的检测。随增龄主动脉根部、左房内径、室间隔及室后壁的厚度均增加。代表左室舒张功能的指标，如左室A波（VAW）、VAW%、EF段斜率、左室后壁舒张速率（VDLVPW）、ADE及A/OV等，在老年期均可发生变化。静息时左心射血功能随增龄未见明显变化。

三、肺功能指征

肺泡弹性减弱，气体交换面积减少，小气道失去支持，于呼气时过早塌陷，肺泡内气体潴留，促使肺气肿的发生。因胸廓变形，参与呼吸的肌肉（肋间肌、膈肌、腹肌）随增龄而萎缩，结缔组织增生，呼吸肌的肌力及耐力均呈进行性下降，故老年人的通气储备功能明显降低。老年人鼻及支气管黏膜萎缩，纤毛上皮细胞及纤毛运动减少，排除异物功能减退；巨噬细胞吞噬功能减退，杯状细胞增多，致分泌物多，故老年人易患呼吸道感染性疾患。肺功能下降表现为肺活量减少、残气量和功能残气量增大、最大通气量、第一秒用力呼气量、最大呼气中期流速均随增龄而减少。

（一）肺活量

成人肺活量的个体差异较大。同龄组一般男性大于女性，身高者大于身短者。肺活量大小，除与年龄相关外，与身高也有关。对测定结果进行运算时，可将肺活量除以身高。肺活量随增龄逐渐减少，30～80岁可减少50%，50～60岁时肺活量减少最明显，每年减少0.6%，男性减少大于女性。肺活量减少与肋软骨骨化、脊柱后凸、呼吸肌力降低、胸廓顺应性降低和腹壁肌的肌力减弱等综合作用有关。

（二）最大通气量

一般30岁开始，最大通气量随增龄逐渐减少，至90岁时可减至青年的50%，每年约减少0.55%。原因为随增龄呼气时肌力减弱，气道阻力增加。

（三）深吸气量

深吸气量随增龄逐渐减少，尤以60岁后减少更加明显。

（四）一秒时间肺活量与时间肺活量百分比

时间肺活量与肺活量不同，肺活量只是测定深呼及深吸的气量，与呼吸速度及时间无关，仅代表呼吸最大幅度。时间肺活量要求以最大速度呼出气体，为动态功能，更能反映呼吸器官的功能。一秒时间肺活量男女性别不同，一般男性成人一秒肺活量为肺活量的82.14%，女性为84.11%，一般38秒内基本可呼出全部肺活量的气体。一秒肺活量与时间肺活量百分比与年龄呈负相关。

（五）闭合气量与肺活量百分比

闭合气量随增龄逐渐增加，而肺活量随增龄逐渐减少，因此闭合气量与肺活量百分比与年龄呈正相关，即随增龄逐渐增加。

（六）功能残气量与肺活量比

为平静呼气之后存留在肺中的气体量，与年龄呈正相关，而肺活量与年龄呈负相关，因此二者之比随增龄逐渐增加。

四、消化系统指征

老年人唾液腺退化、咀嚼困难、食管平滑肌萎缩无力，吞咽阻碍、困难（因唾液的质量及数量均发生改变）。消化道黏膜萎缩，胃酸及消化酶分泌减少，蠕动减弱。故易见消化吸收不良的症状以及老年性便秘。胃腺体萎缩、分泌（胃蛋白酶及胃酸）减少，消化吸收能力减弱；因肠蠕动慢，食物停留时间长而易发酵、产气，使结肠充气、便秘。且直肠肌和肛提肌萎缩，易有大便困难和脱肛。另外，由于长期持续的胃酸减少，易导致慢性萎缩性胃炎，后者有转变成胃癌的危险。胰腺、肝、胆功能也发生减退。

五、肾功能指征

新肾小球数量和肾重吸收量随增龄减少，肾血流量下降，肾功能减退。膀胱容量缩小。泌尿系黏膜及腺体萎缩，膀胱排空能力减退。肾功能测定方法有碘锐特清除率、马尿酸清除率和内生肌酐清除率。后者最常用。成人内生肌酐清除率平均每年减少约0.6mL/min。

（一）标准肾小球滤过率

与肾血流量密切相关。随增龄肾血流量逐渐减少，致标准肾小球滤过率逐渐降低，一般在40岁以后，肾小球滤过率平均每年减少1%，至90岁可减少达46%。

（二）标准肾血流量

随增龄逐渐减少，至90岁可减少到53%。标准肾小球滤过率与标准肾血流量减少的原因，主要为肾血管的变化。老年人肾血运径路的数目减少，血管内腔狭小，血管呈持续收缩状态，导致肾小球输入动脉、肾小球毛细血管的闭塞或玻璃样变，使部分肾小球逐渐变为纤维性结节，致肾小球功能明显降低或消失。

（三）内生肌清除率

内生肌酐清除值（L/24h）×［1.73/体表面积（m^2）］×0.78，随增龄内生肌清除率逐渐降低，从50岁始，每增加10岁，肌酐清除率约下降10m/min，但血肌并不增高。

（四）血中尿素氮

随增龄血中尿素氮浓度逐渐增加，此与肾血管改变和肾单位数减少有密切关系。

（五）尿液β_2-微球蛋白

检测尿液β_2-微球蛋白为测定肾小管功能的方法之一。测定方法有放免法或酶联测定法。随增龄β_2-微球蛋白在尿中阳性率明显增加，浓度逐渐增加。70岁以上老年人更加明显，性别无明显差异。β_2-微球蛋白的分子质量为11800，易通过肾小管基底膜进入原尿，正常成人几乎全部由近曲小管上皮细胞重吸收并降解为氨基酸，所以在终尿中含量极微，老年人肾的近曲小管管壁易发生浑浊肿胀，部分肾小管萎缩，另一部分扩张，远端肾小管可见憩室增多。因此，随增龄肾小管功能逐渐减退。

（六）肾小管排泄及再吸收

体内物质从肾排泄方式有数种类型，一类为全部从肾小球滤出，滤出后不再被肾小管重吸收；一类为全部从肾小球滤出，全部被肾小管重吸收回血；一类是全部从肾小球滤出，部分被肾小管重吸收；还有一类是除了肾小球滤出外，还有一部分或大部分是从血浆通过肾小管分泌出来的，如碘锐特和对氨基马尿酸等。随增龄肾小管发生退行变，因此肾小管排泄及再吸收功能均逐渐降低。

（七）尿渗量

尿渗量的测定，可用渗透计的冰点下降法。老年人尿渗量随增龄逐渐下降。60岁以上老年人比20岁青年人下降约100mmol/（kg·H_2O）。

（八）酸负荷

酸负荷的测定，可用血浆对氨基马尿酸试验。马尿酸在体内不被吸收，约17%与蛋白质结合，83%呈游离状态。在血中浓度低于600mg/L时，可被肾完全排除。80%由肾小管分泌，20%由肾小球滤过，肾小管不再重吸收，故其清除可反映肾血流量、肾动脉狭窄程度、肾功能情况。随增龄马尿酸清除值逐渐降低。

六、免疫功能指征

胸腺随增龄而退化，重量减轻，胸腺素分泌减少。细胞免疫功能降低。免疫系统对外源性抗原的应答力减弱，受刺激后B淋巴细胞增生和分泌能力以及特异性抗体生成能力均减弱，抗体生成量明显减少。

（一）细胞免疫

外周淋巴细胞绝对值随增龄逐渐减少，而T淋巴细胞及B淋巴细胞数随增龄并不减少。但用外周血涂片酸性非特异性酯酶（ANAE）标记T淋巴细胞，可见随增龄的改变。

①标记T淋巴细胞方法观察ANAE总阳性率青年期最高，中年期显著下降，老年期最低。ANAE阳性T淋巴细胞分为三型，圆点状颗粒型、散在颗粒型及大小不等颗粒型。圆点状颗粒型含1～3个颗粒的细胞随增龄逐渐减少，含4个以上颗粒的细胞随增龄而逐渐增加；散在颗粒型为含散在颗粒的细胞，随增龄变化不明显；而含单核弥散的细胞随增龄而逐渐增加。②万豆素A（Con A）诱导T抑制细胞功能的检测，提示随增龄抑制率逐渐降低，说明T抑制细胞功能随增龄逐渐减弱。③Con A淋巴细胞诱导的3H-TdR掺入量也随增龄而降低。④总E花环形成试验、活性E花环形成试验和稳定性E花环形成试验均随增龄逐渐降低。

（二）体液免疫

免疫球蛋白总量随增龄无明显改变，但免疫球蛋白的各种类型分布有改变，lgA、IgG随增龄逐渐增高，而IgM逐渐减少。

血清中天然抗体，如同族凝集素的含量、羊红细胞的抗体和沙门菌鞭毛抗体均随增龄而减少，而单株细胞系免疫球蛋白则增加。另外，自身抗体增加，如抗核酸抗体、抗平滑肌抗体、抗线粒体抗体、抗淋巴细胞抗体、抗胃壁细胞和抗甲状腺球蛋白等的自身抗体随增龄而逐渐增加。总补体活性下降。

（三）免疫因子

免疫因子为辅助T淋巴细胞活化后产生的淋巴因子，如白细胞介素-2（I-2）及白细胞介素-3（IL-3）等，随增龄免疫因子逐渐减少。

七、内分泌系统指征

（一）垂体

重量无明显改变，产生生长激素和泌乳激素的细胞并不减少，但生长激素对机体生理学的影响反应迟钝，甚至消失。

（二）甲状腺

甲状腺随增龄而变小。甲状腺激素随增龄的变化研究虽较多，但至今尚无一致的意见。原因为甲状腺激素在外周组织的降解率降低，四碘甲腺原氨酸（T_4）的半衰期逐渐延长，使甲状腺素分泌量减少，因而血清甲状腺素T_4浓度随增龄未见明显改变。

血清T_3（三碘甲腺原氨酸）浓度的下限随年龄增长而降低，男性70岁，女性80岁以后更明显，但T_3的上限随增龄未见明显改变。近年报道测定血清T_3RuR（^{125}I-三碘甲状腺原氨酸树脂摄取比值）随增龄逐渐降低，女性低于男性，ETI（游离甲状腺素指数）随增龄未见明显变化。rT_3（3,3',5'-三碘甲腺原氨酸）、促甲状腺素（TSH）均随增龄而增高，而老年女性较老年男性高。因为T_3降低，对垂体负反馈抑制作用减弱，甲状腺细胞受体的敏感性降低。

（三）肾上腺

肾上腺皮质重量减轻，对促肾上腺皮质激素的反应性下降，表明应激能力下降，皮质醇的分泌量与排泄率均减少。醛固酮的分泌随增龄而下降，肾上腺激素随增龄而直线下降，故可作老化的指标。老年人的儿茶酚胺清除率和神经末梢对儿茶酚胺的重吸收减少，故血中儿茶酚胺，尤其是去甲肾上腺素含量随增龄而升高。24小时尿游离皮质醇排泄量随增龄逐渐下降，且早于血浆皮质醇的下降。

（四）胰腺

老年人胰岛功能减退，对糖负荷能力也随增龄而减退。老年人血清胰岛素浓度与糖耐量表现不完全一致。老年期细胞对胰岛素的反应发生变化，且细胞膜上的胰岛素受体数目减少。

（五）性腺

性激素男性促间质细胞激素（ICSH）及雌二醇（E_2）随增龄而增加，而睾酮（T）随增龄无明显变化。女性激素35～40岁开始降低，60岁后降至最低。T/E至老年期与老年前期及青中年期均无明显差异。垂体分泌的催乳素（PRT）、促卵泡激素（FSH）及黄体生成素（LH）均明显增高。

（六）生长激素

生长激素来自脑垂体，下丘脑分泌的生长激素释放因子可刺激脑垂体分泌生长激素。而生长激素可抑制生长激素释放因子，致使生长激素分泌受抑。随增龄生长激素的分泌逐渐减少。一般测定血浆胰岛样生长因子（IGF-Ⅰ）可反映生长激素的水平。30～40岁的血浆IGF的含量为500～1500U/L。

八、生殖系统指征

绝经后的女子，由于卵巢分泌的雌激素减少，使乳腺及外生殖器发生萎缩和退化，阴道分泌物减少，性欲减退。同时由于性激素骤减，内分泌不平衡，可出现更年期综合征。老年妇女绝经期后，卵巢缩小，原始卵泡显著减少而结缔组织相对增加；生殖道黏膜变薄，弹性纤维减少，结缔组织增生。子宫颈及子宫体退化、萎缩。卵巢功能衰竭，除有性功能障碍外，尚可出现骨质疏松和冠状动脉硬化。

老年男子附睾、精囊、前列腺上皮细胞丧失和萎缩性改变，阴茎退化。一般40岁以后男子血浆中睾酮开始下降，性欲减退，个别人出现阳痿。血浆睾酮浓度和生成率随增龄而下降，性功能减退，可出现更年期综合征。许多研究资料表明，体内性激素比例的改变是导致疾病的原因之一。如男性冠心病与雄性激素减少有关，女性冠心病与雌激素和雄激素的分泌总量减少有关。

九、骨骼及肌力

老年人运动功能随增龄而减退，因骨骼、肌肉、关节等运动器官及心、肺及中枢神经系统功能于20～30岁后随增龄而减退。

（一）骨皮质厚度及骨小梁

骨皮质厚度随增龄逐渐变薄，骨小梁减少并变细，致单位容积中骨的密度减小，如正常椎体松质骨的密度约为0.22，随增龄而减少，至70～80岁约减少一半。骨质疏松症的老年人骨密度为0.15以下。

（二）肌力

肌力一般在25～30岁时肌力最大，随增龄逐渐减退，至60～70岁时肌力减弱可达20～30岁时肌力的80%。握力，一般20～30岁是人的一生中握力最大的时期，以后即逐渐减少。成人每年约减少5%。常用握力计进行测定。

（三）闭目单腿直立试验

这是测定机体保持自我平衡能力的一项指标。让受试者一腿直立，另一侧大腿抬至水平，膝部呈直角弯曲，两手自然下垂。稍做此姿势练习后，即可进行测定。测定时两眼紧闭。如果身体失去平衡，脚位挪动，试验立即停止，记下站立时间。试验证明，成人站立时间随年龄增长而缩短。闭目单腿直立试验主要测试小腿肌力。

弹跳试验：两脚并立，量出上举的右手中指的高度，然后尽力往上跳跃，测出右手指所达到的最高高度，即可算出弹跳高度。成人弹跳能力随年龄增长而降低。

敲击试验：让受试者坐正，用手敲击大腿，数出15秒所敲击的次数。

弯曲试验：用量角器测量能保持平衡的躯干侧弯和后弯的最大角度。

第三节 衰老的生化指征

一、糖类测定

（一）血糖测定（BS）

1. 检验方法及原理

酶法：葡萄糖氧化酶催化葡萄糖氧化成葡萄糖酸，并产生一分子过氧化氢。在过氧化物酶和色原性氧受体的存在下，过氧化氢分解，释放出生态氧、氧化色素原，生成有色化合物。

2. 参考值

3.9～6.1mmol/L。

3. 临床意义

（1）增高 ①轻度升高为7.3～7.8mmol/L；中度升高为8.4～10.1mmol/L；重度升高为超过10.1mmol/L。②生理性血糖升高：见于饱食或高糖饮食及剧烈运动后或情绪紧张等。③病理性血糖升高：常见于糖尿病；其他内分泌疾病如甲状腺功能亢进、垂体前叶嗜酸性细胞腺瘤、肾上腺皮质功能亢进等；妊娠呕吐、脱水、全身麻醉、颅内高压症、中枢神经系统感染时，可暂时性血糖升高；肝硬化患者也常有血糖升高。

（2）降低 ①轻度降低为3.4～3.9mmol/L；中度降低为2.2～2.8mmol/L；重度降低为1.7mmol/L或更低。②生理性降低：见于妊娠期、哺乳期、饥饿及长期剧烈运动后。③病理性降低：见于血中胰岛素增多的疾病，如胰岛细胞瘤或腺癌、胰岛素注射过量等；缺乏抗胰岛素的激素，如生长激素、肾上腺皮质激素等；肝糖原贮存缺乏的疾病，如急性肝坏死、肝癌、有机磷中毒及慢性心力衰竭所致的肝瘀血等；急性酒精中毒及胃大部切除术后的营养性低血糖均可在餐后发生。

（二）葡萄糖耐量试验（OGTT）

1. 检验方法及原理

酶法：在正常情况下一次食入大量的葡萄糖后，其血糖浓度略有升高，于2小时内即可恢复正常，此现象称为糖耐量现象。如食入大量糖后，血糖浓度急剧升高，短时间不能恢复原值者，为糖耐量失常现象。

2. 参考值

空腹3.6～6.1mmol/L；1小时为7.8～8.9mmol/L；2小时后恢复至空腹时血糖值，每次尿液标本中均无糖出现。

3. 临床意义

①隐匿型糖尿病患者空腹血糖正常或稍高，口服糖后血糖急剧升高超过10.1mmol/L，且高峰提前，2小时后不能降至正常水平，呈糖耐量降低现象，尿糖为阳性。②甲状腺功能亢进、垂体前叶功能亢进、慢性胰腺炎时，常显示糖耐量降低，尿糖阳性。③肝原性低血糖患者服糖2小时后尿糖为阳性。④胰岛B细胞瘤患者空服血糖降低，服糖后血糖上升不明显，显示糖耐量增高。

（三）脑脊液葡萄糖测定（CSF-GLU）

1. 检验方法及原理

酶法：原理同血糖测定的原理。

2. 参考值

2.5～4.5mmol/L。

3. 临床意义

常用于细菌性脑膜炎与病毒性脑膜炎的鉴别诊断。

（1）增高 见于病毒性脑炎、乙型脑炎、脊髓灰质炎、脑肿瘤、脑水肿及糖尿病等。

（2）降低 见于化脓性脑膜炎、结核性脑膜炎、脑脓肿等。

二、脂类测定

（一）血清总胆固醇测定（TCH）

1. 检验方法及原理

酶法：胆固醇酯酶水解胆固醇之后，以胆固醇氧化酶氧化胆固醇，产生H_2O_2然后以Trinder反应测定，求得其含量。

2. 参考值

2.9～5.4mmol/L。

3. 临床意义

（1）增高　见于动脉粥样硬化、肾病综合征、胆总管阻塞、糖尿病和黏液性水肿。其他如肥大性骨关节炎、老年性白内障和银屑病等疾病也可使血清总胆固醇增高。

（2）降低　见于恶性贫血、溶血性贫血、急性胰腺炎、肝硬化、甲状腺功能亢进以及感染和营养不良等，胆固醇含量可降低。

（二）血清甘油三酯测定（TG）

1. 检验方法及原理

酶法：用脂肪酶使血清中甘油三酯水解，生成甘油和脂肪酸。甘油在甘油激酶催化下，生成磷酸甘油，脂肪酸在磷酸甘油氧化酶催化下，生成磷酸二羟丙酮和H_2O_2。然后以Trinder反应测定，计算血清甘油三酯含量。

2. 参考值

0.56～1.52mmol/L。

3. 临床意义

（1）增高　见于动脉粥样硬化（高于4.52mmol/L水平常预示会发生动脉粥样硬化性心脏病）、肾病综合征、糖尿病、甲状腺功能减退、胆道梗死、急性胰腺炎、糖原贮积病、原发性甘油三酯增多症、妊娠后期。

（2）降低　见于甲状腺功能亢进肾上腺皮质功能降低和肝功能严重低下，低于0.45mmol/L多与营养不良有关。

（三）高密度脂白胆固醇测定（HDL-CH）

1. 检验方法及原理

酶法：利用沉淀剂将血清中的低密度和极低密度脂蛋白沉淀除去，测试上清液中胆固醇，代表了高密度脂蛋白胆固醇水平。

2. 参考值

1.03～1.55mmol/L。

3. 临床意义

HDL-CH被认为是一种抗动脉粥样硬化的脂蛋白。冠心病的保护因子，HDL-CH含量与动脉管腔狭窄程度呈显著负相关。在估计心血管的危险因子中由HDL-CH的临床意义比胆固醇和甘油三酯更大。

降低：见于冠心病（低于0.80mmol/L，提示易发生冠心病）、高脂血症、肝硬化、糖尿病、慢性肾功能不全。

（四）低密度脂蛋白胆固醇测定（LDL-CH）

1. 检验方法及原理

计算法：低密度脂蛋白胆固醇占血浆脂蛋白总量的40%～50%。它的主要生理功能是转运体内的胆固醇，将肝脏内的胆固醇经血液转运到各个组织进行利用。它是动脉硬化的重要检测指标。

2. 参考值

1.55～3.19mmol/L。

3. 临床意义

LDL-CH被认为是一种致动脉粥样硬化的脂蛋白。冠心病的危险因子，当LDL-CH在

3.35～4.14mmol/L时，为危险边缘；大于4.14mmol/L为危险水平。

三、蛋白质测定

（一）血清总蛋白测定（TP）

1. 检验方法及原理

双缩脲比色法：蛋白质分子中有许多肽腱都能与碱性铜溶液作用，形成紫色复合物，即双缩脲反应，而且各种血浆蛋白显色程度基本相同。因此，在严格控制条件下，此反应可作为血浆蛋白总量测定的理想方法，从测定的吸光度值计算出蛋白质含量。

2. 参考值

60～80g/L。

3. 临床意义

（1）血清总蛋白浓度升高　血清中水分减少，而使总蛋白浓度相对升高。如高热、腹泻、呕吐，可使总蛋白浓度达100～150g/L。另外，休克、慢性肾皮质功能减退也可使总蛋白升高。血清蛋白质合成增加，如多发性骨髓瘤，总蛋白可超过100g/L。

（2）血清总蛋白浓度降低　血液被稀释：如静脉注射过多的低渗溶液，各种因素引起的水钠潴留。营养不良：如长期食物中蛋白质含量不足，慢性肠道疾病，或长期患有消耗性疾病、甲亢、肿瘤、严重结核病等。肝脏疾病：如肝功能严重损害时，蛋白质合成减少。蛋白质丢失：严重烧伤血浆渗出或大出血的疾病，肾病综合征时蛋白质从尿中丢失，溃疡性结肠炎可将蛋白质从粪便中损失。

（二）血清白蛋白测定（Alb）

1. 检验方法及原理

溴甲酚绿比色法：溴甲酚绿在pH=4.2的环境中，在有非离子去垢剂Brij-35存在时，可与白蛋白形成蓝绿色复合物，并与白蛋白浓度成正比例。

与同样处理的白蛋白标准比较，可求得血清中白蛋白含量。

2. 参考值

35～55g/L。

3. 临床意义

（1）血清白蛋白增加　见于严重脱水、血浆浓缩时，如慢性腹泻、呕吐等。

（2）血清白蛋白降低　见于白蛋白合成障碍、长期禁食、胃肠疾患所致吸收不良、蛋白质营养缺乏、肝脏病、晚期癌症、感染及创伤等应激状态、甲状腺功能减退。白蛋白丢失过多，见于长期发热、糖尿病、甲状腺功能亢进；创伤的应急状态，妊娠晚期<29g/L。如发生在肝脏患者，则提示预后不良。

（三）脑脊液总蛋白测定

1. 检验方法及原理

双缩脲比色法：脑脊液中蛋白质与磺基水杨酸—硫酸钠试剂作用产生沉淀，与同样处理的标准液比较，求得其含量。

2. 参考值

150～450mg/L。

3. 临床意义

（1）增高　脑脊液蛋白轻度增加见于多发性硬化症、脑瘤、脑出血等，一般不超过2g/L；而脑炎、癫痫、脑脓肿可达3g/L；球菌性脑膜炎、结核性脑膜炎及脊髓肿瘤患者其蛋白含量可高达10～30g/L。

（2）降低　见于甲亢及良性颅内压增高症。

四、血清酶测定

（一）血清丙氨酸氨基酸转移酶（ALT）

1. 检验方法及原理

动态法：L-丙氨酸与α-酮戊二酸在丙氨酸氨基转移酶的作用下，在37℃ pH值7.4的环境中生成L-谷氨酸和丙酮酸，作用一定时间后，加入2,4-二硝基苯肼终止反应。同时生成2,4-二硝基苯腙。在碱性条件下，苯腙呈红棕色，于505nm比色读取吸光度，计算酶活力。

2. 参考值

0～40U/L（37℃）。

3. 临床意义

增高常见于肝胆疾病，如急慢性肝炎、药物性肝损害、脂肪肝、肝硬化、心肌梗死、心肌炎、胆囊炎等；骨骼疾病，如多发性肌炎、肌营养不良等。

（二）血清碱性磷酸酶测定（AKP）

1. 检验方法及原理

动态法：碱性磷酸酶分解磷酸苯二钠，生成游离酚和磷酸，酚在碱性溶液中与4-氨基安替比林作用，经铁氰化钾生成红色醌的衍生物，根据红色深浅测定酶活力的高低。

2. 参考值

20～112U/L（37℃）。

3. 临床意义

增高：常见于肝胆疾病，如阻塞性黄疸、急慢性黄疸型肝炎、肝硬化、肝癌等；骨骼疾病，如骨细胞瘤、骨转移癌、骨折恢复期、纤维性骨炎等。

（三）血清酸性磷酸酶测定（ACP）

1. 检验方法及原理

动态法：在pH=5.4条件下，血清酸性磷酸酶水解磷酸麝香草酚，产生麝香草酚酞和无机磷。加入NaOH—Na_2CO_3碱性溶液中止酶促反应，并使游离麝香草酚酞呈蓝色。

2. 参考值

0～5.4U/L（37℃）。

3. 临床意义

增高：常见于前列腺癌、乳腺癌（转移时）、甲状旁腺功能亢进症、溶血性疾病、变形性骨炎、急性尿潴留及近期做过直肠检查者。

（四）血清乳酸脱氢酶测定（LDH）

1. 检验方法及原理

动态法：乳酸脱氢酶催化乳酸，生成丙酮酸，丙酮酸和2,4-二硝基苯肼反应，生成丙酮酸二硝基苯腙，在碱性溶液中呈棕红色，根据颜色深浅，求出酶活力。

2. 参考值

155～262U/L（37℃）。

3. 临床意义

增高：见于心肌梗死、肝炎、肺梗死、某些恶性肿瘤、白血病等。某些肿瘤转移所致的腹膜水中乳酸脱氢酶活力也往往升高。

（五）血清胆碱酯酶测定（CHE）

1. 检验方法及原理

试纸法：血清中胆碱酯酶催化乙酰胆碱水解成胆碱和乙酸，未被水解的剩余乙酰胆碱与碱性羟胺作用，生成乙酰羟胺。乙酰羟胺在酸性溶液中与高铁离子作用，形成棕色复合物。

2. 参考值

30～80U/L。

3. 临床意义

（1）增高　常见于脂肪肝、肾脏病变、肥胖症等。

（2）降低　常见于肝癌、肝硬化、急慢性肝炎、有机磷中毒等。

（六）血清单胺氧化酶测定（MAO）

1. 检验方法及原理

酶比色法：单胺氧化酶主要作用于-CH-NH$_2$基团，在氧参与下生成相应的醛、氨和过氧化氢。以苄胺偶氮-β-萘酚为底物，在O$_2$和H$_2$O参与作用下，单胺氧化酶催化反应生成苄醛偶氮-β-萘酚，用环己烷提后直接比色测定。

2. 参考值

0.2～0.9U/L。

3.临床意义

增加：常见于急慢性肝炎、肝硬化、原发性肝癌、阻塞性黄疸、甲亢、糖尿病、心功能不全及各种结缔组织病等。

（七）血清淀粉酶测定（AMS）

1. 检验方法及原理

碘比色法：用已知浓度的淀粉作基质，经淀粉酶水解作用后，加入碘液，使剩余的淀粉与碘反应产生蓝色。

2. 参考值

40～160U/L。

3. 临床意义

（1）淀粉酶活性升高　①急性胰腺炎：发病后8～12小时血清的淀粉酶开始升高；12～24小时达高峰；2～5天下降至正常。②急腹症：急性阑尾炎、肠梗阻、胰腺癌、溃疡穿孔等可引起血清淀粉酶升高。③慢性胰腺炎：流行性腮腺炎、唾液腺化脓等也可引起血清淀粉酶轻度升高。

（2）淀粉酶活性降低　常见于肝脏疾病或肾功能障碍时，如肝炎、肝硬化、肝脓肿、肝癌等。

（八）血清γ-谷氨酰基转移酶测定（GGT）

1. 检验方法及原理

动态法：γ-谷氨酰转移酶能催化下列反应：谷胱甘肽+氨基酸——→谷氨酰氨基酸+半胱氨酰甘氨酸。以γ-谷氨酸-γ-萘胺为底物，在γ-GT的催化下发生转肽反应，生成α-萘胺，再根据α-萘胺求出酶的活性。

2. 参考值

0～40U/L（37℃）。

3. 临床意义

①患原发性或转移性肝癌时，血中GGT明显升高。癌细胞产生的GGT增多和癌组织本身或其周围的炎症刺激作用，使肝细胞膜的通透性增加，以致血中GGT增高。②阻塞性黄疸、急性肝炎、慢性肝炎活动期；胆道感染、肝硬化等都可使GGT升高。③心肌梗死、急性胰腺炎及某些药物等可使血中GGT升高。

五、脂质过氧化

（一）血自由基测定

可利用自旋共振波谱（ESR）直接测定自由基。血中自由基随增龄逐渐增多。

（二）血清过氧化脂质及脂质过氧化代谢产物

自由基作用于脂质中不饱和脂肪酸，可发生脂质过氧化反应并产生过氧化脂质。过氧化脂质的分解产物为丙二醛（MDA），一般用丙二醛作为观察脂质过氧化程度的指征。血清过氧化脂质（LPO）含量可用TBA荧光法测定，LPO随增龄而增加，已被用为观察衰老的指征。

（三）红细胞中超氧化物歧化酶的测定

超氧化物歧化酶简称SOD，可以清除超氧自由基（$O_2^- \cdot$），为人体内酶性保护系统之一。红细胞SOD值随增龄而降低，但至中年随增龄的降低程度已不再明显加剧。中年与老年组间、老年组与长寿组间红细胞中SOD值未见明显差异，所以尚需进一步积累资料并探讨。

SOD是广泛存在于生物体内抑制和防御自由基损害的主要防御酶类，它通过一系列途径使体内毒性作用很强的超氧自由基（$O_2^- \cdot$）歧化为O_2和H_2O_2，再由过氧化氢酶把H_2O_2分解成水和氧。

SOD的存在与生物体衰老、肿瘤、免疫性疾病和辐射的防护有密切关系。SOD的活性随着年龄的增加而降低，而且其活性与吸烟、饮酒和精神抑郁密切相关。

超氧化物歧化酶活力测定方法较多，较新的方法是化学发光法。该方法要点是黄嘌呤氧化酶在有氧条件下，催化底物黄嘌呤或次黄嘌呤发生氧化反应生成尿酸，同时产生$O_2^- \cdot$，$O_2^- \cdot$进一步与化学发光剂3-氨基邻苯二甲酰肼反应，使之激发成为激发态，当它返回基态时，就向外发光（化学发光），SOD能清除$O_2^- \cdot$，所以抑制了发光剂发光，它提供了一种高灵敏度测定$O_2^- \cdot$活力原理的依据。常用此发光体系从大白鼠或小白鼠、牛和人的红细胞提取SOD，测定SOD活力的方法即是化学发光法。SOD的测定方法还有邻苯三酚自氧化法、放免法等。

（四）细胞脂褐质的测定

生物体内由于物质氧化和外界环境的影响，存在着大量的自由基。自由基能使细胞内的生物大分子如核酸、蛋白质和脂类物质发生大分子交联，产生脂褐质等物质。脂褐质多集中在固定分裂后细胞如神经细胞、心肌细胞等，也可集中在肾、肝、脾等组织细胞内。它的成分相当复杂，含有脂类物质、蛋白质和酶以及无机元素。脂褐质多为直径 $1\sim3\mu m$ 的棕黄色颗粒，发出淡黄至橙黄至橙红色的自发荧光。目前认为脂褐质是生物衰老的重要标志之一。近年来的研究认为脂褐质是由脂质过氧化作用产生的。脂质过氧化作用是在不饱和脂肪酸中发生的一系列自由基反应，因而它是自由基对脂类中不饱和脂肪酸引发的结果。

脂褐质的测定方法分生化法和石蜡切片法。生化测定以Sohal RS法为基础，经改进直接测定脑神经细胞或心肌细胞中的脂褐质含量，其要点是首先把已取得的脑组织或心肌组织，经过匀浆破碎用氯仿：甲醇（ $2：1/V：V$ ）提取，以 $1\mu g$ 硫酸奎宁 $/0.1NH_2SO_4\cdot1mL$ 为基准物，用荧光分光光度计测定。细胞内脂褐质的含量随增龄而增加。所以通过直接测定生物体的神经细胞等脂褐质含量，可以相对地判断生物体衰老的程度。然而生物体内还有其他自发荧光的物质，在测定过程中可能产生误差，因而需要与石蜡切片法配合使用，才能更准确地反映生物体衰老情况。

石蜡切片法的要点是取到生物材料后，立即低温冰冻、切片、染色，具体方法有3类：

（1）Schmorl法　利用铁氰化钾还原为亚铁氰化钾的性质，可显示-SH基脂褐质等物质。将材料经福尔马林固定，冰冻或石蜡切片，经脱蜡后，在铁氰化物溶液中浸3分钟，水冲后，中性红染核3分钟，再经脱水，透明和封片，即可用显微镜检查。脂褐质深蓝色。

（2）铬明矾苏木精法　基本过程同上法相似，但用铬明矾苏木精染色，伊红再染核，镜检，脂褐质呈蓝黑色，核紫色，细胞质结构为粉红色或红色。

（3）显示抗酸性脂褐质的方法　切片用石炭酸品红染色后，再用Mayer苏木精明矾或甲苯胺蓝复染，镜检，抗酸性脂褐质呈鲜红色，脂蛋白呈粉红，核呈深蓝色或蓝色。无论使用哪种方测定脂褐质需要和黑色素鉴别开来。切片用尼罗蓝硫酸饱和液染色，脂褐质为蓝色而黑色素无色，这样便可用高倍物镜测定细胞内脂褐质颗粒的多少。细胞内脂褐质颗粒多者，表明细胞衰老程度严重。

六、羟脯氨酸的测定

羟脯氨酸是胶原蛋白特有的一种氨基酸。胶原蛋白是生物体中含量最多的蛋白质，占身体蛋白质总量的1/4～1/3，皮肤干重的70%为胶原蛋白，这些胶原蛋白都以胶原纤维的形式存在于生物体内。

胶原纤维形成分为3个阶段：前胶原转变为原胶原；原胶原聚合形成胶原微纤维；共价交联，原胶原分子内或分子间形成共价键，通过分子间共价交联，胶原微纤维张力加强，溶解性明显降低。

20世纪60年代Bjorksten J提出了衰老的大分子交联学说。其主要论点是生物大分子（如组织胶原蛋白分子）的共价交联键随年龄增加而增加，因而胶原蛋白的不溶性随之增加，使组织功能老化。按照这个观点，随增龄原胶原分子被共价交联键交联在一起，失去了易分解的特性，所以随增龄游离羟脯氨酸含量减少，故测定皮肤或血清或尿中游离羟脯氨酸的含量，能测生物体内胶原蛋白分子交联程度，也反映了生物体的老化程度。

由胶原纤维的组成可知，当胶原纤维分解时可释出游离的羟脯氨酸或含有羟脯氨酸的寡肽，这些游离出来的羟脯氨酸都不能重新用于合成蛋白质，通常有5%~10%随尿排出，其余在肝脏中分解成尿素等其他化合物。然而在胶原合成过程中，先形成原胶原再经聚合及共价交联，才产生胶原微纤维。没有经过共价交联的原胶原分子更容易分解，所以当胶原合成增加时，可溶性原胶原分子增多，分解随尿排出的羟脯氨酸增多，测定尿中羟脯氨酸排出量不仅是胶原分解强度的指标，还反映了生物体内胶原合成情况。

测定羟脯氨酸方法较多，如茚三酮溶液显色法，羟脯氨酸和茚三酮反应形成黄色化合物，然后进行比色；也可以用纸层析或柱层析把各氨基酸分开后，再利用茚三酮显色反应，进行定量测定；还可用对二甲基氨基苯甲醛显色法进行测定。

皮肤、血清或尿中羟脯氨酸测定基本原理相同，先把皮肤、血清或尿含羟脯氨酸多肽用6NHCL 125℃水解2小时，使寡肽变成游离的羟脯氨酸，游离的羟脯氨酸用氯胺T氧化成吡咯，再与对二甲氨基苯甲醛在70~80℃温度下作用，生成一种红色化合物，在560mm处有最大吸收高峰，测定值和标准曲线相对照，求得游离羟脯氨酸的含量。正常人24小时尿液中含有25~27mg，随着增龄尿液中羟脯氨酸含量降低，严重骨折、烧伤、软组织损伤、严重糖尿病患者游离羟脯氨酸含量增高。

七、单胺氧化酶的测定

单胺氧化酶（简称MAO）是广泛存在于动物不同组织如脑、肝等中的胺氧化酶，它催化各种不同类型的单胺的氧化脱氨作用。

生物体内存在的单胺类如色胺、5-羟色胺、去甲肾上腺素等都可作为MAO-A的底物。Johnston发现了两种类型的单胺氧化酶即MAO-A和MAO-B型，两者之间既有共同底物也有不同底物，MAO-A主要存在于神经元胞体内，MAO-B主要存在于胶质细胞中。MAO活性与性激素有关，受男性和女性激素影响不同活性不同。现已证明MAO-B型活性随着年龄的增加而增加。Fower研究了人脑MAO的活性，发现人脑的MAO-B活性与年龄呈正相关，MAO-A却没有这种关系。额叶皮层的MAO活性，在2~63岁的人群中，MAO-A活性值为0.63±0.08，MAO-B为0.92±0.23，在73~95岁的人群中，MAO-A活性值为0.66±0.04，MAO-B为1.45±1.06，这就说明了MAO-A与年龄无关，而MAO-B则明显地随增龄而活性升高。就是说脑中单胺能的调节作用下降，MAO-B活性升高，造成了生物学损害，促使人类衰老。从脑的形态学观察，随着人类衰老的进程，人脑细胞逐渐减少。Brody研究表明，人脑皮层神经元在20~90岁的时期内，丧失的数量达到总神经元的30%，神经元的丧失为胶质细胞的增生所补偿，这与MAO-B活性随年龄上升是一致的。在衰老或老化的人脑中与神经元、胶质细胞消长过程相应的MAO-A和MAO-B的消长，直接影响了人脑中单胺能的调节作用。由于神经元的丧失和胶质细胞的补偿，神经末梢与靶神经元之间无突触联系，结果神经元释放出的递质如多巴胺或微量胺，只能缓慢地扩散，最后达到靶细胞。在这缓慢的扩散过程中，递质分子如多巴胺受到胶质细胞中MAO-B的作用，多巴胺能的调节作用依赖于环境中胶质细胞MAO-B的浓度，由于在衰老过程中胶质细胞MAO-B活性不断升高，因而单胺能的调节作用就日益下降，出现了脑生理功能的退化和某些行为的改变。

（师　岩）

第七章 延缓衰老的研究

第一节 衰老生物学研究的回顾

古代、近代到现代，人类对衰老问题向来十分重视。远在2000年前，我国古老的医书《黄帝内经》中就有一些与衰老有关的记载。国外古代学者对人类的衰老也有许多描述，如希腊名医提出了衰老机制的温热学说，并指出老年人容易患的疾病或症状。同时提出健康长寿的秘诀是"避免一切能引起缩短寿命的损伤，对一切事情应尽量保持节制"。公元2世纪著名医学家Gateros进一步阐明了衰老的温热学说，认为体内"温热"减少时，体内的"湿"也逐渐减少，导致"冷和干"的逐渐增加，从而引起衰老与死亡。此外，他还提出了不少健康长寿的方法。Du.Laurens提出衰老的"油灯学说"，认为生命如油灯的火焰，油烬即老化。2000多年前，Aristole提出有关寿命的问题，认为凡动物生长发育期长的，寿命也长。西欧从13世纪开始出现有关老年医学方面的专门记载。这些都说明，不论古代的中国或古代的外国，均十分重视衰老和长寿的问题，均对近代和现代老年生物学的发展奠定了一定的基础。

近代老年生物学的发展是与生产力的发展和与之有关的学科（如物理学、化学、生物学和医学）的发展有密切关系的。Gato是近代较早的老年学研究者，他提出了不同年龄的老年人具有不同的体格状况的看法。英国学者提出在生命过程中，人类个体的死亡并不是由于自然的衰老引起的，而主要是由于疾病的损害造成的。Meoxoa是研究现代老年医学的创始人之一，提出"自家中毒学说"的衰老机制，推荐用酸奶抗衰老的方法。1934年美国Mccay研究限制饮食中的热能，指出可延长动物的寿命。1940年美国国立心脏研究所成立了老年学研究室，对衰老生物学与细胞生理学、人体生理学、人类行为、心理学以及老年病学5个方面开展了研究。

自1940年至今，进入了近代老年生物学研究的时代，围绕着与衰老有关的问题做了比较深入的研究，不仅研究了老年期的一般现象，而且还研究了老年的基本特征，并对衰老机制做了深入研究。目前主要从免疫学、细胞学、生物化学、分子生物学和分子遗传学诸方面进行研究，引人注目的有激素与衰老、免疫与衰老和在分子水平上解释衰老机制等方面。受到广泛重视的有营养与衰老、细胞间质与衰老、神经生物学与衰老和抗衰老延寿措施的研究等。1958年，中国科学院动物研究所成立了老年学研究室，开始在老年生物学方面进行了研究，专门从生物学角度研究有关细胞衰老问题。此后，全国各地相继开展了多方面的研究工作，如老年人各种生理参考值的测定，有关衰老变化及衰老机制的研究，以及抗衰老延寿措施和抗衰老药物的研究，都取得了重要的进展。

延缓衰老的研究历史坎坷曲折，经历了从无知盲目到逐渐走上科学轨道的研究衰老本质的阶段。接近科学轨道的抗衰老延寿研究，约始于19世纪末，从这个时候开始，有不少人提出延缓衰老的方法：如MeyHIKOB提出切除大肠抑制衰老的建议；1892年5月23日Seguard在巴黎科学院当众实验，他给自己注射性腺提取物；Steinach提倡用结扎输精管法等上述方法均未能获得回春、延长寿命的效果。到了20世纪初，抗老延寿工作进入触及衰老本质阶段，出现了划时代的成果。1917年Loeb等的降温实验和1930年Mccay的限食实验，是抗老延寿研究的有代表性实验。这两个实验都能触及衰老本质，从根本上延长了动物寿命。20世纪60年代以来，逐渐出现了不少细胞水平和分子水平的衰老理论，如遗传钟学说、免疫紊乱说、自由基理论、交联学说、代谢残渣积累说、溶酶体膜损伤说等，为抗衰老延寿研究提供理论依据，相应出现了多种抗衰老药物和抗衰老措施，将抗衰老延寿的实践大幅推向前进。此外，遗传工程这门新兴学科又为人类向衰老作斗争提供了有力的武器，使延缓衰老成为老年生物学研究的重要内容。

健康与长寿是生命科学研究永恒的主题，衰老机制的研究近年来由于遗传学和分子生物学的结合，使其在分子水平上获得可喜的进展甚至突破，进入基因时代。许多资料表明，子女寿命与双亲寿命有关，各种动物的平均寿命和最高寿限相当恒定。由此看来，物种寿命主要取决于遗传。衰老过程可能与分化、发育相似，系由已存在的遗传程序所控制，细胞中是否存在"长寿基因""衰老基因"是20世纪末国际上研究的热点。20世纪末，关于衰老和寿命研究的又一热点是端粒和端粒酶。研究发现在正常分裂的体细胞中端粒随细胞分裂次数的增加而缩短，一旦端粒（TTACGG）的重复次数减少到临界值或阈值以下，细胞将停止分裂。有人认为分裂细胞中端粒的缩短并不是衰老的体现，而是寿命决定的体现，而寿命决定与衰老是两个不同意义的概念。关于衰老本质的研究仍有许多工作要做，然而环境因素对寿命的影响，也不容忽视。由于衰老本质尚未能彻底揭示，因此，延缓衰老的研究也就受到很大限制，也是未能取得根本突破的重要原因。

在未来的研究中，分子生物学的研究无疑仍是热门话题，但多器官的整体水平的研究、社会、心理因素对衰老和寿命的影响，环境因素，如气候、射线、污染等对衰老和寿命的影响都不容忽视，由于宇航事业的发展，太空效应正成为衰老机制研究的又一模式。老年学已成为一门综合性的学科，由于人口的老化，老年人口的不断增加，衰老机制研究，延缓衰老、延长人的有效生命年限，将日趋显得重要和紧迫，可以预见21世纪的老年学研究将会取得更大的成就。回顾衰老生物学的研究进程，可以认为，古代学者对衰老问题有许多论述，为近代的研究奠定了一定的基础；而20世纪40年代着重于病理形态的研究，20世纪50年代以生理功能及生化为主要研究内容，20世纪60年代以后，则已发展到细胞水平和分子生物学水平的研究。

第二节　延长人类寿命的探索

随着衰老生物学的深入开展，许多学者从各种不同角度、不同方法进行抗衰老延寿的实验研究。根据生物学家的研究，认为延长人类的寿命是完全可能的，今天人类的平均寿命虽然有了提高，但还没有达到应该达到的正常平均寿命。

延长人类有效生命年限，无疑有赖于经济发展和科技进步。迄今为止，人口寿命发生的两次革命都离不开医疗技术的发展与突破，第一次是1796年种牛痘技术的发明，使天花得以预防，带来寿命延长。第二次是20世纪上半叶，抗生素的发明与普及，使人均寿命大大提高。现在人口平均寿命徘徊在70岁上下，主要是医学上未有关键性突破。现在世界各国老年人的主要死亡原因仍然是疾病，尤其是心脑血管疾病、肿瘤、感染性疾病等，因此，对威胁老年人健康的主要疾病的防治，延长有效生命年限，仍要付出艰巨的努力。分子生物学技术为人类寿命的延长展现出光明前景。21世纪高科技向医学领域的渗透，使医学理论和医学技术的面目改观，从根本上解除人类最严重疾病的威胁。可以预见分子生物学将成为医学的带头学科，生物医学和生物工程将成为医学的主导技术，并且不断地向更高层次进军，将使医学领域发生革命性变化，为老年病的诊断、治疗、预防以及延缓衰老等主要医学问题开辟新的途径。

衰老本质的揭示还有很长的路要走，延缓衰老的研究自古以来就没有停止过，当前延缓衰老的方法大多是调整机体功能，提高机体抵抗力为主，严格意义上讲尚不属于抗衰老药物。衰老生物学家们采用多种方法延长动物的寿命，并从动物实验中得到证实，而从动物寿命的实验结果，可以推测人类寿命的未来。

一、控制大脑的衰老中心

大脑是衰老的控制中心，大脑中所含的重要神经递质如5-羟色胺、儿茶酚胺等的合成与某些氨基酸有密切关系，实验表明，缺乏色氨酸的饮食，使大鼠的生长与成熟过程推迟，20月龄的大鼠可如10月龄那样年轻。因缺乏色氨酸，可引起大脑中5-羟色胺减少，从而推迟了生命的生长发育过程，也就推迟了衰老过程。提示若人类控制食物中的某些氨基酸，就有可能控制大脑的衰老过程，从而控制机体的衰老。有人发现，饮食中的酪氨酸含量较高时，可阻止整个衰老过程，这是因为大脑中的去甲肾上腺素是由酪氨酸合成的，酪氨酸增加可促进去甲肾上腺素增加，有利于抗衰老，因去甲肾上腺素减少或缺乏，可加速衰老。1974年有人报道用左旋多巴喂养小鼠，可明显延长其寿命，因左旋多巴有促进儿茶酚胺合成的作用，而儿茶酚胺可能起到控制大脑中的内分泌过程的作用。

二、调节遗传钟

（1）增加细胞分裂次数　利用维生素E可延缓体外培养的人肺细胞的正常衰老过程，细胞分裂120次以上。维生素E的抗衰老效应的研究，是操纵遗传钟的开端。Haylick发现，若将年轻细胞的细胞核取出置入年老细胞的细胞质中，则年老细胞可按年轻细胞的分裂次数继续分裂，增加细胞的分裂次数，从而延长了细胞的寿命。这一发现虽离应用尚远，但却给人们开辟了探索抗老延寿的新途径。

（2）延长细胞分裂周期　降低体温是抗老延寿的方法之一，可减少代谢差错的频率。Loeb等发现，果蝇在26℃可活50天，18℃时活100天，10℃时活200天，可以推想，人的体温只要下降1.7℃，就可使人延寿30年。1971年Myers等曾将少量钠离子注入猴的体温调节中枢中，结果提高了体温。若注入钙离子，则体温降低4℃，目前正在从事哺乳动物的实验。

三、增强免疫功能

（1）移注T细胞　T细胞在整个免疫过程中极为重要，它具有抗癌、抗病毒、抗细菌和抗真菌的作用。有研究发现，将幼龄小鼠的T细胞注入组织相容的老年小鼠体内，可使后者的免疫功能恢复到年轻时的水平。一次T细胞注射可使动物的免疫功能维持6个月，相当于人类18~20年。

（2）胸腺素　胸腺是免疫系统的主要腺体，它对T细胞的产生和维持其功能起着重要的作用，细胞的生长和衰老都与胸腺的功能状态有关。有人曾成功地进行胸腺移植，把年幼小鼠的胸腺移植到年老的小鼠身上，并再度使其产生T细胞。给动物注入胸腺素激发已衰竭的免疫力，可延长其寿命。

四、限制饮食

1930年，Mckay发现喂以最低量食物的小白鼠，其寿命比喂以正常食量的小白鼠的寿命长1倍。正常食量的鼠175天即停止生长，2.5年内全部死亡，而限食组小白鼠1000天后还在生长，提示限食能延长寿命。Compte根据Mckay的实验，推导出另一结论，即过食会缩短寿命。这是因为过食可产生肥胖，而肥胖又带来许多老年病，从而缩短寿命。据报道，若超过标准体重5%~14%时，死亡率可增加22%，超过标准体重15%~25%时，死亡率增加44%，超过标准体重25%，死亡率增加74%。理想的体重是低于标准体重的15%，因为此种体重的死亡率最低，提示限食对延寿的重要性。

五、抗氧化剂与抗氧化酶

近年来证明，机体代谢过程中氧化还原反应瞬变形成的自由基及其诱导的氧化反应，在生物衰老过程和某些疾病发生与发展中占有重要地位，许多学者研究了抗氧化剂及抗氧化酶的抗衰老效应。

（1）抗氧化剂　此类物质能净化自由基，又能抑制脂褐素的形成。实验证明，增加维生素E的饮食，可使脂褐素积累降低，尤其在肝脏中表现得更明显。维生素E、维生素C、BT、硒及蛋氨酸的联合应用效果更佳。

（2）抗氧化酶　包括超氧化物歧化酶（SOD）、过氧化氢酶（CAT）、过氧化物酶（POD）谷胱甘肽过氧化物酶（GSH-Px）和谷胱甘肽还原酶（GSSG-R），已证明，应用抗氧化酶能增加动物的寿命。

六、膜稳定剂

膜稳定剂氢化可的松可以使果蝇寿命增加20%~40%，Bellamy发现，泼尼松能使小鼠的寿命大为延长，其结果是实验组小鼠50%死亡于700天，而对照组小鼠则全部死于440天，但也有人研究认为膜稳定剂对动物寿命影响不大。

七、控制大分子的交联作用

β-氨基丙腈、氨基脲均可干扰蛋白质交联，减缓甚至逆转衰老过程。

（姚宏波）

第二篇

疾病篇

第八章 神经系统疾病

第一节 阿尔茨海默病

阿尔茨海默病（AD）是一种病因尚不清楚的原发性变性疾病，起病多呈隐袭缓慢进展，病程较长。以广泛的大脑皮质高级功能病损为特征。患病早期临床表现记忆障碍，即轻度的近事遗忘和性格的改变。以后随着病情的发展出现认知、语言、理解、判断、计算、视空间功能、人格及情感、智能等均可表现出不同程度的障碍，从而致使患者学习、工作以及社会交往非常困难或不能。病情再进一步发展患者表现语言障碍，如发音含糊不清、语言杂乱或说不成一句完整的句子等。生活不能自理，需他人照料，终日卧床不起，直至最终死于各种并发症。

一、命名

传统上曾将AD分为老年前期痴呆和老年期痴呆两个不同类别的疾病。对50例痴呆患者尸检病理研究，发现有半数病例可确诊为AD，因此，引起了对本病的重视和注意，并改变了过去的观点。后来又经研究二者的病理改变基本相似，故自20世纪70年代以来把二者统称为老年性痴呆阿尔茨海默型（SDA）或称阿尔茨海默型痴呆（DA）。

依以上对AD的概念虽然有所改变，但是老年前期痴呆与老年期痴呆是否属于同一种疾病，目前仍有分歧，有待进一步研究和探讨。

二、发病机制和病理

（一）老年性痴呆的发病机制

老年性痴呆的病因以上列举了很多种原因和疾病，但该病确切的发病机制虽然经多年的研究仍然不清楚，而是处于假说阶段。因此，现以老年性痴呆阿尔茨海默型（SDA）为代表，将其发病机制的有关假说简要介绍如下。

1. 遗传假说

有人报道了一个七代家族成员中有多个老年性痴呆阿尔茨海默型（SDA）患者，经谱系分析结果也证明本病是常染色体显性遗传性疾病；有的作者发现单卵双胞胎患老年性痴呆一致率明显高于异卵双胞胎者，因此，提示遗传在某些老年性痴呆患者中的发病起着一定的作用。另有人研究发现，早发型家族性的同病危险性增高，在晚发型家族中无此现象。而后者（即晚发型）多数患者家族罹患基因组在显现症状前，可能死于其他疾病。

自1987年以来，用连锁分析技术发现老年性痴呆的标志在21对染色体长臂上；1991

年报道第19对染色体与老年性痴呆连锁；1992年发现早发型家族性老年性痴呆标志在第14对染色体上。到目前为止，已发现有4对（1、14、19、21）染色体与老年性痴呆基因有关系。老年性痴呆患者的第19对染色体上发现一个基因编码载脂蛋白E的载脂蛋白。

Heston等发现AD患者的亲属中患唐氏综合征者明显高于其他群体。如果唐氏综合征患者能存活至40岁以上时，于患者的新皮质中、海马及某些皮质下结构中可有类似于AD的病理改变。因此，证明唐氏综合征和AD有一定的关系。近年来，研究发现AD发病可能和淀粉样蛋白质沉积在中枢神经系统有关。Tanzi等研究证实了AD患者基因与淀粉样蛋白质基因相连锁。同时发现唐氏综合征与AD患者脑组织中淀粉样蛋白质均增多。β-淀粉样蛋白质与神经原纤维缠结和老年斑的产生密切相关。分子遗传学研究也证明AD患者脑血管壁中和老年斑核中的淀粉样蛋白质的基因定位于第21对染色体上，此基因位点和唐氏综合征的基因位点很接近。以上诸项研究均表明遗传因素在某些AD患者发病起着重要作用。

2. 铝中毒假说

铝对人身体有害很早以前就有所认识，在工业环境中与高浓度铝接触的工作人员可致神经系统严重的病损。长期肾透析的患者因铝中毒可导致进行性智能减退，尤其记忆力减退更突出。Crapper等研究发现AD患者脑组织中铝浓度升高相当于正常人的10～30倍，Perl等应用SEEDXM技术发现铝在受累的海马神经原纤维缠结神经元核内有铝沉积，相反正常的神经中无铝盐存在。此后Perl用以上同样技术（SEEDXM）发现有帕金森综合征伴有痴呆的和关岛伴有痴呆的肌萎缩侧索硬化症患者有50%以上含神经原纤维缠结的神经原有铝沉积，不伴有痴呆的关岛肌萎缩侧索硬化症患者含神经原纤维缠结的神经元仅有10%有铝存在。总之，铝和含神经原纤维缠结之间有一定的关系。Candy等应用SEEDXM技术发现AD和唐氏综合征患者大脑皮层中有铝和硅沉着，其位置和老年斑的中心相一致；Candy等应用SPEXM测定元素在体内分布最灵敏的技术证明铝和硅存在于AD老年斑的核中。依上所述，有一些研究者认为AD的发机制铝中毒可能有重要作用。

3. 感染病毒假说

有研究证实了在人胎儿脑组织培养基中加入AD患者脑组织提取因子后，病理检查发现有AD病理特征的神经原纤维缠结。由于AD的临床表现有嗅觉障碍，加之神经原纤维缠结的分布在边缘系统密度较高和嗅皮层、杏仁核和前嗅核等均有严重的病理改变。因此，推测AD的致病因子很有可能经嗅觉传入径路到达脑组织。从而使之认为易从鼻咽部和面部到达嗅觉系统的病毒可能是本病的病原体。另外，在单纯疱疹病毒性脑炎和亚急性硬化性全脑炎（SSPE）的病理检查也有神经原纤维缠结（NFT），故也支持病毒可能是AD的病原体。

CJD也称皮质—纹状体—脊髓变性、慢病毒亚急性海绵状脑病。该病的某些临床和病理学特征与AD有不少相同之处，如临床表现都有不同程度的痴呆。多灶性肌阵挛和脑电图的周期性发放虽然是CJD的特征，但也可见于AD患者。CJD和AD活检肉眼所见均无特殊性变化，大脑皮层组织学所见神经毡空泡样变于CJD中极为突出，但也有例外。AD组织学所见也有空泡样变性。淀粉样斑是AD的特征之一，它是由β-肽组成。淀粉样斑有时也可见于CJD，它的成分是朊病毒蛋白（PrP），神经原纤维缠结（NFT）见于AD而且是该病的特征之一，但在年龄小于65岁的CJD患者中不常见。有的作者在高龄CJD患者中发现PrP和β-淀粉样斑。以上CD和AD有相同的特征，但这是否说明阮病毒是二者的致病原尚不清楚，有待进一步研究。值得注意的是β-淀粉样斑的数量与痴呆的程度可能相关，且CJD患者脑组织和血液中的β-淀粉样肽水平与匹配对照组AD患者相似。这可能说AD和阮病毒之间有一种启发式的关联。

（1）阮病毒 或称蛋白质传染性因子，是一种新的生物致病因子，它不同于病毒、类病毒，是一种体积小结构简单的特殊病原体。

（2）唐氏综合征 也称21-三体综合征，是一种染色体异常的疾病。临床表现特征为特殊面貌：患儿头短、头围小、枕骨削平。舌因口小而露于唇外，舌面常有深痕，眼裂小、鼻小、鼻梁平。手宽指短，掌纹少，呈通关手。肌张力很低，关节松弛。智能发育落后，运动发育迟缓，3～4岁后方能独立行走。可伴有先天性心脏病，食管或肛门闭锁等。本综合征容易引起免疫缺陷。目前尚无有效的治疗方法，预后也欠佳。

4. 免疫假说

免疫系统在AD发病机制中的作用目前尚不完全清楚，但是，有的作者曾提出在机体免疫功能改变的情况下AD患者血清中免疫球蛋白异常，而且免疫球蛋白异常水平与认知功能显著有关。淀粉样蛋白是AD神经原纤维缠结和老年斑中的组成部分，也是该病重要病理改变的特征，若机体免疫功能有改变时，淀粉样蛋白可在脑组织中沉积。对于是免疫异常导致AD的发生，还是AD发生后的病理机制激活了体内的免疫反应，尚有待进一步研究。

5. 神经递质障碍假说

（1）胆碱功能降低假说 乙酰胆碱（ACh）是中枢神经系统中最重要的神经递质，胆碱系统在学习和认知功能中有特殊的作用。已有资料证实，AD胆碱乙酰转移酶和乙酰胆碱酯酶在神经原纤维缠结（NFT）和老年斑（SP）集中的脑组织明显降低。正常老年人的脑组织中以上两种酶的浓度也降低，但不如AD患者浓度降低显著。中枢神经系统胆碱能神经元减少与AD的发生和痴呆的程度密切相关。但是，中枢神经系统的胆碱能系统功能降低，并非是AD病理特异性改变，其他痴呆疾病也有胆碱能系统功能降低。

（2）神经肽假说 经研究证明，许多神经肽与痴呆的认知和行为表现有关。AD患者脑组织内神经肽神经元变化以生长抑素能神经元最明显，即在AD患者脑脊液中和脑组织很多区域生长抑素的含量均降低。生长抑素能神经元主要位于皮质的Ⅱ、Ⅲ、Ⅵ层的非锥体细胞，它占皮质细胞总数的3%。关于此种递质降低在AD发病学上的意义目前仍不清楚。

（3）氨基酸假说 近年来，对AD患者大脑皮质的谷氨酸的异常改变进行了研究。谷氨酸在神经系统的生长、发育、学习和记忆中起着非常重要的作用。谷氨酸受体分为N-甲基-D-门冬氨酸（NMDA）和非NMDA两类。NMDA受体在长期增强效应中起关键作用。与同龄对照组相比，AD患者脑组织内谷氨酸受体，尤其NMDA受体明显减少。据此曾提出AD的中毒发病学说。

关于AD发病机制的学说还有细胞因子假说、淀粉样蛋白分子生物学研究、细胞骨架改变的假说等，限于篇幅不一一介绍。总观以上，AD的发病机制仍无定论，有待进一步研究。

（二）老年性痴呆的病理（以AD为例）

1. 阿尔茨海默病的病理改变

肉眼所见AD患者大脑标本可有或无明显萎缩。脑的重量多数病例较同龄老年人轻，均在1000g以下，脑回变窄，脑沟增宽，尤以额叶、颞叶明显，蛛网膜增厚。于皮层内偶可见黄褐色小出血灶，提示为淀粉样血管病。AD重要的病理组织学所见其特征性改变为神经细胞间有大量的老年斑（SP）、神经细胞中的神经原纤维缠结（NFT）和海马锥体细胞中颗粒空泡变性，可见Hirano小体。于AD的晚期伴有乙酰胆碱水平降低，胆碱能神经元和胆碱能突触数目减少。老年斑（SP）呈不规则球形，多见于大脑皮质和海马，但在纹状体、杏仁核和丘脑也可见到。典型老年斑，在镀银材料中，于老年斑中央有一个淀粉样蛋白组成的核，核的周围有不着色的晕。非典型老年斑中心无淀粉样蛋白核。

2. 神经原纤维缠结

NFT主要见于大脑皮质大锥体细胞中，特别在海马中最多见，胆碱能细胞区（如基底核、杏仁核）中也有大量存在。它是由致密的神经元丝组成。有的作者发现NFT的数目与痴呆程度的关系是肯定的。超微结构发现NFT是由螺旋的细丝所组成，称为配对双螺旋细丝（PHF），存在于细胞体内。在突触终端和老年斑（SP）中也可见到NFT，但是对其由来仍无肯定的结论。

3. 神经元空泡变性

神经元空泡变性见于AD患者海马锥体细胞中，它也是AD病理特点之一，在HE材料中它是神经元胞质中的一种膜包被的包涵体，直径3～5μm，中心有一个点状的核，一个神经元中可有一个或数个这样的结构。此种病理改变也可见于非痴呆的老年个体，但数量较AD少。

4. Hirano小体

Hirano小体是嗜伊红的棒样小体，长10～30μm，横径约8μm。多见于海马的间隙层中。（电镜所见）位于神经元胞体或突起中，但以轴突中最多见。其中包涵体含直径为6～10nm的细丝和厚10～15nm板层样物质。细丝编织成栅栏样。细丝横切面可见包涵体由三层结构组成，即两个高电子密度层中插入一个低密度电子层。Hirano小体可见于正常老年人。AD患者Hirano小体数量较正常同龄老年人显著增多。关于Hirano小体的来源和病理意义尚不清楚。

5. 淀粉样蛋白脑血管病

淀粉样蛋白脑血管病主要累及软脑膜和大脑皮质的小血管，以额顶叶和枕叶的病变最严重。大脑半球的白质、基底节以及小脑和脑干均可受累程度较轻，海马很少累及。淀粉样蛋白受累的血管显微镜下所见：受累血管的中膜和外膜中有淀粉样蛋白沉着，弹力层断裂、破碎及至消失，受累动脉可出现节段性纤维性变、玻璃性变、闭塞性改变和微动脉瘤形成。

三、临床表现

1. 记忆障碍

记忆障碍常为本病的首发症状。起病隐匿所以无明确的发病日期，因此，这种轻微的记忆障碍易被他人或家庭成员忽视或未被引起注意。AD早期以近期记忆障碍表现突出，而且常常是本病的首发症状，其表现如对几天前发生的事情不能回忆，日常生活中丢三忘四，购物时付款后不拿所购物品就离开商店等。有时患者发觉自己健忘而忧虑不安。早期也可有远期记忆障碍，但与近期记忆障碍相比均较轻，或相对保持完整。由于病情逐渐发展增重，远期记忆也出现障碍，如出生年月、个人主要的经历等均回忆不起来，更严重者对其朝夕相处的老伴或子女名字也被遗忘。有时患者为了弥补对过去事物的遗忘，表现了张冠李戴或是以想象、虚构代替自己的经历等。

2. 视觉性空间知觉障碍

如病变位于非优势半球的顶叶和枕叶的移行部，阻断了枕叶的视觉信息传递到中央前回运动区的联系。临床表现了对可看见的物体不能用视觉判断其方位；若病变位于顶叶特别在角回和缘上回时，患者则分不清存在于空间若干物体间相对位置关系。以上称为视觉性空间知觉障碍，或称视觉定向力障碍。若病变位于双侧角回，并以非优势半球为主，则表现了视觉立体障碍，即对立体物品丧失其立体感，而错误地认为是平面物体；病情再进一步发展，致使患在视觉定向力障碍的基础上，病情更加严重，其表现经常走失或不能辨认自己家门，更甚者在自己家中发生定向力障碍，如找不到自己住的房间或床位。日常生活不能自理。

3. 语言障碍

患者早期表现谈话时词汇贫乏或找词困难，患者可以说很多话，但不能表达出想要说的意思或是空话连篇。此外还可出现视物命名障碍（即命名性失语），患者对已往熟悉的物品叫不出名字或仅能说出该物体的用处、作用。随着病情发展由于大脑皮质语言中枢病损，出现各种类型的失语症，如发音不良、语调改变成单音调，缺乏文法，语量少，说话费力，但说出的词尚能表达思想，呈轻度的或不完全性运动性失语，其病损部位在优势半球额下回后部运动语言中枢，也称Broca区。与以上相反其失语表现为感觉性失语，病损部位在优势半球颞叶的颞上回后部，感觉性语言中枢，也称Wernicke区。临床表现说话滔滔不绝，但表达不出说的是什么意思，或答非所问或颠三倒四、喋喋不休，使他人对以理解，故与他人不能交流思想。

4. 人格改变

早期人格改变不甚明显，或仅表现情感平淡、情绪不稳、易激惹。以后由于病情增重，以往待人有礼貌、热情大方，变得没大没小、无礼貌，待人冷淡，衣冠不整，自私，孤僻等。进而出现情感反常或倒错，如遇喜不喜、遇怒不怒，或当众大小便不以为耻以及丧失伦理道德等。

5. 精神异常表现

多数AD患者早期就有较为突出的精神症状，表现有幻觉妄想、躁狂和在幻觉基础上产生嫉妒、被害、疑病等妄想。此外，皮质高级功能：判断力、概括能力、注意力丧失，同时还有计算障碍或不能，失认症、失用症、行为异常和睡眠障碍等。

6. 其他

随着病情进一步发展增重，皮质高级功能则全面衰退或丧失，患者终日卧床不起，生活完全不能自理，对外界刺激无任何有意识的反应，呈不动性缄默状态。神经系统器质性体征有锥体系病损，表现有瘫痪和病理征阳性；锥体外系体征有震颤、肌强直等。

四、诊断

AD是一种病因未明的原发性大脑变性疾病，其临床表现主为智能障碍。本病多见于老年人，起病隐匿，病程缓慢进展，进行性增重，具有特征性神经病理和神经化学的异常改变，如大脑弥漫性萎缩，神经元大量丢失、老年斑、神经原纤维缠结、颗粒空泡小体，乙酰胆碱转移酶及乙酰胆碱含量减少。65～70岁起病者常有类似痴呆家族史，疾病发展快和表现显著的颞叶、顶叶病损的特征，包括失语、失用；发病较以上晚者，病情进展较缓慢，以广泛的皮层高级功能病损为特征。由美国国立神经病、语言交流障碍和脑卒中研究所—阿尔茨海默病及相关疾病学会（NINCDS-ADRDA）于1984年制定的标准。被称为AD患者诊断的"金"标准。其诊断准确率为80%～100%，敏感性81%～88%，特异性为90%。目前关于AD的临床诊断标准有很多种，现将比较常采用的几种分述如下。

（一）NINCDS-ADRDA的AD临床诊断标准

（1）很可能AD诊断标准　通过临床检查和问卷及神经心理量表检测肯定有痴呆者：存在两个以上的记忆和其他认知障碍并进行性增重；无意识障碍；在40～90岁发病，最多见于65岁左右发病；缺少引起进行性记忆和认知缺陷的系统和神经系统疾病（脑部疾病）。

（2）下列情况支持很可能AD的诊断　特异性认知功能如语言、运动技巧的进行性变坏；日常生活活动障碍和行为模式改变；有类似疾病家族史，如家族成员中有被神经病理证实的患AD的则更有意义。下列辅助检查结果：用标准技术证明脑压和脑脊液正常；脑电图正常或非特异性改变，如慢波增加；CT发现有脑萎缩，通过连续观察发现脑萎缩是进行性的。

（3）在排除AD以外的引起痴呆的原因后，同诊断很可能AD相符的临床特点　在疾病进展过程中有一个稳定期：出现失眠、大小便失禁、妄想、错觉、幻觉、戏剧语言、灾难性发作、性功能障碍和体重下降等有关症状；尤其在疾病晚期一些患者出现其他神经病学异常，如肌张力增高、肌阵挛，或步态障碍等运动体征；于疾病进展过程中出现癫痫发作；CT颅脑检查结果与年龄相符。

（4）排除可能AD的标准　突然及脑卒中样起病：在疾病早期出现神经系统局灶性体征，如轻偏瘫、感觉障碍、视野缺损和共济失调；发病或病程的早期出现癫痫或步态异常。

（5）临床诊断可能AD的证据　在缺少足以引起痴呆的神经精神系统疾病的情况下，虽然发病方式、临床表现和病程都缺少典型表现，但根据痴呆综合征也可作出可能AD的诊断：虽然存在足以引起痴呆综合征的神经系统或全身性疾病，但经全面检查后认为这些疾病不是引起痴呆的原因时可作出这种诊断；在科研工作中，如果患者出现一个单一的渐进性认知功能障碍，但又缺少其他原因时这一诊断也是成立的。

（6）肯定性AD的标准　必须符合很可能AD标准的临床表现，且活检或尸检资料有AD的组织学证据。总之，需有临床和神经病理两者资料相结合才能作出此诊断。

（7）AD的分型　为研究方便，可分为以下几型：家族型、早发型（发病年龄<60岁）、21号染色体三联体型、合并其他变性疾病，如帕金森病等。

（二）美国精神疾病诊断和统计手册第Ⅳ版（DSM-Ⅵ）（1994）标准DSM-Ⅳ阿尔茨海默病型痴呆诊断标准

1）发生多方面的认知缺陷，表现以下两个方面：①记忆障碍（包括近期和远期记忆障碍）即学习信息的能力缺损或不能回忆以前所学到的信息。②至少具备下列认知障碍一项：失语，即语言障碍。失用，包括观念运动性失用及运动性失用。失认，虽然感觉功能没问题，但不能认识或视别物体（包括触觉性失认）。抽象思维或判断力损害，包括计划、组织、程序及思维能力损害。

2）上述两类认知功能障碍明显干扰了其职业和社交活动，并发现这些功能明显不如以前。

3）符合上述两类认知功能障碍，但并非由于下列原因：①其他导致记忆与认知进行性缺陷的中枢神经系统疾病，如脑血管疾病、帕金森病、亨廷顿舞蹈病、硬膜下血肿、正常压力脑积水、脑瘤。②已知能导致痴呆的系统疾病，如甲状腺功能减退，维生素B_2、叶酸、烟酸缺乏，低血钙、神经梅毒，HIV感染。

4）以上认知的缺陷并非由于谵妄所致。

5）以上病损或认知障碍不能用其他的精神及情感性疾病来解释，如抑郁症、精神分裂症等。

五、鉴别诊断

（一）AD（皮质性痴呆）与皮质下痴呆鉴别

见表8-1。

表8-1　皮质和皮质下痴呆鉴别

临床相	皮质痴呆 *	皮质下痴呆 **
外观	健康、警觉、显得年轻	异常（虚弱、衣着杂乱、奇特活动）
活动	正常	异常（缓慢）
姿势	直立	异常（弯腰曲背、卷曲或过分伸直）
步态	正常	异常（跳跃、慌张、共济失调）
运动	正常	异常（震颤、舞蹈症、张力障碍）
吐词	正常	异常（构音障碍、发音过弱）
语言	异常（命名性失语、错语）	正常
认知	异常（不能掌握知识）	异常（比正常人差）
记忆	异常（学习障碍）	健忘（回忆障碍）
空间	异常（结构障碍）	倾斜（因有运动障碍）
情感	异常（漠不关心）	异常（淡漠、缺乏主动性）

注：* 指 AD、Pick 病；** 指亨廷顿病、Wison病、帕金森病，进行性核上麻痹等。

（二）多发性脑梗死性痴呆（MID）与AD临床鉴别

见表8-2。

表 8-2　MID 与 AD 的临床鉴别

项目	MID	AD
起病	较急，常有高血压史	隐渐发病
病程	呈波动或阶梯恶化，可有多次脑卒中发作，脑血液循环改善后症状可减轻	病情缓慢，进行性发展
早期症状	神经衰弱综合征	近记忆障碍
精神症状	以记忆障碍为主的局限性痴呆，判断力、自知力保持较久，主要为识记力及近记忆障碍，情感脆弱	全面性痴呆，早期即丧失自知力，个性改变较 MID 早并日益加重，远近记忆力均差，情感淡漠或欣快
神经症状	局限性症状和体征，如失语、失用、偏瘫、癫痫发作，病理反射	早期无症状
CT	多发性梗死，腔隙和软化灶	弥漫性脑皮质萎缩
Hach-Inski 评分	大于 7 分	小于 4 分

（三）AD与Pick病及CJD病鉴别

见表8-3。

表 8-3　AD 与 Pick 病及 CJD 鉴别

项目	AD	Pick 病	CJD
发病年龄	多在 60 岁后	50～60 岁高峰	40～60 岁
病程	慢性进行性	慢性进行性	进行性，发展较快
早期症状	近记忆障碍，人格行为改变较晚	行为改变，人格改变较早	神经病学症状及体征，人格改变早
空间定向障碍	多见	少见	少见
失语、失用、失认	多见	少见	言语困难，构音障碍
定向障碍	发生早	发生晚	
锥体外系症状	有	少	有
Kluver-Bucy 综合征	晚	早	
EEG	异常	多正常	明显异常
脑 CT	弥漫性脑萎缩	额叶、颞叶萎缩明显	改变较轻，也可正常

（四）正常压脑积水（NPH）

本病临床典型表现为痴呆、步态异常和尿失禁三联征。多在中年以后发病，起病隐匿或为亚急性，常在数月内病情达高峰。交通性脑积水，颅内压正常，多数患者颅内压力可低于200mmH$_2$O。辅助检查：反复腰穿无颅内压升高的证据，CT或脑室造影发现脑室系统全部或部分扩大可诊断本病。加之以上三联征出现较AD早，可以鉴别。

（五）麻痹性痴呆

感染梅毒螺旋体2～30年后发病。主要临床表现为进行性痴呆的症状，如早期表现注意力不能集中、遗忘、焦虑、易疲劳、虚构和夸大。随着病情发展以上表现更明显，并出现近事记忆力、判断力和计算力均下降，自知力也差，患者逐渐呈麻痹性痴呆；神经系统主为锥体系病损的表现。视神经萎缩和阿-罗（A-R）瞳孔及血清和脑脊液梅毒反应阳性为其主要鉴别诊断的依据。

（六）假性痴呆

老年抑郁症患者，其临床表现与器质性的痴呆（如AD）有某些相似，只是因为抑郁症没有脑部器质性病损痴呆的某些证据，而称抑郁症为假性痴呆。由于抑郁症易与AD混淆，加之抑郁症为可逆的即可治疗的疾病，故二者的鉴别诊断实属需要。抑郁症的临床表现特点是发病相对急，既往有情感障碍病史，发病前无智能障碍表现。患者常主诉记忆力减退，脑子反应迟钝，对周围环境不感兴趣，缺乏积极性和主动性，患者对问题常用"不知道"来回答。CT、EEG多为正常，抗抑郁药物治疗有效。

六、治疗

AD是一种神经变性性疾病，到目前为止，其病理学改变是不可逆的，因此，目前对本病的治疗尚无特效的治疗方法。当前对其治疗的主要目的在于改善症状，提高生活质量，延缓病程的进展。在患病的早期阶段用以下介绍的药物治疗，可获较好的疗效。近些年来对AD的研究取得很大进展，曾筛选出许多有效的药物，经动物实验和临床应用证明其中一些药物对本病有明显疗效。另外，临床上还采用手术治疗及基因的方法治疗本病，但这些方法尚在研究阶段。以下主要介绍AD药物治疗。

（一）胆碱能药物

依据AD病因胆碱能的假说，即中枢胆碱能系统与学习和记忆关系密切，AD患者突出的病理改变是前脑胆碱能神经元的退化或丢失，表现原发性胆碱能功能缺损，其中主要包括胆碱乙酰转移酶（ChAT）水平降低，降解突触内乙酰胆碱酯酶（AChE）水平降低，皮层中乙酰胆碱（ACh）也降低。神经生化研究发现胆碱能缺损的严重程度与智能障碍的程度以及皮层嗜银斑块和神经原纤维缠结的数量密切相关，即与痴呆严重程度相关。对AD的治疗主要是胆碱能功能。有三种治疗方法来治疗AD患者已丧失的胆碱能功能活性。①胆碱酯酶抑制剂：阻止神经元之间乙酰胆碱代谢。②直接作用于突触后的毒蕈碱和烟碱受体的激活剂：模拟乙酰胆碱的作用。③促进乙酰胆碱合成和释放的药物。目前有关乙酰胆碱酯酶抑制剂：①可逆型以他克林和安理申为代表。②假性不可逆型以重酒石酸卡巴拉汀为代表。

1. 他克林

化学名为四氢氨基吖啶，第一个用于治疗AD的第一代乙酰胆碱酯酶抑制剂。其主要作用为对乙酰胆碱酯酶（AChE）产生强烈而可逆的抑制作用。该药作用时间长，半衰期为3.5小时，能透过血脑屏障。常用剂量为20mg/d、40mg/d、80mg/d，开始剂量10mg，每日4次口服。如患者能耐受，6周后剂量可增至40mg，即最大剂量为160mg/d。本药具有严重的不良反应，如恶心、呕吐、出血、消化不良。由于吖啶类衍生物对肝脏有很强的毒性，大部分患者服该药6周后出现血清转氨酶升高。停药后肝转氨酶不同程度的恢复或呈正常。由于该药不良反应严重，加之服药时间长患者不能耐受，目前只被用于少数合适的AD患者。

2. 安理申

安理申是由六氢吡啶衍生的胆碱酯酶抑制剂，具有高度特异性（或称之高度选择性）地与可逆性地抑制脑内乙酰胆碱酯酶，对外周的丁酰胆碱酯酶几乎无作用。该药通过可逆地抑制乙酰胆碱酯酶对乙酰胆碱水解，增加大脑皮质乙酰胆碱的浓度，从而使患者学习和记忆获得改善。由于该药对脑内乙酰胆碱酯酶选择性亲和作用强，特别与不可逆的氨基甲基酸酯类胆碱酯酶抑制剂毒扁豆碱（PHY）和可逆性胆碱酯酶抑制剂四氢吖啶（THA）相比，对乙酰胆碱酯酶选择性更高，而且抑制作用持续时间长。这种高选择性只对脑和血浆中乙酰胆酯酶有抑制作用，对心脏、小肠和肝脏没有作用，这是安理申在毒性方面少于他克林的原因。临床常用剂量为5～10mg/d有效剂量，该药约服15天才能达到稳态，故于最初4～6周服用5mg/d，然后加量至10mg/d。为减少该药对胃肠的不适感，于晚上睡前服为宜。但对失眠患者则以白天服用为妥。安理申的吸收不受食物的影响，对有肝、肾疾病的患者也无影响，不产生肝转氨酶（ALT、AST）升高。该药轻度和短暂的不良反应有恶心、呕吐、腹泻、疲劳和肌肉痉挛等，常在治疗中逐渐消失，故不需停服或处理。

3. 重酒石酸卡巴拉汀

重酒石酸卡巴拉汀是一种新型"假性不可逆性"乙酰胆碱酯酶抑制剂，属氨基甲酸酯类化合物与毒扁豆碱同类，为第二代胆碱酯酶抑制剂。其作用机制主要是对大脑皮层和海马的乙酰胆碱酯酶具有选择性，使药物的效应集中在与AD的治疗靶点相应的脑区，对外周的乙酰胆碱酯酶（AChE）的抑制作用微弱，故减少了由于外周AChE被抑制产生的不良反应，如肌痉挛和心血管反应等。Exelon的氨基甲酸盐部分从酯侧解离很慢，产生所谓"假性不可逆"现象，致使对AChE的抑制作用持续到原形药物从血浆清除。该药代谢不依赖肝，而是从肾脏迅速排出。重酒石酸卡巴拉汀作用时间为＞24小时，比较理想的作用时间为10小时，其半衰期不太长尤为重要，因为AChE抑制剂与麻醉剂和肌肉松弛剂相互作用，而老年患者经常需行急症手术。据以上重酒石酸卡巴拉汀半衰期相对短，以上药物可在相对短的时间内与重酒石酸卡巴拉汀合用。

重酒石酸卡巴拉汀有效剂量范围为每次3～6mg，每日2次服。临床研究证明如重酒石酸卡巴拉汀每日＞6mg，对患者的认知、总体功能和日常生活能力有更大的改善。因此，在治疗过程依患者对重酒石酸卡巴拉汀的耐受程度将药调整到最大剂量，以期达到最好的治疗效果。该药的不良反应有恶心、呕吐、腹痛、食欲不振或体重下降，此时可令患者在进食时服重酒石酸卡巴拉汀；如以上仍持续存在可将剂量减少至前一个低剂量（或更低剂量）水平，使以上不良反应减轻或缓解。

4. 美曲磷脂

本药为有机磷化合物，以前曾多年用于治疗血吸虫病。该药本身并无抑制乙酰胆碱酯酶的作用，是其水解产物敌敌畏（DDVP）为抑制AChE的活性物质，属不可逆型。该药剂量范围大，40～300mg/d，进入中枢神经系统活性物质仅有2%，故中枢神经系统不会有高浓度的蓄积。DDVP一旦形成，与内源性乙酰胆碱（ACh）竞争AChE的结合和催化位点，DDVP的结合导致酶的封闭，提示药物结合到酶的相对量与酶结合ACh浓度成反比。DDVP和AChE之间开始的相互作用为竞争性抑制的这一机制，可能对选择性抑制胆碱能缺损部位有关，如容易抑制皮质和海马的AChE。但对大脑皮质胆碱能完好的区域AChE的抑制非常轻。从而使胆碱能严重缺损部位的功能获得改善。

5. 加兰他敏（GAL）

是一种选择性高的竞争AChE抑制剂。由于GAL是与ACh竞争性结合胆碱酯酶（AChE）。因此，在大脑缺损ACh的区域，GAL即能更多地与AChE结合，使该部位的ACh浓度增加，以改善突触后神经元的功能。该药是一种治疗AD有效、安全的药物，可以改善患者的认知功能。剂量每日为30～60mg。对肝脏无毒性作用。常于开始治疗的2～3周患者有恶心、呕吐、腹泻等不良反应，以后逐渐消失。

6. 石杉碱甲

本药是一种高选择性的胆碱酯酶抑制剂，对AChE的抑制作用比对丁酰胆碱酯酶（BuChE）高约4倍。石杉碱甲给药半小时，抑制大脑皮质及海马的AChE活性的程度优于安理申和他克林。石杉碱甲（对AChE）并非单纯是竞争性抑制剂，而对AChE抑制为竞争性和非竞争性的混合型抑制。本药具有改善记忆和认知功能的作用，是一种毒不良反应很低的药物。若剂量过大可引起头晕、恶心、胃肠道不适、腹痛、乏力、视力模糊等反应，通常均可自行消失。如反应明显时可减量或停药可缓解或消失。剂量为每次100～200μg，每日服用剂量不得超过450μg。

（二）非胆碱酯酶抑制药物

1. 美金刚（美金刚胺）

本药的作用机制是对谷氨酸能神经递质具有双重的调节作用，如脑缺血性疾病时，突触前谷氨酸释放增加的情况下，美金刚通过在突触后膜阻断谷氨酸调节离子通道（NMDA，N-甲基-D-天冬氨酸）而抑制谷氨酸的作用，从而减少谷氨酸的兴奋性毒性作用；反之，如AD疾病时，谷氨酸释放异常减少的情况下，美金刚发挥对AMPA受体的促进作用，使谷氨酸能保持正常神经递质的传导功能。谷氨酸盐是脑内的主要兴奋性神经递质，是学习和记忆所必需的，故本药适合用于治疗AD。该药的剂量范围较大，10～40mg，其中多数为20～30mg/d，分2次服。因该药可致失眠，每日最后1次服药应在下午4时以前为宜。经大量的临床应用和观察无明显的毒副作用，比较常见的为轻微中枢神经系统兴奋性增加的表现，如失眠、兴奋、激越、不安、运动增加等。

2. 司来吉兰（司立吉林）

本药是一种选择性单胺氧化酶-B抑制剂，用于治疗痴呆是基于它的神经保护或抗氧化剂的作用，用其抑制氧化脱胺的作用治疗AD，可延缓AD的病程，并对其认知功能和非认知症状有某些改善。司来吉兰除选择性抑制单胺氧化酶外，也能抑制多巴胺能神经元突触前膜对多巴胺的再摄取，增强了脑内多巴胺的作用。本药与多巴胺合用可治疗早期帕金森病。司来吉兰主要的不良反应是直立性低血压，严重者常不能耐受治疗。此外患者可有晕厥和跌倒的表现，但一般多能耐受。本药不能与哌替啶和三环类抗抑郁药合用，以免发生其他严重并发症。剂量5～10mg，每日1次口服。

3. 银杏叶

由于银杏叶具有较强的血管活性，对脑血管、冠状血管和肢体血管均能产生直接扩张作用；可降低红细胞的聚集性、全血黏度及血管脆性，并可使高脂血症患者胆固醇含量下降；具有强烈的拮抗血小板激活因子（PAF）活性，因而对于PAF介导的病理过程，如血栓形成、血管痉挛、血管通透性增加及脑缺血再灌注的损害等具有保护作用；清除自由基及拮抗脂质过氧化反应，从而发挥对细胞的保护作用；改善脑部疾病患者的脑组织代谢状况等。

大脑功能不全泛指与脑循环障碍有关的一组临床症状，包括注意力不集中、记忆力减退、淡漠、意识模糊、精力衰退、疲乏无力、体力下降、抑郁、焦虑、头晕、耳鸣和头痛等12种症状。以上典型的表现多见于老年人，可为痴呆的早期表现。经临床和实验研究，银杏叶制剂对大脑功能不全有非常明显的疗效，如应用银杏叶制剂治疗轻、中度器质性痴呆患者，剂量：第1～第10天每次80mg，每日3次口服，自第11～第90天每次40mg，每日3次口服，患者智能有明显的改善，但对重症痴呆患者本药无明显疗效。有的报道用银杏叶制剂胶囊治疗动脉硬化性皮质下白质脑病，无论从智能测验的结果还是CT复查显示的效果来看，其疗效均优于吡拉西坦治疗组，从而提示银杏叶制剂对白质脑病的病理过程可起到一定的干预及逆转作用。

银杏叶制剂自临床应用以来未发现有严重的不良反应，偶有轻度胃肠不适、头痛、头晕等。有的报道长期应用有出血的可能。因此，有出血倾向及脑出血急性期及对银杏叶制剂过敏者应禁用。

（三）脑代谢调节药

1. 吡拉西坦

本药为γ-氨基丁酸衍生物，是常用的亲智能药物，即脑代谢激活剂，易通过血脑屏障，直接作用于大脑皮层，具有激活、保护和修复大脑皮层细胞的作用。临床主要用于治疗老年性痴呆（如AD）记忆、思维障碍和适应能力降低等。国外曾报道本药对改善轻、中度老年性痴呆患者的认知能力有效，但对重症患者则无效。本药无镇痛、镇静和安定作用，其精神兴奋作用也较弱，无精神病药物的不良反应和依赖性。本药的不良反应很少，临床偶有口干、食欲减退、呕吐、失眠和出现荨麻疹等不良反应。一般无须处理，多在停药后即自行消失。成人口服2.4g，每日分3次服。一般3～6周为一疗程，出现疗效后可用维持剂量（即以上剂量的半量）。静脉滴注：每次1～4g，加于500mL的10%葡萄糖溶液中滴注。

2. 盐酸吡硫醇

本药为维生素B_6的衍生物，具有促进脑内葡萄糖、氨基酸代谢的作用，并能促进脑摄取葡萄糖和使紊乱的脑糖代谢恢复正常，增加脑血流量，改善脑生物电活动，可使病损的脑功能获得好转，如能提高记忆力和使注意力集中，故可用于治疗老年性痴呆以及颅脑损伤后的意识障碍等。成人每日0.3～0.6g，分3次服。不良反应较少见，偶有皮疹、恶心、眩晕、头痛等，多在停药后即可恢复。

3. 双氢麦角碱

本药为麦角克碱、麦角柯宁碱、麦角卡里碱三种生物碱的双氢衍生物等量混合物，属α-受体阻断剂，直接作用于血管运动中枢，抑制血管紧张，从而减少了血管收缩，解除血管痉挛，使脑血管扩张，促进血流通畅；同时阻抑交感神经的兴奋和肾上腺素过度分泌，去除血管痉挛因子，改善大脑血液循环，增加脑动脉供氧，恢复大脑功能。临床上用于治疗老年性痴呆、脑动脉硬化症、脑循环障碍及脑卒中后遗症引起的记忆减退、注意力不集中等。

本药不宜口服，多为舌下含服，每日0.75～4.0mg，分3～4次含服。老年性痴呆患者需服3～5周后方显疗效，一般多需2～4个月治疗。皮下或肌内注射每日1次，0.3～0.6mg。本药严重的不良反应为直立性低血压，患者注射后必须卧床2小时以上；低血压、严重的动脉硬化、心脏器质性病损、肾功能障碍的患者禁用本药。

4. 茴拉西坦

本药主要能改善脑缺血、缺氧情况下出现的行为及视别功能障碍，AD患者认知功能减退有治疗作用，如学习、注意力、推理和抽象思维、远及近记忆力等均能获得某种程度的改善。本药较吡拉西坦作用强、起效快。成人口服每次200mg，每日3次，1～2个月为一疗程。不良反应少，偶有口干、嗜睡。

（四）血管扩张剂

1. 罂粟碱

为阿片中异喹啉类生物碱之一。通过缓解血管平滑肌，使冠状动脉扩张，外周阻力和脑血管阻力降低，增加血流量，主要经肝脏代谢。罂粟碱可提高患者注意力，改善情绪。口服剂量为30～60mg，每日3次。计量1次200mg，1日300mg。肌内注射或静滴，每次30mg，1日60～90mg，1日量不宜超过300mg。不良反应为面部潮红、胃肠反应，也可出现皮疹、直立性低血压、头晕、嗜睡。静注过量或速度过快可导致房室传导阻滞、心室颤动，甚至死亡。应充分稀释后缓慢推入。本药可用3～5日，否则易成瘾。

2. 长春胺

本药为脑血管扩张剂，增加脑缺血区正常脑血流量，并能维持或恢复脑血管生理性扩张，提高脑组织对氧的利用率。临床应用本药主要是用于大脑需要氧增加供应的各种疾病，如老年性痴呆（AD）、早衰性脑退化、脑动脉硬化症、脑梗死及脑出血等疾病的后遗症。本药需要服用较长时间方能获得疗效，记忆力和其智能以及全身症状均能获得不同程度的改善。成人口服1次5～20mg，每日3次服；肌内注射每次5～15mg，每日2～3次。口服偶有恶心、呕吐、腹痛、腹泻等不良反应。孕妇及颅内压高者禁用本药；低血钾者补钾后再用本药；心律失常者应用本药先从小剂量开始，逐渐增加剂量。

3. 异克舒令

本药具有阻断α-受体及激动β-受体的作用，也具有直接舒张血管平滑肌的作用，故可舒张脑血管。成人口服1次20mg，每日4次；肌内注射1次20mg，每日3次。不良反应有瞬间的皮肤潮红及胃肠功能失常。大剂量可致心率加快及低血压。近期出血者禁用。

4. 长效长春胺

本药临床适应证同长春胺，为长春胺控释长效制剂。口服能迅速达到血浆浓度高峰，其药效多维持7～8小时。一次服本药30mg与长春胺60mg相比，后者消除半衰期仅为1小时40分，而本药为7小时10分。口服每次30mg，每日2次，早晚分服。一般3～6周见效，此后可改为每日早晨服30mg维持。不良反应及注意事项同长春胺。

5. 都可喜

本药为阿米三嗪和萝巴新的复方制剂，可增加肺泡气体交换，通过提高动脉氧分压（PaO_2）和动脉氧饱和度（SaO_2）能有效地增加动脉内氧含量，加大了脑组织氧供应，改善脑代谢及微循环，促进大脑组织新陈代谢，增强大脑皮层的功能，并改善其电活动。本药适用于老年性痴呆特别对其智能障碍者，如记忆力减退、智力降低、注意及集中力减退，以及精神行为障碍，如活动能力减弱、情感不稳定及个性改变等均有一定的疗效。口服每次40mg，每日2次。禁与单胺氧化酶抑制剂合用。不良反应有头晕、恶心，用药过量可引起心动过速、低血压、呼吸性碱中毒，孕妇慎用。

6. 环扁桃酯

本药能直接松弛血管平滑肌，使血管扩张，对脑、肾血管及冠状动脉有选择性地持续扩张作用，从而使血流量增加。作用较罂粟碱弱而持久。口服1次100～200mg，每日3～4次。症状改善后，可减量至1日300～400mg，分次服。不良反应有恶心、呕吐、食欲不振、上腹部不适等，偶可出现面部潮红、头痛、头晕、皮疹、口干等；大剂量可引起低血压。青光眼，有出血或出血倾向者慎用。

第二节　帕金森病

帕金森病（PD）又称震颤麻痹，是中老年人较常发生的中枢神经系统变性疾病。其病变主要位于黑质和纹状体。临床特征表现是震颤、肌强直、运动减少。近20年来由于神经生化和组织化学研究技术的进步，对本病的病因学和治疗学的研究有了很大的进展。原发性帕金森病的病变主要是黑质DA（多巴胺）能神经元退行性变性，但为何导致黑质DA能神经元变性的发病机制尚不清楚。由于中脑黑质DA能神经元变性退化，使通过黑质纹状体束作用于纹状体的递质DA减少，致使纹状体内DA和乙酰胆碱（ACh）平衡失调而发病。近年来经临床、病理和动物模型的研究，均证实四氢吡啶（MPTP）是导致帕金森病发生的重要因素。MPTP本身并无神经毒性，而是MPTP进入中枢神经系统后，在神经胶质细胞及5-羟色胺能神经元内，经单胺氧化酶B（MAO-B）催化变为MPP+（1-甲基-4-苯基吡啶离子）后才有神经毒性，与DA能摄取系统结合而进入DA能神经元，抑制线粒体的NADH：CoQ还原酶（复合体Ⅰ）的活性，干扰ATP的合成，从而导致DA能神经元变性而死亡。MPP^+对神经黑色素有高度亲和力及很大的结合量，脑内黑色素神经元成为MPP+慢性毒性作用的靶子，从而引起慢性进展的变性过程。然而近年来研究证实患者脑内其他神经递质，如去甲肾上腺素（NE）、5-HT，γ-氨基丁酸（GABA）等也参与了发病过程。

另外，一些类似MPTP的外源性或内源性毒物可能也参与帕金森病（PD）的发病机制，如DA能神经元内部代谢过程与其在PD的发病机制中的作用，表现在一是PD黑质的脂质过氧化物增多、铁总量比正常增多40%，MAO-B活性随年龄增长而增强，DA的氧化脱胺形成过氧化氢的代谢增强；二是黑质谷胱甘肽（GSH）含量减少，氧自由基清除酶（如过氧化氢酶、过氧化酶等）活性降低，导致黑质DA能神经元线粒体DNA损伤，复合体Ⅰ活性降低30%～38%。酪氨酸羟化酶（TH）基因的表达能力下降；钙代谢及在体内平衡以及自身免疫学机制等均与PD发病机制有密切关系。

临床实践已知脑炎、脑动脉硬化症、颅脑外伤、基底核（节）肿瘤或钙化、一氧化碳、二氧化碳、锰、汞、氰化物、利血平、吩噻嗪类药物及抗抑郁剂等中毒，均可引起与帕金森病相类似的临床症状和病理改变，称此为帕金森综合征，属继发性。

一、常见帕金森病及其综合征

1. 原发性帕金森病

包括原发性帕金森病和少年型帕金森病。

2. 继发性帕金森综合征

①感染：脑炎后、慢病毒感染。②药物：镇静剂（抗精神病药，止吐药）、利血平、丁苯喹嗪、α-甲基多巴、锂、氟苯桂嗪、脑益嗪等。③毒物：MPTP、一氧化碳、二氧化碳、锰、汞、甲醇、乙醇。④血管性：多发性脑梗死、低血压性休克。⑤外伤：拳击性脑病等。⑥其他：甲状旁腺异常、甲状腺功能减退、肝脑变性、脑肿瘤、正常压力性脑积水、中脑空洞症。

3. 遗传变性性帕金森综合征

常染色体显性Lewy小体病、Huntington 病（亨廷顿病）、Wilson（肝豆状核变性）、Hallervorden-Spatz病（进行性苍白球变性综合征）、橄榄脑桥小脑萎缩及脊髓小脑变性、家族性基底核（节）钙化、家族性帕金森综合征伴周围神经病、神经棘红细胞增多症。

4. 多系统变性叠加综合征

进行性核上性麻痹、Shy-Drager 综合征、纹状体黑质变性、帕金森综合征—痴呆—肌萎缩性侧索硬化复合征、皮层基底神经节变性、AD、偏侧萎缩帕金森综合征。

帕金森病的病理改变主要是黑质、苍白球、纹状体（尾状核及壳核）和蓝斑。其他部位如丘脑底核、下丘脑、延髓、迷走神经背核及第三脑室周围的灰质等偶可见到被侵犯。肉眼所见黑质的色素明显消失。镜检最明的改变为神经元消失。黑质色素细胞中的黑色素消失或明显减少。原发帕金森病者在残留的神经元细胞质内可见有特征性的嗜酸性包涵体，称此为Lewy小体。Lewy小体是由正常细胞成分所组成，并非致病物或病毒所致，但Lewy小体的病理生理意义尚不清楚。

二、临床表现

本病的发病年龄平均为55岁，男性稍多于女性。起病缓慢进行加重。临床主要症状包括震颤、肌强直和运动障碍。

（一）震颤

是由相互拮抗的肌群发生节律性的交替收缩所致。一般多由一侧上肢的远端（手指）开始，然后逐渐向下肢及对侧上、下肢扩延。手指的节律性震颤呈"搓丸样"，其声律为4～6Hz。早期震颤肢体处于静止状态时出现，作随意动作时震颤可减慢或停止。情绪激动时震颤加重，睡眠后震颤可完全停止。在疾病的晚期震颤变为经常性，随意运动时震颤既不停止也不减轻。

（二）肌强直

是由于锥体外系病损所致的肌张力增高。在关节被动运动时而感到均匀的阻力，称为"铅管样强直"。如肢体伴有震颤，则检查者有"齿轮样强直"的感觉。四肢、躯干、颈部及面部肌肉均可受累。由于以上肌肉强直，患者表现一种特殊的姿势，如头部向前倾，躯干俯屈，上肢肘关节屈曲，腕关节伸直，前臂内收，下肢髋关节及膝关节略为弯曲。手姿势特殊，指间关节强直，手指内收，拇指对掌。

（三）运动障碍

本病初期表现为书写困难，所写的字弯弯曲曲，越写越小，称写字过小征。日常生活不能自理。步态障碍甚为突出，表现起步困难，一旦迈步后，即以极小的步伐前冲去，表现越走越快，不能及时停步或转弯，称此为慌张步态。行走时双上肢前后自然摆动减少或消失（即无摆动），此乃系联合运动障碍的表现，常为本病早期特征性体征。面部肌肉运动减少，面无表情，不眨眼，双目凝视，呈假面具脸。患者自腭及咽部等肌肉运动障碍，不能把唾液自然咽下，而是大量唾液从口腔中流出，严重者可引起吞咽困难。

（四）其他症状

本病自主神经障碍较常见，迷走神经背核病损是自主神经功能障碍的病理基础。临床表现多汗、面部皮脂分泌过多、经常便秘。另外，部分患者可表现有某些精神症状，如抑郁、焦虑、激动、无欲、迟钝等。有的病例合并有痴呆，表现为记忆和智能等功能障碍。

三、实验室检查

脑脊液中多巴胺（DA）的代谢产物高香草酸（HVA）含量和5-羟色胺（5-HT）的代谢产物5-羟吲哚醋酸（5-HIAA）含量降低。尿中DA和其他代谢产物HVA含量也减少。颅脑CT扫描和MRI成像除少数病例显示有不同程度的脑萎缩外，无任何特征性的异常改变。

四、诊断和鉴别诊断

（一）诊断

帕金森病的诊断主要是根据临床表现，即本病多在中年以后发病，病程缓慢并呈逐渐发展的过程。临床表现震颤、肌强直和运动障碍（即少动和不协调等）为本病的三大主征，以及躯体的特殊姿势、行走时双上肢自然摆动消失等诊断并不困难。但在患病的早期即震颤和其他症状未明显出现前，则诊断较为困难。若中年以上的患者出现原因不明的动作缓慢，表情淡漠，肌张力增高，行走时双上肢自然摆动减少者，应怀疑有本病的可能。实验室检查对诊断PD帮助不大，但是如有条件可采用"正电子发射断层扫描（PET）"检查，对本病的早期诊断有一定的帮助。

（二）鉴别诊断

1. 帕金森病与帕金森综合征的鉴别

从临床症状表现有时难以区别。以上二者主要鉴别点是发病年龄和病史。帕金森综合征属继发性，多继发于长期服用某些药物或继发于某些疾病。导致帕金森综合征的多种疾病，其临床表现除锥体外系病损的症状与体征外，尚有锥体系、小脑、脊髓和周围神经等损害，可资鉴别。

2. 嗜睡性脑炎

本病也称流行性甲型脑炎、睡病、冯·埃科诺莫脑炎。各种年龄均可发病，但以10～40岁多发，脑炎后并发帕金森综合征。本病的病理改变及临床表现均符合病毒性脑炎，其病原体可能是病毒，至于是何种病毒，迄今尚未肯定。本病的病理改变主要在大脑皮层、基底核、中脑导水管周围和第四脑室底部均有充血、水肿和出血点及炎症性改变。光镜检查：于血管周围有淋巴细胞和浆细胞浸润，炎症改变最明显的部位是中脑被盖部和黑质，神经元水肿、染色质溶解、固缩，胶质细胞增生，神经节细胞变性坏死。特别是中脑的黑质和动眼神经核及其神经元呈特异性变性改变，即中脑的黑质色淡，黑色素被吞噬细胞吞噬消失。

本病感染后潜伏期1～2周，呈急性或亚急性发病。该病大流行时起病急骤，多呈爆发经过。患病初期多有轻度发热，疾病晚期可有高烧。多数病例早期有头痛、呕吐及嗜睡，并持续存在数周或数月。嗜睡和失眠可交替出现，或者睡眠节律颠倒。约有75%的病例由于动眼神经核或其神经病损，表现其所支配的眼肌麻痹，眼球运动障碍和复视。患者还可有动眼危象；临床表现为发作性双眼向上或向一侧窜动的不自主眼肌痉挛发作。此种表现持续时间长短不等，可以从数秒到数小时（原发性帕金森病患者甚少见），其他颅神经病损较少见。有的患者有偏瘫或单瘫并多伴有基底核病变，表现有不自主运动，如舞蹈样运动、手足徐动、肌阵挛以及肌张力障碍等表现。有的患者表现精神恍惚、萎靡和反复发作性全身性或局灶性癫痫，急性患者表现有谵妄、抑郁、躁狂、精神错乱等器质性精神异常。慢性期患者可从急性期直接发展而来，也可在急性期缓解数月或数年后发病，其临床表现主为帕金森综合征，智力减退、表情呆板呈假面具脸、流口水、肌张力增高、手指呈节律性震颤，似"搓丸样"动作，此种表现多在静止状态时出现。步态微小呈慌张步态。

本病与帕金森病鉴别的要点：①本病发病可见于各种年龄，但以10～40岁为多见的传染性疾病。②冬春季为本病发病的高峰季节。③临床表现除有发热等全身感染症状外，还有锥体系病损和动眼危象等。④对基底核病损的表现，以及晚期帕金森综合征的表现，要特别注意询问有无感染病史，其中包括类似流行性感冒的病史等。对鉴别诊断均有一定的参考价值与帮助。

3. 药物诱发的帕金森综合征

吩噻嗪类药物在治疗精神病过程中，诱发帕金森综合征相当常见，主要是因为纹状体的突触后多巴胺受体被此类药物所阻滞，使内源性多巴胺不能与多巴胺受体结合所致。吩噻嗪类药物核团带有氯或氟原子者特别容易诱发帕金森综合征，而且与用药剂量和时间的长短有密切关系，即大剂量较长时间应用诱发帕金森综合征的发生率高。吩噻嗪类药物其镇静作用越强就越容易诱发帕金森综合征。引起帕金森综合征的吩噻嗪类药物主要包括以下数种：三氟拉嗪、氟奋乃静、奋乃静醋酯、丙氯拉嗪、奋乃静、氯丙嗪等。另外，此类药物还可引起不能安静（如不能静坐等），口、颜面、颈项及肢体运动障碍和肌张力异常改变等。本征与原发性帕金森病主要鉴别点是有服用以上药物的历史，故鉴别并不困难。

4. 基底核钙化

本病的病因不清楚。近年来由于头颅CT扫描的普遍应用，发现基底核钙化日益增多，多为散发，但有家族性发病的报告，呈常染色体隐性遗传。有的病例除有基底核钙化外，小脑也有钙化。临床表现以肌强直为突出的帕金综合征及扭转痉挛，双侧或单侧手足徐动症。手足徐动症后来也可完全消失，仍留下帕金森综合征的表现。有的病例伴有甲状旁腺功能减退或假性甲状旁腺功能减退，有些病例还兼有小脑钙化。临床表现除血清钙降低所致的手足搐搦外，还可伴有手足徐动症和扭转痉挛。颅脑CT扫描可见有基底核（节）钙化灶，以资鉴别。

5. 家族性震颤

本病也称原发性震颤、特发性震颤、遗传性震颤。是一种常染色体显性遗传性疾病。至今病因仍不清楚。任何年龄均可发病，多缓慢起病。姿势性震颤为唯一的表现，即作随意运动时，如书写等动作表现尤为明显。震颤开始仅限于手和上肢，以后逐渐累及头、颈、下肢，部分患者先累及头部，表现细小的摇头或点头样动作。以上震颤在静止时或睡眠时消失，疲劳、情绪激动时症状加重，饮酒后震颤可暂时减轻或消失。其他神经系统无任何异常所见。通常病情进展缓慢，预后较好。关于本病与帕金森病的关系，至今尚无一致的意见，如部分学者认为本病是帕金森病的早期表现，因为有少部分患者可发展为帕金森病。但大部分学者认为本病与帕金森病不同，而是一个独立的疾病单元，因为帕金森病的早期表现与本病有些相似，易造成彼此误诊。本病所表现姿势性震颤可应用β-肾上腺受体阻滞剂，如普萘洛尔治疗有一定的疗效。

6. 进行性核上性麻痹

本病也称Steele-Richardson-Olzewski综合征。其病因目前仍不清楚，病理改变主要是脑桥及中脑的神经元变性和出现神经原纤维缠结，故提示本病为慢病毒感染，但未发现感染性病原体。神经元变性见于中脑黑质、脑桥被盖区、导水管周围灰质及苍白球等处。临床最常见的表现为眼球运动障碍，如复视、近视困难、不能阅读，不能随意凝视，也不能跟随凝视。早期出现垂直凝视受限，尤其向下凝视麻痹更为明显。但头部被动运动时眼球仍有反应性运动，此提示眼球运动障碍属核上性的。由于患者步态不协调和姿势不稳，导致患者多次跌倒，而且多是头向后仰跌倒。有些患者表现有一手或双手轻度的静止性震颤，因此，常被误诊为帕金森综合征。本病患者所表现的颈项与过伸迥然不同于帕金森综合征的颈肌俯曲，而是头部固于过伸位，不能俯曲向下视。患者可有锥体系病损的体征，如腱反射亢进、病理反射阳性、肢体瘫痪、假性球麻痹和情感失常。步履艰难和共济失调不断增重。总之，患者主要表现是核上性眼肌麻痹、锥体外系肌强直及异常步态、精神异常表现痴呆、锥体系病损或假性球麻痹等。

7. 老年性震颤

老年性震颤主要是在随意运动时出现，多表现为四肢、下颌及舌头等受累，震颤节律很规则、速率更快及其幅度更小为特征。一般无肌强直，但痴呆的临床表现很常见。

8. 肌痉挛

帕金森病以四肢肌强直为其突出的表现，肌张力呈"铅管样"或"齿轮样"增高，同时并有特殊的躯体姿势和情感淡漠，并有"假面具脸"等。帕金森病应与高颈段病变所致的双侧上、下肢肌肉痉挛鉴别。肌痉挛是锥体系受损的表现，其肌张力呈"折刀征"样增高，腱反射亢进、病理反射（Babinski征）阳性和不同程度的肌力障碍或瘫痪等，与PD锥体外系肌张增高所表现肌强直不同，以资鉴别。

9. 书写痉挛

本病是一种"职业性神经症"。临床表现仅限于书写时出现手痉挛，而且只限于和书写有关的肌肉并伴有不同程度疼痛感觉，无锥体外系病损的症状与体征。除以上表现外，神经系统无其他异常。

五、治疗

目前临床用于治疗帕金森病的药物主要有以下三类：①中枢拟多巴胺药物，如左旋多巴、阿扑吗啡及其衍生物、溴隐亭、金刚烷胺等。该类药物主要作用是补充黑质、纹状体的多巴胺或直接兴奋多巴胺受体，以达到恢复多巴胺与乙酰胆碱功能的平衡。②中枢抗胆碱药，如苯海索、卡马特灵等。该类药物降低胆碱能神经元的兴奋性，达到控制症状的目的。③单胺氧化酶抑制剂，主要与左旋多巴合用，提高疗效，减轻不良反应。

由于帕金森病的病因目前仍不清楚，所以应用药物疗仅能使患者的临床症状在一定时间内获得一定程度的好转，但不能阻止本病的自然发展。本病的药物治疗和手术治疗均有发生并发症的可能，因此，临床必须依患者病情的具体情况选择合适治疗方法。

（一）药物治疗

临床常用的药物如下。可依患者病情的不同情况选择应用。

1. 抗胆碱能药物

由于帕金森病的纹状体中多巴胺含量降低，致使胆碱能功能占优势，故应用抗胆碱能药物纠正多巴胺与乙酰胆碱失衡而起到治疗作用。常用药物如下。

（1）苯海索　本药对中枢纹状体胆碱受体有阻滞作用，外周抗胆碱作用较弱。本药的疗效不及左旋多巴。主要用于轻症患者或不能耐受左旋多巴者。本药也可与左旋多巴合用。剂量：口服，开始时一日1～2mg；逐渐增加至一日3～5mg，分次服用。本药不良反应较轻，可有口干、便秘、尿潴留、瞳孔散大和视物不清等。青光眼患者禁用。

（2）丙环定　本药有中枢抗胆碱作用。药理作用与安坦相似。口服作用持续1～4小时。剂量：开始时每次2.5mg，每日3次，饭后服以后逐渐增加至20～30mg/d，每日3次服。本药的不良反应与苯海索相似。

（3）苯扎托品　本药有抗胆碱、抗组织胺和局麻作用或肌肉松弛作用，可改善肌强直和震颤。开始时，每日睡前服0.5～1.0mg，以后每日可增加至2～6mg，分3次服。必要时也可肌内注射或静脉注射，每日1～2mg。

（4）比哌立登　本药作用类似苯海索，每次口服2mg，每日3～4次。必要时也可肌内注射或静脉注射，成人每次2～5mg。不良反应同苯海索。

（5）普罗吩胺　本药具有抗胆碱作用。对肌强直和震颤以及流涎均有一定疗效。口服，每次50mg，每日1～2次。中度患者每日100～400mg，严重患者每日500～600mg，均为分次口服。不良反应有困倦、无力、口干、恶心、呕吐、复视等。青光眼、前列腺肥大者禁用。

（6）二乙嗪　本药有中枢抗胆碱、镇静、镇痛作用。用于治疗帕金森可改善肌强直、震颤及运动困难等。每日0.1～0.5g，分4～5次口服，以后逐渐增加剂量直至疗效满意。本药的不良反应与阿托品相似，如口干、复视、眩晕、上腹部烧灼感等。偶有粒细胞减少。

2. 多巴胺替代治疗

此法系补充多巴胺的不足，因多巴胺本身不能透血脑屏障，故应用易透过血脑屏障的前体——左旋多巴，以及应用一些多巴脱羧酶抑制剂，增加多巴胺进入脑实质的量，并减少其外周的不良反应。

（1）左旋多巴（L-Dopa）的作用　进入脑内后脱羧而成为多巴胺发挥药理作用，能有效地改善帕金森病的各种症状。初期治疗效果可达80%～90%。尤其对运动减少的治疗比改善震颤或肌强直更好。现在世界各国已广泛应用于临床。常用剂量250～500mg/d，分2～3次服，以后每隔2～3日增加剂量250～500mg，直至疗效最显著而不良反应尚较轻为度。每日最适宜的剂量为2～4.5g，多数为3.5～4.5g。最大剂量不得超过5.0g/d。每日剂量达3.0g以上时，应分成4～6次饭后服，以减轻对胃肠道不良反应。此药需服数月至一年后，可逐渐减少剂量至维持满意的疗效。本药与抗胆碱能药物合用时，可增强对本病治疗的疗效。在服用左旋多巴期间禁用维生素B$_6$及A型单胺氧化酶抑制剂。因维生素B$_6$是多巴脱羧酶的辅酶，用后可加强外周多巴脱羧酶的活性，使脑外多巴脱羧变成多巴胺的速率加快，使血液中左旋多巴浓度降低，从而减少左旋多巴进入脑组织中的数量降低了疗效，并增加了外周的不良反应。A型单胺氧化酶抑制剂类似抗抑郁剂与左旋多巴合用时，可促使高血压危象的发生。另外，安定剂中的氯氮䓬、地西泮、吩噻嗪类化合物、氟哌啶醇以及降血压剂中的利血平均可对抗左旋多巴的作用，均应禁用。

左旋多巴的主要不良反应有恶心、厌食、长期用药少数患者可有胃肠道出血、胃溃疡、便秘等，血压轻度降低或出现直立性低血压，各种不自主运动，如舞蹈样动作、手足徐动症等，还可有"开关"现象和精神异常。出现"开关"现象的患者于原来不动状态中突然变为多动（即"开"），或于多动状态中突然变为不动（即"关"）。此现的机制尚不完全清楚。一旦出现"开关"现象，应减少左旋多巴的剂量或停用1～2周，也可改用多巴肢受体激动剂、抗胆碱能药物等。凡有以下情况者左旋多巴应慎用或禁用：青光眼，心绞痛，心律失常，阵发性心动过速，脑供血不足，癫痫，糖尿病，胃肠道疾病，血液病，孕妇，已知对本药过敏及肝、肺、心血管功能不全者或内分泌疾病等。

（2）脑外多巴脱羧酶抑制剂　多巴脱羧酶抑制剂不易通过血脑屏障，与左旋多巴合用可阻止血液中多巴转变成多巴胺（DA），或小剂量选择性地抑制外周（脑外）的多巴脱羧酶，使血液中有更多的左旋多巴进入中枢神经系统变成多巴胺，因此，既可减少左旋多巴的用量，同时也可减少胃肠道等外周不良反应。应用此类药物时应加用维生素B$_6$，使脑内左旋多巴的脱羧加快加强。目前常用的左旋多巴-多巴脱羧酶抑制剂有：

1）苄丝肼多巴。本药是左旋多巴与苄丝肼（4:1）的混合剂。美多巴"125"含左旋多巴100mg和苄丝肼25mg，供开始治疗时用；美多巴"250"含左旋多巴和苄丝肼含量为前者的两倍，供维持治疗用。第一周美多巴"125"1片，每日1次服，以后每隔一周每日增加美多巴"125"1片，一般每日量最多不超过美多巴"125"5～8片，分成3～4次服。改用美多巴"250"时，片数减半。

2）信尼麦。本药是左旋多巴与卡比多巴（10:1或4:1）的混合剂。卡比多巴也是多巴脱羧酶抑制剂。因该药难以通过血脑屏障，故仅限于抑制外周（脑外）组织多巴脱羧。与左旋多巴合用时可提高左旋多巴在血浆中的浓度，延长半衰期，增加其进入脑组织的量，同时也减少左旋多巴的剂量及其对外周的不良反应。信尼麦系左旋多巴100mg

和卡比多巴10mg（10∶1），或者是左旋多巴250mg和卡比多巴25mg混合剂；左旋多巴100mg和卡比多巴25mg（4∶1）共三种片剂。开始服用信尼麦（左旋多巴100mg+卡比多巴10mg）半片，每日3次，以后每3～7日内增加1片，每日最大剂量勿超过信尼麦（左旋多巴250mg+卡比多巴25mg）3～4片。如应用信尼麦25/250片剂仍无效，可改服用信尼麦（左旋多巴100mg+卡比多巴25mg）片剂，剂量因人而异，逐渐增加剂量，使之达到最佳疗效而不良反应最轻为宜，然后维持服用。一般最大剂量每日勿超过信尼麦25/100片剂4片。

（3）多巴胺能受体激动剂　应用以上各种药物疗效不显著或无效时，可用多巴胺能受体激动剂。多巴胺能受体主要为D_1和D_2型，D_1型受体是指能激活腺苷酸环化酶，促使形成CAMP（环磷腺苷）的一类受体；多巴胺能受体激动剂对帕金森病的治疗作用主要与激活D_2受体有关。目前较常用的有以下几种。

1）溴隐亭。本药的作用机制是直接激动多巴胺D_2受体，不依赖突触前酶把左旋多巴转化为多巴胺。血浆中半衰期长（6～8小时），而左旋多巴为1～2小时，故溴隐亭与左旋多巴合用，病情明显改善。降低血液中儿茶酚胺。单纯应用溴隐亭治疗帕金森病的疗效不及左旋多巴，但可用于对左旋多巴或复方多巴无效的患者，或与以上二药合用作为加强剂，并能明显减少左旋多巴引起的"开关"现象和运动障碍。用法：开始剂量每次0.625mg，每日1～2次服，以后每3～7日增加0.625mg，或2.5mg/d，每周增加2.5mg，直至7.5～30mg/d（每日剂量以不超过30mg为妥），至最佳疗效最小剂量为止。

2）硫丙麦角林，也称培高利特。是强大的D_1、D_2受体激动剂，由于该药不通过调节相关酶对多巴胺（DA）的转化，因此，其作用不依赖于残存的黑质DA能神经元的本功能，故在帕金森病患者的中、晚期比左旋多巴更为有效。本药作用时间比左旋多巴长。在用于治疗帕金森病时，短期（<3个月）与左旋多巴/卡比多巴合用可明显改善运动症状，并缩短对溴隐亭和/或左旋多巴反应降低患者的"开关"时间。剂量和用法：开始用药的第1、第2天剂量为每日0.05mg，然后每隔3天逐渐增加每日0.1～0.15mg，直至出现明显疗效。每日剂量分3次口服。不良反应可有运动障碍、幻觉、嗜睡、失眠、恶心、腹泻、便秘、消化不良、直立性低血压等。对本药及其他麦角类生物碱过敏者禁用。

3）麦角乙脲。为D_2受体激动剂，对D_1受体有拮抗作用，口服效果好，作用时间短。本药治疗帕金森病的疗效不取决于黑质突触前多巴胺神经元的作用，更适宜治疗黑质突触前多巴胺神经元消失的重症帕金森病。本药用药剂量和方法与溴隐亭基本相同，但其药效是溴隐亭的10倍左右。因此，本药剂量可按溴隐亭剂量换算，如溴隐亭5～10mg，相当本药的0.5～1.0mg。

（4）B-单胺氧化酶（MAO-B）抑制剂　如司来吉林，本药为选择性单胺氧化酶抑制剂，因对外周儿茶酚胺代谢的影响小，故较之苯乙肼、异卡波肼及氯吉林等的不良反应较小。本药用以治疗帕金森病确切的药理作用机制尚不完全清楚，一般认为可能与抑制单胺氧化酶（MAO）有关。MAO有两个亚型，即MAO-A和MAO-B，司来吉林主要是通过抑制中枢神经系统的MAO-B。因外源性MPTP本身无毒性，但在中枢神经系统被MAO-B氧化成甲苯吡啶离子（MPP^+）则有毒性，MPP^+主要是干扰黑质神经元线粒体呼吸链的功能，使神经细胞因能量代谢障碍而变性坏死。司来吉林治疗帕金森病抑制MAO-B氧化MPTP成MPP^+，达到治疗的目的。司来吉林的药理作用除以上外，经研究发现它还能干扰突触间隙DA的重摄取，可能也包括NE、5-HT重摄取。临床本药多与左旋多巴合用可使50%～70%患者对左旋多巴的磨灭现象（左旋多巴长期应用后出现临床效应减弱）减轻或延缓，并可降低左旋多巴剂量的10%～30%。剂量每日10mg，分两次口服，用药2～3天后应减少左旋多巴/卡比多巴剂量的10%～30%。不良反应临床并不常见，可能有恶心、幻觉、抑郁、精神错乱、平衡失调、直立性低血压、心律失常、心动过缓、激动、高血压、便秘、头昏、震颤、无力及体重下降等。本药代谢产物为苯丙胺与甲基苯丙胺，故午后勿用此药，以免夜间失眠；本药不能与度冷丁（哌替啶）合用，因其能增强后者的不良反应。

（5）儿茶酚—氧位—甲基转移酶（COMT）抑制剂　常于外周（脑外）多巴胺脱羧酶被抑制时，COMT降解左旋多巴为3-氧甲基多巴（3-OMD）。3-OMD可能有引起或加重运动波动的作用，给予COMT抑制剂，使COMT降解左旋多巴为3-OMD减少，从而使更多的左旋多巴通过血脑屏障在纹状体脱羧，增力多巴胺，提高疗效，并延长血浆中左旋多巴半衰期，保持血浆浓度平衡，不出现波峰和波谷的运动波动。Tolcapone在临床应用最多，是最有效的周围和中枢的COMT抑制剂，每次100mg，每日3次。定期检查肝功能。

（6）其他药物

1）金刚烷胺。本药在用预防流感时，偶然发现对一例帕金森病患者症状有所改善。后经大量临床观察证实了本药对帕金森病的疗效。本药能促进纹状体残存的完整多巴胺能神经元释放多巴胺，同时并抑制其再摄取，从而使突触间隙多巴胺的浓度得到提高，加之尚有直接激动多巴胺受体的作用，故能使帕金森病患者的一些主要症状获得缓解，如对运动缓慢和肌强直效果较好，对肢体震颤则效果较差。本药的疗效远不及左旋多巴，但见效快，不良反应较少见。金刚烷胺若与左旋多巴合用有协同作用；与抗胆碱药物合用也可增加疗效，但对周围和中枢性不良反应也加重。本药特别适用于不能耐受最大有效量左旋多巴或左旋多巴的疗效波动很大的患者。剂量和用法：成人剂量100mg/次，每日2次服。因该病服药时间长，应注意控制剂量。若每日剂量超过200mg，其疗效并未见明显改善，但却增加了毒性反应。本药与左旋多巴合用时，左旋多巴应从小剂量开始逐周递增，直至适当的剂量（约每日3g）。不良反应较少，少数患者服药后可有嗜睡、眩晕、抑郁、食欲减退等，也可出现四肢皮肤青斑、踝部水肿等。精神病、脑动脉硬化、癫痫、哺乳妇女慎用，孕妇禁用。

2）PLG三肽（脯氨酸—亮氨酸—甘氨酸酰胺）：通过脑啡肽系统对多巴胺系统起调节作用，作用时间较持久，对长期应用左旋多巴出现疗效减退者可并用此药。

（7）新药

1）新合成的多巴胺激动剂：①Cabergoline是长效多巴胺激动剂，其血浆半衰期特别长，可达72小时。②Ropinirode是合成的非麦角多巴胺激动剂，其化学结构与目前一些多巴胺激动剂的化学结构完全不同。③Terguride是一种部分性多巴胺激动剂，对运动障碍有疗效。④Talipexole是一种对突触前受体有更高亲和力的多巴胺激动剂。

2）谷氨酸拮抗剂：经帕金森病动物模型研究提示如降低兴奋性神经递质谷氨酸的影响，可保护黑质神经元免遭毒性损害，若过度兴奋可导致神经元死亡。拉莫三嗪的作用机制可能是通过抑制脑内兴奋性氨基酸——谷氨酸、天门冬氨酸的释放；谷氨酸受体抑制剂，尤其是N-甲基-D-门冬氨基酸受体的抑制剂，都有可能成为人类抗帕金森病的药物。

（二）手术治疗

在CT问世以前，采取立体定向手术破坏一侧丘脑腹外侧核、豆状袢及丘脑底核治疗帕金森病。自从左旋多巴及复方多巴问世以来，手术治疗则减少。由于CT定位准确且手术效果较好，故目前又主张手术治疗。特别对一般健康状况良好，症状以单侧震颤为主，而且又是非优势侧大脑半球，经药物治疗无效者，为手术治疗的适应证。少数病例术后可引起偏瘫或偏身感觉减退等并发症。近年来采用移植手术，即将自身的肾上腺髓质能产生儿茶酚胺的细胞或胎儿黑质移植至纹状体。以期由此细胞产生多巴胺，补充纹状体中多巴胺的不足。此法在动物实验已取得较满意的效果，但用于临床治疗帕金森病尚在研究阶段。

关于继发性帕金森综合征的治疗，可选用以上诸药物，其剂量均应从小剂量开始，依患者病情改善的情况，逐渐递增其剂量为妥，同时应辅以原发性疾病的有关治疗。

第三节　缺血性脑卒中

据国内地区性流行病学研究，各种类型完全性脑卒中相对患病率脑梗死占75%（其中包括血栓性脑梗死占68%，脑栓塞占2%，可逆性缺血性神经损伤RIND占4%），年发病率脑梗死51%（血栓性脑梗死44%，脑栓塞3%，RIND占3%）。有人报道了694例住院患者的前瞻性观察：53%为血栓性脑梗死（包括19%腔隙性梗死），31%为脑栓塞（有TIA或心源性）。另外10%为脑内出血和6%为蛛网膜下腔出血。

通常缺血性脑卒中包括短暂性脑缺血发作（TIA）、可逆性缺血性神经损伤（RIND）、进行性脑卒中、完全性脑卒中（脑梗死）。TIA发作持续时间不超过24小时，RIND为缺血性脑卒中在24小时至数周内完全恢复，进行性脑卒中指神经体征在数小时及数日内进行性加重，完全性脑卒中指发病时神经损伤体征很快达到高峰，之后稳定于这种严重程度或渐有所恢复。由此可见，如果将脑梗死与缺血性脑卒中视为同义词，其临床症状将有极大的变异或不同。小范围或次要功能区的梗死症状轻微，甚至无症状，大片脑梗死可伴严重的脑水肿，造成脑疝而导致死亡。动脉粥样硬化性血栓性脑梗死（脑血栓形成）通常于休息或睡眠时发病，常于晨间起床时发现，患者多难以回忆起其发病近因。对其发病机制可能与动脉粥样硬化、生理性低血压、乏氧、头部睡眠位置不当可使颈内动脉血管变细等因素有关。有些患者是在失血、心肌梗死、手术或麻醉使血压降低时发病的，但不少患者无明确的发病诱因可回顾。栓塞引起的脑梗死（即脑栓塞）可于任何时间发病，发病速度常突然急骤发生。栓子来源于肺静脉、心室或心瓣膜、主动脉弓或动脉血管的溃疡斑块。每位患者的具体症状和体征与其血管的供应范围以及脑梗死后脑组织软化的部位和具体患者自身脑循环的侧支循环状态有密切关系。常见脑梗死临床综合征如下。

（一）颈动脉梗死综合征

颈动脉梗死的原因虽然很多，但最主要的是动脉粥样硬化导致管腔狭窄或完全梗阻。通常的梗阻部位是颈内动脉的起始部，依其梗阻的程度不同临床表现各异。无症状性颈内动脉狭窄，由于其狭窄进展速度较慢，侧支循环形成较好，颈内动脉严重狭窄，甚至完全梗阻可无临床自觉症状或物理体征，但可在患者颈动脉段闻到血管杂音或发现其搏动减弱，用Doppler眼动脉超声检查可见眼动脉有血液倒流，超声显像技术可发现颈动脉分叉狭窄，光电眼动脉图可发现有颈外动脉供血及或对侧供血。颈动脉造影（包括DSA等）更可确定梗死的存在以及动脉狭窄的程度。

颈动脉梗死的患者约有半数有短暂性脑缺血发作（TIA）的病史。发病特点是阶梯样发展或在数小时、数日至数周过程中逐渐发作，但也有1/3的病例为突然发病，常常在脑卒中发生前患者感觉病变动脉对侧半身无力、麻木或半侧面部发麻。典型症状是同侧一眼黑矇，对侧偏瘫。优势半球病变多有言语障碍。运动性失语是口语不流利但可理解，重复难句或命名的能力可能受损。感觉性失语者可说出很多言词，但构不成思想、理解、命名功能有更严重损伤。完全性失语也不少见。视放射梗死可导致对侧同向偏盲、象限性偏盲，额叶注视中枢病变表现为病变对侧凝视麻痹。出现局灶性或全身性抽搐者少于10%，此多见于栓塞性脑梗死，如果患者仅表现颈动脉入颅后的分支梗死，则一般均为栓塞性梗死，具体分支梗死的鉴别意义不大，而且各教科书都有细致的介绍，此处不再重复。

（二）椎—基底动脉梗死综合征

椎—基底动脉梗死的临床表现自然也在很大程度上取决于Willis动脉环侧支循环形成的情况。基底动脉前端分出的大脑后动脉起始部梗死，引起枕叶软化，表现病变对侧同向偏盲，由于累及丘脑、内囊后肢、中脑的大脑脚，也可表现对侧偏身运动、感觉障碍。由于丘脑下核、底节、中脑受累，可相应地出现半身舞动和姿势震颤。如在基底动脉分叉部梗死则以双侧皮质盲为主要表现。由于双侧颞叶内侧缺血，可有严重的记忆障碍。

基底动脉分支梗死由于血管供应范围、侧支交通情况变异，临床表现也多有不同。但脑一侧基底动脉分支梗死基本体征是"交叉瘫痪"或交叉感觉障碍。脑干上段背侧梗死将在相应颅神经核功能丧失的前后（或同时）出现昏迷；脑干中下段腹侧病变则可能形成"闭锁综合征"：患者清醒，可以用动眼示意，但无任何发音或运动能力。

脑梗死既需自身鉴别属血栓性脑梗死或栓塞性脑梗死，又常常需要与脑肿瘤、脑内出血、慢性硬脑膜下血肿，以及脑脓肿等炎症性疾病鉴别。

缺血性脑卒中可按脑缺血或脑梗死的解剖部位、临床病程时相加以分类。按病程时相分类有很大的临床意义，因三个时相表现治疗不同。缺血性脑卒中是一个临床演变过程，通常多将其分为三个阶段：短暂性脑缺血发作（TIA）、脑卒中进展阶段、脑卒完成阶段（即完全性脑卒中）。

（1）短暂性脑缺血发作（TIA） 也称早期脑卒中、小卒中，是颈内动脉系统或椎—基底动脉系统短暂的供血不足，发病突然或为急性发病，导致局灶性可逆性脑缺血，其临床表现为短暂的神经功能缺失。每次发作可持续几分钟至数十分钟，该临床症状与体征于24小时内完全恢复，因脑组织并无坏死，故在发作的间歇期无神经系统受损的症状与体征，但可反复发作。

（2）脑卒中进展阶段 也称进行性脑卒中，脑缺血性卒中发作后，局灶性神经系统病损的症状与体征在数分钟、数小时或数天呈进行性增重。对此世界卫生组织统一规定的时限：颈内动脉系统缺血性脑卒中发作的最长时限不能超过18～24小时；椎—基底动脉系统缺血性脑卒中发作最长时限不能超过72小时，超上述时限者为完全性脑卒中。

（3）脑卒中完成阶段　也称完全性脑卒中，是指缺血性脑卒中发作时限超过72小时，局灶性神经系统病损的症状与体征已停止发展，趋于稳定或有所恢复。完全性脑卒中即脑梗死，是TIA、脑血栓形成和脑栓塞发展的结果。

一、动脉硬化性脑梗死

动脉硬化血栓形成性脑梗死，简称脑动脉硬化性脑梗死。本病最重要而且常见的是供应脑组织血管的粥样硬化，并在此基础上引起血栓形成，导致动脉管腔狭窄、闭塞，而致急性脑供血不足所造成的局部脑组织坏死。临床表现为偏瘫、失语等突然发生的神经系统功能障碍。旧称脑血栓形成，其实此诊断名称不够确切，病理学检查经常证实为脑梗死，却不见脑动脑内血栓形成。动脉粥样硬化和血栓形成并不一定使脑血流量减少。脑血流量减少也不一定引起脑梗死。因为脑部病变及其功能障碍的程度，取决于脑部供血不足发生的急缓与时间的长短，以及病损区域的大小与其功能有关。

脑组织通过脑动脉的血流量（CBF）是由脑内的有效的灌注压和脑血管阻力（CVR）所决定。有效灌注压为平均动脉压（MBP）和颅内压（ICP）之差。[平均动脉压=（舒张压+1/3脉压）]。正常情况下，当平均动脉压在60～160mmHg范围内变化时，脑血管自动调节功能尚能发挥作用，若脑血管病变致使脑组织功能受到损伤，导致脑血管自动调功能也受到影响，因此，局部脑血管内的血流随血压升降而动增减。如高血压患者血压增高超过一定限度（平均动脉突然升高超过正常的40%，相当于升高50mmHg左右）时，导致脑血管自动调节失调，使脑血管过度灌注，毛细血管内压力增加，而引起严重的脑水肿及出血。此时应用血管扩张药物显然是有损无益。脑动脉硬化时，通常较大的动脉血管阻力作用较小，血管阻力主要存在于小动脉和毛细血管。当较大动脉因某种病理改变使管腔变狭窄并影响远端动脉压时，可使灌注压明显降低，此时对已有血管阻力增高的脑组织可引起急性脑缺血发作。

动脉硬化性脑梗死患者，追问其病史，不少的患者有过发作次数不等的短暂性脑缺血发作史，有的在1～3周完全恢复，称此为可逆性缺血性神经功能缺失（RIND）。一部分则现为稳定型脑卒中，脑梗死发生后有的表现为恶化型脑卒中。由以上则反映出本病病理发展过程中的阶段性和可逆性。

本病的病理改变主为动脉粥样硬化，并常伴有高血压，二者虽然无直接的病因联系，但是彼此相互影响可使病情发展。脑动脉粥样硬化与全身动脉粥样硬化相同。由于脑动脉粥样硬化斑块的形成，使动脉管腔狭窄。管腔狭窄的程度达到80%～90%时才影响血流不畅。动脉内膜破溃易引起血栓形成，从而使动脉管腔进一步狭窄或闭塞。

（一）临床表现

①动脉硬化性脑梗死占脑卒中的60%～80%，有近半数的患者有短暂性脑缺血发作史。②本病发病较其他脑血管病稍慢些，可在数小时至1～2天症状达到高峰。不少患者在睡眠中发病。③动脉硬化性脑梗死引起偏瘫时，意识多无异常，若是发病时伴有意识不清楚，要考虑椎-基底动脉系统脑梗死，或是大脑半球较大区域的梗死、缺血、水肿等影响间脑和脑干上行网状激活系统出现意识障碍。④脑部局灶病损症状主要依据病损

脑血管的分布而定。⑤脑动脉硬化脑梗死的患者，多伴有高血压或糖尿病、高血脂等，以及冠状动脉供血不足、心律失常等。⑥扪触颈内动脉其搏动消失提示该动脉狭窄或闭塞；上肢动脉搏动消失可能是无名动脉或锁骨下动脉管腔狭窄或闭塞；下肢动脉搏动消失可能是髂动脉、股动脉或腘窝动脉粥样硬化管腔闭塞所致。动脉硬化性脑梗死依据脑血管梗死的部位不同，其临床表现也各异。

（二）辅助检查

（1）脑脊液检查　如患者无颅内压增高的征象可进行腰椎穿刺检查脑脊液，对鉴别诊断很重要。脑动脉硬化性脑梗死的患者的脑脊液（CSF）压力一般并不增高，少数病例由于脑梗死的范围较大常伴有明显的脑水肿，颅内压可超过200mmH$_2$O，CSF多为无色透明，若梗死病灶扩延至脑表面时，CSF中白细胞和蛋白可稍增高。如患者有明显的颅内压增高，腰椎穿刺有导致脑疝的危险，应慎重考虑。

（2）X线检查　头颅X线平片对有无颅脑损伤、颅内压增高等情况有一定帮助。

（3）CT颅脑扫描　缺血性脑梗死的典型表现是病灶为低密度区，其位置及其范围同梗死血管供血区一致，并呈扇形分布，累及皮层，且呈脑回状强化，诊断不难。但应注意发病24小时内CT检查可为阴性或有早期改变，应结合临床于一日后复查。

（4）MRI颅脑检查　急性脑梗死及伴发有脑水肿，在T$_1$加权像上均为低信号，T$_2$加权像上呈高信号，但脑梗死区在T$_1$加权像上较水肿区信号更低。如伴有出血T$_1$加权像可见高信号区。

（5）脑血管造影　为了提高诊断效果，减轻对患者的损伤近代脑血管造影多采取数字减影（DSA）、MRA等。特别对于有TIA发作史者，疑有颅外动脉病变，患者年龄和健康状况又许可，有行脑血管手术条件者，应进行脑血管造影检查，进一步明确诊断和确定手术治疗。

（6）心电图　约有半数患者的心血管系统有病理改变，心电图可显示其异常改变。急性脑血管疾病可同时伴发心肌梗死。

（三）诊断

动脉硬化性脑梗死的诊断要点：①常于安静状态下发病，或清晨醒后发现症状。②患者多有短暂脑缺血发作（TIA）史。③症状常在几小时或较长时间内逐渐进展加重，或呈阶梯性进行性，为恶化型脑卒中。④一般发病后1～2天意识清楚或轻度障碍，而偏瘫、失语等局灶性神经功能缺失则比较明显。⑤发病年龄较高。有颈内动脉系统和/或椎—基底动脉统的症状与体征。⑥患者有脑动脉粥样硬化和其他器官动脉硬化的表现。常伴高血压、糖尿病等；CSF压力多正常，无色透明。⑦颅脑CT、MRI检查和脑血管造影等，能帮助确定诊断。

（四）鉴别诊断

（1）脑出血　①短暂性脑缺血发作（TIA）常为脑梗死的先兆，脑出血则少见。②一般情况，意识障碍不明显或轻度意识障碍，而局灶性定位体征较重者，脑梗死的可能性较大；如发病急骤而且意识障碍也较严重者，则脑出血可能性大。③临床鉴别困难时可借助有关辅助检查，如发病6小时以后行腰椎穿刺，脑出血患者的CSF多为血性，而且脑压也高；如有条件可作颅脑CT扫描，脑梗死显示低密度区，而脑出血则示高密度区。

（2）蛛网膜下腔出血 ①原发性蛛网膜下腔出血，为急性起病，主要临床现为剧烈头痛和精神症状。②头痛性质剧烈，多伴有呕吐和颈项强直，即脑膜刺激征的表现。③精神症状表现烦躁、辗转不安、痛苦面容等精神症状。④意识障碍多较轻，临床表现有Kernig征和Brudzinski征阳性。如脑底动脉环（Willis环）处动脉瘤（如后交通动脉、大脑后动脉和小脑上动脉处动脉瘤）可有病变侧动眼神经麻痹等表现。⑤CSF为全血性，而且脑压也高。

（3）脑栓塞 ①病因分为心源性（多见于风心病、细菌性心内膜炎等）；非心源性（即心源性以外的栓子来源）；来源不明的脑栓塞。②发病急骤，多见于中青年。发病后在很短时间内临床神经系统症状和定位体征发展到高峰。③脑栓塞可发生于一支动脉，也可广泛多发，因此，临床神经系统病损的症状和体征表现不一。④临床体征，因脑栓塞约4/5发生在Willis动脉环前半部的分布区，主要表现颈内动脉—大脑中动脉系统病损的体征。⑤癫痫发作多为症状性（或称局灶性），如出现全身性大发作，则提示脑栓塞范围广泛，病情较重。⑥约有1/5的病例发生在Wills动脉环后半部，则表现椎—基底动脉系统病损的体征，如眩晕、复视、共济失调、交叉性瘫痪等。

（4）出血性脑梗死 本病是由于脑缺血区血管再通，于梗死区内有血液溢出，称此为出血性脑梗死。①本病的病因多见于心源性脑栓塞引起的脑栓塞性脑梗死，易发生血管再通，因受累血管壁较脆易破裂，当血流通时则引起栓塞区域出血；或大面积的脑梗死易发生出血。②出血性脑梗死有3种类型：a.脑深部血肿型，脑梗死范围大，有占位效应，病情严重；b.不规则出血型，即在皮层的梗死区内出现斑片状出血；c.脑梗死区外围出血型，多为小量出血。③CT显示皮质下梗死区内有不规则高密度出血灶，脑梗死区外有斑片状或脑深部大梗死区内形成血肿。梗死区第二周出现强化现象。④腰椎穿刺脑脊液为血性。脑血管造影显示闭塞血管再通。

二、分水岭脑梗死

分水岭脑梗死是指两支较大的主要动脉在其分布的边缘处发生脑梗死。可以发生在一侧，也可双侧发生。若一侧脑血管原有动脉粥样硬化性狭窄或闭塞性病，常于全身血压过低时致使远端的小动脉灌注不足或呈低灌注状态，产生该侧的分水岭脑梗死；如患者为严重的全身低血压或心脏骤停等原因多引起双侧分水岭脑梗死。分水岭脑梗死的发病率约占所有脑梗死的10%。

本病的病因目前尚不十分清楚，现有全身严重的低血压、心脏骤停、脑血管微栓子、颈内动脉狭窄或阻塞、脑动脉粥样硬化和心脏输出量不足等说法，可能与分水岭脑梗死有关，但病因及发病机制仍有疑问。分水岭脑梗死最多见于幕上，分为三种类型：①前分水岭脑梗死，脑梗死的部位是大脑中动脉与大脑前动脉皮层支的边缘处。②后分水岭脑梗死，脑梗死的部位是大脑中动脉与大脑后动脉皮层支的边缘处。③皮层下分水岭脑梗死，脑梗死位于大脑中动脉皮层支与深穿支的边缘处。幕下分水岭脑梗死较少见，其病变部位为小脑动脉的边缘处。

（一）临床表现

分水岭脑梗死临床表现多为急性发病，患者发病前可能有短暂性脑缺血发作（TIA），其临床表现如下：①前分水岭脑梗死。典型症状和体征为病变对侧偏轻瘫，下肢较上肢重，部分病例伴有感觉障碍。病变若在优势半球可有运动性失语；病变若非优势半球，患者则表现情绪异常改变或有精神障碍的表现。②后分水岭脑梗死。偏盲为其常见的典型症状，以下象限盲最多见并伴有黄斑回避现象，常伴有皮层性偏身感觉障碍。若病变位于优势半球，可有感觉性失语，部分病例可有情绪异常表现；若非优势半球病损，患者表现对侧空间忽视症及疾病感缺失症。③皮层下分水岭脑梗死。临床表现偏轻瘫为其主要的典型症状与体征，部分病例可伴有偏身感觉障碍。病损若在优势半球可有不完全性运动失语。④小脑分水岭脑梗死。此型临床较少见，主要表现为轻度共济失调等。⑤CT和MRI检查所见。颅脑CT检查所见其征象与脑梗死相同，梗死区呈低密度改变。分水岭脑梗死多见于大脑中动脉与大脑后动脉交界处，其次为大脑中动脉与大脑前动脉交界处。低密度病灶呈楔形，尖角向内，宽边向外；水分岭脑梗死的MRI检查征象与动脉粥样硬化脑梗死相同，也显示长T_1和长T_2。MRI确诊分水岭脑梗死必须结合临床，如患者有全身低血压史；MRI所见病灶位于大脑中动脉与大脑后动脉交界处，或是位于大脑中动脉与大脑前动脉交界处，而且梗死灶为双侧。

（二）治疗

分水岭脑梗死的治疗原则与脑梗死基本相同。若分水岭脑梗死是由全身低血压所致，应积极治疗原发疾病，尽快纠正低血压状态，同时纠正水与电解质紊乱。在患者恢复过程中应特别注意调养全身的营养，以利疾病恢复。

三、腔隙性脑梗死

腔隙性脑梗死是指脑深部的穿通动脉闭塞所致的脑缺血性软化，最终形成腔隙，其形状及大小不等。

（一）临床表现

腔隙性脑梗死综合征的患者为高龄老年人，起病多较缓慢，病情波动。多数患者因病灶很小而无症状。部分患者可有TIA发作表现或发作史，但其症状一般都较轻而且局限，预后也较好。以下为腔隙性脑梗死各综合征的临床特点。

（1）单纯运动性偏轻瘫（PMH）　本型临床最常见，约占本病的61%，病变位于内囊或脑桥基底部。临床主为锥体系病损，表现对侧肢体偏瘫，可有主观感觉异常，神经系统检查无感觉障碍所见。

（2）纯感觉障碍性脑卒中　病变位于丘脑腹后核，临床表现为对侧半身包括面部感觉障碍。

（3）共济失调性偏轻瘫　病变位于脑桥基底部上中1/3交界处。临床表现为对侧肢体共济失调与偏轻瘫，有时伴有感觉障碍。

（4）构音障碍—手笨拙综合征　病变位于脑桥基底部上中1/3交界处与内囊膝部。临床表现为严重的构音障碍和吞咽困难，对侧肢体共济失调及锥体系病损的体征。特点是手无力，动作笨拙。

（5）感觉运动性脑卒中　病变位于丘脑腹后核与内囊后肢。临床主要表现为对侧肢体有明显的感觉障碍和偏轻瘫。

（6）伴运动性失语的变异型PMH　病变位于内囊膝部、前肢及放射冠下部的白质。临床表现为对侧肢体偏轻瘫伴有运动性失语（病变位于优势半球或称主侧半球）。

（7）无面瘫型 病变位于延髓锥体系，临床表现单纯偏轻瘫，不伴有各种类型的面瘫。

（8）伴同向凝视麻痹 病变位于脑桥下部旁正中处。临床表现病变对侧偏轻瘫，病变同侧同向凝视麻痹。部分患者可伴有一过性一个半综合征（即双侧眼球向病灶侧凝视不能或称同向凝视麻痹，称为一个；当双眼球向病灶对侧注视时，病灶对侧的眼球能外展并伴有明显眼震，此时病灶同侧的眼球不能内收，称此为半个）。

（9）伴交叉性外展神经麻痹 病变位于脑桥下部旁正中外展神经处。临床表现病灶对侧肢体偏轻瘫，病灶同侧外展神经麻痹，即该侧眼球外展不能。

（10）丘脑性痴呆 病变位于一侧丘脑中央区与丘脑下部，丘脑旁正中动脉前支闭塞，累及丘脑前核与丘脑内侧核。临床表现记忆障碍和部分性霍纳综合征。

（11）双侧丘脑旁正中动脉梗死综合征 丘脑旁正中动脉起源于大脑后动脉，位于基底动脉分叉与后交通动脉之间。偶尔由于双侧丘脑旁正中区由位于一侧的共干供血，若该共干梗死即可引起双侧丘脑旁正中梗死综合征。典型表现：①突然发生深昏迷或木僵，以后逐渐出现淡漠、无欲、嗜睡。②柯萨克夫健忘综合征，表现为顺行性与逆行性健忘，语言性与非语言性记忆障碍，认识能力缺失和虚构。此系丘脑背内侧核与乳头丘脑束受累所致。③皮层下痴呆，思维障碍、反应迟钝、表情淡漠呆滞。④垂直凝视麻痹与辐辏障碍，病变位于丘脑红核区、顶盖前区或双内侧纵束间质核受累所致。表现眼球运动异常，尤其表现下视不能。

（12）中脑丘脑综合征 病变位于双侧中脑旁正中区、丘脑下部与丘脑旁正中区小动脉梗死。临床表现一侧或双侧动眼神经麻痹，眼球垂直运动障碍，尤以上视不能明显，辐辏障碍，瞳孔散大，对光反射消失，并有记忆障碍。

（13）Weber综合征（即大脚综合征） 病变位于大脑脚中部累及动眼神经传出纤维。临床表现病变对侧肢体偏瘫，病变同侧动眼神经完全性麻痹。

（14）Claude综合征 病变位于红核下部结合臂交叉（红核小脑束），累及中脑内动眼神经传出纤维（后穿质动脉后支）主要表现为动眼神经、滑车神经麻痹，小脑共济失调和锥体外系受累的表现。

（15）基底动脉下段分支综合征 病变位于脑干下部被盖区，即基底动脉下段的小穿支阻塞或椎动脉上段小穿支阻塞。临床主要表现：①双眼球水平凝视麻痹、核间性眼肌麻痹、复视、小脑性共济失调、向一侧倾倒及步态蹒跚。②面肌无力以表情肌受累较明显。③眩晕、眼震、吞咽困难。④三叉神经感觉缺失。

（16）偏侧舞蹈症 病变位于丘脑底部Lays核或纹状体。临床表现不自主地偏身舞蹈动作，对侧肢体偏轻瘫。

多发性腔隙性脑梗死可广泛地损伤中枢神经，病情常呈阶梯状恶化，最终可发展为多发性脑梗死性痴呆、假性球麻痹、不自主的舞蹈样动作、步态异常和腔隙预警综合征（即多次反复发作的TIA是发生腔隙性脑梗死的警号）。

（二）辅助检查

腔隙性脑梗死发病后十天至一个月CT颅脑扫描阳性率为79%～92%。CT所见腔隙多位于基底节区，呈圆形、边界清楚、质地均匀的低密度区，直径为3～13mm。

MRI显示腔隙梗死灶优于CT，因MRI的空间分辨力高，组织对比度好。其特点：能较早期显示腔隙梗死灶，而且显示的腔隙梗死灶数目也比CT多；脑干腔隙梗死灶CT显示不满意，MRI因无骨质伪影显示清楚，而且能行矢状、冠状面扫描，有助于准确定位。

（三）诊断

自从CT、MRI等影像学诊断技术问世以来，对本病的临床诊断帮助很大，常是本病确诊的重要手段。因此，临床常依患者的症状与体征，结合CT、MRI等项检查进行诊断或确定诊断。

（四）治疗

本病临床上若无明显的症状与体征，而仅在CT或MRI检查所见有腔隙性脑梗死灶，一般不需给予任何治疗，但对原有的疾病如高血压、糖尿病等均需进行正规治疗。

四、脑栓塞

脑栓塞或称脑血管栓塞，是指固态、液态和气体栓子沿血液循环进入脑动脉系统，致使脑供血骤然阻断所引起的脑梗死。脑栓塞与动脉粥样硬化所致的血栓性脑梗死有所不同，后者多为缓慢发病，常在静态或睡眠中发作，在数小时内病情呈进行性发展，TIA发作常为其重要先兆。脑栓塞多为骤然发病并呈完全性脑卒中，即临床症状立刻达到高峰，而无发展和演进的过程。过去认为在急性脑血管疾病中，脑栓塞为发病率最低的一种疾病。Aring与Merrit收集的245例脑血管意外尸检材料中，脑出血占47.3%，脑血栓形成占43.4%，脑栓塞占9.3%。Murphy认为脑栓塞在急性脑血管病中由发病率尚不及5%。复旦大学附属华山医院（1950～1977）2345例脑血意外中，脑出血占60%，脑血栓形成占36.3%，脑栓塞只占3.7%。在此期间脑栓塞发病率之所以较低，是与对风湿性心脏病的防治、细菌性心内膜炎抗生素的治疗，以及心内血栓抗凝治疗有关。近20年来由于心脏外科手术并发脑栓塞者较多见，即在设有胸外科的医院中脑栓塞的发生率也有增高的趋势。

（一）发病机制与栓子的来源

栓子经血液循环可进入脑内的任何动脉并可致成脑梗死。但多数栓子是经颈内动脉进入颅腔和脑内，又因颈内动脉与大脑中动脉呈直线的解剖关系，故大脑中动脉受侵的机会较其他脑内动脉最多（占脑栓塞73%～85%）。大脑两半球受侵的机会无明显差异。脑栓塞按栓子的来源不同可分为三类：心源性脑性栓塞、非心源性脑栓塞、栓子来源不明的脑栓塞。

1. 心源性脑栓塞

是脑栓塞最常见的原因，约占缺血性脑卒中总数的15%，因其病变范围大，故神经功能障碍严重，多无TIA发作先兆。本病的发病特点为正在活动者突发神经功能障碍并迅速达到高峰。多数栓子易阻塞于大脑中动脉或其分支内。经病理证实下列心脏病均可引起脑栓塞。

（1）心房纤颤　非风湿性（即非瓣膜性）房颤，是脑栓塞最常见的原因。房颤发病最初几个月脑栓塞的危险性最大。临床与病理研究证明，不伴有心脏器质性病变的房颤也可引起脑栓塞。

（2）急性心肌梗死　急性心肌梗死最初两周危险性最大，即极易发生脑栓塞。栓子多数来自左心室附壁血栓。附壁血栓在心肌梗死后发生心力衰竭者更易形成，此种附壁血栓可在心房颤动或心室收缩时脱落进入大循环及脑内而致脑栓塞。心肌梗死后发生的脑栓塞有87%是心肌梗死后第4～20天，急性心肌梗死也可在发病后几小时发生脑栓塞。但是值得注意的是继发于心肌梗死的脑卒中未必都是脑栓塞，因为此类患者多有脑动脉硬化，脑梗死也常可由脑动脉血栓形成所致。在临床诊断上两种情况混淆不清时，可称其为脑血栓栓塞现象。

（3）左心室室壁瘤（亦称室壁膨胀瘤）　国内尸检资料显示发生率20%，临床资料为28%，为在左心室内压力影响下，心肌梗死部位的心室壁向外膨出而形成。见于心肌梗死范围较大的患者，常于发病后数周被发现。左心室室壁瘤患者因局部长期动度不良，约有半数患者伴发附壁血栓，是心源性脑栓塞栓子来源之一。

（4）风湿性心脏病　风湿性心脏病一直被认为是引起脑栓塞常见的原因。风湿性心脏病有二尖瓣狭窄而发生心房颤动时，心房多已扩大，心房壁特别是心耳处肌肉几乎无收缩而致该处血流缓慢，易形成壁血栓。待壁血栓脱落进入脑血管，是导致脑栓塞常见的原因。曾报道194例风湿性心脏病发生的343次动脉栓塞中，约有50%为脑栓塞。另有学者曾提出在全身性动脉栓塞中脑栓塞高达60%～75%。多数人认为，无论何种心脏病（包括风湿性、高血压性、先天性和梅毒性等）伴有心房颤动为心房壁血栓形成的主要因素。有的风湿性心脏病无心房颤动也可发生栓塞，其发生的机制可能在风湿热期心脏瓣膜上发生炎症性赘生物，此赘生脱落成为栓子。

（5）心脏手术　尽管心脏手术的水平不断提高，但在开放性或闭合性心脏手术并发脑栓塞仍是一个严重的问题。如心瓣膜切开术、瓣膜成形术、人工瓣膜替换术、心房中隔修补术等均可因脱落血栓小块、钙化瓣膜碎片、气泡等进入脑内动脉而致成脑栓塞。有人报道心脏手术并发脑栓塞发病率为2%～12%，平均为10%。

（6）非细菌性血栓性心内膜炎　本病多发生于癌症以及许多慢性消耗性疾病，如肺结核、白血症、肝硬化、红斑性狼疮等，故又称此病为消耗性心内膜炎，本病约有30%并发脑栓塞。非细菌性血栓性心内膜炎最常并发于腺癌患者。本病常伴有凝血功能异常，血小板、白细胞及纤维蛋白或瓣膜本身变性的胶原等组成赘生物，位于二尖瓣心房面或主动脉瓣心室面上，其中不含细菌，其碎片脱落即可致成脑栓塞。

（7）心房黏液瘤　黏液瘤是心腔内常见的原发性肿瘤，占心脏良性肿瘤的30%～50%，多见30～60岁女性。约有75%位于左心房；右心房约占20%。黏液肿瘤多为单发于一个心腔，但也可多发。心房黏液瘤常附着于心房间隔卵圆窝处，也可位于心房的其他部位。多数肿瘤有蒂，瘤体随心脏收缩而活动。肿瘤组织非常松脆，容易破碎，脱落后进入脑循环导致脑栓塞。此种肿瘤虽不多见，但由本病引起的栓塞却很多见。

（8）反常栓塞与先天性心脏病　反常栓塞是指心脏有先天性畸形，如心脏房间隔、室间隔缺损，特别是卵圆孔未闭或法洛四联症等所致的左心衰竭、肺压力增高（肺栓塞）或肺动脉瓣狭窄（如法洛四联症）等种种原因致使右心压力高于左心时，则心内血流方向转变为自右向左，此时如血流中有栓子，即可发生反常栓塞，栓子若为感染性，进入脑循环引起反常脑脓肿。原发性感染病灶常不易发现。此种脑脓肿如不及时手术治疗，100%死亡。

（9）细菌性心内膜炎　急性或亚急性细菌性心内膜炎并发脑栓塞，在以往相当常见，但由于抗生素的问世和抗感染治疗的进步，使本病的发病率有所减少。本病多是由风湿性心脏病伴发亚急性细菌性心内膜炎（SBE）或在先天性心脏病基础上，血液中的细菌容易固定在有器质性病变的瓣膜上，然后在该处繁殖并与血小板、红细胞及纤维素等聚集形成细菌性赘生物，一旦此种赘生物脱落进入大循环到达脑血管，而致脑栓塞与其他脏器栓塞症。栓子来源于二尖瓣或主动瓣最多见，多为葡萄球菌和霉菌。此种栓塞常为多发性，除引起栓塞外，由于栓子带有细菌，故常在栓塞部位引起炎症而发生脑膜炎、脑炎、脑脓肿、霉菌性动脉瘤及蛛网膜下腔出血等，故预后不佳。

2. 非心源性脑栓塞

（1）颅外动脉（包括颈动脉、主动脉弓）粥样硬化物或壁血栓　在颈动脉窦、主动脉弓或升主动脉内的粥样化溃疡上由粥样化溃疡物质（胆固醇结晶）或由血小板、白细胞、纤维蛋白形成凝结而成的栓子或血栓崩解脱落后进入脑内循环，可引起视网膜动脉和脑动脉的栓塞，而出现同侧眼短暂失明（当胆固醇结晶栓子移动至末梢或破碎后，视力即恢复）和对侧偏瘫。有的学者曾提出颅外动脉硬化斑样物质是引起TIA常见的原因，也是老年人引起脑栓塞常见的原因。

（2）气体栓塞　本病可见于肺叶切除术、人工气胸或气腹、气脑或脑室造影、输卵管通气等。空气或气体栓子经肺循环进入左心，而后进入脑血管；或空气栓子经先天性心脏病（如房、室中隔缺损等）而进入左心或直接进入脑血管均可导致脑栓塞。潜水员或高空飞行员所发生的潜水员气体栓塞，称潜水员病；高空飞行员发生的气栓塞，称减压病。

（3）脂肪栓塞　长骨骨折或手术是引起脂肪栓塞最常见的原因。长骨中的血管壁系附着于骨小管上，当长骨骨折时，该血管破裂并不收缩，因此，脂肪球易进入血管，经数小时或数日才发生肺或脑栓塞。脂肪栓塞的机制比较复杂有不少说法，但其先决条件必需是长骨骨折或脂肪组织的损伤和血管破裂，脂肪球才有可能进入血液循环中而形成栓塞。

（4）脑静脉栓塞　当患者胸腔、腹腔内压力增高时，剧烈咳嗽、屏气、举重等可使胸腔、腹腔、四肢、骨盆等处大循环静脉的栓子可不经心肺即可逆流至Batson脊椎静脉丛直接到达脑静脉中，导致脑静脉栓塞。有的学者认为肺脓疡、肺癌等脑转移就是经此途径所致脑栓塞的后果。

3. 栓子来源不明的脑栓塞

此类病例并非罕见，有些病例可能是因寻找栓子不够全面，以致隐藏在心耳、主动脉弓、颈动脉、锁骨下动脉、椎动脉、心脏乳头间的心内膜或肺静脉处的小血栓被忽略之故。有的病例虽然做了详细的病理检查，但可能由于目前的检查手段尚未臻完善，仍不能发现栓子的来源。

（二）病理和生理

脑栓塞病灶的大小取决于栓塞血管的大小，栓塞的程度以及侧支循环的建立。较大动脉被完全栓塞者，则栓塞灶的范围必然很大，其所供应的脑组织呈缺血性或出血性脑梗死；若脑动脉部分栓塞，栓塞区内仍能获得部分血流或侧支循环已建立，则栓塞灶范围必然很小。神经细胞、轴突及其周围的髓鞘对缺血缺氧最敏感，完全性栓塞10秒钟后，神经功能开始发生障碍，数分钟后则呈不可逆的损害。

栓塞后数小时神经细胞水肿，染色异常、核变细、细胞质变为嗜伊红性、轴突断裂、髓鞘破碎。栓塞数日后坏死的神经组织被浸润细胞所吞噬，并出现格子细胞和小胶质细胞。出血性脑梗死是由缺血性脑梗死演变而来，其发生机制为：动脉被栓塞后，栓塞部位的血管壁发生缺血性改变，栓子破碎或溶解而向血管远端推移，在已有缺血改变的血管壁处，因血液循环及血压均已恢复，血液可从病变的血管壁漏出，即形成出血性脑梗死。

（三）临床表现

①发病急骤，神经功能障碍多在数秒钟或数分钟内达到高峰，是脑卒中发病最急的一种。②半数以上的患者发病时可有短暂的意识障碍（几分钟后清醒）或呈一过性意识恍惚与精神错乱。③部分患者可有癫痫发作，初多为局灶性癫痫发作，而后发展为全身强直—阵挛发作。少数病例因多发性大脑皮层栓塞导致癫痫持续状态。④先兆性头痛，多在发病前数小时出现，可能是脑栓塞周围血管反射性扩张的表现，头痛程度可轻可重，但不及蛛网膜下腔出血剧烈。⑤脑栓塞累及Willis动脉环前半部多见，约有4/5，以大脑中动脉栓塞综合征最多见，如对侧中枢性面瘫、对侧偏瘫或单瘫。偏瘫以对侧面下部及上肢为重，可伴有失语（优势半球）或局灶性癫痫发作，有时伴轻度感觉障碍。⑥脑栓塞约1/5发生Willis动脉环后半部，即椎—基底动脉系统受损，表现眩晕、皮质盲、复视、眼震、共济失调、交叉性瘫痪、四肢瘫、发音及吞咽困难等。若上行网状激活系统受累患者表现昏迷与高热；一侧或双侧大脑后动脉栓塞，表现双眼同向偏盲或双眼中枢盲（即皮质盲）；延髓生命中枢受损严重可立刻致死。小脑下部因栓塞而致水肿严重，引起枕骨大孔疝而死亡。⑦由于栓塞灶的侧支动脉痉挛解除，或因栓子溶解破碎而被推向更小的动脉，则神经系统体征迅速好转；若栓塞处组发血栓形成并向血管近端扩延，或是由缺血性脑梗死转化为出血性脑梗死，患者则表现病情逐渐加重。

（四）辅助检查

①脑脊液检查多数为无色透明，压力正常，生化及常规检查无明显异常。若伴发出血性梗死脑脊液（CSF）为血性或呈黄色；感染性栓子所致的脑炎或脑膜炎者，CSF中白细胞和蛋白质明显增高。脂肪栓塞者CSF中有脂肪球。②CT扫描所见本病与缺血性脑梗死相似，其特点为常见出血性梗死和不同动脉供血区显示多处皮层区梗死。③MRI检查所见本病与动脉硬化性脑梗死相似，在无出血的情况下栓塞性脑梗死T_1加权像上呈短信号，T_2加权像上呈高信号。

（五）诊断与鉴别诊断

本病诊断的主要依据为：①发病急骤，神经功能障碍多在发病后即刻达到高峰。②有致成脑栓塞的栓子来源，如风心病、细菌性心内膜炎、动脉粥样硬化斑块脱落、骨折（特别是长骨骨折）等。③患者有全身末梢栓塞的表现，其中特别伴有视网膜栓塞的证据尤为重要。④脑栓塞呈多发性或出血性脑梗死者多见。⑤CT和MRI检查可显示栓塞病灶。

本病需与脑动脉硬化性脑梗死鉴别。

（六）治疗

脑栓塞的治疗原则与动脉硬化性脑梗死基本相同。由于脑栓塞的栓子多是来自颅外而且易复发，特别是风湿性心脏病伴有慢性房颤所致的脑栓塞，有35%～80%可复发脑栓塞，但经抗凝治疗后明显地降低复发率和死亡率；心肌梗死尤其并发房颤者引起的脑栓塞经抗凝治疗也可降低复发率。因此，临床确诊风湿性心脏病并发脑栓塞者应长期服用抗凝剂。一般多主张抗凝治疗可持续半年左右为宜。若患者为出血性脑栓塞不宜使用抗凝剂和低分子右旋糖酐。抗凝治疗有诱发出血的危险，因此，除慎重选择适应证外，在抗凝治疗过程中应定期化验凝血时间和凝血激酶时间等。另外，关于诱发脑栓塞的原发疾病的处理，如风湿性心脏病、心房纤颤、细菌性心内膜炎等均应依其具体病情给予适当的处理，以达减少或杜绝栓子的来源。

第四节　脑出血

自发性脑出血包括脑实质出血、脑室出血及蛛网膜下腔出血。脑出血患者占了所有脑卒中患者的15%～20%。根据出血原因的不同，脑出血通常分为原发性脑出血和继发性脑出血。原发性脑出血通常是由血压控制不佳或者淀粉样脑血管病的小血管破裂所致。继发性脑出血大多数情况下是由结构性的原因所致，如动脉瘤、动静脉畸形和肿瘤。原发性脑出血与缺血性脑卒中相比，脑出血具有更高的死亡率，治疗进展更加缺乏。尽管如此，我们相信随着研究的不断深入，脑出血的治疗将会得到改善。

一、病因和发病机制

在脑出血的众多病因中仍以高血压病为首位，次为大脑类淀粉样血管病等，现分述如下。

临床所见脑出血的患者90%左右伴有高血压病。一般来说，高血压病患者因某种诱因（情绪波动、运动、停药等）引起血压剧烈波动时会迅速增加脑出血的危险，当血压升高到一定程度，已动脉硬化的血管已不能承受该压力时就会发生破裂。高血压病发生脑出血的机制如下。

1. 微动脉瘤破裂

高血压病患者的血管由于动脉硬化，并长期承受较高的压力，小动脉平滑肌纤维发生改变，引起动脉壁的弹性和强度降低，在薄弱的部位形成向外的隆起，而形成微动脉瘤，这种微动脉瘤往往分布在穿通支动脉上，呈多发性，有的甚至呈串珠状。微动脉瘤因其壁碎性增加，在血压波动时极易破裂。

2. 脂肪玻璃样变

由于长期高血压对动脉壁的冲击，引起小动脉内膜损害，血浆脂质成分通过损害的内膜渗透到内膜下，使内膜的通透性增加，血浆和脂肪等其他成分积聚在血管壁内，使管壁增厚，渐形成玻璃样变，最后导致血管壁坏死，当血压剧烈波动时易破裂出血。

3. 脑类淀粉样血管病（CCA）

CCA是一种不伴全身动脉类淀粉样变的脑血管病，多散发，且多见于60岁以上的老年人，是非高血压患者脑出血的最主要原因。病理特点为大脑皮质及软脑膜的小血管壁内有类淀粉样物质沉积，主要发生于额叶、顶叶的皮质，而脑白质、基底节、海马、小脑、脑干少见。CCA随着年龄增大而增加，55岁以前极少发病，而90岁以上则高达60%。

4. 动脉瘤和动静脉畸形

动脉瘤和动静脉畸形在老年人中引起脑实质出血较少见。在动脉粥样硬化性动脉瘤患者，其瘤体位于脑实质内，也可发生破裂而引起自发性脑内出血。

5. 肿瘤

脑肿瘤引起脑出血较少见，据报道占6%～10%（脑出血患者），发生脑出血的肿瘤一般为多形型胶质细胞瘤或转移性恶性肿瘤，如支气管癌、黑色素瘤、绒癌、肾转移癌等，肿瘤性脑出血是由于肿瘤自身坏死致血管破裂出血或肿瘤侵蚀血管而致血管破裂出血。

6. 其他少见原因

感染性动脉炎；动脉瘤；各种原因引起凝血机制障碍，如血小板减少、白血病、血友病、再生障碍性贫血、抗凝治疗、脑梗死溶栓治疗等；烟雾病；海绵状血管瘤等。

二、脑出血致脑损害的病理生理

自发性脑出血对脑组织的损害除了血肿本身直接压迫外，还有血肿周围的继发性脑缺血和血肿周围水肿，严重者引起颅内压急剧升高，致脑疝形成而致患者死亡。血管破裂出血时，局部形成血肿压迫周围脑实质导致血肿周围组织缺血，形成类似缺血性脑梗死的半暗带。实验证明，缺血区大于血肿范围，缺血区形成的原因可能为：①血肿压迫，影响血肿周围的血液循环。②出血后引起局部的或广泛的脑血管痉挛。③血肿溶解吸收，消散期释放出的各种毒素对周围脑组织的损害。④脑出血并发脑梗死形成。⑤治疗过程中如果降压不当也会引起脑局部灌注不足，尤其是脑血肿的周边部分。

三、临床表现

脑出血多发生于50岁以上的老年人。寒冷、情绪激动、疲劳和用力过大以及脑力活动均可诱发脑出血发生。也有不少患者毫无诱因，甚至睡眠中发病。临床上常分为前驱期、急性期、恢复期和后遗症期。

大多数患者前驱期症状常不明显。部分患者在发病前数小时或数日出现头昏、头痛、眩晕、肢体麻木、情绪精神改变、嗜睡等。脑出血患者因不同的出血部位和不同的出血量而临床表现差异较大。大多数患者常常在某种诱因下突然感到头痛、头昏、恶心、呕吐，并且出现肢体麻木、无力而摔倒，可伴尿失禁，严重者意识障碍，部分患者可以出现癫痫样发作，血压显著升高等。脑出血部位不同将表现出不同的临床症状。

（一）基底节—内囊出血

基底节区是最常见的出血部位，尤以壳核区多见，并且血肿常损害内囊。常见出血动脉为豆纹动脉的外侧支和丘脑膝状体动脉。发病后很快达高峰，常呈典型的"三偏症"，即对侧偏瘫、对侧偏身感觉障碍和偏盲。

出血早期肢体呈弛缓性瘫痪，经过数天或数周后肌张力增高，腱反射活跃或亢进，病理反射阳性，呈典型的中枢性偏瘫。对侧偏身感觉障碍可表现为痛、温、触觉减退或消失。优势半球的出血可伴有各种失语、失写、失用、失读。

（二）丘脑出血

丘脑出血占全部脑出血的13%～31%。常为丘脑膝状体动脉或丘脑穿通动脉破裂出血，丘脑出血特征性的表现丘脑综合征：①对侧半身感觉丧失，以深感觉丧失为重。

②偏侧自发性疼痛与痛觉过敏。③对侧短暂性轻偏瘫，常伴偏盲。④对侧感觉性共济失调。⑤偏侧舞蹈样不自主运动。以前对侧半身感觉丧失，以深感觉丧失为重及偏侧自发性疼痛与痛觉过敏最为多见。如果血肿压迫内囊可出现较重的偏瘫，此外还出现丘脑性失语、丘脑性体像障碍。但严重的丘脑出血由于损害范围大而表现类似基底节—内囊出血。

（三）脑叶出血

脑叶出血指发生于大脑各叶皮质下的白质出血。脑叶出血占脑出血10%～30%，仅次于基底节—内囊出血。脑叶出血原因多为高血压性和脑类淀粉样蛋白变性。以额叶、顶叶及颞叶多见。绝大多数呈急性起病，多有头痛、呕吐，意识障碍较少见，肢体瘫痪较基底节出血轻。往往为单肢、双肢瘫痪，或仅面舌瘫，也可无肢体瘫痪。枕叶出血无瘫痪而仅有视野缺陷。脑叶出血的诊断主要靠CT确诊。

（四）小脑出血

高血压仍为小脑出血的重要原因，占70%～80%，其他为血管畸形，动脉瘤等。占各类脑出血的8%～10%，临床特点为起病急骤，多以眩晕、头痛、呕吐为首发症状，且持续数天不能缓解，病初患者可意识清楚，大多数患者则很快进入昏迷状态。以下几点有助于小脑出血的临床诊断：①临床以眩晕、头痛、呕吐为首发症状，随后迅速或逐渐出现意识障碍。②突然昏迷者如伴有脑干体征，特别是双侧脑干体征，如双侧瞳孔中度缩小，光反应不消失，眼球分离、凝视麻痹、双侧锥体束以及颅神经损害。③出现小脑体征（构音不清、共济失调）。④脑膜刺激征阳性。

（五）脑干出血

常见为原发性桥脑出血和中脑出血。临床很少见到延髓出血。临床表现多为运动障碍，表现为交叉瘫、四肢瘫、双下肢瘫，且伴头痛、呕吐，部分患者眩晕、构音障碍。严重患者伴意识障碍。

（六）脑室出血

脑室出血有原发性脑室出血和继发性脑室出血。原发性脑室出血指距脑室壁15mm以内及脑室内出血引起脑室内积血。继发性脑室出血指原发于脑实质出血，血肿穿破脑室壁引起脑室积血。患者常突然起病，剧烈地头痛、恶心、呕吐，多数伴有不同程度的意识障碍，严重者可于起病后迅速进入昏迷状态，脑膜刺激征阳性，肌张力增高，或去大脑强直，后期可出现弛缓性瘫痪，去大脑强直消失，瞳孔散大，呼吸循环衰竭死亡。

四、辅助检查

近20年来脑血管病的诊断技术取得了重大进展，CT、MRI等的应用使脑出血得以快速、准确地定位和定性诊断。

（一）CT

脑出血的CT特征是出血区密度增高。脑出血急性期的CT表现为：①脑实质或脑室内血肿，呈高密度块影，可呈球形，类圆形，不规则形。②血肿周围狭窄的低密度影，提示为血肿周围的水肿带。③血肿引起的占位效应，如脑室受压、变形，中线结构移位。④血块阻塞脑脊液循环引起脑积水。

（二）MRI

MRI诊断脑出血较CT更进一步，不仅能反映血肿的液化和吸收过程，而且能在细胞分子水平上揭示整个出血演变过程。在脑出血的不同时期有不同的MRI的信号特点：

（1）超急性期（24小时以内）　出血为有完整红细胞的半凝血块，主要成分为氧化血红蛋白，T_1相显示等信号，T_2相示强度稍低信号。

（2）急性期（1～7天）　主要成分为脱氧血红蛋白，T_1相示等信号，T_2相不强度稍低的信号；高场强MRI扫描T_2相血肿中心更低。此期血肿部位脑水肿明显。

（3）亚急性期（1～4周）　主要成分为正铁血红蛋白（MHb），T_1及T_2相均呈高强度信号，血肿中心可显示强度稍低信号。此期水肿仍存在。

（4）慢性期（>1月）　主要成分为含铁血黄素，MRI各脉冲序列中均呈高信号，血肿周边有含铁血黄素构成的黑环。血肿周围的水肿带消失。

（三）CSF检查

在缺乏CT或MRI设备，或患者经济条件不允许的情况下，腰穿检查脑脊液不失为个比较可靠的办法。

在脑出血的最初6～8小时，由于血液未流到或渗到蛛网膜下腔，此时腰穿阳性率较低，8小时后如果患者病情允许，此时腰穿脑脊液往往呈粉红色血性脑脊液，并且压力升高。但是对于小的颅内血肿，或出血部位距脑表面或脑室较远，血液不能流到蛛网膜下腔则脑脊液检查往往为阴性。因此，如果出现血性脑脊液，排除穿刺损伤所致，则可以肯定诊断为脑出血，但对脑出血的定位诊断无参考价值。如果脑脊液清亮透明则不能完全排除脑出血诊断。

另外，脑出血的急性期，因颅内压较高，腰穿应慎重。如果患者有脑疝形成的迹象则属于腰穿禁忌。

五、诊断标准

好发部位为壳核、丘脑、尾状核头部、中脑、脑桥、小脑、皮质下白质即脑叶、脑室及其他，主要是高血压性脑出血，也包括其他病因的非外伤性脑内出血。①常于体力活动或情绪激动时发病。②发作时常有反复呕吐、头痛、血压升高。③病情进展迅速，常出现意识障碍、偏瘫和脑膜刺激征。④多有高血压病史。⑤腰穿脑脊液多呈血性和压力增高（其中20%左右脑脊液不含血）。⑥CT检查可明确诊断。

六、鉴别诊断

1. 脑出血与颅内肿瘤、颅脑外伤引起的脑内出血鉴别

颅内肿瘤出血又称瘤卒中，一般在出血以前，已有颅内压增高、头痛、呕吐、视神经盘水肿和局部脑定位体征。颅脑外伤引起的外伤性颅内血肿，则有明确的头部外伤史和体征。

2. 脑出血与其他脑血管疾病的鉴别诊断

如轻型脑出血与脑血栓和栓塞，脑出血和严重的脑梗死，脑出血和伴有局灶体征、脑内血肿的蛛网膜下腔出血等，借助CT、MRI等不难诊断。

七、治疗

（一）治疗原则

脑出血的治疗应分为两个阶段，其治疗原则各有不同：急性期治疗原则是阻断脑出血的恶性循环，防止进一步出血，减轻和控制脑水肿，改善脑缺血缺氧，尽早实施脑保护治疗，积极维持生命体征，防治并发症。恢复期治疗原则是巩固疗效，促进神经功能恢复，提高生命质量。

（二）急性期治疗

1. 控制再出血，对症治疗，防止并发症

（1）一般治疗　保持安静，防止再出血，防止并发症，对症治疗。

保持安静，绝对卧床休息，在急性期要求患者尽量卧床休息，昏迷患者取半卧位，血压及颅内高压患者宜高头位，以减轻脑水肿，防止坠积性肺炎。保持病房安静及患者的大便通畅，减少患者情绪的波动。

（2）保持呼吸道通畅　对于重症患者，常常呼吸道分泌增多，尤其昏迷患者，吞咽反射及咳嗽反射差，易引起误服和坠积性肺炎，同时重症脑出血因下丘脑反射，引起肺水肿而易伴发肺部感染。此时保持呼吸道通畅极为重要，要勤翻身、拍背。对呼吸道分泌物较多的患者应给予抗感染治疗，包括静脉输注广谱抗生素和抗生素雾化吸入。必要时可以考虑气管切开。

（3）消化道出血的防治　脑出血患者并发消化道出血比急性脑梗死多，而且预后凶险，因此消化道出血的防治显得非常重要。根据消化道出血的机制，预防消化道出血的关键是原发病的治疗，积极降低颅内压。对重症患者也可预防性应用H_2受体阻滞剂，如法莫替丁0.3g加入生理盐水500mL静脉滴注，每日1次，连用5～7天。对于已发生消化道出血的患者应立即采取止血措施。对中至大量消化道出血患者，应尽早补充血容量。

（4）心血管并发症　心血管系统疾病与脑血管病常常伴发，且相互影响。因此，脑卒中并发心血管病较常见。常见的心血管并发症如下。①心律失常：室性、房性期前收缩，房颤，严重的甚至室速、室颤、心脏停搏而造成死亡。②心力衰竭，以左心衰竭为多见。③心肌梗死。脑卒中的急性期应常规做ECG检查，有条件者应进行心电监护，尽早发现心血管并发症，并积极做相应处理。

（5）对症治疗　对剧烈头痛患者除脱水降颅压外，可以给止痛剂。烦躁患者可给予亚冬眠治疗，冬眠合剂：哌替啶50mg，氯丙嗪25mg，异丙嗪25mg，肌内注射，q8h～q12h，或与地西泮10mg、苯巴比妥0.1交替使用。如呼吸、血压均不好，或昏迷者，则不宜应用冬眠疗法。对于用镇静剂的患者应注意患者的血压、呼吸、体温及意识情况。冬眠疗法不仅可以降低脑温及脑代谢，对缺血脑组织有明确的保护作用，而且可保持患者安静。

2. 控制脑水肿、降低颅内压，防止脑疝形成

脑出血死亡病例大多是由于脑水肿、颅内压增高引起脑疝形成所致。因此脱水是治疗脑出血极其重要的手段之一。脱水药物对控制脑疝的发生有肯定的价值。常用脱水剂如下。

（1）甘露醇　是国内外应用最广泛的脱水药物。基本作用是通过渗透性脱水减少脑组织的含水量。常用剂量为0.5～1g/kg（体重·次），静脉注射或快速静脉滴注。维持4～6小时，一般4～6小时用药一次。由于甘露醇对肾功能有一定的损害作用。此外，甘露醇有较强的扩容作用（1∶8扩容），对心、肾功能衰竭的患者以及重症高血压的患者应慎用或禁用。

（2）甘油制剂　复方甘油有选择性地脱去脑组织中水分，减轻脑水肿作用，同时甘油在体内参加三羧酸循环代谢转化成能量，代谢产物为H_2O和CO_2，对肝、肾功能无影响，还能增加脑血流量、改善微循环。

相对于甘露醇，甘油作用较缓慢，降颅压效果较甘露醇差，因此，一般脑卒中的急性期不用甘油，或仅作为甘露醇的辅助用药，与甘露醇合用以减少甘露醇的用量。另外急性缺血性脑卒中早期一般应避免用含糖液，因此一般选用盐水甘油。甘油用量为500mL静脉滴注，适当控制滴速，如果滴速过快易引起血红蛋白尿，一旦发生血红蛋白尿减慢滴速即可。

（3）白蛋白与呋塞米　白蛋白与呋塞米常与甘露醇合并使用。有学者发现应用白蛋白可减轻脑出血水肿，并可促进血肿吸收。另外，白蛋白还能与血液中的金属离子（Fe^{2+}、Fe^{3+}）相结合，阻止它们对脂质过氧化的催化作用，也可直接与氧化剂发生反应，此外，白蛋白还具有减少自由基产生和清除自由基作用。用法：50mL白蛋白，静脉点滴，每5～7天1次。呋塞米主要是通过增加肾小球的滤过率，减少肾小管的再吸收使尿量排出量增加，而造成全身脱水达到脑脱水的目的，易造成低血容量及电解质紊乱，常作为辅助用药。适用于伴有心、肾功能损害的患者。呋塞米常用量为20mg，静脉注射，每12小时1次，或酌情临时应用。

3. 血压的调整

脑出血患者在发病初期血压升高的机制有二：①由于患者激动或活动时发病，患者既往高血压又显著升高而引起颅内血管破裂。②由于脑血管的自我调节所致。当颅内出血时，颅内压急剧升高，脑灌注压显著降低，CBF下降，刺激脑干循环中枢，引起血压升高，以维持脑灌注压的稳定。目前，多数学者主张在脑出血的急性期对高血压的处理要慎重。了解病前患者血压水平，如果病前、后变化不大，就无须降压。如患者血压大于220/120mmHg可以考虑缓慢降低血压。

4. 止血与抗纤溶治疗的应用问题

以往对脑出血患者用止血剂或抗纤溶剂较为普遍，但近来已对此类制剂治疗脑出血持否定态度。高血压病脑出血多是小动脉破裂出血所致。当血肿逐渐增加，其局部形成的压力达到或超过破裂处动脉压时，就产生一个压迫性止血。而常用止血剂，如止血敏、安络血等只有对毛细血管性出血有效，对动脉出血基本无效。同时高血压患者的脑出血并非纤溶性增高，而是血压升高加上动脉血管壁破裂所致。此外，高血压患者往往血黏度、血液凝固性高，如果给予抗纤溶药物可能会反而增加血黏滞度和凝固性，引起脑血栓形成，或在血肿周围血流缓慢区形成微小血栓，加重脑损害。因此，高血压性脑出血用止血剂或抗纤溶剂有害而无利。

5. 脑保护治疗

随着对脑出血后脑损害机制的研究，人们认识到脑出血后同样会出现血肿周围脑组织的缺血性损害，因此近年来已逐渐认识到脑保护治疗脑出血的重要性。很多适合于缺血性脑血管病的脑保护剂渐渐被用于脑出血的治疗。一般认为在脑出血病程一周后应尽早应用脑保护治疗。常用脑保护剂如下。

（1）钙离子拮抗剂　能透过血脑屏障并可作用于神经细胞的钙离子拮抗剂主要有尼莫地平、盐酸氟桂嗪。作用机制是阻滞钙离子的L型和T型通道，减少缺血后钙离子的内流，从而阻滞"钙超载—缺血性损伤的瀑布效应"，达到脑保护目的。

（2）自由基清除剂　常用自由基清除剂如下：甘露醇、维生素C、维生素E。

（3）兴奋性氨基酸受体拮抗剂　该类药物的作用机制是阻滞NMDA受体，对抗Ca^{2+}病理性通透性增加，防止钙超载，目前已被开发并经动物实验证明有效的药物达30余种。

6. 激素的应用

脑出血时，血肿周围可有不同程度的脑水肿，使颅内压进一步升高，以往曾经认为应用激素可以减轻脑水肿达到降低颅内压的目的。但近年来研究认为，由于以下因素大多数学者不主张在脑出血的急性期应用激素：①脑出血引起的脑水肿是占位后压迫所致，激素无效。②脑出血时常常影响丘脑下部，引起应激性溃疡，消化道出血，而应用激素会加重消化道出血。③应用激素会降低机体抵抗力，而脑出血患者其机体抵抗力往往较低，此时一旦出现感染，则不利于病情的控制。

7. 手术治疗

手术的目的在于清除血肿、降低颅内压，使受压的神经组织有恢复的可能性，减轻出血后所致的继发性病理变化。但对脑出血究竟是采取内科保守治疗还是外科手术治疗，多年来一直存在着争议。而对于某些脑出血患者手术治疗仍不失为一种有效的方法。多数学者将术前的意识状态分为5级：Ⅰ级清醒或嗜睡；Ⅱ级昏睡；Ⅲ级浅昏迷，瞳孔等大；Ⅳ级昏迷，瞳孔等大或不等大；Ⅴ级深昏迷，去脑强直或四肢软瘫，单侧或双侧瞳孔散大。认为Ⅲ级患者最适合手术治疗，Ⅱ级和Ⅳ级部分患者也适合手术。此外，还要取决于血肿部位和大小，考虑患者年龄、体质等因素，因此在选择治疗方式时同样要强调个体化原则。

一般说来，脑叶出血，血肿超过40mL，有中线移位或颅内压增高症状明显者，可以考虑手术治疗；小脑血肿如果直径大于3cm或出血量15mL以上可以考虑手术。对于深部的、脑干的血肿则不适合手术治疗。还有的学者认为，颅内血肿本身对出血血管是一个压迫止血因素，如果手术清除血肿，会去掉压迫，引起血管内、外压力差增大，可能会导致再破裂出血，因此在术前也应加以考虑，并相应处理。

8. 常用手术方式

①开颅清除血肿。②钻孔扩大骨窗清除血肿。③立体定向或CT引导下穿刺血肿吸除或血肿碎吸术。④脑室外引流。

9. 护理和康复治疗

对急性脑出血护理十分重要，一定要加强呼吸道护理、口腔护理、压力性损伤护理、泌尿道护理、饮食护理等。脑出血的急性期康复一般在病程的第二周开始，对昏迷患者可稍晚，以被动运动四肢和保持其功能位置为主要任务，脑出血的恢复期康复措施同急性缺血性脑血管病。

（三）恢复期治疗

继续应用神经营养药物，促进神经功能恢复，同时加强康复治疗，促进瘫痪肢体的功能康复，提高其生活质量。

八、预防与护理

①急性期应完全卧床，保持安静，避免搬动。②保持呼吸道通畅防止脑缺氧加重，

必要时可行气管切开术。③密切观察生命体征，包括意识状态、血压、呼吸、心律、瞳孔大小等。④护理：早期观察病情，定期翻身、气管切开，保持皮肤干燥；避免受压，影响局部血液循环，发生压力性损伤等；晚期如帮助患者肢体功能活动，避免挛缩畸形。

第五节　短暂性脑缺血发作

短暂性脑缺血发作（TIA）是颈内动脉系统或椎-基底动脉系统一种历时短暂的、可反复发作的脑供血不足引起短暂的神经功能障碍。多为突然急骤发病，每次发作可持续几分钟至数十分钟不等局灶性神经功能障碍即消失。一般认为24小时以内完全恢复，发作间歇无神经系统病损症状与体征的表现。临床研究认为TIA是脑梗死发病的先兆，有25%～50%TIA患者于5年内发生脑梗死，其中半数TIA发作后一年内发生脑梗死，20%在30天内发生脑梗死。若近期内TIA频繁发作为脑梗死发生的特级警报。TIA患者比无TIA者脑梗死的发病率要高10倍。因此，早期诊断并积极治疗TIA是预防脑梗死、降低死亡率和致残率的关键。

一、病因及发病机制

（一）微栓子学说

Millikan于1955年曾提出微栓塞假想，1959年Fisher和Rose-Rossel发现TIA患者伴有一过性单眼失明时，眼底可观察到视网膜中央动脉内有白色块物移向动脉远端。经病理证实，此白色块物主要由血小板组成。栓子主要来源于颈部较大的血管，特别是颈内动脉分叉处的动脉粥样硬化斑块，也可来自心脏及其发出的大血管。粥样硬化斑块发生溃疡脱落的碎片，常由纤维素、血小板、胆固醇、类脂质等组成，与颈内动脉的附壁血栓结构类似。这些微栓子梗死动脉的小分支或终末动脉，引起局部循环受阻，从而导致脑局部缺血发作。因栓子很小且经酶分解，或被血流击碎，或因栓塞的远端血管缺血扩张使栓子移向末梢，故栓塞很快消失，症状缓解。如果栓子多次脱落，临床上反复发生TIA，脱落的栓子往往是循着一特定的方向进入同一动脉，使患者的症状刻板地出现。这种微栓子的"定向性"与脑动脉分布和血流动力的方向有关。

（二）脑血管痉挛学说

脑血管痉挛引起TIA的学说较早，曾引起临床医师的争议。有人认为因脑血管的结构有其特殊性，不易发生脑血管痉挛；随后也有人在颅脑手术和脑血管造影时观察到脑血管痉挛现象，且蛛网膜下腔出血患者可以引起广泛的和局灶性的血管痉挛已被证实。在脑动脉有粥样硬化斑块或动脉畸形的情况下，由于血流产生漩涡可刺激血管壁而发生痉挛，由于动脉痉挛，造成脑局部缺血缺氧、神经功能障碍而出现相应的局灶症状，当动脉痉挛逐渐缓解则症状消失。若动脉壁反复受刺激，则反复发生TIA。

（三）脑血流动力学改变

1951年Denny-Brouh首先提出：当脑的某一动脉因动脉粥样硬化、动脉炎或畸形而狭窄时，因同时有良好的侧支循环代偿可不发生临床症状。但在风湿性心脏病、主动脉畸形、严重直立性低血压、颈动脉窦过敏、窃血综合征、使用降压药等心血管功能障碍时可造成血压过低、脑血流量明显减少，即会因代偿失调而出现局部神经功能障碍。

（四）其他

血液成分异常（红细胞增多症），引起血液凝固障碍的因素（服用避孕药）等均可诱发TIA。

二、临床表现

本病好发于50～70岁，男性多于女性。卒中样起病，症状和体征出现后迅速达到高峰，可持续数秒、数分钟至数小时，不应超过24小时完全恢复。约50%的TIA发作持续5分钟，约25%的TIA在发作后1小时内恢复。发作频率因人而异，某些患者终身只发作一次，大多数患者为每周1～2次，也可为数日、数年发作一次。根据受累的血管不同，临床上将TIA分为两类。

1. 颈内动脉系统TIA

主要是大脑半球症状和眼症状，但同一次发作中两者很少并存。以大脑中动脉支配区TIA最多见。①对侧肢体轻单瘫或偏身感觉异常，也可见于面部及嘴部，或嘴部及手部，或手部和足部，或单独手指等，而以面部及上肢为重，可出现病理反射。②主侧半球受累还可出现短暂性的失语、失读、失算、语言理解障碍、书写障碍，偶有意识障碍。③眼症状为单侧黑矇或闪光。

2. 椎—基底动脉系统TIA

以眩晕最多见，伴有恶心、呕吐，多不伴耳鸣。可有偏瘫或偏身感觉障碍。若有脑干、小脑受累的症状，影响眼肌运动神经核及核间联系可出现复视、眼震；影响颅神经可出现吞咽困难、构音障碍，则诊断明确。大脑后动脉供血不足可表现为皮质盲和视野缺损。

椎基底动脉系统TIA有两种特殊类型：猝倒发作和短暂性完全遗忘症（TCA），猝倒发作表现为突然跌倒在地，无可察觉的意识障碍，常可立即自行站起。此乃脑干缺血影响网状脊髓束及皮质脊髓束所致。短暂性完全遗忘症表现为突发性的一过性记忆丧失，对时间或地点的定向障碍，发作时不能记忆新事物，但谈话、书写及计算能力保持良好，不伴有任何意识障碍及任何其他神经系统体征，多于24小时内恢复。这是由于大脑后动脉的颞支或（和）椎—基底动脉缺血，累及边缘系统即海马、海马两侧和乳头体。这些结构均与近记忆或短时记忆有关。

三、辅助检查

TIA患者常有血糖、血脂、血黏度、血小板聚集率等异常；心电图常有心肌缺血；脑电图多正常；大多数椎—基底动脉系TIA颈椎片可示骨质增生和椎间隙变窄。

（1）经颅多普勒扫描（TCD）　可检出颅底动脉环的主要动脉（如大脑前动脉、大脑中动脉及椎—基底动脉）血流速度异常，频谱增宽或有血管杂音频谱等。

（2）多普勒超声检查　可发现脑动脉颅外段（颈总动脉、颈总动脉分叉处和颈内动脉等）动脉硬化性改变，表现为内膜增厚，软性硬化斑和硬性粥样硬化斑、管腔、狭窄、闭塞等。

（3）计算机X线断层脑扫描（CT）和脑磁共振（MRI）　CT或MRI可无异常，少数患者有腔隙性脑梗死。

（4）颈动脉造影和数字减影血管造影　短暂性脑缺血发作病例，发现颈动脉系统颅外段有严重动脉粥样硬化、狭窄或阻塞，且短暂性脑缺血发作的频率较高。有报道脑干听觉诱发电位测定对TIA的脑干缺血很敏感。

四、诊断

短暂性脑缺血发作的临床诊断主要依据患者和家属提供的病史，神经系统检查无定位体征和症状表现。诊断要点为：①发病突然、短暂的局灶性神经功能缺失发作，在24小时内完全恢复。②多有反复发作的既往史，临床症状与体征常刻板地出现。③TIA发作的间歇期无神经系统体征。④起病的年龄大多在50岁以上，有动脉粥样硬化症的临床表现。⑤无颅内压增高的表现。

五、鉴别诊断

（1）症状性癫痫发作　①多有癫痫发作史。②症状性癫痫发作常按大脑皮质区扩展。③脑电图异常改变为发作性癫痫波。④颅脑CT扫描可能显示脑内病灶。⑤抗癫痫治疗有效。

（2）偏头痛发作　①多见于青年，常有家族史。②以反复发作性搏动性头痛为特征。③头痛发作前多有先兆（视觉先兆多见）。④头痛发作时多伴有恶心、呕吐，有时伴有运动障碍和情绪的改变。⑤临床无定位体征，发作持续时间长。

（3）内耳性眩晕　①以眩晕为主，伴有耳鸣和呕吐。②眼球震颤、共济失调，不伴其他脑干定位体征，多次发作后听力减退或耳聋。③眩晕发作持续时间长，多超过24小时。④多见于年龄较轻的成年人。

（4）情绪因素　如癔症性发作，临床表现以精神因素为特征，发作的临床表现多种多样，所表现的体征与神经解剖的关系不符，易接受暗视，发作持续时间长短不定，有的发作持续时间短，有的持续时间可长达数月不等。由于短暂性脑缺发作持续时间短，且不可将其误诊为神经官能症。

（5）猝倒症　为发作性睡病的伴发症状。多在狂喜、大笑、受惊等精神刺激下诱发。因有发作性嗜睡，加之无局灶性定位体征与椎—基底动脉TIA"猝倒"鉴别并不困难。

六、治疗

缺血性脑血管病目前尚缺乏十分有效的治疗方法，故对TIA患者的预防性治疗就成为极为重要的措施。治疗的要点：①发作时应取平卧位，头部不要转动，颈部不要过伸过屈，监测生命体征。②针对病因治疗。③必要时考虑抗凝治疗。④若病因为颅外段的主动脉-颈动脉的血栓形成或血管狭窄、受压可考虑选择性手术治疗。

1. 病因治疗

尤其是预防和治疗动脉粥样硬化，对心脏病、高血压、糖尿病、红细胞增多症、高脂血症等均应给予相应的系统治疗。

2. 抗血小板聚集药物

（1）阿司匹林　阿司匹林可使脂肪酸环氧化酶活性中心的丝氨酸不可逆地乙酰

化，从而使其丧失活性，阻止血小板合成环内过氧化物前列腺素G_2（PCG_2）、前列腺素H_2（PGH_2），使血栓烷A_2（TXA_2）生成减少，并可抑制血小板释放内源性二磷酸腺苷（ADP）、5-羟色胺（5-HT）、肾上腺素、组胺等诱聚物质，从而抑制血小板聚集。实验证明，血小板内的环氧化酶对阿司匹林的敏感性要比血管壁内的环氧化酶高，而且服用阿司匹林后血管壁内皮细胞产生前列腺环素（PGI_2）比血小板合成TXA_2更易恢复。小剂量阿司匹林主要作用在于阻断TXA_2的生成，且不影响PGI形成或影响甚微。

阿司匹林口服吸收迅速而完全，约1小时血药浓度达峰值，血浆半衰期3～5小时，由肾脏排出，血浆浓度达30～50µmol/L即可抑制血小板聚集。口服阿司匹林0.3～0.6g后对环氧化酶的抑制作用达24小时之久，而其抑制血小板的聚集作用则可持续2～7日。每日口服80mg阿司匹林能使血小板合成TXA_2的酶99%受到抑制。尽管一次顿服阿司匹林（0.3～0.6g）可抑制血小板聚集较持久，但因血液循环中每天将有1/10之血小板被更新，而阿司匹林的半衰期仅3～5小时，故仍需每天服用。我国学者经临床研究认为，国人最合理的剂量为每日50mg，若长期服用，剂量还可减少。大剂量的阿司匹林对TXA_2及PGI的生成均受影响，故不宜采用。阿司匹林对消化道有刺激作用，故临床多采用肠溶制剂，用量大时可有恶心、呕吐、食欲减退、消化道出血及出血倾向，个别患者可有过敏反应。有胃病及上消化道出血史、出血倾向者慎用。男性、年纪大的患者比女性疗效更为肯定。

（2）双嘧达莫　双嘧达莫对血小板的作用可能是通过抑制血小板磷酸二酯酶的活性，以提高血小板内之环磷酸腺苷（cAMP）水平。而cAMP可抑制和阻止血小板的TXA_2的形成，并可增强内源性PGI_2的活性，也可诱发血管内膜释放PCL，以减少血小板聚集。有人认为本药与阿司匹林合用可起协同作用，且可减少阿司匹林剂量。但也有报道认为合并应用时，对TIA患者的卒中发生率等指标均不优于单用阿司匹林。其抗血小板聚集的确切机制至今尚不完全明确。双嘧达莫只有在人体内存在PGL时方能有效，故用大剂量阿司匹林时，双嘧达莫则无效。口服后吸收迅速，血浆半衰期为2～3小时，每次50～100mg。可有头痛、头晕、恶心和轻度胃肠不适反应，减量后可缓解。急性心肌梗死的患者不宜使用。

（3）苯磺唑酮　苯磺唑酮是保泰松吡啶类衍生物，是环氧化酶的竞争性抑制剂。具有类似阿司匹林的抑制血小板释放反应和聚集作用，但作用较弱。对环氧化酶的抑制作用是可逆的，它可延长血小板的寿命，还能抑制由胶原、ADP等诱发的血小板聚集。口服后吸收完全、迅速。少数患者有胃肠道刺激症状和造血功能抑制。有记载单独使用时对TIA无效，若与阿司匹林合并治疗，能减少TIA发作。

（4）噻氯匹定　噻氯匹定是一种新型有效的抗血小板聚集剂，疗效优于阿司匹林而无阿司匹林的不良反应。疗效显著，作用持久，常用剂量为250mg，每日1次，进餐时服用。

3. 抗凝治疗

可消除或减少TIA的发作，对防止可能发生的脑梗死有积极意义，但可引起出血倾向，需注意抗凝治疗禁忌证，并进行严格的实验室检查以监测患者的凝血功能。以肝素12500～25000U加入5%葡萄糖生理盐水或10%葡萄糖液1000mL内，缓慢静脉滴注，以每分钟10～20滴的滴速维持36～48小时。若病情紧急，可用肝素2500U静脉直接推注，同时肝素1000U加入5%葡萄糖1000mL内静脉滴注，滴注速度开始时每分钟7～10滴为宜，以后按静脉凝血时间调整。在静脉滴注肝素的同时，第一天可选用下列一种抗凝药物口服，新双香豆素300mg，双香豆素100～200mg，醋硝香豆素4～8mg或华法林4～6mg，抗凝开始时应每天查凝血酶原时间和活动度，待稳定后可每周查一次，以调整口服药物剂量。要求静脉凝血时间（试管法）维持在20～30分钟，凝血酶原活动度在20%～30%。以后日维持量一般为：新双香豆素150～225mg，双香豆素25～75mg，醋硝香豆素1～3mg，华法林2～4mg，视凝血酶原活动度而随时调整。治疗期间应注意出血并发症，需反复检查小便有无红细胞，大便有无隐血，如有出血情况，即停抗凝治疗，如为口服抗凝剂者，停药后即给予维生素K，10～40mg肌内注射或25～50mg加入葡萄糖或生理盐水静脉滴注，每分钟不超过5mg。用肝素抗凝出现出血情况时则用硫酸鱼精蛋白锌，其用量应与最后一次肝素量相当，但一次不超过50mg。必要时给予输血。抗凝治疗期间应避免腰穿以及任何小手术，以免引起出血。抗凝禁忌：血液病，消化性溃疡急性期，严重肝、肾疾病，高血压等。

4. 脑血管扩张剂

甲胺乙吡啶（培他啶）4mg，每日3次；尼莫地平30mg，每日3次；尼卡地平10mg，每日3次；肉桂苯哌嗪（脑益嗪）25～50mg，每日3次；氟桂嗪5mg，每日2次。

5. 血液稀释疗法

扩容剂体积较大，不易由血管渗出，可以维持血液渗透压，扩容剂分子可以均匀覆盖于血管内膜及红细胞、血小板等血液有形成分表层使之带有相同的电荷，从而使血小板及红细胞不易聚集。此外，通过改变血细胞比容和全血黏度，降低血管阻力，增加脑血流量达到治疗的目的。

（1）高容量稀释 可用低分子右旋糖酐500～1000mL，连续静滴7～14天。颅内压增高及心功能不全者禁用。

（2）等容量稀释 可用低分子右旋糖酐500～1000mL，连续静滴7～14天，同时静脉放血每日250～400mL，直到血细胞比容降低30%～33%为宜。

6. 中医及中药

①丹参、川芎或刺五加静脉滴注，每日1次，10天为一疗程。②辨证论治，可采用补阳还五汤为主方，辨证加减。

7. 外科治疗

外科治疗的目的在于建立侧支循环和消除微栓子来源，恢复、改善脑血流量，对于一侧颅外段颈动脉狭窄，可采用颈动脉内膜剥离修补术，血管重建术或动脉搭桥术。

第六节 失眠症

失眠是老年人最常见的睡眠障碍，以难以入睡和睡眠维持困难为特征，是睡眠质量和数量达不到正常需求的最常见的一种睡眠障碍的主观体验。65岁以上人群中失眠患病率为12%～40%，女性多于男性。年龄越大患病率越高，且其病程随时间变化呈迁延或复发趋势。

一、病因

失眠往往是多因素作用的结果，同一患者可以有不同病因。失眠有原发性和继发性之分，找不到原因的失眠称为原发性失眠。如睡眠窒息、夜间肌阵挛等属于原发性睡眠障碍。老年人原发性失眠远少于继发性。研究提示60岁以上患者中失眠由生理心理性因素所致占35.1%，睡眠呼吸暂停综合征占27.5%，内科疾病、中毒、环境因素所致占16.5%，精神障碍所致占5.5%，不宁腿综合征和肌阵挛所致占5.5%。其常见原因如下。

（一）生理因素

增龄引起的脑老化，导致老年人睡眠变化。人的睡眠可以分为快速眼动睡眠（REM）和非快速眼动睡眠（NREM），一昼夜中，这两种时相睡眠交替出现，有4～5个循环周期。不同年龄，不仅睡眠时间的需要量不同，而且睡眠的模式也稍有不同。一般来讲，老年人的睡眠周期增加，深睡眠时间减少，浅睡时间增加，睡眠呈片段性。如老年人都有入睡时间和夜间觉醒时间长，觉醒次数增加，NREM睡眠的1、2期增多，3、4期减少，睡眠时象前移。昼夜节律障碍可能是60岁以上老人睡眠障碍的常见而且有意义的原因。下丘脑的视交叉上核是人脑内在昼夜节律起搏器。有人提出下丘脑的交叉上核的退行性病变。

（二）社会因素

社会活动减少、丧失亲人、离婚丧偶或分居、生活节律的紊乱等急性或慢性生活应激事件是失眠的危险因素。性心理障碍（如阴茎勃起功能失调）也是失眠常见原因。

（三）内科、精神疾病

老年人较多躯体疾病影响睡眠。如前列腺疾病导致的夜尿增多，频频起床小便；胃食管反流引起的喉痉挛、灼痛；消化性溃疡病出现溃疡病相关的疼痛（如夜间空腹痛）；皮肤疾病引起的瘙痒；高血压性心脏病、冠心病的夜间心肌缺血、心绞痛出现的胸闷、气促；老年人骨质增生、退行性骨关节病所致的疼痛和不适。睡眠呼吸异常，包括睡眠呼吸暂停综合征、夜间哮喘等呼吸系统疾病等因为咳嗽、咳痰、气急、缺氧等影响睡眠。脑血管病、帕金森病以及癫痫等常见于老年人的神经系统疾病也常常是老年期睡眠障碍的原因。精神疾病伴发的失眠主要见于神经症和抑郁症。其中，焦虑障碍、心境障碍是失眠的常见精神原因。神经症的失眠主要是入睡困难，睡眠浅。有时出现睡眠中断，难以再度入睡。老年期抑郁症常常伴有显著的睡眠障碍，其睡眠障碍特征是入睡困难、熟睡障碍、早醒、醒后不能解乏等。持续性失眠是心境恶劣的危险因子和先兆。精神分裂症等精神疾病也可以是失眠的原因。

（四）药物影响

老年人因躯体疾病而服用内科药物，特别是服用降压药、抗癌药、利尿药和激素等都可以导致失眠。外科疾病常常需要住院和手术治疗，手术应激、疼痛等使得术后数天内常常有REM睡眠抑制，慢波睡眠减少。手术卧床时间增多，日间瞌睡，干扰生活节律，习以为常的睡眠节律被打乱。长期服用催眠药物以及不当使用咖啡因、尼古丁或酒精，可以导致夜间睡眠节律紊乱，入睡潜伏期延长，频繁醒转。如果突然停用容易发生REM睡眠反跳现象、噩梦。突然戒酒导致睡眠变浅，严重时发生戒断性震颤谵妄。

二、临床特点

失眠表现为入睡困难或者睡眠维持困难，如早醒或者中途醒来难以再次入睡，晨间早醒，醒后不能使人精神振作或恢复精力。其中，约51%的患者入睡困难，47%睡眠中断，38%早醒。大多数（占58%）患者常常多种表现并存。有报道在老年人失眠类型中，以中途觉醒最常见，每夜自觉有3次以上中途觉醒者占被研究者的24.0%左右，男女相近。患者总担心不能入睡，出现自我行为不良，如作息时间无规律或睡眠—觉醒节律紊乱，或在床上花费很长时间才能入睡。结果是常转变成自我应验的预言。长期失眠影响白天的活动，患者感到疲乏、烦躁、情绪失调、注意力不集中、日间瞌睡、记忆力差等，工作能力和效率下降。睡眠呼吸障碍导致日间瞌睡，与需要视觉注意的认知功能下降有关。长期失眠也影响机体生理和心理功能，是诱导多种疾病的危险因素，如心血管疾病、呼吸系统疾病、胃肠疾病、免疫系统和运动系统疾病。失眠使觉醒程度降低导致交通事故增多，45%~50%的交通事故、工伤意外与失眠有关。患者生活质量下降，医疗费用增多，引起明显的烦恼或社交、职业等其他重要方面的功能受损；失眠患者中抑郁和焦虑主诉多。长期失眠甚至被认为是抑郁的危险因素。

三、诊断

失眠症的主观标准是主观睡眠感不足及因此导致白天疲乏、头胀、头昏等脑力和体力不足的症状。仅仅睡眠量减少而无白天不适者不视为失眠（应视为短睡者）。失眠的客观标准是依据多导睡眠图检查发现睡眠潜伏期延长，每晚觉醒时间增多均大于30分钟，而实际睡眠时间减少且每晚不足6.5小时。诊断上最易犯的错误是没有弄清慢性失眠的原因。诊断原发性睡眠障碍或心理、生理性失眠采用排除性标准，需要排除精神障碍、药物或内科疾病等其他原因后才能确定。入睡或维持睡眠困难症状持续时间对诊断也是非常重要，对病因诊断有价值。如仅仅持续几天的失眠常常是因为急性应激、急性内科疾病、疲劳或患者自己服药所致。慢性失眠则指失眠3周以上，常有许多不同的原因。另外，详细了解病史，进行2周以上的详细的睡眠观察和记录，包括就寝和起床时间、睡眠持续时间和质量、觉醒情况等，了解患者睡眠障碍的具体表现、患者的睡眠卫生习惯、家庭状态和社会背景、心境状态。对可疑有睡眠呼吸障碍综合征的患者，应建议做一些检查，包括睡眠脑电图并同时做心电图、呼吸及四肢运动方面的检查。美国睡眠障碍学会也提出，如果经行为干预及药物治疗后慢性失眠持续存在，或不能以患者的内科疾病及其严重程度或药物恰当地解释睡眠症状，应建议患者做上述检查。心理生理性失眠的诊断：患者有失眠主诉，伴白天觉醒状态时功能降低，存在习得性阻睡联想，躯体紧张性升高的证据，多导睡眠图监测显示睡眠紊乱不能用躯体或精神疾病解释，可并存其他类型睡眠障碍，如睡眠卫生不良、阻塞性睡眠呼吸暂停综合征等。主观性失眠的诊断：患者有失眠的主诉，睡眠持续时程、质量均正常，多导睡眠图监测证实睡眠潜伏期正常，唤醒和觉醒次数正常，睡眠持续时间正常；多次小睡潜伏期测定显示平均睡眠潜伏期在10分钟以上，临床表现不能用躯体或精神疾病解释，临床表现不符合其他类型睡眠障碍的诊断标准。

四、治疗

（一）治疗原发性或伴发的躯体疾病

老年睡眠障碍常常伴随躯体和精神疾病。

（二）讲究睡眠卫生

正确认识睡眠，培养良好的睡眠卫生习惯。鼓励参加力所能及的体育健身锻炼，适当增加白天的活动量，避免白天瞌睡，避免睡前烟酒、咖啡和过度的精神兴奋（如辩论、看电视），正确使用安眠药。

（三）药物治疗

1. 苯二氮䓬类药物

仍然是最常用失眠治疗药，可以缩短入睡潜伏期，减少夜间觉醒次数和时间，增加总睡眠时间（主要是NREM睡眠2期的时间）。起效迅速，安全、耐受性良好。在20世纪60年代已经取代了巴比妥类。苯二氮䓬类药物治疗遵循上述镇静催眠药应用原则，最低有效剂量、短期用药（连续用药不超过3～4周）、逐渐停药。突然停药时半衰期较短较半衰期长的药物停药反应更快更重，需经过几天逐步减药；而半衰期长的药物在体内积蓄并逐渐排除，在停药时几乎不必逐渐减量。但也有报道停用半衰期长的药物可发生撤药症状，因而建议服用苯二氮䓬类药物应逐步停用，或换服色胺酸和睡眠诱导肽可能更安全。睡前服用氟安定30mg、羟基安定30mg、三唑仑0.25mg。老年人上述半量也有效，并可减少反跳性失眠。由于尚缺乏对慢性及复发性失眠的长期药物治疗的随机临床研究资料以及老年患者出现的心理依赖，催眠药最好不超过4周。苯二氮䓬类药主要不良反应是精神运动损害、记忆障碍，长期或滥用导致药物成瘾性和停药反跳性失眠（尤其是短效类）、晕倒、过度思睡，较高剂量时常发生交通事故。

2. 巴比妥类药物

20世纪20年代的主要催眠药，如司可巴比妥（速可眠）。因易成瘾、呼吸抑制、过量致死等缘故已经不用于睡眠障碍。

3. 新型非苯二氮䓬类药物

①左匹克隆：一种吡咯环酮类短效催眠药，激动GABA受体，增强GABA的抑制作用。半衰期约5小时，服药后的达峰时间为90分钟，具有镇静催眠、抗焦虑和肌松抗惊厥作用，可以缩短入睡潜伏期，减少夜间觉醒次数和时间，增加总睡眠时间，改善睡眠质量。很少引起宿醉现象、不影响次日的精神活动和动作灵敏性，反跳性失眠罕见。常见的不良反应是口苦、口干、嗜睡、恶心等。推荐短期（4周内）、间断使用，睡前7.5mg，老年初始剂量3.75mg。②唑吡坦：属于吡唑嘧啶类衍生物，选择性非苯二氮䓬受体激动剂，具有较强的镇静、催眠作用，在催眠治疗剂量时没有明显的肌松抗惊厥作用。推荐睡前5～10mg，服用后15～30分钟起效，作用时间短，半衰期约2.6小时，能延长老年患者的NREM睡眠，对REM睡眠影响不大，可以缩短入睡时间，延长持续睡眠和总睡眠时间，减少觉醒次数和做梦，改善睡眠质量，次晨清醒后对睡眠的主观评价满意度高，且安全有效，无明显不良反应。尽管左匹克隆与苯二氮䓬类药物均通过调节γ-氨基丁酸受体的复合物而发挥作用，对急慢性失眠临床疗效类似，但对睡眠结构的影响及导致认知功能、精神运动的不良反应少于苯二氮䓬类药，且撤药反应少。由于二者作用

机制相同，可能存在相同的潜在不良反应，故使用不应超过4周。③扎来普隆：属于吡唑嘧啶类选择性非苯二氮䓬受体激动剂，具有镇静、抗焦虑和抗惊厥作用，吸收快，达到最高血浓度时间和半衰期约1小时，无积蓄，作用时间更短，能明显减少睡眠潜伏期，迅速诱导睡眠，日间残留、成瘾性、停药反跳性失眠及撤药反应少，不影响REM睡眠期，推荐用于老年人入睡困难，睡前服用5mg，主要不良反应是头痛、瞌睡和头昏等。

4. 抗精神病药物

顽固性失眠和夜间谵妄的患者还可以选择合并或单独应用抗精神病药物。如睡前服用泰尔登25mg。

5. 抗组胺药

如苯海拉明，具有镇静作用，是大多数非处方药的主要成分。因半衰期长具有残留镇静作用，且对催眠作用有耐受。

6. 褪黑素

是松果体分泌的吲哚类激素，有镇静催眠和调节睡眠觉醒周期的作用。对睡眠位相滞后、时差反常、倒班作业引起的睡眠障碍、盲人及脑损伤者等睡眠节律障碍性失眠有较好的效果。褪黑素还有抗氧化和抗衰老作用，对老年患者更好。晚上服用5mg可显著使睡眠位相提前。双盲安慰剂对照治疗慢性失眠研究中，褪黑素（20mg/d）改善老年人睡眠优于安慰剂。

7. 抗抑郁药

慢性持续失眠是心境障碍的一个危险因子和先兆，有效治疗失眠能预防重性抑郁障碍。抗抑郁药能减轻慢性失眠、预防抑郁，目前已广泛使用，治疗失眠的剂量低于治疗抑郁（如帕罗西汀20mg/d），5-羟色胺（5-HT）类抗抑郁药如三唑酮、奈法唑酮及帕罗西汀对睡眠障碍伴发的抑郁有效，不良反应少。抗抑郁药治疗无心境障碍的慢性失眠患者的对照研究很少，有研究报道用曲米帕明治疗睡眠质量及数量主观得到改善，并有客观改善的证据。如随机单盲安慰剂对照资料显示，帕罗西汀治疗老年人慢性原发性失眠总有效率为93%，显效率为83%，明显优于阿普唑仑组（分别为83%和53%），常见不良反应有口干、便秘、恶心等，程度轻，不影响治疗。在体内无活性代谢产物，不产生积蓄和残留，不影响正常的睡眠结构，对精神和认知无显著影响，长期使用不易耐受，白天残留作用少。

（四）非药物治疗

老年人使用镇静催眠药物会产生诸多不良反应，且可能损害认知功能，加速痴呆的进程。充分利用非药物干预治疗，是老年失眠症治疗的关键。

1. 心理治疗

老年人群是退休、疾病、亲人亡故等负性生活事件好发群体，心理冲突、情感应激导致生理警觉水平的增高，影响入睡和睡眠的维持。如果长期得不到解除或未做出适当调整，将会导致睡眠障碍持续下去，这种情况下，心理治疗可能是睡眠障碍治疗的最重要方法。心理治疗包括支持性心理治疗、行为治疗和人际关系治疗。通过心理咨询和治疗，使患者面对现实、放松自己、思想豁达、心理状态平静。

2. 亮光疗法

亮光疗法对睡眠觉醒节律障碍（睡眠时相延迟综合征、睡眠时相前移综合征和时差反应）有很好疗效。患者抵达目的后尽快置身于明亮的阳光中可缩短和改善时差反应。有报道老年性痴呆患者每天上午接受全光谱荧光灯照射治疗2小时，4周治疗后患者组的总睡眠时间和夜间睡眠时间增加，而白天睡眠时间减少，提示亮光治疗有助于痴呆患者的睡眠-觉醒节律同步化、正常化。

3. 认知行为治疗

目的是改变不良睡眠习惯，减少夜间觉醒次数，改变使功能失调的观念和可能导致长期失眠的想法，包括行为干预睡眠限制法、放松疗法，以及渐进性肌肉放松及生物反馈疗法等。认知行为治疗主要针对导致失眠的不良认知方式，已证实这种治疗对80%的60岁以上人群具有长期疗效。很多失眠症患者对睡眠产生恐怖，害怕失眠，当夜晚来临时，费尽心机地思考如何尽快入睡，想尽方法预防失眠，但越是想尽快入睡而越难如愿，使内心冲突、焦虑烦躁更强化，痛苦不堪，恶性循环。治疗方法之一是顺其自然，不要强迫入睡，采取能睡多少就睡多少的态度，听任睡眠的自然来临而入睡。行为干预也叫作刺激控制疗法，简单而有效。主观性失眠无特殊治疗。

（陈庆友）

第九章　心血管系统疾病

第一节　高血压

高血压是当今世界的主要流行病之一，在发展中国家中，25%～30%的成人患有高血压，而70岁以上的老年人患病率可高达60%～70%。一般来说，血压水平越高，心血管疾病的发生风险就越大，据估计全世界约6%的成年人死于高血压，提示高血压的危害性普遍而严重，然而对高血压和正常血压之间的界限划定是相对武断的。因为大多数有心血管并发症的患者血压的升高程度并不是非常明显，目前通常采用140/90mmHg（18.7/12kPa）作为界定高血压的分界标准，而对于有糖尿病或慢性肾脏疾病的患者，以控制血压低于130/80mmHg（17.3/10.7kPa）为宜。

在发展中国家，25%～30%的成人患有高血压病，而70岁以上老人患病率可高达60%～70%。一项丹麦的研究显示，无论男性还是女性，其收缩压和舒张压的平均值都会随年龄增加而持续升高。一项心脏研究以2036名正常血压或未经治疗的高血压病患者为研究对象，发现30～84岁收缩压呈直线上开，伴随舒张压和平均动脉压的升高。在50岁以后，舒张压开始下降，造成脉压出现陡峭地增高。血压的年增高值取决于基础血压值。舒张压处于正常高限（85～89mmHg）的患者比舒张压低于85mmHg的个体发展为高血压病的危险性高2～3倍。60岁以后舒张压的下降和收缩压持续的增高反映老年人血管硬化程度的增加，弹性的降低，如果增高的收缩压再不进行治疗，反过来又会加速大血管的硬化，造成恶性循环。

一、老年高血压的定义

根据1999年WHO/ISH高血压防治指南，年龄在60岁以上、血压持续或3次以上非同日坐位血压收缩压（SBP）>140mmHg和（或）舒张压（DBP）>90mmHg，可定义为老年高血压。若SBP>140mmHg，DBP<90mmHg，则定义为老年单纯收缩期高血压（老年ISH）。

二、中国老年人群高血压的流行特征

2002年全国营养调查数据显示，我国老年人群中，年龄>60岁的高血压患病率为49.1%，据此患病率和2005年我国13亿人数推算，目前我国老年高血压患者已达8346万，约每2个老年人中就有1人患有高血压。而且，老年高血压患病人数呈持续增加的趋势。其增加的主要原因如下。

高血压是中国人群心脑血管病最重要的危险因素之一，对老年人群的健康影响尤为

突出。我国队列研究显示，在相同血压水平时，伴随糖尿病、肥胖、血脂异常等其他危险因素数目的增加，总心血管病发病危险也增加；在老年高血压病例中60%～85%的患者均伴有任意一项其他心血管病危险因素。在调整高血压和其他危险因素后，与35.39岁年龄组相比，大于60岁人群的总心血管病发病危险增加5.5倍。2002年全国营养调查资料显示，老年人群中高血压的治疗率和控制率分别为32.2%和17.6%，虽然高于全国人群的平均水平，但与发达国家比较仍处于低水平，存在很大差距。因此，有效地防治老年高血压是减少老年心血管病危害的最主要措施之一。建立和逐步完善对老年高血压的诊治方案，采取有效的高血压防治措施，减少总心血管病危害，努力提高广大老年人群的生活质量和健康水平，是当今心血管病研究领域的重要目标。

三、发病机制

有学者认为，血压升高是伴随衰老而来的必然生理改变，然而这种观点正受到挑战。研究发现发展中国家的某些农村地区，成年人的血压并不随年龄而升高，因而血压随年龄而升高可能有其他一些因素在起作用。

（一）大动脉粥样硬化和总外周血管阻力升高

老年人的动脉壁特别是主动脉壁发生病理改变，包括内膜和中层变厚，胶原、弹性蛋白、脂质和钙盐增加，中层弹性纤维丧失，内膜表层不规则，内膜下间隙的细胞浸润。这些病变导致大动脉僵硬、弹性降低，使舒张期顺应性下降。大动脉越僵硬，心脏射血时遇到的阻力就越大，越容易引起左心室肥厚，射血时产生的脉搏波速度也就越大，SBP也就越高。血管弹性的降低则在收缩期储能减少，导致舒张期血流减少，而产生较低的DBP。因此，有SBP升高和DBP降低的老年高血压患者，可能有与高血压相关的更为严重的病理改变。因此，随年龄的增长，逐渐出现SBP升高、DBP下降、脉压增大。老年人高血压的实质就是动脉粥样硬化-动脉硬化性高血压。年龄和高血压是动脉壁变僵硬的主要因素，它只是产生高血压的条件之一。

由于小动脉壁的透明样变性，动脉壁与腔径的比值升高，对血管活性物质的反应性增强，血管的阻力增大。因此，尽管多数老年人高血压以SBP升高为特征，但血流动力学改变如同中年人舒张期高血压一样，即总外周血管阻力明显升高，心排血量正常或降低。

（二）交感神经系统反应性改变

血浆中去甲肾上腺素水平随着年龄的增加而增加，在80岁时的血浆去甲肾上腺素为410pg/mL，是10岁时的2倍，而血浆去甲肾上腺素的增加很可能是分泌增强的结果。立位与握拳等运动时，老年人血浆中去甲肾上腺素水平高于年轻人。虽然老年人心率对去甲肾上腺素的反应较年轻人差，但在运动时去甲肾上腺素增高的水平相似。正常人随着年龄的增高，血浆去甲肾上腺素的增加程度高于高血压病人。高血压病人的血浆儿茶酚胺水平高于血压正常者。

老年人心脏对β_1受体激动药的反应性差，而对β_2受体激动药的反应性无改变。β_1受体拮抗药对老年人的作用较对年轻人差，主要原因在于受体后机制。在某些血管床和肾脏，β_2受体介导的血管舒张功能也有降低。随年龄的增加，β_1、β_2受体的反应性没有明显变化。老年人的血管舒张对于乙酰胆碱反应性较差。总之，随年龄的增加，交感神经系统反应性的改变主要在于心脏的β_1受体、胆碱能受体、血管的β_1受体以及β_2受体。去甲肾上腺素的增加与血压增高无关。

（三）肾脏排钠能力减退

随着增龄，肾皮质变薄，有效肾单位减少，肾小球滤过率降低，肾曲小管的浓缩功能减退，故尽管尿量未减甚至夜尿增多，肾的排钠能力反而减退，致钠、水潴留。

（四）受体功能亢进

老年人体内去甲肾上腺素的灭活、清除能力减弱，致其血浆浓度升高。另外，血管平滑肌细胞上的β受体数目及敏感性下降，交感神经系统的α受体数目相对增多，造成α受体功能亢进，血管收缩性增加。

（五）胰岛素抵抗

正常体重、不合并糖尿病的高血压与正常人的血浆基础胰岛素和C肽水平相近，但对摄入葡萄糖和混合饮食的反应明显增强。高血压患者中胰岛素促进的葡萄糖摄取功能降低且胰岛素代谢清除率低，但在肝脏产生葡萄糖方面无变化。老年高血压患者，特别是肥胖的患者明显有胰岛素抵抗。老年高血压和正常血压者脂肪细胞内钙水平增高。钙通道阻滞药尼群地平可使细胞内钙水平和胰岛素反应性正常化。因此在老年人中，胰岛素反应性和（或）代谢的改变与高血压有一定关联性。

（六）血小板释放功能增强

血小板释放功能随年龄的增长而增强，尤其在其迅速通过有粥样斑块的血管时，贮存其中的致血栓与缩血管性物质，如血栓素B_2（TXB2）、血栓球蛋白（β-TG）、血小板第四因子（PF4），5-羟色胺（5-HT）等较多地释放入血。5-HT的缩血管活性较弱，但在粥样硬化的血管内，其作用显著增强。另外，血流速度减慢，纤维蛋白原的立体构型改变，均可使血液的黏滞度增大，进一步增强血管的阻力。动脉内皮细胞的变性坏死，影响前列腺环素的合成，可能是血压升高的一个原因。

（七）压力感受器功能减退与失衡

随着年龄的增长，位于主动脉弓与颈动脉窦的压力感受器的敏感性减退，影响对体循环的血压波动的缓冲能力，而位于肺循环的低压压力感受器功能正常，提示两种压力感受器之间的功能失衡是使血压升高的较重要的因素。

（八）不良生活方式的影响

血压和身体活动、健康状况相关。因此，血压随年龄的升高可能反映了随年龄增长而来的生活方式的改变。研究表明，体育锻炼降低血压的作用独立于年龄和体重的减轻，在各年龄段，体重和血压相关，10kg体重的差异，就伴随着SBP 2mmHg和DBP 3mmHg的血压的差异。从年轻时的体重可以预测将来的血压。饮酒量和血压水平成正比，这在老年人尤为明显。研究还表明，每日摄入的钠每增加100mmol，SBP和DBP就会相应地增加4mmHg和2mmHg，钠升高血压的作用随年龄而增强。我国从南到北高血压的患病率逐步增加，与食盐摄入量的增加有关。

四、临床表现

（一）单纯收缩期高血压患病率高和脉压大

流行病学研究揭示了收缩压、舒张压及脉压随年龄变化的趋势，显现出收缩压随年龄增长逐渐升高，而舒张压多于50～60岁之后开始下降，脉压逐渐增大。流行病学观察提出，SBP升高是心血管病死亡的主要危险因素之一，这说明单纯收缩压升高对老年人健康和生命是十分有害的。在老年患者中，半数以上患者是单纯收缩期高血压，这是主动脉弹性减退加上很隐蔽的血管收缩所致，是老年人动脉硬化的表现。因此，单纯收缩期高血压已成为老年高血压病的最重要特征。在SBP升高、脉压增宽的患者中，DBP越低危险性越大。通过对比研究发现，中青年单纯收缩期高血压主要是左心室收缩力增强，用β受体阻滞剂有效，危险性较小，预后较好。而老年患者主要是主动脉顺应性减退，扩血管剂较为有效，但危险性大，预后差。由于动脉血管口径决定了器官的血流量，以往只重视DBP的危险性。近来研究表明，老年心脑血管并发症与SBP密切相关，而且靶器官受损程度与SBP水平呈正相关，通过积极治疗可使并发症和病死率明显降低，因而老年单纯收缩期高血压受到广泛重视。

（二）血压波动大

老年人的压力感受器敏感性减弱，反应变慢。这直接影响心率和血压的变异性，因此使心率的变异性变低，血压的变异性增大。故老年患者无论是SBP还是DBP，脉压都比中青年患者波动大，尤其是SBP，而心率波动则比中青年患者小。老年高血压患者在24小时之内常见血压不稳定、波动大。要求医生不能以一次血压测量结果来判定血压是否正常，每天至少常规测量两次血压。如果发现患者有不适感，应随时监测血压。

1. 体位

长期的高血压损害了压力感受器调节血压功能，可能与血管收缩因子活性下降或分泌量不足有关，也可能是血管收缩因子功能失调，任何导致失水过多的急性病、口服液体不足以及长期卧床的患者，降低了心血管顺应性以及某些降压药的应用，使1/3的老年患者发生直立性低血压，重者立卧可相差10.07/4.0kPa（80/30mmHg）以上，其恢复时间也长。糖尿病伴高血压患者如果立位SBP 3～4分钟比卧位降低2.7kPa（20mmHg）以上，5年生存率明显降低。有直立性低血压患者不能耐受某些降压药物治疗，容易出现不良反应。

直立性低血压：测量患者平卧10分钟血压和站立3分钟后血压，站立后血压值低于平卧位，收缩压相差＞20mmHg和（或）舒张压相差＞10mmHg，诊断为直立性低血压。直立性低血压主要表现为头晕目眩、站立不稳、视力模糊、软弱无力等，严重时会发生大小便失禁、出汗甚至晕厥。药物引起直立性低血压较常见，应高度重视。常见药物包括抗高血压药物、镇静药物、抗肾上腺素药物和血管扩张药物。

2. 昼夜

老年患者血压的昼夜节律未发生特殊变化，但一日内SBP可波动达5.33kPa（40mmHg），DBP波动2.7kPa（20mmHg），少数一日内波动达12/5.3kPa（90/40mmHg），易误诊为嗜铬细胞瘤。

3. 季节

中青年人以DBP变化明显，春季高于冬夏季。老年人由于自主神经功能紊乱，约有1/3的老年患者血压呈季节性变化，以SBP变化明显，尤其是70岁以上的老年人，一般冬季高、夏季低，一年内SBP可波动2.7～17.3kPa（20～130mmHg），因而应加强冬季血压的监测与控制。

（三）晨峰高血压现象

老年晨峰高血压是指血压从深夜的低谷水平逐渐上升，在凌晨清醒后的一段时间内迅速达到较高水平，这一现象称为晨峰高血压或血压晨浪。老年高血压患者，特别是老年单纯收缩期高血压患者晨峰高血压现象比较常见。晨峰高血压幅度计算方法各异，常用的方法为06:00～10:00血压最高值和夜间血压均值之差，若收缩压晨峰值≥55mmHg，即为异常升高，有的患者可达70～80mmHg。

（四）症状少、并发症多

老年人反应迟钝，对持续高血压有较长时间的适应，在靶器官明显损害前，半数老年患者无症状，往往在健康查体或因其他疾病就诊而发现。因此，定期对老年人群进行健康查体，能够提高早期确诊率。

老年患者高血压并发症发生率为40%，明显高于中青年患者（20.4%），这是因为脏器老化，长期高血压加速动脉硬化发展，无症状时未及时治疗，使老年患者容易发生心、脑、肾等靶器官损害。并发症的发生与血压密切相关，与血压正常组相比，老年高血压心力衰竭并发率高2倍，冠心病高3倍，心血管意外高8倍。血压愈高，病程愈长，年龄愈大，并发症也愈重。并发症大致分为两类：①与高血压本身有关，如心力衰竭、脑出血、高血压脑病、肾细小动脉硬化、肾衰及主动脉夹层分离。②与加速动脉粥样硬化有关，如冠心病、一过性脑缺血性发作、脑血栓形成、肾血管病及动脉阻塞性病变。西方国家以冠心病多见，我国则以脑卒中多见。

（五）白大衣高血压增多

对老年白大衣高血压和假性高血压现象目前尚无一致意见，但应当给予关注。

（六）致残致死率高

老年高血压致死率为13%，而一般成年高血压为6.9%。从死因来看，西方国家是心力衰竭占首位，我国以脑卒中为最多，在幸存的脑卒中，75%以上患者有不同程度的残疾，其中大部分是老年人。

五、诊断要点

（一）定期测血压

没有并发症的高血压通常无症状，本病是通过累及靶器官才表现出临床症状，如肾脏受累的早期症状是夜尿多，心脏受累的早期表现为容易疲劳、心悸、期前收缩等。因此，对老年人特别有高血压家族史者，应定期测量血压，有利于早期诊断。如连续三次非同日血压测定王有两次SBP＞140mmHg及（或）DBP＞90mmHg，才认为有高血压。

（二）区分真假高血压

区分真假高血压是诊断老年高血压中必须重视的问题。假性高血压是指普通袖带测压法所获得的血压值高于动脉内直接测得的血压值。一般前者SBP比后者高1.33kPa（10mmHg）即可诊断。有时老年人间接法和直接法相差4kPa（30mmHg）以上，这是因为肱动脉中层钙化使间接测压的气囊不能有效地阻断血流而获得较高读数的血压。老年高血压患者中假性高血压患病率达50%，而中青年患者仅占16.7%～31.3%，可能与肱动脉硬化程度有关。假性高血压并非真正的高血压，因而不能耐受降压治疗，否则出现严重的不良反应。因此，临床上凡遇到收缩压明显升高，但无慢性高血压的视网膜病变或左室肥厚等靶器官损害的证据，应考虑假性高血压的可能，可采用Osler试验辅佐诊断，即将袖套充气使其压力超过患者SBP 2.67kPa（20mmHg）以上，若此时仍能明显触及桡动脉搏动，表示Osler试验阳性，说明有假性高血压，有条件时做动脉内直接测压证实。

（三）排除继发性高血压

一旦高血压诊断确立，应明确是原发性高血压还是继发性高血压，因为治疗方法不同，前者采用内科治疗，后者多数可通过手术而得到根治或病情明显缓解。在老年继发性高血压中，重点排除肾动脉粥样硬化性狭窄，占终末期肾病的5%～15%，同时，两侧肾动脉硬化性狭窄是转化酶抑制剂的绝对禁忌证。老年原发性醛固酮增多症和嗜铬细胞瘤等少见，老年人过量饮酒和使用非甾体抗炎药也可导致继发性高血压，常被忽视。

（四）评估病情

①有无靶器官损害。②有无心血管危险因素。③并存的临床情况（如糖尿病、心、脑、肾血管病）。

六、治疗

（一）治疗目标

治疗高血压的主要目标是通过降压控制危险因素及逆转靶器官损害，最大限度地降低心血管疾病并发症的发生和死亡的总危险。

1. 降低血压

高血压的降压目标是将血压严格控制至140/90mmHg以下。糖尿病和肾病患者的血压则应降至130/80mmHg以下，而对于蛋白尿＞ 1g/d的患者将血压降到125/75mmHg以下。2010年修订的《中国高血压防治指南》中要求：老年人收缩压降至150mmHg以下，如能耐受，还可以进一步降低，但舒张压不宜＜70%，这就是老年人与成年人不同之处。抗高血压治疗的总的靶目标仍为＜140/90mmHg。

大量随机临床试验表明，对年龄＞60岁的高血压患者（无论是收缩/舒张期高血压或单纯收缩期高血压），降压治疗均能显著降低心、脑血管发病率和病死率，使老年患者获益。据SHEP单纯收缩期高血压临床试验的综合分析，降压治疗可使脑卒中事件下降33%，冠心病事件下降23%。一项荟萃分析表明，治疗年龄＞80岁高血压患者，可以降低致死和非致死脑卒中以及心血管事件，但全因死亡率无下降。而近年来的HYVET研究表明，年龄＞80岁、160mmHg收缩压＜200mmHg、舒张压＜110mmHg的老年患者通过有效的治疗，使血压控制在150/80mmHg以内，结果显示，治疗组和安慰剂组比较，主要终点——致死、非致死性脑卒中及各种原因死亡均降低具有显著意义。在SHEP试验中，血压降至＜150mmHg时对脑卒中的预防效果是最强的。Framingham研究中，对＞65岁有心血管并发症的老年人进行了18年的随访研究，发现收缩压在140～150mmHg的患者组心血管风险最小，提示可能是老年人的合适血压水平。

老年患者舒张压应降到什么水平尚不清楚。SHEP研究认为舒张压＜60mmHg时，预后不良风险增加；Framingham研究观察到J形曲线；INVEST研究同样显示了高血压冠心病患者降压治疗有J形曲线，舒张压＜60mmHg，则心血管事件增加，这是因为舒张压降得过低，会影响冠状动脉血流灌注。但Syst-Eur研究未能证实舒张压降至55mmHg有害，故究竟舒张压降到什么程度为好还需进一步研究。

2. 纠正心血管病危险因素

要求医生在治疗高血压的同时，干预患者检测出来的所有可逆性危险因素（如吸烟、高脂血症、糖尿病等），并适当处理患者同时存在的各种临床情况。

（二）药物治疗

心血管病的危险性和死亡率随血压升高而增加。1999年WHO/ISH提出高血压诊断标准，即成人收缩压＞140mmHg和/或舒张压＞90mmHg，同年我国高血压联盟决定采用这一新的高血压诊断标准。目前治疗原发性高血压的药物大致可分为六类，分别是：利尿剂、β受体阻断剂钙离子拮抗剂、血管紧张素转化酶抑制剂、α受体阻断剂以及血管紧张素Ⅱ受体拮抗剂；这六类药物均被WHO推荐为一线降压药物。但α受体阻断剂不良反应较多，甚至增加高血压患者的心功能不全的发生率，欧洲心血管病学和WHO/ISH已将其列为二线降压药物。β阻滞剂在降低脑卒中方面不及利尿剂、钙拮抗剂及ACEI，也被列为二线降压药物。但合并冠心病、心力衰竭、妊娠及交感神经功能亢进者，仍为必选药物。

使用降压药物治疗高血压之前，必须掌握新的高血压诊断标准，高血压危险分层和治疗。在选用抗高血压药物治疗高血压时应遵循以下治疗原则：①长期化治疗原则。②血压平稳控制原则，使降压幅度的T/P比值＞50%～60%。③选药个体化原则和剂量个体化原则。④单一药物降压的有效率为50%～60%，故必要时应采用联合用药，尤其是中、高度高血压病患者。联合用药可以更好地发挥降压疗效，减少药物不良反应，更好地保护靶器官。为此要掌握好用药原则和方法。降压治疗不是治疗高血压的唯一目标，降压治疗是为了防止心血管并发症。因此，选用降压药物时，应遵照循证医学的结论，选择那些能防止心血管重构和减少并发症及死亡率的药物。在选用降压药物治疗高血压过程中，还应注意药物的不良反应及对血脂的不良影响。

1. 个体化低剂量渐增量药物治疗原则

老年人由于肝肾功能减退，自身调节功能低下，对药物敏感性改变，在使用降压药时，应采用最小的有效剂量开始，以获得可能有的疗效而使不良反应减到最小，如有效可逐步增加剂量以获得最佳疗效。为了有效地防止靶器官损害，要求24小时抗高血压稳定。防止从夜间较低血压到清晨血压突然增高而导致猝死、脑卒中和心脏病发作。最好使用一天一次的长效降压药物，使降压谷峰比值＞50%，同时也增加老年患者的依从性。

联合用药原则：老年人的联合用药应强调低剂量联合，既可增加疗效又可减少不良反应。联合治疗具有安全有效抗高血压、更好保护靶器官、提高依从性的优点。联合治疗另一个优势是可以提高费用效益比。目前常用的有效联合用药组合是：利尿剂+β-受体阻滞剂；利尿剂+ACEI；钙拮抗剂+ ACEI；钙拮抗剂+β-受体阻滞剂。

老年人不宜用的降压药：老年人易发生直立性低血压，故应避免选用可引起直立性低血压的药物，如胍乙啶、哌唑嗪和拉贝洛尔（柳胺苄心定）等药物。最好不用中枢性抗高血压药：如利血平、可乐定、甲基多巴，以免发生老年抑郁症。最好不在夜间服用抗高血压药，以免夜间血压过低和心动过缓，导致脑血栓形成。

2. 降压药物分类

（1）利尿剂 利尿剂主要用于轻中度高血压，尤其在老年高血压并发心力衰竭者。但痛风患者禁用，糖尿病和高脂血症患者慎用。小剂量可以避免低血钾、糖耐量降低和心律失常等不良反应。药物可选择使用双氢氯噻嗪12.5mg，1～2/d；吲达帕胺1.25～2.5mg，1/d，呋塞米仅用于并发肾衰竭时。

（2）β受体阻滞剂　β受体阻滞剂主要用于轻中度高血压，尤其在静息心率较快（>80/min）或合并心绞痛者。心脏传导阻滞、哮喘、慢性阻塞性肺病与周围血管病患者禁用。胰岛素依赖性糖尿病患者慎用。可选择使用的受体阻滞剂有美托洛尔50mg，1～2/d；阿替洛尔25mg，1～2/d；比索洛尔2.5～5mg，1/d；倍他洛尔5～10mg，1/d。

（3）钙拮抗剂　钙拮抗剂可用于各种程度的高血压，尤其在老年高血压合并稳定型心绞痛时。并存心脏传导阻滞和心力衰竭高血压患者，禁用非二氢吡啶类钙拮抗剂。并存不稳定性心绞痛和急性心肌梗死时禁用速效二氢吡啶类钙拮抗剂。优先选择使用长效制剂，如非洛地平缓释片5～10mg，1/d；硝苯地平控释片30mg，1/d；氨氯地平5～10mg，1/d；拉西地平4～6mg，1/d；维拉帕米缓释片120～240mg，1/d，一般情况下也可使用硝苯地平或尼群地平普通片10mg，2～3/d。

（4）血管紧张素转换酶抑制剂（ACEI）　ACEI主要用于高血压合并糖尿病，或者并发心脏功能不全、肾脏损害有蛋白尿的患者。妊娠、肾动脉狭窄、肾衰竭（血肌酐>265μmol/L或3mg/dL）患者禁用。可供选择使用的ACEI制剂有：卡托普利12.5～25mg，2～3/d；依那普利10～20mg，1～2/d；培哚普利4～8mg，1/d；西拉普利2.5～50mg，1/d；贝那普利10～20mg，1/d；雷米普利2.5～5mg，1/d；赖诺普利20～50mg，1/d；赖诺普利20～40mg，3/d。

（5）血管紧张素Ⅱ受体拮抗剂　血管紧张素Ⅱ受体（ATI）拮抗剂，例如氯沙坦50～100mg，1/d，沙坦80～160mg，1/d。适用证和禁忌证与ACEI相同，目前主要用于ACEI治疗后发生干咳的患者。

（6）α受体阻滞剂　适用高血压伴前列腺增生患者，但直立性低血压者禁用，心力衰竭者慎用。开始用药应在入睡前，以防直立性低血压发生。使用中注意测量坐立位血压。

3. 并发症降压药物

（1）高血压合并糖尿病　糖尿病患者发生高血压是非糖尿病患者的1.5～2倍，糖尿病患者约50%合并高血压。研究表明，ACEI对1型糖尿病、ARB对2型糖尿病防止肾脏损害有益。在BIP试验中，2723例2型糖尿病患者接受β受体阻滞药和未接受β受体阻滞药治疗评价3年死亡率的差异，结果发现，与未接受β受体阻滞药治疗组相比，β受体阻滞药治疗组总死亡率降低44%，心血管死亡率降低42%。一般认为利尿药应禁用或慎用于糖尿病患者，主要是低血钾所致胰岛素分泌受抑制，空腹血糖增高，糖耐量下降，对心血管产生不利影响。SHEP研究亚组显示，使用小剂量氯噻酮（12.5～25mg/d），2型糖尿病老年单纯收缩期高血压组与非糖尿病组相同，与安慰组相比血管事件发生率均下降34%。利尿药组血糖水平增高0.51mmol/L，安慰剂组增高0.31mmol/L；利尿药组糖尿病新病例无明显增加；糖尿病患者的冠心病并发症和死亡率的下降程度明显大于非糖尿病患者，CCB缓释剂用于高血压糖尿病治疗对肾脏有保护作用，延缓糖尿病肾病的进程。

（2）高血压合并冠心病　稳定型心绞痛时首选受体阻滞药或长效CCB；急性冠状动脉综合征时选用β受体阻滞剂和ACEI，心肌梗死后患者选用ACEI、β受体阻滞药和醛固酮拮抗药。对于CCB药物的有效性的争议，实际上是对长效和短效CCB作为长期治疗高血压的安全性问题的再认识。近年来，大量随机对照的临床试验已经证实：CCB是一组在化学结构上有很大差异的药物，但它们均能选择性阻滞电压依赖性钙通道的跨膜钙内流，抗高血压作用主要是扩张小动脉、降低周围血管阻力所致。最近一项抗高血压和抗高血脂预防心脏病发作的ALLHAT试验，随访4～8年，在33357例老年人高血压人群中观察了氯噻酮、赖诺普利及长效氨氯地平的药物差异。结果显示，氨氯地平的抗高血压疗效与赖诺普利相当，氯噻酮、赖诺普利及长效氨氯地平3组的主要终点分别为11.5%、11.4%、11.3%。总死亡率3组分别为17.3%、17.2%、16.8%。对于脑卒中的发生率，3组分别为5.6%、6.3%、5.4%，均无显著统计学差异。ALLHAT试验还显示对上述药物对肾功能、癌症和消化道出血影响与利尿剂无差异，再次证明长效CCB长期应用的安全性和有效性。

（3）高血压合并心力衰竭　根据的研究报道，有15.7%的高血压患者在随访期间出现心力衰竭，而高血压患者一旦发生心力衰竭则预后不良，5年存活率男性为24%，女性则为31%。高血压在朝向心力衰竭发展过程中，左室肥大是重要环节，要重视对左室肥大的逆转。目前临床试验证实对左室肥大逆转较好的抗高血压药为ARB、ACEI类降压药，但左室肥大的逆转需要在充分的抗高血压达标的基础上才能达到。高血压合并心力衰竭时β受体阻滞剂的应用与单纯降压完全不同，应加注意，特别注意β受体阻滞剂的心率减慢和负性肌力作用，但并非禁忌。

（4）高血压合并脑血管病　2010年修订的《中国高血压防治指南》指出对于有TIA或脑卒中史（非急性期）者，不论血压是否增高均应进行抗高血压治疗。降压治疗对中国脑血管病患者二级预防有效，可明显降低脑卒中再发危征，对缺血性脑卒中和出血性脑卒中均有益。

对脑卒中急性期血压增高的治疗一直存在争议。急性脑卒中时脑血流量的变化直接关系到脑功能的恢复，足够的脑血流量取决于脑灌注压和脑血管阻力。为维持合适的脑灌注压，对于急性脑卒中患者的高血压处理必须慎重，除非血压特别高或有其他并发症，否则最好不予抗高血压治疗，这一原则在国内外脑卒中治疗中已达成共识。除非血压＞200/130mmHg。24小时内血压下降应＜25%。急性脑梗死并高血压，即使不用抗高血压治疗血压也会逐渐降低。如血压持续增高，应先给脱水剂和利尿药，仍无效者再考虑抗高血压。降压应缓慢进行，第1个24小时平均降压10%～20%。如有以下情况需适当抗高血压治疗：脑卒中后继发危及生命的严重高血压、急性心力衰竭、心肌缺血、肾衰竭。脑出血患者的高血压，DBP＞130mmHg或SBP＞200mmHg时会加剧出血，应在6～12小时逐渐降低高血压，降高血压幅度＜25%；血压不能＜140/90mmHg，防止受损部位脑血流自主调节障碍，脑灌注突然下降，造成同侧或其他部位梗死。此外，凡脑血管病急性期有脑水肿、颅内压增高时，禁用一切血管扩张药。持续严重的高血压可造成活动性出血时间延长和再出血，建议使SBP每天降低10%，直至＜200mmHg或达到治疗前控制水平。

（5）高血压合并肾脏损害　目前诊断高血压性肾损害的条件包括：原发性高血压；出现蛋白尿前一般已有4年以上持续血压增高；有持续性蛋白尿或尿微量清蛋白排泄增加；排除了各种原因的原发性肾小球疾病和继发性肾脏疾病。对于伴有肾脏损害或有蛋白尿的患者（尿蛋白＞1g/24h），控制高血压宜更严格。ALLHAT试验结果表明：到达终末肾脏病（包括透析、肾移植或死亡），氯噻酮组6年死亡率为0.4/100人，氨氯地平组和赖诺普利组为0.5/100人，3组无显著性差异。肾小球滤过率变化，治疗前3组分别为（77.6±19.7）mL/min、（78.0±19.7）mL/min、（77.7±19.9）mL/min；第4年时，氯噻酮组、氨氯地平组和赖诺普利组分别为（70.0±19.7）mL/min、（75.1±20.7）mL/min、（70.7±20.1）mL/min。氯噻酮组与氨氯地平组比较$P<0.001$，与赖诺普利组比较$P=0.03$。血清Cr倒数斜率变化，仅氨氯地平组优于氯噻酮试验组。该试验表明，利尿药和二氢吡啶类CCB肾脏保护作用是肯定的。ACEI在该试验疗中疗效欠佳，与此前许多循证医学试验结果不同，而引起了很多争议，认为不能就此试验结果得出ACEI类药肾脏保护作用不好的结论。在保护肾脏方面，目前首推ACEI。但是，ARB是不能耐受ACEI的有效备选药物。动物实验和临床研究证实：ARB具有改善血管内皮的功能，而β受体阻滞药则无此作用。ARB能有效控制高血压之外，还能减少蛋白尿，阻止肾脏疾病慢性进展，适用于心力衰竭、糖尿病、慢性肾脏疾病的高血压患者。与ACEI相比，ARB可以从受体水平完全阻断各种途径生成的AngⅡ的作用，不发生AngⅡ、醛固酮逃逸。

综上所述，循证医学使高血压治疗指导进一步完善和充实了高血压治疗的个体化原则。即在实现治疗达标时，兼顾患者同时存在的心血管危险因素、靶器官受累的具体情况，施行针对性强、远期效果好、不良反应少，而适合于长期治疗的最佳选择。

（三）治疗原则

在药物治疗前或药物治疗的同时均需进行非药物治疗，包括戒烟、限制饮酒（乙醇＜20～30g/d），肥胖者需减轻体重，限制盐的摄入（＜6g/d），减少饱和脂肪酸及总脂肪的摄入，多食水果、蔬菜，进行有规律的有氧体力活动（步行、慢跑），每次30～40分钟，每周3次以上。改变生活方式的治疗有利于降压及控制心血管危险因素。降压治疗获益主要来自血压的控制，因此选择合适的降压药物是非常重要的，老年高血压的治疗原则应当遵循高血压防治指南，但对于老年高血压患者，降压药物的选择应该考虑到老年患者的特点、高血压分级和有无并发症，以及可能出现的不良反应。并需了解既往用药有利和不利的反应、心血管危险因素、靶器官损害、心血管疾病、肾脏疾病、糖尿病或其他共存的疾病对降压药物疗效和耐受性的影响。药物应当选择作用持续24小时的长效制剂，每日1次服药，依从性较好。已有大量临床试验显示利尿药、CCB、血管紧张素转化酶抑制药（ACEI）、血管紧张素Ⅱ受体拮抗药（ARB）受体阻滞药降压治疗的效果和益处。利尿药可与CCB、ACEI、ARB联合应用以增强效果，但利尿药要从小剂量开始，并且需考虑到对血钾、钠等电解质的影响，以及对糖代谢高尿酸血症、血脂异常的不利影响，噻嗪类利尿药可用于老年人单纯收缩期高血压、心力衰竭的老年患者。α受体阻滞药易引起直立性低血压，特别是老年患者发生率更高。故不宜作为老年高血压治疗的一线用药。但老年高血压合并前列腺肥大者仍可考虑应用，如特拉唑嗪等。为使血压达标，尤其控制老年收缩期高血压，单药治疗的效果有限，常需两种以上药物联合应用。联合治疗可以从不同的机制来进行药物干预，降低每种药物的剂量，减少不良反应，增加疗效，改善依从性。对2级、3级高血压或高危/极高危的患者，应选择联合治疗，不能达标者可以增加剂量或联合应用＞3种的药物。目前推荐的药物联合治疗是利尿药与CCB、

ACEI、ARB的联合，CCB与ACEI、ARB及α受体阻滞药的联合。也可以选择含有利尿药的固定复方制剂，但需监测血钾。老年高血压患者的治疗应遵循个体化原则，需考虑危险因素、靶器官损害、药物的耐受性、不良反应等诸多因素，进行合理有效的治疗。

第二节　急性心肌梗死

急性心肌梗死（AMI）是在冠状动脉病变的基础上，发生冠状动脉血供急剧减少或中断，使相应的心肌严重而持久地急性缺血所致。其特点为持久的胸骨后剧烈疼痛、发热、白细胞计数和血清心肌酶增高及心电图进行性改变，可发生心律失常、休克或心力衰竭，属冠心病的严重类型。

AMI是冠心病的主要死亡原因之一。据统计，美国每年大约有110万急性心肌梗死患者，其中60%为首次出现AMI，40%为再发心肌梗死。心肌梗死的年死亡人数为20万，其中18%的男性和35%的女性患者在1年内死亡；18%的男性和35%的女性患者6年内还会发生再次心肌梗死；22%的男性和35%的女性患者6年进展为慢性心力衰竭；65岁以上的心肌梗死患者近半数在8年内死亡。目前，多数资料显示，AMI患者住院期间的死亡率在10%以下。但据苏格兰和加拿大的统计资料显示，心肌梗死住院患者的死亡率在男性为18.6%，女性为27.2%。心肌梗死患者一旦出现心力衰竭的症状和体征，其住院死亡率升高3～4倍，而且远期死亡率更高。因此，防治AMI始终是冠心病防治的重要内容。

一、临床特点

（一）病因和发病机制

急性心肌梗死的基本病因为冠状动脉粥样硬化（偶为冠状动脉栓塞、炎症、先天性畸形、痉挛和冠状动脉口阻塞、冠状动脉创伤、机械操作损伤等），造成管腔严重狭窄和心肌血供不足，侧支循环未充分建立。①管腔内血栓形成，斑块破溃、出血或血管痉挛，使冠状动脉完全闭塞。②休克、脱水、外科手术或严重心律失常，使冠状动脉灌注减少。③重体力活动、情绪激动或血压剧升，儿茶酚胺分泌增多，心肌需氧量增加时，使血供进一步减少或中断，心肌发生严重而持久的缺血达1小时以上，即发生心肌梗死。

AMI发病以早晨多见（特别是上午8～9时），其原因可能是：①早晨血压开始升高，升高血压的冲击波能增加粥样硬化斑块破裂的可能性。②早晨冠状动脉的血管紧张性增加，这样在发生冠状动脉严重狭窄的基础上可使冠状动脉血流进一步减少，促发血栓形成。③早晨血小板的聚集性增加，纤维蛋白溶解活性降低，易致血栓形成。β受体阻断剂和阿司匹林可以改变AMI发病早晨增多的现象。

（二）临床表现

急性心肌梗死的患者临床表现可以是典型的，也可以是不典型或存在假象。

1. 先兆症状

急性心肌梗死的患者50%～81.2%可有先兆症状，如原有心绞痛的患者胸痛的性质、严重程度、持续时间发生明显改变，并且对硝酸甘油等以往有效的抗心绞痛药物的疗效变差；患者情绪变得异常，有些患者在心绞痛时出现恶心、呕吐、大汗、心动过缓或其他严重心律失常、急性心功能不全、血压明显波动；心电图可能出现与以往有明显不同的ST-T改变。此时应警惕近期内发生心肌梗死的可能。及时行积极的治疗，有可能使部分患者避免发生急性心肌梗死。

2. 胸痛

胸痛是最先出现的症状，疼痛部位和性质与心绞痛相同，但常无诱因且程度重，持续时间长＞30分钟，休息或含服硝酸甘油不缓解，伴出汗、恐惧、濒死感。

（1）典型表现　典型患者常是中、老年男性或绝经后妇女。心肌缺血疼痛的典型表现是突然出现的或逐渐加重的胸骨后不适；疼痛的性质为：深部的、内心的和压榨性的，呈"压迫""紧缩""沉重""烧灼""窒息""疼痛"及"阻塞"等不适感。有的患者仅有胸部不适，患者表情痛苦。典型疼痛位于胸骨后区，可以放射至前胸壁、双肩、臂部、颈部、牙齿、下颌、前臂和手指或肩胛区。下壁梗死时，疼痛可位于上腹部，并伴有烧灼样不适。一般来说，心绞痛持续时间短（＜15分钟），它与运动或情绪有关，含化硝酸甘油可很快缓解；而AMI疼痛通常更为严重，持续时间更长（＞30分钟），含化硝酸甘油不能缓解。

AMI时常伴有恶心、呕吐和出汗。既往有心绞痛的患者描述现在所患心肌梗死的疼痛性质时，诉说后者更为严重。大面积梗死的患者，随着左心功能不全的发生，常出现呼吸困难和端坐呼吸。有的患者伴有晕厥发作，可能与伴发心律失常或短暂脑供血不足有关。约60%的AMI患者既往有心肌梗死或劳力型心绞痛史。有典型劳力型心绞痛病史者，90%的患者其冠状动脉造影异常；而有休息疼痛病史者，其冠状动脉造影异常者仅占50%～60%，冠心病心肌梗死独立危险因素有年龄、男性、吸烟、糖尿病、高胆固醇血症和高血压；可能的危险因素有肥胖、家族史、少动的生活方式、高甘油三酯血症和高尿酸血症。Framingtam的研究表明，有高胆固醇血症、高血压的患者，加之有吸烟史，患冠心病的危险是普通人群的8倍。但有40%的AMI患者并无危险因素。

（2）不典型表现　不明原因肺水肿者是AMI常见的不典型表现，可能是由于严重的呼吸窘迫掩盖了胸痛的感觉。极度的焦虑和不安是部分AMI患者的主要症状，有时尚可掩盖AMI的胸部不适。有些患者表现为疲乏，伴或不伴有晕厥，可能与严重的室性心律失常或房室传导阻滞或低血压有关。有脑栓塞者（来自左室壁的血栓）可出现卒中。恶心、呕吐是常见症状，由急性下壁心肌梗死所致。低血压可见于寂静型梗死，此型更常见于老年人、糖尿病患者以及全身麻醉的手术患者；无痛性AMI约占25%，患者无症状，但有新近或远期穿壁性梗死的心电图依据。

在老年人中，胸痛较少见，突然发生呼吸困难是常见的临床表现；其他症状包括精神错乱、卒中、眩晕、乏力、全身不适、腹痛、持续性呕吐甚至咳嗽，晕厥较常见；既往有心肌梗死病史者也较常见。在70岁或70岁以上的老年人中，AMI的男女比例通常相等，而在年轻的心肌梗死患者中，男性更多见，男女之比为3∶1。女性患者中，胸痛很可能是AMI的初始表现。AMI妇女心脏恢复差，其住院及2年随访预后均不及男性；女性患者的介入或CAB效果也不如男性好，这可能与女性的冠状动脉较男性细小有关。

（3）全身症状　疼痛发生后24～48小时出现发热，心动过速或心动过缓，白细胞增高和血沉增快等，体温一般在38℃左右。

（4）胃肠道症状　疼痛剧烈时伴恶心、呕吐、上腹胀痛等。

（5）心律失常 75%～95%的患者可在起病1～2周，多在24小时内出现心律失常，伴头晕、乏力、昏厥等症状，常见室性心律失常、房室传导阻滞和束支传导阻滞等。

（6）低血压和休克 疼痛期中常见低血压，若疼痛缓解而收缩压仍低于80mmHg。有烦躁不安、面色苍白、皮肤湿冷、脉细而快、大汗淋漓、尿量减少（<20mL/h）、意识迟钝，甚至昏厥者，则为休克表现。心源性休克的死亡率很高，未施行再灌注治疗者，其病死率高达80%左右。

（7）心力衰竭 32%～48%患者可出现，主要为急性左心衰竭，可在起病最初几天内发生，或在疼痛、休克好转时出现。

（8）体征 心率多增快，心尖区第一心音减弱。可出现第三心音、第四心音奔马律，肺部啰音或原先的啰音加重，严重者发生急性肺水肿。10%～20%患者在起病第2～3天出现心包摩擦音，心尖区出现粗糙的收缩期杂音或原有的反流性杂音加重，血压降低，心律失常（心动过缓或心动过速）、休克或心力衰竭的有关体征。

（9）并发症 急性心肌梗死的并发症包括急性二尖瓣反流（乳头肌功能不全、乳头肌断裂）、室间隔穿孔、游离壁破裂、室壁瘤、心包炎、梗死后综合征、肺栓塞、体循环栓塞、精神行为障碍等。

二、实验室检查

（一）心电图

（1）有Q波的心肌梗死 可出现下列动态性改变：①起病数小时内可出现异常高大两肢不对称的T波。②数小时后，ST段明显抬高，弓背向上，与直立的T波相连形成单向曲线。1～2天内出现病理性Q波，同时R波降低，为急性期改变。③ST段抬高持续数日至两周左右，逐渐回到基线水平，T波变为平坦或倒置，为亚急性期改变。④数周至数月后，T波呈V形倒置，两肢对称，波谷尖锐，为慢性期改变。

（2）非Q波的心内膜下心肌梗死 先是相应导联ST段压低，继而T波倒置，无Q波出现，ST段和T波改变持续存在1～2天以上。少数非Q波心肌梗死表现为相应导联ST段明显抬高和T波相应改变。动态演变过程符合前述AMI改变。

（二）心肌梗死的血清标志物

1）肌酸磷酸激酶（CK）：起病6小时内升高，24小时达高峰，3～4日恢复正常。CK-MB起病后4小时内增高，16～24小时达高峰，3～4日恢复正常，其增高程度较准确地反映梗死的范围。

2）谷草转氨酶（GOT）：在起病6～12小时后升高，24～48小时达高峰，3～6日后降至正常。

3）乳酸脱氢酶（LDH）：在起病8～10小时后升高，2～3日达高峰，1～2周后恢复正常。

4）肌钙蛋白增高。

5）肌红蛋白增高。

（三）白细胞增高

AMI后，白细胞可增至10×10^9～20×10^9/L，中性粒细胞占76%～90%；嗜酸性粒细胞减少或消失，这种改变可持续1周左右。

（四）血沉增快

血沉增快可持续2～3周。

（五）单核细胞—血小板凝聚物（MPA）

其出现早于CK-MB，AMI时MPA升高，且常高于正常水平2倍左右。

（六）放射性核素检查

显示心肌梗死的部位、范围，并能显示室壁运动、左室射血分数、室壁瘤形成等。

（七）超声心动图

可有助于室壁瘤、乳头肌功能失调和室间隔破裂等的诊断。

（八）冠状动脉造影

可发现受累冠状动脉完全堵塞，心室造影可发现受累心肌活动减弱或运动消失，并能发现并存的二尖瓣反流、室间隔穿孔、室壁瘤及心腔内血栓等。

三、诊断和鉴别诊断

（一）诊断

根据典型的临床表现，特征性的心电图及心肌酶改变，诊断急性心肌梗死并不困难。

（1）临床表现　患者突然发生较重而持续较久的胸闷或胸痛，持续时间长＞30分钟；胃肠道症状，心律失常，低血压和休克，心力衰竭及有关体征。

（2）心电图　相邻两个或更多导联ST段抬高（肢体导联＞0.1mV，胸导联＞0.2mV），或出现新的左束支传导阻滞。心电图上明显抬高、弓背向上的ST段与直立的T波相连形成单向曲线，抬高的ST段逐渐下降；随后大部分患者可出现病理性Q波，同时R波降低；T波呈V形倒置，两肢对称，波谷尖锐等动态演变过程。部分AMI患者心电图表现为相应导联ST段压低，常伴有T波改变，可伴有R波降低，但最终多无Q波出现。

（3）心肌的血清标志物　患者CK-MB＞正常上限2倍或肌钙蛋白增高。对老年患者，突然发生严重心律失常、休克、心力衰竭而原因未明，或突然发生较重而持续较久的胸闷或胸痛者，都应考虑本病的可能，应及时进行动态心电图观察和心肌酶、肌钙蛋白检查以确定诊断。

（二）鉴别诊断

在有胸部不适的患者中，采集完整的病史，对诊断AMI很有价值，结合体格检查、心电图和实验室检查，可对心肌梗死提供重要诊断依据。但胸痛的病因很多，症状也轻重不一，性质各异。临床医师应区别疼痛是心源性的还是非心源性的；如果疼痛是心源性的，那还要进一步确定是缺血性的还是非缺血性的。应注意，休息时胸痛还见于不稳定性心绞痛。严重的系统性或肺动脉高压、左室流出道梗阻（如主动脉瓣狭窄或肥厚型心肌病）、主动脉瓣反流、低氧血症、贫血等，均可产生劳力型胸痛，但很少发生长时间休息时的疼痛。

（1）心绞痛　疼痛发作时间短，含服硝酸甘油有效，心电图无特征性和动态性变化，心肌酶正常。

（2）主动脉夹层分离　胸痛剧烈，放射至背、肋、腹、腰等，两上肢血压和脉搏可有明显差别，B超检查有助于诊断。主动脉夹层有时可与AMI相混，最重要的鉴别诊断是：典型急主动脉性夹层与AMI相比，症状发作更突然而且症状严重（AMI为逐渐加重）。疼痛为难以忍受和最为严重的剧烈性疼痛，其性质常为撕裂性；疼痛可以放射，放射部位取决于撕裂的部位和管腔受压的程度，如放射至颈、背、躯干、腿部，当撕裂累及脑血管时可出现晕厥和神经症状。绝大部分患者有长期严重高血压病史。本病常发生于马方综合征、特发性囊性坏死；女性常发生于妊娠期。Ⅰ型主动脉撕裂导致冠状动脉管腔阻塞可并发AMI。

（3）瓣膜反流 腱索断裂所致急性二尖瓣脱垂或乏氏窦瘤破裂所致主动脉瓣反流，开始时具有AMI的特点：即胸痛病史、肺或体静脉充血表现，然而，系列心电图检查及血清酶学检查可将二者迅速区别开来。

（4）急性肺动脉栓塞 急性大块肺动脉栓塞所发生的疼痛偶尔相似于AMI，因为二者均有心肌缺血。但急性肺栓塞伴有严重呼吸困难、呼吸急促、明显的出汗、焦虑和不安。肺栓塞常发生于产后或术后状态、长途旅行、充血性心力衰竭、高凝状态、外周水肿或深部静脉血栓形成。心电图无心肌梗死的特征性改变，有20%～25%的患者心电图示Ⅰ导S波加深，Ⅲ导Q波显著，右胸导联T波倒置等改变。

（5）急性心包炎 可出现剧烈而持久的心前区疼痛，有时疼痛性质是尖锐的或切割样的；该病疼痛的诊断性标志是：疼痛可随体位、咳嗽、呼吸、偶尔随吞咽动作而变化。心前区痛可放射到肩部、上背和颈部，这是由于膈神经丛受刺激所致。患者常伴发热，早期可有心包摩擦音，心电图除aVR外，其余导联均有ST段弓背向下的抬高，T波倒置，无异常Q波出现。由于AMI和主动脉夹层常伴有心包炎，故正确的诊断依赖于对病史、体检、心电图及超声心动图检查综合分析。

（6）急腹症 急性胰腺炎、消化性溃疡穿孔、急性胆囊炎、胆石症等，均有上腹部疼痛，通过查体，做心电图和心肌酶检查协助诊断。

（7）急性食管穿孔 可产生严重的胸骨后疼痛，系由化学性组织炎所致（胃内容物泄漏）；食管穿孔是由于长时间接触污物或呕吐所致，也可为食管仪器检查的并发症。最后，消化性溃疡和胆绞痛也偶尔与心源性胸痛相混淆，但后者使用硝酸甘油很少能缓解。

（8）带状疱疹 此病可发生窄缩样胸痛，病变处检查呈现过度敏感反应，症状发作后3～4天出疹，最终可做出诊断。

四、治疗

急性心肌梗死的治疗原则：保护和维持心脏功能，挽救濒死的心肌，防止梗死扩大，缩小心肌缺血范围，及时处理严重心律失常和各种并发症，如乳头肌功能失调或断裂、心脏破裂、栓塞、心室膨胀瘤、心肌梗死后综合征等，防止猝死。

（一）一般治疗

（1）休息 卧床休息1周，保持环境安静。

（2）吸氧 间断或持续吸氧。

（3）监测 在CCU病房进行心电图、血压、呼吸、肺毛细血管楔压和静脉压的监测。

（4）护理 进食不宜过饱，保持大便通畅，第一周卧床休息，第二周帮助患者逐渐离床活动，第三至第四周到室外慢走。

（5）解除疼痛　硝酸甘油为解除AMI疼痛最常使用的药物，硝酸甘油还有其他药理作用，故广泛用于AMI治疗；在AMI患者入院后一般采用静脉用药。静滴足量硝酸甘油后疼痛仍不缓解者，可使用麻醉止痛药，如哌替啶50～100mg，肌内注射，或吗啡5～10mg，皮下注射，每4～6小时可重复应用；也可使用可待因或罂粟碱0.03～0.06g，肌内注射。

（二）再灌注治疗

再灌注治疗是指起病6小时内，使闭塞的冠状动脉再通，心肌得到再灌注，缩小坏死心肌范围的治疗。治疗方法包括溶栓疗法、冠状动脉介入治疗和CABG等。2003年欧洲心脏病学会在关于ST段上抬的急性心肌梗死治疗指南中，再次强调急性心肌梗死再灌注治疗必须争分夺秒。时间就是心肌和生命。有效地组织好院前急救、急诊室治疗、心导管室和冠心病监护病房治疗，对降低死亡率、改善近远期预后至关重要。在院前急救和急诊室治疗阶段，应迅速做出诊断，并进行初步危险分层，缓解疼痛，预防和处理心脏骤停。早期治疗中最重要的是尽快实施再灌注治疗。有条件的地区，要尽早进行院前溶栓治疗；以后的治疗中应注意处理泵衰竭、休克和致命性心律失常。后期治疗包括并发症处理和危险因素的评估与干预，即二级预防，以防以后再发心肌梗死、心力衰竭和死亡。

再灌注治疗的方式的主要因素。AMI患者在症状发作2～3小时，是采取溶栓治疗还是介入治疗，要根据患者的意愿和所在医院的条件。如果时间＜2小时，患者也无溶栓的禁忌证，应就地溶栓；否则应选择直接介入治疗。如果发病时间超过2～3小时，仍有胸痛或ST段抬高，则首选介入治疗。如果患者在以后2小时内不能接受介入治疗，且无溶栓禁忌证，仍应立即开始溶栓；溶栓后可选择介入治疗。对溶栓后仍有或再出现心肌缺血症状，ST段抬高或合并左心功能不全者，应尽快接受介入治疗。对低危患者，可在晚一些时候行冠状动脉造影。对发病6小时后才到达医院者，溶栓的疗效已显著降低。在这一部分患者中老年人较多，溶栓治疗的出血并发症增加，且患者的症状已开始缓解，抬高的ST段已开始回落，此时溶栓治疗的价值有限。对这一部分患者应行冠状动脉造影并对患者进行危险分层，对适合介入治疗的患者，应同时完成介入治疗；对不适合介入治疗的患者，可选择外科手术或其他治疗方式。

（三）基础药物治疗

1. 硝酸酯类药物

硝酸酯类药物可直接扩张冠状动脉，增加心肌血流，预防和解除冠状动脉痉挛，对已有严重狭窄的冠状动脉，硝酸酯类药物可通过扩张侧支血管增加缺血区血流，改善心内膜下心肌缺血，故该类药物是解除AMI疼痛最常使用的药物。硝酸酯类药物的主要作用是松弛血管平滑肌，产生血管扩张的作用，对静脉的扩张作用明显强于对动脉的扩张作用。周围静脉的扩张可降低心脏前负荷，动脉的扩张可减轻心脏后负荷，从而减少心脏做功和心肌耗氧量；并可预防左心室重塑，AMI患者使用硝酸酯可轻度降低病死率。AMI早期通常给予硝酸甘油静脉滴注24～48小时。对AMI伴再发性心肌缺血、充血性心力衰竭或需处理的高血压患者更为适宜。

常用硝酸酯类药物包括硝酸甘油、硝酸异山梨酯和单硝酸异山梨酯。静脉滴注硝酸甘油应从低剂量开始，即10μg/min，可酌情逐渐增加剂量，每5～10分钟增加5～10μg，直至症状控制、血压正常者动脉收缩压降低10mmHg或高血压患者动脉收缩压降低30mmHg。在静脉滴注过程中，如果出现明显心率加快或收缩压＞90mmHg，应减慢滴速或暂停使用。静脉滴注硝酸甘油的最高剂量以不超过100μg/min为宜，过高剂量可增加低血压的危险，对AMI患者同样是不利的。硝酸甘油持续静脉滴注的时限为24～48小时，开始24小时一般不会产生耐药性，后24小时若硝酸甘油的疗效减弱或消失可增加滴注剂量。静脉滴注二硝基异山梨酯的剂量范围为2～7mg/h，开始剂量30μg/min，观察30分钟以上，如无不良反应可逐渐加量。静脉用药后可使用口服制剂。硝酸异山梨酯口服剂量为10～20mg，每日3次或4次，单硝酸异山梨酯为20～40mg，每日两次。

硝酸酯类药物的不良反应有头痛、反射性心动过速和低血压等。该药的禁忌证为AMI合并低血压（收缩压＜90mmHg）或心动过速（心率＞100次/min），下壁伴右室梗死时应慎用。

2. β受体阻断剂

通过抑制心肌收缩力，降低心脏指数、心率和动脉血压而显著减少心肌耗氧，有效改善梗死心肌的氧供，明显减轻心肌梗死患者的胸痛症状。β受体阻断剂还可对抗儿茶酚胺引起的脂肪分解作用，从而降低血中游离脂肪酸浓度，进一步降低氧消耗，改善心肌血供。起病早期，尤其是前壁心肌梗死伴有交感神经功能亢进者应用β受体阻断剂，可缩小梗死面积，防止梗死面积的扩大，防止恶性心律失常和猝死，改善预后。研究还证实β受体阻断剂对预防AMI早期的心脏破裂和电、机械分离可能具有特殊作用。AMI后心室要进行重构，这表现在心肌梗死的亚急性期心肌胶原合成的标志物——血清Ⅲ型前胶原氨基端肽水平升高，反映了胶原沉淀物增加。左室重构与左心室扩张、收缩功能抑制使左室充盈受限有关。心肌梗死患者长期接受β阻断剂治疗后，左室舒张功能改善迟于收缩功能改善，可能与β受体阻断剂降低胶原合成有关（螺内酯也有此作用）。因此，只要无禁忌证，急性心肌梗死患者均应长期服用。以往的临床试验研究显示，β受体阻断剂可使老年患者住院期间死亡率显著下降30%以上；心肌梗死后患者长期用药，可使死亡的相对危险下降23%，再梗死下降26%。

在AMI后要求在最短时间内达到完全的β受体阻断作用，这是因为其缩小梗死面积的作用存在显著的时限性。研究证实，冠状动脉闭塞6小时之内，梗死面积的50%已形成，闭塞12小时形成梗死面积的75%，闭塞18～24小时梗死面积几乎形成100%，其次，导致AMI早期死亡最主要的原因之一是心室纤颤等恶性室性心律失常，也最常发生于起病的最初数小时之内；因此，AMI时发挥β受体阻断作用的最佳作用时间窗口为起病4小时之内。为了取得这一明显的时效作用，这就要求首先静脉注射β受体阻断剂，以使其迅速起效，然后用足够剂量的口服片剂进行有效的血药浓度维持。

国际常用而安全的方法是AMI患者入院后，如果不存在明显心力衰竭，持续性低血压（收缩压＜100mmHg）、心动过缓（心率＜60次/分）和房室传导阻滞（P-R＞0.24秒），应尽快给予美托洛尔15mg缓慢静脉注射，每静推5mg需观察2～5分钟，如果心率下降至50次/分以下或收缩压小于90mmHg，则停止后续剂量的静脉注射。静脉注射完成后15分钟，若患者的血流动力学依然稳定，则开始口服普通美托洛尔片剂，每6小时1次，每次50mg，共200mg/d，持续2日。以后可用常用普通美托洛尔片剂100mg，每日

2次，或200mg控释美托洛尔片剂，每日1次，进行维持治疗。也可选用阿替洛尔口服，6.25～25mg/次，每日2次。

上述使用美托洛尔的方法明显不同于过去国内β受体阻断剂治疗AMI的惯用方法。国内以往很少先静脉注射，其次很少使用如此大的剂量；一般都是像治疗充血性心力衰竭一样，从小剂量开始，逐渐增加剂量；其次是担心中国人是否能耐受每日200mg的剂量。中、英合作大规模、随机、双盲、设安慰剂对照的CCS-2研究提供了有关中国人在这一问题的宝贵资料。该试验入选患者45000余例，现已有34200例的数据分析显示，93%的患者完成了15mg美托洛尔的静脉注射，90%的患者完成了200mg口服美托洛尔片剂的治疗。中国人对美托洛尔的耐受性与西方人高度一致，没有看到东、西方人群对β受体阻断剂的耐受性存在任何显著的种族差异。该试验还发现，治疗组完全性房室传导阻滞的发生率也没有显著高于对照组。

3. 抗凝和抗血小板治疗

抗凝和抗栓治疗的目的：①防止深静脉血栓形成和肺栓塞。②防止左室附壁血栓形成和体循环栓塞。③降低心肌梗死的早期复发或梗死面积扩大。④减少成功溶栓或血栓自溶后冠状动脉的早期再堵塞。⑤防止未完全阻塞的冠状动脉发展为完全性闭塞。⑥心肌梗死的二级预防和降低心血管病死亡率。临床试验证明，抗血小板治疗可明显降低非致死性再梗死、脑卒中、血管性死亡等不良事件。

目前认为，只要无禁忌证，AMI后均应抗凝治疗。禁忌证：①有出血、出血倾向或出血既往史。②严重肝肾功能不全。③活动性消化性溃疡。④新近手术而创口未愈者。

（1）阿司匹林　抑制血小板的作用是不可逆的，由于每日均有新生的血小板产生，而当新生的血小板占整体的10%时，血小板功能即可恢复正常，所以阿司匹林需每日维持服用。用药方法为：首先0.3g/d口服，1～3日后改为75～150mg/d，长期服用。

（2）噻氯匹定　0.25～0.5g/d，长期服用。该药主要抑制ADP诱导的血小板聚集。口服24～48小时起作用，3～5日达高峰。开始口服剂量为250mg，每日2次，1～2周后改为250mg，每日1次维持。该药起作用慢，不适合急需抗血小板治疗的临床情况（如AMI溶栓前），多用于阿司匹林过敏或禁忌的患者或与阿司匹林联合用于植入支架的AMI患者。该药的主要不良反应是中性粒细胞及血小板减少，应用时需注意经常检查血常规，一旦出现上述不良反应应立即停药。目前已很少使用本药。

（3）氯吡格雷　首剂300mg，次日后改为75mg/d，其化学结构与噻氯匹定十分相似，与后者不同的是口服后起效快，不良反应明显低于噻氯匹定，现已成为噻氯匹定替代药物。初始剂量300mg，以后剂量为75mg/d。

（4）低分子量肝素　低分子量肝素为普通肝素的一个片段，从预防血栓形成的总效应方面低分子量肝素应优于普通肝素。低分子量肝素在降低不稳定型心绞痛患者的心脏事件方面优于或者等于静脉滴注普通肝素。由于低分子肝素有应用方便、不需监测凝血时间、出血并发症低等优点，建议可用低分子量肝素代替普通肝素。不同厂家生产的低分子量肝素其抗凝疗效也有差异，因此应强调个体化用药。如低分子肝素0.4～0.6mL/次，每日2次；依诺肝素40～60mg/次，每日1次；均皮下注射，连续应用1～10日。

（5）普通肝素　对于ST段抬高的AMI，肝素作为溶栓治疗的辅助用药；对于非ST段抬高的AMI，静脉滴注肝素作为常规治疗。一般使用方法是先静脉推注5000U冲击量，继之以1000U/h维持静脉滴注，每4～6小时测定1次APTT或ACT，以便于及时调整肝素剂量，保持其凝血时间延长至对照的1.5～2.0倍。静脉肝素时间一般为48～72小时，以后可改用皮下注射7500U每12小时一次，注射2～3天。如果存在体循环栓塞的倾向，如左心室有附壁血栓形成、心房颤动或有静脉血栓栓塞史的患者，静脉肝素治疗时间可适当延长或改口服抗凝药物。

（6）GPⅡb/Ⅲa受体拮抗剂 如阿昔单抗等，单用疗效不明显；一般在介入治疗时作为辅助用药，可减少再狭窄发生率。

以上药物首选阿司匹林，不能使用阿司匹林者可选用氯吡格雷，也可阿司匹林或氯吡格雷与肝素合用。行PTCA治疗的患者可合用阿司匹林、低分子肝素和GPⅡb/Ⅲa受体拮抗剂。

双香豆素：首剂200mg，第2日100mg，以后25～75mg/d维持。华法林：首剂15～20mg，第2日5～10mg，以后2.5～5mg/d维持。上述两种抗凝药物只用于急性心肌梗死合并心房颤动或心脏瓣膜置换术的患者。用药期间应定期监测INR，使其维持在2.0～3.0。

4.调血脂药物

急性心肌梗死后应尽早使用他汀类调血脂药物，因为临床研究发现，使用他汀类药物越早，发生再梗死、梗死面积扩大或其他心血管病事件就越少。研究发现，与安慰剂组相比较，他汀类调血脂药物可降低心肌梗死患者的全因死亡率。

AMI早期应用他汀类调血脂药物的主要目的不仅是调血脂治疗，更为重要的是发挥他汀类药物的非调脂作用，现临床上使用普伐他汀40mg/d或阿托伐他汀80mg/d，两药的疗效相似，但有的学者顾及阿托伐他汀超常规剂量应用是否可能产生不良反应。目前的临床研究表明，他汀类调血脂药物应长期使用，一般至少持续应用3～5年。应定期复查血脂，将血脂水平控制在二级预防所要求的目标水平。

5.血管紧张素转化酶抑制剂

有助于改善恢复期心肌的重构，降低心力衰竭的发生率，从而降低死亡率。一般来说，AMI早期（36小时内）ACEI应从低剂量开始逐渐增加剂量。一般用药4～6周。对于大面积心肌梗死、心功能不全、左室显著扩大、瓣膜反流及室壁瘤病人应长期服用。也有人认为，所有急性心肌梗死患者均应长期应用。可选用卡托普利12.5～25mg/次，口服，2～3次/日；依那普利5～10mg或洛汀新10mg，均一日1次。不能耐受ACEI者，应给予AngⅡ受体拮抗剂。

ACEI的禁忌证：①AMI早期动脉收缩压＜90mmHg。②临床出现严重肾功能衰竭（血肌＞265μmol/L）。③有双侧肾动脉狭窄史者。④对ACEI制剂过敏者。⑤妊娠、哺乳妇女等。

6.其他药物

（1）钙拮抗剂 地尔硫䓬有防止冠状动脉痉挛和梗死面积扩大的作用，30～60mg/次，口服，3～4次/d。目前多数作者认为，多数钙拮抗剂，尤其是二氢吡啶类钙拮抗剂可增加急性心肌梗死病死率，故不适用于治疗急性心肌梗死。但若患者合并快速性心房颤动，又不宜使用洋地黄或β受体阻断剂，则可使用地尔硫䓬或维拉帕米治疗。

1）地尔硫䓬：对于无左心衰竭临床表现的非Q波AMI患者，可以降低再梗死发生率，有一定的临床益处。AMI并发心房颤动伴快速心室率，且无严重左心功能障碍的患者，可使用静脉地尔硫䓬，缓慢注射10ng（5分钟），随之以5~15μg/（kg·min）维持静脉滴注，静脉滴注过程中需密切观察心率、血压的变化，如心率低于55次/分，应减少剂量或停用，静脉滴注时间不宜超过48小时，AMI后频发梗死后心绞痛者以及对β受体阻滞剂禁忌的患者使用此药也可获益。对于AMI合并左心室功能不全、房室传导阻滞、严重窦性心动过缓及低血压（<90mmHg）者，该药为禁忌。

2）维拉帕米：在降低AMI死亡率方面无益处，但对于不适合使用β受体阻滞剂者，若左室功能尚好，无左心衰竭的证据，在AMI数天后开始服用此药，可降低此类患者的死亡和再梗死复合终点的发生率。该药的禁忌证同地尔硫䓬。

（2）其他治疗　以下疗法可能有助于挽救濒死心肌，防止梗死扩大，缩小缺血范围，降低死亡率。

1）促进心肌代谢药物：维生素C（3~4g）、辅酶A（50~100U）、肌苷（0.2~0.6g）、细胞色素C（30mg）、维生素B（50~100mg）等加入5%~10% GS 500mL缓滴，1次/日。辅酶Q_{10} 150~300mg/d，分次口服。

2）极化液疗法：10%氯化钾10mL、普通胰岛素8U加入10%GS 500mL静滴，1次/日，10~14日为一个疗程，可促进心肌摄取葡萄糖、K^+进入细胞内，以利于心脏正常收缩，减少心律失常。

（3）镁制剂　可降低急性心肌梗死亡率（28天减少24%），常用制剂为25%硫酸镁10mL或门冬氨酸钾镁20mL，加入极化液中静脉点滴，每日1次，7~10日为一个疗程。

（四）消除心律失常

心律失常：75%~95%的患者可在起病1~2周，多在24小时内出现心律失常，伴头晕、乏力、昏厥等症状，常见室性心律失常、房室传导阻滞和束支传导阻滞等。

（1）室性期前收缩　一旦发生室性期前收缩立即用利多卡因50~100mg静脉注射，每5~10分钟重复一次，至期前收缩消失或总量已达300mg，继以1~3mg/min的速度静脉滴注维持，情况稳定后改口服慢心律150mg，每6小时1次。

（2）心室颤动　采用非同步直流电除颤（若需连续三次电复律，则所用电能量分别为：360J、360J、360J），反复发作室颤的患者可静脉注射肾上腺素1mg，或利多卡因1.5mg/kg，或溴苄胺5~10mg/kg，或胺碘酮50~300mg。

（3）缓慢型心律失常　阿托品0.5~1mg肌内或静脉注射，或异丙肾上腺素0.5~1mg加入液体250~500mL中静脉滴注。经以上治疗后，心率仍<50次/分、收缩压<80mmHg者，可行临时心脏起搏治疗。

（4）Ⅱ度或Ⅲ度房室传导阻滞　可给予阿托品、异丙肾上腺素及糖皮质激素治疗。经药物治疗无效者，安置临时人工心脏起搏器。

（5）室上性快速心律失常　合并心力衰竭明显时可静注西地兰，开始剂量要小，0.1~0.2mg/次，必要时可2~3小时重复用药；如病人心力衰竭不明显又无明显的传导阻滞，可用异搏定5mg静注，无效时间隔10分钟一次，或普鲁卡因酰胺0.5~1.0g按0.03g/min的速度静推，此外，还可用艾司洛尔每分钟50~2004g/kg静推，若上述药物无效，则考虑同步直流电复律。

（6）室性心动过速　对伴有血流动力学障碍的室速，应尽早行同步电复律治疗；单形性室速通常给予100J，多形性室速一般给予200J电击复律。不伴有血流动力学障碍的室速，可选用下列药物治疗：①利多卡因：开始时1～1.5mg/kg静注，必要时每5～10分钟静注0.5～0.75mg/kg，直至总量达3mg/kg，继之以2～4mg/min［20～30g/（kg·min）］静滴维持。但老年人、心衰及肝肾功能异常者应减量。②胺碘酮：静脉注射150mg/10min，继之以1mg/min持续静脉滴注6小时，然后改为0.5mg/min维持静脉滴注。③普鲁卡因胺：静注20～30mg/min，直至12～17mg/kg；继之以1～4mg/min静脉滴注；肾功能不全者减量。有学者认为，AMI时应慎用。

（五）控制休克

AMI患者疼痛期中常见低血压，若疼痛缓解而收缩压仍低于80mmHg，有烦躁不安、面色苍白、皮肤湿冷、脉细而快、大汗淋漓、尿量减少（<20mL/h）、意识迟钝、甚至昏厥者，则为休克表现。

（1）补充血容量　一般患者24小时静脉输液量不宜少于1000mL，可用低分子右旋糖酐或5%～10%葡萄糖液静滴，输液后如中心静脉压上升＞12cmH_2O、肺楔压＞15～18mmHg则应慎重输液。

（2）应用升压药　补充血容量后血压仍不升，可选用兼有α受体及β受体兴奋作用的药物，用于维持血压及增加心脏泵血功能，可在5% GS 100mL加入多巴胺10～30mg、间羟胺10～30mg或去甲肾上腺素0.5～1mg静滴。当患者收缩压<80mmHg时，一般先使用去甲肾上腺素，直到血压升到80mmHg以上；此后可换用多巴胺，从5～15g/（kg·min）开始，直至血压升到90mmHg以上，再同时使用多巴酚丁胺，并减少多巴胺的用量。

（3）应用血管扩张剂　经上述处理后血压仍不升，而肺楔嵌压增高，心排血量低或周围血管显著收缩时，可在5% GS 100mL中加入硝普钠5～10mg、硝酸甘油1mg、雷吉停10～20mg静脉滴注。

（4）纠正酸中毒　可用5%碳酸氢钠100～200mL静脉滴注，必要时可重复1～2次。

（5）应用糖皮质激素　当发生明显的心源性休克、急性肺水肿、Ⅱ度以上房室传导阻滞时，可用地塞米松0.4～0.6mg/kg入液静脉滴注，短期内（不超过7日）应用。

（6）其他　避免脑缺血，保护肾功能，应用激素等。

（六）治疗心力衰竭

32%～48%患者可出现，主要为急性左心衰竭，可在起病最初几天内发生，或在疼痛、休克好转时出现。治疗急性左心衰竭，以应用吗啡和利尿剂为主，也可选用血管扩张剂。在梗死发生后24小时内慎用洋地黄类药物，有右室梗死的患者慎用利尿剂和硝酸酯类药物。①取坐位，双腿下垂或四肢轮流扎止血带以减少静脉回流。②高流量氧气吸入。③吗啡 3～5mg静推，于3分钟内推完，必要时每间隔15分钟重复一次，共2～3次，肺水肿伴颅内出血、意识障碍、慢性肺部疾病时禁用吗啡。④快速利尿呋塞米20～40mg静注。⑤血管扩张剂。硝普钠初始量20～40μg/min，每5分钟增加5μg/min，维持量可达300μg/min；硝酸甘油初始量5～10μg/min，每分钟增加5μg/min，维持量50 ～ 100pg/min；多巴酚丁胺10μg/（kg·min）静滴；雷吉停20～50μg/min，可增至100～200μg/min。当患者心脏指数<2.5L/（min·m^2）、左室充盈压>18mmHg和收缩压>100mmHg

时，可在使用呋塞米的基础上静脉滴注硝酸甘油，因为硝酸甘油不仅扩张心外膜的冠状动脉以缓解心肌缺血，而且能减少静脉回心血量，降低心脏前负荷。最好使平均收缩压下降10%～15%，但收缩压不能＜90mmHg。⑥洋地黄制剂。AMI 24小时之内一般不使用洋地黄制剂，对于AMI合并左心衰竭的患者，24小时后常规服用洋地黄制剂是否有益也一直存在争议。目前一般认为，AMI恢复期在ACEI和利尿剂治疗下仍存在充血性心力衰竭的患者，可使用β受体阻滞剂。对于AMI左心衰竭并发快速心房颤动的患者，使用洋地黄较为适合，可首次静脉注射西地兰0.4mg，此后根据情况追加0.2～0.4mg，然后口服地高辛维持。

（七）心肌细胞移植

在成熟个体中，心肌细胞属于最终分化细胞，这种心肌细胞一旦受损或坏死，则只能由瘢痕组织代替。心肌梗死后未受损心肌的数量较以前减少，因而继发心室重构。心室重构是冠心病患者终末期心力衰竭的重要因素。目前骨骼肌中的成肌细胞、活体心肌细胞以及平滑肌细胞已被移植入心脏心肌中。一般认为：①注入的细胞使心肌壁富有弹性，从而限制了心室扩张与梗死区扩大。②移植细胞分泌生长因子，增加了心肌收缩能力，促进侧支循环形成。③移植细胞直接参与收缩，改善心功能，但目前心肌细胞移植还处于试验研究阶段，如骨骼肌与心肌功能的不均一性，骨骼肌不可能始终以较快的节律收缩而不趋于疲劳或强直，异体心肌细胞的排斥反应，以及移植细胞的排列等问题，都未能彻底解决。

目前正在研究自体干细胞移植治疗AMI和AMI引起的心力衰竭已取得了初步临床疗效。研究表明，从心肌梗死患者自体提取干细胞，通过球囊血管成形术疏通的冠状动脉注入损坏的心肌部位，3个月后患者左室心损害面积从33%降至14%，左室射血分数从55%提高到65%，但目前许多专家认为，自体干细胞移植治疗AMI和AMI引起的心力衰竭仍有许多问题需要解决。

第三节　心绞痛

心绞痛是冠状动脉供血不足。心肌急剧的、暂时的缺血与缺氧所引起的临床综合征。其特点为阵发性的前胸压榨性疼痛，主要位于胸骨后部，可放射至心前区和左上肢，常发生于劳累或情绪激动时，持续数分钟，休息或用硝酸酯制剂后症状消失。本症多见于40岁以上的男性。

一、病因和发病机制

冠状动脉狭窄或部分分支闭塞时，血流量减少，当心脏负荷增加时，心肌氧耗量增加，心肌对血液的需求增加；或当冠状动脉发生痉挛时，冠状动脉血流量进一步减少；或在突然发生循环血流量减少的情况下，冠状动脉血流量突降；以上因素使冠状动脉血流量不能满足心肌代谢的需要，引起心肌急性的、暂时的缺血缺氧时，即产生心绞痛。本病最常见的病因为冠状动脉粥样硬化，其次为主动脉狭窄或关闭不全，梅毒性主动脉炎，原发性肥厚型心肌病，先天性冠状动脉畸形、冠状动脉炎、冠状动脉栓塞、冠状动脉夹层等；而劳累、情绪激动、饱食、受寒、用力大便、吸烟、心动过速、心动过缓、低血压或休克等为其诱因。

二、临床特点

（一）临床表现

典型的心绞痛症状是诊断心绞痛的可靠依据。有学者认为，单纯典型心绞痛症状诊断心绞痛的准确性可达80%～90%。尽管目前许多实验室检查有助于冠心病诊断，但不能替代准确的病史采集。

典型的心绞痛症状包括六个方面。

（1）诱因　劳力型心绞痛是最常见的一种心绞痛类型。常发生在心肌耗氧量增加或心肌供血减少的情况下，如体力活动或情绪激动（愤怒、焦虑、过度兴奋）时，凌晨、寒冷、饱餐、用力大便、吸烟、心动过速、低血压或休克等亦可引起心绞痛发作。劳力型心绞痛的发作是在体力活动的当时而不是在其后，但不典型心绞痛可表现为晚间休息时的胸部不适。自发性心绞痛的发作常无明显诱因。变异型心绞痛常有定时（凌晨）发作的倾向。

（2）疼痛部位　主要在胸骨体上段或中段之后，可波及心前区，范围如手掌大小，也可小如一拳或大成一片，甚至横贯前胸，界限不很清楚。不典型心绞痛可表现为胸痛呈点状或线状分布，或者疼痛部位多变。疼痛可放射到咽部、下颌、左肩、左上肢内侧（甚至左腕、环指、小指），放射至上腹部、头部、大腿、肛门等部位者罕见。

（3）疼痛性质　为一种钝痛，常为压迫、发闷、紧缩、堵塞、发热等不适感，程度可轻可重，重者可伴出汗、濒死感。疼痛发作时，患者常常不自觉地停止原来的活动，直至症状缓解。针刺样、闪电样锐痛不像是心绞痛；但可以是不典型心绞痛的表现。

（4）持续时间　疼痛发作由轻到重，再逐渐缓解，全过程一般3～5分钟，重者可持续10～15分钟。罕有持续数秒或长达30分钟以上者。但不典型心绞痛可表现为持续数秒或长达半天或1～2天的持续性胸痛或与呼吸、心跳频率一致的跳痛。心绞痛可数日或数周发作一次，也可一日内发作数次。

（5）缓解方法　一般停止活动或原位站立数分钟可缓解。舌下含化硝酸甘油1～3分钟可使心绞痛缓解，如5～10分钟才有效者，不一定是硝酸甘油的作用。重度心绞痛者，硝酸甘油疗效差。硝酸甘油失效者（储存半年以上），也不会有确切疗效。

（6）体检发现　体格检查的目的在于发现引起心绞痛的可能病因和心绞痛发作时所伴随的体征。90%以上的心绞痛是由于冠状动脉粥样硬化引起的，但少数患者的心绞痛是由其他原因所致，如主动脉狭窄或关闭不全、肥厚型梗阻性心肌病、严重贫血、甲状腺功能亢进等。

部分患者在心绞痛发作时伴有表情痛苦、紧握拳头放在胸前（Levine征）、心率增快，血压升高（但偶有血压下降者），皮肤冷或出汗，有时出现第3或第4心音奔马律，乳头肌功能不全所致的暂时性心尖部收缩期杂音，第2心音分裂，交替脉等。心绞痛严重发作时可引起一过性肺瘀血，患者表现为呼吸困难，听诊肺底有湿啰音。有的患者可出现抬举性心尖搏动。

（二）临床分型

参考WHO的"缺血性心脏病的命名及诊断标准"的意见，作以下分类。

1. **劳累性心绞痛**

其特点是疼痛由体力劳累、情绪激动或其他足以增加心肌需氧量的情况所诱发，休息或舌下含用硝酸甘油后迅速消失。

（1）稳定型心绞痛　指劳累性心绞痛发作的性质在1~3个月无改变，即每日和每周疼痛发作的次数、诱发因素的程度大致相同，每次发作疼痛的性质和部位无改变，疼痛时限相似（3~5分钟），用硝酸甘油后，也在相同的时间内起效。

（2）初发型心绞痛　过去未发生过心绞痛或心肌梗死，初次发生劳累性心绞痛时间未到1个月。

（3）恶化型心绞痛　原为稳定型心绞痛的患者，在3个月内疼痛的频率、程度、时限、诱发因素经常变动，进行性恶化，可发展为心肌梗死或猝死，也可逐渐演变为稳定型。

（4）初次用力心绞痛　穿衣、洗涮、如厕等轻微体力活动可引起心绞痛发作，但过此时间，一般日常活动可无不适，系因晨起时冠状张力增高之故。

（5）走过心绞痛　在步行时出现心绞痛，患者仅需略减慢速度，继续步行心绞痛可消失，以后恢复原来步行速度，心绞痛不发作。此现象与开始步行时冠状张力增高有关，也可能与缺血的适应性改变有关。

2. **自发性心绞痛**

其特点为疼痛发生与体力或脑力活动引起心肌需氧量增加无明显关系，与冠状动脉血流储备量减少有关。疼痛程度较重，时限较长，含服硝酸甘油不易缓解。

（1）卧位型心绞痛　系指平卧位引起的心绞痛发作，发作时坐起或站立可减轻胸痛。冠状动脉造影常有多支冠状动脉严重病变或左主干病变。由于此型心绞痛多发生于夜间平卧后1~3小时内，故也称夜间心绞痛。其发病可能与下列因素有关。①平卧后有心肌耗氧量增加。②夜间做梦、身体活动、睡眠呼吸暂停引起心率加快、血压升高，致心肌需氧量增加。③夜间迷走张力增加，一方面使外周阻力降低，血压下降致冠状动脉的灌注压下降，冠状动脉血流减少；另一方面可能导致冠状动脉痉挛，以进一步减少冠状动脉血流。④平卧后回心血量增加，左室舒张末期压力升高，心功能减退，即可致心内膜下心肌缺血，也可致心肌耗氧量增加。卧位型心绞痛的病人易发生急性心肌梗死。

（2）餐后（休息）心绞痛　是指餐后休息状态下发生的心绞痛。多发生于餐后20~30分钟，高脂餐饮者心绞痛发生于餐后3~5小时。前者发病机制可能与餐后心肌耗氧量增加及胃的充盈反射引起冠状动脉痉挛有关，后者可能与血黏度增加、冠状动脉血流下降有关。本病提示严重多支冠状动脉病变。

（3）变异型心绞痛　临床表现有以下特点：①心绞痛发生于休息时，运动、情绪激动不会诱发。②发作较一般心绞痛重、时间长。③发作呈周期性，常在一定时间发生（特别在半夜、凌晨）。④发作时ST段上升，严重发作时R波增高变宽。⑤ST段上升导联符合一支大冠状动脉分布，以后发生心肌梗死也在同部位。⑥发作时可出现心律失常，特别时室性心律失常。⑦β激动剂及LidNyrin可能防止发作。⑧患者的一支冠状动脉有狭窄，并认为其发作与冠状动脉痉挛引起严重狭窄有关。

（4）急性冠状动脉功能不全（中间综合征）　疼痛在休息或睡眠时发生，历时较长，达30分钟到1小时或以上，但无心肌梗死的客观证据，常为心肌梗死的前奏。

（5）心肌梗死后（早期）心绞痛 急性心肌梗死发生后1个月内又出现的心绞痛，多发生在10天内，其中非Q波心肌梗死后发生的心绞痛明显多于Q波梗死者。可分为两种类型：①Ⅰ型：心电图缺血改变的导联与梗死导联相同，提示为梗死周围缺血，多见于非Q波梗死，约占梗死后心绞痛的40%。②Ⅱ型：心电图缺血改变的导联和梗死导联无关，提示缺血部位远离梗死部位，约占梗死后心绞痛的60%。梗死后心绞痛的发生提示梗死周围或远离梗死区的心肌仍然存在心肌缺血，其原因可能如下。①Ⅰ型患者虽然发生心肌梗死，但堵塞的相关动脉内的血栓发生自溶而再通，但仍存在严重狭窄；或者是由于梗死相关动脉早先有侧支循环到达梗死后的缺血区，心肌梗死后缺血区的侧支循环不能满足梗死周围缺血区的血供，因而发生梗死后心绞痛。②Ⅱ型患者梗死区的相关动脉发生闭塞，而远离梗死区的相关动脉仍存在明显狭窄。

3. 混合性心绞痛

其特点为患者既在心肌需氧量增加时发生心绞痛，也可在心肌需氧量无明显增加时发生心绞痛。

三、实验室检查

（1）心电图 诊断心绞痛最常用的检查方法。

1）静息时心电图：可表现为：①静息心绞痛伴一过性ST段改变（＞0.05mV）。②新发生的或一过性ST段改变（20.05mV）。③T波倒置（20.2mV）或原来倒置的T波变为直立（假性正常化）。④变异型心绞痛发作时常见有关导联ST段抬高。⑤病理性Q波。

2）运动负荷心电图：目前常用分级踏板或蹬车运动来增加心脏负担以诱发心绞痛，其阳性标准为心电图的ST段永平型或下斜型压低＞0.1mV（从J点起）持续0.08秒，有不稳定型心绞痛、心肌梗死急性期、明显心力衰竭、严重心律失常或急性疾病者，禁做该试验。

3）24小时动态心电图：阳性标准：①胸痛时出现缺血性ST段下降或升高或较原来增高＞0.1mV。②T波倒置或尖耸或较原来增加＞0.2mV。③出现严重的心律失常。本法假阴性较多，可达20%以上。

（2）放射性核素检查 ①^{201}Tl心肌灌注显像运动试验：安静时大部分都正常，运动后可出现一时性心肌显像的缺损或稀疏缺血区。②^{99m}Tc放射性核素心腔造影：可测定左心室射血分数及显示室壁局部运动障碍。

（3）冠状动脉造影 可发现左、右冠状动脉及其主要分支狭窄性病变的部位，并估计其程度，管腔直径缩小至70%～75%以上会严重影响血供，50%～70%也有一定意义。

（4）其他 血管内超声显像和血管镜检查可确定冠状动脉病变的范围和性质。

四、诊断和鉴别诊断

（一）诊断

有以下临床特点者，应考虑心绞痛的诊断：①年龄在40岁以上，有冠心病易患因素。②典型的发作特点和体征，含服硝酸甘油后缓解。③发作时心电图示以R波为主的导联中，ST段改变20.05mV，T波倒置（＞0.2mV）或原来倒置的T波变为直立，发作过后数分钟内逐渐恢复，可明确心绞痛的诊断。辅助检查有助于本病的诊断。

（二）鉴别诊断

（1）急性心肌梗死　疼痛较心绞痛剧烈，持续时间可达数小时，常伴休克、心律失常及心力衰竭，含服硝酸甘油不缓解，有典型的心电图改变及酶学改变。

（2）肋间神经痛　呈刺痛，累及1～2个肋间，咳嗽、用力呼吸和体位改变则疼痛加剧，沿神经行径处有压痛。

（3）精神性胸痛　胸部不适最常见的原因是焦虑；焦虑可与心肌缺血并存，缺血可使焦虑加重；精神性胸痛的特点常为尖锐性，位于左侧乳腺附近，界限明确，疼痛常为"针刺样""刀割样""闪电样"。疼痛持续时间也有助于诊断，常于数秒或1分钟内消失或延长持续数天。疼痛症状常在疲劳之后出现，作轻度体力活动反觉舒适，有时可耐受较重体力活动而不发生胸痛，含化硝酸甘油无效，常伴心悸。患者常滔滔不绝地解释自己的不适感，常伴有运动减慢、失眠、双手搓动、无食欲及哭叫时说话，或伴有憋气、口周发麻、胸闷以及多处身体不适，提示其有精神性基础。

（4）反流性食管炎　患者常有饭后或平卧后出现的消化不良或胃灼热感、夜间或饭后呃逆及胃液反流。患者多有过度肥胖，其不适感可用食物、抗酸剂、抬高床头缓解。

（5）弥漫性食管痉挛（DES）　其疼痛最易与缺血性胸痛相混。其峰值发病年龄为50～60岁，疼痛几乎总是在胸骨后，性质是挤压性或持续性，常放射到单侧或双侧上肢，疼痛可由运动诱发，许多患者可用硝酸甘油或钙阻滞剂缓解。有用的鉴别是：DES常伴有吞咽时疼痛、下咽困难和胃内容物反流；疼痛发作常由饮用冷、热饮料或情绪激动引起，食管痉挛的鉴别诊断依赖于食管压力计。

（6）二尖瓣脱垂综合征　患者常有非典型胸部不适和慢性疲乏，疼痛不受运动因素的影响，性质也不典型。体检可发现收缩后期喀喇音及收缩期杂音。

（7）胸腔出口综合征　疼痛症状可与心脏性胸痛相似，系由颈肋或斜角肌压迫神经血管束引起的不适，可放射到胸、颈或上臂尺侧。不同于缺血性胸痛的特点是：伴随着明显的麻木，随运动消失，某些体位可使之加重。

（8）Tietze综合征或特发性肋软骨炎　由其引起的前胸壁疼痛于运动和深呼吸时加重，伴有肋软骨关节局部触痛。如局部注射利多卡因或服用水杨酸类药可使疼痛缓解，则有助于诊断本病。但诊断肋软骨炎并不能排除并存的由心肌缺血或梗死引起的胸部不适。

（9）颈、胸椎退行性关节炎　可引起胸、颈、背部的捆绑样疼痛，并向上臂放射。无症状老年人常可发现颈、胸椎退行性变的证据，由运动、喷嚏、咳嗽、不同体位引起疼痛的特点可为诊断本病提供依据，但应仔细做神经、肌肉检查以确诊本病。

（10）其他　还需与食管裂孔疝、弥漫性食管痉挛、膈疝、消化性溃疡病、肠道疾病、颈椎病、带状疱疹、心包炎、肺炎、胸膜炎等相鉴别。

五、治疗

治疗原则：改善冠状动脉的供血和减轻心肌的耗氧，同时治疗动脉粥样硬化或其他病因。

（一）避免各种诱发因素

对不稳定型心绞痛患者，应注意休息一段时间。

（二）药物治疗

可单独选用、交替应用或联合应用下列作用持久的抗心绞痛药物。

1. 硝酸酯类药物

可扩张冠状动脉，降低冠状动脉阻力，增加冠状循环的血流量，而且能增加侧支循环；并通过对周围血管的扩张，减少静脉回心血量，降低心室容量、心腔内压、心排血量和血压，降低心脏前后负荷和心肌的需氧，从而缓解心绞痛，并有助于减轻肺瘀血和治疗急性肺水肿。大剂量应用硝酸甘油，还能扩张动脉系统，减轻心脏后负荷，降低动脉血压，故适用于伴有高血压、主动脉瓣反流的患者；硝酸酯类药物减轻心脏前后负荷的作用，还有助于延缓、减轻心室重构，保护心脏功能。此外，硝酸酯类药物还有抗凝作用，故有助于防治血小板聚集和冠状动脉血栓形成。因此，只要无禁忌证或患者能够耐受，心绞痛患者均应首选硝酸酯类药物。

硝酸酯类制剂尤其适用于心绞痛发作期的治疗，心绞痛发作期可选用硝酸甘油0.3～0.6mg或硝酸异山梨醇酯5～10mg舌下含化，可使用亚硝酸异戊酯经鼻吸入。上述制剂均于5分钟内起效。

硝酸酯类也适用于缓解期预防心绞痛发作的治疗，但长期、频繁使用该类药物后，易产生药物耐受性，故应注意用药方法。

2. β受体阻断剂

通过阻断儿茶酚胺类物质对心肌β受体的兴奋刺激作用而减慢心率、降低血压、降低心肌收缩力和减轻心肌耗氧量；同时还使非缺血区小动脉内径缩小，使更多的血液通过极度扩张的侧支循环流入缺血区，从而缓解心绞痛。β受体阻断剂还具有预防和治疗快速性心律失常的作用，因而能起到预防猝死和降低死亡率的作用。由于缺血心肌常伴有心脏舒张功能（特别是早期）和收缩功能（特别是后期）减退，因而在心绞痛发作时，可出现心功能减退和肺瘀血情况，β阻断剂可改善心肌的顺应性，故有助于治疗心绞痛合并的舒张功能减退；对于合并收缩性功能障碍的心绞痛患者，由于β受体阻断剂的多种药理效应，可改善心肌收缩功能；因而β阻断剂有助于改善心肌收缩功能，从而改善肺瘀血症状。此外，β受体阻断剂还具有延缓和减轻左室重构的作用。

目前认为，只要患者无应用β受体阻断剂的禁忌证或患者不能耐受，所有不稳定型心绞痛患者（变异型心绞痛除外），都应常规应用β受体阻断剂。单用β受体阻断剂效果不佳者，可联合应用硝苯地平或硝酸酯类药物。但要注意：①本药与硝酸酯有协同作用，故剂量应偏小，以免引起直立性低血压等不良反应。②停用本药时应逐步减量。

β受体阻断剂的禁忌证有：支气管哮喘，严重阻塞性肺疾病，二、三度房室传导阻滞，心动过缓（HR<50次/分），NYHA心功能Ⅳ级的严重心功能不全，外周血管痉挛性疾病；此外，对糖尿病、高脂血症以及中枢神经系统也可以产生不良影响。

心绞痛伴心功能不全的糖尿病患者，不是使用β受体阻断剂的禁忌证，这类患者只要心功能可以耐受，就应给予β受体阻断剂，因与不使用β阻断剂组相比较，使用组的心血管事件明显减少。变异型心绞痛的患者不宜使用β阻断剂治疗，因冠状动脉上的β受体被阻断后，α受体功能占优势，这样会诱发或加重冠状动脉痉挛，反而不利于变异型心绞痛的治疗。

3. 钙通道阻滞剂

钙通道阻滞剂治疗变异型心绞痛疗效最好。可抑制钙离子进入细胞内及心肌细胞兴奋收缩耦联中钙离子的作用，故抑制心肌收缩，减少心肌氧耗；扩张冠状动脉，解除冠状动脉痉挛，改善心内膜下心肌的血供；扩张周围血管，减轻心脏负荷；还可降低血液黏度，抗血小板聚集，改善心肌微循环。钙通道阻滞剂可与硝酸酯同服；硝苯地平应与β阻断剂同服；维拉帕米和地尔硫草不易与β阻断剂合用；停用钙通道阻滞剂时应逐渐减量，然后停服，以免引起冠状动脉痉挛。

目前认为，二氢吡啶类钙拮抗剂有反射性兴奋交感神经、加快心率等不良反应，故不宜单用于治疗不稳定型心绞痛。临床试验研究发现，使用短效二氢吡啶类钙拮抗剂（即硝苯地平）组的患者不良后果增加，如必需使用时（如合并高血压或其他药物疗效不佳时）应与β受体阻断剂联合应用。不稳定型心绞痛患者不应单用硝苯地平治疗已成定论，但慢性左心功能不全的患者似乎能较好地耐受长效二氢吡啶类制剂——氨氯地平和非洛地平。

常用的非二氢吡啶类钙拮抗剂有异搏定和地尔硫草，其主要不良反应是低血压、加重充血性心力衰竭、窦性心动过缓和房室传导阻滞。已有的临床试验证明，急性心肌梗死后的患者使用异搏定治疗，可能对患者不利；而使用地尔硫草治疗，则可能对患者有好处。一般说来，在除外心肌梗死的情况下，只要病人无心功能不全或其他禁忌证，UA病人均可使用异搏定和地尔硫草治疗，其中地尔硫草疗效更好，更安全。以上药物均有头晕、头痛、乏力、血压下降等不良反应。

4. 抗凝及抗血小板治疗

稳定型劳累性心绞痛者其冠脉常有较严重狭窄，但导致狭窄的粥样斑块相对稳定，不易破裂，故其心绞痛发作与心肌耗氧量增加或冠脉供血减少有关，而与血栓形成或血小板聚集关系不大，但稳定型劳累性心绞痛可发展为不稳定型心绞痛或急性心肌梗死，故应行抗凝治疗，尤其是对先前有心肌梗死史、冠脉造影异常或运动试验阳性的慢性稳定型劳累性心绞痛患者，宜给予抗血小板治疗；一般选用阿司匹林口服。不稳定型心绞痛属于急性冠状动脉综合征范畴。冠状动脉造影证实，15%～52%的不稳定型心绞痛患者冠状动脉内有血栓形成，此种血栓绝大多数为非完全性堵塞性白色血栓，含有较多的血小板和少量纤维蛋白，即血小板功能异常在不稳定型心绞痛患者心肌缺血的发生、发展过程中起着重要作用。这种白色血栓对溶栓剂的治疗反应不佳，反而易激活凝血系统，致使非完全性堵塞性血栓形成完全性堵塞性血栓，从而引起AMI，甚至发生猝死。因此，不稳定型心绞痛患者不主张行溶栓治疗。这种以血小板为主要成分的非完全性堵塞性白色血栓对抗凝和抗血小板制剂的治疗反应良好，经抗凝和抗血小板治疗后，聚集的血小板可以解聚，故不稳定型心绞痛患者应常规给予抗凝和抗血小板治疗。对抗凝和抗血小板治疗反应不佳的患者，应及早行冠脉造影，以确定下一步治疗方案（介入或搭桥手术）。

5. 调脂治疗

冠心病心绞痛患者，无论是否合并高脂血症，降脂治疗均有助于冠状动脉粥样斑块的减轻或消退。长期调脂治疗还可以使粥样硬化斑块逐渐缩小，使冠状动脉的狭窄程度逐渐减轻，从而起到类似PTCA或支架的作用。调脂治疗可以稳定斑块，其可能的机制是：①减少斑块内脂质，尤其是胆固醇。②降低炎性细胞的活性，甚至减少巨噬细胞来源的泡沫细胞的数量。③通过降低血小板的反应性，减少炎性细胞表达组织因子和/或改善内源性纤维蛋白溶解来减少血栓形成的危险。④全面改善内皮功能。由于冠状动脉粥样硬化的形成和消退是一个极其缓慢的过程，因此，调脂治疗应坚持长期进行。此外，不同患者、不同病情的调脂水平目标要求不一样，故应予注意。临床研究表明，部分患者经数年降脂治疗后，冠状动脉狭窄程度明显减轻，使原本需要手术或介入治疗的患者，免于手术或介入治疗。

药物治疗的适应证和目标：药物治疗适用于不能进行饮食或非调脂药物治疗或治疗后疗效不满意者，以TC或LDL-C水平为判断基础。降脂治疗应根据患者的血脂异常情况选药，血脂水平正常的冠心病患者，也应将血脂水平降低30%～40%。

6. 其他

冠状动脉扩张剂：理论上可增加冠状动脉的血流，改善心肌血供，故可缓解心绞痛。临床上较少使用。

（三）介入治疗

冠心病的介入治疗（PCI）包括：PTCA、冠状动脉内支架术、定向冠状动脉内膜切除术、冠状动脉内膜切吸术、冠状动脉旋切术、冠状动脉内膜旋磨术、经皮激光冠状动脉成形术、超声冠状动脉成形术、射频，状动脉成形术、热球囊血管成形术等。

目前应用最多的是PTCA和冠状动脉支架术；其中冠脉支架术应用最为广泛，它对降低急性血管闭塞和后期再狭窄的危险，发挥着很大作用。旋切技术有助于销蚀冠状动脉内的大块粥样斑块，尤其适用于坚硬、钙化性、没有弹性的病变；再加上PTCA或支架术，是一种更有效的治疗方法。抽吸血栓切除术通过祛除退行性变化的移植物内物质和血栓，可应用于治疗大隐静脉移植物病变，通常是PTCA和支架术的一种辅助治疗手段。

非糖尿病单支或双支病变患者，PCI的成功率高，PCI应为首选。

（四）冠状动脉旁路移植术（CABG）

由于麻醉学和外科技术的进步，CABG的成功率日益提高。但与PCI相比较，在缓解心绞痛症状和降低死亡率方面，文献报道的结果不一致，这可能与患者的选择有关。如BARI试验中，将患者分为PCI及CABG二组。7年分析发现，无论入组时症状严重程度如何，CABG组中无AMI者存活时间明显延长；但亚组分析时发现，只有合并糖尿病的患者其存活率明显高于PCI组。

第四节　心律失常

一、病因

可导致心律失常的病因多种多样，主要分为生理性和病理性两大方面。

（一）生理性因素

如运动、情绪激动、进食、体位变化、睡眠、吸烟、饮酒或咖啡、冷热刺激等，多为一过性，去除诱因后即恢复正常。引起的心律失常以房性期前收缩或室性期前收缩为主。

（二）病理性因素

1. 心血管疾病

（1）冠心病　冠心病可以出现各种类型的心律失常，包括窦性心律失常、房性心律失常房室交界区性心律失常以及室性心律失常。其中以室性心律失常最为常见，包括室性期前收缩、室性心动过速、心室扑动和心室颤动。

（2）扩张型心肌病　在扩张型心肌病中，室性期前收缩普遍存在，也可出现室性心动过速及心室颤动：约11%的扩张型心肌病患者存在心房颤动；各种缓慢性心律失常也较为常见，如病态窦房结综合征、房室阻滞、室内阻滞等。

（3）肥厚型心肌病　约3/4的患者有室性心律失常，多数为室性期前收缩和非持续性室性心动过速，持续性室性心动过速则不常见。10%～30%伴有心房颤动。也有部分患者伴有缓慢性心律失常。

（4）浸润性心肌病　淀粉样变性心肌病多见房室及室内阻滞、室性期前收缩及心房颤动。结节病可表现出严重的房室阻滞和室性心律失常，猝死是其最显著的特征。

（5）致心律失常性右心室心肌病　室性心律失常是其显著的临床表现，发作时的QRS波呈左束支阻滞型。室上性心动过速也较常见，约有25%的患者可合并快速性房性心律失常房性与室性心律失常间无明确相关性。

（6）先天性心脏病　主要是房性心动过速，也可见窦房结功能异常及室性心动过速。先天性的心脏结构异常（如房室旁路）和手术造成的瘢痕都是导致心律失常的解剖及病理基础。

（7）慢性肺源性心脏病　慢性肺源性心脏病患者中心律失常的发生率为80%～95%，以房性心动过速较为多见，其中以紊乱性房性心动过速最具特征性，也可有心房扑动或心房颤动。

（8）心肌炎　病毒性心肌炎可引起各种室性心律失常、束支阻滞或房室阻滞，室上性心律失常也不少见。在非病毒感染性心肌炎中，Lyme病可导致完全性房室阻滞，Chagas病可出现右束支阻滞和左前分支阻滞，常发展为完全性房室阻滞。巨细胞心肌炎是一种与自身免疫病相关的罕见的心肌炎，可出现各种心律失常，且往往出现在左心室功能不良之前。

（9）心脏离子通道病　包括长QT综合征、短QT综合征、Brugada综合征、儿茶酚胺敏感性多形性室性心动过速，发作性室性心律失常（室性心动过速、尖端扭转型室性心动过速、心室颤动）和（或）猝死是其显著的特征。

2. 内分泌疾病

（1）甲状腺功能亢进　大部分患者表现为心动过速，以心房颤动最为常见，但也有部分患者合并缓慢性心律失常。

（2）甲状腺功能减退　主要表现为窦性心动过缓和传导阻滞。患者的QT间期有不同程度的延长，可导致部分患者出现室性心律失常，但相对少见。

（3）甲状旁腺疾病　甲状旁腺功能减退患者，多伴有QT间期显著延长，可导致尖端扭转型室性心动过速。甲状旁腺功能亢进患者则很少出现室性心律失常。

（4）嗜铬细胞瘤　最常见窦性心动过速，房性/室性期前收缩、阵发性室上性或室性心动过速也较为常见。

（5）肢端肥大症 约一半的肢端肥大症患者患有心律失常，主要为室性心律失常，也可见病态窦房结综合征和传导阻滞。

（6）糖尿病 糖尿病患者中40%～75%出现各种心律失常，包括病态窦房结综合征、房性心律失常、室性心律失常及传导阻滞。而胰岛素所致的低血糖不仅可产生心电图改变，而且可以引起心脏供能、供氧阻碍，因而可出现各种心律失常。其中最常见的是房性或室性期前收缩及心房颤动，即使没有明显心脏病的患者，也可出现心律失常。

3. 血管及脑部疾病

（1）蛛网膜下腔出血 心律失常主要出现在发病后的48小时以内，以室性心律失常及缓慢性心律失常较为多见。仅极少数患者出现持续性室性心动过速、心室颤动等危及生命的心律失常。

（2）急性脑卒中 70%左右的患者可出现心律失常，主要出现在疾病初期，多为可逆性。室性期前收缩、病态窦房结综合征和房室阻滞较为常见，而危及生命的心律失常并不常见。心律失常的发生及类型与脑卒中的部位相关。

（3）癫痫 大部分患者癫痫发作时都出现心动过速，可见频发房性期前收缩和室性期前收缩，偶见短阵室性心动过速。心律失常性癫痫是一种少见的、特殊类型的癫痫，表现为反复发作的心动过速，间歇期正常。癫痫合并猝死的发生率为0.05%～0.2%，有证据表明，心律失常可能是猝死的直接病因。

4. 药物或毒物影响

（1）抗心律失常药物 治疗剂量的抗心律失常药物对心脏有双重作用，既可抗心律失常，又可以导致新的心律失常，其发生率为5%～20%，多发生在用药后最初几天。一般表现为期前收缩次数增加；室性心动过速由用药前的非持续性变成用药后的持续性，不易终止，伴血流动力学不稳定；出现难治性室性心动过速、心室颤动，甚至心律失常性死亡。

（2）强心苷类 如地高辛、毒毛花苷K及毛花苷丙，都可导致心律失常，其发生与药物浓度及患者的基础状态有关。特征性的心律失常包括房性心动过速伴不同比例的房室阻滞、非阵发性交界性心动过速、双向性室性心动过速；其他如多源频发室性期前收缩、阵发性室性心动过速、房颤合并几乎完全性房室阻滞等。

（3）中枢兴奋性药物 中枢兴奋药主要包括苯丙胺、甲基苯丙胺（冰毒）、咖啡因、麻黄碱等。中毒后可以产生多种快速性心律失常，包括房性期前收缩、心房颤动、室上性心动过速、多源性室性期前收缩、室性心动过速、心室颤动等。

（4）抗精神失常药物 三环类抗抑郁药、抗精神病药急性中毒后，因抗胆碱作用、奎尼丁样膜抑制作用、受体阻滞作用，会产生严重的心律失常，包括窦性心动过速、房室和室内传导阻滞、心动过缓、室上性心动过速、室性心律失常、尖端扭转型室性心动过速、心室颤动等。

（5）化疗药物 如多柔比星，具有一定的心脏毒性，与总剂量相关，所发生的心律失常以室性期前收缩最为多见。

（6）乌头碱类中毒 摄入这种野生植物或者服用含有过量乌头碱的汤药会发生严重的中毒。乌头碱类中毒的心脏毒性主要表现为各种心律失常，如心动过缓、窦性心动过速、室性期前收缩、室性心动过速、心室颤动、心房颤动、房室阻滞等。

5. 电解质紊乱

如低血钾、高血钾、低血镁等，可导致各种心律失常，以缓慢性心律失常为主，常见的包括：窦性心动过缓、窦房传导阻滞、房室阻滞和室内传导阻滞。严重时可出现心脏停搏或心室颤动。

6. 麻醉、手术或心导管检查

（1）麻醉　在全身麻醉的患者中心律失常发生率为70%，其中室上性和室性心律失常占84%。麻醉药物、肌松药、缺氧和二氧化碳潴留、体温降低、麻醉操作，如气管插管都可能在心律失常的发生中起一定作用。

（2）心脏手术　心律失常是心脏术后常见的并发症之一，尤其在心内直视术后，发生率可高达48%～74%。常见类型包括：①室性心律失常，包括室性期前收缩、室性心动过速、心室颤动等，是心脏术后最常见的并发症。②房性心律失常，包括房性期前收缩、心房扑动、心房颤动。③房室阻滞，临床上常见于巨大的心室间隔缺损、法洛四联症等严重畸形纠正术后。④非传导性心动过缓，常见于体外循环中，心脏复跳后出现心肌收缩无力和心动过缓。

（3）非心脏手术　胸科术后心律失常的发生率较高，其中以心房颤动较为多见。

（4）导管操作　各种心内导管操作可导致心律失常，以房性期前收缩和室性期前收缩较为多见，多与机械刺激相关。

7. 物理因素

如淹溺、冷冻、中暑等。淹溺可出现各种心律失常，甚至心室颤动。中暑以窦性心动过速、室性期前收缩、房性期前收缩更为突出。体温低于34℃，室性心律失常发生率增加，体温低于30℃，心室颤动的阈值降低。

二、心律失常的临床综合评定

心律失常的临床综合评定主要包括病史、体格检查、常规十二导联心电图、动态心电图。

近年来，从心电图中衍生出新的心电学检查方法，如信号平均心电图、心率变异率、QT间期离散度、T波电交替和心率震荡等，其价值也被普遍认识。

（一）病史采集

1）患者的年龄，不同年龄，所发生的常见的心律失常的类型不同。

2）既往是否有类似的心律失常发作史，发生的诱因和发生的频度，以及家族成员是否有类似的发作。

3）是否有已知的心脏病，特定的心脏疾病可能存在特定的心律失常，如二尖瓣狭窄的患者很可能存在心房颤动。

4）是否有心力衰竭史。

5）是否有可引起心脏病变的全身性疾病，如甲状腺功能亢进可能提示存在房性心律失常和窦性心动过速。

6）是否有服药史，尤其是抗心律失常药物、洋地黄和影响电解质的药物。

7）是否有安装人工起搏器史，起搏器介导的心律失常正日益增多。

心律失常的症状主要取决于心律失常对血流动力学的影响。如轻度的窦性心动过缓、窦性心律不齐、偶发的房性期前收缩、一度房室阻滞等对血流动力学影响甚小，故无明显的临床表现。较严重的心律失常，如病态窦房结综合征、快速心房颤动、阵发性室上性心动过速、持续性室性心动过速等，可引起心悸、胸闷、头晕、低血压、出汗，严重者可出现晕厥、阿斯综合征，甚至猝死。由于心律失常的类型不同，临床表现各异。

（二）体格检查

1）听诊70%的心律失常可通过听诊发现。如能有序地注意其频率与节律的变化，则能作出初步判断。例如期前收缩，可听到提前的心脏搏动和代偿性间歇。如阵发性室上性心动过速，可听到快速而规律的心脏搏动；而心房颤动则听到杂乱无章的心脏搏动，无论是强度、频率、节律，均无明显规律。

2）颈静脉波动一过性过度充盈的颈静脉犹如"搏动"样波动，是观察和诊断某些心律失常的重要方法。如完全性房室阻滞时，可见颈静脉的"搏动"，并可听到"炮击音"；心房颤动则可见强度不一、毫无规律的颈静脉充盈波。

3）按摩颈动脉窦。按摩颈动脉窦有助于诊断心律失常的性质。为避免发生低血压、心脏停搏等意外，应使患者处于平卧位，在有心电图监测的条件下进行。老年人慎用，有脑血管病变者禁用。每次按摩一侧颈动脉窦，一次按摩持续时间不超过5秒。

按摩颈动脉窦可使阵发性室上性心动过速立即转为窦性心律，可使心房扑动的室率成倍下降，可使窦性心动过速的心率逐渐减慢，停止按摩后恢复至原来水平。心房颤动与心房扑动时，这一操作可使心室率减慢，随后恢复原来的心室率，但心房颤动与心房扑动依然存在。

（三）常规十二导联心电图

常规十二导联心电图是诊断心律失常最基本的方法，接近97%的心律失常均可在心电图上有所发现。一般常规十二导联心电图多选择Ⅱ导联和Ⅵ导联做较长时间（大于1分钟）的描记，以发现心律失常。注意P波和QRS波形态、P波与QRS波之间的关系，以及PP、PR与RR间期。可按如下顺序逐步分析心电图。

1）根据P波的形态特征确定其节律，判断基本心律是窦性还是异位。P波不明显时，可试加大电压。

2）测定PP或RR间期，计算心房率或心室率，确定有无心动过速或过缓，以及心律不齐。

3）观察各导联的P波、QRS波群、ST段和T波形态特征，以便进一步分析。

4）测量PR间期和QT间期，判断有无延长或缩短。

5）比较PP间期和RR间期，寻找心房律和心室律的关系。有无提前、错后以及不整的P波或QRS波群，以判定异位冲动的来源或心脏传导阻滞的部位。必要时还要进一步分析梯形图。

（四）动态心电图

动态心电图是便携式记录装置记录24～72小时日常生活情况下的心电变化后，经过计算机分析处理的心电图。它弥补了常规心电图时间受限的缺点，还能捕捉偶发的心律失常。一般心律失常多为阵发性、一过性或间歇发作。特别是在夜间发作的心律失常，常规心电图更难以捕捉。因动态心电图可行24～72小时监测，故可提高对各种心律失常的检出率，并使心律失常的规律性得以展现，为临床诊断提供有力的证据，需要注意的是，下列改变均为正常变化范围，不宜视为异常。

（1）心率范围　醒时最高心率：100～182次/分；醒时最低心率：45～75次/分；睡时最高心率：65～120次/分；睡时最低心率：40～66次/分。

（2）心律方面　房性期前收缩<20次/24小时、无房性心动过速、心房扑动或心房颤动；睡眠时可出现一度或二度Ⅰ型房室阻滞。

（五）其他心电学指标

1. 信号平均心电图

信号平均心电图是体表检出心室晚电位的检查方法。晚电位最常发生于有心肌梗死病史，尤其有室性心动过速的患者。心室晚电位是由病变的小块心肌延迟除极所产生的电位，是局部不同步缓慢传导的结果。缓慢传导和不同步激动是形成折返激动的电生理基础，因此心室晚电位起源于可能产生心律失常的基质。临床上信号平均心电图主要的应用是评定发生室性心律失常的危险性，最常用于心肌梗死后的临床评定，心室晚电位提示发生危及生命的室性心律失常或心脏性猝死的危险性增加。据报道，心室晚电位预测心肌梗死伴恶性心律失常的敏感性为58%～92%，特异性为72%～100%。其阳性预测准确率偏低，有时出现假阳性结果，有一定局限性。其次是非心肌梗死的冠心病、原发性和继发性心肌病，以及高血压等。

2. 心率变异率

心率变异率是指心率快慢随时间所发生的变化。已经证实，自主神经系统与心脏性猝死和总体心脏性死亡率有显著的相关性。心率变异率分析是临床上最常用的无创定量分析自主神经功能的方法。基础心率和心率的调节主要受自主神经的控制，因此分析心率的变化可反映自主神经的功能。自主神经作为病理生理影响因素，参与心律失常的形成，交感神经使心室颤动的阈值降低，而迷走神经使心室颤动的阈值增加，有防止发生严重室性心律失常的作用。交感神经和迷走神经间的失衡与室性心律失常的发生密切相关。心率变异率缩小提示心脏自主神经受损，恶性心律失常和心脏性猝死发生的概率增大。临床上，心率变异率最常用于心肌梗死后的危险性评定。心率变异率降低预测心肌梗死患者发生心律失常事件的敏感性为58%，阳性预测值为53%。目前认为，心率变异率是心脏性猝死的独立预测指标，但主要用来预测与自主神经调节障碍有关的心律失常事件。

3. QT间期离散度室性心律失常

其根本原因是心室肌细胞的复极改变，在体表心电图上QT间期代表心室肌细胞除极和复极的全过程，心室肌除极速度快，而复极速度慢因此QT间期主要代表心室肌细胞的复极时间。QT间期离散度是指标准十二导联心电图中最大QT间期与最小QT间期之差。正常人各导联的QT间期也有一定的差异，但在某些病理情况下，QT间期离散度可显著增加，如心肌梗死。临床上，QT间期离散度主要用于评定心肌梗死后室性心律失常的危险性。QT间期离散度预测心肌梗死患者发生室性心动过速或心室颤动的敏感性为70%，特异性为78%。在不同的疾病中，QT间期离散度的预测价值差别很大，如对慢性心力衰竭患者，QT间期离散度不能预测恶性心律失常的发生。

4. T波电交替

T波电交替是指T波或TU波的形态、幅度甚至极性发生交替性改变，而不伴QRS波形态和心动周期的明显改变。其发生的机制可能与心肌细胞复极不一致及心肌细胞离子通道功能障碍有关。T波电交替预测电生理检查中诱发的恶性心律失常，敏感性为81%，特异性为84%，相对危险度为5.2，阳性预测值为76%，阴性预测值为88%。

近年来，发展的微伏级T波电交替检测技术比传统T波电交替技术更为灵敏，在缺血性心脏病伴发心律失常的预测中有较高价值。

5. 心率震荡

心率震荡是最近提出的一项预测指标，窦性心率震荡是指在室性期前收缩发生后，窦性心率出现短期的波动现象，是自主神经对单发室性期前收缩的快速调节反应，它反映了窦房结的双向变时功能。1999年，首次有研究发现HRT是心肌梗死后患者死亡的独立危险因子，可用于心肌梗死患者危险分层且效果优于目前临床应用的HRV，震荡初始（TO）和震荡斜率（TS）两项指标对心肌梗死高危患者有一定预测价值，TO和TS均异常时其阳性预测值分别为33%和31%，阴性预测值均可达到90%左右。

三、治疗

（一）药物治疗

抗心律失常药物有多种分类方法。广泛使用的是改良的Vaughan Wilams分类，根据药物不同的电生理作用分为四类。但一种抗心律失常药物可能有多种不同电生理特性，例如：索他洛尔既有β受体阻滞作用，又有延长QT间期的作用；胺碘酮同时具有Ⅰ、Ⅱ、Ⅲ、Ⅳ类抗心律失常作用，还能阻滞α受体。因此，在1991年制订了一个新的分类，称为"西西里岛分类"。该分类根据抗心律失常药物作用的机制，包括药物作用的通道、受体和离子泵进行分类。但是由于过于复杂，该分类法难于在临床中应用。目前心律失常的非药物治疗仍在不断发展中，随着循证医学的发展，这些方法将为临床心律失常的治疗提供更多的选择。心律失常的非药物治疗主要包括体外电复律和电除颤、导管射频消融、器械植入及直接对心律失常的外科手术治疗。

从临床角度出发可以概括地将心律失常分为快速型和缓慢型两大类。快速型心律失常主要应用抑制心肌或传导组织兴奋性、传导性、自律性等相关药物，以消除或减轻折返、触发活动或异位兴奋灶；缓慢型心律失常主要应用兴奋心肌电活动的有关药物，如阿托品、异丙肾上腺素等。近十年来开展的介入治疗、射频消融术、电复律术（包括植入式自动心脏复律器）、人工心脏起搏术是治疗心律失常的重大进展，对有些心律失常可能起到根治性治疗或达到临床治愈疗效。在使用抗心律失常药物时，应熟知每种药物的剂量、用法及不良反应，切忌盲目用药，否则可能导致严重后果。

一系列多中心临床试验研究表明，β受体阻断药、胺碘酮等抗心律失常药物不仅疗效可靠，而且不增加死亡率，特别是急性心肌梗死后使用β受体阻断剂有降低死亡率作用。维拉帕米治疗特发性室性心动过速有一定疗效。临床研究（CAST试验）表明，急性心肌梗死后使用Ⅰc类抗心律失常药物，可使病死率增加。

缓慢性心律失常主要包括病窦综合征二、三度房室传导阻滞，可选用阿托品、654-2等治疗，效果不佳时，可选用异丙肾上腺素。急性发作者，还可考虑使用糖皮质激素。病窦综合征患者还可选用氨茶碱、烟酰胺静脉点滴。

（二）非药物治疗

1. 体外电复律和电除颤

电除颤和电复律的机制为将一定强度的电流通过心脏，使心脏全部或绝大部分心肌纤维在瞬间立即去极化，造成心脏短暂停搏，然后由窦房结或心脏其他自律性高的起搏点重新主导心脏节律。电复律与电除颤不同，前者放电需要和R波同步，如电复律在心室的易损期放电可能导致心室颤动。

适应证包括以下5类：心房颤动、心房扑动、室上性心动过速、室性心动过速以及心室颤动/心室扑动。禁忌证为确认或可疑的洋地黄中毒、低钾血症、多源性房性心动过速、已知伴有窦房结功能不良的室上性心动过速。

2. 导管消融治疗

导管消融治疗快速性心律失常的机制：①阻断引起心动过速的折返环路，如房室旁路、房室结的慢径，峡部依赖性心房扑动的峡部及心肌梗死后室性心动过速的缓慢传导区等。②消除异位兴奋灶，如自律性增高的房性心动过速和起源于右心室流出道的室性期前收缩或室性心动过速等。目前临床使用的大多为射频消融，少数为冷冻消融。

第五节　心力衰竭

心力衰竭是一种复杂的临床症状群，为各种心脏病的严重阶段，发病率高，5年存活率与恶性肿瘤相仿。老年人常同时并存多系统、多器官疾病，机体内环境稳定性发生改变，各器官储备功能显著下降，因此，老年人心力衰竭临床表现错综复杂，治疗矛盾多，预后差。随着我国人口老龄化的快速增长，心血管病危险人群基数巨大，心力衰竭已成为危害老年人群健康的重大问题。

一、病理生理学

老年人心力衰竭的病理生理改变主要表现为心脏结构和功能的老化。

（一）心脏结构的老化

研究表明，心脏重量随年龄增长而增加，老年人心脏重量的增加主要是心肌细胞肥大，而心肌细胞数量却随年龄增长而减少。从30岁到70岁，心肌细胞总量大约减少了35%。由于心肌细胞肥大和结缔组织沉积致心室壁增厚，以左室后壁增厚最为显著，左心腔相对变小。也有证据表明，随年龄增长会逐渐出现心房的肥大。心脏含有大量产生胶原蛋白和弹性蛋白的成纤维细胞，且数量随年龄增长而增加，从而引起心肌顺应性下降，僵硬度增加。衰老心脏心包下脂肪沉积增多，引起心包增厚并出现僵硬，进一步使心脏舒张顺应性下降。心内膜由于受血流压力及应力的影响，出现增厚、胶原纤维、弹力纤维增生以及瓣膜增厚、钙化。老年退行性瓣膜钙化主要累及主动脉瓣及二尖瓣，导致瓣膜狭窄及关闭不全。年龄相关性心脏传导系统改变主要表现为细胞数目的减少以及胶原、脂肪组织的沉积。从60岁开始，心脏窦房结的起搏细胞数量会有显著的下降。

（二）心脏功能的老化

和年轻人相比，老年人静息状态下心室每搏输出量与其相当或略高，左室射血分数也没有随年龄的增长而发生显著变化。由此看来，健康老年人静息状态下心脏收缩功能保留得较好。和收缩功能相比，老年人静息状态下心脏舒张功能变化较为明显。从20岁到80岁，左室舒张早期充盈速率降低了50%。另外，衰老心脏心肌细胞内钙库摄取细胞内钙障碍，也会导致松弛延缓。心脏传导系统的老化，易导致心率减慢和心脏节律紊乱。

休息时心率减慢，而使心脏易发生异位心律失常。运动状态下交感神经系统激活，儿茶酚胺（去甲肾上腺素和肾上腺素）释放，作用于心脏的β-肾上腺素受体，引起心率加快，心肌收缩力增强。随着年龄的增加，血液循环中去甲肾上腺素清除下降以及从各器官系统进入血液循环的儿茶酚胺的增多，引起血液循环中儿茶酚胺水平的升高。长期暴露于高水平的儿茶酚胺可以导致β-肾上腺素受体信号转导途径敏感性下降，从而限制老年人运动时心率的增快。另外，衰老心脏的窦房结起搏细胞数量逐渐减少及冲动发放减少，也导致其运动时心脏对交感神经刺激的反应性降低，从而限制其达到运动时最大心率。研究发现，心排血量随年龄增长呈直线下降，71～80岁与21～30岁相比约下降40%，每年约下降1%。

二、病因和诱因

（一）多病因性

冠心病、高血压病是老年人心力衰竭最常见的原因。研究显示，老年人心力衰竭患者中约70%以上为高血压和（或）冠心病引起。老年人往往同时患有多种疾病，如冠心病、高血压性心脏病、肺心病、退行性心脏瓣膜病、贫血性心脏病等。老年人心力衰竭也可以是两种或两种以上心脏病共同作用的结果，以其中一种为主要原因，其他参与并加重心力衰竭，使病情复杂化。

（二）左室射血分数正常的心力衰竭（HFNEF）

多左室射血分数（LVEF）正常或接近正常（LVEF> 45%或50%），但有症状和（或）体征的心力衰竭，临床主要指舒张性心力衰竭，由于左室松弛缓慢及僵硬度增加导致舒张功能不全引起。

（三）医源性心力衰竭发生率高

老年人心脏储备能力下降，因快速大量输液，摄取钠盐过量等因素可突然诱发心力衰竭。

（四）诱因多样化

老年人心力衰竭常见诱因与其他年龄组相同，但由于老人心脏储备功能差，更易诱发心力衰竭。其中以呼吸道感染（尤其是肺炎）、急性心肌缺血最为常见；其次为心律失常，如快速心房颤动、阵发性室上性心动过速等；其他诱因包括劳累、情绪激动、饱餐、肺栓塞、肾功能不全等。

三、临床表现

（一）症状不典型

由于老年人反应较差，往往合并肝、肺、肾、甲状腺等疾病，并伴随有认知功能的下降，使得部分患者已处于中度心力衰竭可完全无症状，而一旦受到某种因素诱发，即可发生重度心力衰竭，危及生命。老年人发生急性左心衰竭时，由于心排血量下降，造成脑供血不足，可出现神经精神症状如意识障碍、失眠等。老年人心力衰竭还可表现为呼吸系统症状（如慢性咳嗽）、消化系统症状（如腹胀、恶心、呕吐等）。有些老年人白天进食或活动后出现阵发性呼吸困难，与夜间阵发性呼吸困难具有相同的临床意义。

（二）体征特异性差

肺部湿啰音、直立性水肿、第三心音或第四心音奔马律是老年人心力衰竭的常见体征。由于老年人常有多种疾病并存，心力衰竭体征的敏感性及特异性均有不同程度下降，应加强综合判断。老年人重度肺气肿可导致心浊音界缩小、杂音强度减弱、不易听到奔马律及肝下移造成肝大的假象。老年人可能因伴有窦房结功能低下或病态窦房综合征，发生心力衰竭时心率不快，甚至表现为心动过缓。老年人心力衰竭时易合并肺部感染，肺部湿啰音不能视为心力衰竭的体征。老年人踝部水肿还见于活动少、慢性下肢静脉功能不全、低蛋白血症、药物的使用（特别是钙拮抗剂）等。

（三）易合并其他脏器功能障碍

由于老年人各脏器储备功能明显下降，心力衰竭时易合并其他脏器功能障碍，如心律失常、肾功能不全、水电解质及酸碱失衡、脑供血不足、认知功能障碍等。

（四）临床表现复杂化

老年人常同时合并呼吸系统、消化系统、泌尿系统以及贫血、脑血管病等多种基础疾病，使临床表现复杂化。

四、诊断和鉴别诊断

（一）心力衰竭的不典型表现

详细地采集病史与体格检查可对心力衰竭的临床诊断提供重要的依据。然而，由于老年人往往不能准确地提供病史，心力衰竭的症状不典型，且合并多种疾病相互影响，掩盖或加重心力衰竭的症状及体征，导致诊断困难，容易误诊漏诊。老年人急性心肌缺血或急性心肌梗死时可无胸痛，合并心力衰竭时对心力衰竭的病因诊断困难。有些老年人即使存在心力衰竭，但活动时并不感明显气短，而表现为极度疲倦，需结合病史、体征、辅助检查等综合判断。

（二）早期诊断征象

老年人心力衰竭的早期诊断较困难，下列情况有助于老年人心力衰竭的早期诊断：①轻微体力劳动即出现心慌、气短、胸闷、疲乏，因而不愿活动。②干咳，白天站立位或坐位时较轻，平卧或夜间卧床后加重。③睡眠中突然胸闷憋气，垫高枕头或坐起感觉呼吸顺畅，喜右侧卧位，难以用呼吸道感染解释。④白天尿量减少，夜尿增多，体重增加。⑤休息时脉搏增加20次/分，呼吸增加5次/分。⑥双肺底部细湿啰音，呈移动性。⑦颈静脉充盈，肝大。⑧心电图：V_1导联P波终末向量阳性，ST-T动态改变，期前收缩增多。⑨X线胸片：双肺纹理增粗，心影增大或见到Kerley B线。

（三）BNP/NT-proBNP在诊断中的意义

2009年，美国ACC/AHA指南突出了BNP或NT-proBNP在心力衰竭诊断中的作用，对于呼吸困难的患者，均应测定BNP或NT-proBNP，研究表明，老年心力衰竭患者血浆BNP/NT-proBNP浓度明显高于非心力衰竭患者，测定血浆BNP有助于老年人心源性与非心源性急性呼吸困难的鉴别。然而，对于老年人、女性，特别是合并多器官功能障碍者，如肾功能不全、肝功能不全、代谢紊乱、严重肺部感染、肺栓塞等，常有BNP/NT-proBNP增高的现象，因此在诊断时应结合临床确定。

（四）老年人心力衰竭的类型

收缩性心力衰竭和舒张性心力衰竭的药物治疗有原则上不同，诊断时必须明确老年人心力衰竭的类型。收缩性心力衰竭是指心室收缩功能障碍使心脏收缩期排空能力减退而导致心排血量减少，其特点是心室腔扩大、收缩末期容积增大和左室射血分数降低。舒张性心力衰竭即HFNEF，是指心肌松弛和（或）顺应性降低使心室舒张期充盈障碍而导致心输排血减少，其特点是心肌肥厚、心室腔大小和左室射血分数正常。

HFNEF多见于老年人、女性、肥胖患者，起病可急骤，病情迅速恶化，通常由重度高血压或急性心肌缺血所致，心房颤动也是常见的诱因。2007年，ESC专家共识提出HFNEF新的诊断标准如下。①充血性心力衰竭的症状或体征：包括劳力性呼吸困难、疲乏、肺部啰音、肝大、踝部水肿等。对于无体液潴留体征的呼吸困难患者，如果NT-proBNP<120pg/mL或BNP<100pg/mL，基本可排除心力衰竭可能。②正常和轻度异常的左室收缩功能：该共识中将LVEF＞50%作为左室收缩功能正常和轻度异常的分界值，同时左室舒张末期容积指数和左室收缩末期容积指数分别不能超过97mL/m^{2}和49mL/m^2。③舒张功能不全的证据：创伤性检查技术测定的指标，左室舒张末压＞16mmHg，或平均肺小动脉楔压＞12mmnHg，或左室舒张时间＞48ms，或左室僵硬度常数＞0.27，有创性检查技术测定的指标是舒张功能不全的确切证据。非创伤性血流多普勒、组织多普勒技术测定的指标：舒张早期二尖瓣流速与二尖瓣环间隔处心肌舒张速度比值E/E'＞15，若15＞E/E'＞8，则需要其他非创伤性指标辅助诊断，包括：①超声血流多普勒技术测定指标；二尖瓣舒张早期与舒张晚期血流速度比值E/A比值＜0.5，或减速时间（DT）＞280ms，或左房容积指数（LAVD）＞40mL/m^2，或左室质量指数（LVMI）＞122g/m^2（女）或＞149g/m^2（男），或心房颤动。②NT-proBNP＞220pg/mL或BNP＞200pg/mL，若NT-proBNP＞220pg/mL或BNP＞200pg/mL，合并E/E'＞8或超声血流多普勒技术测定的相关指标异常也是左室松弛、充盈、舒张期扩张度或僵硬度异常的证据。

（五）鉴别诊断

1. 劳力性呼吸困难

劳力性呼吸困难也可由阻塞性肺气肿、肺栓塞、身体虚弱或肥胖等引起，这些情况老年人均常见。夜间阵发性呼吸困难也可由支气管哮喘急性发作引起。

2. 肺底湿啰音

肺底湿啰音还可见于慢性支气管炎、肺炎、支气管扩张等，一般心力衰竭引起的肺部湿啰音大多为双侧性，偶尔呈单侧或也有哮鸣音。老年人心力衰竭合并慢性肺部疾病鉴别诊断存在困难时，以下情况支持心力衰竭的诊断：咳嗽及呼吸困难突然出现或加重、夜间阵发性呼吸困难、呼吸困难加重时肺底湿啰音异常增多且随体位变化、应用血管扩张剂或利尿剂后症状迅速缓解。

3. 颈静脉充盈

颈静脉充盈亦可由肺气肿、纵隔肿瘤或上腔静脉压迫综合征等原因引起。

4. 下肢水肿

老年人下肢水肿常可因下肢静脉曲张、静脉炎、淋巴性水肿、肾脏或肝脏疾病、药物使用等引起，而心脏阳性体征如心脏扩大等有助于鉴别诊断。

五、治疗

（一）急性心力衰竭的治疗

1. 一般处理

（1）体位　静息时明显呼吸困难者应采取半卧位或端坐位，双腿下垂以减少回心血量，降低心脏前负荷。

（2）吸氧　应尽早采用，使患者血氧饱和度＞95%（伴慢性阻塞性肺病者血氧饱和度＞90%）。必要时还可采用无创性或气管插管呼吸机辅助通气治疗。研究表明，无创正压通气可改善氧合和呼吸困难，缓解呼吸肌疲劳、降低呼吸功耗，增加心排血量，是目前纠正急性心力衰竭低氧血症、改善心脏功能的有效方法。

（3）饮食　进食易消化食物，避免一次大量进食，不要饱餐。在总量控制下，可少量多餐。

（4）出入量　肺瘀血、体循环瘀血及水肿明显者应严格限制饮水量和静脉输液速度，对于无明显低血容量患者每天摄入液体量一般宜在1500mL以内，不要超过2000mL，保持水出入量负平衡约500mL/d，严重肺水肿者负平衡1000～2000m/d，甚至可达3000～5000m/d，以减少水钠潴留和缓解症状。应注意防止发生低血容量、低血钾和低血钠等。

2. 药物治疗

（1）镇静剂　用于严重急性心力衰竭早期阶段的治疗，特别是伴有疼痛、烦躁不安及呼吸困难的患者。在静脉通路建立后立即给予吗啡3mg，必要时可重复给药一次。吗啡可减轻急性心力衰竭患者呼吸困难等症状，并可增强合并应用无创通气的效果。应注意监测呼吸，注意可能出现的低血压、心动过缓、高度房室传导阻滞及二氧化碳潴留。

（2）支气管解痉剂　常用药物为氨茶碱或二羟丙茶碱。此类药物不宜用于冠心病，如急性心肌梗死或不稳定型心绞痛所致的急性心力衰竭患者。

（3）利尿剂　伴有液体潴留症状的急性或慢性失代偿性心力衰竭患者应给予利尿剂治疗。根据个体差异以产生充分利尿效应达到最佳容量状态为目标，以缓解瘀血的症状和体征（水肿、颈静脉压升高、呼吸困难）为最佳剂量。以不产生症状性低血压和肾功能进行性恶化为宜。老年人，特别是高龄老人，如果以前未使用利尿剂，第一次用量宜小，如呋塞米10mg静脉注射，以后根据情况进行调整。

（4）血管扩张剂　建议早期应用于左室收缩功能不全，如冠心病、高血压性心脏病所致的急性左心衰竭。血压正常但存在低灌注状态或有瘀血体征且尿量减少的患者，血管扩张剂应作为一线用药。在使用血管扩张剂时应当注意以下问题：①血管扩张剂禁用于心脏瓣膜狭窄的患者，以免加重肺瘀血，导致心排血量的减少。②硝酸酯类推荐用于冠心病引起的心力衰竭患者，硝普钠用于高血压性心力衰竭患者。③硝普钠的应用需要根据血压调整用药剂量，由小剂量开始逐渐增加至有效剂量。奈西立肽是一种重组人BNP，具有扩张静脉、动脉和冠状动脉的作用，降低心脏前、后负荷，增加心排血量。此外还可增加钠盐排泄和抑制肾素—血管紧张素醛固酮系统和交感神经系统，但无直接正性肌力作用。研究表明，急性心力衰竭患者，静脉输注奈西立肽可降低左室充盈压或肺毛细血管楔压、增加心排血量，改善呼吸困难和疲劳症状。鉴于奈西立肽用于急性心力衰竭患者的临床使用经验有限，而且迄今缺乏其优于硝酸盐类的明确证据，安全性也不确定，所以一般不作为治疗急性心力衰竭的一线药物。

（5）血管紧张素转换酶抑制剂（ACEI） 急性心力衰竭的急性期、病情尚未稳定的患者不宜应用。急性心肌梗死后的急性心力衰竭患者可以使用，口服起始剂量宜小。ACEI类药物应谨慎用于心排血量处于边缘状态的患者，因其可以减少肾小球滤过；与非甾体抗炎药联合用药时，对ACEI耐受性下降。

（6）正性肌力药物 此类药物适用于低心排血量综合征，如伴症状性低血压或心排血量降低伴有循环瘀血的患者，可缓解组织低灌注所致的症状，保证重要脏器的血液供应。血压较低和对血管扩张药物及利尿剂不耐受或反应不佳的患者尤其有效。

洋地黄制剂：洋地黄能改善临床症状，提高患者生活质量，仍然是治疗心力衰竭的基本药物。由于老年人肾功能为了确保ACEI类药物在老年患者中的安全应用，必须注意以下两点：①用药前避免过度利尿，纠正低钠血症和低血容量。②小剂量开始，逐渐增量，如卡托普利6.25mg，2～3次/日，密切观察血压和血肌酐水平，如能耐受则每隔3～7天剂量增倍一次，直到达到最大耐受量或目标剂量后长期服用。由于ACEI类药物起效较慢，有时需数周或数月才显示治疗效应，因而不能根据症状改善与否来调节剂量，而只能以血压、血肌酐水平作为调整的依据。不能耐受ACEI治疗者可用血管紧张素受体阻滞剂（ARB），因两者主要不良反应大致相似，仍需密切观察。

（7）β受体阻滞剂 β受体阻滞剂因有负性肌力作用，一直被视为心力衰竭的禁忌证。近来研究表明，在地高辛（可不用）、利尿剂和血管紧张素转换酶抑制剂的基础上，加用β受体阻滞剂可进一步改善临床症状、降低病死率和住院率，从而确立了它在心力衰竭治疗中的地位。常用的β受体阻滞剂有美托洛尔、比索洛尔和卡维地洛，它们具有不同的药理学特性，现已证明，老年收缩性心力衰竭患者应用β受体阻滞剂具有与非老年患者相似的疗效和耐受性。

老年收缩性心力衰竭患者应用β受体阻滞剂应注意以下几点。①病情要稳定：β受体阻滞剂不是心力衰竭的急救药，它不能用于急性心力衰竭患者。只有通过强心、利尿和扩血管治疗，病情相对稳定，且无禁忌证，方可考虑用药。②低起点、慢增量：由于β受体阻滞剂早期效应是拮抗儿茶酚胺的正性肌力作用，老年收缩性心力衰竭患者用药时要小心。从小剂量开始，如美托洛尔6.25mg，每日2次；比索洛尔1.25mg，每日1次；卡维地洛3.125mg，每日2次，密切观察尿量、体重、血压和心率等指标，如能耐受则每隔每2～4周倍增剂量1次，逐渐增至最大耐受量或目标剂量，然后长期维持治疗。只要清醒静息心率＞50次/分，就可继续用药。长期用药是利用其阻断儿茶酚胺的毒性作用，达到逆转心室重构、提高射血分数、阻止发展为终末期心力衰竭的目的。地高辛与β受体阻滞剂合用时，应注意二者对心率和传导的协同作用。

（二）射血分数正常的心力衰竭的药物治疗

1. 利尿剂

利尿剂可减少血容量和回心血量，降低左房压力，减轻肺瘀血和外周液体潴留，改善临床症状。但应避免利尿剂剂量过大而引起低血压及外周组织低灌注。

2. 硝酸酯类药物

硝酸酯类药物可降低心脏前、后负荷，减轻肺瘀血，改善舒张功能，缓解临床症状。但应小剂量应用，依据患者病情变化调整其剂量，避免因左室舒张末压力下降过大，导致心排血量下降。

3. β受体阻滞剂

目前还没有明确β受体阻滞剂在HFNEF患者治疗中的地位。β受体阻滞剂可以降低心率，延长舒张期充盈时间，增加舒张末容积，但可能会恶化其变时能力，因此使用需小心谨慎，并严密随访。β受体阻滞剂还具有负性肌力作用，降低心肌氧耗，抑制交感神经的血管收缩作用，从而降低后负荷。但不主张用于心力衰竭急性期。

4. 血管紧张素转换酶抑制剂（ACEI）及血管紧张素受体阻滞剂（ARB）类药物

ACEI或ARB类药物可拮抗肾素—血管紧张素—醛固酮系统及交感神经系统活性，抑制血管紧张素Ⅱ发挥作用，逆转左室重构，并减弱血管紧张素Ⅱ对冠脉的收缩作用，降低心脏后负荷，改善心肌缺血。HFNEF患者使用ACEI及ARB类药物并没有像左室射血分数降低的心力衰竭治疗效果显著，但是在没有明确证据支持其他替代治疗之前，ACEI及ARB类药物仍是HFNEF患者控制血压的一线药物，特别是同时合并糖尿病或动脉粥样硬化性血管疾病时。

5. 钙通道阻滞剂（CCB）

非二氢吡啶类钙通道阻滞剂可以使心肌细胞内Ca^{2+}减少，降低室壁张力，降低心脏后负荷，降低心率，延长舒张期，增加左室充盈，提高心脏、血管松弛和顺应性。二氢吡啶类CCB可反射性引起心动过速，故不主张应用。

6. 醛固酮拮抗剂

醛固酮是引起心肌和血管纤维化的强有力的刺激因子。醛固酮拮抗剂具有抗心肌纤维化、延缓或逆转左室肥厚、减轻水钠潴留、降低血压、改善左室舒张功能的作用。

7. 正性肌力药物

洋地黄抑制肌浆网的钙泵，使细胞质内游离Ca^{2+}浓度升高，增加心肌收缩力和心肌氧耗，恶化舒张功能，故不主张应用。

（于 磊）

第十章 消化系统疾病

第一节 消化性溃疡

消化性溃疡是指胃肠道与胃液接触部位的慢性溃疡，一般认为胃液的消化作用是溃疡形成的基本因素，故取名为消化性溃疡。胃肠道与酸性胃液接触的任何部位均可发生溃疡，包括食管下段、胃、十二指肠、胃肠吻合术后接受胃内容物的肠祥和具有异位胃黏膜的Meckel憩室。由于溃疡主要发生在胃及十二指肠，故又称胃与十二指肠溃疡病。本病于发生于任何年龄，但以青壮年居多，多数在21～50岁。十二指肠溃疡的发病年龄较早（在30岁左右），胃溃疡的发病年龄较迟（在40岁左右），十二指肠溃疡发病率比胃溃疡高。男性患者远较女性患者多，且以十二指肠溃疡为最明显。消化性溃疡在烟酒嗜好者中间发病率较高。

一、病因病理

目前消化性溃疡的病因尚不完全明了，多数人认为胃液对胃十二指肠黏膜的消化、损伤是形成溃疡的主要因素，但不是唯一因素，溃疡形成可能是诸多因素所致。Shay氏平衡理论学说在其中占有重要位置，即本病是致溃疡力——攻击因子增强，与抗溃疡力——防御因子削弱所引起，该两种因子失衡是发生消化性溃疡的关键因素。

（一）防御因子

1. 前列腺素

前列腺素有明显抗溃疡作用，并能防止强酸、强碱、酒精等攻击因子引起的胃黏膜损伤。其防御功能包括：①抑制胃酸与胃蛋白酶分泌。②促进黏液与HCO_3^-分泌。③增加胃黏膜血流。④增强细胞膜稳定性，促进黏膜细胞再生。⑤维持钠泵与疏基化合物，活化腺苷酸活化酶与刺激表面活性磷脂等。

2. 胃黏膜血流

胃黏膜血流是重要防御因子之一，对维护胃黏膜结构与功能十分重要。其防御功能包括：提供黏膜细胞氧气与能量基质；提供激素与生理性物质，以保证黏膜代谢顺利进行，并调节其功能；清除H^+与有害物质；运送HCO_3^-使之释放入黏液内以中和逆向弥散的H^+。

3. 胃黏膜

胃黏膜屏障由黏液层与上皮细胞组成，黏液层的胃腔内面到黏膜面形成pH=2～7的梯度，使胃腔内的pH为酸性，而细胞表面的pH接近中性。胃黏膜表面的黏液胶层内的H^+，可被上皮细胞分泌的HCO_3^-中和，可阻止H^+与上皮细胞直接接触，形成黏液HCO_3^-

屏障。

（二）攻击因子

1. 胃酸

胃酸是十二指肠溃疡形成及发展中的重要攻击因子，十二指肠溃疡患者基础酸分泌、夜间酸分泌、胃泌素等刺激后的胃酸分泌均较健康人与胃溃疡患者高，而且近端十二指肠黏膜分泌碳酸氢钠较健康人明显减少，表明十二指肠球部溃疡病因除胃酸分泌亢进，尚有碱分泌障碍致黏膜防御能力降低。酸分泌在胃溃疡发病方面不占主导地位。

2. 胃黏膜防御功能降低

胃黏膜防御功能降低，致使攻击因子占相对优势而形成溃疡。胃溃疡时胃蛋白酶增加，胆汁反流，其中胆酸盐随十二指肠内容物反流进入胃腔，可引起黏膜损害与炎症，使溃疡形成。

3. 幽门螺杆菌

目前认为幽门螺杆菌是消化性溃疡的致病因子。胃、十二指肠球部溃疡中幽门螺杆菌的检出率高达70%～90%，消化性溃疡治愈后幽门螺杆菌可消失。幽门螺杆菌引起溃疡的机制尚不十分明了，目前的解释是：幽门螺杆菌损坏黏膜屏障，局部免疫反应异常和高活性的尿素酶，三者使胃黏膜防御功能降低，导致胃黏膜炎症，促使溃疡形成。

二、诊断

（一）诊断要点

1. 临床表现

（1）症状　胃溃疡上腹部疼痛多为局限性、缓慢性和节律性；部位常在剑突下或偏左，疼痛多在餐后0.5～2小时发作，经1～2小时胃排空后缓解，规律是进食→疼痛→缓解。十二指肠溃疡病人疼痛常位于上腹部剑突下偏右，规律为进食→缓释→疼痛。消化性溃疡疼痛性质一般多为钝痛或灼痛，可有反酸、嗳气、恶心、呕吐、口涎增多、饮食减少、体重减轻等症状。少数病例还伴有烦躁、失眠、多汗、缓脉等精神神经症状。

（2）体征　活动期有上腹部局限性压痛，溃疡相应部位的皮肤可有疼痛性敏感区。胃溃疡的压痛位置偏高，一般在剑突下；十二指肠溃疡常在上腹部偏右。少数患者于背部6～12胸椎棘突附近有压痛。

2. 并发症

（1）溃疡出血　25%左右的消化性溃疡病患者，产生急性上消化道出血，胃小弯、胃窦部及十二指肠球部溃疡出血的发生率较高。出血前有上腹痛，出血后腹痛症状反而减轻。临床可以表现为黑便、呕血，严重者可产生休克。少数病例于无溃疡病史，以急性上消化道出血为首发表现。

（2）急性胃、十二指肠穿孔　消化性溃疡穿孔率1%～2%，幽门、十二指肠溃疡穿孔者远较胃小弯溃疡多见，且大多在前壁。起病时突发上腹部剧痛，并迅速波及全腹，腹壁呈板样强直或气腹；由于累及横膈，可发生膈神经支配的单侧或双侧肩部牵涉性痛，6～12小时转为钝痛。细菌性腹膜炎进一步发展时，出现寒战、发热、心动过速，腹胀以及脓毒血症。若误诊及失治，数日内可导致死亡。

（3）幽门或十二指肠梗阻　表现为恶心呕吐、剧烈上腹痛。部分溃疡患者可伴幽门痉挛、水肿或炎症，梗阻者由于瘢痕收缩，流出道梗阻狭窄。严重者可出现营养不良、脱水、代谢性碱中毒等症状。

（4）癌变 只发生于少数胃溃疡患者。凡临床上有疼痛节律性改变经治疗继续恶化的胃溃疡病人，均应想到癌变可能，应及早做X线及胃镜检查。

3. 临床检验与检查

（1）粪便隐血试验 阳性常表示溃疡在活动期，阴性则提示为愈合过程。

（2）X线检查 钡餐直接征象为龛影，间接征象有变形、黏膜集中及功能异常。溃疡穿孔者腹部平片见膈下游离气体，侧位片见气腹。

（3）内镜检查 内镜对溃疡病诊断的正确性明显优于X线检查，内镜下消化性溃疡分为下列三期：①活动期：溃疡基底部有白色厚苔，边缘光整，周围黏膜充血水肿，较脆易出血。如水肿消退，则见黏膜向溃疡集中，溃疡边缘红晕环绕。②愈合期：周边黏膜充血水肿消退，溃疡缩小变浅，上覆满白苔。③瘢痕期：溃疡基底部遗留红色瘢痕，以后逐渐变成白色瘢痕，周围见黏膜纹辐射，提示溃疡已痊愈。

目前一般主张出血后24～48小时内做急诊内镜检查。

（二）鉴别诊断

1. 胃肠神经官能症

疼痛的发作常与精神状态有关，可伴有心悸、失眠、多梦、烦躁等精神神经症状，而缺乏溃疡病的典型节律，X线及胃肠检查无器质性改变。

2. 慢性胃炎

疼痛常于进餐后发作而无消化性溃疡时的周期性的节律性特点。虽然肥厚性胃炎可有溃疡病的疼痛特点，但通过X线及胃镜检查可以进行鉴别。

3. 胃癌

癌性溃疡与胃溃疡在症状与X线下有时不易鉴别，如病史短，进行性恶化，并有消瘦、乏力、贫血、上腹包块等表现，治疗效果差，大便隐血持续阳性，应考虑为胃癌。如通过纤维内镜检查可以确诊。

（三）诊断标准

①长期反复发生的周期性、节律性慢性上腹部疼痛，应用碱性药物可缓解。②上腹部有局限性深压痛。③X线钡餐造影见溃疡龛影。④内窥镜检查可见到活动性溃疡。

三、治疗

治疗的目的是减少反流对食管黏膜的损害，强化食管黏膜的防御功能。

（一）一般治疗

睡眠时抬高床头20～30cm；饮食宜少量多餐，避免进食过饱；忌酸食、脂肪、烟、酒、咖啡和巧克力；避免餐后平卧；避免增加腹压的因素，肥胖者应减轻体重，裤带不要过紧；避免使用任何能使LES压力下降的药物如抗胆碱药（阿托品）、肾上腺能抑制剂、地西泮等。

（二）促进食管和胃的排空

西沙比利是一种全胃肠道动力剂。该药选择性地促进肠肌间神经丛和胆碱能神经元释放乙酰胆碱，从而增加LES压力和食管蠕动，加快胃排空，减少反流。常用剂量为

5～10mg，每日3次，餐前口服。不良反应为偶有腹泻。吗丁啉为周围性多巴胺拮抗剂，能增加胃排空，不良反应为增加血泌乳素的浓度。甲氧氯普胺作为一种多巴胺能拮抗剂，有促进食管蠕动，减少反流作用，但长期服用可导致椎体外系神经症状，故老年患者慎用。

（三）酸抑制疗法

应用抑酸剂是治疗胃食管反流的重要手段。质子泵抑制剂如兰索拉唑（30mg，每晚1次或每日2次）或奥美拉唑（20mg，每晚1次或每日2次）有较强抑酸效果。也可选择组胺H_2受体拮抗剂法莫替丁（20mg，每日2次或40mg每晚1次）或雷尼替丁（150mg，每日2次）。

（四）黏膜保护剂

硫糖铝、胶体次枸橼酸铋等可在食管表面形成保护层，防止胃酸、胃蛋白酶消化食管黏膜。值得注意的是：老年人服用应警惕便秘的危险。

（五）联合用药

促进食管胃排空药和制酸剂联合应用有协同作用，能促进食管炎的愈合。西沙比利与质子泵抑制剂联合应用效果较好。

本病在用药后好转而停药后，半年内复发率高达80%以上，为此维持治疗十分重要。可在组胺H_2受体拮抗剂、质子泵抑制剂或多巴胺拮抗剂中任选一种维持用药，或有症状出现时及时用药，则可取得较好疗效。

（六）手术治疗

主要适用于食管瘢痕狭窄（可行内镜扩张术或手术纠正）以及内科治疗无效，反复出血、反复并发肺炎等病情。

第二节　肝胆疾病

一、肝硬化

肝硬化是由不同原因引起的。常见的、慢性进行性肝病的后期阶段，病变呈弥漫性分布，在病理组织学上有广泛的肝细胞变性坏死，肝细胞结节性再生，结缔组织增生及纤维隔形成导致肝小叶结构破坏和假小叶形成。临床表现为多系统受累，以肝功能受损和门静脉压升高为主要表现，晚期常出现消化道出血、肝性脑病、继发感染等严重并发症。

（一）病因病理

引起肝硬化的原因很多，在我国以病毒性肝炎所致的肝硬化最常见，在国外则以酒精性肝硬化多见。

1. 病毒性肝炎后肝硬化

主要由乙型、丙型、丁型肝炎引起，其发病机制与肝炎病毒导致的免疫异常及部分病毒直接损伤肝细胞有关，其演变方式主要是经过慢性肝炎过程，尤其是慢性活动性肝炎阶段形成。

2. 慢性酒精中毒

长期大量饮酒、酒精中间代谢产物（乙醛）直接损害肝细胞使线粒体肿胀变形后影响辅酶Ⅰ和三羧酸循环，脂质氧化下降，肝内脂肪酸合成增加，导致脂肪肝后形成肝硬化；酗酒降低肝脏的抵抗力和长期营养失调也起着一定作用。

3. 营养失调

动物实验证明，食物中长期缺乏蛋白质、B族维生素、维生素E和抗脂肪肝因子（如胆碱）等能引起肝细胞坏死、脂肪肝，直至形成营养不良性肝硬化。但目前多认为营养不良可降低肝脏对致病因素的抵抗力而成为肝硬化的间接病因。

4. 胆汁淤积

肝内胆汁淤积或肝外胆管阻塞持续存在时，高浓度的胆汁酸和胆红素损害肝细胞引起变性、坏死、纤维组织增生与纤维化，久之发展为肝硬化。

5. 化学药物与毒物

长期反复接触某些化学毒物（如四氯化碳、磷、砷、氯仿等）或长期使用某些药物（如异烟肼、四环素、氨甲蝶呤等）均可引起中毒性肝炎以及慢性活动性肝炎，最终演变为中毒性肝硬化。

6. 循环障碍

慢性充血性心力衰竭、缩窄性心包炎以及各种原因引起的肝静脉阻塞综合征等，可致肝脏长期瘀血缺氧、肝细胞坏死和结缔组织增生而发展为瘀血性肝硬化。

7. 寄生虫感染

由于血吸虫或肝吸虫虫卵沉积于汇管区，因虫卵及其毒性产物的刺激引起大量结缔组织增生导致肝纤维化及门静脉高压。

8. 遗传和代谢性疾病

由于遗传或先天缺陷，致某些物质代谢障碍而沉积于肝脏，引起肝细胞变性坏死，结缔组织增生，逐渐形成肝硬化。比如，铜代谢障碍的肝豆状核变性、铁代谢障碍的血色病、抗胰蛋白酶缺乏症、半乳糖血症、糖原积累症等。

9. 肠道感染或炎症

慢性特异性或非特异性肠炎，常引起消化、吸收和营养障碍，以及病原体在肠内产生毒素经门脉到达肝脏，可引起肝细胞变性坏死，发展为肝硬化。

10. 原因不明

由于病史不详，一时尚难以查出病因，称为隐源性肝硬化。

肝硬化按病理形态分为四型。①小结节性肝硬化：结节大小相仿，直径一般在0.3～0.5cm，最大不超过1cm，纤维隔较细，假小叶大小也较一致。②大结节性肝硬化：结节较粗大，且大小不均，直径一般在1～3cm，最大可达5cm，结节由多个小叶构成；纤维隔宽窄不一，一般较宽，假小叶大小不等。③大小结节混合性肝硬化：即同时在肝脏内存在大结节和小结节两种病理形态。④再生结节不明显性肝硬化：又称不完全分隔性肝硬化。其特点为纤维隔显著，向肝小叶内伸展，但肝小叶并不完全被分隔；纤维组织可包绕多个肝小叶，形成较大的多小叶的结节，但结节内再生不显著。

（二）诊断要点

1. 临床表现

肝硬化的起病与病程发展一般均较缓慢，病情也较隐匿。由于肝脏具有很强的代偿功能，早期临床表现常不明显。临床一般将肝硬化分为肝功能代偿期和肝功能失代偿期，代偿期症状较轻，缺乏特征性，可有乏力，食欲减退、恶心、腹部不适、上腹部隐痛及腹泻等，症状常呈间歇性，因劳累或伴发其他疾病而出现，经休息或治疗缓解。失代偿期肝硬化可有以下临床表现。

（1）全身症状　一般情况和营养状况较差，面色萎黄，皮肤干枯，消瘦乏力，精神不振，体重减轻等为最常见症状。

（2）消化道症状　食欲减退往往是最早症状，进食后即感上腹部不适和胀满，恶心，呕吐，对脂肪和蛋白耐受性差，稍进油腻食物，便引起腹泻。约半数患者有轻度黄疸，少数有中度或重度黄疸。

（3）出血倾向和贫血　常有鼻衄、齿龈出血，皮肤紫癜和胃肠道黏膜糜烂出血及不同程度的贫血。

（4）内分泌失调　男性常有性欲减退、睾丸萎缩、毛发脱落、乳房发育等，女性见月经失调、闭经、不孕等。上腔静脉分布区域见蜘蛛痣等。

（5）脾肿大　大多为轻、中度肿大，并发上消化道大出血时，脾脏可暂时缩小，甚至不能触及。

（6）侧支循环的建立和开放　常见的部位有食管及胃底静脉曲张、腹壁静脉曲张、痔静脉曲张。

（7）腹水　腹水是肝硬化最突出的临床表现，常提示病已进入晚期。肝功能减退时白蛋白减少使血浆胶体渗透压降低和门脉高压症是形成腹水的主要因素。部分患者伴有胸腔积液。

（8）并发症　可见有肝性脑病、上消化道出血、感染、原发性肝癌、功能性肾衰竭等。

2.临床检验与检查

（1）血常规　脾功能亢进时，全血细胞减少。白细胞常在4.0×10^9/L，血小板50×10^9/L以下。

（2）尿常规　有黄疸时尿胆红素或尿胆原阳性。

（3）腹水常规检查　腹水为漏出液，比重在1.018以下，李氏反应阴性，细胞数100/μL以下，蛋白定量小于2.5g/L。

（4）肝功能试验　白蛋白可<30g/L，球蛋白>40g/L，白/球一般为0.7～0.5，多小于1（正常1.5∶1～2.5∶1）；絮状试验异常；蛋白电泳呈白蛋白降低，α球蛋白及γ球蛋白升高；肝性脑病时，血氨增高；血清酶学检查谷丙转氨酶（ALT）及谷草转氨酶（AST）、单胺氧化酶（MAO）、血清胆碱酯酶（CHE）异常；凝血酶原时间延长；血清腺苷脱氨酶（ADA）增高，而血清透明质酸酶（HA）降低，β脯氨酸羟化酶（βPHD）活性及含量均明显升高，血清Ⅲ型前胶原肽（PⅢP）升高；溴磺酞钠（BSP），吲哚青绿（ICG）试验异常；血清胆固醇，胆固醇酯偏低而胆酸升高；甲胎蛋白（AFP）可增高，但一般在300ng/mL以下。

（5）超声检查　超声显示均匀、弥漫的密集点状回声，晚期回声增强，肝体积缩小。如有门静脉高压存在，则门静脉增宽，脾脏增厚。

（6）肝穿刺活组织检查　用此法可确诊，同时可了解肝硬化的组织学类型及肝细胞受损和结缔组织形成的程度。

（7）食管X线钡餐检查　食管静脉曲张时，可见虫蚀样或蚯蚓状充盈缺损，纵行黏膜皱襞增宽；胃底静脉曲张时，可见菊花样充盈缺损。

（8）纤维内镜检查　可直接窥见静脉曲张及其部位和程度，阳性率较X线检查为高；并发上消化道出血时，急诊胃镜检查对判明出血部位和病因均有重要意义。

（9）腹腔镜检查　可直视肝脏表面，色泽、边缘及脾脏等改变，并可在直视下穿刺取活组织检查，对鉴别肝硬化、慢性肝炎和原发性肝癌以及明确肝硬化的病因很有帮助。

（10）免疫学检查　由慢性活动性肝炎转变为肝硬化者，血IgG、IgA、IgM均可增高，以IgG最为显著。肝炎病毒标志物可呈阳性。部分患者可出现非特异性自身抗体，如抗核抗体（ANA）、抗平滑肌抗体（SMA）、抗线粒体抗体（AMA）、类风湿因子（RF）等。

（11）其他　电子计算机X线体层扫描（CT）、核磁共振显像检查（MRI）、放射性核素检查等均有应用价值。

（三）鉴别诊断

1. 腹水需与下列疾病鉴别

（1）结核性腹膜炎　肝硬化腹水初起，且进展较快时，可有腹部胀痛，触诊有压痛，需与结核性腹膜炎鉴别。后者有结核中毒症状，腹部可有柔韧感、压痛及反跳痛，症状持续不退，腹水性质为渗出液，极少数为血性腹水。

（2）癌性腹膜炎　年龄在40岁以上，起病快发展迅速，腹水可呈血性，腹水中可找到癌细胞。

（3）缩窄性心包炎　可有大量腹水，易误诊为肝硬化，但静脉压升高；颈静脉怒张，肝大明显，有奇脉、心音强、脉压小等表现可资鉴别。

2. 上消化道出血需与下列疾病鉴别

（1）消化性溃疡出血　常有溃疡病史，脾不大，无脾功能亢进表现。但与肝硬化同时存在则鉴别困难，急诊内镜有助诊断。

（2）出血性胃炎　可由诱因如酗酒、药物等引起，可有胃疼。与肝硬化合并存在胃黏膜病变时，鉴别困难。唯一可靠的诊断方法是急诊内镜检查。

（3）胆道出血　常有上腹剧痛、发热、黄疸、胆囊肿大压痛等，呕血常在腹部剧痛后发生。胃镜检查，或止血后作逆行胰胆管造影，或经皮肝胆管造影，可发现胆道系统病变。

3. 脾大需与以下疾病鉴别

（1）疟疾　有反复发作史，血中查到疟原虫。

（2）白血病　慢性粒细胞性白血病末梢血白细胞可达10万/mm^{3}以上，分类中有幼稚粒细胞，骨髓检查可确诊。

（3）霍奇金病　常伴淋巴结肿大，淋巴结活检可确诊。

（4）黑热病　较少见，可见不规则发热、鼻衄、牙龈出血、贫血及末梢血白细胞显著减少（3.0×10^9/L以下），骨髓检查或脾穿刺可找到利杜体。

4. 血吸虫病

有反复发作和接触史，血吸虫环卵试验、血吸虫补体结合试验及皮肤试验等检查为阳性。直肠黏膜活检找到血吸虫卵。可做粪便孵化试验。

（四）诊断依据

1. 主要指征

①内镜或食管吞钡X线检查发现食管静脉曲张。②B超提示肝回声明显增强，不均，光点粗大；或肝表面欠光滑，凹凸不平或呈锯齿状；或门静脉直径>1.4cm；或脾脏增大，脾静脉直径>1.0cm。③腹水，伴腹壁静脉怒张。④CT显示肝外缘结节状隆起，肝裂扩大，尾叶/右叶比例>0.05，脾大。⑤腹腔镜或肝穿刺活组织检查诊为肝硬化。以上除⑤外，其他任一项结合部分次要指征，可以确诊。

2. 次要指征

①化验：一般肝功能异常（A/G倒置，蛋白电泳A降低，YG升高，血清胆红素升高，凝血酶原时间延长等），或血清透明质酸（HA）、Ⅲ型前胶原肽（PⅢP）、单胺氧化酶（MAO）、腺苷脱氨酶（ADA）、板层素增高。②体征：肝病面容（脸色晦黯无华），可见多个蜘蛛痣、色黯、肝掌、黄疸、下肢水肿、肝脏质地偏硬、脾大、男性乳房发育。以上化验及体征所列，不必悉备。

（五）治疗

1. 一般疗法

（1）休息　代偿期患者可适当减少活动，并酌情参加一些轻工作，以不疲劳为度。失代偿期和病情活动期以及并发感染时应绝对卧床休息，减轻肝脏负担。同时注意保持乐观情绪。

（2）避免应用对肝脏有损害的药物　如异烟肼、保泰松、磺胺类、异丙嗪、乙醇、四氯化碳、氯仿等。如必须应用，要掌握以下原则：选用对肝毒性最低的药物；剂量要小，疗程要短；监测肝功能，发现肝功能明显异常立即停药。

（3）积极治疗对肝脏有影响的并存症　尤其是老年人心力衰竭、肺心病、营养不良、胆道感染等。

2. 饮食疗法

正确而又合理的饮食营养疗法可改善肝的代谢功能，提供各脏器组织的营养需要，促进损伤肝细胞的修复和再生，增强解毒作用，减少毒性物质生成，并促进其分解和排泄；可增强机体抵抗力，提高免疫功能。

3. 保肝药物治疗

肝病时忌滥用药物，以免增加肝脏负担。以下药物可选用。

1）疗尔健2粒/次，每日2～3次。其特异活性成分肉毒碱乳清酸盐，可恢复损伤肝脏功能和组织学改变，同时也促进β氧化过程，使肝细胞线粒体内游离脂肪酸代谢正常化。

2）肌苷0.2g/次，每日3次；或静注0.2～0.6g/d，促进受损肝细胞的恢复。

3）三磷腺苷（ATP）20mg加入液体中静脉滴注或静脉注射、肌内注射。可改善机体代谢，参与机体糖、蛋白质、脂肪的代谢，同时又是机体能量的主要来源。适用于细胞损伤后酶减退时。

4）辅酶A 50～100U静脉注射或静脉滴注。为体内乙酰化反应的辅酶，与乙酰胆碱合成、肝糖原的积存、胆固醇量的降低等有密切相关，常与ATP合用。

此外，维生素A、维生素B、维生素C、维生素E、维生素K、肝宁、肝健灵等均可改善机体代谢，促进肝细胞修复。

4. 腹水的治疗

（1）控制水钠摄入量　一般控制在1000mL/d以下。钠的控制较水的控制更为重要，开始时钠的限制应严格，为10～20mg/d，以后再根据病情调整。约10%患者经水钠限制，不用任何利尿剂也可使腹水减少，但大部分患者需药物治疗。

（2）促进水钠排出　①利尿剂应用：现多主张不同作用原理的利尿剂联合应用，既可增强利尿效果，又可减少利尿剂用量，减少不良反应，尤其是电解质紊乱。对有水肿患者，利尿剂用量以每日体重减轻1000g以内为宜，不可操之过急。对无水肿患者，每日体重减轻300g为宜。②导泻法：对利尿剂效果欠佳者，可考虑用高渗性导泻剂，如25%山梨醇或20%甘露醇口服，或中药番泻叶。从肠道排出水分，但不宜长期使用，易导致电解质紊乱。③放腹水：适应证：腹水量大，压迫心肺造成呼吸困难，影响心肺功能；自发性腹膜炎；肝肾综合征；需腹腔内给药者。禁忌证：有肝性脑病前兆者；近期有上消化道出血者；并发心力衰竭者；严重电解质紊乱者。应注意第一次放腹水量不宜超过1000mL，以后每次量不宜超过2～3L。

（3）纠正低蛋白血症　①补充白蛋白：是提高血浆白蛋白最直接、有效的方法。有人提出用25%人体白蛋白1000mL，1小时输完，连用6天，达到利尿、减轻腹水的目的。但白蛋白价格昂贵，还有传播乙肝、丙肝和艾滋病的危险，应用不当时，可有不良反应，如血容量突然扩张，使门脉压突然升高，造成上消化道出血。②促进蛋白合成：大剂量丙酸睾酮可促进蛋白合成，有助于肝功能恢复。用量为100mg肌内注射，每2日1次，连用4周，后改为50mg/2d，连用2～4周。但黄疸严重者慎用。③腹水蛋白的再利用：如腹水浓缩回输，或腹水再输入与利尿剂合用。但应注意回输速度不宜过快，否则有产生静脉曲张破裂的危险。自发性腹膜炎和合并肝癌者禁用此法。

5. 门脉高压的治疗

在肝硬化的治疗过程中，降低门脉压不仅有助于缓解症状，改善肝功能，还对上消化道出血、肝性脑病等并发症的预防有一定作用。

（1）药物治疗　主要有血管收缩药和β受体阻滞剂。通过脾血管收缩减少门脉血流，降低胃、食管侧支循环血流的压力。目前临床应用的血管收缩药主要有血管升压素（VP）或垂体后叶素、三甘氨酰赖氨酸加压素、生长抑素等。主要用于门脉高压引起的上消化道大出血，因能减少心排血量及冠状动脉血流，老年人应慎用。β受体阻滞剂主要为普萘洛尔，可阻滞肝动脉血管壁的β受体，引起肝动脉收缩，血流量减少，肝窦内压下降，门脉压下降；还能降低奇静脉血流，使通过胃、食管侧支循环的血量减少，长期使用可降低曲张静脉出血的危险性。用量以心率减慢25%为准，从中等剂量用起，但有引起心律失常的可能，突然停药会发生反跳现象。氨酰心安与美多心安为β受体阻滞剂，可减慢心率，减少心排血量，使门脉压下降。

血管扩张剂与血管收缩药联合应用，可减少血管收缩药的不良反应，增强疗效。常用的有硝酸甘油、消心痛、丹参、硝普钠等。

（2）手术治疗　目前多用的方法有门体断流术和门体分流术。断流术如食管下段横断术、胃底横断术、食管下端胃底切断术、贲门周围血管离断术等，在我国较盛行，主要因该手术范围不大，创伤小，术后发生食管胃底静脉曲张出血率较低。分流术主要有门-腔静脉分流术、肠系膜上静脉下腔静脉分流术、脾肾静脉分流术等，前两种术式术后肝性脑病发生率较高，第三种在国外较盛行，脑病发生率也较低，但手术较复杂，手术时间长，未得到广泛推广。

6. 老年人肝硬化治疗特点

（1）加强支持治疗　老年人生理功能逐渐低下，机体免疫力下降，应特别注意营养支持，定期注血浆、白蛋白和氨基酸，有助于腹水减少和预防出血。

（2）积极治疗并预防并发症　老年人肝硬化合并症多，尤其易并发感染，应选择最有效的抗生素，疗程要足，注意避免使用肾损害的抗生素。

（3）用药剂量要小　老年肝硬化患者肝脏代谢能力低下，因此用药剂量要适当偏小，以免造成药物毒性损害。

（4）及时处理上消化道出血　一旦发生出血，输血要及时，宜输注新鲜血，同时注意输血的量和速度，量过多及速度过快可造成心力衰竭、肺水肿，有冠心病者用止血药时应慎重，做好心电监护。

（六）预后

肝硬化的预后与病因、年龄、门脉高压的程度、有无并发症、病理类型、肝功能代偿程度等有相当关系。坏死后性肝硬化一般比门脉性肝硬化预后差，非乙醇性肝硬化较乙醇性肝硬化预后差，年龄在60岁以上者，5年和10年生存率明显下降。出现任何一种并发症，预后均较差。随着曲张静脉压力的升高，出血率和死亡率均增加。病理检查肝细胞实质损害为主，其预后较肝间质损害为主者差。黄疸持续不退，凝血酶原时间明显延长，胆碱酯酶明显下降者预后差。死亡原因多为继发感染、肝性脑病、上消化道出血和肝肾综合征。

二、胆石症

胆石症是指胆道系统（包括胆囊与胆管）的任何部位发生结石的疾病，其临床表现取决于结石是否引起胆道感染、胆道梗阻以及梗阻的部位与程度。胆结石根据其化学成分分为胆固醇与胆色素结石两大类。胆石症也是我国的常见病。据尸检资料报道，发生率约为7%，也有随年龄而增长的特点，在80岁以上老年人中可达23%。

（一）病因病理

胆石形成的机制尚不十分清楚。由于结石中的主要成分如胆固醇和胆色素均为生理情况下本来就存在于胆汁内的溶质，故有人把胆石称作胆汁维持自身于溶液状态或维持自身稳定方面发生障碍的疾病，说明胆石形成与胆汁本身理化性质的变化有关。因此，有必要对这些溶质和有关的因素在生理及病理情况下的动态变化加以了解，从而探讨胆石形成的机制。

1. 胆固醇在胆道内的运输及沉淀

微胶粒机制：胆固醇与胆盐、磷脂的相对比例，成为决定胆固醇在胆汁中溶解度的重要因素，当任何不利于胆固醇溶解的情况发生时（如胆固醇的绝对或相对含量上升，胆盐和磷脂下降或两者均存在时），胆固醇便因过于饱和而析出结晶成为成石性胆汁。泡，是目前了解到的胆道内运输胆固醇的一种非微胶粒形式，当泡在胆管内运输遇到胆盐时，若胆盐含量高于微胶粒的临界浓度，则泡便转变成微胶粒；若胆固醇含量超出了微胶粒的溶解限度时，过量的胆固醇和磷脂便重新形成泡。由于胆盐的浓度不同，肝胆汁中的胆固醇主要靠泡转运，而胆囊内则偏重微胶粒形式。

2. 成核时间、促成核因子和抗成核因子

胆固醇从胆石患者的离体胆汁中析出单水结晶的时间明显较对照组短，体外快速成核是成石性胆汁的特征。泡的聚集和融合是所有胆汁成核的重要步骤，说明正常人和结石患者胆汁中均有成核因子存在。目前认为可能有促成核因子和抗成核因子两类。有人认为前者可能是一种蛋白，甚至可能就是糖蛋白，也有人认为是钙离子。至于抗成核因子，据研究报道认为是载脂蛋白A-1和A-2，也有的认为成核可能与这两类因子的比值有关。

3. 胆囊在成石中的作用

主要有两方面的影响：胆囊胆汁的酸化作用和黏液分泌作用。前者具有防止钙盐沉淀的意义，而后者则与成核有关。此外，胆囊平滑肌上的CCK受体还可因炎症而改变其敏感性，影响胆囊的收缩功能，从而具有促成核作用。

4. 胆色素在胆汁中的溶解与沉淀

在病理情况下，当非结合型胆红素（UCB）比例增加或胆盐不足时胆红素沉淀便发生，成为胆色素结石的基础。胆红素结合患者多合并胆道感染，且产生非源性B-葡萄糖醛酸苷酶将CB水解成UCB，这被看成是胆红素沉淀发生的机制；单结合胆色素（MCB）含量增加，由于其结构上的特点水溶性差，而且很不稳定，容易成为胆红素钙聚合性结石或结石核心的基础。

5. 离子钙的浓度与胆红素钙沉淀生成

胆红素（UCB）与钙离子结合成难溶的胆红素钙沉淀是胆色素结石的基础成分。胆汁中的胆盐及葡萄糖醛酸、糖蛋白等物质均有结合钙离子从而影响胆红素钙沉淀生成的作用，其中以胆盐的作用最强。因此胆盐含量不足，也是钙盐沉淀生成的原因。

6. 糖蛋白的致石作用

糖蛋白是与胆红素钙形成牢固的化学结合物后共同沉淀的。糖蛋白的主要作用是促进沉淀生成及颗粒凝集。糖蛋白同样也与胆固醇类结石的形成有关。除了以上所提到各类胆石成分沉淀聚合基础外，还要加上胆道系统动力学上的改变（如胆管狭窄、胆囊排空障碍、胆道淤滞）引起胆汁流变学的变化等，使这些沉淀有了时间和空间上的机会得以生长并进一步成石。

此外，近年来关于自由基在胆系感染、成石中的作用以及关于胆汁流变学的研究也为揭示胆石成因提供了新的资料。

（二）诊断要点

1. 临床表现

临床表现决定于胆石发生的部位。有的原发于胆囊、胆总管和肝内胆管，也有同时发生在胆囊与胆管，或同时发生在胆总管和肝胆管。

（1）无症状　胆管结石几乎不可避免要发生症状，而相当多的胆囊结石病人可以无临床症状。无症状者在单纯胆囊结石的病例中，可达50%左右。有些是在X线、B超检查腹部时，无意中发现胆囊结石。

（2）消化不良　为常见的症状，表现为胀气、嗳气、胃灼热及厌食油腻饮食。必须指出，有消化不良者仅少数是由于胆石所致，而多数是溃疡病、胃炎以及肠内容物淤滞的表现。胆绞痛：胆石在胆道内移动，或引起肝内、外胆管梗阻时，临床上可发生胆绞痛。痛的程度和部位，以及放散的部位，因胆石所在的位置和是否合并感染而不同。疼痛的发作往往由饱餐引起，尤其是在进油腻饮食之后。疼痛位于上腹部和后背，除非肿胀的胆囊接触到壁腹膜，才会感到胆囊部位疼痛。胆囊炎或右侧肝内胆管结石，疼痛放散至右侧肩胛骨下方或右肩。急性发作时多伴有恶心、呕吐等胃肠道症状。

（3）黄疸　在胆绞痛发作后不久出现黄疸，为胆囊管以外发生梗阻的表现，对诊断胆管结石很有意义。尿黄或大便色浅为可疑黄疸的病史，但作出黄疸的诊断必须是观察到巩膜或皮肤黄染，才能认为可靠。过去有发作性绞痛伴有黄疸的病史，是考虑施行紧急手术治疗的有力依据。

（4）寒战发热　为胆道结石并发感染的临床表现。但胆绞痛的发作不一定伴随寒战发热，胆囊结石合并急性胆囊炎，可加重右上腹症状。胆管结石合并炎症，可引起肝区疼痛，而且中毒症状明显。一般体温较高、脉快、呼吸急促，甚至血压下降。胆绞痛、黄疸和寒战高烧为胆管结石的三大症状，但并不一定同时出现。

2. 临床检验与检查

（1）生化检查　在静止期多无阳性发现，发作期检查所见与急性胆囊炎、急性胆管炎相同。胆红素升高只说明存在黄疸，要明确是否为胆石引起胆管梗阻，需测定血清总胆红素与直接胆红素。直接胆红素必须在总胆红素定量中占50%以上，才能确定为梗阻性黄疸。在未出现黄疸之前，碱性磷酸酶往往已有上升。转氨酶是反映肝脏损害比较敏感的试验，动态观察转氨酶的变化，能及时反映肝脏损害的程度。

（2）X线检查　X线平片只能显示含钙量较高的胆石，因此阳性率不高。口服胆囊造影能显示出X线阴性结石，但往往因胆囊不显影而不能说明是否存在结石。如作双倍口服剂量造影或静脉胆道造影仍未得到显影，则说明胆囊无功能，当然也应该考虑胆石的诊断。用导光纤维十二指肠镜做逆行胆道造影，如能成功，对显示肝内、外胆管结石都很清楚。

（3）超声检查　A型超声仪能测出胆囊或胆管是否扩张；B型超声扫描，能提供结石存在的位置，胆管扩张的情况。应用超声检查协助定位，做肝穿刺胆道造影，比用线定位作穿刺造影准确。

（4）核素^{99m}Tc-EHIDA或^{99m}Tc-三甲基溴静脉注射后γ-照相　能显示肝、胆囊、胆道和肠道。如胆囊不显影，提示胆囊管阻塞；如定时检查肠道不显影或显影不佳，则提示肝外胆道阻塞。

（5）十二指肠引流　引流出来的三部分胆汁，除能看见因感染所产生的炎性细胞外，还能见到胆固醇和胆红素钙结晶以及虫卵等，提示有胆石存在的可能。如无上述发现，则不支持胆石的诊断，或是胆总管的远端存在梗阻的结果。

（三）鉴别诊断

胆绞痛可与十二指肠溃疡、食管裂孔疝、胰腺炎和心肌梗死的临床表现相似，故须作胸腹部X线检查。如病情容许，应作钡餐检查，以排除食管痉挛和裂孔疝、溃疡病等。心电图对排除心绞痛有帮助，而胆绞痛发作时能加重心脏疾病。因此，对心电图异常的病人，手术要慎重考虑。淀粉酶测定有诊断急性胰腺炎的价值，但胆总管远端的结石往往合并不同程度的胰腺炎，故全面分析病情和检查的结果，对做出最后诊断十分必要。

（四）诊断标准

1. 胆囊结石

在未引起梗阻或继发感染时，可无明显症状或表现为慢性胆囊炎的症状，如上腹不适、腹胀、嗳气等。当胆囊结石阻塞胆囊管时，可有右上腹疼痛，为阵发性绞痛，可向右肩胛部放射，伴有恶心呕吐。合并急性胆囊炎时腹痛为持续性，阵发加重，常有发热或发冷发热，少数患者可出现黄疸。

查体：右上腹压痛，可有腹肌紧张，墨菲征阳性，有时触及肿大胆囊。

实验室检查：伴胆囊炎时，可有白细胞计数及中性粒细胞增加。

X线检查：腹部平片，可有结石影。

B超检查：可显示胆囊壁及结石数量、大小等。

2. 胆总管结石

慢性期症状不典型，可有轻微腹痛或消化不良的症状。急性期上腹剧痛，寒战高热，黄疸，痛连肩背，恶心呕吐，尿黄，大便可呈陶土色。

查体：巩膜黄染，上腹压痛，可有轻度肌紧张，可能触及肿大胆囊或有肝大。

实验室检查：白细胞总数和中性白细胞增加，粪便中尿胆素原减少，尿中尿胆素原增加，尿胆素增加，血清胆红素、碱性磷酸酶和胆固醇均有增加，凡登白试验直接胆红素增加，血清转氨酶升高，絮状试验阳性。

X线检查：腹部平片，有结石显影。

B超、PTC、ERCP检查：可显示胆总管结石大小、数量及胆管扩张。

3. 肝内胆管结石

慢性肝内胆管结石梗阻时，肝区不适，闷痛，有反复发作的不规则发热。急性梗阻时，上腹剧痛，呈持续性，可放射到右肩背部、剑突下或下腹部，发冷发热，晚期有轻度黄疸。

查体：上腹压痛，可触到肝肿大。

实验室检查：急性期血清谷丙转氨酶和胆红素可有升高，白细胞数升高，血清碱性磷酸酶升高。

（五）治疗

1. 饮食控制

脂肪类食物可促进缩胆囊素的释放而增加胆囊的收缩。如奥狄括约肌不能及时弛缓使胆汁流出，可引起胆汁潴留。在急性发作期应禁食脂肪类食物，采用高糖类流质饮食。植物油脂有利胆作用，可适当进食。

2. 消除胆绞痛

轻度绞痛者可静卧。严重病例应禁食、胃肠减压、静脉补液，同时，给予解痉剂，如硝酸甘油酯含于舌下或阿托品肌注。此外，异丙嗪肌内注射可加强镇痛作用。必要时可使用镇痛药，如哌替啶或美沙痛等。镇痛药与解痉药合用可以加强止痛疗效。最近研究认为，胆绞痛与局部前列腺素释放有关，故静脉用吲哚美辛有良好止痛效果。

3. 内镜治疗

近年来，由于治疗内镜的迅速发展，为胆石症的治疗开辟了新的途径，使过去须做手术的患者免除了手术的痛苦，尤其是对不宜做手术或不能耐受手术的老年患者提供了新的治疗手段。内镜下奥狄括约肌切开取石术，用于治疗并取出胆总管下端嵌顿结石，以恢复肝肠之间的通畅引流；经口胆道镜直视下激光碎石及高压液电碎石治疗胆管结石；腹腔镜下胆囊切除术，其优点是创伤小、愈合快、住院日短、效果好。

4. 手术治疗

手术适应证：①胆管结石伴严重梗阻、感染、中毒性休克或有肝脏并发症者。②长期反复发作的梗阻和感染，经非手术治疗无效者。③X线造影发现胆道有机械性梗阻者。④伴有下列严重胆囊病变者：较大胆囊结石、症状发作频繁、胆囊管结石嵌顿造成积水积脓，急性化脓性及坏疽性胆囊炎或穿孔伴有弥漫性腹膜炎等。胆囊结石一经确诊，应及早做胆囊切除术，对老年"静止性胆石病"患者，不要错过"选择性手术"的机会。否则，一旦急性发作，多数患者起病急、症状重、合并症多，被迫急诊手术，手术效果差，死亡率高。

三、胆囊炎

胆囊炎是较常见的疾病之一，发病率较高。根据其临床表现和临床经过，又可分为急性的和慢性的两种类型，常与胆石症合并存在。急性胆囊炎患者中，有胆石者约占90%以上，其发病率居外科急腹症的第二位，慢性胆囊炎患者中有胆石者约占70%。本病以胁痛为主要症状，患者常有右上腹部压痛，墨菲征阳性，或持续性钝痛，或右肩胛区痛，发热或不发热，右上腹有包块等，常反复发作。因为绝大多数胆囊炎均与胆囊结石存在密切的因果关系，结石可梗阻胆道引起炎症，炎症又能促进结石的形成或增长。因此胆囊炎的流行病学资料与特征基本与胆囊结石相同。

（一）病因病理

1. 急性胆囊炎

历来认为本病与胆囊管结石梗阻后的胆汁淤滞、胆囊黏膜损伤、胆囊缺血及细菌感染有关。

（1）胆囊管梗阻　通常认为胆囊管被结石或寄生虫梗阻后可引起急性胆囊炎，理由是：胆盐刺激，胆囊壁缺血，继发感染，胰液反流侵蚀。也有人认为在急性胆囊炎的发病上，机械的和血管的因素可能比胆盐浓度增高所致的刺激更重要。

（2）感染　包括细菌感染和寄生虫感染。感染的细菌主要是大肠杆菌、副大肠杆菌、伤寒杆菌、副伤寒杆菌、葡萄球菌、链球菌、肺炎球菌和产气杆菌等。其感染途径有：血源性感染（细菌随血流进入胆囊）、肝源性感染（肠道内细菌经门静脉进入肝脏后未被消灭感染胆囊、肝内细菌经淋巴管进入胆囊）、上行性感染（胆道蛔虫携带肠内细菌钻入胆道引起梗阻和胆囊炎症）、侵蚀性感染（胆囊邻近的组织器官有炎症时，细菌可侵蚀、蔓延到胆囊）。华支睾吸虫和梨形鞭毛虫等均可引起胆囊炎，特别是华支睾吸虫与胆道感染关系尤为密切。

（3）神经、精神因素　凡能导致迷走神经张力降低的因素，均有可能发生急性胆囊炎或是胆管炎发病的一个重要附加因素。据文献报告，疼痛、恐惧和焦虑等精神因素，可导致急性胆囊炎的发生，影响胆囊的排空导致胆汁淤积。

（4）激素因素　胆囊收缩素能使胆汁分泌增加、胆囊收缩和总胆管括约肌松弛，以保持胆汁的正常分泌和排出。凡肠腔内存在有胆盐浓度升高和氨基酸、脂肪增多的因素时，胆囊可停止收缩处于扩张状态，于是胆汁淤积而发病；性激素：妇女在妊娠时，由于性激素的影响，胆囊排空延缓，胆囊扩张，胆汁淤积常易发生急性胆囊炎。

另外，创伤、烧伤或手术后，有时可发生急性胆囊炎，这可能与出血、麻醉、发热、进食量少继发感染等引起的脱水有关，因脱水可使胆汁黏稠度增加，致胆囊排空延缓。

2. 慢性胆囊炎

慢性胆囊炎既是胆石发生的基础，也是胆石形成后的后果。它体现了胆囊与结石互相影响的长期过程，其机制大致同急性胆囊炎。慢性胆囊炎其病情呈慢性迁延性经过，临床上有反复急性发作等特点，本病病例远较急性胆囊炎为多。

（1）结石因素　通称结石性胆囊炎。约70%的慢性胆囊炎由此种因素引起，是因胆结石长期刺激胆囊壁发生炎症所致，在此基础上还可继发细菌感染。

（2）细菌感染　通称细菌性胆囊炎。细菌可经血液、淋巴或邻近组织器官炎症的直接蔓延，以及通过十二指肠乳头开口上行至胆囊等途径而感染。

（3）病毒感染　通称病毒性胆囊炎。常发生在患病毒性肝炎时，可能与肝炎病毒直接或间接对胆囊侵袭有关。

（4）化学因素　通称化学性胆囊炎。由胆盐过度浓缩或胰液消化酶反流进入胆囊所致，常见于胆结石刺激导致奥狄氏括约肌痉挛时。

（5）寄生虫因素　通称寄生虫性胆囊炎。常见的有华支睾吸虫、肠梨形鞭毛虫、血吸虫等。

总之，不论何种病因引起，其共同的病理特点是胆囊纤维组织增生、囊壁增厚、胆囊因瘢痕组织收缩而致囊腔变窄和萎缩，胆囊与周围组织粘连致并发幽门梗阻或肠梗阻等。若炎症侵犯胆囊管造成梗阻，胆囊也可胀大，并可使囊壁变薄。

（二）诊断要点

1. 急性胆囊炎

（1）临床表现

1）疼痛。右上腹剧痛或绞痛，多为结石或寄生虫嵌顿梗阻胆囊管或胆囊颈部所致的急性胆囊炎，疼痛常突然发作，十分剧烈，或呈绞痛样，多发生在饱餐特别是进食高脂食物后，或是发生在夜间；右上腹一般性疼痛，见于胆囊管非梗阻性急性胆囊炎时，右上腹疼痛一般不剧烈，多为持续性胀痛，随着胆囊炎症的进展，疼痛也可加重；疼痛呈放射性，最常见的放射部位是右肩部和右肩胛骨下角等处，乃系胆囊炎症刺激右膈神经末梢和腹壁周围神经所致。

2）恶心、呕吐。是常见的症状，如恶心、呕吐顽固或频繁，可造成脱水、虚脱和电解质紊乱，多见于结石或蛔虫梗阻胆囊管时。

3）畏寒、寒战、发热。轻型病例（炎症为卡他型者）常有畏寒和低热；重型病例（急性化脓坏疽型者）则可有寒战和高热，热度可达39℃以上，并可出现谵语、谵妄等精神症状。

4）黄疸。较少见，如有黄疸一般程度较轻，表示感染经淋巴管蔓延到了肝脏，造成了肝损害，或炎症已侵犯总胆管。

5）腹部体征。视诊可见右上腹胆囊区稍膨隆或丰满，腹式呼吸运动受限；触诊右上腹有肌紧张和压痛，Murphy氏征（＋）、反跳痛明显。有时可扪及胀大的胆囊或包块（包块系大网膜和附近肠壁被病变侵及发炎所致）。

6）其他。血压常偏低，甚至可发生感染性休克，此种情况尤易见于化脓坏疽型重症病例时。尚可有精神萎靡、纳差、乏力和便秘等。

（2）临床检验与检查

1）血常规。急性胆囊炎时，白细胞总数轻度增高（通常在1.2万～1.5万/mm³），分类中性粒细胞增多。如白细胞总数超过2万/mm³，并有显著的核左移和中毒性颗粒，则可能是胆囊坏死或有穿孔等并发症发生。

2）放射线检查。腹平片具有诊断意义的阳性发现是：胆囊区结石；胆囊阴影扩大；胆囊壁钙化斑；胆囊腔内气体和液平（产气细菌感染引起者）。胆囊造影有以下两种方法。①口服法：胆囊一般不显影。②静脉注射法：应用60%的泛影钠，用量按2.2m/kg计算，与等量5%葡萄糖溶液混合后，快速静脉滴注，如胆囊呈圆弧状或环形显影，对急性胆囊炎则有诊断意义。

3）放射性核素检查。静脉注射四氯四碘萤光素后90分钟内，若胆囊区无放射性物质，则表示有胆囊管梗阻，可考虑是急性胆囊炎。

2. 慢性胆囊炎

（1）临床表现

1）症状。持续性右上腹钝痛或不适感；有恶心、嗳气、反酸、腹胀和胃部灼热等消化不良症状；右肩胛区疼痛；进食高脂或油腻食物后症状加重；病程长，病情经过有急性发作和缓解相交替的特点，急性发作时与急性胆囊炎症状同，缓解期有时可无任何症状。

2）体征。胆囊区可有轻度压痛和叩击痛，但无反跳痛；胆汁淤积病例可扪及胀大的胆囊；急性发作时右上腹可有肌紧张；体温正常或有低热；偶可出现黄疸；病毒性胆囊炎时可有肝脾肿大。

（2）临床检验与检查

1）发现对诊断有意义的阳性压痛点。胆囊压痛点在右腹直肌外缘与肋弓的交点；胸椎压痛点在8～10胸椎旁；右膈神经压痛点在颈部右侧胸锁乳突肌两下角之间。

2）十二指肠引流。如胆汁中黏液增多，白细胞成堆，细菌培养或寄生虫检查阳性，对诊断帮助很大。

3）声波检查。如发现胆囊结石、胆囊壁增厚、缩小或变形，有诊断意义。

4）腹部X线平片。如系慢性胆囊炎，可发现胆结石、胀大的胆囊、胆囊钙化斑和胆囊乳状不透明阴影等。

5）胆囊造影。可发现胆结石、胆囊缩小或变形、胆囊浓缩及收缩功能不良、胆囊显影淡薄等慢性胆囊炎影像。当胆囊不显影时，如能除外系肝功能损害或肝脏色素代谢功能失常所致，则可能是慢性胆囊炎。

6）胆囊收缩素（CCK）试验。口服胆囊造影剂使胆囊显影后，将CCK静脉注射，在15分钟内分次连续摄胆囊片，如胆囊收缩幅度小于50%（表示胆囊收缩不良），并出现胆绞痛，为阳性反应，表示为慢性胆囊炎。

7）纤维腹腔镜检查。直视下如发现肝脏和胀大的胆囊为绿色、绿褐色或绿黑色。则提示黄疸为肝外阻塞；如胆囊失去光滑、透亮和天蓝色的外观，变为灰白色，并有胆囊缩小和明显的粘连，以及胆囊变形等，则提示为慢性胆囊炎。

8）小剖腹探查。小剖腹探查是近年来新提倡的一种诊断疑难肝胆疾病及黄疸的方法，它既能对慢性胆囊炎做出明确诊断，又能了解肝脏的表面情况。

（三）鉴别诊断

1）急性胆囊炎应与引起腹痛（特别是右上腹痛）的疾病进行鉴别。这些疾病主要有：急性胰腺炎、右下肺炎、急性膈胸膜炎、胸腹部带状疱疹早期、急性心肌梗死和急性阑尾炎等。上述疾病都有各自的临床特点和特殊的检查方法，只要详细地询问病史，细致地分析病情，动态地观察病情变化，鉴别一般不难。

2）慢性胆囊炎应注意与消化性溃疡、慢性胃炎、胃消化不良、慢性病毒性肝炎、胃肠神经官能症和慢性泌尿道感染等鉴别。慢性胆囊炎时，进食油腻食物后常有恶心和右上腹不适或疼痛加剧，此种情况消化道疾病少见。另外，可借助消化道钡餐造影、纤维胃镜、肝功能和尿液检查进行鉴别。

（四）诊断标准

1. 急性胆囊炎

①多以食用油腻食物为诱因。②突发右上腹持续性剧烈疼痛伴阵发性加重，可向右肩胛部放射，常有恶心、呕吐、发热。③右上腹有压痛，肌紧张，墨菲征阳性，少数可见黄疸。④白细胞及中性细胞计数增高，血清黄疸指数和胆红素可能增高。⑤B超可见胆囊肿大，胆囊壁增厚或毛糙，囊内有浮动光点，伴有结石时可见结石影像。⑥X线检查：胆囊区腹部平片可有胆囊增大阴影。

2. 慢性胆囊炎

①持续性右上腹钝痛或不适感，或伴右肩胛区疼痛。②有恶心、嗳气、反酸、腹胀和胃部灼热等消化不良症状，进食油腻食物后加重。③病程长，病情经过有急性发作和缓解交替的特点。④胆囊区可有轻度压痛和叩击痛。⑤胆汁中黏液增多，白细胞成堆，细菌培养阳性。⑥B超可见胆囊结石，胆囊壁增厚，胆囊缩小或变形。⑦胆囊造影可见胆结石，胆囊缩小或变形，胆囊收缩功能不良或胆囊显影淡薄等。

（五）治疗

1. 药物治疗

老年人急性胆囊炎如伴有发热等明显全身中毒症状，应及时住院治疗，药物治疗主要为抗菌和抗炎治疗。基于本病之感染细菌多为革兰阴性菌、胆汁培养阳性率低之特点，临床上多选用具有较强抗革兰阴性菌作用的青霉素族，如氨苄4～8g/d或阿莫西林2～4g/d静脉注射。也可选用第二、第三代头孢类抗生素，尤以第三代疗效佳。临床常用者为头孢氨噻肟钠、头孢三嗪、头孢哌酮等。喹诺酮类如氧氟沙星、环丙沙星等也可选用，但应注意药物不良反应。氨基糖苷类抗生素对革兰阴性菌也有较好疗效，但其对肾有一定毒性作用，故对老年人应用应慎重。在应用强有力的抗生素治疗的同时，可先用肾上腺糖皮质激素以减轻局部炎症反应，缓解全身症状。常用者为地塞米松5～20mg/d或氢化可的松100～200mg/d静脉滴注。利胆药的治疗价值尚无可靠的评价，可酌情选用。疼痛剧烈者行解痉，止痛治疗。

2. 经皮经肝胆囊穿刺引流术

此项技术多在超声或Cr引导下进行。经皮经肝穿刺入胆囊后，留置引流管引流。

通过有效的引流，减轻高张力对胆囊壁的压迫，减少有毒物质的吸收，辅以药物治疗，无结石性胆囊炎可得以治愈。而对其他类型的急性胆囊炎也可控制急性期症状，变急诊手术为择期手术，大大降低了手术死亡率。该技术尤为适合于老年人，尤其是手术危险性很高、药物治疗又不能有效控制病情者，该术的围术期死亡率为0%～3%，术后并发症的发生率为10%左右。

3. 经腹腔镜胆囊切除术

急性胆囊炎被大多数人视为经腹腔镜胆囊切除的相对禁忌证。因急性炎症所致的胆囊壁充血、水肿、张力和脆性增加，分离困难易出血，转开腹手术的比例高，术后并发症也较多，手术后死亡率与开腹手术相近。但严格选择病例，由有经验的医师操作，该法仍不失为一种有效方法。一般认为，老年急性胆囊炎无全身和局部并发症，无合并存在之严重器质性疾病，病程在72～96h，要酌情选择经腹腔镜胆囊切除术。可以预测，随着技术的不断发展和器械的不断完善，该疗法的适应证将于进一步放宽。

4. 开腹胆囊切除术

开腹胆囊切除术为急性胆囊炎的经典治疗方法。老年急性胆囊炎急诊手术的死亡率为6%～15%，明显高于非老年组及经皮经肝胆囊穿刺引流和经腹腔镜胆囊切除术。但对不适于上述两种疗法者或并发胆囊穿孔、胆总管结石、胆管炎、腹腔脓肿、肝脓肿和膈下脓肿者，仍应及时选择开腹手术。择期手术的死亡率可降至3%～6%。

（六）预防

老年人，尤其是患有胆囊结石者，饮食宜清淡，避免饱餐或摄入大量脂肪或蛋白质食物，反复发作的胆囊结石患者，应酌情选择经腹腔镜或开腹胆囊切除术。无症状结石患者，仍不主张行预防性胆囊切除术。

第三节　肠梗阻

老年肠梗阻在老年急腹症中，仅次于胆道疾病和急性阑尾炎，居第三位。国内老年急性肠梗阻的发病率各家报道不一，在15%～20%。

一、病因

引起老年肠梗阻的原因很多，其中粘连性肠梗阻和嵌顿性腹外疝为最常见病因，分别居第1、第2位，两者之和为65%，老年人肿瘤性肠梗阻居第3位。老年人粪石性肠梗阻、乙状结肠扭转和肠系膜血管疾病也是老年人常见的病因之一。

二、病理生理

急性肠梗阻可发生一系列病理生理变化。

1）肠腔内压力增高，肠梗阻一旦发生，梗阻以上肠腔内聚集大量气体和肠内容物，使肠内压力增高、肠壁内压力低的静脉和淋巴回流受到梗阻，造成大量细胞外液在肠壁内滞留，同时向肠腔倾泻，肠腔压力增高，使肠壁动脉供血受阻，即发生绞窄现象。

2）胃肠道循环被破坏，液体电解质在第三间隙积聚。正常人胃肠液分泌量为8～10L，这些分泌液几乎全部在小肠远端被吸收。肠梗阻患者多有严重脱水、血液浓缩、血容量不足、尿量减少，呈现水与电解质紊乱和酸碱平衡失调。

3）肠壁血运障碍，黏膜屏障破坏，细菌移位，毒素吸收，肠壁血运障碍。在组织学上，肠黏膜的完整性丧失，出现充血和坏死。在功能上，小肠向前蠕动能力消失，这些均可造成肠腔内细菌过度繁殖，产生大量毒性物质。细菌可通过已破坏的黏膜屏障穿过浆膜进入腹腔，从而导致腹膜炎。当发生腹膜炎时，大量毒素被吸收，进而发生中毒性休克，严重威胁患者的生命。

三、临床特点

老年人肠梗阻的临床特点如下。

（1）自觉症状轻 绝大多数老年患者只觉轻度腹痛、腹胀，很少有剧烈腹痛。有的以轻度腹胀或呕吐，或肛门停止排气、排便为主要症状而就诊。患者呕吐的次数和量都较少，肠管有血运障碍时，呕吐物可为棕褐色或血性。

（2）体征不典型 腹部压痛轻，反跳痛不明显。即使出现肠绞窄、腹膜炎时，反跳痛和腹胀也不明显。患者很少出现板状腹。当腹胀出现得早且严重时，表明肠梗阻多为低位。

（3）就诊晚、病情重 由于老年患者应激能力低，发病早期往往无明显症状，因而就诊时间较晚，是延误诊断和治疗的主要原因。

四、诊断

老年肠梗阻主要是根据腹痛、呕吐、腹胀和肛门停止排便、排气等症状体征进行诊断。老年患者还应考虑肠梗阻症状的不典型性，结合腹部X线及B超等检查而确诊。

五、治疗

首先，应积极选择手术治疗。老年人单纯性肠梗阻可采用中西医结合非手术治疗，但应密切观察病情变化，同时治疗并存病及做好中转手术准备。对诊断为绞窄性肠梗阻者不管是什么原因引起的，均应手术治疗，而且手术越早越好。对机械性肠梗阻，也应尽早手术治疗。对病情危重的绞窄性肠梗阻患者，应抗休克与手术同时进行。

六、预后

老年人单纯性肠梗阻的预后较好，但绞窄性肠梗阻预后较差。死亡原因常为延误治疗时机而引起的中毒性休克、多器官功能衰竭等。

第四节 急性阑尾炎

老年急性阑尾炎是最常见的外科急腹症，居老年急腹症的第二位，其发病率4%～9%。由于老年急性阑尾炎临床表现不典型，故误诊率高，并发症多，死亡率也较高

（2%～20%）。

一、病因与病理

①阑尾腔梗阻。粪石、寄生虫、食物残渣等使管腔变窄，排空能力低下，导致阑尾血运障碍及细菌入侵而发炎。②由于老年人阑尾组织呈生理性老化，黏膜层菲薄，肌层纤维化和脂肪浸润，易发生炎症。同时，老年血管硬化导致阑尾血运障碍，阑尾发炎时易造成阑尾坏疽、穿孔。③老年人因免疫系统老化，机体防御机制减弱，炎症易扩散。

二、临床表现

（一）腹痛

腹痛是急性阑尾炎最常见、最早出现的症状，典型的急性阑尾炎腹痛开始时多在上腹部或脐周围，有时为阵发性，常伴有轻度恶心或呕吐；经过几小时或十几小时后，腹痛即移至右下腹阑尾所在部位，同时腹痛也多转为持续性。老年人因对疼痛反应迟钝和记忆力较差，故仅1/3的患者有明确的腹痛主诉。老年患者腹痛的轻重与阑尾炎病变的程度之间并不一定有明确的关系。

（二）胃肠道症状

据统计，半数老年患者有恶心、呕吐，一般多见于疾病早期，这可能是由于反射性胃痉挛所致。盆腔位的阑尾炎或盆腔积脓可出现里急后重。老年人阑尾穿孔所致的腹膜炎，易导致肠麻痹而出现腹胀。

老年患者在病程后期，如并发弥漫性腹膜炎所致的肠麻痹时，便秘更为显著；有时因并发阑尾穿孔可导致排便次数增多，常误诊而延误治疗。

（三）全身反应

老年急性阑尾炎患者全身症状一般并不明显。寒战极为罕见，仅在急性阑尾炎并发穿孔或栓塞性静脉炎时可出现全身反应。患者发热一般都不高，通常在37.5～38℃，而很少超过38℃。体温高于38℃者，表明可能已有腹膜炎等并发症，应引起注意。

三、诊断

老年急性阑尾炎根据病史及体征诊断并不困难。老年患者可出现白细胞计数升高，一般在10000～15000，如超过20000时，则提示可能有阑尾坏疽、穿孔或腹膜炎等并发症。值得注意的是，不少老年患者白细胞计数并不升高，可配合其他检查帮助诊断。B超检查为常用的诊断手段，其正确率在87%～96%。腹腔镜检查可直视阑尾情况，诊断准确率可达100%，且可在诊断的同时实施相应的手术治疗。CT、MRI有较高诊断价值，但费用昂贵，很少应用。

四、治疗

老年急性阑尾炎一旦确诊应积极进行手术治疗，高龄本身不是手术禁忌证。在积极治疗阑尾炎时必须同时治疗并存病。手术中应进行心电监护，手术操作要仔细、彻底，尽量缩短手术时间。

若患者就诊时超过发病48h，右下腹打及炎性包块，疑有阑尾脓肿时，可进行非手术治疗，如禁食、抗炎等治疗。若脓肿不断增大、发热、白细胞升高，则应行脓肿切开引流。待炎症控制3个月后，再行阑尾切除术。

第五节 消化系统肿瘤

一、肝脏肿瘤

肝脏肿瘤是指发生在肝脏部位的肿瘤病变。肝脏是肿瘤好发部位之一，良性肿瘤较少见，恶性肿瘤中转移性肿瘤较多。原发性肿瘤可发生于肝细胞索、胆管上皮、血管或其他中胚层组织，转移性肿瘤中多数为转移性癌，少数为转移性肉瘤。根据瘤组织来源不同，将肝肿瘤分类如下：①良性肿瘤：肝细胞腺瘤、肝管细胞腺瘤、肾上腺残余瘤、血管瘤、错构瘤以及其他，如中胚层组织的良性肿瘤（脂肪瘤、纤维瘤、混合瘤等）。②恶性肿瘤：原发性肿瘤（肝细胞癌、胆管细胞癌、肾上腺残余癌、血管肉瘤和其他肉瘤）和转移性肿瘤（转移癌、转移肉瘤）。肝脏占位性病变是老年人常见病之一，由于老年人多合并循环、呼吸、肾脏、神经系统等疾病，使外科手术处理危险性更大，术后并发症和死亡率较高。

（一）原发性肝癌

原发性肝癌一般指肝细胞肝癌和胆管细胞肝癌。

1. 流行病学原发性肝癌（PHC）

简称肝癌，是最常见的恶性肿瘤之一，据统计全球每年约有30万人发病，且呈上升趋势。我国每年发生的肝癌占全世界40%，肝癌死亡率占全国肿瘤死亡率的第2位，在农村次于胃癌，在城市次于肺癌。原发性肝癌起病隐匿，病情发展迅速。一般来说，肝癌的患者从出现临床症状、未经过治疗至死亡只有3个月至半年的时间，因有"癌中之王"之称。

2. 病因学

经研究表明，我国肝癌的发生主要与乙型和丙型肝炎病毒感染、黄曲霉素、饮水污染等有关，一些农药、肝吸虫、遗传等因素也可能与肝癌的发病有关。

3. 临床表现

原发性肝癌起病隐匿，早期缺乏典型症状。甚至有的患者肝癌已属晚期，但症状仍不明显。经AFP普查检出的早期病例可无任何症状和体征，称为亚临床肝瘤。老年肝癌多在出现症状3个月左右就诊。有症状而自行就诊患者多属于中晚期，常有肝区疼痛、食欲减退、乏力、消瘦和肝大等症状，其主要特征如下：

（1）肝区疼痛　半数以上患者有肝区疼痛，痛处相当于肿瘤的位置，多呈持续性胀痛或钝痛。肝痛是由于肿瘤增长快速，肝包膜被牵拉所引起。如病变侵犯膈，痛可牵涉右肩。癌结节破裂时，可突然引起剧痛，并有腹膜炎症状和体征。如出血量大，则引起晕厥和休克。

（2）肝大　90%以上的患者肝脏肿大，且呈进行性肿大，质地坚硬，表现凹凸不平，有大小不等的结节或巨块，边缘钝而不整齐，常有不同程度的压痛。肝癌突出于右肋弓下或剑突下时，上腹可呈现局部隆起或饱满。如癌肿位于膈面，则主要表现为膈抬高而肝下缘可不肿大。由于肝癌的动脉血管丰富而迂曲，或因巨大的癌肿压迫肝动脉或腹主动脉，动脉内径骤然变窄，有时可在贴近肿瘤的腹壁上听到吹风样血管杂音。

（3）黄疸　一般在晚期出现，可因肝细胞损害而引起，或由于癌块压迫或侵犯肝门附近的胆管，或癌组织和血块脱落引起胆道梗阻所致。

（4）肝硬化征象　伴有肝硬化门静脉高压的肝癌患者可有脾肿大、腹水、静脉侧支循环形成等表现。腹水很快增多，一般为漏出液。血性腹水多因癌肿侵犯肝包膜或向腹腔内破溃而引起，偶因腹膜转移癌所致。

（5）恶性肿瘤的全身性表现　有进行性消瘦、发热、食欲不振、乏力、营养不良和恶病质等，少数肝病患者，可有特殊的全身表现，称为伴癌综合征，以低血糖症、红细胞增多症较常见，其他罕见的有高血钙、高血脂、类癌等。

（6）转移灶症状　如发生肺、骨、胸腔等处转移，可产生相应症状。胸腔转移以右侧多见，可有胸腔积液征。骨骼或脊柱转移，可有局部压痛或神经受压症状，颅内转移癌可有神经定位体征。

老年肝癌患者多伴有长期肝病史、肝功能受损严重、肝脏代谢功能紊乱，另外由于老年人器官功能衰退，机体免疫功能严重下降，常会在短期内出现感染、出血、全身衰竭等并发症状。

4. 诊断

（1）病理诊断　肝内或肝外病理学检查证实为原发性肝癌者。

（2）临床诊断　①AFP≥400μg/L，能排除妊娠、活动性肝病、生殖腺胚胎源性肿瘤及转移性肝癌等，并能触及肿大、坚硬及有结节状的肝脏或影像学检查有肝癌特征的占位性病变者。②AFP＜400μg/L，能排除妊娠、活动性肝病、生殖腺胚胎源性肿瘤及转移性肝癌等，并有两种影像学检查有肝癌特征性占位病变；或有两种肝癌标志物（AFP异质体、异常凝血酶原、g-GT同工酶Ⅱ、α-L-岩藻糖苷酶及CA19-9等）阳性及一种影像学检查具有肝癌特征性占位性病变者。③有肝癌的临床表现，并有肯定的肝外远处转移病灶（包括肉眼可见的血性腹水或在其中发现癌细胞），并能排除转移性肝癌者。

5. 原发性肝癌的2002年AJCC国际分期

（1）原发肿瘤（T）

T_x：原发肿瘤无法评估。

T_0：无原发肿瘤证据。

T_1：孤立的肿瘤，没有血管浸润。

T_2：孤立的肿瘤，有血管浸润或多个肿瘤但≤5cm。

T_3：多个肿瘤＞5cm，或肿瘤侵及门静脉，或肝静脉的穿孔。

T_4：肿瘤直接侵犯除胆囊外的邻近器官或有脏腹膜。

（2）区域淋巴结（N）

N_x：区域淋巴结无法评估。

N_0：无区域淋巴结转移。

N_1：有区域淋巴结转移。

区域淋巴结指肝门淋巴结，如位于肝十二指肠韧带、肝静脉和门静脉周的淋巴结，也包括沿下腔静脉、肝静脉和门静脉的淋巴结。除此之外，任何淋巴结转移均应视为远处转移，分期为M_1，膈下淋巴结转移分期也应为M_1。

（3）远处转移（M）

M_x：远处转移无法评估。

M_0：无远处转移。

M_1：有远处转移。

远处转移多见于骨和肺。肿瘤可以穿透肝包膜侵犯邻近器官，如肾上腺、横膈和直肠，或破裂导致急性出血和腹膜癌种植。

（4）AJCC分期

Ⅰ期$T_1 N_0 M_0$。

Ⅱ期$T_2 N_0 M_0$。

ⅢA期$T_3 N_0 M_0$。

ⅢB期$T_4 N_0 M_0$。

ⅢC期$T_x N_1 M_0$。

Ⅳ期$T_x N_x M_1$。

6. 鉴别诊断

（1）继发性肝癌（肝恶性瘤）　继发性肝癌与原发性肝瘤比较，继发性肝癌病情发展缓慢，症状较轻，其中以继发于胃癌的最多，其次为肺、结肠、胰腺、乳腺等的癌灶常转移至肝。常表现为多个结节型病灶，甲胎蛋白（AFP）检测除少数原发癌在消化的病例可阳性外，一般多为阴性。

（2）肝硬化　肝癌多发生在肝硬化的基础上，两者鉴别常有困难。鉴别在于详细病史、体格检查联系实验室检查。肝硬化病情发展较慢有反复，肝功能损害较显著，血清甲胎蛋白（AFP）阳性多提示癌变。

（3）活动性肝病　以下几点有助于肝癌与活动性肝病（急慢性肝炎）的鉴别。AFP甲胎蛋白检查和SGPT谷丙转氨酶必须同时检测。

（4）肝脓肿　表现发热、肝区疼痛、有炎症感染症状表现，白细胞数常升高，肝区叩击痛和触痛明显，左上腹肌紧张，周围胸腔壁常有水肿。

（5）肝海绵状血管瘤　该病为肝内良性占位性病变，常因查体B型超声或核素扫描等偶然发现。该病我国多见。鉴别诊断主要依靠甲胎蛋白测定，B型超声及肝血管造影。

（6）肝包虫病　患者有肝脏进行性肿大，质地坚硬和结节感、晚期肝脏大部分被破坏，临床表现极似原发性肝癌。

（7）邻近肝区的肝外肿瘤　如胃癌、上腹部高位腹膜后肿瘤，来自肾、肾上腺、结肠、胰腺癌及腹膜后肿瘤等易与原发性肝癌相混淆。除甲胎蛋白多为阴性可助区别外，病史、临床表现不同，特别超声、CT、MRI等影像学检查、胃肠道X线检查等均可做出鉴别诊断。

7. 治疗

老年肝癌患者治疗过程中普遍存在着消化不良、营养不良、食管胃底静脉曲张、肿瘤易受腹压作用破裂等病情特点，因此老年肝癌护理应注意饮食护理，及时补充老年患者身体所需，补充营养物质，增强患者体力，促进患者顺利治疗。

（1）手术治疗

1）根治性肝切除术。

局部要求：单发的微小肝癌；单发的小肝癌；单发的向外生长的大肝癌或巨大肝癌，表面较光滑，周围界限较清楚或有假包膜形成，受肿瘤破坏的肝组织＜30%（可通过CT或MRI测量）或虽然受肿瘤破坏的肝：组织＞30%，但无瘤侧肝脏明显代偿性增大，达全肝组织的50%以上；多发性肿瘤，肿瘤结节＜3个，且局限在肝脏的一段或一叶内。

根治性切除标准：肉眼所见（包括术前检查发现）肿瘤完全切除；肝切缘与肿瘤最小距离大于2cm；肝切面无肉眼和镜下血管癌栓；肿瘤包膜完整者不受第二条标准限制；对于肝内两个瘤灶者，如可明确为多克隆起源，且符合前述标准者；对有肺转移且局限于单侧，可完全切除者；术前AFP阳性者，术后AFP短期内转阴者。

手术具体要求：①重视无瘤技术，除一般无瘤技术原则外，操作中禁止触摸，挤压肿瘤。②非解剖性局部根治性切除，适用于肝硬化或非肝硬化患者，主要依肿瘤位置决定，其次是切肝技术。③重视规则性肝叶（段）切除术，作者强调的是无瘤技术的具体体现及区域肝血流阻断技术，要求确定预切线后不做所累肝叶（段）的过多解剖分离、解剖，控制所累叶（段）门静脉支（肝动脉支）及肝静脉支，必要时自肝下腔静脉前方至肝右静脉、肝中静脉之间间隙置阻断带控制半肝。④最大限度减少术中出血量，保护患者的免疫功能。⑤引用现代操作技术处理好肝创面，在前述控制好区域血供的前提下应用双极电凝或超声刀、超声吸引刀（CUSA）切肝，一次性妥善处理好肝创面管泵，遇创面出血可用5-0血管线缝合止血或直接修补，破损主要血管辅以褥垫式缝合，另外创面止血辅助材料一般均可满意处理，对肝硬化较重者可酌情创面覆以大网膜。大的切肝创面现一般不用对拔缝合。⑥重视术前、术后保肝治疗。

2）姑息性肝切除术。

适应证：3～5个多发性肿瘤，超越半肝范围者，行多处局限性切除；肿瘤局限于相邻2～3个肝段或半肝内，影像学显示，无瘤肝脏组织明显代偿性增大，达全肝的50%以上；位于肝中央区癌，无瘤肝脏组织明显代偿性增大，达全肝的50%以上；肝门部有淋巴结转移者，如原发肝脏肿瘤可切除，应做肿瘤切除术，同时进行肝门部淋巴结清扫。淋巴结难以清扫者，可术中行射频消融、微波、冷冻或注射无水乙醇等，也可术后进行放射性治疗；周围脏器（结肠、胃、膈肌或右肾上腺等）受侵犯，如原发肝脏肿瘤可切除，应连同受侵犯脏器一并切除。远处脏器单发转移性肿瘤（如单发肺转移），可同时做原发肝癌切除和转移瘤切除术。

治疗价值：对姑息性手术的重新认识。既往摒弃姑息性肝瘤手术切除的状况有所改观。多个中心临床研究表明，减体积性的手术不仅不会加剧肝癌的扩散生长。而且有利于改善全身状况，便于下一步序贯性综合治疗，可延长患者较高质量的生存时间。

胆管或血管癌栓的治疗：原发性肝癌合并门静脉癌栓时，应根据具体情况选择相应的术式。若癌栓位于门静脉主支或主干时，适合行门静脉主干切开除癌栓，同时行姑息性肝切除术。如行半肝切除，可开放门静脉残端取癌栓，不需经切开门静脉主干取栓。如癌栓位于二级以上门静脉分支内，可在切除肝肿瘤的同时连同该门静脉分支一并切除。如术中发现肿瘤不可切除，可在门静脉主干切开取癌栓后，术中行选择性肝动脉插管栓塞化疗或门静脉插管化疗、冷冻或射频治疗等。合并腔静脉癌栓时，可在全肝血流阻断下，切开腔静脉取癌栓，并同时切除肝肿瘤。原发性肝癌合并胆管癌栓的外科处理原则基本同合并门静脉癌栓，即癌栓位于左肝管或右肝管、肝总管、胆总管时，可行总部管切开取癌栓术，同时做姑息性肝切除术。如癌栓位于二级以上小的肝管分支内，可在切除肝肿瘤的同时连同该肝管分支一并切除，不需经切开胆总管取癌栓。如术中发现肿瘤不可切除，可在切开胆总部管取癌栓并置T型管引流术后，术中行选择性肝动脉插管栓塞化疗、冷冻或射频治疗等。

3）肝癌的肝移植术。适应证：严格按照标准选择患者，目前主要应用米兰标准、加利福尼亚标准、匹兹堡标准。国内标准尚未被公认。简言之，肝癌的肝移植术最适合小肝癌且肝硬化较重者；血管侵犯或淋巴结转移应列为绝对禁忌证；局部条件较好的较大肝癌可试行。

4）经腹腔镜肝癌切除术。经腹腔镜行肝切除治疗肝癌在我国尚未广泛开展。这主要因为肝脏血供丰富，腹腔镜下肝门血流阻断困难，出血难以控制；癌与正常肝组织的界线不易判断，使切缘癌组织残留机会增大，肝癌转移和复发的发生率增大等。目前，已开展腹腔镜肝切除术的肿瘤部位大多位于肝脏第Ⅱ、Ⅲ、Ⅳ、Ⅴ和Ⅵ段的肝表面。对位于Ⅰ、Ⅱ和Ⅷ肝段肝脏膈面和深面，又与腔静脉窝及主要肝静脉分支相邻的肝脏肿瘤一般不采用腹腔镜肝切除术。手辅助腹腔镜行肝癌切除术，能够解决肝门阻断困难等问题，具有止血效果好、肿瘤边缘切除彻底等优点，从而使腹腔镜在肝癌切除术中的应用得到进一步发展。

5）原发性肝癌合并门脉高压症的手术治疗。有明显脾大、脾功能亢进（WBC低于$3 \times 10^9/L$，血小板低于$50 \times 10^9/L$）表现者，可同时作脾切除术；有明显食管胃底静脉曲张，特别是发生过食管胃底曲张静脉破裂大出血者，可考虑同时作贲门周围血管离断术，有严重胃黏膜病变者，如患者术中情况允许，应作脾肾分流术或其他类型的选择性门腔分流术。

6）原发性肝癌的补救性手术。肝动脉结扎、置化疗窗、门静脉置化疗窗：理论上讲目前影像技术已相当发达，不存在术前评估不够的问题，目前综合治疗手段繁多，不应出现这种遭遇性手术。但临床情况并非完全如此，加上各地医疗发展不平衡，临床上该术式仍有一定价值，如遇肿瘤较大，局限在某叶（段），可加行该叶（段）门静脉结扎，以利健侧肝代偿性肥大，可能会创造Ⅱ期手术的机会。

7）肝癌结节破裂的手术治疗。破裂癌结节切除是最有效的止血方法，其次是肝动脉结扎加填塞止血。应注意的是综合评估，保证病人从手术中能有所获益。

8）Ⅱ期再手术。极少部分介入治疗，射频治疗后的患者或患侧血管处理后健侧明显代偿性肥大，肿瘤明显缩小的患者，可能获得Ⅱ期手术的机会，应不失时机地进行手术治疗，其效果优于其他治疗方法。

（2）原发性肝癌的非手术治疗

1）介入治疗。肿瘤为多发，而且分散在左右两半肝；肿瘤较大，而无瘤侧肝脏未发生代偿性增大，体积小于全肝50%，健侧肝脏门静脉内无癌栓或有癌栓，但门静脉支仍有血流通过；肝内胆管及肝外胆管内无癌栓；肝癌肝切除后肿瘤复发，不适宜或患者不愿意再次手术者；原则上，可切降的肝癌术前不做介入治疗；根治性切除病例可酌情介入治疗。

2）射频治疗（RFA）。现在国际上公认肝癌适合RFA的指征是：肝癌复发单个病灶小于5.0cm，最好小于3.0cm；肝内病灶少于3个，每个不超过3.0cm；胃肠癌、乳腺癌及肺癌等肝外原发灶已切除，转移灶直径小于5.0cm，数目少于3个；无外科手术指征，如年老体弱或伴有其他脏器功能不全，拒绝手术或延迟手术的患者；合并肝硬化，肝功能为Child A级或B级，有或无大量腹水。目前肝癌手术切除已经成熟，但是肝癌复发转移率高的生物学特性仍然是阻碍小肝癌切除预后进一步提高的瓶颈，肝癌总的5年生存率依然很低。对于小肝癌，尤其是伴有重度肝硬化或位于肝门区靠近大血管的小肝癌，RFA无论是生存率、复发率还是操作简便程度、并发症等都是最值得推广的非手术治疗方法。目前，手术切除小肝癌治疗正面临适应证广、禁忌证少的肿瘤微创治疗特别是RFA技术的挑战。可以预见微创治疗将在肝癌治疗中发挥越来越重要的作用。

3）其他治疗。无水乙醇瘤内注射，适应于单个肿瘤或多个结节性肿瘤，但癌灶不超过5个；肝除术后近期复发的肝癌，不适宜或患者不愿意接受再次肝切除者；冷冻、微波、激光等治疗：适应证同上。

4）放射治疗。目前，肝癌放疗的主流是三维适形放疗，常规放疗不能兼顾肿瘤控制概率（TCP）和正常组织并发症概率（NT-CP），而三维适形放疗则可以较好地兼顾TCP和NTCP，安全地提高靶区放射剂量，最高可增至90Gy，资料显示三维适形放疗可提高不宜手术和介入治疗肝癌患者的中位生存期。

5）原发性肝癌的化疗。临床上肝癌常用的化疗药物有：氟尿嘧啶及其衍生物，蒽环类药物多柔比星、表柔比星和吡柔比星，铂类药物顺铂、卡铂，丝裂霉素，羟喜树碱。近年来应用于临床的新药如紫杉醇、拓扑替康、奥沙利铂和吉西他滨等。目前化疗总体上处于探索阶段需要寻找更加有效的药物，更加合理的联合治疗方案和用药途径，更好地保护肝功能和抑制肿瘤的多药耐药。

6）中医、中药治疗。原发性肝癌的中医中药治疗在肝癌的治疗中占有一定的位置，广大群众历来也崇尚中医、中药治疗，几乎其整个治疗过程中均有中医中药参与。笔者认为，中医、中药治疗肝癌的目的首先是保肝治疗，改善全身情况矫正免疫功能；其次才是抗肿瘤治疗，但近年临床实践中，的确也观察到其抗肿瘤作用。

7）原发性肝癌的生物治疗。生物治疗是建立于现代免疫学和分子生物学基础上，使用生物大分子、基因以及其他天然或化学合成药物，通过调节机体自身内在免疫防御机制达到治疗和预防肿瘤目的的一种全新治疗方式。主要方法有基因治疗、免疫治疗、靶向治疗等。当前肝癌基因治疗研究的热点有：抑癌基因中有内抑素基因，凋亡基因中有 *Caspase 3*、*TRAIL*、*Survivin*，免疫增强基因中有干扰素、白细胞介素、TNF等。免疫治疗的热点是肝癌疫苗的研究，现主要有导入细胞因子、导入肝癌相关基因、树突状细胞疫苗等方法，目前Ⅰ～Ⅲ期肝癌疫苗临床试验正在全球进行中。靶向治疗中，新近报道以口服长双歧杆菌为靶向载体，利用内抑素有效治疗肝癌。肝癌的生物治疗近期取得一些进展，但还需进一步探讨和优化。

（二）肝血管瘤

肝血管瘤是肝脏的良性肿瘤。以肝海绵状血管瘤最常见，也是老年患者常见病之一。患者一般无自觉症状。肝血管瘤多数发现于成年人，女性多于男性。个体大小不一，大者可占满腹腔。多数小于4cm。以前认为单个居多，自从超声显像问世以来，所观察到的常为多个。肝左、右叶均可发生，以右叶较多见。

肿瘤可出现在肝脏任何部位，常位于包膜下，多为单发（约10%为多发），肿瘤直径多小于4cm，但也可小至几毫米，个别大至30cm，肿瘤表面呈暗红或紫色，外有包膜，切面呈海绵状。有时血管瘤内可见血栓形成和瘢痕，偶有钙化。显微镜下血管瘤是一内壁为不同大小的扁平内皮细胞的血管管道构成交通的空隙网，其中含红细胞，有时可见新鲜的机化血栓。肿瘤与周围组织分界清楚。

1. 临床表现

<4cm者多无症状，常于体格检查做腹部超声时偶然发现；4cm以上者约40%伴腹部不适，肝大，食欲不振、消化不良等症状。肝血管瘤常含机化血栓可能反复血栓形成造成肿瘤肿胀，引起Glisson包膜牵拉胀痛。肿块软硬不一，有不同程度的可压缩感，少数呈坚硬结节感。肿块很少自发破裂。肝功能一般正常，大血管瘤罕见的综合征为消耗性凝血障碍、血小板减少及低纤维蛋白血症。

2. 诊断

多种影像学检查可助诊断，超声波显像呈典型的边缘清晰的回声增强区，可见管道通入。大血管瘤可见网状回声不均，有时可见钙化。CT造影剂增强或延迟扫描先有肿瘤周边过度增强，逐渐向中心填充呈等密度。MRI在SET加权像上，瘤灶示边界清楚的类圆形低信号区，T_2加权像上瘤灶信号显著增强且均匀升高，表现呈特征性，而正常肝实质信号强度明显衰减，瘤/肝信号强度比明显增加。核素血池扫描呈明显填充现象。在诊断和鉴别诊断有困难者，可考虑剖腹探查，针刺活检常可导致严重出血故属禁忌。

3. 治疗

关于肝血管瘤治疗指征争议较大，目前认为治疗指征应依患者年龄、增长速度、瘤体大小和症状程度，全盘考虑其利弊，综合分析决定，避免过度干预，扩大手术指征；同时，又要避免瘤体增长过大，增加手术切除难度和风险或者丧失手术治疗机会。

目前认为肝血管瘤外科手术指征应从严掌握。具体包括：①有十分明确症状（排除其他可能引起类似症状的疾病）。②瘤体破裂或伴有大流量动静脉瘘及凝血功能障碍（Kasabach-Merrit综合征）。③不能排除其他肝肿瘤。④血管瘤体直径>10cm。

但当瘤体直径在5～10cm且合并以下情况时视为相对手术指征，当患者的学习、工作和生活因疾病产生的心理压力而受到严重影响时应考虑治疗。①邻近第一、第二肝门。②瘤体生长速度每年直径>2cm。③瘤体突出于肝脏边缘，尤其位于肋弓以下。④合并胆囊结石等其他外科疾患。对位于肝中央部或尾叶的血管瘤，因其手术治疗可能需切除大块肝组织，手术的并发症和病死率还难以被患者所接受。故不主张积极手术，而宜密切地随访观察，更趋从严掌握手术指征。

（三）肝囊肿

肝囊肿可分为先天性囊肿和老年性囊肿（先天性极为少见），如患者在中年以前从未发作肝囊肿，而从老年前开始出现者为后天性肝囊肿，是由于肝内胆管逐渐退化形成，为老年性退行性变表现。

1. 病因

尚不十分明确，有两种观点：一为胚胎期肝内胆管或淋巴管发育障碍，或肝内迷走胆管形成；二为胚胎期肝内感染引起胆管炎，致肝内小胆管闭锁，近端小胆管逐渐呈囊性扩大，形成囊肿。先天发育障碍可因遗传所致，如成人型多囊性肝病（APLD），为常染色体显性遗传性疾病。

2. 临床表现

老年人肝囊肿的临床特点：①发病率高。②男性高于女性。③临床症状少见。④伴有较高比例的胆道、胆囊疾患以及脂肪肝、肾囊肿。

3. 并发症

并发症比较少见，最多见的症状是囊内出血，临床表现为突然剧烈的腹痛及囊肿增大。这种并发症多见于50岁以上的妇女，但极少数患者腹痛则较为轻微，甚至没有，出血时超声下观察到囊内容物呈流动性。另外囊肿破裂，囊内并发感染时，尚可出现寒战、高热；压迫十二指肠尚可形成内瘘；门脉高压等。

4. 诊断

肝囊肿主要依赖影像检查进行诊断。在影像诊断中超声波检查最为重要。60岁以上老年人出现肝囊肿时除了具有典型的超声图像（肝实质出现　个或多个圆形或椭圆形的液性暗区，周边包膜完整，壁较薄，后方伴增强效应声影）外，同时伴有因老年退行性变所致的肝内光点、增粗、回声增强、肝内胆管壁增厚等特点。在肝囊肿的定性方面，一般认为超声波检查比CT更准确。但在全面了解囊肿的大小、数目、位置以及肝脏和肝脏周围的有关脏器时，特别是对于需行手术治疗的巨大肝囊肿患者，CT检查对于手术的指导作用显然优于B超。一般情况下，肝囊肿患者并不需要做彩色超声及磁共振（MRI）检查。实验室检查对肝囊肿的诊断价值不大。通常，肝囊肿并不导致肝功能的异常。但有时为了鉴别诊断，做某些血液检查仍然是必要的，特别是血液甲胎蛋白（AFP）检查，以排除原发性肝癌。

5. 鉴别诊断

（1）肝包虫囊肿　常有疫区居住史，包虫皮试阳性。B超或CT可见到内囊壁上的子囊影。

（2）肝脓肿　有炎症表现，常有化脓性疾病或痢疾史，超声显像所见并无清晰薄壁，液性占位周边有炎症表现。

（3）巨大肿瘤中央液化　超声可见病灶内同时有液性与实质性占位。

6. 治疗

（1）肝囊肿切除术　①手术适应证：有明显临床症状的肝囊肿；位于肝脏下段较表浅的肝囊肿；因囊肿压迫已引起肝叶的萎缩及纤维化（多见于肝左叶），可将已萎缩的肝叶连同囊肿切除，多发性肝囊肿不宜行肝叶切除术；有合并症的局限性肝囊肿，如有囊内出血、胆瘘、慢性感染、疑有恶性变者，宜行囊肿切除术；患者情况能承受较大手术者。②手术禁忌证：老年患者有重要器官功能不全者；多发性肝囊肿或多囊；肝囊肿位置深，贴近肝门处的重要结构，剥离面积广泛，囊壁分离出血多，技术上有困难。

（2）肝囊肿开窗术　此手术方法由林天佑提出，手术简单，创伤性小，适用于对多发性肝囊肿（多囊肝）和无并发症的孤立性的单纯性肝囊肿的减压引流，一般效果较好，但有时因开窗处"窗口"为腹腔内脏器粘连阻塞致囊肿复发。

1）手术方法：切除突出至肝表面处的一块囊壁和肝包膜。有开腹和腹腔镜两种方法。有明显临床症状的突向肝表面的巨大囊肿；诊断明确，囊肿无并发症；其他上腹部手术（最常见是胆囊切除术）时一并处理囊肿；患者的条件适合手术者。

2）手术禁忌证：其他原因的肝脏囊性病变；交通性肝内多发囊肿；肝囊性腺瘤；有合并症的肝囊肿；小的无症状的囊肿；位置深未突于肝表面的囊肿。

（3）肝囊肿硬化治疗　单纯性肝囊肿通过向囊腔内注入血管硬化剂（常用的为无水乙醇95%～99.8%）破坏囊肿的内皮，经数次抽液注药后，囊腔可逐渐缩小，能收到较好的近期效果。对于较小的肝囊肿（直径<5cm），一般经过B超引导下穿刺抽吸囊液后注入无水酒精，1次便可达到使囊肿闭合的效果；巨大的囊肿及多发性的则需多次穿刺注药。

本病发展缓慢，预后良好。孤立性肝囊肿经非手术或手术治疗可痊愈，多囊肝经治疗后可缓解症状，对肝功能的恢复及全身状况的改善皆有帮助。本病一般不引起肝功能损害，但部分晚期患者，由于肝组织的严重破坏，出现黄疸、腹水等并发症，难以用各种方法治疗；此类患者预后较差，如合并多囊肾，可因肝、肾衰竭而死亡。

二、胆道肿瘤

胆道肿瘤是老年人的常见疾病之一。胆道肿瘤分为胆囊肿瘤和肝外胆道肿瘤两种，其中胆囊肿瘤为多见。胆道肿瘤有良性与恶性之分良性肿瘤如腺瘤、乳头状瘤和纤维瘤等，后两者比较鲜见。恶性肿瘤主要是腺癌有胆囊癌和胆道癌，前者多于后者。

（一）胆囊良性肿瘤

胆囊良性肿瘤的命名比较混乱在既往的文献中，将胆囊良性肿瘤笼统地称为乳头状瘤或息肉，日本学者则称为胆囊隆起样病变。近年来，在国内常习惯称为胆囊息肉样病变（PLG）上述命名均不甚完美。

胆囊良性肿瘤的分类也很混乱，迄今尚无公认的统一的分类方法。Christensen于1970年报道了180例胆囊良性肿瘤，并做了较合理的分类将胆囊隆起样病变简单地分为良性肿瘤和假瘤两大类。假瘤系指外观像肿瘤的非肿瘤性病变。这种分类方法既系统全面又简单明了，多次被后来的文献引用。日前，一般公认为胆囊良性肿瘤包括胆囊腺瘤、血管瘤、脂肪神经纤维瘤。

1.胆囊腺瘤

胆囊腺瘤是胆囊的常见良性肿瘤，发病率文献报道不一，占胆囊息肉样病变的3.6%～30%。多见于中老年女性，腺瘤可生长在胆囊的任何部位，以体底部较多见，向腔内生长。可为单发或多发，以单发多见，直径为0.3～2.0cm。质软，色泽不一，瘤体呈绒毛状或桑葚状，有蒂或呈广基性与胆囊相连。其中以乳头状腺瘤多见，管状腺瘤或混合状腺瘤少见。有认为腺瘤属癌前病变，据文献报道，癌变率为6%～36%。

（1）临床表现与诊断　胆囊良性肿瘤患者多无特殊的临床表现，最常见的症状为右上腹疼痛或不适一般症状不重可耐受。如果病变位于胆囊颈部可影响胆囊的排空，常于餐后发生右上腹的疼痛或绞痛尤其在脂餐后。其他症状包括消化不良，偶有恶心呕吐等，均缺乏特异性，部分患者可无症状在健康检查或人群普查时才被发现。

由于胆囊良性肿瘤缺乏特异的临床症状和体征，根据临床表现很难作出正确的诊断，影像学是主要的诊断方法。术前的影像学表现缺少特异性，病变的大小仅仅是鉴别诊断的初步标准。对于B超诊断有困难的病例可进一步进行EUS或选择性胆囊动脉造影，有益于鉴别诊断。最终诊断仍然要依靠病理组织学检查。

（2）治疗　一般认为胆囊腺瘤属于癌前病变。约18%的胆囊癌来自腺瘤癌变。对于直径小于10mm的病变，又无明显的临床症状无论单发或者多发可暂不手术，定期做B超、观察随访，当发现病变有明显增大时，应考虑手术治疗。胆囊良性肿瘤尚无有效的药物治疗方法。外科手术切除胆囊是主要的治疗手段。

手术指征：①病变大于10mm。②怀疑为恶性肿瘤，病变侵及肌层。③良性与恶性难以确定。④经短期观察病变增大较快。⑤病变位于胆囊颈管部影响胆囊排空。⑥有明显的临床症状及合并胆囊结石或急慢性胆囊炎等。凡具有上述指征之一者，均应手术治疗。

单纯胆囊切除术适用于各种胆囊良性肿瘤。如果胆囊良性病变发生癌变且已侵及肌层甚至浆膜层应按胆囊癌处理。在胆囊切除术中应解剖检查胆囊标本，对可疑病变常规做冷冻切片病理检查，以发现早期病变。

2. 其他

少见的胆囊良性肿瘤：胆囊良性肿瘤除腺瘤外，还有一些比较少见的肿瘤如血管瘤、神经纤维瘤、脂肪瘤等，这些良性肿瘤症状与慢性胆囊炎相同，也可毫无症状。由于术前这些良性肿瘤缺乏特异性的临床表现和检查方法，所以往往在术后通过病理切片检查才能确诊。

（二）胆囊癌

在胆囊恶性肿瘤中胆囊癌占首位，其他尚有肉瘤、类癌、原发性恶性黑色素瘤、巨细胞腺癌等。原发性胆囊癌临床上较为少见，较长时间内并未引起人们的重视，根据国内教科书报道，仅占所有癌总数的1%左右。

1. 病因

胆囊癌的病因尚不清楚，临床观察胆囊癌常与胆囊良性疾患同时存在，最常见是与胆囊结石共存。多数人认为胆囊结石的慢性刺激是重要的致病因素。还有人提出胆囊癌的发生可能与患者的胆总管下端和主胰管的汇合连接处存在畸形有关，因有此畸形以致胰液进入胆管内，使胆汁内的胰液浓度提高，引起胆囊的慢性炎症，黏膜变化，最后发生癌变。

2. 病理改变

胆囊癌发生在底部多见，颈部次之，体部较少。组织学上腺癌占80%，未分化癌占6%，鳞癌占3%，混合癌占1%。胆囊癌可直接浸润周围脏器，也可经淋巴道、血液循环、神经、胆管等途径转移及腹腔内种植。晚期患者可发生远处转移，但一般发生的较晚和较少。

3. 临床表现及诊断

多数患者临床表现与慢性胆囊炎，胆石症相似。以右上腹痛为主要症状，向右肩胛部放射，伴有食欲不振、乏力、腹胀、低热、恶心及黄疸等。对40岁以上女性患者，有长期慢性胆囊炎、胆石症病史，若疼痛性质从阵发性发作转变为右上腹持续钝痛，且进行性加重，局部触及胆囊肿块，进行性黄疸，消瘦明显等情况出现，应考虑胆囊癌。胆囊癌晚期，则可有肝脏肿大、腹水、恶病质等表现。

胆囊癌的早期诊断困难，治疗后5年生存率仅3.7%～4%，因胆囊癌早期缺乏特异性临床表现，诊断常被延误，其影响原因有：绝大多数患者就诊已晚，一经确诊已属晚期，而这一部分患者中反复多年腹痛未引起重视；胆石症患者缺乏应有的警惕性，特别是病史长，年龄大，应定期检查，或可较早发现胆囊癌；胆囊癌除影像学检查外，缺少有价值的血清检测方法，近年有人提出CEA、CA19-9联合检测对诊断有帮助，但无特异性；重视超声检查，不断提高对胆囊癌的认识水平，佐以CT检查，提高胆囊癌早期诊断十分重要。BUS及CT不受胆囊功能的影响，可鉴别胆囊的正常组织和肿瘤，并能显示肿瘤对肝组织的转移和侵犯，特别是内镜超声可将胆囊壁三层结构显示清楚，极大地提高了胆囊癌的早期诊治水平。

4. 分期

（1）胆囊癌Nevin分期

Nevin I 期：癌组织仅位于黏膜内即黏膜内癌或原位癌。

Nevin II 期：癌组织仅位于黏膜及肌层内。

Nevin III期：癌组织累及胆囊壁全层-黏膜层、肌层及浆膜层。

Nevin IV期：癌组织累及胆囊壁全层并有胆囊淋巴结转移。

Nevin V 期：癌组织累及肝脏或有胆囊邻近的脏器转移或远处转移。

这一分期可反映手术方式和病期、生存率间的密切相关性，曾被许多国家沿用至今。此分期的 I 、II期采用单纯胆囊切除，一般效果良好，多数患者可存活五年以上，甚至治愈。III、IV期病例若行根治性切除，五年生存率可达50%以上。V期不论采用何种术式，无一生存率大于五年。

（2）胆囊癌TNM分期

1）T分级：

T_x：肿瘤不能评估。

T_0：无胆囊癌证据。

T_{is}：原位癌。

T_1：肿瘤侵及固有层或肌层。

T_{1a}：肿瘤侵及固有层。

T_{1b}：肿瘤侵及肌层。

T_2：肿瘤侵及肌层周围结缔组织；没有超出浆膜或至肝。

T_3：肿瘤穿透浆膜（壁腹膜），和（或）直径侵至肝，和（或）周边一个器官或组织，如胃、十二指肠、结肠、胰腺、大胃膜或肝外胆管。

T_4：肿瘤侵及门静脉或肝动脉或侵及多个肝外器官或组织。

2）区域淋巴结：

N_x：区域淋巴结不能评估。

N_0：没有区域淋巴结转移。

N_1：区域淋巴结转移。

3）远外转移：

M_x：不能评估。

M_0：没有转移。

M_1：远处转移。

4）临床分期：

0期：$T_{is}\ N_0\ M_0$。

I_A期：$T_1 N_0 M_0$。

I_B期：$T_2 N_0 M_0$。

II_A期：$T_3 N_0 M_0$。

II_B期：$T_1 N_1 M_0$，$T_2 N_1 M_0$，$T_3 N_1 M_0$。

III_A期：$T_2 N_2 M_0$，$T_3 N_1 M_0$，$T_4 N_0 M_0$。

III_B期：$T_4 N_x M_0$。

IV期：$T_x N_x M_1$。

5. 治疗

胆囊癌的治疗主要包括外科手术、放疗和化疗和免疫治疗。早期多主张采取以手术为主的治疗，但临床所见的胆囊癌大多数为晚期患者，故目前手术切除率很低，切除后的疗效也很差。虽然胆道外科目前已有不小进展，但胆囊癌的诊断及治疗水平却提高不多，因此，治愈胆囊癌的关键在于早期及时做出确切定性的诊断。而实行正确的包括外科手术治疗在内的治疗。

（1）手术治疗　胆囊癌患者主要治疗方法为手术治疗，然而大多数患者在手术时发现其癌肿已不可能被切除或仅能做姑息切除。一般手术方式分为3种类型。

1）在因为胆囊结石或急性胆囊炎作切除手术后，意外地从病理切片中发现有胆囊癌，病变局限于胆囊壁的浆膜层以下。绝大多数学者认为这类患者做胆囊切除已够，不必再进行扩大根治术，并认为即使再做手术扩大根治范围，也不一定能改变生存率和预后。

2）术中已明确为胆囊癌者，病变已侵犯浆膜层，有或无局部转移，尚有可能做手术切除者，可考虑进行扩大根治性胆囊切除术。可在胆囊切除同时在胆囊床周围做肝组织局部切除，范围至少2cm。清扫胆囊周围淋巴引流区如门静脉、肝动脉和肝外胆管周围等淋巴结。如癌肿侵犯胰腺后面时，还须加做胰十二指肠切除术。有人更有扩大的做肝右前叶和肝左内叶切除和门静脉切除，并做重建术等，以求根治。但手术范围的扩大，可明显增加手术的死亡率，且能否提高治疗效果还存在争议。

3）胆囊癌已扩散至胆管，并有肝脏多处转移灶，此时已不可能做根治术。这类患者可做一些姑息性手术，以减轻症状，提高生活质量。如有梗阻性黄疸须做胆管引流术，以减轻黄疸和皮肤瘙痒；如产生幽门梗阻，则作胃空肠吻合术等。由于晚期胆囊瘤多见于老年患者，常伴有多系统慢性疾病，如心血管疾病、肺部疾病、糖尿病等，是否采用姑息性手术应严格掌握适应证。

（2）非手术治疗　胆囊癌的非手术治疗效果均不满意。

可根据条件选用放射治疗（术中、术后）、化学治疗及免疫治疗等。

（三）胆管良性肿瘤

肝外胆管的良性肿瘤罕见，多见于中老年，男女的发病率几乎相等。部位依次为胆总管、Vater壶腹、胆囊管、肝总管。胆管以源于上皮的乳头状瘤最多见，其次为腺瘤、常为单发，也可多发，质软，广基或带蒂。此外也有间质来源的肿瘤，如血管瘤、脂肪瘤、平滑肌瘤、肌母细胞瘤、纤维瘤、神经鞘瘤、神经纤维瘤、错构瘤、黏液瘤及黄色瘤等，很少见。

1. 临床表现与诊断

胆管良性肿瘤主要表现为胆道梗阻症状，约有90%患者出现梗阻性黄疸，有腹痛或绞痛病史者占80%。由于梗阻而常伴有继发性感染，表现为寒战、发热、恶心、呕吐，患者常有胃纳减退，也有发生胆道出血者。

B超、肝功能检查为首选的初步检查，B超和CT检查可显示扩张的胆管腔内占位，增强后有强化。ERCP和PTC对胆道梗阻部位有定位诊断价值，但仅靠影像学检查难以与胆管癌区别，甚至手术中也难以确诊病变性质，而只能依靠冰涂切片检查。

2. 治疗

胆管良性肿瘤的常用手术治疗方法是胆管局部切除和胆管断端对端吻合术，外加"T"管支架。如对端吻合有困难，则行胆管空肠Roux-Y吻合术或胆管十二指肠吻合术。位于壶腹部者，可切开奥狄括约肌行肿瘤局部切除术。当肿瘤位于胆管胰腺段内时，则只能行胰十二指肠切除术，如病理上能确诊为良行，也可旷置肿瘤，行胆肠吻合以解除黄疸。

胆管良性肿瘤局部切除后的复发率较高，有研究收集88例胆管良性肿瘤，局切后局部复发率为22%；另外，胆管乳头状瘤和腺瘤有癌变倾向，因此对胆管良性肿瘤应采取积极的态度。

（四）胆管癌

1. 分类

胆管癌按其发生部位可分为如下几种。

（1）上段胆管癌　其又称高位胆管癌、肝门胆管癌、肿瘤位于胆总管、左右肝管及其汇合部，位于后者部位的肿瘤又称Klatskin瘤。

（2）中段胆管瘤　肿瘤位于胆囊管水平以下、十二指肠上缘以上的胆总管。

（3）下段胆管癌　肿瘤位于十二指肠上缘以下、肝胰壶腹以上的胆总管。

其中以上段胆管癌最为好发，占胆管癌的43.4%～75.2%。

所有胆管癌病因的统一特征是胆管上皮慢性炎症的存在。胆管癌发生的危险因素包括年龄、吸烟、接触化学致癌物及有关原发性疾病（原发性硬化性胆管炎、慢性肝胆管结石、胆管腺瘤、胆管多发性乳头瘤病、Caroli病、胆管囊肿、HBV及HCV感染、胆管寄生虫病及伤寒沙门菌慢性携带者等）。

2. 临床表现及诊断

胆管癌患者常为老人，40岁以下较少见。其主要临床表现取决于肿瘤部位，肝胆管分叉处或胆总管远端的肿瘤，可出现典型的无痛性梗阻性黄疸、陶土色大便、尿色变深和瘙痒；而肝内胆管癌的表现常为非特异性症状，如乏力、体重下降、腹痛，胆管炎症状也不多见。如病人原有原发性硬化性胆管炎又并发胆管癌时，则有病情突然变坏和淤胆加剧的表现。

对胆管癌的诊断较为困难，虽然大多数患者有肝门狭窄和黄疸，但其变异性很大，一方面要与良性狭窄病症相鉴别，如医源性胆管损伤、原发性硬化性胆管炎、胆管结石症等；另一方面也须与恶性疾病相鉴别，如胆囊癌、转移性肝门部肿大淋巴结等。特别是与原发性硬化性胆管炎的区分尤为困难。

生物化学检查：胆管癌引起梗阻黄疸常为非特异性，生化检查有血清胆红素、碱性磷酸酶、rGT升高，转氨酶也常升高。但胆管癌尚无特异性的肿瘤标志物，CA19-9，CEA和AFP等肿瘤标志物检查有一定的意义。特别是CA19-9的阳性率较高。

影像学检查：腹部超声检查是首选方法，可用于诊断和计划治疗，超声检查对胆管扩张的判断有高度敏感性并可除外胆石症。如检查发现肝内胆管扩张而肝外胆管正常，则疑为肝门或近端胆管疾病；而远端胆管病症则肝内外胆管同时扩张。对比剂增强、三维螺旋CT检查对肝内胆管癌的判断非常敏感，可鉴别1cm的肿瘤，对胆管梗阻进行定位，测定肿大的淋巴结，但对判断肿瘤可否切除则仅有60%的把握。

MRCP较CT检查更为精确，也优于创伤性的内镜逆行胆胰管造影（ERCP）和经皮肝穿刺胆管造影（PTC）检查，特别当使用高组织对比剂和多层面扫描后，MRCP就更有助于判断胆管癌可否切除，MRCP还能避免ERCP或PTC引起的胆管引流后造成的胆管炎并发。

ERCP对梗阻性黄疸患者，在术前了解梗阻的部位和原因可提供重要诊断依据。对胆道不完全梗阻患者，可清楚显示肝内外胆管，提示病变部位在肝门部、胆管中段或胆管下端，并清楚显示病变程度及范围，为手术治疗提供重要依据。在胆道完全梗阻患者，ERCP仅能显示梗阻部位的截断征，不能显示梗阻部位近侧胆管及梗阻变的范围；为了解梗阻近侧胆管情况，有赖施行PTC检查，ERCP检查有引发急性化脓性胆管炎的危险，在有梗阻性黄疸患者，应非常慎重。

PTC检查为进一步诊断胆管肿瘤，明确肿瘤部位的重要检查，PTC可产生出血、感染、漏胆等多种并发症，应严格掌握指征，多于手术前进行。

3. 分期

（1）胆管癌TNM分期

1）T：原发肿瘤。

T_x：原发肿瘤无法评估。

T_{is}：原位瘤。

T_1：肿瘤侵及黏膜下层或纤维肌层。

T_{1a}：肿瘤侵及黏膜下层。

T_{1b}：肿瘤侵及纤维肌层。

T_2：肿瘤侵犯纤维肌层周围结缔组织达浆膜下层。

T_3：肿瘤侵犯邻近脏器，如肝脏、胰腺、十二指肠、胆囊、结肠、胃。

2）N：区域淋巴结转移。

N_x：区域淋巴结转移情况无法评估。

N_0：区域淋巴结无转移。

N_1：胆囊管、胆管周围和（或）肝门淋巴结转移，如肝十二指肠韧带淋巴结转移。

N_2：胰头周围、十二指肠周围、门静脉周围、腹腔动脉、肠系膜上动脉、胰十二指肠后淋巴结转移。

3）M：远处转移。

M_x：远处转移无法评估。

M_0：无远处转移。

M_1：有远处转移。

（2）临床分期

I_A：$T_1N_0M_0$。

Ⅰ B： $T_2N_0M_0$。

Ⅱ A： $T_3N_0M_0$。

Ⅱ B： $T_{1-3}N_1M_0$。

Ⅲ： $T_4N_xM_0$。

Ⅳ： $T_xN_xM_1$。

4. 治疗

（1）胆管癌的手术治疗　肝外胆管癌的手术包括根治性切除和姑息性切除，一部分晚期的胆管癌可通过PTC或ERCP放置内支架管而有效地减轻黄疸。

1）肝门部胆管癌的手术方法。①肝门胆管癌根治性切除术：将包括肿瘤在内的部分胆总管、胆囊、肝总管、左右肝管和肝十二指肠韧带内除血管以外的所有组织骨骼化切除，行肝管空肠Roux-Y吻合术。②肝门胆管癌扩大切除术：在骨骼化切除同时，同时加行左半肝、右半肝、中肝叶或尾状叶切除。门静脉壁受累时可部分切除或整段切除后重建。③肝门胆管癌部分切除、狭窄肝管内记忆合金内支架植入和肝管空肠Roux-Y吻合术。支架可扩开狭窄的胆管，并延缓肿瘤残留或复发所致的胆管阻塞。④姑息性减黄引流术：包括肝管内置管内引流或外流术，左侧肝内胆管空肠吻合术，右侧肝内胆管空肠吻合术，"U"形管外引流术，记忆合金内支架术。

2）中段胆管癌手术方法。可行胆管部分切除，肝管空肠Roux-Y吻合术，门静脉壁可部分切除或一段切除。不能切除者，则在其梗阻上方行胆道旁路内引流或外引流术。

3）下段胆管癌的手术方法。标准的术式为胰十二指肠切除术。肝门部胆管癌切除后5年生存率最乐观的为40%，其他的为10%或更低。局部复发是死亡的主要原因。下段胆管癌切除的患者存活率要高于肝门部胆管癌切除患者，有一组研究报道，其5年生存率可达28%。

4）肝内胆管癌。小的周围型肝内胆管癌可行肝切除后而获长期生存，其5年生存率有人报道可达44%，巨大型肝内胆管难以切除，预后很差。无淋巴结转移和肝内外大血管侵犯的患者可行肝移植，少数研究中，肝移植后的5年生存率超过53%。

（2）胆管癌的非手术治疗

1）经内镜置管引流术和PTCD对中、晚期胆管癌，包括肝门部胆管癌、胆管下段癌无手术探查指征者，或高龄胆管癌，合并严重心、肺、脑疾病，不适于手术治疗者，可行纤维内镜置金属导管内支撑引流，以减轻黄疸，消除胆道内高压并改善肝肾功能，延长患者生命。置管引流对胆管下段癌疗效较好，而肝门部胆管癌在多已侵犯左右肝管起始部，内置管引流通困难，常只能做PTCD。

2）姑息性放疗。对于不能切除且局部进展又无远距离转移的胆管癌，可行姑息性放疗，加速器再加 ^{192}Ir胆管内照射，可增加生存率。

3）姑息性化疗。这种方法效果不显，且未能增加存活率。

三、胃肿瘤

（一）胃癌

1. 流行病学

胃癌是严重威胁我国人民生命健康的恶性肿瘤之一，居世界癌症死因的第2位。据

1990～1992年我国1/10人口恶性肿瘤死因抽样调查发现，胃癌死亡率占第1位，患者多为老年人。在过去几十年中，胃癌在所有癌症中的比例呈现出一种持续下降的趋势，但是每年新发病例的绝对数量却在不断地升高，主要是因为人口的老龄化。据统计，2002～2004年，上海65岁以上的胃癌病例占62.79%，且随年龄的增加而比例增大，在80～84岁组达到高峰。

较高的胃癌发生率（男性超过40/10万）出现在日本、中国、苏联国家和一些拉丁美洲国家中。较低的胃癌发病率（低于15/10万）出现在北美洲（特别是白种人）、印度、菲律宾、大多数非洲国家、一些欧洲国家以及澳大利亚。其他地区的国家则表现出中等的发病率。

在胃癌发病率下降的同时，一些国家贲门癌的发生率却有所增加。近期的流行病学研究显示，肥胖、胃食管反流和Barrett食管是贲门腺癌高发的因素。这些危险因素出现比例的增高也成为贲门腺癌发生率增高的原因。来自世界卫生组织的数据表明，大多数国家男性胃癌的发生率约是女性的2～3倍。这种男性高发的趋势在高危人群中表现得更加明显。

2. 病因学

胃癌的病因至今尚未完全明确，是外界因素和机体内部因素之间相互作用所产生的结果。胃癌的发生同社会经济收入高低有密切关系，通常经济收入低的阶层发病率及死亡率较高。我国1990～1992年恶性肿瘤的死亡率的城乡分布结果表明，胃癌农村居民的死亡率比城市居民的死亡率高10.75%。

饮食因素同胃癌的发生密切相关。研究表明，富含蔬菜和水果的饮食可以降低胃癌的危险性。同时长期使用冰箱来保存食物可以降低胃癌的危险性也得到证实。高盐的摄入也同胃癌发病的危险性增高有关。

幽门螺杆菌和胃癌发生的关联存在一些争议，主要是因为大部分证据来自血清流行病学，因而在方法学上有一定局限性。研究认为幽门螺杆菌感染不是直接致癌的因素，它可能通过产生损伤因素减弱胃黏膜的保护因素，如维生素C等，间接促进胃癌发生发展。其他如烟草、乙醇和遗传因素等均可能在胃癌的发生上起一定的作用。

3. 病理生理特性

根据浸润深度，胃癌可分为早期胃癌（EGC）和进展期胃癌。早期胃癌指局限于黏膜和黏膜下层的癌，无论是否有淋巴结的转移。日本最早认识到早期胃癌的存在，通常把癌灶最大直径在5mm以下的早期胃癌（即微小胃癌）当作胃癌的初期征象。

对于进展期胃癌，Lairen分型是较为常用和简便的分类，它将进展期胃癌分为两种：肠型和弥漫型。Borrmann分型是最为广泛应用的分类方法：Ⅰ型：隆起型或息肉样；Ⅱ型：溃疡局限型；Ⅲ型：溃疡浸润型；Ⅳ型：弥漫浸润型。

胃癌的扩散和转移对肿瘤的发生发展和转归起着非常重要的作用。常见的转移途径主要表现在4个方面。①直接蔓延：是指癌细胞在胃壁的浸润，与胃癌的形态和生长方式有密切关系。即胃癌的预后好坏取决于癌的浸润深度，而不是癌的面积。②淋巴结转移：是胃癌最主要的转移途径之一。淋巴转移一般按淋巴引流顺序，由近及远、由浅及深地发生。但临床也可见到"跳跃式"转移的病例。③血行转移：在胃癌中血行转移较淋巴转移为少。胃癌肝转移多见于Borrmann Ⅰ、Ⅱ、Ⅲ型，尤其是隆起型为多。全国胃癌病理协作组对360例胃癌尸检结果显示，器官转移为64.2%，其中，肝转移38.1%，肺转移32.2%，其次为胰、肾上腺、骨、肾等转移。④种植转移：癌浸透浆膜后，癌细胞脱落，从而引起腹膜、盆腔、卵巢的转移。多发生在晚期胃癌，尤其年轻女性患者多见，转移至卵巢者被称为Krukenberg瘤，占种植转移的近一半。

胃癌的病理分期多基于肿瘤的大小、区域淋巴结的情况和远处转移。目前最具指导意义的是美国癌症联合委员会（AJCC）的胃癌TNM分期和日本胃癌学会（JGCA）分期。

4. 临床表现与特点

由于胃癌早期的非特异症状如腹痛、消化不良等常被忽视或误诊为溃疡而进行经验性治疗，从而使2/3胃癌患者在就诊时已发展为进展期胃癌。大部分患者，虽属于进展期，症状仍为上腹不适、食后胀痛、隐痛等非特异表现。其余症状多由于肿瘤生长在贲门可能引起进食梗阻感，或生长于幽门处引起梗阻所致呕吐胃内容物；患者有反酸、呃逆，食后持续饱胀，或肿瘤出血引起的呕血及黑便症状。晚期胃癌大多症状体征明显，有时可于腹部扪及肿块，甚至可及左锁骨上肿大淋巴结或发现腹水。

资料显示，临床首发症状中，老年组患者以上腹部胀痛、吞咽困难为最初临床症状者分别为62.8%、18.3%。老年组病程较长，病程6个月以上者多于青年组。老年组胃癌病理分型为高分化腺癌者显著高于青年组；而低分化腺癌老年组低于青年组。老年组胃底贲门癌发病率高于青年组；胃窦部癌老年组低于青年组。老年组与青年组肿瘤分期比较差异无统计学意义，但整体病期均较晚，预后差。

另有研究总结老年胃癌还具有以下临床特点：老年患者生理器官与细胞功能发生退变，代偿能力和免疫力低下，生理储备能力下降，并存多种慢性疾病，其中慢性支气管炎、肺气肿、高血压、心脏病和糖尿病最常见，这些并存病对手术的安全性构成了极大的威胁；老年胃癌好发部位依然是胃窦部，这一点也是老年胃癌多有贫血和幽门梗阻的原因；老年胃癌患者人多存在不同程度的营养不良，多合并有免疫功能的低下，直接影响患者手术后的预后。

老年胃癌患者的临床表现缺乏特异性，为了提高治疗效果，要重视腹部的各项不适症状，对可疑患者进行及时的检查和随诊，以有助于胃癌的尽早发现。

5. 诊断

目前在胃癌的诊断上，胃镜已成为最为主要的工具。经胃镜取活检时，钳取的组织数量、活检的部位和肿瘤的组织学特点都将影响活检的准确率。国外一项对胃、食管癌的研究显示，首次活检的准确率为70%，取4次后为95%，7次可达到98.9%。对溃疡型胃癌，从溃疡的底部和边缘分别取活检，有助于提高阳性率。Winawer研究发现活检的准确率同组织类型有关，弥漫浸润型胃癌的活检阳性率较低，只有50%。

钡餐造影用于诊断胃癌较前有所减少，但它依然有重要的意义。对于一些不适于钡餐检查的患者如胃穿孔患者，可考虑泛影葡胺造影检查。普通B超常因胃内有气而影响对胃肿瘤本身的诊断。目前内镜超声（EUS）弥补了此缺点并弥补了传统胃镜二维显像的局限，并且能够评价包括黏膜及其以下的各层结构。EUS判定原发肿瘤浸润深度的准确率为60%～90%，EUS对诊断胃周肿大淋巴结也具有较高敏感性，其对大于5mm淋巴结的识别率为40%，大于10mm为60%，EUS发现的较大淋巴结相对较小淋巴结有较高的转移率。CT是明确胃癌分期最常用的方法，是较为理想的判断肿瘤进展和转移的检查手段。同时要注意相当一部分高龄患者肾脏代谢功能下降，因此在80岁以上的老人要注意慎用增强扫描。同CT相比，磁共振在诊断肝转移上有着更高的敏感性和准确率。腹腔镜能够发现其他影像学检查无法发现的转移灶。Sloan Kettering癌症中心的一项临床研究对657例可切除的胃腺癌患者进行了为期10年的腹腔镜探查随访，发现31%的患者出现远处转移。因此NCCN指南对进展期胃癌的腹腔镜探查分期做出了推荐。正电子发射计算机断层扫描（PET）和腹腔细胞学也是胃癌诊断的补充方法。同时，尽管15%～60%的患者可能出现血清肿瘤标志物的增高，但缺乏特异性，对诊断胃癌意义不大。

6. 治疗

自从Theodor Billroth于1881年成功完成第1例胃癌远端胃大部切除术至今，手术一直是可能治愈局限性胃癌的唯一方法。常用的手术方式包括远端胃大部切除术、胃次全切除术、全胃切除术等。西方国家在是否采用近端胃大部切除术治疗贲门癌上存在一些争议。NCCN指南推荐对T_{1b}~T_3的肿瘤，应切除足够的胃，以保证显微镜下切缘阴性；T_4期肿瘤需要将累及组织整块切除。胃切除术需要包括区域淋巴清扫（D1，清扫胃周淋巴结），推荐D2式手术（清扫伴随腹腔干具名血管周围的淋巴结），至少切除15个或更多淋巴结。

老年胃癌患者的临床特点为身体各器官功能相对低下，伴随基础疾病多，术后并发症发生率较高，很多患者放弃手术治疗，但是依然只有手术才是老年胃癌最有效的治疗手段。但在具体手术方式上还有一定争议。344例大于70岁的老年患者中实施根治术，术后并发症和死亡率并不高于年轻患者，故认为年龄不是根治性手术的禁忌证。日本研究者回顾性分析182例大于75岁的老年胃癌患者，按淋巴结清扫范围分成缩小手术组（淋巴结清扫D0或D1）和扩大手术组（淋巴结清扫D2或大于D2），结果显示，两组间5年生存率没有差别，而扩大手术组的术后并发症发生率和死亡率要高于缩小手术组。因此，多数老年早、中期胃癌行D2或D1+淋巴结清扫术即可达到根治目的，不必施行扩大淋巴结清扫术。

胃窦部癌多行远端胃切除术，重建方式以毕Ⅰ式或胃空肠Rouxen-Y吻合为主，尽量不采用毕Ⅰ式，以免术后出现严重的胆汁反流性胃炎。对于有全胃切除指征的胃癌患者，如皮革胃、中上部2/3的胃癌、多发性胃癌、残胃瘤或残胃复发癌，只要患者条件允许，可施行全胃切除术。由于老年患者承受麻醉或手术打击的能力有限，不主张为求根治而任意扩大手术范围，如进行联合脏器切除手术。对于不能根治切除的晚期胃癌患者应尽量行姑息性切除，但若癌肿侵犯周围脏器并已固定无法切除，已出现或即将出现消化道梗阻的晚期患者，术中视具体情况行营养性胃或空肠造瘘手术，可改善患者的营养状况。麻醉应以不增加呼吸和循环负担为原则，可首选全身麻醉，效果良好。围术期要注意心功能、肺部感染和肺功能、糖尿病的控制和营养状况的改善和支持。

对于早期胃癌T_{is}或局限于黏膜层（T_{1a}）的肿瘤可以考虑采用内镜下黏膜切除术。而由于黏膜下层癌的淋巴结转移已达13.7%～24%，因此依然要考虑区域淋巴清扫。在有条件的中心，腹腔镜胃癌根治可以应用于早期胃癌，但对于高龄患者，要注意腹压升高可能带来的心肺功能异常。

7. 预防和保健

胃癌的一级预防是指降低对明确危险因素的暴露或者增加对其的保护，在没有广泛的筛查措施前，这可能成为控制疾病的最有效途径。目前对饮食调节和（可能的）维生素摄入还是胃癌最重要的预防措施。此外，杀灭或者免疫治疗幽门螺杆菌也可能在胃癌的预防上有很大的潜力。同时早期发现、早期诊断和早期治疗胃癌，也有助于提高治疗水平，预防癌组织对机体造成严重的后果。

（二）胃的其他肿瘤

胃的其他肿瘤包括良性胃息肉和胃间质瘤、胃淋巴瘤和胃肉瘤等。

1. 胃间质瘤（GST）

是胃肠道间质瘤（GISTs）最常见的部位，占所有GISTs的60%～70%，一般认为起源于卡哈尔间质细胞。40岁以上的人多发，男女发病率相同，是一种具有潜在恶性倾向的侵袭性肿瘤。一般直径＞5cm；核分裂＞5/50HPF；伴大片出血、坏死，细胞密集或有异型性者可认为恶性倾向高。免疫组化显示GISTs为维生素，CD34，CD117阳性反应，CD117是GISTs较为特异的标志物。胃间质瘤缺乏特异性临床症状，主要表现为上消化道出血和腹部饱胀和隐痛。多通过胃镜和CT检查发现，腔内超声对胃间质瘤有较高的诊断价值。GST的治疗以外科手术切除为主。手术切除原则是肿瘤完整切除、瘤体无破裂、切缘阴性。由于GST的淋巴转移较少，常规不做淋巴结清扫。近年来，人们发现GST的分子靶向治疗效果较好，药物主要是甲磺酸伊马替尼（格列卫），它是一种选择性的酪氨酸激酶受体拮抗剂，对CD117阳性的GST有高度选择性，是有效的基因靶向治疗剂。

2. 原发性胃淋巴瘤

在所有为恶性肿瘤中占的比例＜5%。胃淋巴瘤的发病率有增高趋势。在年龄超过60岁的人群中，年龄调整后的发病率增高尤其明显。起源于B细胞的原发性胃淋巴瘤最为常见。大多起病隐匿，资料显示主要症状依次为腹痛腹胀、黑便、恶心、呕吐。主要体征为上腹部压痛、贫血貌及上腹部包块。胃镜活检对本病的确诊率较高，镜下胃腔内巨大黏膜下隆起性肿块或多发性溃疡，往往要考虑原发性胃淋巴瘤的可能。以往手术切除原发性胃淋巴瘤来防止治疗或病程中出现的出血或穿孔等并发症，但近期对手术治疗的必要性出现一些争议。目前认为化疗在原发性胃淋巴瘤作用显著，化疗较手术可能更为重要。胃淋巴瘤的预后好于胃癌。

四、小肠肿瘤

小肠占胃肠道全长的70%～80%，其黏膜表面积占胃肠道黏膜表面积的90%以上，但小肠肿瘤却比较罕见。由于其发生率相对较低，小肠肿瘤的详细流行病学资料非常有限。小肠肿瘤仅仅是一小部分以人群为基础的描述性流行病学研究的对象。

（一）流行病学

小肠肿瘤较为少见，约占胃肠道肿瘤的5%，国内小肠恶性肿瘤仅占恶性肿瘤的1%～2%，美国2003年的统计资料表明：小肠恶性肿瘤的新发病例数为5300例，而胃肠道恶性肿瘤的新发病例数为252400例，小肠恶性肿瘤只占胃肠道恶性肿瘤的2.1%，小肠恶性肿瘤的发病率低，但其种类繁多，目前已发现40多种不同的病理组织学类型。有报道其发病顺序以腺癌最常见（40%），其次为类癌（25%）、恶性淋巴瘤（10%～15%）、恶性间质瘤（9%）等。小肠恶性肿瘤主要位于十二指肠。有研究统计了217例小肠腺癌，最常见的原发部位是十二指肠（52%），其次分别为回肠（25%）

和空肠（13%）。国内研究者统计120例患者中，肿瘤位于十二指肠54.1%，位于空肠25.8%，位于回肠20.0%。多数以人群为基础的研究表明，男性发病率较女性略高，男女比例约为1.2∶1。几种最常见的组织亚型男性发病率均高于女性。小肠恶性肿瘤的风险随年龄增长而增高，最常发生于60～70岁的人群。超过90%的小肠恶性肿瘤发生在年龄超过40岁的病人中。单独对老年病人的分析很少，国内的一组报道显示，老年小肠肿瘤发病部位以十二指肠为主，占38.1%，肿瘤类型以腺癌为主，占47.6%。

除年龄和性别因素外，目前克罗恩病和家族性腺瘤样息肉病也清楚地成为小肠癌的危险因素。同时放疗可导致小肠严重的长期损伤，增加了暴露肠段发生小肠恶性肿瘤的危险。同时研究表明，乳糜泻同小肠癌和淋巴瘤发生的危险性增高相关。

（二）病理生理特点

和胃肠道其他节段一样，小肠的肿物或结节包括肿瘤和类瘤样（通常是炎症性）病变以及非脓肿性（错构瘤性）息肉。国外文献提示，最常见的恶性肿瘤依次为腺癌（33%～50%）、类癌（17%～40%）、淋巴瘤（14%～19%）及胃肠间质瘤（15%～19%）。国内的数据同上略有差异，显示腺癌占55.8%，非霍奇金淋巴瘤17.6%，恶性间质瘤19.1%，类癌4.2%，其余为平滑肌肉瘤和恶性黑色素瘤少量。

小肠腺癌在国内外统计中均占小肠恶性肿瘤的第一位。最常见的原发部位为Vatar壶腹以及十二指肠的壶腹周围区域。这些肿瘤通常表现为扁平、狭窄、溃疡或息肉样变，并常与息肉相关或来源于腺瘤。显微镜下，大多数肿瘤为高到中分化，约1/5肿瘤为低分化，有时表现为印戒细胞样分化。小肠的间质瘤在国内文献中发病率相对较高。占所有间质瘤发病数的20%～25%。显微镜下，肿瘤由梭形细胞或上皮细胞组成，胞质嗜酸性。一般认为小肠间质瘤比胃间质瘤更具侵袭性。诊断为恶性除了出现转移外，没有绝对的组织学标准。一般认为有丝分裂超过5/50个高倍视野，提示出现恶性行为的危险显著增高，超过10/50个高倍视野，表明和高级软组织肉瘤具有相似的生物学行为。小肠类癌最常见于回肠和十二指肠。生长缓慢，甚至在出现转移时也表现为惰性病程。肿瘤小于1cm时发生转移罕见，转移常见于肠系膜淋巴结和肝脏。肝转移灶分泌5-羟色胺可造成类癌综合征（腹泻、面部潮红以及肺动脉瓣和二尖瓣狭窄）。

艾滋病患者和有乳糜泻的患者容易出现小肠淋巴瘤。大多淋巴瘤切面柔软且具有鱼肉样颜色，多为非霍奇金淋巴瘤。

（三）临床表现和特点

临床上无特殊症状和体征，主要的表现是腹痛、肠梗阻、腹部包块、消化道出血、贫血、发热、黄疸及肿瘤穿孔引起的腹膜炎。有研究者报道的103例患者中，以腹痛（82.5%）及消化道出血（60.2%）较多见，其他常见症状有黄疸（46.6%）、腹部肿块（20.4%）、肠梗阻、贫血和消瘦等。另有报道约10%的类癌患者可表现为类癌综合征，具体表现为：皮肤潮红、腹泻、肝大、右心瓣膜病变和支气管哮喘。对老年人小肠肿瘤的分析资料显示，老年人小肠恶性肿瘤的症状以腹痛、腹块、消化道出血、贫血和消瘦为主，同总体无明显差异。

（四）诊断

小肠肿瘤诊断困难，有文献报道误诊率高达70%，误诊率高的主要原因是：发病率低，临床医生缺乏对本病应有的警惕；早期缺乏特异性症状及体征，易与其他消化道疾病相混淆；病理类型及肿瘤部位变化大；为急腹症所掩盖，常因肠梗阻，腹膜炎或消化道出血而就诊；由于小肠位于消化道中间部，且占消化道总长度的70%，目前尚缺乏准确率高，简单易行，无创性的诊断方法。为此应提高对本病的警惕性，凡有腹痛、腹部肿块消瘦贫血，尤其是伴有反复性的消化道出血及不明原因的慢性不完全性肠梗阻，在排除胃肠道其他疾病后，均应想到本病。在诊断方法的应用上常需多种检查手段联合。传统X线钡餐造影检查除十二指肠肿瘤外，阳性诊断率不高。近年来，小肠钡剂造影采用Bicohao等设计的导管可迅速进入十二指肠，由导管直接连续注入稀薄钡剂和空气，使小肠自屈氏韧带至回肠末端充分扩张，其正常蠕动暂时减弱或消失，从而有利于发现病变，是对全部小肠进行全面观察研究的有效方法。

内镜检查：①胃镜和结肠镜检查可发现十二指肠和回肠末端病变，这两个部位分别为腺癌和恶性淋巴瘤的好发部位，检查方便、容易，而且阳性率较高。②纤维小肠镜检查对本病诊断有决定性意义，可在直视下观察到肿瘤的部位、大小及对肠壁的浸润情况。

近年来国外文献报道，CT有助于小肠肿瘤原发灶和转移灶的发现。CT对小肠肿瘤的检出率是70%～82%。CT上小肠壁的厚度大于1.5cm或者考虑有大于1.5cm的肠系膜肿物，都应该怀疑有肿瘤的可能。选择性肠系膜动脉造影对并发出血的小肠肿瘤具有较高的诊断价值。此外，近年来广泛使用PET以确定原发病灶及转移灶的位置，估计手术范围，但其价格过于昂贵。胶囊内镜诊断小肠肿瘤无痛苦，易被老年患者接受，对本病的诊断较有优势，随着检查费用的降低，预计将来有望成为老年人小肠肿瘤的重要诊断方法。如经过以上检查仍未明确诊断，而临床高度怀疑小肠肿瘤，应及早剖腹探查以达到诊断与治疗的目的。

（五）治疗和预后

小肠肿瘤的5年生存率腺癌约为37%，类癌64%，淋巴瘤29%，肉瘤22%。有研究对72例小肠原发性恶性肿瘤患者进行回顾性分析，根治性切除术后1年、3年、5年生存率分别为80%、65%和45%，姑息性切除术后1年、3年、5年生存率分别为50%、37.5%和12.5%。

手术切除是目前治疗小肠恶性肿瘤最有效的方法。小肠良性肿瘤根据其大小，可行肿瘤局部切除或受累肠管部分切除，如为带蒂的小肠肿瘤也应行小肠局部切除，不宜单纯切除带蒂的肿瘤。恶性肿瘤如无其他脏器转移，局部浸润不重，可行肿瘤及距瘤体一定范围之内的肠管、肠系膜及区域淋巴结一并切除。十二指肠肿瘤第1、第2段应行胰十二指肠切除；第3、第4段肿瘤多采用节段切除，包括区域淋巴结切除术。对于空肠和回肠的肿瘤，标准的治疗方法是广泛切除术（考虑到疾病诊断时病变周围区域受累的发生率很高，应包括邻近传播部位和相关的肠系膜）并保证切缘部位无瘤细胞。回肠末端肿瘤应行右半结肠根治性切除。对于晚期肿瘤，以及远处有个别转移者，如身体状况佳，局部条件许可，不应轻易放弃，仍可行姑息性切除。小肠恶性肿瘤的综合治疗主要根据具体的病理类型进行选择。

五、结直肠肿瘤

（一）结直肠癌

结直肠癌是最常见的消化道恶性肿瘤之一。由于直肠癌与结肠癌在病因、癌变机制、病理学特征、临床表现、诊断方法和治疗手段等方面有相同之处，因此，两者统称为大肠癌。

1. 流行病学

大肠癌为最常见的恶性肿瘤，在过去20年里，世界上大多数国家或地区大肠癌发病率呈上升趋势，并以发病率低的发展中国家上升更为明显。大量流行病学调查和研究表明：大肠癌发病率急剧上升主要表现在结肠癌的发病率急剧上升。

世界范围内各国的大肠癌发病率和死亡率相差很大，在经济发达的国家如北美、西欧、北欧和澳大利亚等国，大肠癌在常见恶性肿瘤中占第1位、第2位，年发病率高达35/10万～50/10万。2008年世界卫生组织的数据显示，我国结直肠癌发病占所有恶性肿瘤的第6位。2007年上海市疾病预防控制中心的资料显示，在上海，结直肠癌已成为第3大常见的恶性肿瘤。我国的发病率和病死率以长江中下游地区和沿海地区较高，内陆地区的发病率和病死率较低。大肠癌发病率和病死率的地区差异，表明经济发展不同是影响其高低的一重要因素。大多数地区，大肠癌患者男性与女性数量相近，男性略高于女性，男性直肠癌多见。结直肠癌的患病主体人群为老年人。被诊断为结直肠癌的患者70%年龄大于65岁，40%年龄大于75岁。大肠癌的发病率随着年龄增加而逐渐上升，75岁达到最高峰，85岁以上人群发病率同年龄成反比。

相同地区内白人和黑人大肠癌的发病率相近，白人略高。日本和中国大肠癌的发病率较美国低，但二代移民发病率接近当地白人。这表明大肠癌的发病主要与环境因素有关，与生活习惯、饮食方式有明显关系。

2. 病因学

结直肠癌发病率及死亡率在不断变化，从低发地区向高发地区的迁徙人群中结直肠癌发病率的变化频率提示：生活习惯及环境因素都会影响这一恶性肿瘤的进展。研究显示，总能量的摄入同结肠癌危险性呈正相关；同动物脂肪和肉类的消耗量有很大相关性。大量水果及蔬菜摄入同结直肠癌发病危险的降低有关；钙和维生素D以及叶酸同结直肠癌的发病负相关。大量文献显示，体育活动同结肠癌的发病风险负相关，但同直肠癌无相关性。

激素是结肠癌发病的潜在因素之一，女性绝经后使用雌激素可以降低结直肠癌的发病率。乙醇摄入同结肠癌的发生的关系还无定论；吸烟是结直肠癌产生的一个启动子，这一过程需要相当长的时间。非甾体消炎药可以使结直肠癌的患病风险下降近50%。结直肠癌的发生有遗传学基础，结直肠癌与多种遗传综合征有关联。腺瘤和癌特征的遗传改变，导致肿瘤细胞生长加速、浸润、转移。这些改变包括癌基因（如k-ras）、抑癌基因（如APC、$p53$）和DNA错配修复基因（如$hMSH2$、$hMLH1$）以及其他基因。

3. 病理生理特点

在我国结直肠癌的发生中，直肠癌的比例高，占60%～75%，而直肠癌中超过一半的肿瘤可经直肠指检发现。在大肠癌中乙状结肠癌最最多见，占40%～50%。

结直肠癌的肉眼形态，按照1994年日本的《大肠癌处置规约》分为6种亚型：①表面型，用于描述肿瘤局限于肠壁黏膜层或黏膜下层的早期癌。②隆起型，肿瘤向肠腔内突出生长，边界清楚。③局限溃疡型。④浸润溃疡型，肿瘤主要想肠壁深层浸润生长，中央形成溃疡。⑤浸润型，该类型恶性度最高。⑥不规则型。

结直肠癌的播散途径和其他恶性肿瘤一样。①直接浸润：肿瘤可环绕肠壁扩展，也可沿肠腔向上、下浸润，同时也可向肠壁渗透，并可向肠外浸润。②种植播散：肿瘤穿透肠壁浆膜后，癌细胞可脱落于腹膜腔发生种植。③淋巴转移：淋巴转移是结直肠癌中最常见的非直接播散方式，一旦肿瘤侵犯黏膜肌层至黏膜下层，就有淋巴转移的风险。④血行转移：主要是肿瘤侵入静脉所致。常见的组织学类型包括：乳头状腺癌、管状腺癌、黏液腺癌、印戒细胞癌、未分化癌、腺鳞癌等。

结直肠癌的分期上，过去最为常用的是Dukes分期，近年来美国癌症联合委员会（AJCC）和国际抗癌联盟（UICC）制订的结直肠癌TNM分期在临床上更为广泛地被应用。

4. 临床表现和特点

结直肠癌因部位和病期不同，临床表现也各异，早期病变可能无明显临床表现。临床上一般以横结肠中部为界。将结肠分为右半结肠和左半结肠两部分。右半结肠发生肠梗阻的比例较低，而全身中毒症状相对明显。肿块、腹痛和贫血是右半结肠癌常见的三大症状。左半结肠由于肠腔较右半结肠小、大便固化、距肛门近等特点，临床表现以便血、黏液脓血便、大便习惯改变和肠梗阻的症状多见。作为大肠的一部分，直肠癌同结肠癌有很多相同的临床表现，如大便习惯改变、腹痛、便血、黏液便和体重减轻等；同时由于直肠位于消化道末端，其便血症状更突出，并可伴肛管和盆腔脏器受侵的症状。

根据回顾性的资料，老年结直肠癌患者的首发症状以便血和排便习惯改变多见。约有20%的老年结直肠癌患者因出现肠梗阻、肠穿孔或消化道出血等原因急症救治。老年患者伴随高血压、心脏病、肺功能障碍、糖尿病、贫血、低蛋白血症等发病率明显高于中青年患者。一项对中位年龄76岁共5530例的可手术的Ⅲ期结直肠癌的回顾性分析指出，老年结直肠癌患者最常见的合并症包括心力衰竭（16%）、慢性阻塞性肺病（18.8%）和糖尿病（17.8%）。有研究者总结老年结直肠癌患者有如下特征：①病程长，病情发展缓慢。②首发症状典型：便血、排便习惯改变、腹痛等；组织学分化程度以高分化腺癌和中分化腺癌为主，恶性度低，侵袭性弱。③合并症较多，尤其是合并高血压、心脏病、肺功能障碍、贫血、低蛋白血症等。

5. 诊断

结直肠癌的预防和早期发现正在和将改变结直肠癌的发生和进程。目前已有共识应通过大便隐血检测、钡灌肠或结肠镜等检查来对结直肠癌进行筛查。CEA的检查不具有特异性的诊断价值，但其水平高低对于估计预后、观察疗效和判断复发方面具有一定价值。无论在筛查还是在诊断过程中，结肠镜对于发现和诊断结肠癌都是一种精确度的方法。它不仅能直观发现病灶，还可以同时获取活检标本，明确病理诊断，对于肠内的息肉还可以同时进行治疗。

由于我国直肠癌的高发，尤其在直肠癌中超过一半可以经直肠指检触及，因此直肠指检在直肠癌的诊断中具有重要地位。传统的钡灌肠检查依然是一种安全、准确、有效的检查手段，可以和结肠镜进行互相补充并且对结直肠肿瘤进行定位。CT是全面评价整个腹腔和盆腔的一种有效方法，它可以确定受累肠壁的增厚程度和周围结构的相互关系。近年来CT基础上发展的仿真结肠镜，在诊断结直肠肿瘤的价值也越来越受到关注。

资料显示，在对老年结直肠癌患者的检查中，仿真结肠镜不仅有同肠镜相似的诊断准确率，更有着比普通肠镜和钡灌肠更高的耐受性，可以作为肠镜的补充。在直肠癌的诊断中，MRI对判断肿瘤是否侵犯邻近肛缘的括约肌和肿瘤周边的淋巴转移上更有价值。经直肠超声（TRUS）可以观察到直肠壁的结构层次，确定肿瘤侵犯的深度，并在判断局部淋巴结肿大上具有价值。PET是评价肿瘤治疗反应的一种有效手段，但主要在大的学术中心应用，目前还不被推荐常规使用。

6. 治疗

外科治疗曾经是且目前仍然是结直肠癌有效治疗中的最好方法。除此之外，它还用于疾病的诊断、分期和减症治疗。结肠癌根治术后的5年生存率大约为50%，直肠癌为40%，对于可切除的肝脏转移灶患者，手术也可获得约为20%的5年生存率。对于结肠癌，切除部分结肠和伴随血管弓直至各自来源的肠系膜上动脉或肠系膜下动脉，就可完成广泛的淋巴结清扫。临床最基本的手术包括右半结肠切除和左半结肠切除。

AJCC和美国病理医师协会建议至少要检出12枚淋巴结才能更好地对肿瘤分期进行判断。在手术中要提倡"不接触"技术，要在早期分离、结扎血管和阻断肿瘤附近的肠管。直肠癌切除的金标准是经腹低位前切除（LAR）或腹会阴联合切除（APR），这两种术式均切除受累肠管和相应的淋巴组织。1982年Heald等提出的直肠全系膜切除（TME）和盆腔自主神经保留的术式得到广泛的临床应用。TME的基本理念是直视下在低前间隙中进行锐性分离；保持盆筋膜脏层的完整无破损；肿瘤远端直肠系膜的切除不得少于5cm，同时要保证肿瘤切缘阴性。对于没有高危因素的T_1期的直肠癌，在肿瘤小于2.5cm，活动、不固定的前提下，可以考虑局部切除。经肛门内镜微创手术（TEM）就是近年来发展起来的一种直肠肿瘤局部切除的微创治疗方法，在老年直肠肿瘤中的治疗中具有很好的应用前景。

进入21世纪后，腹腔镜结直肠手术由于其创伤小、出血少、术后恢复快等特点受到推崇。大量的荟萃分析和前瞻性研究显示，腹腔镜结肠癌和开腹手术具有相似的局部复发率和生存率。因此，NCCN已推荐腹腔镜用于结肠癌治疗。但在直肠癌中，还缺乏足够的显示腹腔镜手术优势的证据。资料显示腹腔镜手术在老年结直肠癌中的应用是安全有效的，但要在术中加强监测，尤其要注意气道压的变化并保证血流动力学稳定。另一项对41例行结直肠癌根治术高龄患者的小型的临床观察中发现，腹腔镜手术对老年人带来的应激反应明显减轻，而心肺功能改变同开腹组比较差异不明显，也表明腹腔镜手术在老年结直肠外科的价值。

结、直肠癌手术因患者年老体弱，多合并有心、脑、肺、肾的疾患，因此术后急性精神障碍发病率高。同时由于老年患者急诊手术比例大，合并症多，术后死亡率要高于年轻患者。有人研究分析了403例结直肠癌手术治疗后情况，大于70岁患者较小于70岁患者合并症发生率明显高（69.1% vs 46.2%），术后5年生存率明显低（55% vs.75.2%），但肿瘤特异的生存率相似（76.9% vs.76.3%）。因此，在对老年结肠癌手术前要注意尽量完善检查，评价并控制合并疾病；麻醉选择上要以全麻为主，术中注意血动力学的稳定，控制手术时间和减少创伤；术后密切监测，预防各种并发症的发生。

化疗在结直肠癌治疗中具有重要意义，目前认为高危Ⅱ期和Ⅲ期以上的结直肠癌均需要化疗。而放疗也已经成为直肠恶性肿瘤中不可缺少的治疗环节，术前放疗的生存获益与年龄无关联性，但患者的耐受性与年龄有关。合适的剂量和靶区范围，可以使75岁以上，甚至是80岁以上的患者有较好的耐受，获得较好的生存获益和盆腔局控率。同时新辅助治疗和靶向治疗在直肠癌的治疗中也越来越受到重视。

另外，在对老年患者综合治疗的时候要注意到，患者的实际年龄与生理衰老程度和健康状况并不完全等同，通过采集患者的生理、心理以及行为社会功能等多方面的信息来综合评价患者的衰老状况，这种评价系统被认为能够更好地反映患者实际的生存预后，有助于对治疗耐受性进行更为科学的评估，因而这一概念已被越来越多地应用于老年癌症患者的治疗决策。

7. 预防和保健

为了更好地预防并治疗结直肠癌，应该对50岁以上的人群进行正常筛查，对于患结直肠癌危险性高于正常水平的人群，筛查应从更早的年龄段开始。影响结直肠癌发病的危险因素包括：年龄、家族或个人的病史以及饮食习惯。

对于结直肠癌术后的患者，也要注意定期复查，并保持5年的随诊，以达到更好的治疗效果。

（二）结直肠其他肿瘤

结直肠其他肿瘤包括肠道的息肉和平滑肌瘤、脂肪瘤以及恶性的阑尾肿瘤、结肠类癌和淋巴瘤等多种。结直肠息肉分肿瘤性和非肿瘤性两大类。肿瘤性息肉中有管状腺瘤、管状绒毛腺瘤、绒毛状腺瘤、家族型息肉病和非家族性息肉病等。管状腺瘤最为多见，约占75%。绒毛状腺瘤在老年人中多见，绝大多数为广基。蒂不明显。大肠腺瘤常见症状包括：便秘与稀便、腹痛、血便和贫血等，大多通过内镜检查发现并可进行内镜下治疗，但要严格把握指征。息肉病患者要根据具体情况行相应手术切除全部或大部分结直肠。

阑尾原发肿瘤少见，发生率为0.03%～0.08%，绝大部分为阑尾腺癌，包括少量的类癌和腺类癌。阑尾腺癌分为：结肠腺癌型、黏液囊腺癌、混合型和硬化性胃炎型。阑尾肿瘤很少有症状。有时可表现为阑尾炎症状或其他非特异症状，术前不易确诊。治疗要根据具体情况行根治性切除术，行右半结肠切除术的患者5年生存率远高于行阑尾切除术者。

结肠类癌临床少见，可见于任何年龄，以中老年为多。肿瘤好发于右半结肠，一般呈恶性表现，就诊时肿瘤往往较大，中位直径4.7cm，肿瘤多位于黏膜下，但具有恶性肿瘤浸润生长的特性。消化道类癌中，结肠类癌的转移率最高，达52%～71%。类癌的临床表现缺乏特异性，与结肠腺癌较难鉴别。血液和尿中的5羟色胺代谢物的测定有一定帮助。外科治疗室结肠类癌最有效的治疗方法，手术原则应按恶性肿瘤的治疗原则性根治性切除。类癌的化疗主要选用细胞毒性药物，以静脉给药为主。结肠类癌的预后较其他胃肠道类癌差，也差于结肠癌，5年生存率为33%～52%。其预后与手术时有无转移相关。

（王柳）

第十一章 内分泌系统疾病

第一节 糖尿病

糖尿病是一种最常见的全身慢性进行性内分泌代谢疾病，是因胰岛素分泌绝对或相对不足以及靶细胞对胰岛素敏感性降低而引起的以高血糖为特征的综合征。它可导致碳水化合物、蛋白蛋、脂肪和水、电解质代谢紊乱，使肝糖原和肌糖原不能合成。临床上早期无症状，至后期才出现烦渴、多尿、多饮、多食、疲乏、消瘦等表现。久之，常伴发心血管、肾、眼及神经等一系列病变。严重病例或应激时可发生酮症酸中毒、高渗昏迷、乳酸性酸中毒而威胁生命。老年人糖尿病症状多轻微或缺如，甚至完全无上述症状，仅于全面检查或出现并发症时才被发现，因此常被忽略。糖尿病患病率随年龄增长而明显升高，男女性别之间无明显差异，与体重变化是正相关，从职业分布来看，脑力劳动者患病率较高，体力劳动者较低。

糖尿病分为原发性和继发性两类。原发性糖尿病依据胰岛素缺乏情况分为胰岛素依赖型（1型）和非胰岛素依赖型（2型）。胰岛素依赖型糖尿病患者起病急、症状明显，多发生于青少年，必须用胰岛素治疗才能维持生命；非胰岛素依赖型糖尿病人起病缓慢、症状不明显，早期只能通过糖耐量试验或胰岛功能检查才能发现，多见于中老年，约占糖尿病总人数的90%。此外，尚有妊娠糖尿病和各种继发性糖尿病。这里将重点介绍老年非胰岛素依赖型糖尿病。

老年糖尿病是常见的老年病，是由于体内胰岛素分泌不足或胰岛素的作用障碍，内分泌的失调导致物质代谢紊乱，出现高糖、高脂、蛋白质代谢、水与电解质等紊乱，出现临床症状，如不加以控制，日久导致慢性并发症，影响生存和生活质量。为此，老年人患糖尿病备受人们关注，掌握其诊治特点，可得较好的防治效果。

一、病因及发病机制

（一）病因

糖尿病的病因尚不十分清楚，不同类型糖尿病其病因也不尽相同。老年糖尿病的发病存在遗传和环境因素，老年更有生理性老化和病理因素引起的胰岛素抵抗和胰岛素作用不足。血糖过高可使葡萄糖介导的胰岛B细胞分泌胰岛素反应受抑制，产生"葡萄糖毒性作用"，形成老年糖尿病发病第三个环节，肥胖、应激、体力活动减少、饮食方式改变、吸烟等构成综合病因，对老年糖尿病致病有重要影响。

1. 家族遗传易感性

胰岛素依赖型糖尿病和非胰岛素依赖型糖尿病均易发生于有遗传易感性的个体，只是其启动发病的环境因素不同。据调查，三代直系亲属中有遗传者占6%。中国糖尿病的遗传方式以多基因遗传为主，但也有个别家族可能为单基因遗传。研究证明，患有糖尿病易感性的人，胰岛不能很好地适应各种刺激，胰岛素不能被充分利用，而发生糖尿病。

2. 病毒感染

流行病学调查和体外实验表明，麻疹、水痘、流行性腮腺炎、带状疱疹以及多种呼吸、胃肠道病毒、CB病毒、EB病毒均能感染人类胰岛B细胞，损伤B细胞使其分泌胰岛素功能丧失或减弱，从而引起糖尿病。

3. 自身免疫

自身免疫发病的依据是以糖尿病胰岛病理为典型的大量淋巴细胞浸润的胰岛炎和临床糖尿病发病前后血清中存在自身免疫抗体。胰岛B细胞特异性抗体有胰岛细胞表面抗体（ICSA）和抗胰岛64KD自身抗体。其他自身抗体尚有胰岛细胞质抗体（ICCA）、细胞毒性的胰岛细胞抗体（CAMC）和胰岛素自身抗体（IAA），细胞免疫也起重要作用，单核细胞是细胞介导自身免疫中的主要效能细胞，细胞因子是主要效能分子，其中主要是白介素-1（IL-1）对胰岛细胞有毒性作用。

4. 环境因素

在各种环境因素中，肥胖是非胰岛素依赖型糖尿病重要诱发因素之一。肥胖在整体上可由体重超过理想体重［身高（cm）-105］的百分率或体重指数BMI（男<0.90，女<0.85）来表达。超过这一范围上限为肥胖。按脂肪分布的不同，肥胖症可分为外周型和中心型。由于肥大的脂肪细胞上胰岛素受体数目减少，易发生胰岛素抵抗，使胰岛素调节外周组织对葡萄糖的利用率明显降低而发生糖尿病。其中，中心型肥胖远较周围型肥胖更易发生胰岛素抵抗。

除肥胖外，饮食结构不合理、体力活动减少、吸烟、年龄、应激等诸多因素也与糖尿病的发生密切相关。

（二）发病机制

胰岛素依赖与非胰岛素依赖型糖尿病均有遗传因素存在。但遗传仅属糖尿病的易感性而非疾病的本身。除遗传因素外，必须有其他因素相互作用方能发病。其中胰岛素依赖型糖尿病的发病机制与病毒感染以及自身免疫密切相关；非胰岛素依赖型糖尿病的发病机制主要在于胰岛素的分泌不足，而这种分泌不是在糖尿病前期即已存在。约80%的患者在发病前均有过食及肥胖病史，肥胖是产生胰岛素抵抗的主要原因。非胰岛素依赖型糖尿病的发病与下列3点关系密切：①胰岛素受体或受体后缺陷，发生胰岛素拮抗而使糖摄取和利用减少，以致血糖过高。②在胰岛素相对不足与拮抗激素增多条件下，肝糖原合成减少，分解及糖原异生增多，以致血糖浓度升高。③胰岛细胞缺陷，分泌胰岛素迟钝、第一高峰消失或其分泌胰岛素异常，以致胰岛素分泌不足而引起高血糖。

持续或长期高血糖刺激B细胞分泌增多，但由于受体或受体后异常而呈胰岛素抵抗性及过度的负荷，胰岛的储备功能耗损，以致胰岛素分泌相对不足，最终B细胞功能衰竭而发病。近年来，对非胰岛素依赖型糖尿病的发病机制有以下新观点：①周围组织，尤其是胰岛素依赖的组织，如脂肪、肌肉和肝脏有胰岛素抵抗。②胰岛素反应性分泌障碍，使餐后血糖升高。③肝脏糖异生增加。④非免疫性胰岛素拮抗剂的存在，使血液循环中胰岛素作用障碍。⑤胰岛素分子化学性改变，使胰岛素作用降低，即胰岛素分子异构所致的生物活性降低。

随着年龄增长，老年期的生理和病理发生老化。老年胰岛结构在显微镜直观下有胰岛B细胞量的减少，A细胞增加，A/B细胞比例增加，C细胞相对增多，纤维组织增多，老年糖耐量降低，机体处理糖的能力下降，老年期胰岛素释放延缓。这种生理性衰老改变与肝细胞的代谢功能衰退有关。据报道，50岁以上的人群其糖耐量试验每增龄10岁，空腹血糖上升0.056mmol/L（餐后1小时血糖上升0.56mmol/L，2小时血糖上升1.67～2.78mmol/L）。组织利用糖减少。常见原因为靶细胞膜胰岛素受体数量的变化，致使组织对胰岛素敏感性下降，糖利用率下降，肝脏对胰岛素反应降低。

老年患病率高，具有下列社会因素影响机体的变化。随着社会发展，老年人生活得到保障，生活方式改变，体力活动减少，精神压力减少，缺乏锻炼。此外，老年期基础代谢率低，肌肉组织减少，脂肪组织增多，堆积肥胖，心肺功能低下，以致周围组织对胰岛素抗性增加。成年期糖尿病患者有较好的条件诊治，寿命延长，进入老年期者增多。全民健康知识普及，定期体检，诊断方法更新，使受检者易于接受，诊断率提高。老年期糖尿病可占总糖尿病患病率的40%。

二、分期

（一）糖尿病前期
无糖尿病症状，糖耐量和皮质素糖耐量均正常，具有某些遗传倾向的背景。

（二）隐性糖尿病
是指在应激时糖耐量低下，皮质素糖耐量试验结果阳性。

（三）无症状性糖尿病
无糖尿病症状，空腹血糖正常或升高，糖耐量试验结果阳性。

（四）临床糖尿病
已有临床症状，空腹血糖升高。

三、临床表现

（一）三多症状
多尿、烦渴、多饮、善饥多食为糖尿病患者的典型症状。由于老年人机体衰退反应性降低，故三多症状相对较轻，仅占1/3左右。

（二）其他表现
疲乏、乏力、体重减轻，尤以乏力症状明显，并可成为唯一症状，与糖代谢失调、失水、氮负平衡等有关。

（三）糖尿病慢性病变
1. 心、血管病变

由于糖代谢紊乱继发脂代谢异常，大、中动脉粥样硬化主要侵犯主动脉、冠状动脉、大脑动脉、肾动脉和肢体外周动脉等部位，引起冠心病（心肌梗死）、缺血性或出血性脑血管病、肾动脉硬化、肢体动脉硬化等。心脏微血管病变及心肌代谢紊乱可致心肌广泛灶性坏死等损害，可诱发心力衰竭、心律失常，甚至心源性休克和猝死。肢体外周动脉硬化常以下肢动脉病变为主，表现为下肢疼痛、感觉异常和间歇性跛行等症状，严重供血不足可导致肢端坏疽。

2. 糖尿病性肾病

糖尿病对肾脏的不利影响主要通过肾小球微血管病变、肾动脉硬化和反复或慢性肾盂肾炎几种途径，尤以前者为主。其病理改变和临床过程缓慢，典型临床表现是蛋白尿、水肿和高血压，蛋白尿是本病初期的重要症状，晚期伴氮质血症，最终发生肾功能衰竭。

3. 眼部病变

糖尿病视网膜病变是微血管病变的另一重要表现，其患病率随年龄和病程增长而增高。临床主要症状为视力减退、模糊甚或失明。此外，糖尿病还可引起白内障、青光眼、屈光改变、虹膜睫状体病变等。

4. 神经病变

糖尿病性神经病变可累及神经系统的任何一部分，以多发性周围神经病变最常见，通常为对称性，下肢较上肢严重，病情进展缓慢。临床常出现下肢或上下肢痛，感觉异常（麻木、针刺、蚁行感、疼痛、灼热等）后期出现肌萎缩。自主神经损害临床表现有瞳孔改变和泌汗异常、胃肠功能失调（腹胀、腹泻、便秘等）、直立性低血压、血压波动等。

5. 皮肤及其他病变

因组织缺氧引起小血管扩张，面色红润。因毛细血管脆性增加易出现皮下出血和瘀斑。营养不良性皮肤溃疡多在局部缺血情况下，由神经营养不良和外伤所引起，好发于足部，溃疡较深，无痛，不易愈合。营养不良性关节炎也是神经营养不良和外伤共同作用所致，好发于足部和下肢各关节，受累关节有广泛骨质破坏和畸形。

（四）糖尿病的急性代谢异常

1. 糖尿病酮症酸中毒

老年糖尿病患者由于胰岛素缺乏相对较轻，较少发生酮症酸中毒。但由于抗感染的能力下降，极易发生感染，由感染而诱发酮症，以致发生酮症酸中毒。临床表现为食欲减退、恶心、呕吐、口渴、尿量显著增多，常伴有嗜睡、烦躁、呼吸深快、呼气中有烂苹果味等症状。后期呈严重失水，尿量减少，皮肤干燥、眼球下陷，血压下降，四肢厥冷，脉细数。晚期可出现昏迷。

2. 糖尿病高渗性非酮症性昏迷

主要见于老年，病死率高。其发病的诱因多为应激因素，如感染、脑血管疾病、心肌梗死、外科手术等。药物因素如糖皮质激素、免疫抑制剂、噻嗪类利尿剂，以及不适当的补充高渗葡萄糖或食糖等，诱发或促使病情发展恶化。起病时常先有多尿、多饮，可有发热，多食不明显，甚至食欲减退，恶心、呕吐、失水逐渐加重。随后出现神经精神症状，表现为嗜睡、幻觉、定向障碍、偏盲、震颤、癫痫样抽搐等。最后陷入昏迷。

3. 乳酸性酸中毒

本并发症在老年糖尿病中多见，诱因多为服用双胍类降糖药如降糖灵，也可为饮酒或心、肾功能不全等。预后严重。

4. 常见的合并症

老年人常见的糖尿病合并症是各种感染，特别重要的是心、肾、脑、眼的慢性病变。各种感染有肺部、尿路、胆道、皮肤等感染，尤其是老年肺炎常见而可危及生命。此外合并肺结核发病率也较高。

四、体征

糖尿病早期，绝大多数患者无明显体征。多尿明显而饮水不足的情况下，患者可能出现脱水症。久病的患者可因营养障碍、继发感染而出现各种相应的体征。少部分患者可出现皮肤黄色瘤、皮肤胡萝卜素沉着症。

五、临床检验与检查

（一）血糖测定

空腹及餐后血糖增高是诊断糖尿病的主要依据和判断治疗效果的主要指标。临床糖尿病血糖升高，空腹血糖超过7.8mmol/L，餐后2小时血糖超过11.1mmol/L。

（二）口服葡萄糖耐量试验（OGTT）

可疑糖尿病但空腹或餐后血糖未达到糖尿病标准时，为确诊或排除糖尿病需做此试验（意义见诊断标准），50岁以上者糖耐量可有生理性降低，每增加10岁，餐后2小时血糖值可增加0.06mmol/L（10mg/dL）。

（三）尿糖测定

若肾糖阈正常（血糖值在8.9～10.0mmol/L），尿糖阳性是诊断糖尿病的重要依据。但由于老年人常并发或伴有肾小球硬化症，肾小球滤过率降低，肾糖阈升高，则血糖虽已轻度或中度升高，尿糖仍可阳性。故老年人对尿糖阴性者，并不能排除糖尿病。24小时尿糖定量能估计每日从肾脏丢失的葡萄糖量，对反映代谢控制、病情严重程度有帮助。

（四）糖化血红蛋白测定

外周糖化血红蛋白（GHb）含量正常值为血红蛋白总量的4%～6%。糖尿病患者此种血红蛋白增高，对OGTT异常而无症状的老年人可做此项检查，如增高可提示糖尿病存在。GHb测定能反映出测定前2～3月血糖总的水平，是反映糖尿病代谢控制的重要指标。

（五）糖化浆白蛋白测定

与GHb测定意义相同，因白蛋白转换率较快，其测定反映近2～3周内血糖总的水平。

（六）血浆或血清胰岛素及C肽测定

为反映胰岛功能的重要指标，也是反映胰岛素敏感性或胰岛素抵抗的必测指标。常与GOTT同步进行，称胰岛素释放试验。注射胰岛素者则只测定血清C肽，与GOTT同步进行，称C肽释放试验。糖餐后C肽反应缺乏是提示B细胞功能衰竭的可靠指标。

（七）血脂

糖尿病常伴甘油三酯、极低密度脂蛋白升高及高密度脂蛋白降低。此外，游离脂肪酸及胆固醇、低密度脂蛋白也可升高。

（八）血、尿酮体测定

高血酮和高尿酮是诊断酮症和酮症酸中毒的重要依据。

（九）血浆胰高血糖素测定

正常人血浆胰高血糖素为50～150mg/L，糖尿病患者的基础胰高血糖素水平增高。

（十）血液流变学测定

主要检测血液的流动性、变形性和凝固性，可作为糖尿病诊断、治疗、疗效观察的客观指标之一。

六、诊断

（一）血糖测定

WHO标准：空腹血糖≥7.8mmol/L餐后；2小时血糖≥11.1mmol/L。具备上述两项者，即可诊断为糖尿病。

ADA建议值：空腹血糖≥7.0mmol/L；餐后2小时或餐后血糖≥11.1mmol/L。

1996年WHO糖尿病及其并发症诊断标准及分型咨询委员会决定，将空腹血糖的诊断标准改为7.0mmol/L（120mg/dL），目前已被普遍采用。餐后2小时血糖对老年患者尤其重要，可提高糖尿病确诊率和防止血管并发症的发生和发展，是一项重要的指标。因此，必须重视餐后2小时血糖的测定。

我国血糖正常参考值是，空腹血糖3.9～6.1mmol/L（70～110mg/dL），餐后2小时血糖≥11.1mmol/L（200mg/dL）。

（二）尿糖测定

可作为诊断和评价疗效的参考，尿糖阴性而血糖高者，诊断以血糖为准。血糖正常而尿糖阳性者为肾性糖尿。

（三）胰岛素和胰岛素释放试验

了解胰岛素释放功能和胰岛素敏感性，以鉴别有无高胰岛素血症和胰岛释放功能受损程度。

（四）血脂、血黏度、血小板聚集功能等测定

老年患者常有胰岛素抵抗，高胰岛素血症可导致高脂血症、高凝、高黏度、高血压等。为防治慢性血管并发症，因而是不可缺少的检查项目。

（五）其他

定期检测血压、眼底等，以防止大血管和微血管并发症。

七、鉴别诊断

确诊糖尿病过程中，应与下列情况相鉴别。

（一）继发性糖尿病

肢端肥大症、皮质醇增多症、嗜铬细胞瘤或长期服用大量肾上腺皮质激素等均可引起继发性糖尿病或糖耐量异常。通过详细询问病史，全面、仔细体检及必要的特殊检查和检验，不难做出鉴别。

（二）药物影响糖耐量

噻嗪类利尿剂、呋塞米、糖皮质激素、口服避孕药、阿司匹林、吲哚美辛、三环类抗抑郁药等，长期大量服用可以抑制胰岛素释放或拮抗胰岛素的生理作用，从而降低糖耐量甚至引起糖尿病。

（三）尿糖阳性的非糖尿病

可见于以下情况。

1. 肾性糖尿

多由于肾小管先天性缺陷、致肾葡萄糖阈值低下，空腹及餐后血糖虽正常但尿糖阳性。肾小管酸中毒、Fanconi综合征、肾病综合征、慢性肾炎等偶尔也可因肾小管再吸收功能障碍而发生糖尿。

2. 妊娠期糖尿

少数孕妇肾糖阈值可暂时性降低，出现糖尿，分娩后糖尿消失，但必须注意追踪，以免忽略早期真性糖尿病。

3. 滋养性糖尿

由于短期内大量服用糖类饮食，或于胃大部切除术后，或甲状腺功能亢进症时，碳水化合物在肠道吸收过快，可引起餐后30分钟至1小时血糖过高，并可出现糖尿。但空腹血糖正常，糖耐量试验一般正常。

4. 饥饿性糖尿

长期饥饿或营养不良患者，由于胰腺分泌和胰岛素能力相对低下，如突然进食大量糖类饮食，则可引起暂时性高血糖与糖尿，甚至伴有酮尿。此类患者空腹血糖一般正常或偏低，如连续数日给予定量糖类饮食，胰岛分泌能力即可恢复，糖耐量恢复正常。

5. 应激性糖尿

当机体处于急性感染、缺氧、休克、创伤等应激情况下，此时升血糖素升高，出现暂时性高血糖和尿糖。当应激反应消失后，血糖、尿糖可恢复正常。

（四）糖尿病昏迷

糖尿病昏迷尚需与其他性质和原因（如低血糖、严重感染、脑血管意外、尿毒症、肝性昏迷、急性中毒）所致的昏迷相鉴别。

糖尿病是一组伴随终生的病情比较复杂的疾病，目前的治疗水平只能有效控制，还达不到根治。目前治疗糖尿病均采用综合治疗措施。

八、治疗

（一）糖尿病教育

对患者及家属进行糖尿病教育是防治糖尿病的重要环节。应让患者和家属充分认识到糖尿病是一种终生疾病，需要持久的治疗，需要患者的充分合作，使患者掌握糖尿病及常见并发症自我保健及其应急处理的必要知识。①了解糖尿病的基本知识，一般演变规律及常见并发症，认识其危害性和预防并发症的重要性，取得患者自觉配合，保证治疗的严格执行。②认识心理情绪变化对病情变化的不利影响，帮助患者树立战胜疾病的信心，消除紧张、不安、抑郁、悲观等不良情绪，保持正常心理平衡，有利于病情控制。③充分理解饮食治疗的重要意义。进餐应做到在医生指导下定时定量，必要时可加餐，根据病情变化宜灵活掌握膳食种类和数量。④在运动方面掌握适度的原则，参加力所能及的工作和适当的体育锻炼，并据病情调整运动方式和运动量。⑤掌握尿糖测定，学会正确使用便携血糖计，必要时掌握胰岛素注射技术。⑥了解胰岛素及口服降糖药物的剂量、使用方法及常见不良反应，特别应了解低血糖反应的症状和一般处理方法等。⑦熟悉酮症酸中毒与非酮症性高渗性昏迷的诱因及主要表现，一旦有先兆症状，立即到医院就诊。⑧生活作息要有规律，要戒烟戒酒及戒除不良饮食习惯。

吸烟可增加心血管病变和视网膜病变，吸烟有害，应劝说逐步戒烟。饮酒宜小量，不能酗酒和饮用烈性酒，大量饮酒能增加热量，扰乱饮食控制。乙醇还可升高血中三酰甘油，且容易掩盖低血糖的症状，并可加重神经病变。

（二）运动

老年糖尿病患者无心脑肾并发症、生活自理者，应鼓励活动。活动可减轻体重，改善心血管功能、改善血脂水平和血糖水平，改善自我健康感受、生活质量和工作适应性。三餐后散步20～30分钟是老年患者改善餐后血糖过高的措施之一。空腹活动或锻炼可以减轻体重，但应量力而行。要避免活动过度发生低血糖反应，并要注意安全，避免意外。若参加体育锻炼，以心率170/分钟减年龄为最大的运动量，有条件的老年人可以选择适宜项目每周2～3次，每次20～30分钟，总之，运动要量力而行，小量开始，递增至适当运动量，并要持之以恒。

（三）口服降糖药物

通过饮食及运动疗法治疗尚不能满意控制的非胰岛素依赖型糖尿病患者，可在坚持上述疗法基础上加服口服降糖药。但对于初发的糖尿病患者，注意不要马上应用口服降糖药。其原因有二：一是确诊前患者还没有建立正确的糖尿病患者生活规律；二是在早期2型糖尿病患者中，约有15%靠单纯的饮食控制即可获得满意的效果。因此，需要2～4周的严格控制适用于具有一定的胰岛功能、饮食控制，疗效不满意、无酮症等急性并发症的轻、中型患者。主要作用是刺激胰岛B细胞分泌和释放胰岛素，增加胰岛素受体的数量和增强同胰岛素受体的结合力，从而使胰岛素的靶组织和靶细胞对胰岛素敏感性增加。饮食后，再决定用降糖药与否及初始剂量。目前临床应用的口服降糖药有磺脲类、双胍类及α葡萄糖苷酶抑制剂。

1. 磺脲类降血糖药物

磺脲类降糖药的主要作用是：刺激胰岛B细胞分泌胰岛素；减少肝脏对胰岛素的清除率，增加外周组织中胰岛素浓度；改善外周组织对胰岛素的敏感性，加强胰岛素介导的外周组织对葡萄糖的摄取和利用；增加外周靶细胞胰岛素受体数量和胰岛素与受体的亲和力；抑制肝糖原的分解和异生；抑制胰岛A细胞，减少胰高血糖素的分泌。

（1）不良反应 ①消化道反应：少数患者可引起上腹部不适、恶心呕吐、食欲减退、腹泻等，但一般较轻，不应因此中断治疗。②血液系统反应：可能有暂时性白细胞、粒细胞、血小板或全血细胞减少，再障和溶血性贫血占极少数。第二代磺脲类药物较少发生此反应。③神经系统：用量较大时，少数患者出现头痛、头晕、嗜睡、视力模糊、共济失调、四肢震颤等。④过敏反应：偶有皮疹、荨麻疹、皮肤瘙痒和过敏性皮炎等，严重过敏反应者罕见。⑤低血糖：是磺脲类药物最常见最严重的不良反应。

（2）禁忌证 ①严重肝、肾功能不全者不宜应用。但轻中度肾功能不全者可使用格列喹酮，因该药只有5%通过肾脏排泄，对肾脏的毒性作用轻微。②对磺脲类药物或磺胺类药物有严重不良反应史，如黄疸、造血系统受抑制、白细胞降低或过敏者禁用。③糖尿病伴有酮症酸中毒、高渗性昏迷、乳酸性酸中毒等急性代谢紊乱时，均不宜应用口服降糖药。④糖尿病合并严重感染、高热、外伤、较大手术、精神过度紧张者，不宜使用磺脲类降糖药治疗，而改用胰岛素治疗。⑤1型糖尿病不宜单独依赖口服降糖药物治疗。

（3）适应证和用法　①2型糖尿病胰岛B细胞尚存在较好的储备功能，无高胰岛素血症者。②2型糖尿病经饮食治疗和运动治疗不能使病情获得良好控制的非肥胖患者首选。③2型糖尿病患者空腹血糖≥11.1mmol/L，但无明显肝肾功能不全，周围血常规正常者。④由于磺脲类药物服用后，一般30分钟左右起效，2小时左右进入高峰，故以餐前30分钟服用较合适。⑤从小剂量开始，逐渐加量到血糖满意控制而不引起低血糖反应，尤其是老年人更应加以注意。⑥磺脲类药物均有继发失效的缺点，一旦出现应改用另一种磺脲类降糖药物治疗。

（4）品种选择　优降糖降血糖作用最强，但易引起低血糖，老年糖尿病患者和并发心、脑、肾病变及过度肥胖者，当慎用或不用；达美康能改善碳水化合物的新陈代谢，使过高的血糖稳定地恢复到正常水平，并有明显的抗血小板聚集，黏附作用，促进纤维蛋白溶解，对抗毛细血管栓塞作用，对预防和治疗糖尿病性微血管病变有利；美吡达在促进餐后胰岛素释放和降低餐后血糖方面优于优降糖（1型糖尿病患者往往餐后血糖较高），其代谢产物无活性，不易发生低血糖，且有利于纠正脂代谢，有降低甘油三酯和胆固醇作用；克糖利的优点类似达美康；糖适平经肝脏降解后，其代谢产物95%从胆道经肠随粪便排出，仅有5%从肾脏排出，故适用于糖尿病伴轻、中度肾功能减退患者，以及老年糖尿病患者。

2. 双胍类降血糖药物

双胍类降糖药的作用机制为：抑制肠道对葡萄糖的吸收；增加外周组织对葡萄糖的利用。其可以改善胰岛素抵抗，直接作用于胰岛素靶细胞，增加胰岛素受体亲和力，尤其是受体后作用，因此增加胰岛素敏感性，可使血糖下降；使肝糖输出减少，此作用可能是通过降低肝内糖原异生而实现的；增加肌肉对葡萄糖的无氧酵解；改善异常增高的血脂水平；使血浆总胆固醇、甘油三酯、低密度与极低密度脂蛋白降低，而使高密度脂蛋白增加抑制动脉粥样硬化形成。

（1）作用机制　其作用机制尚未完全阐明，主要是增进细胞对葡萄糖的利用，双胍类有与胰岛素相同的作用，使肌肉对葡萄糖的摄取有所增加，但不能使糖原生成增加。用量大时，能使糖酵解、乳酸生成增多以及细胞对氧的摄取减少。双胍类还能抑制肠壁细胞对葡萄糖的摄取，并有抑制肝及肾脏糖异生作用。双胍类药物有赖于胰岛素的存在，才能有降血糖的作用。

（2）适应证　①2型糖尿病肥胖型患者为首选。②与胰岛素联合应用，可减少1型糖尿病和2型糖尿病需要胰岛素治疗的患者其胰岛素用药剂量。可防止脆性糖尿病低血糖反应的发生。③与磺脲类药物并用时有协同作用。

（3）禁忌证　①糖尿病酮症中毒时不应使用。②有肾功能损害的患者，不宜使用，以免发生乳酸酸中毒。③有感染、手术、分娩、应激等情况不应使用。

（4）用法　二甲双胍常用剂量为250mg/次，每日3次，饭后服用。

（5）不良反应　因人而异，可出现食欲不振、恶心、呕吐、腹痛等。饭后服用可减少肠胃道症状。双胍类可引起乳酸酸中毒，肝功能损害时乳酸代谢受阻，肾功能不全时对乳酸排泄障碍，在肝、肾功能失代偿期，服用本品更易导致乳酸酸中毒。

3. α葡萄糖苷酶抑制剂

（1）作用机制　摄入的糖类经小肠上段黏膜上的α葡萄糖苷酶的作用下，蔗糖向果糖和葡萄糖转化，淀粉向葡萄糖转化，然后才被吸收。α葡萄糖苷酶抑制剂——阿卡波糖（拜糖平）能与α葡萄糖苷酶竞争性结合，其亲和力比蔗糖、淀粉大1万～10万倍。当患者进食时，同时服用葡萄糖苷酶抑制剂，酶与糖类结合位点减少，这样就减少上段小肠糖吸收高峰，延缓糖的吸收，抑制餐后高血糖，调节血糖水平，但不影响能量吸收。

（2）剂量　始服阿卡波糖，剂量为50mg，每日1～3次，日总剂量范围为150～300mg，分三餐时服用。

（3）不良反应　不良反应极少。服后可发生腹胀、排气增多，偶有腹泻。本药不导致低血糖，如与其他降糖药物，如磺脲类、胰岛素合用，由于合用药物过量可导致低血糖。处理合用阿卡波糖的低血糖反应，应静注或口服葡萄糖。双糖或淀粉类食物不能纠正低血糖。

其他降血糖药物有中药六味地黄丸、玉泉丸、人参等对轻型、中度型糖尿病有辅助降糖作用和改善症状的作用。

（四）胰岛素治疗

（1）适应证　①重型老年糖尿病，由于胰岛素分泌不足，当血糖水平达250～300mg/L，有高葡萄糖毒性反应，并抑制胰岛素分泌时，宜用小剂量胰岛素补充治疗。合并应用口服降糖药，既可使胰岛减少分泌，使受损的胰岛得到休息和恢复胰岛所受损伤，又有促使分泌作用，使胰岛不致萎缩。短暂胰岛素联合治疗有降低血糖水平和防止慢性并发症的发生和发展。②急性并发症、感染、糖尿病性心脑肾病；慢性合并症而有功能受损者。③口服降糖药物继发性失效。

（2）用药注意事项　小剂量开始，根据病情递增，防止低血糖。

（3）不良反应　①低血糖反应。②肥胖、高胰岛素血症。③过敏反应等。其中以低血糖反应最严重，及时纠正，可避免严重后果。

九、并发症

（一）急性并发症

常见者为高渗性非酮症糖尿病性昏迷（高渗性非酮症性高血糖症）。高渗性非酮症糖尿病昏迷（简称高渗性昏迷，HNDC）多见于老年患者。有资料显示，本症发病年龄在60岁以上的患者占50%，预后较差，死亡率较高，在50%左右。

1. 发病诱因

患者常因各种应激状态诱发本症，如严重感染、创伤、过度劳累精神刺激、急性肠胃道炎症、脑血管意外。或使用某些药物如大剂量输注葡萄糖溶液、皮质激素、噻嗪类利尿药等引起。

2. 发病机制

糖尿病患者胰岛B细胞功能减退，分泌胰岛素量较正常人少且释放速度缓慢，尤其是老年患者，在应激反应时不能及时迅速分泌足够量的胰岛素，来控制反应性高血精症，使血糖猛然升高，可达33～66mmol/L或更高，高血糖、渗透性利尿使尿量显著增多，水分丢失严重，电解质丢失更多，使血糖渗透压突然显著地升高，可达350～450mOsn/L或更高（正常参考值为280～310mOsm/L）。高渗透压导致的因素还有脱水导致低血容量休克使肾功能障碍，以及口渴中枢功能障碍，摄入水分减少等。脱水严重时，细胞内脱水特别是神经细胞内脱水，出现神经系统功能障碍。本症除了糖尿病原有的症状加重外，可很快地出现明显的神经症状，甚至昏迷。

3. 临床特征

早期症状是糖尿病原有症状显著加重。如烦渴多饮（59%）、尿量显著增多（71%）、严重脱水症状（43%）、疲惫乏力（70%）等。体检可见皮肤干燥、弹性降低、舌干、眼球下陷、呼吸、心率快等。如不能及时纠正，可发展至低血容量、血压下降甚至休克。特殊的是出现各种神经症状如表情淡漠、反应迟钝、幻觉、嗜睡、神志恍惚、双手震颤、四肢抽搐，甚至有癫痫样发作，常有脑血管意外伴偏瘫、失语，最后陷入昏迷。伴随的症状还有各种诱因的症状。

4. 实验室检查

（1）血糖　血糖很高，大多高达33～66mol/L或更高，是诊断本症的重要根据。

（2）尿糖　尿糖强阳性，尿酮阴性或弱阳性，少数病例并发酮症。

（3）血钠　血钠常升高，在145～155mmol/L以上。高血糖、高渗性利尿、失水多于失钠，同时因脱水致血容量降低引起继发性醛固酮增多，进一步减少排钠量，使血钠更增高。此外，高血糖使细胞内液外逸，细胞外液（包括血浆）中的钠离子浓度被稀释，加之多尿及胰岛素相对不足，均可导致失钠。因而血钠也可正常或偏低。

（4）血尿素氮　血尿素氮增高，尿素氮/肌酐（按mg/d计算）可达30∶1（正常为10∶1），尿素氮增高可能由于肾脏本身因素，同时也存在脱水所致的肾前因素。若伴有肌酐显著增高时，则应考虑肾实质病变。

（5）血浆渗透压　血浆渗透压显著升高，常在350mOsm/L以上，可按下列公式推算血浆渗透压：血浆渗透压=[2（血钠+血钾）+血糖+血尿素氮]。

其中血钠、钾、糖、尿素氮的计量单位是mmol/L，渗透压单位为mOsm/L，在治疗过程中，应反复测定血糖、钠、钾、尿素氮，计算血浆渗透压，指导用药。

5. 诊断和鉴别诊断

本病特征是糖尿病患者有显著的高血糖症，严重的脱水，各种不同程度的神经症状。但老年、无糖尿病史、首次因意识障碍就诊的患者，容易误诊。因此，如能及早诊断，及时治疗，下列情况要注意鉴别。

凡遇老年昏迷或意识障碍的患者，除常见的脑血管意外、颅内肿瘤、感染外，其临床表现不能用一种疾病解释者，意识障碍、严重脱水、休克而尿量不明显减少或增多者，意识障碍、脱水、休克患者，在治疗过程中用大剂量葡萄糖输注、皮质激素治疗后病情加重者。以上患者要及时检测血糖、血钠、血钾、尿糖。推算血浆渗透压。避免漏诊和误诊。

6. 治疗

首要的是积极补液，纠正严重脱水和血浆高渗状态，使高血糖得以改善。当血压正常时，可根据血钠渗透压和血钠水平给予等渗或低渗溶液。当渗透压≤300mOsm/L时，不应用低渗溶液。血钠>155mmol/L，有主张先用低渗溶液（0.45%盐水），输液量和速度要依据患者血液高渗、细胞内脱水及心肾功能情况。一般以失水量相当其体重的10%计算，但也要视失水速度、年龄、心脏功能等，因人而异地调整。如有低血容量休克，入院最初4小时内给予补液总量的1/3，在12小时内输入补液总量的1/2，其余液体量在24小时内给予。如老年有心肾疾病，酌情减慢速度。必要时测中心静脉压和红细胞比容，以指导输液用量，防止输液过多。若当时已有休克，则先输滴生理盐水或胶性溶液、血浆等补充血容量。纠正休克后，处理与上同。当血糖下降至14mmol/L以下，可改输5%葡萄糖溶液。应用较小剂量的胰岛素治疗。首先静脉注射一次正规胰岛素15～20U，以后每小时静脉滴注或静脉注射4～6U，当血糖降至14mmol/L左右时，胰岛素每日量可改为皮下注射，每日分3或4次。如用5%葡萄糖液输注，可按2～4g葡萄糖用胰岛素1U的比例，加入葡萄糖溶液中滴注。在应用较小剂量胰岛素治疗4小时内血糖不能理想地下降，即每小时下降不到4.2～6.1mmol/L时，则可将原用的胰岛素加倍使用。但血糖下降的速度和程度也不宜过快，避免血浆渗透压突然下降，导致脑水肿。及时补充钾盐。高渗性昏迷在未治疗前，其血钾可因血液浓缩，细胞内钾移至细胞外和血液中，在检测血清钾时可以有高钾血症或正常血钾。在大量补液和注射胰岛素时，扩容和血钾转移入细胞内而引起低钾血症，如心律失常、肢体瘫软等，治疗后应复验血钾，根据血钾水平，及时补钾。每日可在输液中滴注氯化钾或口服氯化钾3～6g。

按常规积极治疗各种诱因和并发症（如休克、心力衰竭、感染等），以及对症处理如给氧、物理降温、昏迷护理等也很重要。

（二）慢性糖尿病性并发症

糖尿病长期较差的代谢控制结果可出现一些慢性并发症，可分为微血管病变和大血管病变。

1. 糖尿病视网膜病变

老年糖尿病视网膜病变，可有轻重不同，严重致失明者，常因增生性视网膜病变，和黄斑病变，如能在早期阶段被发现，两者均可用光凝固法治疗所终止。白内障、青光眼也是引起失明的原因，因而及早控制代谢紊乱，定期眼科检查和治疗是十分重要的。

2. 糖尿病足

发生糖尿病足的危险因素为糖尿病病程大于10年，周围的脉搏和感觉降低，有吸烟嗜好，足趾变形（足拇囊炎肿，杵状趾，突出的跖骨头），以及有足部溃疡的病史者。注意足部必须保持干燥和清洁，每天换鞋，鞋要舒适，宽松，不挤压足趾。足部感染时要及时就医，在医师指导下口服或静脉抗生素的使用，有脓液时要引流通畅，坏死组织清除，应用胰岛素治疗，确保严格控制血糖，随之增加抵抗感染的自然防御能力。

（三）其他并发症

糖尿病性消化系统病变，胃排空的延缓和胃内容物的潴留，有些老年患者出现恶心、呕吐、腹部不适、胃纳差等症状，肠自主神经功能紊乱，出现便秘或腹泻，反复发作交替，在控制血糖、给予胃动力剂、肠动力剂以及调整自主神经紊乱的措施后，可得到改善。如胃肠功能障碍，形体消瘦时，要辅以高营养治疗，协助恢复体力。感染尤其是呼吸道、泌尿道感染等是老年糖尿病患者常见的合并症，如处理不当可导致多器官功能衰竭，死亡率高达39%。

第二节 甲状腺疾病

一、老年甲状腺功能减退症

老年甲状腺功能减退症称老年甲减，乃甲状腺激素合成减少分泌不足所致的疾病，是老年人较为多见的疾病。老年甲减比甲亢多见，约多6倍，且女性多于男性。

（一）流行病学

有关老年人甲状腺功能减退症患病率报道不一，Bahemuka在1975年采用TSH、T_3、T_4测定进行调查，发现老年人甲减患病率为2.3%，Sawin在1985年报道60岁以上老年人患病率为4.4%。

（二）病因及发病机制

甲状腺功能减退症的病因有多种，以甲状腺性甲减为多见，其次为垂体性，而下丘脑性及甲状腺激素抵抗性则较少见。老年人甲减往往与自身抗体水平升高有关，有资料表明，老年原发性甲减患者多有血清TSH升高，且甲状腺微粒体抗体（TMAb）的阳性率也高于一般老年人。这表明，老年人甲减主要是甲状腺自身免疫疾病所致。此外，老年人服用含碘药物（如胺碘酮等）、甲状腺手术、放射性碘治疗、抗甲状腺药物治疗，以及恶性肿瘤的颈部放疗等也可引起甲减。

（三）病理

1. 甲状腺性甲减

约占90%，由甲状腺本身病变使甲状腺激素合成或分泌不足引起，大多数属获得性甲状腺组织破坏。常见的原因有：①炎症，可由免疫反应或病毒感染等所致。②甲状腺手术切除。③放疗。④长期饮食中缺碘或含有致甲状腺肿物质以致甲状腺激素合成障碍。⑤腺内广泛病变。⑥先天性甲状腺合成缺陷，由先天性酶缺乏所致。⑦使用抗甲状腺药物过量，摄入碘化物过多及阻碍碘化物进入甲状腺的药物。

2. 垂体性甲减

由于垂体病变使TSH分泌不足所致。可见于垂体肿瘤、席汉综合征、特定性（病因未明）以及其他病因所致的垂体前叶功能减退症。

3. 下丘脑性甲减

由下丘脑功能不全使TRH分泌不足以致垂体分泌TSH减少所致，可由下丘脑肿瘤、肉芽肿、慢性炎症和放疗引起。

4. 周围性甲减

比较少见，系由于靶组织细胞核内受体功能障碍，使甲状腺激素生理效应减弱所致。其病理表现主要表现为黏液性水肿。原发性者甲状腺呈显著萎缩，腺泡大部分被纤维组织所替代，兼有淋巴细胞浸润，残余腺泡上皮细胞矮小，泡内胶质含量极小。放疗后甲状腺的改变与原发性者相似。甲状腺炎者腺体大多有浸润而增大，后期也可纤维化而萎缩，服硫脲类药物者腺体增生肥大，胶质减少而充血，垂体性者垂体有囊性变或纤维化，甲状腺腺体缩小，腺泡上皮扁平，腔内充满胶质。

甲状腺外的病理变化包括皮肤角化，真皮层有黏液性水肿，细胞间液中积聚多量透明质酸、黏多糖、硫酸软骨素和水分，引起非凹陷性水肿，内脏细胞情况类似，全身肌肉可有肌细胞肿大、苍白，肌浆纤维断裂且有空泡变性和退行性病灶，心脏常扩大，间质水泡伴心包积液。肾脏可有基底膜增厚从而出现蛋白尿。

（四）临床表现

老年甲减患者多无明显的临床症状或症状不典型，应依据老年患者的临床特点，仔细进行检查，以利及早明确诊断。

1. 一般表现

畏寒、体温偏低、乏力、面色苍黄、颜面及眼睑水肿、鼻翼增大、唇厚、舌大、声音嘶哑、皮肤干燥少汗、头发稀疏、干枯。

2. 神经系统症状

表情淡漠、反应迟钝、智力减退、嗜睡，严重者发生黏液性水肿、昏迷。

3. 心血管系统症状

心悸、气短、下肢非凹陷性浮肿、心动过缓、心脏扩大，较严重者可伴有心包积液、胸腔积液等多浆膜腔积液。久病者由于胆固醇增高易发生冠状动脉粥样硬化性心脏病。老年人甲减合并甲减性心脏病多见，所谓甲减性心脏病是指在甲减的基础上出现心脏扩大并有心电图改变（如低电压、T波改变、传导阻滞），能排除其他心脏病，且甲状腺激素替代治疗有效。因心肌耗氧量减少，老年甲减发生心绞痛和心力衰竭者少见。

4. 消化系统症状

食欲减退，常有顽固性便秘。严重者可出现麻痹性肠梗阻。

5. 血液系统症状

由于胃酸缺乏或维生素 B_{12} 吸收失常，约1/4患者有贫血，多为缺铁性或正红细胞性贫血，也可见大细胞性贫血。

6. 黏液性水肿昏迷

见于病情重而未能及时诊断治疗者，由于寒冷、感染、手术使用麻醉、镇静药物使临床甲减症状加重，低体温、呼吸缓慢、血压下降、反射消失，可发生休克、昏迷、心肾衰竭，危及生命。

（五）诊断与鉴别诊断

1. 诊断要点

老年甲减的诊断如下。老年甲减的诊断难度较大，因为畏寒、乏力、活动减少等症状往往被认为是衰老的一般现象，有些患者甚至无症状，易于漏诊、误诊。

根据临床表现，一旦怀疑老年甲减就要进行有关的实验室检查。甲减患者T_4、FT_4降低，摄碘率呈低平曲线。FT_4降低伴有TSH升高和甲状腺微粒体抗体阳性可诊断为原发性甲减。对于单项T_3降低者应与高龄者多见的非甲状腺病低T_3综合征相鉴别。血脂水平增高可作为辅助诊断项目。

病变部位诊断如下。①血清TSH测定：甲状腺性甲减TSH升高，下丘脑-垂体性者常降低。②TRH兴奋试验：静注TRH后，血清TSH无升高反应者提示垂体性，延迟升高者为下丘脑性；如TSH基值已升高，TRH刺激后更高，提示甲状腺性甲减。

病因诊断如下。根据病史，病变部位及血清中抗体的检测多数可以明确病因。如甲状腺微粒体抗体、甲状腺球蛋白抗体等增高，表明为原发性甲减由自身免疫性甲状腺疾病所致。原发性甲减甲状腺肿大或有结节者可行甲状腺穿刺细胞学检查进一步明确病因，下丘脑-垂体性甲减有时需行下丘脑、垂体部位CT或MRI以明确病因。

2. 临床检查

（1）一般检查　轻、中度贫血达30%～50%，低血红蛋白小红细胞型、正常红细胞型、大红细胞型三者均可发生。甘油三酯增高，HDL增高。

（2）基础代谢率降低　常在-45%～-35%，有时可达-70%。

（3）血清甲状腺激素水平测定　血清总T_4测定在临床型甲减或黏液性水肿患者中常低于$3\mu g/dL$。血清T_3测定轻症患者可在正常范围，重症患者可以降低。有时可测定游离T_3、T_4（FT_3、FT_4）协助诊断。

（4）血浆蛋白结合碘（简称PBI）　甲减患者PBI测定常低于正常，多在$3～4\mu g/dL$以下。

（5）甲状腺吸^{131}碘率　明显低于正常，常为扁平曲线，而尿中^{131}I排泄量增大。

（6）血清促甲状腺激素（TSH）测定　测定TSH对甲减有重要意义，较T_3、T_4为大。

（7）促甲状腺激素（TSH）兴奋试验　如用TSH后，摄^{131}I率不升高，提示病变原发于甲状腺，故对TSH刺激不发生反应。

（8）促甲状腺激素释放激素试验（简称TRH兴奋试验）　如TSH原属正常或偏低者，在TRH刺激后引起升高，并呈延迟反应，表明病变在下丘脑，如TSH为正常低值至降低，正常或略高，而TRH刺激后血中TSH不升高或呈低（弱）反应，表明病变在垂体或为垂体TSH贮备功能降低；如TSH原属偏高，TSH刺激后更明显，表示病变在甲状腺。

（9）抗体测定　病因与自身免疫有关者，血液中可测出抗甲状腺球蛋白、抗微粒体抗体等。

3. 鉴别诊断

（1）贫血　甲减常误诊为缺铁性贫血、恶性贫血或再生障碍性贫血，查T_3、T_4、TSH可鉴别。

（2）慢性肾炎　全身水肿，且由于TBG减少，血中TT_3、TT_4下降，且血胆固醇也可升高。但甲减患者尿常规多正常，血压多不高，肾功能正常。检查血FT_3、FT_4、TSH可鉴别。

（3）肥胖症　常伴有不同程度的水肿，但甲状摄碘率，血T_3、T_4、TSH均正常。

（4）特发性水肿　无甲减表现，血T_3、T_4、TSH均正常。水肿平卧时减轻，早晚体重相差$2～3kg$以上，立卧位水负荷试验具有诊断意义。

（六）治疗

1. 替代治疗

老年甲减患者，尤其是重症甲减伴心血管疾病者，应从小剂量开始。

1）甲状腺片，从$10～20mg/d$开始，逐渐增加剂量，$1～2$个月可增至每天$80～120mg$。治疗剂量参照甲状腺功能，将甲状腺激素水平纠正至正常下限或稍低于正常为宜。

2）左旋T_4（LT_4）作用缓慢而持久，需1月左右才有疗效，起始剂量$25～50\mu g/d$。至甲状腺激素水平接近正常。

3）左旋三碘甲腺原氨酸（LT_3）作用快，维持时间短，适用于黏液性水肿昏迷的抢救。

不论用何种制剂进行替代治疗，均应根据病人症状的改善情况及血T_3、T_4、TSH化验结果，调整药物剂量，患者需终身服药。

2. 病因治疗及预防

1）甲减主要由自身免疫性甲状腺炎、缺碘、放射治疗及手术等引起，及早加以防治可减少发病。

2）由药物引起者，及时调整剂量或停药可避免甲减的发生。

3）胎儿、新生儿甲减，推广应用现代筛查诊断方法，进行宫内或出生后的早期诊断、早期治疗，可减少新生儿先天性甲减的发生并改善其不良预后。

4）下丘脑、垂体部位肿瘤，有些可行手术或放疗。

3. 冠心病的处理

老年甲减合并冠心病者，经甲状腺素替代治疗，可纠正高胆固醇血症，对于减轻冠心病的严重程度有利。但替代疗法必须谨慎，在替代治疗过程中有诱发或加重心绞痛的危险。如用甲状腺片，每日10mg开始，逐渐加量，有时需心电监护，必要时吸氧。甲状腺素吸收及起效时间较缓慢，对有冠心病者比甲状腺片好。

4. 对症治疗

有贫血者补充铁剂、维生素B_{12}、叶酸等，胃酸低消化不良者补充稀盐酸，必须与甲状腺激素合用，才能取得良好效果。

（七）预后

适量甲状腺激素的替代治疗，预后良好。若诊断和治疗不及时、不规范，发展至黏液性水肿昏迷时，预后不佳，如抢救不力，可危及生命。

二、老年甲状腺功能亢进症

老年甲状腺功能亢进症简称老年甲亢，多由毒性结节性甲状腺肿所致，老年人并不罕见，值得临床重视。

（一）流行病学

老年甲亢患者并不罕见，文献报道的患病率差异很大。对年过65岁的559例家居老年人进行调查，发现患甲亢者为0.47%，年龄50～80岁的288例男性、271例女性检查FT_3、FT，发现3.5%的女性、0.7%的男性患甲亢。非洲一国家调查50岁以上人群300人，发现31例甲亢，甲亢患病率达10%。老年人甲亢约占甲亢的10%～17%。

（二）病因

毒性甲状腺肿伴甲亢即Graves病是甲状腺功能亢进症最常见的病因，两性发病高峰均在青壮年，60岁以上的甲状腺功能亢进症（简称甲亢）患者则多由毒性结节性甲状腺肿所致，也可为Graves病。

（三）发病机制

毒性结节性甲状腺肿因慢性地方性或散发性甲状腺肿患者的自主性滤泡逐渐增多所致。Graves病是一种自身免疫性疾病，其发病机制尚未完全阐明，其特征之一是在血清中存在对甲状腺组织有刺激作用的自身抗体，即TSH抗，简称TRAb，当这种自身抗体与甲状腺细胞结合时，TSH受体受到刺激，引起甲亢和甲状腺肿。现认为自身抗体的产生与基因缺陷相关的抑制性T淋巴细胞（Ts）功能降低有关。Ts功能缺陷导致辅助性T细胞（Th）不适当致敏，并在白介素1、白介素2的参与下使B细胞产生抗自身甲状腺抗体。此外，本病患者甲状腺和眼球后组织均有明显的淋巴细胞浸润，说明有细胞免疫参与。

（四）病理

1. 甲状腺

甲亢的病理变化，具有自身免疫性炎症的组织学特征，表现为甲状腺不同程度的弥漫性肿大，滤泡细胞增生，细胞器增多，间质中有广泛的淋巴细胞浸润，甚至出现淋巴组织生发中心。

2. 其他脏器

在突眼的病例中，镜下示眼球肌纤维增粗，纹理模糊，脂肪增多，肌细胞内黏多糖也增多，以致肌力大减。骨骼肌、心肌类似情况较轻，久病者肝内有灶性或弥漫性坏死、萎缩，门脉周围纤维化，甚至发生肝硬化。少数病例尚有双下肢对称胫前黏液性水肿等皮肤病变与骨质疏松。

（五）临床表现

本病起病缓慢，早期病情较轻，常因精神刺激、创伤及感染等应激情况而诱发或加重。随着病情的进展，典型的临床表现包括甲状腺素过多引起的代谢增高和神经兴奋两大症候群，以及免疫功能紊乱所致的弥漫性甲状腺肿、突眼和局限性黏液性水肿等。

1. 甲状腺素分泌过多综合征

①高代谢综合征患者常有怕热，喜冷，多汗，以掌心、颈前及腋下最为明显，低热，多食善饥，体重减轻，疲乏无力。②神经系统：患者易激动，精神过敏，性情紧张、急躁，失眠多虑，多言多动，思想不集中，多疑，甚或出现幻觉、抑郁或狂躁。闭目双手前举平伸及伸舌时可见手指或舌细颤，肌腱反射亢进，反应时间缩短。③心血管系统：常有心悸、胸闷、气促，稍一活动后更加剧，严重者可致甲亢性心脏病，而见心动过速、心率失常、心脏扩大、心力衰竭等表现。④消化系统：患者食欲亢进，食多消瘦，一般大便呈糊状，含有不消化食物，有时脂肪消化吸收不良而呈脂肪痢，也可出现肝肿大。功能损害表现为SGPT，AKP升高和BSP滞留等，偶见黄疸。⑤运动系统：表现为肌肉萎缩，软弱无力，行动困难，少数出现甲亢性肌病。⑥生殖系统：女性患者月经常减少、后移，甚至闭经。男性多阳痿，偶见乳房发育。⑦内分泌系统：由于甲状腺素分泌过多，肾上腺皮质功能在早期常较活跃，而在重症中则相对较弱，甚或不全。⑧血液和造血系统：周围血液循环中淋巴细胞绝对值和单核细胞增多，但白细胞总数偏低，有时在3000/m^3左右；血小板寿命较短，有时可出现紫癜。

2. 免疫功能紊乱征象

（1）甲状腺肿　多数患者甲状腺呈弥漫性肿大，多为轻度或中度，质软，吞咽时可上下移动，双上极有震颤及血管杂音。少数患者甲状腺肿大也可不明显，肿大程度与甲亢轻重一般无明显关系。

（2）眼征　可分为两类：非浸润性，又称良性突眼征为本病中常见眼征；浸润性突眼又称恶性突眼征，约占5%，但较重，常为本病主诉之一。突眼程度与甲亢无明显关系，约有5%以下病例可无甲亢症，称为甲状腺功能正常性突眼症或Graves病。患者一般呈双侧对称突出，也有以一侧突出为主者，表现为：眼裂增宽，目光炯炯有神，少瞬眼，眼球突出一般在18mm以内（正常高限在16mm以内）；上眼睑挛缩，向下看时上眼睑不能随眼球向下转动；两眼看近物时向内侧聚合不良；向上看时前额皮肤不能皱起。浸润性突眼症症状明显，病员诉怕光，复视，视力减退，阅读时易疲劳，有异物感，甚或眼部胀痛、刺痛、流泪。此类突眼程度较重，一般在19mm以上，有时可达30mm常易引起充血、肿胀，继而感染。

（3）局限性黏液性水肿　多于小腿下1/3段胫前外侧，前臂、面部亦偶可出现。约占Graves病的5%，常与浸润性突眼同时或先后发生。病变发生于胫前者常呈对称性，局部皮肤增厚、粗韧，呈棕红或暗紫色斑块状结节，严重者皮损融合形成下肢粗大如象皮腿。

（4）指端粗厚　又称甲状腺指端粗厚，外形以杵状指或肥大性肺骨关节病，但血液循环并不增加，故与后者不同。指甲软，与甲床分离。此症少见。

（六）诊断与鉴别诊断

1. 诊断

（1）有诊断意义的临床表现　老年人出现怕热、多汗、食欲亢进或减退、消瘦、腹泻、心动过速、不明原因的心房纤颤、心力衰竭、恶心、呕吐、突眼及甲状腺肿大等症状或体征者应考虑甲亢。在甲状腺部位触及震颤及听到血管杂音者更具诊断意义。

（2）实验室检查　①T_3、T_4升高，TSH常低于正常。也可T_3明显增高，T_3型甲亢较多见。②甲状腺摄碘率增高且高峰提前出现提示甲亢。③T_3抑制试验，对老年尤其有心血管疾病的老年患者慎用。④TRH兴奋试验，如血中基础TSH水平低，于注射TRH后仍很低或升高不明显，即不被TRH兴奋，结合临床症状，对诊断不典型甲亢有帮助。⑤甲状腺刺激性抗体测定其阳性检出率为80%～95%，对早期诊断有意义，对病情活动、复发的判断有价值，为停药的重要指标。

2. 鉴别诊断

（1）亚急性甲状腺炎　由于大量甲状腺滤泡破坏，导致甲状腺激素入血，引起心慌、怕热、多汗等甲亢症群。该病起病突然，发病前多有上呼吸道症状，继而甲状腺肿大、疼痛，疼痛可放射至下颌、耳后、颈部周围等处。甲状腺常扪及包块，压痛明显。血沉增快、摄碘率正常或偏低、早期T_3、T_4升高、恢复期T_3、T_4正常或低于正常。

（2）糖尿病　也表现为多食、消瘦，查血糖升高、T_3、T_4，正常可鉴别。

（3）心血管疾病　老年甲亢以心绞痛、心律失常、心力衰竭为主要表现者，易误诊为心血管疾病，查T_3、T_4可帮助诊断。

（4）结核病　也可表现为消瘦、食欲不振，多可找到结核病灶，查T_3、T_4可鉴别。

（5）恶性肿瘤　尤其是消化系统恶性肿瘤，除消瘦外，也可有食欲减退、恶心、呕吐、腹泻、便秘等症状，应注意鉴别。

（七）治疗

1. 药物治疗

与青壮年甲亢相似。

（1）剂量与疗程　①病情控制阶段：青壮年患者起始剂量一般为丙硫氧嘧啶（PTU）每次100mg，2～3次/天，或他巴唑10mg，2～3次/天，老年甲亢可适当减少，大多数病人2～4周开始起效，6～12周病情被控制。②减量阶段：药物治疗后甲亢症状逐渐减轻、消失，体重逐渐增加，恢复至病前水平。心率降至80次/分左右，T_3、T_4降至正常水平时，巩固1～2周，以后每1～2周减量1次，每次减PTU50～100mg或他巴唑5～10mg，要保持患者的甲状腺功能稳定在正常状态，逐渐过渡到维持阶段，需4～8周。③维持阶段：维持量PTU25～100mg/d或他巴唑2.5～10mg/d，总疗程1～2年。注意不可过早减量或无故中途停药，疗程不宜过短。

（2）药物不良反应　①粒细胞减少症：部分患者用药后出现粒细胞减少症。可于开始用药前及用药后每周查白细胞计数，对于白细胞偏低者适当加用升白细胞药物。如白细胞低于3×10^9/L或粒细胞低于1.5×10^9/L者，暂停抗甲状腺药物，使用升白细胞药物，白细胞达到正常或接近正常水平后再用抗甲状腺药物。②过敏反应：包括皮疹，药物热等，较少见。可用抗组织胺药物。③肝功能损害：轻者一边护肝治疗，一边用抗甲状腺药物，重者先行护肝治疗，然后适当治疗甲亢。

2. 放射性碘治疗

老年甲亢患者的治疗以放射性碘治疗为最佳方案，投药简单且较安全。疗效已为国内外所公认，总治愈率50.5%～77.7%。老年患者对放射线敏感性较差，可适当增加剂量。甲亢合并心脏病者经放射性碘治疗后，房颤可以自行消失。放射性碘治疗作用缓慢，剂量较大时偶可发生放射性甲状腺炎，可使甲亢暂时加重，故给予放射性碘后，可考虑加服抗甲状腺药物，绝大多数患者可得到控制。较重的甲亢应在行放射性碘治疗前适当用抗甲状腺药物1～2个月，病情好转后停药2周，再用^{131}I治疗。

3. 手术治疗

老年患者尤其是合并有心脏疾患者，不宜选手术治疗。但较大的多结节性甲状腺肿伴甲亢且无手术禁忌证者，仍以手术为宜。

（八）预后

绝大多数老年甲亢患者经过适当治疗后预后良好。极少数病例因未能得到及时诊断及正规治疗死于甲亢危象、心力衰竭或严重心律失常。

第三节　脂质代谢紊乱

老年医学研究的目的是防止老年人过早衰老，预防和治疗老年疾病，维持老年人身心健康，并为老年人提供充分的社会照顾，使其健康长寿。目前，对人类健康最大的危害是慢性非传染性疾病，如心血管病、恶性肿瘤、慢性阻塞性肺疾病等；而对于老年人的最大威胁是动脉粥样硬化性疾病导致的冠心病、缺血性脑卒中、下肢血管疾病、肾动脉狭窄等。动脉粥样硬化是一种慢性进展性疾病，危险因素相当复杂，其中血脂异常是一项非常重要的危险因素之一。过去十余年间，国际上先后完成的从"北欧辛伐他汀生存研究（4S）"到"积极降脂减少终点事件（IDEAL）"等一系列里程碑式的调脂干预临床研究，论证了调脂治疗在心血管病一、二级预防中的重要意义。无论是冠心病及其等危症或具有多重危险因素的高危患者，积极有效的调脂治疗均可降低心血管事件的发生及进展。然而，在临床实践中许多具有心血管病高危因素，甚至于冠心病及其等危症的患者并未得到有效的调脂治疗，在老年人群尤为突出。因此，充分重视并积极干预老年人群的血脂异常，对提高心血管病的防治具有重要意义。

一、老年人血脂代谢异常的特点及临床意义

按照1997年我国"血脂异常防治对策专题组"的诊断标准，对2002年《中国居民营养与健康状况调查》18岁及以上人群的结果显示，目前我国血脂异常患病率为18.6%，患病人数大约有1.6亿人，其中70%左右为60岁以上的老年人。虽然随着年龄的增长，血脂呈逐渐下降趋势，但血脂异常对心血管系统的危害性并未因此而减少。在这次调查中还进一步证实了我国人群血脂异常是以血清甘油三酯（TG）升高及高密度脂蛋白-胆固醇（HDL-C）降低为主的血脂谱。血脂水平随年龄而有规律发生变化，一般在20~60岁受年龄影响较大，60岁以后变动幅度较小。血清总胆固醇（TC）与低密度脂蛋白-胆固醇（LDL-C）水平在成年以后随年龄而上升，高峰往往在60~70岁，以后逐渐下降。在相同的生活条件下，血清TC和LDL-C在50岁以前男性高于女性，50岁以后则逐渐女性高于男性。老年男子血清TC和LDL-C比青年期约高30%，女性由于更年期血清TC及LDL-C上升幅度比男性大，故老年女性的血清TC和LDL-C比青年期高约40%以上。我国男性血清HDL-C在青春发育期下降后就始终低于女性，直至老年。成年以后血清HDL-C水平基本稳定不变，但存在着种族差异。血清TG随年龄变化不如TC有规律。目前我国中老年男、女性的血清TG平均水平（以总甘油三酯计）大致为1.5~1.6mmol/L（106~142mg/dL），通过观察大批资料发现，血脂的个体生物学变异也很大，但血脂高的人总是在高水平内波动，而低总是偏低。血脂的生物学变异在不同年龄组间相似。使用统一的血脂异常诊断标准和治疗目标时需考虑到个体内变异的存在，并通过一定的措施将个体内变异降低至适当水平，否则将有可能作出错误的临床诊断。

我国1989年进行的流行病学调查资料显示，大部分地区在55~64岁年龄组的血清TC水平略高于25~34岁、35~44岁和45~54岁年龄组的平均值。20世纪90年代我国11省市心血管系统疾病的一项研究结果与以上资料相似。2000~2001年亚洲心血管病联合调查资料显示，不论男女，55~64岁组、65~74岁组血清TC水平稍高于35~44岁、45~54岁和35~74岁组。由此看来老年人血脂异常的患病率偏高。

老年人血脂异常是需要积极治疗的。对于健康状况较好而血清TC（或LDL-C）偏高的老年冠心病患者是采用积极调脂治疗的对象。随着生活条件改善，寿命延长，老年期还可生存40余年，在这漫长的历程中，老年人群是动脉粥样硬化性疾病的好发群体，老年人冠状动脉完全没有病变者很少见，老年人动脉粥样硬化对冠状动脉的总负荷很高，且有多项冠心病危险因素的集聚，新发生冠心病事件和冠心病死亡要比中年时期的概率更多。据国外报道，有临床或亚临床冠心病的占2/3~3/4，对于这一好发动脉粥样硬化性疾病的老年群体，进行必要的异常血脂干预是有非常重要意义的。

二、老年人血脂代谢异常的病因及发病机制

老年人血脂代谢异常的原因除了遗传因素、机体逐渐衰老因素外，环境因素更为重要。了解和避免导致老年人血脂代谢异常的环境因素，对维持老年人健康长寿及安度晚年非常重要。

（一）超重或肥胖

流行病学调查资料显示：超体重可使血清TC升高约0.65mmol/L（25mg/dL）。

老年人退休以后，生活安逸，劳作及活动减少，机体对能量的消耗下降，体重会增加。超重或肥胖导致体内胆固醇含量增加，促使体内胆固醇池扩大，抑制LDL受体的合成；又能使肝脏对载脂蛋白B的输出增加，促使更多LDL的生成。

（二）增龄效应

调查资料显示，健康老年人血清TC能增加大约0.78mmol/L（30mg/dL），原因可能是随着年龄增加，胆汁酸合成减少，使胆固醇随着胆汁的排泄能力下降，导致肝内胆固醇的含量增加，进一步抑制LDL受体的活性，使LDL代谢率降低。绝经后妇女血清TC升高，可能与体内雌激素水平降低有关，雌激素可增加LDL受体的活性，也可降低血清脂肪酶的活性，特别是肝脏的甘油三酯脂酶，从而阻碍了血液中乳糜微粒（CM）和极低密度脂蛋白（VLDL）的清除。美国的调查资料发现，绝经后妇女血浆TC大约升高0.52mmol/L（20mg/dL）。

（三）不良的生活方式

1. 活动减少

由于老年人的身体健康状况或者体力衰退导致静坐时间增多。运动能增高脂蛋白脂酶活性，升高血清HDL水平，并能降低肝脂酶的活性，促使外源性TG从血浆中清除。

2. 不合理的饮食结构

一些老年人摄入过多含高胆固醇食物，每当胆固醇摄入增加100mg血清TC可升高0.038～0.073mmol/L（1.47～2.81mg/dL）；若饱和脂肪酸的摄入增多，超过总热量的14%，可导致血清TC上升0.52mmol/L（20mg/dL），其中主要是LDL。饱和脂肪酸可抑制胆固醇酯在肝内合成，促进调节性氧化类固醇形成及无活性的非酯化胆固醇转入活性池，降低LDL与LDL受体的亲和性和细胞表面LDL受体活性。

3. 过量饮酒

每周酒精摄入超过500g，可引起VLDL和TG升高。

4. 吸烟

可使CM和TG升高，使HDL-C降低。

这些不良的生活习惯，均可导致血脂代谢异常。

（四）个体差异

机体对胆固醇的吸收、合成、肝脏胆汁的分泌以及体内对LDL分解代谢都存在差异，其原因可能是个体间某些遗传基因变异有关。有报道认为，载脂蛋白E的基因型和载脂蛋白Ar多态性等，都能影响个体间对食物胆固醇的吸收率。

（五）疾病导致血脂代谢异常

老年人常患有多种疾病，有些疾病可导致血脂代谢异常。常见的疾病包括：①糖尿病：尤其是2型糖尿病患者大约有40%伴有血脂代谢异常。由于胰岛素抵抗和高胰岛素血症，对脂蛋白脂酶的激活减弱而降低了脂解作用，导致血清TG升高，而HDL-C和载脂蛋白A降低，TC和LDLC也可轻度升高，但血清小而密低密度脂蛋白胆固醇（sLDL-C）升高。②甲状腺功能减退症（甲低）：甲低常合并血清TG升高，主要是肝脏甘油三酯酶活性降低，使VLDL的清除延缓，同时合并中间密度脂蛋白（IDL）产生过多；血清TC升高可能与甲状腺功能减退时肠道对胆固醇的吸收增加有关。甲状腺功能减退症的血脂异常与病情相关。③慢性肾脏病：肾病综合征主要表现为高胆固醇血症，也可有TG升高，这是因为VLDL和LDL的合成增加；也有认为可能是脂蛋白分解代谢减慢有关，血清TC升高的程度与血清白蛋白含量呈负相关，当血清白蛋白低于30g/L时，可出现严重的高胆固醇血症。正在透析的患者，表现为血清TG和VLDL升高。肾移植应用免疫抑制剂的患者，可出现血清VLDL和TC升高。④高尿酸血症与痛风：大约有80%高尿酸血症患者伴TG升高。⑤脂肪肝：脂肪肝是指脂肪在肝脏内过多蓄积超过肝脏重量的5%或50%肝实质脂肪化。脂肪肝可引起血清TG及VLDL含量增高，多见Ⅳ型高脂蛋白血症。

此外，一些疾病与血脂异常密切相关：①胆囊炎、胆石症：随着高胆固醇食物摄入增多，胆汁中胆固醇浓度增加，如果达到了过饱和程度便会形成胆固醇性结石，胆石症又常常导致胆囊炎。因此，患有胆石症、胆囊炎的患者多伴有血脂异常。由于胆石症或胆囊肿瘤导致胆总管的阻塞可产生异常脂蛋白，血浆中大部分胆固醇为游离胆固醇而胆固醇酯很少，血磷脂明显降低；TG中度升高。②胰腺炎：重度TG升高（>5.6mmol/L）时可导致急性胰腺炎的发作，而高甘油三酯血症也是慢性胰腺炎的诱因之一。

（六）药物引起血脂代谢异常

老年人常因患有多种疾病而服用多类药物，有些药物会导致血脂异常。如长期服用钙离子拮抗剂会影响血清TC、LDL-C、HDL-C和TG水平。血管紧张素转换酶抑制剂能够降低血清TC和TG水平。利尿剂可使血清TC和TG升高。β受体阻滞剂连续服用2个月以上，可使血清TC和TG升高。α受体阻滞剂可使血清TC、TG和LDL-C升高等。

三、老年人血脂代谢异常的诊断

血脂异常的诊断主要依靠血脂测定而确诊，但长期血脂异常的患者也可通过一些临床表现被发现。

（一）黄色瘤

由于真皮内集聚了吞噬脂质的巨噬细胞（泡沫细胞），黄色瘤是一种局限性皮肤隆起样病变，颜色可为黄色、橘黄色或棕红色，多呈结节状、丘疹状或斑块状。质地一般柔软。根据黄色瘤的发生部位、形态可分为6种：①肌腱黄色瘤：发生在肌腱部位，黄色瘤与上皮粘连，边界清楚，常见于家族性高胆固醇血症患者。②掌纹黄色瘤：发生在手掌及手指间皱褶处，呈线条状扁平黄色瘤，常见于家族性异常β脂蛋白血症患者。③扁平黄色瘤又称睑黄色瘤：发生在眼睑周围。常见于各种血脂异常患者，也可发生在血脂正常者。④疹性黄色瘤：该肿瘤呈丘疹状，橘黄色或棕黄色基底伴有炎症，有时累及口腔黏膜，主要见于长期TG升高患者。⑤结节疹性黄色瘤：好发生在肘部、四肢两侧、臀部，皮损常在短期内成批出现，基底伴有炎症，有融合趋势。主要见于家族性异常β脂蛋白血症患者。⑥结节性黄色瘤：发展比较缓慢，好发于身体的伸侧，呈圆形结节，大小不一，边界清楚，早期质地柔软，后期由于纤维化质地变硬。主要见于家族性异常β脂蛋白血症和家族性高胆固醇血症患者。

（二）角膜弓

又称角膜环，如果发生在40岁以前者，多伴有血脂异常，多见于家族性高胆固醇血症患者，但特异性不强。

（三）脂血症性眼底病变

由于富含TG大颗粒脂蛋白沉积在眼底小动脉内引起光散射所致，常见于长期严重的TG升高伴有乳糜微粒血症（血浆TG大于11.29～22.58mmol/L）患者。

（四）游走性关节炎

见于严重的高胆固醇血症，尤其是纯合子家族性高胆固醇血症患者。

（五）急性胰腺炎

多见于严重的高甘油三酯血症患者，血清TG多高于5.6mmol/L。

诊断老年人血脂代谢异常注意事项：①需重视和分析老年人患有的全身系统性疾病及正在使用某些药物是否会导致的继发性血脂异常。②应根据有无冠心病及其等危症（包括糖尿病，有临床表现的冠状动脉以外的动脉粥样硬化，如颈动脉疾病、缺血性脑卒中、短暂性脑缺血以及周围动脉疾病、腹主动脉瘤、非心源性栓塞的缺血性卒中等）、高血压以及其他心血管病危险因素，结合血脂水平进行分层，便于指导治疗。

四、老年人血脂代谢异常的治疗

老年人是心血管疾病的易发和高发群体，若合并血脂代谢异常更应采取积极的干预措施。但老年整个机体又是处于逐渐衰退的过程，各个组织器官也是处于正常生理功能的边缘状态，调脂治疗可能对器官功能造成不良影响。因此，对于老年人合并血脂异常是否需要治疗及其治疗的目标值一直存在着争议。近年来通过循证医学证据，多数学者认为老年人合并血脂代谢异常同样需要治疗，但与非老年人的治疗措施有所不同。

（一）老年个人身体健康状况评估

老年人身体处于逐渐衰退的过程，机体抵抗力差，易患多种疾病，患病后症状往往不典型。所以，在采取调脂治疗前必须对个体的身体状况进行评估。

对老年个人身体状况评估内容包括：①目前老年人身体的组织器官功能处于何种状况，功能属于健全、边缘、不全或衰竭状态。②自理生活能力。③目前是否合并心血管病的危险因素及其程度。④是否患有某些疾病，尤其是动脉粥样硬化性疾病，如高血压、冠心病、脑血管病、下肢血管疾病、肾动脉硬化等；疾病的治疗情况，使用药物的种类、剂量、用法，用药的依从性等。⑤患者的预期寿命。此外，还要考虑到对治疗措施的接受能力，与家庭成员的关系，个人及其家庭的经济状况，对接受治疗的经济承受能力等。通过对老年人个体状况的评估，权衡各方面的利弊，为制订相应的调脂方案提供依据。

（二）调脂药物的选择及临床应用

通过对老年个体身体状况的评估作为参考，制订切合老年个体的调脂计划。

合并血脂代谢异常的老年人，在器官功能比较健全情况下，可以使用调脂药物，一般按常规剂量应用不需特别调整，但需定期进行临床随访以了解用药期间是否发生相关不良反应（如肌病、肌炎或肌溶解等的相应症状），并监测肝、肾功能。若老年患者的组织器官功能不全或已处于衰竭状态，预期寿命较短，血脂又不是太高的患者，可考虑暂时不需要治疗（已进行透析的患者除外）。当合并有血脂代谢异常的老年人肝、肾功能处于边缘状况而预期寿命又较长（一般＞5年）的患者，可考虑调脂治疗，但药物剂量要适当减少，先试用常规治疗剂量的1/2，随后根据临床症状、疗效及随访肝、肾功能指标，若无异常可逐渐增加药物的剂量。

除了血清TG异常升高（TG＞5.65mmol/L）外，老年患者调脂治疗的首要目标是降低血清LDL-C，首选的调脂药物是他汀类。

老年人使用他汀类药物的有效性已由大量的循证医学证据所证实。4S研究的老年亚组分析显示，共入选年龄≥65岁有冠心病病史患者使用辛伐他汀的治疗组1156例，安慰剂组1126例，随访5年。治疗组总死亡率比安慰剂组降低27%（P=0.009）；冠心病事件危险降低29%（P＜0.001）。胆固醇和冠心病复发事件试验（CARE）老年亚组分析也显示，与安慰剂组比较，治疗组主要冠心病事件发生率在＜65岁组下降19%，≥65岁人群下降32%；冠心病死亡与安慰剂组比较，治疗组＜65岁人群冠心病死亡率下降11%，而≥65岁人群下降45%。通过CARE研究发现，老年人血浆TC在正常平均水平，普伐他汀仍能显著减少心血管事件发生的危险性，并证实老年人调脂治疗的获益度高于非老年人。LIPID研究发现老年患者主要冠脉事件危险性降低25%，首次展示了血浆TC处于基线水平的老年人降胆固醇治疗的益处。HPS研究入选80岁以下各年龄段的人群，老年组使用辛伐他汀40mg/d治疗随访5年，结果显示可减少心肌梗死、脑卒中、冠状动脉再血管化的发生率达1/3以上。PROSPERD研究，选择了5804例年龄在70～82岁患者，服用普伐他汀40mg/d，平均随访3.5年，结果显示治疗组冠心病死亡、非致死性心肌梗死、致死性和非致死性脑卒中的联合终点事件降低15%，其中冠心病死亡和非致死性心肌梗死减少19%，冠心病死亡减少24%。中国冠心病二级预防研究（CCSPS）老年亚组分析也证实了，在东方人群进行血脂干预同样可取得更大的益处，主要终点事件（包括非致死性和致死性AMI、冠心病、猝死及其他冠心病死亡）与对照组相比，危险性下降45%（P＜0.001），空军/得克萨斯冠状动脉粥样硬化预防研究（AFCAS/TexCAPS）是冠心病一级预防研究，研究结果显示，老年人首次急性冠状动脉事件发生率降低32%，与非老年组降低38%相似。以上研究结果均证实降低TC治疗对老年患者的心脑血管疾病防治的益处，为老年人使用他汀类药物提供了证据。

老年人应用他汀类药物还具有其他益处：①降低老年女性骨折发生率：体外和动物实验提示，他汀类可促进骨生长和增强骨强度。②降低老年痴呆症的发生率：英国的一项对照研究发现，他汀类药物能使老年痴呆症的危险性减少70%；美国的一项横断面研究结果显示，服用洛伐他汀或普伐他汀者，阿尔茨海默病（AD）患病率降低69.9%，但是，服用辛伐他汀组AD的患病率未见降低。PROSPER研究资料未显示普伐他汀对老年人认知功能的影响，也许和研究期限不够长有关。2004年一项社区干预的前瞻性列队研究，选择了2356例认知功能健全的老年人，并且采用了时间依从性的协同变量进行分析，结果显示他汀类药物的应用与老年痴呆症或者AD的发病率没有关系。因此，他汀类药物与老年痴呆症之间是否存在着因果关系，有待进一步研究。③心力衰竭：最近研究发现阿托伐他汀可作用于心力衰竭患者的反应性充血和凝血纤溶系统，短期治疗可影响内皮细胞和肝脏某些衍生物的表达。研究资料显示，心力衰竭的老年患者可能从他汀类药物中获益。加拿大针对66～85岁心力衰竭住院患者进行的一项回顾性队列研究随访7年，结果显示他汀类药物治疗组的死亡率、急性心肌梗死、脑卒中发生均降低。但目前的研究由于不能控制所有与预后相关的危险因素，因此，需要更多的证据来证实心力衰竭患者是否能够从他汀类药物中获益。④老年黄斑变性：黄斑变性是导致老年人不可逆性视觉丧失的原因之一，应用他汀类药物能够显著降低心、脑血管疾病的发生和发展，延缓老年视觉功能的减退。

老年人使用他汀类药物的安全性也是医生及患者关注的焦点。为此医学界进行了大量的研究，如普伐他汀对缺血性心脏病的长期干预研究（LIPID）中，老年组虽然伴随的其他不良事件明显增多，但普伐他汀组不良事件的发生率并没有比安慰组明显增高。心脏保护研究（HPS）结果显示，老年组不良反应未见增加。PROSPER的前瞻性研究结果显示，老年患者服用多种药物的同时服用普伐他汀，ALT、AST升高和肌痛的发生率与安慰组相似，无一例发生横纹肌溶解。以上研究结果尽管显示了老年人应用他汀类药物的安全性，但老年人发生肌病的危险性可能增加，尤其是老年女性、糖尿病患者、手术后、肝病、肾病患者，或同时服用多种药物的患者。与他汀类药物相关的肌损害表现有肌痛、肌炎、肌无力伴肌酸激酶（CK）升高，重症者可发生横纹肌溶解及血清CK升高超过正常上限10倍，并可出现血肌酐升高，甚至出现肌红蛋白尿导致急性肾衰竭。他汀类肌损害的发生率为0.3%～3.3%，而老年人群的发生率可能更高，可达0.8%～13.2%，他汀类药物的另一不良反应是肝毒性，有0.5%～2%的患者出现转氨酶升高（大于正常上限3倍），且呈剂量依赖性；由于脂肪肝所致单项转氨酶升高，经过调脂治疗后其转氨酶可下降，甚至可恢复正常；转氨酶升高大于正常上限3倍时，他汀类药物应减量或停药；他汀类药物引起肝衰竭极为罕见。他汀类药物的其他不良反应还包括消化不良、恶心、腹泻、腹痛以及头痛、失眠、抑郁、头晕等，也有个别患者可产生蛋白尿等。因此，应该密切观察，定期检测。不论是HPS、PROSPER还是4S研究结果均显示，老年人应用他汀类药物癌症的发病率和病死率与安慰组无显著差异。

由此可见，对于老年人的血脂代谢异常，在治疗的药物选择上与年轻人区别不大，但在药物的剂量上需考虑到老年人的特殊性，老年人常有肝、肾功能异常以及由于患有多种疾病而服用多种药物，需注意药物之间的相互作用。

（三）老年人调脂治疗的注意事项

1）治疗老年血脂代谢异常需进行治疗性生活方式干预，包括合理的膳食结构、适当活动或运动以及减轻肥胖的体重，否则达不到调节异常血脂的目的。但是，老年人进行非药物治疗措施的实施中要根据个体的自身状况而定，一般不提倡过度的饮食限制和强度较大的活动或运动，也不要过快地减轻肥胖的体重；否则，可导致老年人机体的抵抗力和免疫力降低，自立能力下降或走路不稳引起跌倒，也易引发各种疾病的发生。改变不良的生活方式应成为治疗的一部分，单纯有效的饮食和运动等生活方式干预即可降低血浆TC 7%～15%。

2）基于相同剂量的他汀类药物可使老年患者的LDL-C多降低3%～5%的特点，老年人使用他汀类调脂药物时，应从小剂量开始；以后根据血脂水平再进一步调整用药剂量，以减少药物不良反应或毒副作用。

3）老年人是易患多种疾病的群体。据调查，老年人平均患有3.1种疾病。上海市南汇区祝桥社区于2006年对2180名高龄老年人（>80岁）患病情况调查发现，有92.16%的老年人至少患有一种疾病，患有3种以上疾病的占12.25%。老年人患有多种疾病，必然需要使用多种药物，平均用药4.5种，有些病人可高达20余种。WHO报道，老年人1/3的死亡是用药不当所致。因此，老年人使用调脂药物必须更加小心药物之间可能发生的相互影响或毒副作用的相互叠加，特别要关注经CYP450酶代谢系统（尤其是与3A4同工酶有关）的药物，以免发生药物的相互干扰而影响疗效。

4）老年人严重混合型血脂代谢异常单用一种调脂药物难以达标时可考虑联合用药，其治疗靶点仍然是以降低LDL-C为主，同时关注非LDL-C水平。由于他汀类药物疗效确切、不良反应较少及其调脂以外的多效性作用，联合调脂方案多由他汀类与另一类作用机制不同的调脂药物联合，但要谨慎权衡联合调脂获益与可能产生的不良反应后，才可以考虑联合用药的方案。

5）使用调脂药物要考虑到老年人的风险与效益比。调脂药物是否会使癌症的发生率增加尚无肯定的证据，但老年人是癌症易发和高发的群体。老年血脂异常患者的血脂下降过低是否会导致非血管性疾病及癌症发生的风险增加尚无证据，但应引起足够的重视。

第四节　骨质疏松症

一、概述

骨质疏松症（OP）是一种以骨量低下、骨微结构破坏、导致骨脆性增加、易发生骨折为特征的全身性骨病。2001年美国国立卫生研究院（NIH）提出骨质疏松症是以骨强度下降、骨折风险性增加为特征的骨骼系统疾病，骨强度反映了骨骼的两个主要方面，即骨矿密度和骨质量。

该病可发生于不同性别和任何年龄，但多见于绝经后妇女和老年男性。骨质疏松症分为原发性和继发性两大类。原发性骨质疏松症又分为绝经后骨质疏松症（Ⅰ型）、老年性骨质疏松症（Ⅱ型）和特发性骨质疏松（包括青少年型）3种。绝经后骨质疏松症一般发生在妇女绝经后5～10年；老年性骨质疏松症一般指老人70岁后发生的骨质疏松；继发性骨质疏松症指由任何影响骨代谢的疾病或药物所致的骨质疏松症；而特发性骨质疏松主要发生在青少年，病因尚不明。

二、病理生理特征

以下三方面因素可以导致骨骼脆性增加：在生长期没有达到理想的骨量和骨强度；过度的骨吸收导致骨量减少及骨微结构破坏；骨重建过程中，骨形成不足以代偿过度的骨吸收。脆性骨折，尤其是髋部和腕部骨折还与跌倒的频率与方向有关。

为了维持健康骨骼，骨重建过程不断地将陈旧的骨骼去除，并以新的骨骼替代。骨重建过程是成人骨骼中骨细胞的主要活动，骨重建可以发生在不规则的小梁骨表面的吸收陷窝，也可以发生在相对规则的皮质骨的哈弗系统。该过程始于多能干细胞活化为破骨细胞，而这需要与成骨细胞的相互作用才能完成。由于骨重建过程中的骨吸收和逆转阶段非常短暂，而需要成骨细胞完成修复的阶段较长，因此，任何骨重建的加快均会导致骨丢失增加。而且，大量未经修复替代的吸收陷窝和哈弗管会使骨骼更加脆弱，过度的骨吸收还会导致小梁骨正常结构的彻底丧失。因此，骨吸收增加会通过多种途径导致骨骼变得脆弱。然而，骨吸收增加并不一定导致骨量丢失，比如，骨骼在青春期加速生长期的改变。因此，骨重建过程中骨形成不足以代偿骨吸收才是骨质疏松病理生理过程的关键因素。

老年人的骨量等于青年（30～40岁）时峰值骨量减去其后的骨量丢失。绝经和老龄会导致骨转换加快及骨量的丢失，从而导致骨折风险增加，而其他与老龄相关的功能下降将进一步加大骨折的风险。

三、流行病学资料

随着我国老年人口的增加，骨质疏松症发病率处于上升趋势，在我国乃至全球都是一个值得关注的健康问题。目前，我国60岁以上老龄人口估计有2.4亿，是世界上老年人口绝对数量最多的国家。2003～2006年的一次全国性大规模流行病学调查显示，50岁以上人群以椎体和股骨颈骨密度值为基础的骨质疏松症总患病率女性为20.7%，男性为14.4%，60岁以上人群中骨质疏松症的患病率明显增高，女性尤为突出。骨质疏松的严重后果是发生骨质疏松性骨折（脆性骨折），即在受到轻微创伤或日常活动中即可发生的骨折。骨质疏松性骨折的危害很大，导致病残率和死亡率的增加。而且，骨质疏松症及骨质疏松性骨折的治疗和护理，需要投入巨大的人力和物力，费用高昂，造成沉重的家庭、社会和经济负担。

四、病因与危险因素

（一）老龄

绝大多数骨质疏松症源自与年龄相关的骨量丢失。人体骨骼的骨量在20～30岁达到顶峰。决定骨量峰值的因素包括：性别、种族、遗传、营养以及体力活动状态等。男性的骨量明显高于女性，部分原因与男性体格较大有关。黑人骨量高于白人或亚洲人。就某一特定人种群体而言，遗传同样也是决定峰值骨量的一个重要因素。例如，在白人女性中超过一半的峰值骨量变异是由遗传因素决定的。在骨骼生长的高峰阶段钙的摄入是非常重要的。例如，在众所周知的孪生子研究中发现，青春期补充钙者能显著增加骨量。人体骨骼在40岁以后表现为缓慢的年龄依赖性的骨量丢失。这种骨量丢失在男性和女性均以相似的速率发展，骨皮质和骨小梁丢失也是相似的，一生中大约各丢失25%。随着年龄增加，骨量丢失到一定程度后就会大幅增加骨折的风险，特别是那些未达到理想峰值骨量的个体更是如此。年龄相关的骨量丢失在黑人、白人和亚洲人中大致相似。

（二）性激素缺乏

女性病人由于雌激素缺乏造成骨质疏松，男性则为性功能减退所致睾酮水平下降引起。绝经后骨量的快速丢失使得女性骨质疏松性骨折的危险性大幅高于男性，卵巢早衰则使其危险性更为增高。绝经后5年内会有一个突然显著的骨量丢失加速阶段，每年骨量丢失2%～5%较为常见，20%～30%的绝经早期妇女骨量丢失>3%/年，称为快速骨量丢失者；而70%～80%妇女骨量丢失<3%/年，称为正常骨量丢失者。绝经后骨量丢失是不成比例的，骨小梁丢失约25%，骨皮质丢失约10%，绝经后不成比例的骨小梁骨质丢失可以解释女性脊椎骨折比髋部骨折出现更早，因为椎体骨主要由松质骨组成。

性腺功能减退的男性也存在着骨丢失问题，睾酮的替代治疗也有益处。就骨而言，睾酮在男性中的作用与雌激素在女性中的作用同样重要，然而，在罕见的雌激素作用缺陷的男性病例会出现骨骺闭合延迟、骨量峰值的显著降低等。雌激素作用减弱是由雌激素合成最后阶段中芳香化酶的缺乏或雌激素受体的缺陷导致。这表明即使睾酮水平正常的男性，雌激素对于软骨和骨骼的发育也是非常重要的。这也提示性腺衰竭对骨的影响是多因素作用的结果。

（三）遗传因素

骨质疏松症以白人尤其是北欧人种多见，其次为亚洲人，而黑人少见。骨密度为诊断骨质疏松症的重要指标，骨密度值主要决定于遗传因素，其次受环境因素的影响。有报道青年双卵孪生子之间的骨密度差异是单卵孪生子之间差异的4倍；而在成年双卵孪生子之间骨密度差异是单卵孪生子的19倍。有研究指出，骨密度与维生素D受体基因型的多态性密切相关。

（四）营养因素

已经发现青少年时钙的摄入与成年时的骨量峰值直接相关。钙的缺乏导致PTH分泌和骨吸收增加，低钙饮食者易发生骨质疏松。维生素D的缺乏导致骨基质的矿化受损，可出现骨软化症。长期蛋白质缺乏造成骨基质蛋白合成不足，导致新骨生成落后，如同时有钙缺乏，骨质疏松则更快出现。维生素C是骨基质羟脯氨酸合成中不可缺少的，能保持骨基质的正常生长和维持骨细胞产生足量的碱性磷酸酶，如缺乏维生素C则可使骨基质合成减少。

（五）失用因素

肌肉对骨组织产生机械力的影响，肌肉发达者骨骼强壮，则骨密度值高。由于老年人活动减少，使肌肉强度减弱、机械刺激少、骨量减少，同时肌肉强度的减弱和协调障碍使老年人较易跌倒，伴有骨量减少时则易发生骨折。老年人患有脑卒中等疾病后长期卧床不活动，因失用因素导致骨量丢失，容易出现骨质疏松。

（六）药物及疾病

抗惊厥药，如苯妥英钠、苯巴比妥以及卡马西平，可引起维生素D缺乏以及肠道钙的吸收障碍，并且继发甲状旁腺功能亢进。过度使用包括铝制剂在内的制酸剂，能抑制磷酸盐的吸收以及导致骨矿物质的分解。糖皮质激素能直接抑制骨形成，降低肠道对钙的吸收，增加肾脏对钙的排泄，继发甲状旁腺功能亢进，以及影响性激素的产生。长期使用肝素会出现骨质疏松，具体机制未明。化疗药，如环孢素A，已证明能增加啮齿类动物的骨更新。

肿瘤，尤其是多发性骨髓瘤的肿瘤细胞产生的细胞因子能激活破骨细胞，以及儿童或青少年的白血病和淋巴瘤，后者的骨质破坏常是局灶性的。胃肠道疾病，如炎性肠病导致吸收不良和进食障碍；神经性厌食症导致快速的体重下降以及营养不良，并与闭经有关。珠蛋白生成障碍性贫血，源于骨髓过度增生以及骨小梁连接处变薄，这类患者中还会出现继发性性腺功能减退症。

（七）其他因素

酗酒对骨有直接毒性作用，与骨的更新减慢和骨小梁体积减小有关。研究证实，长期酗酒能增加男性和女性髋部骨折的危险性。吸烟对于男性、女性骨矿密度和骨质丢失速率均有不良影响。吸烟的女性对外源性雌激素的代谢明显快于不吸烟的女性，另外还能造成体重下降并致提前绝经。过量咖啡因的摄入与骨量的减少有关，咖啡因的应用能增加与骨密度无关的髋部骨折的危险性。

五、临床表现

许多骨质疏松症患者早期常无明显的症状，往往在骨折发生后经X线或骨密度检查时才发现已有骨质疏松。骨质疏松症典型的临床表现包括疼痛、脊柱变形和发生脆性骨折。

（一）疼痛

患者可有腰背疼痛或周身骨骼疼痛，负荷增加时疼痛加重或活动受限，严重时翻身、起坐及行走有困难。发生骨折的部位可有明显的疼痛和活动障碍。

（二）脊柱变形、身高变矮

骨质疏松严重者可有身高缩短、脊柱后突或侧弯畸形和伸展受限。胸椎压缩性骨折会导致胸廓畸形，影响心肺功能；腰椎骨折可能会改变腹部解剖结构，导致便秘、腹痛、腹胀、食欲降低等胃肠道症状。

（三）骨折

脆性骨折是指低能量或者非暴力骨折，如从站高或者小于站高跌倒或因其他日常活动而发生的骨折为脆性骨折。

发生脆性骨折的常见部位为胸、腰椎，髋部，桡、尺骨远端和肱骨近端。髋部骨折会导致疼痛及功能丧失，患者的功能往往不能完全恢复，许多患者需要永久性护理。腰椎骨折也会导致疼痛及功能丧失，但症状相对较轻，腰椎骨折常常反复发作，后果一般与骨折的次数相关。桡骨远端骨折会导致急性的疼痛及功能丧失，但往往功能恢复较好。患者发生过一次脆性骨折后，再次发生骨折的风险明显增加。

六、诊断及鉴别诊断

（一）骨质疏松症的诊断

目前各个国家和专业学会对于骨质疏松症的诊断均基于发生了脆性骨折及（或）骨密度低下。目前尚缺乏直接测定骨强度的临床手段，因此，骨密度或骨矿含量测定仍是骨质疏松症临床诊断以及评估疾病程度的客观量化指标。

1. 脆性骨折

指低能量或者非暴力骨折，这是骨强度下降的明确体现，故也是骨质疏松症的最终结果及合并症。发生了脆性骨折临床上即可诊断骨质疏松症。

2. 基于骨密度结果的诊断标准

骨质疏松性骨折的发生与骨强度下降有关，而骨强度是由骨密度和骨质量所决定。骨密度约反映骨强度的70%，若骨密度低同时伴有其他危险因素会增加骨折的危险性。因目前尚缺乏较为理想的骨强度直接测量或评估方法，临床上采用骨密度（BMD）测量作为诊断骨质疏松、预测骨质疏松性骨折风险、监测自然病程以及评价药物干预疗效的最佳定量指标。骨密度是指单位体积（体积密度）或者是单位面积（面积密度）的骨量，能够通过无创技术对活体进行测量。骨密度及骨测量的方法也较多，不同方法在骨质疏松症的诊断、疗效的监测以及骨折危险性的评估作用也有所不同。

双能X线吸收测定法（DXA）是目前国际学术界公认的诊断骨质疏松的金标准，可对髋部、腰椎以及全身的骨密度进行测定。定量计算机断层照相术（QCT）可以对单位体积的骨密度进行测定，是骨质疏松科研工作中的重要工具，但在临床工作中的应用远远不如DXA普遍。

基于DXA测定的骨质疏松诊断标准：骨密度值低于同性别、同种族正常成人的骨峰值不足1个标准差属正常；降低1～2.5个标准差为骨量低下（骨量减少）；降低程度等于和大于2.5个标准差为骨质疏松；骨密度降低程度符合骨质疏松诊断标准同时伴有一处或多处骨折时为严重骨质疏松。骨密度通常用T-Score（T值）表示，T值=（测定值−骨峰值）/正常成人峰值骨密度标准差。

T值用于表示绝经后妇女和大于50岁男性的骨密度水平。对于儿童、绝经前妇女以及小于50岁的男性，其骨密度水平建议用Z值表示，Z值−（测定值−同龄人骨密度均值）/同龄人骨密度标准差。

（二）骨质疏松症的鉴别诊断

骨质疏松症可由多种病因所致。在诊断原发性骨质疏松症之前，一定要重视排除其他影响骨代谢的疾病，以免发生漏诊或误诊。需要鉴别的疾病包括以下几方面。

1. 内分泌疾病

皮质醇增多症、性腺功能减退、甲状旁腺功能亢进症、甲状腺功能亢进症、1型糖尿病等。

2. 风湿性疾病

类风湿关节炎、系统性红斑狼疮、强直性脊柱炎、血清阴性脊柱关节病等。

3. 恶性肿瘤和血液系统疾病

多发性骨髓瘤、白血病、肿瘤骨转移等。

4. 药物

长期超生理剂量糖皮质激素，甲状腺激素过量，抗癫痫药物，锂、铝中毒，细胞毒或免疫抑制剂（环孢素、他克莫司），肝素，引起性腺功能低下的药物（芳香化酶抑制剂、促性腺激素释放激素类似物）等。

5. 胃肠疾病

慢性肝病（尤其是原发性胆汁性肝硬化）、炎性肠病（尤其是克罗恩病）、胃大部切除术等。

6. 肾脏疾病

各种病因导致肾功能不全或衰竭。

7. 遗传性疾病

成骨不全、马方综合征、血色病、高胱氨酸尿症等。

8. 其他

任何原因维生素D不足、酗酒、神经性厌食、营养不良、长期卧床、妊娠及哺乳、慢性阻塞性肺疾病、脑血管意外、器官移植、淀粉样变、多发性硬化、获得性免疫缺陷综合征等。

七、预防及治疗

一旦发生骨质疏松性骨折，生活质量下降，出现各种合并症，可致残或致死，因此，骨质疏松症的预防比治疗更为重要。骨质疏松症初级预防指尚无骨质疏松但具有骨质疏松症危险因素者，应防止或延缓其发展为骨质疏松症并避免发生第一次骨折；骨质疏松症的二级预防指已有骨质疏松症，T值<-2.5或已发生过脆性骨折，其预防和治疗的目的是避免发生骨折或再次骨折。

（一）基础措施

基础措施贯穿于整个骨质疏松症初级预防和二级预防，内容如下。

1. 调整生活方式

（1）富含钙、低盐和适量蛋白质的均衡膳食 在老年人中普遍存在饮食中的钙、维生素D和蛋白质的不足。充足的蛋白质摄入对于维持肌肉骨骼系统是必要的，同时可减少骨折后并发症的发生。

（2）适量负重的体育锻炼和康复治疗 制动是导致骨量丢失的重要因素，在床上制动一周的患者所丢失的骨量可能是非制动患者一年所丢失的骨量。

（3）避免嗜烟、酗酒，慎用影响骨代谢的药物 有研究显示戒烟的老年女性髋部骨折风险可降低40%。

（4）防治跌倒 90%的髋部骨折与跌倒相关，因此应采取防止跌倒的各种措施。

（5）其他 加强自身和环境的保护措施（包括各种关节保护器）等。

2. 骨健康基本补充剂

（1）钙剂 我国营养学会制订成人每日元素钙摄入推荐量800mg是获得理想骨峰值、维护骨骼健康的适宜剂量，如果饮食中钙供给不足可选用钙剂补充，绝经后妇女和老年人每日元素钙摄入推荐量为1000mg。目前的膳食营养调查显示，我国老年人平均每日饮食钙约400mg，故平均每日应补充元素钙500～600mg，钙摄入可减缓骨的丢失，改善骨矿化。

用于治疗骨质疏松症时，应与其他药物联合使用。单纯补钙并不能替代其他抗骨质疏松药物治疗。钙剂选择要考虑其安全性和有效性，高钙血症时应该避免使用钙剂。此外，应注意避免超大剂量补充钙剂潜在增加肾结石和心血管疾病的风险。

（2）维生素D 促进钙的吸收对骨骼健康、保持肌力、改善身体稳定性、降低骨折风险有益。维生素D缺乏可导致继发性甲状旁腺功能亢进，增加骨吸收，从而引起或加重骨质疏松。成年人推荐剂量为普通维生素D 200IU/d（5μg/d），老年人因缺乏日照以及摄入和吸收障碍常有维生素D缺乏，故该推荐剂量为400～800IU/d（10～20μg/d），维生素D用于治疗骨质疏松症时，剂量可为800～1200IU/d，还可与其他药物联合使用。可通过检测血清250HD浓度了解患者维生素D的营养状态，适当补充维生素D，国际骨质疏松基金会建议保持老年人血清250HD水平等于或高于30ng/mL（75nmol/L）以降低跌倒和骨折风险。此外，临床应用维生素D制剂时应注意个体差异和安全性，定期监测血钙和尿钙，酌情调整剂量。

（二）药物治疗

中华医学会骨质疏松和骨矿盐疾病分会2011年指南建议具备以下情况之一者，需考虑药物治疗。①确诊骨质疏松症患者，无论是否有过骨折。②骨量低下患者并存在一项以上骨质疏松危险因素，无论是否有过骨折。③无骨密度测定条件时，具备以下情况之一者，也需考虑药物治疗：已发生过脆性骨折；OSTA筛查为"高风险"；FRAX工具计算出髋部骨折概率≥3%或任何重要的骨质疏松性骨折发生概率≥20%（暂借用国外的治疗阈值，目前还没有中国人的治疗阈值）。FRAX是世界卫生组织推荐的骨折风险预测简易工具，可用于计算10年发生髋部骨折及任何重要的骨质疏松性骨折发生概率。

抗骨质疏松药物有多种，其主要作用机制也有所不同。有的以抑制骨吸收为主，有的以促进骨形成为主，也有一些具有多重作用机制的药物。临床上抗骨质疏松药物的疗效判断应当包括是否能提高骨量和骨质量，最终降低骨折风险。目前国内已批准上市的抗骨质疏松药物如下。

1. 双膦酸盐类

双膦酸盐与骨骼羟磷灰石有高亲和力的结合，特异性结合到骨转换活跃的骨表面上抑制破骨细胞的功能，从而抑制骨吸收。不同双膦酸盐抑制骨吸收的效力差别很大，因此临床上不同双膦酸盐药物使用的剂量及用法也有所差异。

（1）阿仑膦酸钠　中国SFDA批准用于治疗绝经后骨质疏松症和糖皮质激素诱发的骨质疏松症。有些国家也批准治疗男性骨质疏松症。临床研究证明有增加骨质疏松症患者腰椎和髋部骨密度、降低发生椎体及非椎体骨折的风险。用法为口服片剂：70mg，每周一次或10mg，每日1次；阿仑膦酸钠70mg +维生素D，2800IU的复合片剂，每周1次。建议空腹服药，用200～300mL白开水送服，服药后30分钟内不要平卧，应保持直立体位。另外，在此期间也应避免进食牛奶、果汁等饮料及任何食品和药品。胃及十二指肠溃疡、反流性食管炎者慎用。

（2）依替膦酸钠　中国SFDA批准用于治疗原发性骨质疏松症、绝经后骨质疏松症和药物引起的骨质疏松症。临床研究证明有增加骨质疏松症患者腰椎和髋部骨密度、降低椎体骨折风险。用法为口服片剂，每次0.2g，每日2次，两餐间服用。本品需间歇、周期服药，服药两周后需停药11周，然后重新开始第二周期，停药期间可补充钙剂及维生素D。服药2小时内，避免食用高钙食品（如牛奶或奶制品）以及含矿物质的营养补充剂或抗酸药。肾功能损害者、孕妇及哺乳期妇女慎用。

（3）伊班膦酸钠　中国SFDA批准用于治疗绝经后骨质疏松症。临床研究证明有增加骨质疏松症患者腰椎和髋部骨密度、降低发生椎体及非椎体骨折的风险。该药为静脉注射剂，每3个月一次间断静脉输注伊班膦酸钠2mg，加入250mL生理盐水，静脉滴注2小时以上。肌酐清除率＜35mL/min的患者不能使用。

（4）利噻膦酸钠　国内已被SFDA批准治疗绝经后骨质疏松症和糖皮质激素诱发的骨质疏松症，有些国家也批准治疗男性骨质疏松症。临床研究证明有增加骨质疏松症患者腰椎和髋部骨密度、降低发生椎体及非椎体骨折的风险。用法为口服片剂5mg，每日1次；片剂35mg，每周1次。服法同阿仑膦酸钠。胃及十二指肠溃疡、反流性食管炎者慎用。

（5）唑来膦酸　中国已被SFDA批准治疗绝经后骨质疏松症。临床研究证明有增加骨质疏松症患者腰椎和髋部骨密度、降低发生椎体及非椎体骨折的风险。唑来膦酸静脉注射剂5mg，静脉滴注15分钟以上，每年一次。肌酐清除率＜35mL/min的患者不能使用。

2. 降钙素类

降钙素是一种钙调节激素，能抑制破骨细胞的生物活性和减少破骨细胞的数量，从而阻止骨量丢失并增加骨量。降钙素类药物的另一突出特点是能明显缓解骨痛，对骨质疏松性骨折或骨骼变形所致的慢性疼痛以及骨肿瘤等疾病引起的骨痛均有效，因而更适合有疼痛症状的骨质疏松症患者，主要用于骨质疏松骨折急性期。目前应用于临床的降钙素类制剂有两种：鲑鱼降钙素和鳗鱼降钙素类似物，临床研究证实均可增加骨质疏松患者腰椎和髋部骨密度，SFDA均批准用于治疗绝经后骨质疏松症，两者的使用剂量和用法有所差异。

鲑鱼降钙素有鼻喷剂和注射剂两种。鲑鱼降钙素注射剂一般应用剂量为50IU/次，皮下或肌内注射，根据病情每周2～7次。鳗鱼降钙素为注射制剂，用量20U/周，肌内注射。

此类药物不良反应包括少数患者有面部潮红、恶心等，偶有过敏现象，可按照药品说明书的要求确定是否做过敏试验。

3. 雌激素类

雌激素类药物能抑制骨转换，阻止骨丢失。临床研究已证明激素疗法（HT），包括雌激素补充疗法（ET）和雌激素、孕激素补充疗法（EPT）能阻止骨丢失，降低骨质疏松性椎体、非椎体骨折的发生风险，是防治绝经后骨质疏松的有效措施。在各国指南中均被明确列入预防和治疗绝经妇女骨质疏松药物。有口服、经皮和阴道用药多种制剂。药物有结合雌激素、雌二醇、替勃龙等。激素治疗的方案、剂量、制剂选择及治疗期限等应根据患者情况个体化选择。其适应证为60岁以前的围绝经和绝经后妇女，特别是有绝经期症状（如潮热、出汗等）及有泌尿生殖道萎缩症状的妇女。禁忌证包括雌激素依赖性肿瘤（乳腺癌、子宫内膜癌）、血栓性疾病、不明原因阴道出血及活动性肝病和结缔组织病为绝对禁忌证。子宫肌瘤、子宫内膜异位症、有乳腺癌家族史、胆囊疾病和垂体泌乳素瘤者慎用。需注意严格掌握实施激素治疗的适应证和禁忌证，绝经早期开始用（60岁以前），使用最低有效剂量，规范进行定期（每年）安全性检测，重点是乳腺和子宫。

4. 甲状旁腺激素（PTH）

PTH是当前促进骨形成药物的代表性药物：小剂量rhPTH（1-34）有促进骨形成的作用。国内已批准治疗绝经后严重骨质疏松症。临床试验表明rhPTH（1-34）能有效地治疗绝经后严重骨质疏松，提高骨密度，降低椎体和非椎体骨折发生的危险。用法为20μg/d，皮下注射。用药期间应监测血钙水平，防止高钙血症的发生。治疗时间不宜超过2年。有动物研究报道，rhPTH（1-34）可能增加成骨肉瘤的风险，因此对于合并佩吉特病、骨骼疾病放射治疗史、肿瘤骨转移及合并高钙血症的患者，应避免使用。

5. 选择性雌激素受体调节剂类（SERMs）

SERMs不是雌激素，其特点是选择性地作用于雌激素的靶器官，与不同形式的雌激素受体结合后，发生不同的生物效应，在骨骼上与雌激素受体结合，表现出类雌激素的活性，抑制骨吸收，而在乳腺和子宫上则表现为抗雌激素的活性，因而不刺激乳腺和子宫。国内已被SFDA批准的适应证为治疗绝经后骨质疏松症。临床试验表明雷洛昔芬可降低骨转换至女性绝经前水平，阻止骨丢失，增加骨密度，降低发生椎体骨折的风险。降低雌激素受体阳性浸润性乳癌的发生率。

雷洛昔芬用法为60mg，每日1片，口服。少数患者服药期间会出现潮热和下肢痉挛症状，潮热症状严重的围绝经期妇女暂时不宜用。国外研究报道该药轻度增加静脉栓塞的危险性，国内尚未发现类似报道。故有静脉栓塞病史及有血栓倾向者，如长期卧床和久坐期间禁用。

6. 锶盐

锶是人体必需的微量元素之一，参与人体许多生理功能和生化效应。锶的化学结构与钙和镁相似，在正常人体软组织、血液、骨骼和牙齿中存在少量的锶。人工合成的雷奈酸锶是新一代抗骨质疏松药物。国内已被SFDA批准治疗绝经后骨质疏松症。

7. 活性维生素D及其类似物

包括1,25-双羟维生素D_3（骨化三醇）和1α羟基维生素D_3。前者因不再需要经过肝脏和肾脏羟化酶羟化就有活性效应，故得名为活性维生素D_3而1α羟基维生素D_3则需要经25-羟化酶羟化为1,25-双羟维生素D_3后才具活性效应。所以，活性维生素D及其类似物更适用于老年人、肾功能不全以及1α羟化酶缺乏的患者。目前国内SFDA已批准用于骨质疏松症的治疗。能促进骨形成和矿化，并抑制骨吸收。有研究表明，活性维生素D对增加骨密度有益，能增加老年人肌肉力量和平衡能力，降低跌倒的危险，进而降低骨折风险。长期使用应注意监测血钙和尿钙水平。

1,25-双羟维生素D_3用法为口服，0.25～0.5pg/d；1α羟基维生素D_3的用法为口服，0.5～1.0ug/d。后者肝功能不全者可能会影响疗效，不建议使用。

8. 维生素K_2（四烯甲萘醌）

四烯甲萘醌是维生素K_2的一种同型物，是γ-羧化酶的辅酶，在γ-羧基谷氨酸的形成过程中起着重要的作用。γ-羧基谷氨酸是骨钙素发挥正常生理功能所必需的。动物试验和临床试验显示，四烯甲萘醌可以促进骨形成，并有一定抑制骨吸收的作用。在中国已获SFDA批准治疗绝经后骨质疏松症，临床研究显示其能够增加骨质疏松患者的骨量，预防骨折发生的风险。用法为口服15mg，每日3次，饭后服用（空腹服用时吸收较差，必须饭后服用）。少数患者有胃部不适、腹痛、皮肤瘙痒、水肿和转氨酶暂时性轻度升高。服用华法林者禁忌使用。

第五节 高尿酸血症和痛风

高尿酸血症是血尿酸水平高于正常标准的一种状态，可以伴或不伴有临床症状。痛风为嘌呤代谢紊乱和（或）尿酸排泄障碍所致血尿酸增高的一组临床症候群。其临床特征是高尿酸血症，表现为反复发作的关节炎、痛风石沉积和特征性的关节畸形，可累及肾脏引起慢性间质性肾炎和尿酸性肾石病。在临床上，高尿酸血症主要见于慢性酒精中毒、肥胖和代谢综合征。老年是高尿酸血症的高发人群，高尿酸血症的发生具有增龄效应，年龄是影响老年人血尿酸水平的因素之一，随年龄的增高，血尿酸和肌酐水平的增高，以及很多老年人因高血压经常服用利尿剂，均是导致高尿酸血症及痛风的独立危险因素。研究显示，约90%的原发性老年高尿酸血症患者是由于肾脏的尿酸排泄减少所致，仅有少数患者存在内源性尿酸生成增多。原因是肾脏排泄尿酸的能力随年龄的增长而下降。此外，老年人发生慢性肾功能损伤的比率高于年轻人，这也是导致高尿酸血症发病率增高的原因，尤其在老年女性中多。

痛风曾一度被认为是少见疾病，且多流行于欧美国家，但随着社会的发展，饮食结构的改善，饮食行为所导致的营养相关性疾病日益增加，痛风作为其中一员，如同肥胖、糖尿病、高血压一样，呈现进一步增加的趋势，尤其在类似中国这样的快速发展国家。痛风在世界各地均有发病，因种族和地区不同而有差异，饮食与饮酒、职业与环境、受教育程度、个人智能和社会地位等均影响其发病。此外，血尿酸水平增高不仅增加了痛风的患病率，而且也增加了心血管疾病的发病风险。不同年龄组间高尿酸血症与痛风的患病率有明显的差异，原发性者多见于中年人，占90%以上，40～50周岁为发病高峰，平均发病年龄为44周岁，而在儿童和老年患者中继发性高尿酸血症与痛风患病率较高，但近年的研究显示，老年人群中原发性高尿酸血症与痛风的患病率显著增加。原发性痛风患病率在两性之间也存在差异，男女痛风之比为20∶1，男女高尿酸血症之比为2∶1，痛风的高发年龄男性为50～59周岁，女性在50周岁以后。研究显示，高尿酸血症和痛风也是心肌梗死和外周血管病变的危险因素之一。

一、病因和发病机制

尿酸是嘌呤代谢的终产物，主要由细胞代谢分解的核酸和其他嘌呤类化合物以及食物中的嘌呤经酶的作用分解而来。人体内，内源性尿酸占总尿酸的80%。

嘌呤代谢的速度受磷酸核糖焦磷酸（PRPP）、谷氨酰胺、鸟嘌呤核苷酸、腺嘌呤核苷酸和次黄嘌呤核苷酸对酶的负反馈控制来调节，人体内尿酸生成的速度主要决定于细胞内PRPP的浓度，而PRPP合成酶、磷酸核糖焦磷酸酰胺移换酶（PRPPAT）、次黄嘌呤鸟嘌呤磷酸核糖转移酶（HGPRT）和黄嘌呤氧化酶（XO）对尿酸的生成起着重要的作用。

（一）原发性高尿酸血症

1. 肾脏排尿酸减少

痛风患者中80%～90%的个体具有尿酸排泄障碍，而尿酸的生成大多数正常，老年患者尤其如此。随着年龄的增加，肾功能逐渐减退，且同时多种疾病并存，应用多种药物，部分药物影响尿酸排泄。肾小球滤出的尿酸减少、肾小管排泌尿酸减少或重吸收增加，均可导致尿酸排泄减少，引起高尿酸血症。其中大部分由于肾小管排泌尿酸能力下降，少数为肾小球滤过减少或肾小管重吸收增加。其病因为多基因遗传变异，具体机制尚待阐明。

2. 尿酸生成增多

若经过5天的限制嘌呤饮食（<3mg/d）后，24小时尿中的尿酸排泄量超过3.57mmol（600mg），提示可能存在体内尿酸生成增多的情况。仅有10%以内的患者是由于尿酸生成增多所致高尿酸血症，原因主要为嘌呤代谢酶缺陷。

3. 家族性肾病伴高尿酸血症

是一种常染色体显性遗传疾病，与UMOD基因突变有关。主要表现是高尿酸血症、痛风、肾功能不全和高血压，但表现不均一。肾脏损害以间质性肾病为特点。

（二）继发性高尿酸血症

1. 继发于先天性代谢性疾病

一些先天性的代谢紊乱，如Lesch-Nyhan综合征因存在HPRT缺陷，导致次黄嘌呤和鸟嘌呤转化为次黄嘌呤核苷酸和鸟嘌呤核苷酸受阻，引起PRPP蓄积，使尿酸的生成增多；糖原贮积症1型是由于葡萄糖-6磷酸酶的缺陷，使磷酸戊糖途径代偿性增强，导致PRPP产生增多，并可同时伴有肾脏排泄尿酸较少，引起高尿酸血症。

2. 继发于其他系统性疾病

骨髓增生性疾病如白血病、多发性骨髓瘤、淋巴瘤、红细胞增多症、溶血性贫血、癌症等可导致细胞的增殖加速，肿瘤的化疗和（或）放疗后引起机体细胞大量破坏，均可使核酸的转换增加，造成尿酸的产生增多。

慢性肾小球肾炎、肾盂肾炎、多囊肾、铅中毒、高血压晚期等由于肾小球的滤过功能减退，使尿中的尿酸排泄减少，引起血尿酸浓度升高。慢性铅中毒可造成肾小管的损害而使尿酸的排泄减少，在糖尿病酸中毒、乳酸性酸中毒及酒精性酮症等情况下，可产生过多的β羟丁酸、游离脂肪酸、乳酸等有机酸，从而抑制肾小管的尿酸排泄，可出现一过性的高尿酸血症，但一般不会引起急性关节炎的发作。

3. 继发于某些药物

噻嗪类利尿剂、呋塞米、乙胺丁醇、小剂量阿司匹林、烟酸、乙醇等药物可竞争性抑制肾小管排泌尿酸而引起高尿酸血症。有30%~84%的肾移植患者可发生高尿酸血症，可能与长期使用免疫抑制剂而抑制肾小管尿酸的排泄有关。

4. 其他

乙醇和铁对尿酸的合成与排泄以及关节炎症的发生发展均有明显影响。饥饿使脂肪分解增多，可抑制肾小管排泌尿酸，引起一过性高尿酸血症。

二、病理和生理

（一）痛风性关节炎

痛风性关节炎是因尿酸盐在关节和关节周围组织以结晶形式沉积而引起的急性炎症反应。局部损伤、寒冷、剧烈运动、酗酒使血尿酸达到饱和浓度以上时，血浆清蛋白及α_1和α_2球蛋白减少，局部组织pH和温度降低，尿酸盐的溶解度下降，尿酸盐容易以无定形或微小结晶的形式析出并沉积于组织中。尿酸盐被白细胞所吞噬，引起细胞死亡而释放溶酶体酶类，导致急性关节炎症，产生关节肿痛。滑膜内衬细胞也参与炎症过程，释放出白三烯B_4（LTB_4）、白介素-1（IL-1）、白介素-6（IL-6）、白介素-8（IL-8）、前列腺素E2、溶酶体酶、血浆素、肿瘤坏死因子（TNF-a）等细胞因子导致局部炎症反应和发热等全身反应。下肢关节尤其是跖趾关节，常为痛风性关节炎的好发部位。最容易发生尿酸盐沉积的组织为关节软骨，可引起软骨退行性改变，晚期可导致关节僵硬和关节畸形。

对于老年患者，应注意患者同时合并的骨关节退行性变、骨质疏松症等骨关节本身病变。

（二）痛风石

痛风特征性损害是痛风石，它是含一个结晶水的尿酸单钠细针状结晶的沉淀物，周围被反应性单核细胞、上皮肉芽肿异质体和巨大细胞所围绕着。痛风石常见于关节软骨、滑膜、腱鞘以及其他关节周围结构、骨骺、皮肤皮下层和肾间质部位。关节软骨是尿酸盐最常见的沉积部位，甚至有时是唯一的沉积处。尽管沉积物在表面，但实际上是嵌入细胞基质内。X线摄片常见的穿凿样骨损害代表骨髓痛风石沉积物，它可通过在软骨的缺损与关节表面的尿酸盐层相连。在椎体，尿酸盐沉积物侵蚀邻近椎间盘的骨髓腔，同时也侵蚀椎间盘。

（三）痛风性肾脏病变

痛风肾唯一特征性的组织学表现仅是在肾髓质或乳头处有尿酸盐结晶，其周围有圆形细胞和巨大细胞反应。在痛风患者的尸体解剖中这些表现的比率较高，并常伴有急性和慢性间质炎症性改变、纤维化、肾小管萎缩、肾小球硬化和肾小动脉硬化。最早期肾脏改变是间质反应和肾小管损害。在无痛风石的肾脏，间质反应一般不损害髓质和近髓质的皮质。尽管在痛风中肾石病常见，但一般较轻且进展缓慢。间质性肾病的原因仍未明了。如果缺乏与高尿酸血症有关的结晶样沉积物，甚至间质性肾病也难以确定。其他可能的因素包括肾动脉硬化、尿酸性肾石病、尿道感染、老化以及铅中毒等。结晶样沉积物可发生在远曲小管和集合管。其组成成分可能是尿酸，并与管内尿酸浓度和尿液pH有关；它们可导致近曲小管扩张和萎缩。间质内沉积物的成分是尿酸钠，它的形成与血浆和间质液中升高的尿酸盐浓度有关。

三、分期

原发性高尿酸血症和痛风发病高峰年龄为40岁左右，以男性患者多见，女性约占5%，多见于更年期后发病，常有家族遗传史。随着人口的老龄化，老年原发性高尿酸血症和痛风的发生率逐年增加，并成为高尿酸血症和痛风的主要人群。高尿酸血症多无典型临床症状，痛风根据不同的临床表现，可分为无症状期、急性关节炎期、间歇期和慢性关节炎期四个阶段。

（一）无症状期

仅有血尿酸持续性或波动性升高，无任何临床表现。由无症状的高尿酸血症发展至临床痛风，一般需历时数年至数十年，有些可终身不出现症状。但随年龄增长出现痛风的比率增加。通常，高尿酸血症的程度及持续时间与痛风症状的出现密切相关。导致高尿酸血症进展为临床痛风的确切机制尚不清楚。多数情况下，长期无症状的高尿酸血症一般不会引起痛风性肾病或肾石病。此外，无症状的高尿酸血症还可反映胰岛素诱导的肾小管对尿酸重吸收情况，故可作为监测胰岛素抵抗和肾血管疾病的一项观察指标。

（二）急性关节炎期

典型的发作起病急骤，多数患者发病前无先兆症状。常有以下特点：①于夜间突然发病，并可因疼痛而惊醒。症状一般在数小时内发展至高峰，受累关节及周围软组织突然出现红、肿、热、痛和功能障碍症状。②患者可出现发热、头痛等症状，伴有血白细胞增高，血沉增快。③初发本病呈自限性，经过数天或数周可自行缓解。④伴有高尿酸血症。⑤关节液白细胞内有尿酸盐结晶或痛风石针吸活检有尿酸盐结晶，是确诊本病的依据。初次发病时绝大多数仅侵犯单个关节，其中以踇趾关节和第一跖趾关节最常见，偶可同时发生多关节炎。大关节受累时可伴有关节腔积液。症状反复发作可累及多个关节。

通常，急性关节炎症状在春季较为多见，秋季发病者相对较少。关节局部的损伤如扭伤、着鞋过紧、长途步行及外科手术、饥饿、饮酒、进食高嘌呤食物、过度疲劳、寒冷、受凉、感染等均可诱发痛风性关节炎的急性发作。

（三）间歇期

急性痛风性关节炎发作缓解后，患者症状可以全部消失，关节活动完全恢复正常，此阶段称为间歇期，可持续数月至数年。患者受累关节局部皮肤出现瘙痒和脱屑为本病的特征性表现，但仅部分患者可见。多数患者于1年内症状复发，其后每年发作数次或数年发作一次。少数患者可终生仅有一次单关节炎发作，其后不再复发。个别患者发病后也可无明显的间歇期，关节炎症状长期存在，直至发生慢性痛风性关节炎。

（四）慢性关节炎期

未经治疗或治疗不规则的患者，尿酸盐在关节内沉积增多，炎症反复发作进入慢性阶段而不能完全消失，引起关节骨质侵蚀缺损及周围组织纤维化，使关节发生僵硬畸形、活动受限，受累关节可逐渐增多，严重者可累及肩、髋、脊柱、骶髂、胸锁、下颌等关节及肋软骨，患者有肩背痛、胸痛、肋间神经痛、坐骨神经痛等表现，少数可发生腕管综合征。此外，持续高尿酸血症导致尿酸盐结晶析出并沉积在软骨、关节滑膜、肌腱及多种软组织等处，形成黄白色、大小不一的隆起赘生物即痛风结节（或痛风石），为本期常见的特征性表现。痛风石一般位于皮下结缔组织，为无痛性的黄白色赘生物，以耳廓及跖趾、指间、掌指、肘等关节较为常见。浅表的痛风石表面皮肤受损发生破溃而排出白色粉末状的尿酸盐结晶，溃疡常常难以愈合，但由于尿酸盐具有抑菌作用，一般很少发生继发性感染。此外，痛风石可浸润肌腱和脊柱，导致肌腱断裂、脊椎压缩和脊髓神经压迫。产生时间较短的质软痛风石在限制嘌呤饮食，应用降尿酸药物后，可以逐渐缩小甚至消失，但产生时间长的、质硬结节，由于其纤维增生，故不易消失。

四、实验室和其他检查

（一）血液检查

1. 血尿酸测定

尿酸作为嘌呤代谢的最终产物，主要由肾脏排出体外，当肾小球滤过功能受损时，尿酸即潴留于血中，故血尿酸不仅对诊断痛风有帮助，而且是诊断肾损害严重程度的敏感指标。

尿酸通常采用尿酸酶法进行测定，男性正常值为380～420μmol/L（6.4～7mg/dL），女性为300μmol/L（5mg/d），影响血尿酸水平的因素较多，患者血尿酸水平与临床表现严重程度并不一定完全平行，甚至有少数处于关节炎急性发作期的患者其血尿酸浓度可以正常。应在清晨空腹抽血检查血中尿酸（即空腹8小时以上），进餐，尤其是高嘌呤饮食可使血尿酸偏高。患者在抽血前一周，应停服影响尿酸排泄的药物。抽血前避免剧烈运动，因为剧烈运动可使血尿酸增高。由于血尿酸有时呈波动性，一次检查正常不能排出高尿酸血症，必要时应反复进行。

2. 酶活性测定

可测定患者红细胞中PRPP合酶、黄嘌呤氧化酶的活性，将有助于确定酶缺陷部位。

3. 其他

关节炎发作期间可有外周血白细胞增多，血沉加快。尿酸性肾病影响肾小球滤过功能时，可出现血尿素氮和肌酐的升高。

（二）尿尿酸测定

尿液中尿酸浓度，在痛风所致的肾脏损害中有重要作用。尿尿酸的测定可用磷钨酸还原法和尿酸酶过氧化物酶偶联法。通过尿液检查可了解尿酸排泄情况，有利于指导临床合理用药。

正常人经过5天限制嘌呤饮食后，24小时尿尿酸排泄量一般不超过3.57mmol（600mg）。由于急性发作期尿酸盐与炎症的利尿作用，使患者尿尿酸排泄增多，因而此项检查对诊断痛风意义不大。但24小时尿尿酸排泄增多有助于痛风性肾病与慢性肾小球肾炎所致肾衰竭的鉴别。有尿酸性结石形成时，尿中可出现红细胞和尿酸盐结晶。尿酸盐结晶阻塞尿路引起急性肾衰竭时，24小时尿尿酸与肌酐的比值常＞1.0。

（三）滑囊液检查

滑囊液晶体分析是痛风诊断的重要方法。通过关节腔穿刺术抽取滑囊液，在显微镜下可发现白细胞中有针形尿酸钠结晶。关节炎急性发作期的检出率一般在95%以上。

（四）痛风石活检

对表皮下的痛风结节可行组织活检，通过偏振光显微镜可发现其中有大量的尿酸盐结晶。也可通过紫尿酸铵试验、尿酸氧化酶分解及紫外线分光光度计测定等方法分析活检组织中的化学成分。

（五）肾脏检查

1. 肾穿刺活检

痛风常累及肾脏，使其体积变小，肾穿刺活检可见被膜腔下肾表面有颗粒及颗粒瘢痕，皮质变薄，髓质和椎体内有小的白色针状物，呈放射状的白线表示有尿酸钠结晶（MSU）沉着椎体减少，尿道可察见肾脏内尿酸盐结石，显微镜下肾小管变性、萎缩以及肾小球硬化等改变。

2. 腹部平片

可见肾内尿酸结石，透光，平片上不显影。但如果钙化，肾区或相应部位可见结石阴影。长期慢性痛风的患者腹部平片可见肾脏影缩小，此时常有明显的肾功能损害。

3. 静脉肾盂造影

如果发现静脉注射造影剂10分钟后摄片两侧肾影密度增高，至20、40分钟后，仅两侧肾实质密度增高，肾盂、肾盏不能清楚显影，输尿管上段隐约显影，说明肾脏功能较差，排空延迟。

（六）特殊检查

采用高效液相电化学分析（HPLC-ED）测定唾液中的尿酸含量，同时与单个或多个电极的安培电化学测定系统比较，发现唾液中的尿酸可作为诊断的一个参考依据。

五、诊断与鉴别诊断

（一）诊断

以下为1997年美国风湿病协会的拟诊标准：①多为中年肥胖男性，少数见于绝经后女性，男女之比为20∶1。②主要侵犯周围单一关节，常反复发作，首次发作多为第一跖趾关节，此后可累及附、踝、腕关节，呈游走性。③起病突然，关节红肿热痛，活动受限，一天内可达高峰，晨轻暮重。④反复发作，关节肥厚畸形僵硬。⑤在耳郭关节附近骨骼中，腱鞘软骨内，皮下组织等可存在痛风结节。⑥高尿酸血症，血尿酸大于420μmol/L（7mg/dL）。⑦发作可自行终止。⑧对秋水仙碱反应特别好。⑨X线摄片检查可见关节附近骨质中有整齐的穿凿样圆形缺损。

鉴于老年患者高尿酸血症和痛风的高发，第一条标准并不重要。而诊断高尿酸血症仅需要血尿酸水平大于同性别参考值上限即可。

（二）鉴别诊断

本病需与下列可累及关节的疾病进行鉴别：①原发性痛风与继发性痛风的鉴别。②与关节炎鉴别包括类风湿关节炎、化脓性关节炎与创伤性关节炎、关节周围蜂窝织炎、假性痛风和其他类型的关节炎等。急性关节炎期尚需与系统性红斑狼疮、复发性关节炎及Reiter综合征鉴别，慢性关节炎期还应与肥大性骨关节病、创伤性及化脓性关节炎的后遗症等进行鉴别。通常，血尿酸测定有助于以上疾病的鉴别诊断。

对于老年患者，与骨关节病变鉴别尤为重要。

六、治疗

（一）老年无症状性高尿酸血症的治疗

老年高尿酸血症中只有少部分发生痛风，而绝大多数患者为无症状性高尿酸血症。高尿酸血症与胰岛素抵抗及糖代谢异常、心血管事件、终末期肾损害密切相关，而上述情况本身与增龄相关，因此，其治疗成为预防代谢综合征及痛风的新切入点。临床医师应该意识到高尿酸血症是一些类型肾病及心、脑血管疾病不良预后的可能标志，更重要的是作为识别代谢综合征的早期标志。目前推荐的高尿酸血症饮食包括限制嘌呤、蛋白质和乙醇的摄入及减轻体质量。但是研究表明，不仅要限制热量和碳水化合物的摄入，而且要增加摄入不饱和脂肪酸来替代蛋白质和饱和脂肪酸，对胰岛素抵抗（IR）患者有益，可增强胰岛素的敏感性，能降低血尿酸和血脂水平。过去一直强调低嘌呤饮食，但目前的研究则显示，再严格的饮食控制也只能降低约60μmol/L的血清尿酸，对于本来食量就不多的老年患者，已不再如以往强调低嘌呤饮食。对饮食控制等非药物治疗后血尿酸浓度仍＞475μmol/L，24小时尿酸排泄量＞654mmol/L，或有明显高尿酸血症和痛风家族史者，即使无症状也应使用降低尿酸的药物，包括促尿酸排泄药（如苯溴马隆）和抑制尿酸生成的药物（如别嘌醇）等。

（二）老年有症状高尿酸血症的治疗

痛风是部分老年高尿酸血症所谓的"典型症状"。原发性痛风目前尚无根治方法，但通过控制高尿酸血症通常可有效地减少发作，使病情逆转。原发性痛风目前虽无根治方法和药物，但所采取的方法和所用的药物可控制高尿酸血症，延缓病情、减少复发、防止并发症和预防发作。其原则是预防和治疗相结合，针对临床各分期采用相应的治疗方法。防治要点：①避免引起高尿酸血症的各种诱发因素。②用不良反应小的药物迅速终止急性发作，防止复发。③纠正高尿酸血症，并使血尿酸浓度控制在正常范围内。④防止高尿酸血症引起肾尿酸盐结石和肾功能的继发性损害。⑤防治高脂血症、高血压和糖尿病等并发症。⑥对痛风石应积极外科切除，防止破溃。根据疾病不同阶段和不同的并发症采取不同的治疗措施。

1. 一般治疗

调节饮食结构，避免诱发因素，防止肥胖。痛风患者应避免食用富含嘌呤类食物心、肝、肾、脑、鱿鱼、海产品、燕麦片、菜花、菠菜、芦笋、大豆、沙丁鱼、酵母、蘑菇等。在饮食结构上蛋白质摄入量应限制在每日每千克理想体重1g左右，糖类应低于总热量的50%～60%，少吃果糖，以免加速嘌呤类核苷酸分解成尿酸。定时就餐避免饥饿，因为饥饿时血尿酸增高。肥胖者血尿酸增高，痛风的风险增加，因而应避免体重增加。避免诱发因素如各种应激、劳累、手术、损伤，不要穿太紧的鞋。避免饮酒，因为乙醇可促使尿酸过度产生和降低其排泄。鼓励痛风患者多饮水，脱水可诱发痛风，使每日尿量最好超过2000mL，食用碱性食物和使用碱化尿液的药物如乙酰唑胺每日250mg，防止尿结石形成。积极治疗并发症。在糖尿病的治疗的过程中应防止酮症酸中毒。降低高脂血症和在防治高血压时避免使用噻嗪类利尿剂以免减少尿酸的排出。此外，痛风患者还应注意保暖，避免受寒。对关节功能障碍者可进行体疗和理疗。也有医者急性期采用针灸治疗。

2. 急性关节炎期的治疗

此期的治疗目的是迅速终止关节炎发作。首先应绝对卧床休息，抬高患肢，避免受累关节负重，持续至关节疼痛缓解后72小时方可逐渐恢复活动。同时，应尽早予以药物治疗使症状缓解。延迟用药会导致药物疗效降低。

（1）秋水仙碱　对控制痛风急性发作具有非常显著的疗效，为痛风急性关节炎期的首选用药。它的作用机制包括对化学因子的调控、前列腺素的合成和中性粒细胞及内皮细胞黏附分子的抑制作用，而这些黏附分子参与了关节炎症的发生和发展。其药理作用在于抑制白细胞对尿酸盐结晶的吞噬。口服剂量为0.5mg/h或1mg/h，直至症状缓解或出现胃肠道副作用，或用至最大剂量8mg/d而病情无改善则应停药。第一日总量为4～6mg，最多为8mg；第二日开始给予维持量，0.5mg/次，2～3次/d。为减少胃肠道副作用可静脉注射秋水仙碱，疗效好且迅速。其在白细胞的浓度较高并维持24h恒定，注射剂量为2mg，用10mL生理盐水稀释，其注射时间不应少于5分钟。如仍未缓解，可每隔6小时再用1mg（以相当于5～10倍体积的生理盐水稀释），总剂量不超过4mg。静脉注射液漏出至皮下时，可引起皮下组织坏死，需予以重视。其副作用能导致骨髓抑制、胃肠道反应、肝细胞损害、秃发、精神抑郁、上行性麻痹、呼吸抑制等。对血白细胞减少的患者不能使用。服秋水仙碱中毒者少见，一般致死量为64.8mg。

（2）非甾体抗炎剂（NSAID）　无并发症的急性痛风性关节炎发作可首选非甾体抗炎药物，特别是不能耐受秋水仙碱的患者尤为适用。非甾体抗炎剂与秋水仙碱合用，可增强止痛效果，不良反应比秋水仙碱少，但效果不如秋水仙碱。其中常用的药：消炎痛开始剂量为50mg，每6小时1次，症状缓解后1～3天逐渐减量至每次25mg，每日3次；保泰松第一日剂量600～800mg，分3次饭后服用，症状好转后减量至每日100mg，分3次口服，其具有明显的消炎、镇痛作用，对其中少数患者出现恶心、眩晕、消化道溃疡、皮疹、水肿者，应立即停药。此外还包括奈普生、布洛芬、炎痛喜康、扶他林等。本类药物的应用原则：治疗开始时服用接近最大的剂量，待症状缓解后逐渐减少剂量。其他药物见类风湿性关节炎节。此类药物在消化道溃疡和肾功能不全时应不用。值得一提的是1%扶他林乳胶剂患处外擦有一定的治疗效果。

（3）糖皮质激素 一般使用秋水仙碱或非甾体消炎镇痛药物治疗急性痛风性关节炎均有效，不必全身性应用促肾上腺皮质激素（ACTH）或糖皮质激素。尽管糖皮质激素对急性关节炎发作具有迅速的缓解作用，但停药后症状容易复发，且长期服用易致糖尿病、高血压病等并发症，故不宜长期应用。仅适用于少数急性痛风反复发作十分严重的患者，对于秋水仙碱、非甾体类抗炎药治疗无效或有禁忌证者可考虑短期使用。糖皮质激素具有很强的抗炎作用，对各种因素（包括细菌性、化学性、机械性和过敏性等）所引起的炎症反应，均有明显抑制作用。常用的是强的松，剂量为30mg/d；泼尼松，剂量为10mg，每日3～4次。一般此类药物足以抑制急性痛风性关节急性发作。局限于单一关节的病人，可关节腔注射甲基强的松龙40mg。ACTH（促肾上腺皮质激素）20U加入5%葡萄糖注射液中静脉滴注。

（4）其他药物 少数关节疼痛剧烈者，可口服可待因或肌内注射哌替啶。降低血尿酸的药物在用药早期可使进入血液中的尿酸增多，有诱发急性关节炎的可能，故在痛风急性期不宜使用。

3. 慢性期的治疗

间歇期及无症状高尿酸血症的治疗，目的是使血尿酸维持在正常范围内，以预防急性关节炎的发作，防止痛风结节及泌尿系结石的发生与发展，使病情长期稳定。因此，降低血尿酸药物为本期治疗的主要用药，治疗目标为血尿酸水平维持在360μmol/L（6mg/d）以下。

（1）促尿酸排出药物 应用于高血尿酸血症，肾功能尚好，每日尿酸排出不多的病人。若已有肾尿酸结石和（或）每日尿酸排出在3.57mmol（600mg）以上时，则不宜使用。其作用机制是抑制肾小管对尿酸重吸收，增加尿酸排泄，达到降低血尿酸水平。用药原则是从小剂量开始，逐渐加大剂量，至血尿酸得到控制。治疗药物主要有：丙磺舒，1～2g/d，分2次口服；苯磺唑酮，50mg，2次/日，以后增至100mg，3～4次/日，其有效剂量100～800mg/d；苯溴马隆，不良反应少于前二者，且适合肾功能不全者，25～100mg/d，1次/日。一般用药期间应碱化尿液，多饮水和避免使用水杨酸、噻嗪类利尿药等。其不良反应主要为胃肠道反应、过敏、皮疹和骨髓抑制。

（2）抑制尿酸合成药物 最具代表性的药物是别嘌呤醇，是一种黄嘌呤氧化酶抑制剂。适合于尿酸合成过多，对促尿酸排出药不适用或无作用或过敏者。此药在体内半衰期为2～3小时，其主要代谢产物氧嘌呤醇不仅抑制黄嘌呤氧化酶，而且在体内半衰期为18～30小时。剂量为100mg/次，2～4次/日，每日最大剂量600mg。待血尿酸降至0.36mmol/L或以下，剂量逐减至维持此水平最佳剂量，一般为0.1～0.2g，2～3次/日对肾功能不全者应减半剂量。不良反应为胃肠道反应、骨髓抑制、别嘌呤醇过敏综合征、发热、嗜酸细胞增多、白细胞增多、肾功能恶化、肝细胞损害、皮疹、剥脱性皮肤损害等。其出现综合征的患者死亡率为27.5%。因而应与促尿酸排出药联合用药，可增加疗效，降低不良反应。

4. 中药治疗

中医治疗此病辨证施治，不同时期具有不同证候应采用不同的方剂治疗。急性期多属风湿热痹，其治疗原则应清热解毒、活血通络，同时佐以疏风利湿。常用方剂：①白虎汤加桂枝汤加减。日久和反复发作者以瘀血痹为主，其治疗原则应活血化瘀，化痰通络。②身痛逐瘀汤加减。慢性期属气血虚痹者，应以益气养血，温经通络为主。③独活寄生汤加减。而阴虚痹者则滋肾养肝，强壮筋骨，以左归丸加减。中药治疗应与西药相应期治疗相结合，可减少西药用量和其不良反应，共同提高各自的疗效。

5. 手术疗法

手术治疗仅在慢性期手、足部有痛风石。由于其部位的痛风石可导致手足的功能障碍和畸形，此外，痛风石溃破可形成经久不愈的皮肤溃疡。用手术方法切除痛风石，在一定程度上可阻止上述情况发生。然而，手术既不能治愈痛风，也不能阻止痛风石在手术部位的二次沉积，相反手术的损伤是痛风急性发作诱发因素，因此手术应选择药物将血尿酸浓度很好控制在正常范围内。

（1）手、足部和指（趾）或其他部位的皮下痛风石的手术　在切开皮肤及皮下组织切除痛风石后，必须用大量的生理盐水反复冲洗创口，彻底清除手术野组织中的尿酸盐结晶，直接缝合皮肤。术中注意不要损伤关节囊，术后早期进行关节功能锻炼。

（2）趾（指）骨或其他骨中痛风石的手术　手术显露病变骨质后，先在痛风石沉积骨上钻多个孔，再用生理盐水反复冲洗。若不能达到目的可开一小窗，用小刮匙刮除，然后再冲洗。彻底清除骨内的尿酸盐结晶，阻止骨的进一步破坏。术后继续用药物治疗和控制饮食，预防痛风的急性发作。

痛风虽能引起患者极度的痛苦，但是可采用以上的方法有效的治疗和预防。痛风患者可能会从以下几点建议中获益：①与内科医师建立和保持接触，与其讨论治疗的选择。②让医生知道是否提前终止药物。③避免和限制酒的摄入。④维持适当的体重。⑤充足饮水。⑥规律饮食和避免食富含嘌呤类食物。⑦避免创伤。

（贾媛媛）

第十二章 眼科疾病

第一节 白内障

白内障是我国第一大致盲眼病，幸运的是，白内障盲是一种可避免性盲，即这种盲是可治性的。据统计，我国盲的患病率为0.43%，全国大约有盲人500万人，其中46%由白内障引起，估计积存的急需手术治疗的白内障盲人约有230万人。每年新增白内障盲人约40万人，而未来50年内我国人中老龄化问题将相当突出，随着社会的老龄化，预计每年新增白内障患者将超过50万人。由此可见，我们的防盲治盲任务任重而道远。

老年白内障，又称年龄相关性白内障，是指中老年开始发生的晶状体浑浊，其发生机制尚不确定，一般认为氧化损伤在这类白内障形成过程中起主要作用。流行病学研究表明，紫外线照射、酗酒、吸烟、妇女生育多、心血管疾病、精神病、机体外伤等与这类白内障形成有关。常表现为双眼渐进性、无痛性视力下降，早期可有眼前固定黑点，单眼复视或多视。早期由于晶状体膨胀或核硬化而出现晶状体性近视，此种近视常伴有散光。由于光线通过部分浑浊的晶状体时产生散射，干扰视网膜上成像，可出现畏光和眩光。

一、流行病学

老年性白内障是全球重要的致盲性眼病，在热带和发展中国家，老年性白内障的患病率就更高。印度有40%的盲人是因老年性白内障致盲，30岁以上的白内障患病率为11%~36%，北京5.04%~12.5%盲人是因白内障所致。目前已发现的危险因素是紫外线照射、营养失调即蛋白摄取不足等。调查方法采用白内障盲人人数登记、白内障手术摘除登记以及人群普查等。在一定的人群中按医学统计方法，选好样本随机抽样。据现有调查结果，各地报道的患病率差异较大，诊断标准和检查方法的不同、选择检查对象时没有按统计学方法随机抽样，可能是其中的一些原因。

调查证实，老年性白内障的发生与太阳辐射和纬度密切相关，患病率随纬度减少和海拔升高而增加。我国西藏地区海拔高，太阳辐射强，白内障的患病率是处于同一纬度平原地区的20倍，纬度低的广东省的白内障患病率高于北方的平原地区。美国白内障流行病学研究结果也证实了日照时间长地区白内障摘除率比日照时间短的地区明显增加。人类"黑内障"更多见于室外工作者，尤其是在长波紫外线光照长的地区，地理位置和黑内障的发生率明显相关，即随着纬度的减少，黑内障大幅增加，而非黑内障与地理位置无一定的对应关系。这是因为长波紫外线可以穿通角膜被晶状体吸收，引起晶状体核光化学损伤，影响蛋白的正常合成，致晶状体浑浊。

老年性白内障的发生机制很复杂，为多种因素作用的结果，年龄、性别、职业、阳光辐射以及地理纬度均是可能的危险因素，此外，与糖尿病、高血压、阳性家族史（遗传）和营养也有一定的关系，即患有糖尿病、高血压、高脂血症以及有阳性家族史者，发生白内障的危险性更大。通过流行病学调查后推算，我国现有6000万人患白内障，100万白内障患者应施行手术，随着人口逐渐趋于老化，白内障的患病率也会相应增加。所以白内障的治疗和康复是一项很繁重的任务。

二、晶状体老化

晶状体是由同质性的囊膜包裹着，随着年龄增长，囊膜不断加厚，弹性降低，囊膜下的上皮细胞逐渐变短，呈圆石状，晶状体的生长在终身一直进行，晶状体核密度逐渐增加，体积和重量也随之增加，屈光指数加大当晶状体老化时，明显的改变是核硬化，核逐渐变为黄色或棕色，透明度降低。

1. 囊膜

由于前囊膜下的上皮细胞逐渐形成小丘，前囊膜、上皮细胞和浅层晶状体纤维之间出现小反射，因此前囊膜的外观类似鲨革样，即表面粗糙不平，有皱纹和光泽。在后囊膜和晶状体纤维之间表现高低不平，有许多小反射面，因此后囊膜也会出现类似于前囊膜的表现。有时在前囊膜还可见少许色素沉着。

2. 皮质

因晶状体纤维不断生长，皮质的厚度也逐渐增厚，成人核外围的透明带逐渐变得不透明，密度增加，同时可有灰白色的囊腔形成。

3. 核

核的密度增加，颜色改变，即变为黄色或棕色。在成人核表面出现浮雕样的纹理，呈放射状或沙砾状。

三、分类

按晶状体浑浊部位分为皮质性、核性和后囊下三类。

（一）皮质性白内障

最为常见，根据病程分为初发期、膨胀期、成熟期、过熟期。

1. 初发期

晶状体浑浊出现在周边部皮质，呈楔形，其尖端指向晶状体中心，可汇合成轮辐状。此期因瞳孔区未受累，一般不影响视力。

2. 膨胀期

又称未成熟期，晶状体浑浊加重，皮质吸收水分肿胀，晶状体体积增大，将虹膜向前推移，前房变浅，可发生继发性闭角型青光眼。晶状体呈不均匀浑浊，空泡、水裂、板层分离数目增多，可累及瞳孔区，视力明显减退。但由于前囊下尚有部分透明的皮质，因此可见虹膜投影。

3. 成熟期

晶状体几乎完全浑浊，皮质水肿减退，晶状体体积恢复正常，前房深度恢复正常，虹膜投影消失，视力可降至眼前指数或手动。

4.过熟期

因变性的晶状体皮质逐渐被分解成乳糜状，晶状体核下沉，加上晶状体内水分继续减少，整个晶状体体积缩小，囊膜皱缩，出现不规则的白色斑点及胆固醇结晶，前房加深，虹膜震颤，称为Morgagni白内障，当晶状体核下沉后，视力可突然提高。当过熟期白内障囊膜变性，通透性增加或出现细小的破裂时，液化、变性的皮质进入前房，可引起急性葡萄膜炎，称晶状体过敏性葡萄膜炎，长期存在于房水中的晶状体皮质可沉积于前房角，也可被巨噬细胞吞噬，堵塞前房角，引起继发性开角型青光眼，称晶状体溶解性青光眼，过熟期白内障的晶状体悬韧带常发生退行性变，容易引起晶状体脱位。

（二）核性白内障

较皮质性白内障少见，特点是发病年龄较早。晶状体浑浊多从胚胎核开始，逐渐向成年核发展，早期呈灰白色，越近中央颜色越深。由于周边部仍透明，对视力影响不大，但在强光下因瞳孔缩小而使视力下降。以后晶状体核呈灰黄色、棕黄色或棕黑色，可伴有皮质浑浊，视力极度减退，眼底窥不见。

（三）后囊下白内障

在晶状体后极部囊膜下皮质的浅层出现金黄色或白色颗粒状浑浊，其中可有小空泡，常伴有皮质性或核性白内障。因浑浊位于视轴区，早期即影响视力。

四、症状

（一）视力减退

由于晶状体浑浊的部位和程度不同，白内障对视力的影响也不同。周边部皮质轻度浑浊，仅在扩瞳检查时才可发现，此时视力不受影响，如果浑浊位于晶状体中央部，就会造成不同程度的视力障碍，浑浊明显时，视力可只有光感。

（二）近视

由于晶状体吸收水分后，体积增加，屈光力增强，变为近视，原有的老视减轻，原有的近视屈光度加多，有些患者常需更换镜片，才能够获得较清晰的视力单眼复视或多视。因晶状体纤维肿胀和断裂，屈光力改变，尤其是核性白内障，核的屈光力改变明显，有棱镜的作用，所以在看月光或看灯时，可出现单眼复视或多视。飞蚊症：在眼前有随眼球飘动的阴影，这些阴影与玻璃体浑浊的阴影不同。当眼球固定不动时，白内障的阴影也固定不动，而玻璃体浑浊的阴影是经常飘浮，随着眼球转动而浮动。

（三）虹视

因晶状体吸水、纤维肿胀，当注视灯光时有虹视出现，但此种现象不多见。此外，部分患者有畏光、眩目的症状。如果浑浊位于晶状体中央部，在暗处的视力比在明处好，并且散瞳后能提高视力，因为外界的光线可通过周边部较清亮的皮质区投到视网膜，获得较清晰的图像。

五、治疗

（一）药物治疗

白内障是人类致盲的主要眼病之一。寻找有效药物以预防和阻止白内障的发生和发展，减轻或延迟视力损害，是白内障研究的一个重要的方面。

多年来，人们对晶状体代谢及白内障产生的原因和机制进行了大量的研究，目前一般认为老年性白内障是多种因素综合作用的结果。已提出的有关机制包括营养障碍学说、醌型学说、氧化学说等。其他种类的白内障也有诸多的发生原因。在临床或实验中，针对不同的病因学说提出相应的药物治疗。如用还原型谷胱甘肽、抗坏血酸等对抗晶状体的氧化损伤；用醛糖还原酶抑制剂治疗糖性白内障；用乙酰水杨酸、Bendazac保护晶状体蛋白等，它们已部分地试用于临床患者。

1. 辅助营养类药物

比较正常和白内障晶状体的代谢差异，发现白内障晶状体内多种维生素、游离氨基酸、某些微量元素等在白内障晶状体明显减少。以补充这些营养成分为目的的药物如下。

（1）无机物配方　使用无机盐的配方来治疗白内障，包括钙、锂、镁、钾、铷、锂等的碘化物与碘酸盐等。利用这些药物作为晶状体无机成外的取代物或作为晶状体脱水疗法，现用制剂如Colin-rosol等。

（2）营养性配方　①维生素C福尔，是一种抗坏血酸滴眼剂，现已证明，这种维生素可用作晶状体内自由基清除剂和抗氧化剂。带有谷胱甘肽的去氢抗坏血酸具有非酶性还作用，但没有证据证明抗坏血酸盐对白内障的发生有特殊效应。②维生素E，是一种脂溶性抗氧化剂，其基本作用是保护晶体脂膜免受自由基损伤而用作抗白内障药剂。③Opacinan，为一种滴眼剂，内含硫胺、核黄素、泛酸和吡哆醛等。④硫胺，是一种辅酶，与a酮酸的氧化脱发作用有关。核黄素为黄素腺嘌呤二核苷酸的成分，与电子转移有关，泛酸的辅酶形式为辅酶A，是乙酰化作用中所需的辅助因子。⑤儿茶酚，含有癸酰胺、甘油磷酸盐、琥珀酸盐、天冬氨酸盐和肌苷磷酸盐。使用此药是为了提高晶状体的能量水平。⑥Catarstat，为氨基酸成分1-谷氨酸、天冬氨酸盐和甘氨酸及吡哆醛，加上能源成分三磷酸腺苷配合而成。⑦Antikatarakticum，可用于口服及局部滴眼。滴剂与儿茶酚相同。核苷磷酸盐与三磷酸腺苷磷酸化成为UTP。UTP是D-半乳糖-1-磷酸盐异构成为D-葡萄糖-1-磷酸盐所需的辅酶，故它能作用于糖酵解。⑧Phakosklerom，含有核黄素和腺苷5`-磷酸盐（AMP），胶囊剂含有半胱氨酸和抗坏血酸盐。在糖酵解中AMP刺激磷酸果糖激酶使D-果糖-6-磷酸盐转化为1,6-磷酸果糖，同时又抑制催化逆转反应的二磷酸果糖磷酸酶。这种核苷酸含量增加，将促进糖酵解循环而产生更多能量。但尚未能证实局部应用腺苷-5-磷酸盐能使这种核苷酸在晶状体内含量增加。氨基酸中的半胱氨酸是晶状体重要组成物谷胱甘肽的一种成分。⑨Vitaphacol，含有氯化钠、山梨醇、细胞色素C、琥珀酸盐、腺苷的一种磷酸盐溶液。细胞色素C和琥珀酸均与需氧性代谢有关。此种代谢仅供应晶状体能量的一小部分。而且，局部用这些药物能否穿透到晶状体内，尚属可疑。渗透性白内障患者局部应用氯化钠—山梨醇溶液能引起晶状体脱水，而晶状体脱水可能使视力增进。

2. 与醌型学说有关的药物

由生化及药理实验研究发现老年性白内障患者色氨酸、酪氨酸等代谢异常，在尿中可分离出其代谢异常产物——醌亚氨酸，若将此物质喂养动物能造成实验性白内障。一些学者认为醌亚氨酸是老年性白内障的激发物质，它可能与晶状体可溶性蛋白的活性基团-巯基（-SH）发生氧化变性，产生浑浊而引起白内障。以上称为白内障发生的"醌型学说"。根据这一学说认为使用对晶状体可溶性蛋白质亲和力比醌体更强的物质使其不发生变性，可能防止白内障的发生或同时有治疗作用。

（1）卡他林 本品是以"醌型学说"为基础的化学合成药物。因醌型物质能与晶状体羟基发生反应形成不溶性复合物而导致晶状体浑浊，本品对羟基的亲和力比醌型物质更强，可以制止醌型物质对晶状体可溶性蛋白的氧化变性作用。实验证明结膜下或皮下注射卡他林可以阻止或延缓动物实验性白内障的发生。

有报道在73例老年性白内障患者用此药点眼或结膜下注射1~2年后的视力改善41眼，其后有报道对外伤性白内障老年性白内障和并发性白内障均有效。此药点眼以每日5次以上疗效更佳。点眼液配方：卡他林0.005g、硼砂0.005g、硼酸1.2g、氢化钾0.2g、尼伯合0.02g、蒸馏水100mL。溶液不稳定，宜新鲜配制。卡他林除对醌体结合和硫基氧化有明显保护作用外，还可作为一种氧化还原剂，阻止ATP酶受到抑制和防止脂质过氧化。卡他林也是一个醛糖还原酶抑制剂。

（2）法克林 是另外一种抗醌型物质的合成药物，但有关此药的生物学资料目前甚少。临床实验证明给予老年性白内障患者2~26个月的治疗可有视力增进。

（3）白内停 其作用为抗晶状体醌体形成。成分相当于Catalin，由我国生产。

（4）治障宁 本品根据醌型理论研制而成，与国外产品法克林成分相同，本品也有氧化还原作用，能促进晶状体的新陈代谢，以维持晶状体透明，并可激活房水中蛋白分解酶，故考虑本品可促进已浑浊的蛋白质分解吸收。

3. 抗氧化损伤类药物

在晶状体代谢过程中，可产生活性氧，使晶状体产生氧化损伤。正常晶状体具有很强的抗氧化能力，它们能有效地清除活性氧，并且有终止自由基连锁反应的能力，但在老年晶状体中一些与氧化有关的酶活性下降，谷胱甘肽的浓度也较年青人低，因此，老年晶状体易遭受氧化损伤。晶状体细胞膜被氧化损伤后，通透性发生改变，细胞内外离子平衡失调，出现晶状体浑浊的一系列变化。晶状体蛋白质被氧化后形成高分子聚合物，使晶状体呈浑浊状态。

（二）手术治疗

白内障超声乳化技术是显微手术的重大成果，自1967年美国的KELMAN医生发明了第一台超声乳化仪并用于临床，之后经过众多眼科专家多年不断改进、完善，白内障超声乳化技术已成为世界公认的、先进而成熟的手术方式。超声乳化目前在发达国家已普及，我国自1992年开始引进并推广。进行手术时，在术眼角膜或巩膜的小切口处伸入超乳探头将浑浊的晶状体和皮质击碎为乳糜状后，借助抽吸灌注系统将乳糜状物吸出，同时保持前房充盈，然后植入人工晶状体，使患者重见光明。超声乳化技术真正实现了切口小，无痛苦，手术时间短，无须住院，快速复明的手术理想。

白内障超声乳化人工晶状体植入术有何特点，与传统手术相比，白内障超声乳化人工晶状体植入术有以下优点：①手术切口小，传统手术切口12mm，此手术切口小于3mm。②术后反应轻，切口愈合快，视力恢复更快、更好。③术后散光小，且更容易矫正或控制。④手术控制度更好，安全稳定。⑤手术时间短，一般只需15~30分钟。⑥不需住院，术后1小时即可回家。⑦无须等待白内障成熟才施行手术。

1. 适应证

1）继发性白内障：①高度近视并发白内障，眼底病变不重者。②青光眼术后并发白内障，视功能无损害者。③葡萄膜炎并发白内障，炎症消退在三个月以上者。④糖尿病并发白内障，血糖能控制接近正常者。

2）外伤性白内障，无晶状体脱位者。

3）白内障合并青光眼，眼压能控制可以联合手术者。

4）成熟期或未成熟期的老年白内障，视力在0.4以下。

5）已做过白内障摘除，要求植入人工晶状体者。

2. 禁忌证

1）晶状体脱位或半脱位者。

2）葡萄膜炎活动期者。

3）合并眼部感染性疾患如慢性泪囊炎、急性角、结膜炎症等。

4）眼先天性异常：如小眼球、小角膜、先天性青光眼等。

5）有糖尿病性虹膜红变者。

6）合并严重眼底病：黄斑严重病变、视网膜严重脱离、眼底大片出血或萎缩、视神经萎缩、玻璃体积血或严重浑浊者。

7）眼球震颤、严重弱视等。

8）青光眼晚期或绝对期。

9）某些全身疾患未得到有效控制。如充血性心力衰竭、肺结核活动期、肺感染或哮喘、严重糖尿病不能控制血糖等。

3. 手术步骤

（1）开睑　一般用开睑器开睑。如患者特别不合作，可采用缝线固定开睑。

（2）切口　白内障超声乳化摘除术的切口均采用隧道式切口，切口的内口直达透明角膜内，并形成瓣膜，在眼压的作用下，切口具有自身封闭的效果。

（3）前囊膜切开　其切口方法有多种，如开信封式破囊、开罐式截囊、激光前囊膜切开、撕囊器热灼撕囊和连续环形撕囊，其中以连续环形撕囊最安全，最符合白内障超声乳化摘除术的需要，是超声乳化手术的最重要的步骤之一。①向前房内注射黏弹剂，至前房深度比正常稍深，晶状体前囊膜有一定张力。撕囊时对黏弹剂的维持前房的功能要求较高，最好使用2%高黏弹性的透明质酸钠，为使前房维持得更好，可在注射前将房水放掉，这样前房内黏弹剂的浓度更高些。②撕囊可用截囊针和撕囊镊进行截囊针可用一次性OT针头扭成，先在针尖的斜面处将斜面的尖端1/3向后扭成90°，再在距针尖约10mm将针身向相反方向扭弯少许即可。

（4）水分离　即将液体注入晶状体囊膜与皮质之间，将囊膜与其内容物（皮质与核）分开的技术。对于未成熟的白内障、有晶状体半脱位或悬韧带较脆弱的白内障，水分离较为重要，一方面可方便术中核的转动，另一方面可减小核转动时对囊膜及悬韧带的牵拉，使手术更为安全。但对于皮质型成熟期和过熟期白内障，由于皮质液化，已经失去了与囊膜之间的附着力，水分离几乎可以省略。

（5）水分层　即将液体灌注在晶状体内，使晶状体中央部（又称内核部）与围绕着内核的核周层分离。此技术在小切口非超声乳化白内障摘除时较为重要，因为它可以使核尽量缩小，便于剜核。

（6）晶状体核超声乳化吸除　是白内障超声乳化摘除术的核心步骤。其操作可以分成单手法和双手法。单手法是用一只手控制乳化头完成机械运动乳化粉碎晶状体核并将其吸出。术中超声头边转动或拨动晶状体核，边将其乳化吸出。双手法是一手使用"第2器械"即Sinskey钩或劈核刀，从辅助侧切口进入前房，帮助转动核或将核劈（掰）开，另一手使用超乳头对核进行乳化和吸除。由于双手法的效率较高，速度较快，目前绝大多数手术医师均选用这一方法。

（7）皮质抽吸 在晶状体核被乳化吸出后，将灌注管和抽吸管自超声乳化手柄上拔出，连接在I/A手柄上。

（8）后囊膜抛光与后囊膜环形撕除术 若后囊膜上仍粘有少量皮质，为安全起见，此时不宜用I/A头直接抽吸，以免吸破后囊膜。可向后囊膜前方注射少许黏弹剂，再用注射黏弹剂的针头轻轻摩擦后囊膜，可将残余皮质松开待置入人工晶状体后与黏弹剂一并吸除。

（9）关闭切口 术毕宜用冲洗针自侧切口向前房内注入BS，检查切口水密情况。

4. 术前须知

1）白内障超声乳化手术是目前世界上技术最先进、治疗效果最好的治疗技术，手术无痛苦、时间短、切口小、恢复快。

2）术前1～3天按医嘱滴抗生素眼药水，每日3～4次。

3）手术当天要有家属陪伴来医院。

4）术前若患有感冒、发热、咳嗽、腹泻等不适症状，请及时告知医生，以便酌情处理，必要时改日手术。

5）如果患有糖尿病、高血压等其他全身病，术前需将血糖、血压控制稳定，并将必备药品随身带来，以备急用。必要时与医生联系。

6）术后当天，如果术眼有任何不适，及时与医生联系。

5. 术中须知

1）术中如有咳嗽、打喷嚏或其他情况需要征得医生同意。

2）术中不要突然移动身体、抬高手臂，因为此手术在显微镜下操作，突然移动身体，会人为带来手术危险或手术意外。

3）术中要听从医生指令，当向上或向下看时，眼睛要慢慢转动，头不要随之移动，否则非常危险。

4）现代化眼科医院的手术床多是自动的。当手术结束时，不要移动身体，护士会盖好眼罩，手术床可以自动恢复原位，由护士将患者送出手术室，回到病房，安静休息1小时。

6. 术后保健

1）术后1个月内每日数次清用激素及抗生素眼药，并且遵医嘱滴用作用较弱的扩瞳眼药，以防止瞳孔粘连。对长期满用激素类眼药者，应注意眼压情况，避免产生激素性青光眼。

2）保持大便通畅，少吃刺激性食物，忌烟酒，多吃水果及蔬菜。

3）思想上要重视，不要认为术后就万事大吉，应加强观察，注意术眼有无疼痛，人工晶状体位置有无偏斜或脱位，眼前节有无炎症渗出，虹膜及瞳孔是否粘连等。术后每周去医院检查1次，包括视力、人工晶状体及眼底情况。1个月后遵医嘱，定期复查。

4）术后3个月应避免剧烈运动，尤其是低头动作，避免过度劳累，防止感冒。

5）术后3个月应到医院常规检查，并做屈光检查，有屈光变化者可验光配镜加以矫正。一般1个月后可正常工作和学习。①瞳孔：术前散大瞳孔至少不小于6mm为安全。②前房深度：术中必须保持前房有足够深度，故顽固性浅前房者，在选择病例时应作慎重考虑。③晶状体核硬度：初学者应选择核硬度适宜的病例，随着熟练程度的不断提高，可不断扩大选择范围。④角膜：角膜完全透明是做好超声乳化术的基本条件。角膜局限性浑浊、变性及有其他影响其透明性的病变，均不宜作本手术。

（刘先锋）

第二节　青光眼

青光眼是我国当前主要致盲眼病之一，在盲人中因青光眼而致盲者我国各地统计结果不等，少者占5.3%，多者达21%。青光眼可分为原发性闭角青光眼、原发性开角青光眼、先天性青光眼及继发性青光眼。其中除先天性青光眼多发生于青少年或婴幼儿以外，其余均常见于老年人。我国原发性青光眼的患病率为0.21%～1.75%，而40岁以上的人群患病率则为1.4%。急性闭角青光眼97%为40岁以上的中老人，发病高峰年龄为61～71岁；原发性开角青光眼40岁以上者也占75.3%，在52～85岁人群中发病率为1.43%。在继发性青光眼中，新生血管性青光眼绝大多数与视网膜中心静脉阻塞或糖尿病性视网膜病变有关，而这两种疾病也多见于老年人。

一、原发性急性闭角青光眼

（一）临床表现

根据此病一般的临床经过可分5期。

1. 先兆期（或称前驱期）

出现一时性虹视、视矇及眼胀、头痛；眼部稍充血或不充血，此时测量眼压可发现眼压增高。这些症状多为单眼，在傍晚、下午或晚间，或情绪激动以后发生，经过睡眠或充分休息以后可完全消失，一切恢复常态。

2. 急性发作期

患者觉剧烈眼胀头痛，甚至有恶心呕吐；并发现视力急剧下降，严重者仅能眼前数指，甚至只有光感或无光感。眼部有明显睫状充血或混合充血，甚至眼睑水肿。角膜水肿、呈玻璃上蒙有水汽状。瞳孔散大，略呈竖椭圆形，光反应及调节反应均消失。虹膜发生局限性后粘连及节段性萎缩。晶状体前囊下可见乳白色浑浊斑点，称为青光眼斑。此时用指压法即可测知眼压明显增高，常可以T+3或T+2表示之，即感到眼球坚硬如石或稍逊于石；用眼压测量则常在40mmHg（5.32kPa）以上，有时可达80mmHg（10.6kPa）以上。用前房角镜检查可发现房角堵闭，即虹膜根部与小梁相贴。

眼底检查可见视盘充血水肿、视网膜中心动脉搏动、视网膜中心静脉充盈、视网膜有小点状或火焰状出血。

3. 间歇期（或称缓解期）

急性发作经过治疗（或未治疗）以后，症状消失，眼压在停药后恢复正常，房角全部或大部分开放，瞳孔扩大可能不能恢复，视力也可能不完全恢复。

4. 慢性期

急性发作的症状减轻，但眼压仍超过正常上限，房角全部或大部分粘连。视神经及视功能受损，并逐渐加重，直到完全失明。

5. 绝对期

在急性发作或经慢性期迁延较久以后，由于视神经及视网膜受到眼压增高所造成的不可逆损害而永久完全失明（无光感），称为绝对期，此时不仅失去视力，而且还常有程度不等的眼胀和头痛。

此外，一眼已经发生原发性闭角青光眼的患者，其另一眼如屈光状态与患眼相同，则虽无任何临床症状，迟早不免也会发生原发性闭角青光眼，在未出现症状以前如能进行预防性的周边虹膜切除术（现多利用激光以完成），则常可免于发病。为了加强对预防措施的重视，将尚未出现症状的一眼称为临床前期的原发性闭角青光眼。

（二）治疗

1. 急性发作期

治疗原则：及时采用药物降低眼压后进行手术。在药物治疗方面，一般情况下，最好能全身应用高渗剂及碳酸酐酶抑制剂，同时局部应用缩瞳剂及其他局部降眼压药。但对每一种药物，均须明了其禁忌证及不良反应，再结合患者全身情况考虑能否应用，此点在老年患者特别重要。

（1）高渗剂　如无糖尿病，可用甘油按每千克体重1～1.5g配成50%甘油盐水，顿服。如无肾功能不全或心脑疾病，可用甘露醇，按每千克体重1～1.5g，配成20%溶液，在30～60分钟内滴注完毕。以上两种高渗剂选用一种，不能同时并用。

（2）碳酸酐酶抑制剂　可用乙酰唑胺，每次250mg口服，每8小时 1次；服用此药须注意有无粒性白细胞减少、血小板减少、呼吸肌麻痹、尿道结石、药物疹等，如有即须停药。

（3）缩瞳剂　常用1%毛果芸香碱液滴眼，开始时每5分钟滴1次，4～5次后即改为每日4次。

（4）肾上腺素阻滞剂　最常用者为噻吗洛尔0.5%，每12小时1次；同类药物还有左旋布洛尔、甲氧乙心胺等，心功能不良或心动过缓，或有哮喘史者勿用，且此类药只能选用一种，不能同时并用。

（5）其他　有些病例炎症刺激症状特别强烈，如能同时全身加用皮质类固醇，可能有助于降低眼压，同时也可为手术创造有利条件，但此时须查明患者无高血压或糖尿病等不宜应用皮质类固醇之全身病。

在手术方面：如在全身用药情况下眼压仍不正常，或必须全身用药才能维持眼压正常，应做滤过手术。如完全停药后眼压正常，且房角大部分开放，应做周边虹膜切除术（现多利用激光以完成）。如停止全身用药后，局部滴药能维持眼压正常，且房角部分开放，则可做滤过手术，也可考虑只做周边虹膜切除术，术后继续局部用药；这可根据患者全身情况、眼部情况、家庭情况，以及社会因素等综合考虑，进行选择。

2. 慢性期

如全身用药眼压仍不正常，或必须全身用药才能维持眼压正常，应做滤过手术；如局部用药能维持眼压正常，且房角部分开放，也可在滤过手术或周边虹膜切除术后继续用药两者之间根据各种因素进行选择（参阅急性发作期手术治疗）。

3. 先兆期、间歇期及临床前期

均适合做激光虹膜切除术；目前常在急性闭角青光眼患者入院后立即先在临床前期另一眼做激光虹膜切除术。

二、原发性慢性闭角青光眼

（一）发病机制

原发性慢性闭角青光眼的形成有两种不同的途径，其一与原发性急性闭角青光眼的先兆期相似，即由于瞳孔阻滞使虹膜根部靠向和贴上小梁网，如时间较长或次数较多，即形成粘连，此种粘连的范围逐渐扩大，房水流出越来越困难，眼压也逐渐升高，因上方房角最窄，故粘连多从上方开始。其二是粘连在房角的全周从最深处开始，逐渐向前发展，使虹膜根部贴附于小梁上的位置逐渐前移，直到堵闭全部房角，故称为爬行的房角堵闭。

（二）临床表现

部分患者属于第一种发病机制，其临床表现在早期与前述急闭青光眼的先兆期相似，即当虹膜根部贴上小梁时，眼压升高，出现虹视、视矇、眼胀、头痛，在虹膜根部离开小梁后症状消失；在后期由手形成了永久性粘连，眼压即持续增高，造成视神经损害及视功能丧失。另一部分患者属于第二种发病机制，就没有发作性的症状，病情在隐伏状态下进行，开始时由于视功能损害较轻，患者无任何自觉症状，直到后来偶然遮盖健眼，才发现已到中晚期，视神经及视功能已受到严重损害。关于青光眼的视神经及视功能损害的临床表现，可参阅下文原发性开角青光眼。原发性慢性闭角青光眼有时也可出现急性发作的症状。

（三）治疗

参阅急闭青光眼的慢性期。慢闭青光眼的另一眼也可做预防性的激光虹膜切除术。

三、原发性开角青光眼

（一）发病机制

目前多数研究者认为前房角巩膜小梁的结构与功能变化导致房水流出的阻力增加，这些变化包括糖氨多糖的代谢异常、小梁细胞减少及功能减退、小梁互相融合使小梁空隙变小等。房水排出阻力增加使眼压增高，在高压影响下筛板形态向后弯曲扩张，使走行于筛板孔道之中的视神经纤维受到压迫；筛板间质成分也发生变化，对视神经纤维的营养发生障碍；视神经纤维（即视网膜节细胞轴索）的轴浆运输受阻，逆向轴浆运输所携带的神经营养因子不能正常到达节细胞胞体，节细胞因之发生凋亡。节细胞的丧失使视神经乳头形成青光眼杯，并导致相应的视野缺损。也有研究者认为在节细胞的损害过程中，还有血液循环障碍的因素参与，如血流量不足、血液黏度过高等。

（二）临床表现

有些原发性开角青光眼（POAG）患者有轻微眼胀头痛，绝大部分患者早期无任何自觉症状。直到中晚期视野缺损、视力下降，影响到生活活动时才感到眼睛有所异常。通过检查可以发现的体征主要表现在眼压、眼底和视野三个方面。

1. 眼压

超过正常范围，大多数波动在2.9～3.5kPa（22～40mmHg）。

2. 眼底检查

可见视乳头凹陷扩大，或凹陷呈竖椭圆形，或两眼凹陷的差别加大。一般认为杯盘比≥0.6，两眼差≥0.2，就应考虑可能为青光眼改变。盘沿组织丧失，表现为切迹或碟形化，或颜色变淡。视网膜神经纤维层缺损，即在视乳头颞上及颞下方距视乳头2个视乳头直径范围内出现楔形局限性萎缩，表现为暗黑色，逐渐发展为全部视网膜神经纤维层的弥漫性萎缩，此时视网膜失去其发亮的条纹，且因覆盖于血管上的神经纤维层变薄而使视网膜血管凸显于视网膜表面。

3. 视野缺损

早期表现为旁中心暗点、鼻侧阶梯，中期发展为弧形暗点、环形暗点及超过300的鼻侧视野缺损，在晚期仅残留中心管状视野或颞侧视岛。

（三）治疗

原发性开角青光眼的治疗原则多数人主张局部药物治疗，在两种局部用药仍不能控制眼压或不能耐受局部药物治疗时做激光小梁成形术，在激光治疗时必须用可乐定或氨可乐定滴眼预防激光引起的眼压升高，否则会加重视功能的损伤。激光治疗无效，则做滤过性手术。只有极少数患者由于全身情况或眼部情况（如只剩下一眼而且又已进入晚期，手术风险很大）不适合激光或手术治疗，而且能良好耐受口服药（例如醋唑磺胺等）时，才考虑长期用口服药治疗。将目前已有的各种局部滴眼降压药的用法及优缺点略述如下：

1. β受体阻滞剂类

最常用者为噻吗洛尔0.5%，每12小时1次；同类药物还有左旋布洛尔、甲氧乙心胺等，心功能不良或心动过缓，或有哮喘史者勿用，且此类药只能选用一种，不能同时并用。

2. 缩瞳剂

对开角青光眼常规用法是毛果芸香碱液滴眼，每日4次，此药对全身极少产生不良反应。最近可能有凝胶制剂上市，只需每晚1次涂于经膜囊即可，不仅对老年患者特别方便，且对清晨高峰眼压的控制更好。但因缩小瞳孔及引起近视，使患者感到在用药时视力反而不如不用药，尤以老年患者同时患有白内障者，因缩小瞳孔减少了进入眼内的光量，或挡住了核性白内障晶状体周边比较透明的部分，特别感觉不能耐受。

3. 肾上腺素能药物

现用者为双特戊酰肾上腺素（地匹福林），每12小时1次滴眼，因有扩大瞳孔的作用，所以应限用于宽房角的患者，窄房角的患者即使在用药前从来没有闭角青光眼的症状，扩大瞳孔也可能激发闭角青光眼。

4. 最近开发的新药

有前列腺素制剂、滴眼用的碳酸酐酶抑制剂及α2受体负反馈剂等，其不良反应都比现有的药物更少，可留意在其上市后选用。

四、新生血管性青光眼

（一）病因

老年新生血管性青光眼多为视网中心静脉阻塞或糖尿病性视网膜病变所致。

（二）发病机制

在上述两种视网膜疾病时，视网膜因缺氧而产生一种血管形成物质，刺激虹膜生长新生血管（虹膜红变），新生血管及其伴生的膜状组织直接遮蔽小梁并牵引虹膜根部堵闭小梁，引起眼压增高。

（三）临床表现

患者常有剧烈眼胀头痛，检查可见眼压剧烈增高，结膜混合充血、角膜水肿、虹膜红变、瞳孔扩大、瞳孔缘色素层外翻，眼底可见有关视网膜病变的迹象，时间较长则有青光眼杯。

（四）治疗

此病局部用药很难将眼压降至正常范围；全身用药有时也不能控制眼压，且不宜长期应用。在虹膜红变较轻时可能借助广泛视网膜光凝促使病情好转。一般均需进行加强的滤过性手术才有可能控制眼压，如滤过手术合并应用抗代谢药（如丝裂霉素等），或硅管植入引流术等。如就诊时已无光感，则只需利用手术破坏睫状体的分泌房水功能（如睫状体透热术），或利用药物破坏球后的感觉神经（如氯丙嗪球后注射），以消除疼痛。此病的关键在于预防其发生，即在发生中心静脉阻塞或糖尿病视网膜病变后，注意利用视网膜电图或荧光造影监测视网膜缺血的情况，并及时进行广泛视网膜光凝。

1. 防止房角阻塞

主要适用于闭角型青光眼，特别是原发性闭角型青光眼，众所周知，闭角型青光眼眼压升高的原因，是由于周边虹膜和房角小梁组织接触或粘连，房水流出受阻。虹膜与小梁组织的接触，在前房很浅，房角狭窄，虹膜与晶状体前极部密切接触，具有相对性瞳孔阻滞状态的眼球上最易发生，为了平衡前后房之间的压力，消除瞳孔阻滞，需要剪除一小块虹膜，使膨隆的虹膜平伏，房角加宽，但对眼压控制的效果还取决于小梁网固有的引流功能是否已经受到损害。如房角已有大面积的粘连或虽无广泛粘连但小梁网本身已有不可逆转的病理变化、房水无法顺利通过小梁，则虽然解除了前后房之间的压差，加宽了房角，但眼压可能仍得不到控制。

2. 另辟通道加速房水引流

这是抗青光眼手术中最常用的方法。大多数青光眼眼压升高都是房水出路受阻而引起的，不管是由于房角小梁被虹膜堵住，继而粘连，阻止房水外流，或由于小梁Schlemm管系统本身的病变丧失了原有滤过房水的功能而使房水外流阻力增加，甚至完全中断，或兼有以上两种情况，其结果都是一样；房水潴留，眼压升高。迄今为止，尚没有适当的方法能将已经粘连在小梁组织上的虹膜分离而不损伤小梁，也无法使已有病变而丧失滤过房水作用的小梁、Schlemm管系统重新恢复功能（激光小梁成形术能降低眼压的机制尚未充分阐明）只能依赖手术，重建新的房水引流通道来降低眼压。这包括把房水引流到眼球外，球结膜下的滤过性手术以及通过葡萄膜-巩膜的引流途径将房水引流到脉络膜上腔的眼内引流手术，但后者在临床上的应用价值有一定限度，因此滤过手术占着主导地位，要建立功能良好的滤过泡，至少应满足以下3个条件。

1）要在角、巩膜缘形成一个不很坚实的愈合口（滤过口），这可以通过切除或灼去一小部分角巩膜缘组织，或在角巩膜缘的切口内嵌入少许虹膜，或医用高分子聚合材料等来达到这一目的，但以切除一小片角巩膜缘组织的方法用得最多。

2）滤口的眼内（前房角）一侧应该保持足够通畅，不允许有角巩膜组织残片、虹膜、睫状突、晶状体、玻璃体等粘连或堵塞滤口。

3）要在结膜下形成一个弥漫的滤过区，使房水能源源不断地向眼外渗透，继而被吸收但又不能直接和结膜囊沟通。组织学证明，一个功能良好的滤过泡是由许多微囊状空隙所构成，其表面的结膜上皮细胞依然相对完整，避免手术后结膜下成纤维细胞的过度增殖，是建立功能性滤过泡的关键所在。研究初步揭示了滤过术后结膜下组织过度瘢痕增生的生理病理过程：手术的创伤，使手术区结膜下、上巩膜及虹膜的血管受损，释放血浆蛋白和各种血细胞，在组织因子的作用下，血浆或血液凝结成一种胶样的纤维蛋白-纤维连结蛋白基质，继而炎性细胞、新生毛细血管以及来自创口边缘的成纤维细胞进入基质，使其逐渐分解。成纤维细胞进一步合成纤维连结蛋白，实质胶原（蛋白）和氨基葡聚糖，形成纤维血管性结缔组织或称肉芽组织。随着肉芽组织的逐步成熟，血管及成纤维细胞大幅减少，最后为坚实的结膜下瘢痕所代替，从以上的瘢痕增生过程中，可以看出成纤维细胞的增生和转移起着十分重要的作用，但是，能使成纤维细胞向伤口内转移和聚集的因素十分复杂，可能涉及一系列目前还不十分肯定的生化物质的参与，如淋巴因子、补体、血小板生长因子等，特别是后者，被认为对成纤维细胞更具有化学趋化作用和促分裂作用，临床医师应采取各种措施来阻止或减少成纤维细胞的过度增殖，以确保术后滤过功能的建立。①精细的手术操作，减少组织创伤，一切滤过手术，都必须在手术显微镜下进行，分离切割组织时要轻巧，止血要彻底，电凝不能过度，残留的血块、组织残屑应用BSS，冲洗干净。②防止外来异物潴留在伤口内，诱发异物肉芽反应，手套上的滑石粉、棉花纤维等是最常见的外源性异物，必须严格防止落入手术野。③减少术后创伤组织的血管反应。主要用皮质类固醇，以局部滴用或球结膜下注射为主。如伴有严重葡萄膜反应时，应同时采用全身给药（静脉滴注或口服），也可用非皮质类固醇消炎药如消炎痛等，并用阿托品类睫状肌麻痹剂。④抑制成纤维细胞的过度增殖，皮质类固醇虽能在一定程度上抑制成纤维细胞增生，但对某些特殊病例如新生血管性青光眼、无晶状体性青光眼、青年性青光眼、滤过手术失败再次手术等，单纯靠皮质类固醇往往不足以抑制成纤维细胞的过度增殖，应加用其他抗代谢药。5-氟脲嘧啶（5-Fu）目前已用于临床，取得一定效果。但5-Fu可以引起角膜溃疡、结膜创口愈合不良、针道漏等并发症，除严格掌握适应证外，还应在用药过程中严密观察。⑤抑制交链作用阻止胶原成熟，在胶原的形成过程中，成纤维细胞首先在细胞内形成前胶原然后分泌到细胞外，经生物化学的转化成为原胶原后者的分子聚合成为未成熟的可溶性胶原纤维，再经交联后形成具有较大张力强度的成熟胶原纤维。用Beta-胺丙晴和青霉胺-D可抑制交链作用而阻止胶原纤维成熟，已有报道用BAPN油膏对无晶状体性青光眼等术后应用三个月，其成功率可达74%，青霉胺尚未见有用于临床的报道。

3. 减少房水产生

本法常不属首选，多作为滤过手术的补充，或用于其他手术反复失败，眼压仍高，或视功能已接近丧失，症状仍不能消除的晚期患者。主要是通过破坏睫状突减少房水产生而降低眼压。目前最常用的是睫状体冷凝。但冷凝对睫状突的破坏程度受许多因素的影响：冷冻头的温度、直径、冷冻时间、冷冻部位、睫状突对低温的抵抗力或敏感性，后者又受年龄、病变程度、血供状况、全身病等因素的影响，要冻得恰到好处，有时不易掌握。冷凝过度，不仅会引起角膜水肿、葡萄膜炎、晶状体浑浊等不良反应，甚至可以造成长期低眼压或眼球萎缩，所以对残存视力依赖性很高的患者，应十分慎重。近年来有用YAG激光经巩膜，用氩激光经瞳孔或玻璃体腔作睫状体部分切除的报道，手术切除睫状体也有尝试但并发症多而严重，对做出评价为时尚早。

（信明辉）

第三节　老视与低视力

一、老视

老视的发生和发展与年龄直接相关，其发生时间早晚及其严重程度还与其他因素有关，如原有屈光不正状况、用眼习惯、身高、地理位置、药物使用和照明条件等。

（一）年龄与调节

老视的实质是人眼调节能力的减退，年龄则是影响调节能力的一个最主要因素。调节是指人眼为了看清不同距离的物体而改变眼的屈光力，从而使物体能清晰地成像于视网膜的能力。基于Helmholtz的经典理论，调节的机制为：当人眼看近处物体时，睫状肌的环形丛收缩，使睫状环缩小，悬韧带张力降低，晶状体由于自身弹性而发生形变，主要为晶状体前表面曲率增加，从而使眼的屈光力增强，然而，随着年龄增长，与调节相关的各种眼部结构及其之间的相互作用关系可能会出现一系列改变，造成人眼调节能力下降，从而出现老视。目前，解释老视发生发展的机制很多，但尚无定论。

在人生的早期，人眼的调节能力是很强的，调节幅度为15.00～25.00D，随着年龄的增长，调节能力也随之逐渐下降，调节幅度每年减少0.25～0.40D。40岁左右，人眼的调节能力就不足以舒适自如地完成近距离工作，于是老视的各种症状就逐渐呈现；50岁左右，调节能力更低，大部分人都需要进行老视矫治。

（二）临床表现

1. 视近困难，阅读距离增加

老视者会逐渐发现在习惯的工作距离进行阅读时小字体看不清楚，为了看清楚他们会不自觉地将头后仰或者把书报拿到更远的地方，即增加阅读距离，减少调节需求来减轻相应症状。

2. 阅读需要更强的照明度

足够的光线既可以增加书本与文字间的对比度，又可使患者瞳孔缩小，景深加大，视力改善。

3. 视近不能持久，容易疲劳

因人眼调节能力减退，患者要在接近双眼调节极限的状态下进行近距离工作，所以不能持久；此外，由于调节与集合之间的联动效应，过度调节将引起过度集合，故看书看报字迹成双，易串行，导致无法阅读，某些患者甚至会出现眼胀、流泪和头痛等视疲劳症状。

（三）诊断

老视的诊断并不困难，结合患者年龄和老视症状，经屈光检查排除其他相关问题后，通过某种手段可提高其阅读清晰度、舒适度和持久度者，即可诊断为老视。

（四）老视的验光

老视验光的原则，即在远距离主觉验光矫正屈光不正的基础上，结合被检者的工作性质和阅读习惯，进行规范的老视验光。老视验光的目的在于确定老视被检者的近附加度数，所需工具为综合验光仪、测近杆和测近阅读卡等。

（五）老视的矫治

1. 框架眼镜

配戴框架眼镜以补偿老视眼的调节不足，是最经典且有效的老视矫治方法。根据眼镜片设计的不同，用于老视矫治的框架眼镜主要分为单光镜、双光镜和渐变多焦点镜（PAL）三种基本类型。

（1）单光镜 老视用单光镜即利用单焦点眼镜片进行矫正。它的优点是价格相对便宜，对验配及眼镜片生产加工的要求相对较低；缺点是只可用于近距离工作使用，故使用欠方便，一般适宜于正视，且视远、视近切换频率较低的老视者使用。单光镜用于老视的矫治还可以对老视者进行"单眼视"矫正，又称"一远一近视力"，该方法矫正一眼的远视力用于视远，矫正另一眼的近视力用于视近，利用视觉皮质优先选择清晰像的原理来抑制一眼的模糊像。单眼视验配时，在一般检测的基础上，需要确认优势眼，一般将优势眼作为视远眼，另一眼（即非优势眼）作为视近眼；或者将近视度数较低的眼作为视远眼而近视度数较高的眼作为视近眼。

（2）双光镜 用双光镜矫正老视是将两种不同屈光度数整合在同一眼镜片上，使其成为具有两个不同屈光力区域即两个焦点的眼镜片。因为临床上，大部分患者存在不同类型和不同度数的屈光不正，同时由于老视，当视近时又需额外增加近附加，故视光医师需分别对其进行视远和视近矫正，于是就会有两种不同的眼镜处方分别用于视远和视近。显然，双光镜会更加有优势，因为避免了老视者频繁切换远用、近用眼镜的不便。

（3）渐变多焦点镜 双光镜同时解决老视者视远、视近两种需求。当老视程度轻且尚存在一定的调节能力时，可勉强通过视远区看清中距离（即介于正常远距离与近距离之间）的物体。可是，对于老视程度较高者，其眼的调节能力很弱，如果仍然配戴双光镜，则其看中距离物体的清晰度会受到显著影响。

2. 接触镜

接触镜也可用于老视的矫治，但由于老年人角膜敏感性降低，更应注意角膜的健康和安全。用于老视的接触镜有两种矫正方式：同时视型和单眼视型。

3. 手术治疗

虽然通过手术矫治老视并不十分完善，但随着手术技术不断研究和进步，手术方式出现多样化的发展趋势，老视的手术治疗可以分为以下两大类：一类是以矫正老视为目的而开展的手术，包括角膜激光手术、射频传导性热角膜成形术和巩膜扩张术等；另一类是在进行老年性白内障或其他眼内屈光手术时，利用现代人工晶状体技术同时达到改善老视的目的。

二、低视力

（一）老年低视力病因

在老年低视力病因方面，根据2015年一项回顾性调查研究（2003～2013年）发现，在拉丁美洲和加勒比地区，50岁以上的功能性低视力人群呈上升趋势，最主要的病因主要为年龄相关性黄斑变性（26%）、青光眼（23%）、糖尿病性视网膜病变（19%）、其他眼后段疾病（15%）、非沙眼性角膜浑浊（7%）以及白内障术后并发症（4%）。在欧洲，年龄相关性黄斑病变也是主要的视觉损伤病因；在我国，老年低视力最常见原因是白内障、黄斑变性、屈光不正、青光眼和糖尿病视网膜病变等。2006年北京同仁医院徐亮教授等在"北京城乡地区致盲及视力损害原因的北京眼科研究"调查发现：在40岁以上的中国人中，1%为低视力或盲，估计中国40岁以上低视力患者410万，盲人160万；而其中主要病因为白内障（36.7%）、病理性近视（32.7%）、青光眼（14.3%）、角膜浑浊（6.1%）、黄斑变性（2.0%）及其他视神经病变（2.0%），而年龄40～49岁受试者中，最常引起视力损害或盲的原因为病理性近视；50～59岁的受试者中，最常见的原因为白内障，其次为病理性近视；60～69岁年龄和大于70岁的受试者中，最多见的原因为白内障，其次为病理性近视和青光眼。

（二）老年低视力视觉康复

老年低视力患者的视觉康复的目的主要是减少视力损害对其生活功能的影响，使他们能保持独立的、健康有效的活动，并且获得较高的生存质量，和儿童低视力康复不同，老年患者由于其既往有视力体验的经历，并有一定的阅历及生活体验，性格成熟，依从性和顺应性好，能够较好接受康复训练，可以通过配合我们制订的个性化低视力康复方案来提高功能性视力。但是由于老年低视力患者病因、视力损害程度和个人素质的不同，低视力康复的效果也存在较大的差异。许多老年人都希望配戴助视器后能看近看远、提高视力，而现实中未能得到康复会导致情绪低落甚至抑郁。全社会包括医生、护士、康复师和康复工作者都需要以极大的耐心和细心给老年低视力患者树立信心，并给予持续的康复训练和帮助。以下补充说明老年低视力康复过程中的几个注意点。

1. 视觉环境的改善

晶状体调节力以及透明度的下降、视网膜功能的老化，反应能力和适应能力的下降，使得许多老年人对生活及工作环境细节不能做出快速地分辨，对照明、眩光、对比度等也更加敏感，视觉环境的改善，可以一定程度上帮助患者更好地利用其残余视觉功能。

不同病因的低视力患者需要的照明条件各不相同的。患者的个人喜好不同，照明的需要也不一样。比如AMD的老年低视力患者常常需要在很强的照明条件下，才能达到最好的视觉功能；视神经损伤的患者常由于"漂白"作用，需要较弱的照明条件才能获得较好的视觉能力。

老年低视力患者可通过一些方法来减少眩光造成的影响，如较适宜的照明和光亮度，可以减少眩光的干扰。另外，配戴滤光镜，可屏蔽有害光，滤除表面反光，增加对比度，对老年人及老年低视力患者十分有效，不仅可减少投射入眼内的光线数量，同时滤光眼镜可以吸收蓝光来增加对比敏感度以降低眩光，进而改善低视力患者的视功能。在室内环境下，我们可以通过非光学方法来预防眩光，如用垂直窗帘遮住直射的日光，用台布盖住高度磨亮的桌面等。也可以通过光学的方法来减少眩光，有色滤光眼镜通过减少投射进入眼球的光线总量来控制眩光，而不降低视力。在对比度的改进上，除光学改进方式之外，对比色彩的使用也是简单有效的方式之一。

2. 日常活动的适应性训练

老年低视力患者有其独有的康复特点。从心理层面来看，许多老年人认为视力下降是年老"必然"产生的现象，加上老年人对康复要求不高甚至拒绝治疗与康复，这更增加老人的孤独感。

从生理层面来看，不少老年患者除了视功能减退外，还常伴其他全身性系统疾病，如心血管、神经系统及关节炎等严重疾患。如果合并听力障碍，则会让他们失去独立生活的能力，生存质量明显降低。因此，医生及康复工作者不仅要在医院内对老年低视力患者及家属进行日常活动的指导，还要能够随访进行家庭指导，以了解和观察患者在日常生活中如何利用残余视力，及时发现并帮助解决患者碰到的问题。其中，阅读困难是许多老年低视力患者的主要困扰，如果阅读能力受到严重影响，则会使老年患者的日常生活变得枯燥。由于日常生活中许多的印刷字体都偏小，对比度较低，使低视力患者阅读起来非常慢且费劲。因此，适当运用更大倍数光学或电子助视器，通过改善照明及变换不同背景提高对比度对于提高低视力患者的阅读能力是有益的。

（信明辉）

第四节　视网膜动静脉阻塞

一、视网膜动脉阻塞

视网膜动脉阻塞是指视网膜中央动脉、分支动脉、小动脉的血流被阻断，主要原因是血管栓塞、血管痉挛、血栓形成、外力压迫等。主要临床表现为视力下降、一过性视力丧失、视物范围缺损。本病会严重损害视功能，预后较差。视网膜动脉阻塞是可以导致失明的眼科急症之一，其特点是多见于老年人，发病急，视力严重下降，若不及时抢救，往往会造成不可逆的视力丧失。

（一）流行病学

视网膜动脉阻塞发病率约为1/5000；多发生在老年人，据国外20世纪80年代初的资料报道，发生在60～70岁者占73%，平均年龄为62岁或58.5岁，30岁以下者仅占8%，多为单眼发病，左右眼发病率无差别，双眼发病者仅占1%～2%，个别报道可高达13%。男性比女性发病率高，男女之比约为2：1。

（二）发病基础及发病因素

1. 发病基础

视网膜中央动脉主要来自颈内动脉的分支眼动脉，也有小部分人来源于脑膜中动脉发出的眼动脉。视网膜中央动脉从发源处至视盘有4个主要弯曲的地方：①动脉从水平位变为垂直位穿入视神经硬脑膜处。②从硬脑膜垂直位变成斜向水平位进入蛛网膜下腔处。③从斜向水平位变为垂直位进入视神经实质处。④从进入视神经实质垂直位至视神经中心变为水平位向前走行处。这4个转弯处呈直角或钝角走行，是视网膜中央动脉阻塞发病机制的解剖学基础。通过睫状后短动脉发出的分支围绕视神经在巩膜内吻合形成的动脉环，简称Zinn动脉环，一部分人有一来自Zinn动脉环的睫状视网膜动脉，供应后极部视网膜扇形区。在视网膜中央动脉阻塞时，该血管的存在有较重要的临床意义。

眼底所见到的动脉硬化可分为老年性动脉硬化、动脉粥样硬化和高血压性小动脉硬化。其中老年性动脉硬化代表着生命在血管系统上的耗损，比较普遍地分布于周身。而后两种动脉硬化，斑块使管腔狭窄或斑块脱落阻塞血管，还是高血压使小动脉缩窄，丧失弹性和紧张性，都是老年人易发生视网膜动脉阻塞的解剖基础。尤其是伴有高血压、糖尿病、高黏血症的老年人，其发生视网膜动脉阻塞的危险率增高。

2. 发病因素

老年人视网膜动脉阻塞的发病原因主要有四方面因素。

（1）血管栓塞　各种类型的栓子进入视网膜中央或分支动脉均可能导致血管阻塞。特别是老年人的筛板处组织硬化，动脉经过筛板时管径变窄，栓子更易在此处存留。常见的栓子有胆固醇栓子、血小板纤维蛋白栓子、钙化栓子等。少见的是肿瘤栓子、脂肪栓子、脓毒栓子、硅栓子、药物栓子、气栓子等。

（2）血管痉挛　多发生于有高血压、动脉硬化的中、老年人，也可见于血管舒缩功能不稳定的青年人。常因冲洗鼻旁窦、姿势突然改变、流感、疟疾等原因而诱发，或在烟、酒、奎宁等中毒时发生。

（3）血管壁的改变和血栓形成　老年人多因动脉硬化或动脉粥样硬化，使血管内皮细胞受损，内皮粗糙，管腔变窄，易于形成血栓。各种炎症也可使血管壁细胞浸润、肿胀、阻塞管腔。

（4）血管外部压迫　凡可导致眼压或眶压增高的各种原因有时可能诱发动脉阻塞，如青光眼、球后肿瘤、球后麻醉、外伤、手术、视盘埋藏玻璃疣等。视网膜动脉阻塞可为上述单因素致病，但常为多因素综合致病。本病多发生在有高血压（64%）、糖尿病（24%）、心脏病（28%）、颈动脉粥样硬化（32%）的老年人，在老年人还应注意有无巨细胞动脉炎。

（三）诊断及分类

1. 分类

视网膜动脉阻塞依阻塞的程度可分为完全性、不完全性和一过性阻塞；按发病过程，大致可分血液循环完全阻塞的初期，视网膜水肿浑浊的中期，以及视神经和视网膜萎缩的晚期。临床上多根据阻塞部位分为视网膜中央动脉阻塞、视网膜分支动脉阻塞、前毛细血管小动脉阻塞及睫状视网膜动脉阻塞四类。

2. 诊断

视网膜动脉阻塞根据发病特点、眼底表现及有关辅助检查等，诊断并不困难。不同部位的动脉阻塞又各有不同的临床表现，将在以下内容里具体介绍。

（四）症状及并发症

1. 症状

本病患者既往可有一过性黑矇症。当视网膜中央动脉完全阻塞时视力突然丧失，可仅有光感或完全失明；若为某一分支动脉阻塞或有视网膜睫状动脉者，可保留一部分视力；仅为视网膜睫状动脉阻塞者，其视力90%可达0.5以上；若是前毛细血管小动脉阻塞，根据前小动脉阻塞范围大小和部位，视力可正常或下降，视野正常或有暗点。

2. 并发症

虹膜新生血管并非虹膜的原发性疾病，而是继发于许多眼病及某些全身性疾病。由于它可以发展成为或合并纤维血管膜的形成，以致虹膜角膜角关闭而发生严重的新生血管青光眼，眼压往往难以控制，最终导致患眼失明，甚至因眼球剧痛而摘除眼球。

（五）临床特点

1. 一般检查

（1）视力和视野　视网膜中央动脉完全阻塞时，发作迅速，视力可突然降至光感或指数，部分患者有先兆症状，即单眼出现一过性黑矇，数分钟后视力恢复正常。若动脉不完全性阻塞或分支动脉阻塞，则视力下降程度不严重。视野则均在阻塞或存留的视网膜动脉分支所供应的视网膜区域内，产生相应的视野缺损，或保留部分视野，如仅留颞侧一小片岛状视野。

（2）瞳孔　患眼瞳孔开大，直接对光反射消失或极度迟缓。

（3）眼底　视网膜中央动脉阻塞者，后极部视网膜透明度消失，呈乳白色弥漫水肿浑浊，一般在阻塞后1～2小时出现明显浑浊，最快者在阻塞后10分钟就可出现。黄斑区在其周围浑浊视网膜的衬托下，呈现为红色或暗红色斑点，即所谓樱桃红点。视乳头色淡，边缘模糊不清，视网膜主干动脉及分支普遍变细，管径不规则，静脉也变细，近视乳头的动脉内可见血流停滞呈节段状。有时可出现稀少的火焰状出血和棉絮斑。若有睫状视网膜动脉供应，则该区视网膜呈一舌形橘红色区。发病2～3周后，视网膜水肿消退并逐渐恢复透明呈暗红色调，樱桃红点也不再明显。视乳头色变苍白萎缩，动脉变细可伴有白鞘或呈白线状。视网膜分支动脉阻塞则阻塞支动脉变细，其供应的视网膜呈扇形或象限形乳白色水肿，并可见阻塞处血管内有白色或淡黄色发亮小体。概括视网膜中央动脉阻塞的临床特点是：①视力突然丧失。②视网膜后极部呈乳白色浑浊。③黄斑区有樱桃红点。值得注意的是，老年人视网膜中央动脉阻塞，若同时合并有颈内动脉狭窄，可诱发新生血管形成，造成新生血管性青光眼。

2. 特殊检查

（1）眼底荧光血管造影（FFA）检查　动脉阻塞后早期，显示阻塞支动脉无灌注或充盈明显延迟，而视盘来自睫状动脉的小分支可充盈，荧光素由视乳头毛细血管进入视盘处的中央静脉形成逆行充盈。数周后，血流可完全恢复，荧光造影可正常，或仍有毛细血管无灌注区。

（2）视网膜电图（ERG）　检查完全阻塞者呈典型的负相波，即起源于内核层的

b波降低，而起源于视细胞层的a波增大加深。视网膜振荡电位（OPs）可无波形或严重下降。

（3）多普勒超声探查　显示视网膜中央动脉阻塞者彩色血流较细，边不整齐，色泽暗淡，连续性差或缺乏彩色血流，血流速度明显减慢，或彩色血流及频谱均未测及。

（六）治疗

1. 一般疗法

治疗视网膜动脉阻塞的目的在于尽快恢复视网膜血流，务求视力恢复至最大限度，并预防再阻塞。通常发病时间越短者（48小时内），急诊处治预后较好，若能在动脉痉挛或阻塞发生1～2小时内处治，预后更好。

（1）血管扩张剂　立即吸入亚硝酸异戊酯每次0.2mL，或舌下含化硝酸甘油0.5mg；球后注射妥拉苏林12.5～25mg，每日1次；或球后注射阿托品1mg，每日1次。也可静脉滴注罂粟碱30～60mg，每日1次；或口服维脑路通200mg，每日三次。

（2）吸氧　为缓解视网膜缺氧状态并扩张血管，可立即吸入95%氧和5%二氧化碳混合气体，每小时吸氧一次，每次10分钟，晚上可每3～4小时一次。

（3）溶解血栓和抗凝血治疗　对于无高血压及心功能不全者，可静脉滴注尿激酶5000～10000，可静脉滴注10%的低分子右旋糖酐溶液250～500mL，每日1次。

（4）降低眼压　用两手示指于眼睑上交替压迫按摩眼球，每分钟60～80次，至少15分钟，以使眼压下降后动脉灌注阻力减小。也可口服醋唑磺胺250mg（1片），每日三次，或做前房穿刺。

（5）其他辅助治疗　可口服潘生丁、阿司匹林等血小板抑制剂及维生素类药物、肌苷、三磷酸腺苷等神经营养支持药。对高血压、糖尿病等也要做相应处治。

2. 手术治疗

近年来，国外采用尿激酶50万～120万单位行选择性动脉内溶栓治疗已有取得成功的病例。

3. 其他疗法

（1）高压氧舱治疗方法　治疗越早，效果越好。视网膜动脉阻塞以血栓未完全中断者疗效最好。但有报告高压氧治疗后引起部分小动脉闭塞，应注意观察。

（2）体外反搏　应及早治疗，预后较好。对血管内有断续血柱的不完全阻塞者，效果更好。但老年人应注意有无禁忌证。

（3）离子导入　可用100%～200%的毛冬青煎液，以1～5mA阴极透入，每日1次，10次一个疗程。

（4）复方樟柳碱（灵光注射液）　行颞浅动脉旁皮下球后及球旁注射，每日1次，10～14次一个疗程。

（5）经眶上动脉注入　罂粟碱或纤溶制剂，可使部分病例视力改善。

（七）预防和保健

1. 预防

1）积极预防和治疗老年人常见的心、脑血管疾病，糖尿病。这些疾病是导致视网膜动脉阻塞的重要因素。

2）为防止视网膜动脉阻塞，对下列因素应格外注意。①反射因素：如鼻旁窦冲洗，鼻甲内注入硬化剂或皮质激素，下颌神经或球后睫状神经阻滞麻醉等。②内源毒素：如流感、疟疾。③外源毒素：如烟、酒、奎宁中毒等。

3）对出现一过性黑蒙，又存在本病的患病因素者，要尽早检查，并针对病因做预防性治疗。

4）定期进行健康检查，以便及早发现治疗。

2. 保健

①生活有规律，保证充足睡眠。避免劳累或熬夜。②注意修身养性，保持乐观愉快的心情，避免恼怒忧思使情绪过度或持续的波动。③饮食合理，营养适度，应低盐、低糖、低动物脂肪，少胆固醇，多食蔬菜、水果、豆制品等清淡食品。④戒烟防寒，尽量少饮酒。⑤参加适度的运动，可促使血液循环和新陈代谢。如老年人力所能及的散步、爬山爬楼梯、太极拳等。

二、视网膜静脉阻塞

视网膜静脉阻塞是比较常见的眼底血管病，仅次于糖尿病性视网膜病变的第二位最常见的视网膜血管病。临床上根据阻塞部位的不同，分为视网膜中央静脉阻塞和视网膜分支静脉阻塞两种。本病比视网膜中央动脉阻塞更多见，患者可处各年龄段，常为单眼发病，左右眼发病率无差异。本病病因复杂，常由多种因素共同致病，主要症状为不同程度视力下降，目前常用治疗方法为抗血管内皮生长因子治疗，视网膜光凝治疗等。若经及时且正规治疗，大部分患者疗效明显，但部分患者易复发，若未能及时有效治疗，部分患者可进展至持续性视力降低甚至失明。

（一）老年人静脉阻塞的解剖基础及发病因素

视网膜静脉阻塞是因为动脉血管与静脉血管交叉处受动脉压迫或其他因素压迫使回流受阻，或可因为一些全身疾病（如糖尿病、风湿病、高血压或血管炎等），静脉内膜层增厚，内皮细胞增生或栓子脱落，导致静脉血管栓塞；也可因颈静脉灌注压不够，静脉血管内血流迟缓或淤滞。

1. 血流变性的变化

1）主要指血小板聚集性增强，全血黏度和血浆黏度增高及抗凝血酶第3因子降低。

由于血小板聚集活性增强，血小板增加，储存于血小板α颗粒的β凝血球蛋白和血小板第4因子释放于其周围的血浆，产生凝血作用增强，这种情况在视网膜静脉阻塞的病因学上具有重要意义。

2）全血黏度和血浆黏度增高，主要表现在血细胞比容和聚集性增高，红细胞电泳率变慢，纤维蛋白原、免疫球蛋白和β脂蛋白增高。抗凝血作用的抗凝血酶第3因子降低，巨球蛋白血症的血清蛋白异常，都易形成血栓导致视网膜静脉阻塞。

2. 血管壁的改变

动脉粥样硬化的发生与程度也随年龄增加而增加，它与高血压、糖尿病、高血脂及吸烟有关，也有人认为与衰老时自身免疫改变有关。视网膜动脉硬化是视网膜静脉阻塞的一个重要原因。视网膜中央动脉和视网膜中央静脉在筛板处相靠很近，具有共同的外膜，同时被结缔组织包绕在一起，动脉硬化时，受外膜的限制，静脉受压而管腔变窄，内皮细胞增生，使管腔更窄，血流变慢乃至停滞，致使血小板、红细胞和纤维蛋白原沉积而形成血栓。这种情况也可在视网膜静脉交叉处发生，形成视网膜静脉的分支阻塞。静脉本身的炎症或者炎症产生的毒素使静脉管壁增厚，内皮受损，内皮细胞增生，血小板聚集，纤维蛋白原粘附血流细胞形成血栓。外伤使静脉管壁受损也可产生相似改变，导致静脉栓塞。

3. 血流动力学改变

心脏功能代偿不全，心动过缓、严重心律不齐，颈静脉阻塞，大静脉炎，血压过高而突然降低都可导致视网膜静脉灌注不足，视网膜静脉回流受阻。眼压增高可影响视网膜中央静脉回流，都可发生视网膜中央静脉阻塞。

（二）视网膜分支静脉阻塞病因

1. 增厚硬化的动脉壁对静脉的压迫所致

视网膜分支静脉阻塞的部位主要出现在动静脉交叉的位置，在这个位置上动静脉有共同的血管鞘，动脉一般位于静脉前方，硬化的动脉压迫静脉而导致血流动力学紊乱和血管内皮的损伤，最终导致血栓形成和静脉阻塞，多数的视网膜分支静脉阻塞出现在侧分支，可能是因为这里是动静脉交叉最为集中的地方血管性疾病还包括巨大血管瘤、Coats病、视网膜毛细血管瘤等往往会引起视网膜静脉阻塞。

2. 高血压

高血压是视网膜分支静脉阻塞最常见的全身相关疾病，研究证明了静脉阻塞和高血压之间的重要关系。

（三）诊断及分类

1. 诊断

（1）根据患者中心视力下降或某部分视野缺损病史：根据眼底特征如视网膜静脉高度迂曲扩张，沿静脉视网膜出血；根据荧光造影所见静脉充盈迟缓或不充盈，阻塞点存在和出血遮蔽荧光，很容易做出诊断。

（2）本病应与糖尿病性视网膜病变、高血压视网膜病变、低灌注视网膜病变、视网膜静脉周围炎等鉴别。

2. 分类

（1）视网膜中央静脉阻塞　再分成两种类型。

非缺血型：可见视乳头正常或有水肿，边界模糊，视网膜静脉迂曲扩张，沿四条静脉分支均有出血分布，视网膜轻度水肿，少量或没有棉絮状渗出斑。此处可主要根据荧光造影观察周边正常或少量无灌注区存在。黄斑部如有囊样水肿则显示花瓣样荧光素渗漏，没有新生血管形成。少量患者病情加重，可转化为缺血型。大多数患者视力恢复或部分减退。

缺血型：由于伴有视网膜动脉阻塞，或者合并有小动脉闭塞或毛细血管闭塞，这类患者常视力突然明显减退，严重者可降至手动或光感。眼底检查：病程早期可见视乳头高度充血水肿，边界不清，被出血掩盖；黄斑区可表现明显水肿隆起或出血，视网膜大量片状或斑状出血，严重水肿，出血可分布整个眼底甚至玻璃体出血，视网膜常可见棉絮状斑，水肿越重，棉絮状斑越多。病程晚期发病3～6个月以后视盘水肿逐渐消退，颜色正常或变浅，表面常有环状、螺旋状侧支形成，或新生血管形成并突入玻璃体，视网膜动脉管径变细或有白鞘或完全闭塞呈白线状，静脉管径不规则或变细或有白鞘。视网膜出血和棉絮状斑或吸收或残留出血，吸收部位留有硬性渗出或吸收极慢的环状渗出。视网膜新生血管形成并反复出血，纤维增殖，牵拉视网膜脱离或发生虹膜新生血管性青光眼。这类缺血型视网膜静脉阻塞患者经荧光造影检查后均可发现存在大量无灌注区、微血管瘤、扩张的毛细血管及新生血管。无灌注区附近可见动静脉短路循环建立。

（2）视网膜半侧静脉阻塞　比较少见，由于血管先天发育原因，形成两支静脉主开，其中一只主干在筛板处或视神经内形成阻塞。阻塞发生后可见视网膜1/2范围或为1/3、2/3范围，可以表现为上方一半或下方一半。半侧静脉阻塞的原因，临床表现预后及治疗均类似于视网膜中央静脉阻塞。分支静脉阻塞：可以发生在主干分支和黄斑分支。主干分支以颞侧分支发生率高，颞侧分支阻塞又以颞上支阻塞最多见。鼻侧分支阻塞发生者较少。患者在发病早期视力正常或轻度减退。有的人甚至无自觉症状，或在体检时发现。视野可有视神经纤维束型缺损或弓形缺损，相对中心暗点、旁中心性暗点或周边缩窄，如黄斑分支阻塞则较早地出现视力、视野损害。眼底表现：该支静脉回流区域内视网膜出血斑存在，呈火焰状、条状或大片状，病情重者可以见到视网膜水肿、棉絮状渗出斑、毛细血管扩张、微血管瘤、血管白鞘及新生血管形成，无灌注区范围较大者也可发生新生血管性青光眼。

（四）症状及并发症

1. 症状

患者早期自觉症状较轻或者无自觉症状，甚至只在体检时发现。症状重者常在早晨起床后或某次过度用力突然感觉眼前有黑影，或上方或下方有视物障碍感，病变侵犯黄斑者则很快感觉视力显著下降。少数患者因大量出血进入玻璃体或反复出血导致眼内容物增加，或因红细胞破坏发生出血性青光眼，或逐渐形成新生血管性青光眼，有青光眼者则感眼胀痛症状出现。

2. 并发症

（1）黄斑水肿　视盘正常或边界轻度模糊、水肿。累及黄斑，黄斑区正常或有轻度水肿、出血。

（2）新生血管形成　视盘高度水肿充血，边界模糊并可被出血掩盖。一般在发病6~12个月后视盘水肿消退，颜色恢复正常或变淡，其表面或边缘常有新生血管形成，呈卷丝状或花环状，比较细窄，有的可突入玻璃体内，在眼底漂浮。

（五）临床特点

1. 一般检查

视网膜静脉阻塞主要依据检眼镜检查，当小瞳孔检查不满意时，眼压不高，可以散瞳检查，观察出血范围、出血部位、出血量。出血一般多在后极部首先发生，轻微出血可分辨出条状、火焰状出血，可以分辨出阻塞点。有的伴有水肿、棉絮状渗出。当病情发展一定时期，则可检查到新生血管。黄斑部水肿发生时可以发现黄斑区隆起，被出血掩盖，甚至可见囊样水肿。视网膜静脉迂曲扩张，由其受阻之近段静脉扩张充盈明显。大量出血存在时，静脉血管则隐没或呈现在出血之间。视网膜动脉可有破坏，在动脉静脉交叉处可以看到受压静脉管径变细乃至看不到血流。散瞳后可用三面镜和间接检眼镜检查周边视网膜或赤道部视网膜，进一步观察出血波及范围。当出血进入玻璃体后常常遮盖视网膜，时间长久这些玻璃体内出血可以发生机化，形成幕状浑浊，在白色机化膜上夹有陈旧出血迹，玻璃体机化膜上可有增殖的新生血管。机化膜可以对视网膜牵拉，引起继发性视网膜脱离。

2. 特殊检查

（1）裂隙灯检查　当视网膜静脉阻塞发生后应行裂隙灯检查，可以发现前部玻璃体有无出血引起的浑浊，虹膜有无新生血管，如有新生血管则常常先在瞳孔发现，时间久之则瞳孔缘外翻，房角可见到新生血管，瞳孔对光反应迟钝或僵直，瞳孔开大。青光眼发生，并出现角膜水肿。如前房有房闪或有浮游细胞，可以发生在大量红细胞破坏后产生的毒性反应，也可发生血影细胞性青光眼。

（2）眼电生理检查　视网膜电图（ERC）：一些学者把眼电图作为视网膜静脉阻塞缺血性和非缺血性的鉴别指标。缺血性比非缺血性b波振幅和b/a值显著下降，由此可以区分缺血型性和非缺血性，并可预测发生虹膜新生血管的可能性。

（3）荧光造影检查　荧光造影可以通过造影过程观察臂-视网膜循环时和视网膜静脉充盈时，可以在发生静脉阻塞后显示充盈迟缓。还可观察视网膜血管壁有无渗漏，有无毛细血管渗漏和新生血管形成，无灌注区是否存在以及无灌注区范围，黄斑水肿程度。通过检查可以为治疗提供参考依据，如激光治疗部位和时机的选择一定要依靠荧光眼底造影的结果。

（4）眼科B超　当发生视网膜静脉阻塞后，出现大量玻璃体出血，光学检眼镜不能看到视网膜，就要依据眼科B超观察玻璃体浑浊情况。较多出血时B超在玻璃体内有回声光亮或光斑，眼球转动时呈条索状或膜状，一端或两端连接球壁。视网膜脱离则光带凸向前后端与视乳头相连。

（六）治疗

1. 一般治法

（1）抗血小板聚集　适用于血小板聚集性和黏附性增高的患者，降低血小板聚集性和减少血小板释放反应和综合能力。可口服阿司匹林0.1g，潘生丁25mg，每日3次。

（2）纤溶剂治疗　适用于血黏度增高，尤其是纤维蛋白原增高的患者。包括使用去纤酶、尿激酶、链激酶和组织纤溶剂激活酶（TPA）。

1）去纤酶：又称蝮蛇抗栓酶。用法：按每千克体重0.05～0.1NIH单位给药，一般用4mL（2安瓿）溶于500mL生理盐水或5%葡萄糖中静脉滴注，4～5小时滴完，检查纤维蛋白原，当上升至150mg以上时可再次给药，3次为一疗程。但是应在使用前检测纤维蛋白原，并做去纤酶皮肤过敏试验。皮肤试验方法：每安瓿2mL，含1NIH单位去纤酶，取去纤酶0.1mL加生理盐水稀释10倍即达1mL，再取0.1mL稀释液做皮内过敏试验。皮内试验应为阴性方可应用治疗。

2）尿激酶：可直接激活体内纤溶酶原变为纤溶酶，纤溶酶具有极强的水解纤维蛋白的作用，达到溶解血栓效果。

用法如下。①静脉滴注：1万～4万国际单位溶于5%～10%葡萄糖注射液或生理盐水250mL，2小时滴完，每日1次，5～10次为一疗程。②静脉推注：5千～1万单位溶于50%葡萄糖20mL或生理盐水20mL静脉注射，每日1次，5～10次为一疗程。球后注射：

100～500单位溶于0.5～1mL注射用水作球后注射，每日或隔日1次，5次为一疗程。④离子导入：500～1000单位作眼部电离子导入，每日1次，10次为一疗程。

3）链激酶：它与血液中纤溶酶原结合成复合激活因子，然后转变为纤溶酶，从而使纤维蛋白原和纤维蛋白溶解以达到溶栓目的。因它属于异种蛋白有抗原反应而发生过敏，故已不常用。

4）血液稀释疗法：适用于血黏度增高的患者。治疗前观察血常规和血细胞比容。在绝对无菌操作之下，抽静脉血400～500mL，加入枸橼酸钠75mL，予高速（2500r/分）离心15分钟，使血球血浆分离，除去红细胞。离心过程中滴注250mL低分子右旋糖，然后将分离的血浆再输回患者，10天内可重复3～6次。血细胞比容降至30%～35%为止。注意：贫血患者不宜使用。

2. 外治法

（1）电离子导入法　对静脉阻塞后玻璃体浑浊者可用安妥碘；血栓通或血塞通电离子导入。方法：在枕后风池穴处放一电极，皮肤和电极之间隔薄层水湿纱布，眼睑放另一电极，结膜囊滴导入药物，眼睑皮肤和电极之间放薄层湿纱布，纱布以导入药物浸湿。电流采用1～2mV直流电，以电离子导入仪输出。每次治疗20～30分钟。

（2）激光治疗　由于视网膜静脉阻塞病程长，早期和晚期的治疗目的不同。早期：视网膜水肿威胁黄斑；促进出血吸收，减轻视网膜水肿；预防新生血管发生。晚期：治疗黄斑囊样水肿；封闭无灌注区，防止新生血管形成；光凝新生血管和无灌注区，防止玻璃体出血和新生血管性青光眼。

目前普遍使用的是氩激光。近年来又推出多频段氪激光，二极管（固体）激光和倍频YAG激光。在激光治疗前应有近期1～2周荧光造影的结果，根据造影的结果来决定激光治疗的方案，如光凝部位、光凝范围、光凝方式、光凝次数和光凝能量。光凝前应充分散瞳，表面麻醉剂如地卡因，使结膜角膜麻醉。光凝后适当休息，保持眼部安静。光凝治疗的原理如下。①光凝使病变区受损害的毛细血管层闭塞，从而减少因毛细血管渗漏而产生的水肿。②光凝使视网膜和脉络膜产生多数散在粘连，使因水肿而脱落的视网膜更靠近脉络膜而获得丰富血供。③光凝可减轻黄斑毛细血管渗漏，同时形成了黄斑中央凹与受累区视网膜之间的格栅屏障，阻隔了病变区毛细血管渗出液和出血侵犯中心凹从而减轻黄斑水肿和预防黄斑囊样水肿。④光凝减少病变区视网膜细胞数量，使其余细胞可以受损较少的血液循环中获得更多的血供、营养和氧，从而减少因缺氧而产生新生血管的可能性。⑤光凝封闭无灌注区，减少因缺血缺氧而刺激新生血管生长因子释放，预防新生血管形成。

总之，光凝可以预防新生血管产生，也可使形成的新生血管消退和萎缩，从而减少出血机会，预防新生血管性青光眼。

（3）手术治疗

1）玻璃体切割术：当视网膜静脉阻塞发生后新生血管形成并反复发生出血，形成增殖性视网膜玻璃体改变，视力受到严重障碍，同时存在机化条牵拉引起视网膜脱离的危险，因此采用玻璃体切割可以清除玻璃体内积血，解除机化物对视网膜的牵拉，对已脱离的视网膜同时进行复位术，对视网膜的新生血管或无灌注区进行激光封闭，使失去视功能的眼再度复明并防止再度出血。

2）抗青光眼手术：对已发新生血管性青光眼患眼，因玻璃体出血看不进眼底，可以采用全视网膜冷冻治疗或透巩膜光凝治疗，使新生血管消退。或者联合小梁切除术行周边视网膜冷凝。也可以行睫状体联合周边视网膜冷凝术以减少房水生成。

3）有报道采用介入治疗，在眼部血管注入溶栓剂，使视网膜静脉阻塞得以缓解。

3. 其他疗法

①针对病因（如高血压、动脉硬化）进行降血压和降眼压治疗，可以有益于出血的吸收。②对黄斑囊样水肿患者能用高压氧舱治疗，使视网膜细胞代谢得以改善，有利于水肿减轻。

（七）预防和保健

1. 老年人视网膜静脉阻塞的预防

定期进行健康检查，应当包括眼底检查。当发现患有高血压、动脉硬化、高血脂以及血液流变异常的人，应及早采取治疗。对有慢性开角性青光眼及高血压症的患者也应及早降低眼压。及时发现眼底异常，如动静脉交叉压迫、视网膜小量出血，及早进行预防治疗。

2. 老年人视网膜静脉阻塞的保健

当患有视网膜静脉阻塞以后除进行必要的治疗外，应减少进食高糖、高脂肪等高能量食品，避免进食辛辣食品，避免烟、酒和补益类保健药品以免"上火"，保持大便通畅，便秘者应服用润肠通便药。合理的绿色蔬菜和水果应保持食用。避免过度用眼，减少长时间阅读和看电视活动；避免剧烈运动和头部震动，避免眼球按摩；合理睡眠和休息，保持平静的心态去对待疾病是养病治病的良好自身条件。

（董岩）

第五节　年龄相关性黄斑变性

年龄相关性黄斑变性（AMD）又称老年性黄斑变性（SMD），是一种与年龄密切相关的黄斑部退行性疾病，年龄越大发生率越高，是发达国家和我国城市人口中50岁以上人群失明的首要病因。AMD有以下特征表现：黄斑部玻璃膜疣形成、视网膜色素上皮层（RPE）异常（如脱色素或色素增生）、RPE和脉络膜毛细血管的地图样萎缩和新生血管性（渗出性）黄斑病变。导致视力损害的主要原因为：视网膜光感受器细胞和RPE细胞的广泛萎缩和新生血管所致的出血、渗出、纤维瘢痕样病变等。

随着年龄的增长，AMD的患病率、发病率、病情进展程度增加，AMD的绝大多数相关体征也会更加明显。研究发现，年龄在43～54岁患者中AMD的患病率低于10%，年龄为75～85岁的患者中患病率则增加3倍以上，该项研究在随访10年后，发现在43～54岁人群中AMD的发病率为4.2%，在75岁及以上人群中则增加到46.2%。中国流行病学调查结果显示，50岁以上人群中AMD患病率为1.89%～15.5%，且随着年龄增加，患病的危险显著增高。

一、AMD的危险因素

明确的危险因素：年龄、家族史、吸烟、高血压、白色人种；可能危险因素：女性、光照、饮食不佳。

1. 年龄

AMD的发病率和患病率均随着年龄增加而增加。随访10年的结果显示，43～54岁人群AMD的发病率为4.2%，而75～85岁人群AMD的发病率为46.2%。

2. 家族史

研究显示，补体因子H基因（*CFH*）多态性和其他补体因子可明显增加AMD的发病风险。*CFH*基因位于1号染色体，该区与AMD的遗传研究有关。*CFH*基因多态性和AMD发病风险增加在吸烟患者中尤为显著。

3. 吸烟

临床资料显示，严重吸烟人群发生AMD的风险是不吸烟人群的2倍。吸烟和AMD发生之间好像存在剂量相关性，这种相关性存在于AMD的两种晚期类型-脉络膜新生血管（湿性AMD）和地图样萎缩（干性AMD），戒烟可使AMD发生概率降低。

4. 高血压

高血压与湿性AMD相关。

5. 人种

白色人种比黑色人种和西班牙人种更容易出现晚期AMD，亚洲人群中AMD的患病率相对较高。

6. 其他危险因素

（1）女性　总体来说，AMD在男性和女性中的发病率相当，然而75岁以上老年妇女危险轻微增加。单就湿性AMD而言，所有年龄的女性危险度均增加。

（2）光照　已知过度光照可损伤视网膜，然而很难将长时间光照作为危险因素来进行定量研究。

（3）饮食中抗氧化剂缺乏　许多研究表明AMD和饮食相关。高脂饮食多可增加晚期AMD风险。另外，富含鱼类和抗氧化剂的饮食则可使AMD风险降低。在比弗丹眼科研究中，摄入较高含量类胡萝卜素、维生素E和锌与AMD风险降低相关。类胡萝卜素是植物中所发现的红色和黄色色素，包括玉米黄素、叶黄素、β-胡萝卜素即维生素A前体。此外，血清中类胡萝卜素高水平与降低AMD风险相关。

二、AMD的病理生理学

（一）概述

AMD的病理生理学极其复杂，尽管当前的认识日渐更新，但仍不完全。关于AMD的病因，有许多可信的学说，各学说中均包括多种致病因素，包括老龄化、缺血、氧化应激、炎症和血管再生。氧化应激和炎症导致AMD发生，并由此引发一系列导致视网膜功能障碍，最终导致湿性和干性AMD的病理生理过程。

（二）血管再生

血管再生是指通过已存血管的分支和延伸长出新的血管。它是AMD中介导脉络膜血管再生（CNV）的过程，是晚期湿性AMD的特征，引起视觉丧失的最主要原因。新生血管形成在许多正常的生理过程中都起着重要的作用，其中包括伤口修复、低氧性损伤以及生殖等，在正常情况下，这是一个受到高度调控的过程，新生血管是通过原有的血管分支、延伸而形成的。然而，许多疾病也可以引起持续性的不可调控的新生血管形成，比如癌症、关节炎、糖尿病以及新生血管性AMD等眼科疾病。

研究表明，促血管生成分子——血管内皮生长因子（VEGF）表达增加是血管生成级联反应的必需要素，而此级联反应是血管再生形成的基础。

三、AMD的分类

传统和习惯上将AMD分为两种类型：干性和湿性。

（一）干性AMD

又称非新生血管性、非渗出性、萎缩性AMD，干性AMD主要特征为：黄斑部出现称为玻璃膜疣的黄白色斑点，RPE改变所致不规则色素沉着或色素脱失区域，RPE以上其表层的光感受器细胞发生萎缩，称为地图样萎缩（GA），玻璃膜疣是指脂肪物质累积成为RPE下以及Bruch膜内的沉积物局限性隆起，大或多个玻璃膜疣融合提示AMD病程的进展。当RPE和光感受器发生萎缩累及中心凹区域时中心视力受到损害，大片区域发生萎缩样改变，导致视力丧失，进展为晚期病变阶段。

（二）湿性AMD

又称新生血管性、渗出性AMD，其主要特征为脉络膜新生血管的形成（CNV），异常的CNV自脉络膜向视网膜生长，异常血管所发生的渗出、出血等一系列病理改变以及纤维血管膜生长至盘状瘢痕形成，最终导致中心视力丧失。尽管湿性AMD仅占AMD中的10%～15%，但在AMD致盲的患者中80%是由于湿性AMD所致。

为了更好反映AMD病程的进展，临床上有许多具体病程分类方法，在美国、英国等多个国家AMD治疗指南中推荐使用"年龄相关眼病研究（AREDS）"所制定的分类方法，此方法临床易掌握判断，特别指出基于三个方面因素：是否存在大的玻璃膜疣（直径＞125μm，接近视盘边缘正常视网膜静脉大小）、视网膜色素上皮细胞异常以及单眼晚期AMD。预测AMD进展的五步评分法，预测5年内进展为晚期AMD的大致风险在临床颇有价值，在AMD相关治疗和随诊策略中，越来越多的眼科医生选择此类分类法。

1. AREDS五步评分法（0～4分）

单眼或双眼均有早期AMD特征，即大玻璃膜疣或色素异常，则每只眼每一种特征计为1分。对于单眼存在晚期AMD者，在预测对侧眼进展为晚期AMD的5年风险时将第一只眼存在GA或CNV记为2分，然后加上对侧眼大玻璃膜疣或色素异常的得分。

2. AREDS分类（视盘边缘处视网膜静脉的直径约为125μm）

（1）无AMD（AREDS分类Ⅰ）　无或者仅有微小玻璃膜疣（直径＜63μm）。

（2）早期AMD（AREDS分类Ⅱ）　同时存在多个小的玻璃膜疣和少量中等大小玻璃膜疣（直径为63～125μm）或有色素上皮异常。

（3）中期AMD（AREDS分类Ⅲ）　广泛存在的中等大小玻璃膜疣，至少一个大的玻璃膜疣（直径＞125pm）或有未波及黄斑中心凹的地图样萎缩。

（4）晚期AMD（AREDS分类Ⅳ）　同一眼具有以下几个特点：

黄斑中心凹的色素上皮和脉络膜毛细血管层的地图样萎缩。

有下列表现的新生血管性黄斑病变：①脉络膜新生血管。②视网膜神经上皮或RPE

浆液性和/或出血性脱离。③视网膜硬性渗出（由何来源的慢性渗漏所导致的继发现象）。④视网膜下和RPE纤维血管性增殖。⑤盘状瘢痕。

四、主要临床表现

（一）干性AMD

1. 症状

患者早期可无任何症状，即使眼底可见明显的玻璃膜疣存在时视力仍可在正常范围内，随着病程进展视力可逐渐下降，视物变形、阅读困难，如病变进展为脉络膜视网膜大片萎缩（如地图样萎缩）累及黄斑中心凹区域时视功能严重受累，进而致盲。

Amsler方格表是简单方便检查中心凹视功能的方法，方格变形暗点大小既可作为定性也可作为定量的检查方法，且患者可自查随诊及时发现视觉功能变化，是黄斑疾病患者就诊首要的检测方法。

眼底情况：主要见大小不等、边缘清晰的硬性玻璃膜疣和界限不清的软性玻璃膜疣以及黄斑区RPE不规则改变致局部色素增生或脱色。玻璃膜疣可融合致RPE隆起、脱离，软性玻璃膜疣和其融合时提示病程进展。地图样萎缩是干性病变的最终结果，表现为边缘清楚、低色素或RPE明显缺失区域，此区域内脉络膜大血管较周边更为明显。

2. 血管造影

（1）荧光血管造影（FFA）　玻璃膜疣和色素上皮脱离区早期表现为窗样缺损的淡荧光，随着背景荧光而增强。地图样萎缩区域由于RPE萎缩可见脉络膜毛细血管闭塞，呈现弱荧光，其中可见粗大脉络膜血管。

（2）吲哚菁绿造影（ICG）　硬性玻璃膜，可见染色，而较软性疣为弱遮挡。地图样萎缩为弱荧光，并可见深层的大的脉络膜血管显露。

（3）自发荧光　自发荧光来源于RPE细胞中的脂褐素，自发荧光增强说明脂褐素累积，提示RPE细胞开始衰退，自发荧光消失则提示RPE细胞丢失，所以自发荧光是反映RPE细胞功能的变化。在AMD中地图样萎缩区域的判断和监测中自发荧光的检查可清晰显示病灶边缘，萎缩区域变化，较其他检查方法更有优势。

（4）OCT　干性AMD的OCT表现主要为：玻璃膜疣形成的RPE不规则隆起以及RPE层和视网膜神经上皮的萎缩变薄。

（二）湿性AMD

1. 症状

在湿性AMD早期阶段或病灶小未累及中心凹时，视觉症状是非特异性的轻度视物模糊，但随着病程进展视物模糊变性，特别是在视近物时变形更为显著，视物时有明显的中心暗点，当视网膜和（或）色素上皮出血时，中心视力可突然急剧下降。

2. 眼底情况

主要为CNV位于RPE下或侵入视网膜内的病灶所引起的渗出、出血、纤维血管膜形成、瘢痕等病理变化，典型的表现为位于中心凹或中心凹旁可见不规则轻度隆起，类圆形灰白或黄色病灶，在其病灶周围或表面可伴有出血，出血可位于色素上皮下，表现为出血性PED或出血位于视网膜内表面伴视网膜水肿，并有黄色硬性渗出。典型的湿性AMD病灶易确诊，但位于色素上皮下的CNV病灶仅表现为抬高的RPE，伴有或不伴有视网膜积液，此时细小的变化如果不通过双眼立体镜下观察易被忽略。当病灶出血纤维瘢痕形成白色机化膜伴出血水肿称盘状病变。

3. 血管造影

（1）荧光血管造影（FFA） FFA 是诊断TAMD中CNV 的"金标准"，以中心凹无血管区为参照，根据病灶所处位置将其分为：中心凹下（位于无血管区内）、中心凹旁（距无血管区200μm以内）和中心凹处（距离无血管区至少200μm），病变位置对视力预后判断十分重要，是选择不同治疗方案的依据。

根据黄斑光凝小组提出的AMD分类方法，将CNV病灶分为典型性和隐匿型。FFA造影早期，通常在30秒内显示明确边缘的强荧光区域，称为典型性CNV。典型性CNV意味着CNV已穿破RPE进入视网膜下腔。有些病例在造影数十秒时可以观察到荧光素渗出血管之前的表现，花边状强荧光区的典型性CNV血管特征表现。在造影早期看不到CNV血管特征的明显证据，但又存在渗漏，称为隐匿性CNV，目前将隐匿性CNV分为两类：第一类在造影早期出现位于RPE水平的特征性斑点状强荧光，RPE隆起，造影后期强荧光扩大增强，RPE下腔有染色蓄积。这种渗漏提示CNV位于Bruch膜和RPE之间，称为纤维血管性色素上皮脱离（FPED）。第二类是在造影2分钟后才开始出现的斑点或不易分辨的强荧光渗漏点，而在造影早期没有相应的强荧光区称为无源性渗漏，许多病灶兼有典型性和隐匿性特征，属于混合性病灶。

（2）吲哚菁绿造影（ICG） 由于吲哚菁绿与血浆白蛋白结合，不会从脉络膜血管外渗，其受体在血管腔内，可更好反映脉络膜血管的形态等特征，用可穿过RPE层的红外波长进行ICG成像，可更好反映位于RPE层下的新生血管，与FFA结合可以获得互补信息。在动态造影ICG早期，可清晰地看到CNV病灶充盈过程，可清晰显示CNV血管团中的滋养动脉、毛细血管丛或网和回流的静脉。根据高速ICG造影可判断CNV病灶中组成成分（以小动脉为主型、毛细血管为主型和混合型）。不同成分的CNV病灶，对治疗方法选择有参考价值。毛细血管为主型CNV对抗VEGF药敏感，而小动脉为主型CNV需要联合 PDT才能达到治疗目的。这种可清楚显示CNV病灶结构成分的病灶常位于RPE之上，而位于RPE之下的CNV病灶，常表现为局限性强荧光区，为"盘状"或"点状"表现。

（3）相干光断层扫描（OCT） OCT显示AMD中的CNV主要在两个方面：一是直接显示高反射团的CNV病灶大小、范围和位置，位于RPE之上的CNV分为Gass分型的Ⅱ型，FFA造影常为典型性表现，也是手术取除CNV的适应证，而位于RPE层之下的CNV病灶称为Gass分型的Ⅰ型，FFA造影常为隐匿性表现，并可通过CNV反射荧光团的边缘清晰度、反光强度判断CNV病灶活动性和是否纤维化形成。二是OCT可直观显示CNV病灶渗漏引起的视网膜内、下水肿以及RPE隆起，并可定量测量对比，三维OCT可通过视网膜水肿和CNV病灶容积测量，更准确地反映CNV渗出灶组织及视网膜水肿的情况。

OCT由于分辨率、重复扫描部位精确性不断提高并可与FFA、ICG、自身荧光、彩色眼底像的配合，使OCT不仅在CNV诊断中发挥重要作用，特别是在CNV疾病的病情监测、疗效判断、重复治疗等方面作用不可替代，已是AMD治疗管理中最重要的检测方法。

五、诊断要点

（一）干性AMD

1. 视力变化

无特异性，在地图样萎缩的患者中视力障碍明显。

2. 眼底表现

是诊断的主要依据，根据玻璃膜疣的大小分类，地图样萎缩是特征性表现。

3. 血管造影、OCT

不显示CNV病灶样表现，主要为玻璃膜疣样改变。

4. 自发荧光

对显示地图样萎缩病灶范围以及随诊有特殊意义和价值。

（二）湿性AMD

1. 黄斑部病变特征性症状

视力下降、扭曲、中心暗点等。

2. 眼底表现

①视网膜下或RPE下新生血管形成，显示黄色或褐色隆起病灶、视网膜水肿或黄斑纤维化病变。②RPE脱离。③出血：视网膜下、内、前，RPE下出血，如大量出血可进入玻璃体腔。黄斑区硬性渗出与上述特征相关，除外视网膜血管性病变。④视网膜前、内、下或RPE下瘢痕/纤维组织病灶伴有出血和（或）水肿的渗出性黄斑部病灶显现有CNV存在。

3. 血管造影

FFA、ICG显示黄斑区视网膜内、下、RPE下新生血管病灶；在隐匿性CNV中，或疑为视网膜血管瘤样增大（RAP），或特发性脉络膜息肉样病变（PCV），ICG鉴别是必需的。

4. OCT

显示CNV病灶以及视网膜水肿、PED等改变。

六、鉴别诊断要点

（一）类似于AMD的非渗出性黄斑病变

主要是与遗传性黄斑部营养不良类疾病鉴别：此类疾病范围特征为发病早，常在青少年、青壮年时视力受到影响；眼底有自身较有特征表现，常双眼发病，追问病史了解视功能损害的起始时间是鉴别AMD非常重要的方面。

1. Stargards病

青少年发病，双侧性病变，常染色体遗传。眼底：双侧黄斑色素紊乱呈颗粒状，随病程进展病灶呈现RPE变性并呈金箔样反光、RPE萎缩可见脉络膜血管，常在后极或周边部伴有黄色点状渗出物。

2. 卵黄样营养不良（Best病）

青少年或青壮年发病，双侧性病变，常染色体显性遗传。眼底：表现可多样化，在病程Ⅱ～Ⅲ期呈现典型卵黄样病灶特征时很易诊断，在本病后期易继发CNV病灶。

ERG：a、b波正常，c波下降减弱。EOG：异常。

3. 视锥细胞营养不良

青少年发病，常染色体显性遗传，X连锁遗传，以进行性中心视力下降为表现。诊断依据：明适应EGG和30Hz闪烁光ERG异常，暗适应ERG正常。

（二）类似于AMID的渗出性黄斑病变

1. 中心性渗出性视网膜病变（CNV）

患者多为青壮年、单眼，病变范围小局限于黄斑区，病灶周围多有环形或弧形出血，病变性质为炎性渗出性，不伴有玻璃膜疣和色素变化。FFA、OCT与典型性AMD的CNV表现无区别。鉴别要点主要为患者年龄、病灶小而局限的特点。

2. 病理性近视CNV

常常屈光度≥6.00D，眼底可见病理性近视特征样改变：豹纹状眼底、近视萎缩弧、漆裂纹、后巩膜葡萄肿、Fuch斑，CNV病灶常位于漆裂纹端，病灶小局限，视网膜水肿不明显，常伴有视网膜内、下出血。FFA显示典型性CNV表现，OCT显示视网膜水肿不明显，可伴有视网膜劈裂、前膜等。鉴别点主要见眼底病理性近视特征样表现并存。

3. 特发性脉络膜息肉样病变（PCV）

是亚洲人群好发的黄斑部疾病，随着ICG检查的普及和认识的提高，发现PCV是一较为常见的疾病，在既往诊断为湿性AMD的患者中也有相当比例的患者定为PCV，其主要特征为：眼底可见橘红色隆起病灶，常伴有大片视网膜下和（或）前出血，一处或多出PED隆起。

FFA无特异表现，ICG是其诊断金标准，造影6分钟内可见单个或多个血管瘤样扩张的结节称为息肉样结节和脉络膜异常分支血管网。日本PCV研究组制定的PCV诊断标准，确诊至少符合下列两个条件之一：①眼底橘红色隆起病变。②ICG可见特征性息肉样改变。

当ICG仅见异常脉络膜血管网和（或）复发性出血性、浆液性PED时为可疑病例。眼底特征性病灶和ICG特征表现是PCV的特点，但在临床上在进行ICG造影后有些病例与隐匿性AMD不易区分，有些信息可为我们诊断提供帮助信息，PCV患者相对较年轻，眼底无玻璃膜疣异常色素改变，更易发生PED和网膜出血，对侧眼检查可提供帮助，在可疑未能确诊PCV的患者中，随诊期重复ICG检查可能提供有用信息。增强深部成像OCT（EDI-OCT）脉络膜厚度的检查，PCV患者明显厚于AMD患者，提示PCV位于脉络膜血管层的病理性改变，脉络膜厚度的检查也是有用的信息之一。

4. 视网膜血管瘤样增生（RAP）

尽管目前对RAP是AMD中一种亚型还是一独立的病变存有争议，但RAP的病理生理改变与AMD不相同，即新生血管源自视网膜内。

RAP临床表现上与AMD相类似，但以下特点可帮助诊断：黄斑区病灶邻近处的小片状出血。这与出血量多、位置更远的AMD、PCV病灶不同；FFA表现与隐匿性CNV相似，ICG可显示小的边缘清晰的"热点"表现。某些病例在ICG早期阶段可见CNV病灶与视网膜血管吻合，这是特征性的表现。OCT在诊断作用中十分重要，如Ⅰ期、Ⅱ期可见视网膜内高反射病灶组织，或视网膜内的高反射病灶向RPE下的空间延伸，RAP的诊断依据，小出血病灶、ICG表现和特征性OCT征象。

5. 特发性黄斑毛细血管扩张症

Ⅰ型多为中年人单眼发病，Ⅱ型多见于老年人，双眼累及旁中心凹或旁中心凹毛细血管扩张性改变所致渗出水肿，可致视网膜囊样水肿形成。FFA可见多个异常毛细血管扩张网，其邻近的小动脉、小静脉呈囊样扩张，伴有大小不等的血管瘤和无灌注区。

OCT显示视网膜囊样水肿表现。FFA的仔细观察和毛细血管扩张为特征的眼底表现是其主要鉴别点。

6. 糖尿病性黄斑水肿

是老年人最常见的渗出性黄斑病变，伴有视网膜毛细血管瘤、出血、渗出，黄斑拱环外存在广泛的血管征象伴有静脉怒张或串珠样改变。糖尿病眼底特征样改变和FFA是其主要鉴别点。

7. 视网膜黄斑分支静脉阻塞

当单独发生黄斑分支阻塞，其出血、渗出、局限于黄斑部时应注意与AMD的渗出改变相鉴别：FFA造影显示静脉黄斑部分支阻塞、管壁着染，邻近毛细血管无灌注，其外周毛细血管扩张，扇形或构成尖端脑梗阻塞的呈三角形分布的病灶，其FFA血管阻塞的征象是其鉴别点。

七、治疗原则与进展

（一）干性AMD治疗

美国眼科临床指南（PPD）建议：

1）早期AMD（AREDS分类Ⅰ）和晚期AMD（AREDS分类Ⅳ，双眼中心凹下地图样萎缩）。无治疗，观察。

2）双眼中期AMD（AREDS分类Ⅲ）和一眼为晚期AMD（AREDS分类Ⅳ）。按AREDS研究表明，服用抗氧化剂补充剂（β-胡萝卜素、维生素C、维生素E和大剂量锌），可减少中期AMD进展到晚期AMD的风险。但研究表明，吸烟者摄入β-胡萝卜素可能导致肺癌风险增加。

（二）湿性AMD治疗

AMD中的新生血管治疗是近年来眼科领域中最为关注的热点和突破，特别是2006年抗VEGF药——ranibizumab被美国FDA批准治疗湿性AMD以来，使湿性AMD患者可能视力得到提高，结果令人鼓舞。众多的循证医学研究结果和大量临床实践表明，抗VEGF药物的应用使湿性AMD的治疗策略和方法完全改变，包括美国、英国、欧盟、日本等国家和地区所制定的AMD治疗指南中对AMD治疗方法有了明确的推荐和建议，国内眼科医生应对国际上共识的治疗策略和方法有所了解，便于尽快与国际同行接轨。

中心凹外CNV病灶：可选择局部热激光光凝，如果激光治疗诱导产生的暗点可能会干扰正常的视觉功能，也可选择抗VEGF药治疗，但对于正在进展的大面积的CNV病灶（包括典型性、隐匿性）则应采取中心凹下或中心凹旁的CNV治疗方案。

中心凹下/中心凹旁CNV病灶：由于中心凹光感受器、RPE损伤和治疗后瘢痕形成会导致视力永久性损害，中心凹下/中心凹旁CNV病灶不宜采用激光光凝治疗。对于所有类型的中心凹下/中心凹旁CNV病灶，抗VEGF药被推荐为一线首选的治疗方法。如果典型为主的CNV患者难以定期复诊，则可考虑选择抗VEGF联合PDT治疗。从上述指南和现国际上具有共识的AMD治疗指南中，我们可得到两个明确的信息：①抗VEGF药是所有类型和不同部位CNV病灶的首选治疗方法，中心凹外病灶也可选择传统的激光光凝。②既往期待的抗VEGF药联合光动力疗法（PDT），由于循证医学研究结果显示与单一抗VEGF相比在视力提高上并无优势，并未推荐作为一线治疗方案，只是在某些特定情况下选择应用。

1. 抗VEGF药

（1）哌加他尼钠　是抗VEGFA-165的抗体，可阻断VEGF-165的活性，2004年美国FDA批准用于治疗湿性AMD，但其对AMD而言仅能阻止患者视力进一步下降，与PDT疗效相当，在临床上并无广泛的应用。

（2）雷珠单抗　雷珠单抗是人源化的单克隆抗体Fab片段，可与VEGF-A的所有异构体相结合并抑制其活性。在两项随机对照、双盲试验中，针对隐匿性或轻微典型性CNV和针对典型性CNV两年的结果，视力平均增加6.6和10.7个字母，而对照组视力平均下降14.9和9.8个字母。如此显著的疗效使湿性AMD治疗从此进入视力增加的时代。自2006年美国FDA批准后在全球范围内广泛应用，大量的临床实践证实了雷珠单抗的安全性和疗效，多个国家和地区的AMD治疗指南的修正和重新制定在全球范围内逐渐得到共识——雷珠单抗是包括湿性AMD在内的黄斑部AMD病变的首选治疗方法。

经循证医学研究和临床经验积累，临床上已对雷珠单抗治疗方案重新治疗标准、时机等有一共识。治疗方式：玻璃体腔注射。治疗剂量：0.5mg/0.05mL。治疗方案：每月一次，连续注射；首次注射后，每月随诊按需治疗；每月一次，连续三个月后，每月随诊按需治疗，以上是目前公认的标准用药方法。重复注射指征：①CNV病灶持续活动的证据。②CNV病灶对重复治疗仍有应答。③没有抗VEGF药注射的禁忌证。

有下列情况时提示CNV病灶活动：①OCT示视网膜异常增厚伴视网膜内、下积液。②视网膜内、下出血。③造影显示CNV病灶扩大，或有新生，或持续渗漏。

有下列情况时暂停治疗：①CNV病灶稳定，无活动性。②出现与药物或注射操作相关的不良事件，包括眼内炎、视网膜脱离、重度难治性葡萄膜炎等，以及与雷珠单抗治疗相关的血栓栓塞现象，如心肌梗死、心血管意外、反复发作的血栓栓塞等。

不建议治疗情况：①中心凹结构破坏，晚期纤维化病灶。②有干扰治疗的重度眼病，如玻璃体或视网膜前出血、孔源性视网膜脱离等。

由于抗VEGF药治疗是多次重复的过程，随诊期中的监测十分重要，循证医学研究证实，每月的随诊可尽早发现复发的CNV病灶，随诊检查内容包括：①视力（ETDRS视力表）：每次随诊。②OCT：每次随诊。③FFA或ICG造影：取决于医生的判断和需要。④抗VEGF药潜在的风险：玻璃体腔注射操作所致眼内炎、眼内出血、晶状体损伤、视网膜脱离等。

抗VEGF药本身的作用：①局部：RPE撕裂、地图样萎缩加重、炎性反应。②全身：卒中（既往有卒中病史者发生率增加）、冠心病、血压升高。

尽管循证医学研究和大量临床实践证实了其药物的安全性但抗VEGF有其本身的潜在风险，特别要警惕的是AMD患者为老年人，本身多伴有心脑血管等全身疾病，特别是近期有脑卒中、心脏病发病史的患者，更应小心，尽量避免或在严密监测下进行使用。

（3）贝伐单抗　贝伐单抗是人源化鼠源性全长VEGF-A单抗，与雷珠单抗一样，能与VEGF-A所有异构体结合，只是结合的亲和力低，为肿瘤治疗而设计，2004年美国FDA批准用于大肠癌的治疗。2005年Rosenfeld首次报告了贝伐单抗治疗湿性AMD的病例后，贝伐单抗开始在全球范围内应用于眼科领域。

对于湿性AMD来说，贝伐单抗与雷珠单抗的疗效相似。据Catt试验（雷珠单抗与贝伐单抗治疗湿性AMD对照研究）结果显示：在每月注射组和按需注射组的病人中，采用贝伐单抗治疗的患者虽然一年随诊期的视力增进略低于雷珠单抗治疗组，但差异无统计学意义。

需注意的是贝伐单抗是为肿瘤患者静脉注射所设计，全长的Fc段可能会引起眼内反应，眼内注射后血浆内的半衰期明显长于雷珠单抗，达22天左右，可能对增加全身潜在的风险。在大标本国际性总结发现，贝伐单抗治疗组在总体死亡率、心脏病、卒中和眼内炎发生概率等方面风险较雷珠单抗组高。大剂量瓶装在眼部注射时的分装有污染的风险。特别是贝伐单抗在眼科应用属超说明书应用，按我国相关法规定超说明书用药视为"假药"，一旦医疗纠纷发生将面临法律风险。

2. 光动力疗法（PDT）

维替泊芬是第二代光敏剂，通过静脉注射后与血液中的低密度脂蛋白（LDL）受体结合，选择性聚集于新生血管内皮细胞。当选择689nm波长的激光使其激活时，通过形成氧自由基直接和间接启动光化学反应产生细胞毒性，引起新生血管闭塞，损伤纤维血管组织，而正常视网膜血管、脉络膜血管、视网膜光感受器、RPE组织等较少受到影响。选择性破坏新生血管组织，达到治疗作用和效果。自2000年被FDA批准用于治疗湿性AMD，循证医学和临床实践证明，可明确延缓和阻止湿性AMD的视力下降，在抗VEGF药应用之前，PDT是治疗湿性AMD的首选方法。在典型性或典型为主型的患者中PDT疗效更为确切。虽然目前抗VEGF被推荐为湿性AMD一线治疗方法，但PDT在湿性AMD治疗中仍有一定作用和地位。某些对抗VEGF药疗效不好或可疑PCV的患者中，PDT仍是可选择的治疗方法。PDT应在血管造影后的2周内进行，之后视情况每3个月治疗一次，治疗后48小时内避免直接暴露于日光下。

3. 抗VEGF联合PDT疗法

抗VEGF药作用于CNV形成阶段，PDT直接作用于已发生的CNV，两者针对CNV不同靶点的结合，理论上两种治疗方法的互补作用在治疗湿性AMID中更为有效，所以被临床医生寄予很高的期望。然而，在两者联合治疗湿性AMD的循证医学研究中发现，两者联合的患者在视力预后上低于单一应用抗VEGF药的患者，但可减少治疗所需的次数，因此联合治疗方法只是选择性应用于湿性AMD患者中，包括：对抗VEGF药治疗疗效不好或很快复发者；对于不能排除PCV的患者；典型性为主较大CNV病灶患者，或不能坚持随诊的典型性CNV患者；CNV合并PCV；较大的PED患者，CNV病灶高速ICG检查显示高血流量（以小动脉为主的病灶）等治疗方案目前尚无定论，一般是按照抗VEGF药方案进行：首次抗VEGF联合PDT后，连续2次每月注射抗VEGF药后随诊按需治疗；或联合治疗后每月随诊按需注射抗VEGF药的方案。随诊期中是否再次PDT则参照上述标准。

（徐文双）

第十三章 口腔疾病

第一节 老年龋病和根面龋

一、老年龋病

龋病是在以细菌为主的多种因素作用下（也包括细菌和牙菌斑、食物以及牙所处的环境等），牙体硬组织发生慢性进行性破坏的一种疾病。龋病是一种由口腔多种因素的复合作用所导致的牙齿硬组织病损，表现为无机质的脱矿和有机质的分解。龋病发病率高且分布极广，是口腔中的一种常见病和多发病，是人类最普遍的疾病之一。就老年人的各种口腔疾病来讲，仍以龋病发病率最高。

龋病的致病因素较多，包括细菌、食物、机体和牙齿状况加上时间因素，致病机制较复杂，是各种因素共同作用的结果。龋病的好发部位和龋病的好发牙齿根据调查资料的统计分析表明：在恒牙列中，下颌第一磨牙患病率最高，而下颌前牙患病率最低。但年轻恒牙和老年恒牙好发牙齿有无差异，目前仍无定论。年轻恒牙龋损的好发牙面以咬合面居首位，而老年人以根面龋为主，这是因为老年人随着年龄的增长，磨牙颌面磨损，牙尖和沟窝逐渐消失，使颌面成为一光滑面，食物不易存留，菌斑不易形成，发酵产酸的可能性降低；另外釉质表面氟含量逐年慢慢增加，抗酸能力加强使老年人以根面龋为主。

关于致龋微生物，根面牙骨质龋的致病菌认为是放线菌，尤其是黏性放线菌。不同年龄段其致龋微生物和龋的好发部位各不相同，窝沟龋主要发生在刚萌出的牙齿，常由乳酸杆菌所致，光滑面龋好发于青年，由变形链球菌所致。而不同的看法则认为放线菌并非主要致龋菌，牙釉质龋与牙骨质龋主要菌丛组成大致相似，变链菌与牙骨质龋的关系和冠部釉质龋相同，而与黏性放线菌未显示出有何特殊关系。

放线菌是一种革兰阳性、不具动力、无芽胞形成的微生物，呈杆状或丝状，其长度有显著变化。在口腔中发现的放线菌可分为两类，一类为兼性厌氧菌，包括内氏放线菌和黏性放线菌；另一类为厌氧菌，包括依氏放线菌、迈氏放线菌和溶牙放线菌。所有的放线菌均能发酵葡萄糖产酸，主要产生乳酸、少量乙酸、琥珀酸以及少量甲酸。

（一）病因

老年人根面龋发病率高的原因一方面是老年人牙龈萎缩和牙骨质暴露，加之两相邻牙的接触点因长时间磨耗，由点接触逐渐变成面接触而使接触改变，使牙间隙容易发生食物嵌塞，而根面堆积的菌斑不易被清除，为根面龋的发生创造了条件；另一方面，老年人口腔组织器官的萎缩、自洁作用的减退、唾液分泌量的减少、全身疾病的影响等因素，也可使菌斑容易堆积而产生。

老年人牙齿缺失一般比较多，口腔内多有活动性义齿，由于牙颈部釉牙骨质界组织结构薄弱，活动义齿与基牙之间食物嵌塞，局部不易被清洗，而使基牙容易发生龋病，龋病范围广而表浅，大多数发生在卡环游离端指向的牙间隙、卡环所环抱的基牙颈部和支托窝。老年人因头面部肿瘤而行放射治疗可导致涎腺受损，分泌减少，口腔内环境改变也容易使牙齿发生龋病。老年人在患有严重的全身性疾病时，如脑血栓、脑梗死后遗症以及老年性痴呆症，由于日常生活的自理能力下降，对口腔卫生的保健相应降低，刷牙时经常自己不能完成，即便完成其刷牙的质量也会下降，使附着于牙面的菌斑不能被去除，造成牙齿的龋损。

（二）诊断

龋病的诊断可通过视诊、探诊和X线检查来达到明确诊断。视诊观察牙面有无黑色改变，有无腔洞形成。探诊利用尖头探针探测牙面可发现龋损的部位、深度、大小和有无穿髓孔等。温度刺激试验为当龋损深度达到牙本质时，用冷、热刺激患牙，患者即有敏感反应，借此帮助诊断。邻面龋、继发龋和隐匿龋不易用探针检查，此时可用X线进行检查，龋病在X线上显示透射影像。还可用龋病探测仪检查。

（三）老年龋病的修复性治疗

龋病的治疗仍以充填修复为主，虽然老年人以根面牙骨质龋为主，但仍有𬌗面龋和邻面龋等，因此在制备窝洞过程中应遵守以下原则。

1. 去净龋坏组织

去净龋坏组织，防止继发性龋的发生，并尽可能少地磨除牙体组织。牙本质龋坏组织光镜下可分为5层：腐败崩解层、细菌侵入层、脱钙层、透明层和脂肪变性层。这种分类法不易指导临床应用。现在大多学者认同将龋坏组织分为两层即内层和外层，以指导临床，外层为感染层，是龋坏组织的主要部分，肉眼即可观察到牙本质结构已被完全破坏，临床表现为湿糊状，容易用挖匙等手持器械将其去除，而在其深层较干，光镜下为充满细菌的变形牙本质。内层为受龋坏影响的牙本质，虽已软化，但无细菌侵入，具有再矿化的能力，应予保留。

2. 保护牙髓组织

保护牙髓组织要从切割牙体组织开始，因为从胚胎学、组织学和生理学方面考虑，牙本质和牙髓之间有着密切的关系，因此现在许多学者主张它们可视为一个组织或器官，称为牙髓——牙本质器官。从胚胎和组织学方面看，两者均由外间质牙乳头衍生而来，而且在牙本质矿化形成以后，还有牙髓中的造牙本质细胞突起延伸至牙本质小管内。牙本质是牙髓细胞分化成熟的最终产物，构成其外周矿化部分。从生理学角度看，牙本质对牙髓起保护作用，而其活动又得靠牙髓，一旦牙本质暴露，遭受外界刺激或损伤时，无论其来源、轻重、性质如何，牙髓均将发生相应的应答反应。

3. 窝洞应具备抗力形

抗力形就是使修复体和经过修复的牙齿能够最好地适应咬合、咀嚼力量的洞形，既能最大限度地恢复咀嚼功能，又不致因承受力量而被破坏。由于老年人患龋部位的特殊性，在𬌗面及邻面窝洞应有必要的抗力型，而根面龋的窝洞其抗力型由于不直接承受颌力要求相应要低。

4. 良好的固位形

固位形是使修复体不致因受力而松动和脱落的洞形。老年人根面牙骨质龋制洞时要取得良好的固位形则比较困难，因根面牙骨质龋波及不仅一个面，可能是多个面，在取得固位形方面较困难，要使修复材料取得良好的固位，可选择有黏固性的修复充填材料。

5. 窝洞预备的特点

在预备老年人的牙齿窝洞时，特别是在切割牙体硬组织（牙本质）时，患者有酸痛感，老年人对酸痛感的忍受性较低，同时多患有其他系统性疾病，因此在制洞时一方面尽量减少对牙髓组织的刺激，避免损伤牙髓；另一方面动作要轻，并做好必要的解释工作，在治疗前可服用必要的药物或在局部麻醉状况下治疗，以减轻老年患者的心理负担和痛苦。

在去除老年人牙齿龋坏组织时，当达到一定深度，如果在年轻人就可能已穿髓，但在老年人可能距牙髓组织还有一定距离。这是因为一方面生理性的继发性牙本质和第三期牙本质的形成，使冠髓腔变小，牙本质小管逐渐被堵塞；另一方面在龋坏的刺激下使修复性牙本质形成，牙本质小管被堵塞，阻止了细菌及外界刺激物的进入。深龋在去龋后，一定要注意保护牙髓组织，避免意外穿髓造成患者不必要的痛苦，必要时可用氢氧化钙制剂盖髓处理。

6. 窝洞充填前的预处理

1）窝洞预处理的发展及变革对窝洞制备后的清理，在认识上曾几经变化。最初 Black 主要着重于防止继发性龋坏的发生，因而强调灭菌，寻求能够渗入牙本质管、且有较强灭菌力的药物。20世纪40年代后，在观点上有所改变，药物大多对牙髓刺激较强，不宜使用，且窝洞壁与修复体不可避免地存在间隙，不可能通过窝洞充填前的一次灭菌，永远达到完全消除致龋菌的目的。因此，认为无须进行充填前的专门消毒，一般清洗去除洞壁残余碎屑，使用95%乙醇、3%过氧化氢溶液擦拭洞壁，温热气吹干即可。

20世纪70年代后随着扫描电镜的广泛使用，许多学者发现制洞后，在洞壁存在一层主要由牙体硬组织碎屑组成并含大量有活性并有繁殖能力的细菌组成的物质，称为玷污层，其具有很强的黏着力，一般机械刮除、水的冲洗、3%过氧化氢溶液和乙醇擦拭等方法均不能将其去除。因而提出窝洞充填前预处理的新观点，强调窝洞清理的意义不只限于洞壁牙齿组织残屑的去除与一般的清理，主要还在于对玷污层的处理，以消除污染，减小洞壁与修复体间的缝隙，提高修复质量。

2）玷污层的形成与基本结构。玷污层是一层均质性非结晶物质，系由釉质和牙本质微粉粒、变性的有机质所致胶质、牙本质管溢出的牙本质液、口腔渗入的涎液以及细菌等相互黏着而组成，其表面形态、厚度和黏着性与所使用器械的类型、转速、制备时所加压力以及有无喷水降温装置等有关。一般来说，无喷水降温装置与低速旋转器械所制备的窝洞，制备过程中产热较多，且加压较大，所形成的玷污层较厚且表面粗糙。

3）玷污层（牙本质玷污层）的去留。窝洞制备后于釉质和牙本质表面均可有玷污层的形成，目前对釉质表面的玷污层可降低修复体与釉质的密合度和粘结，应予去除，意见基本一致，争议较大的在牙本质，必须在考虑密合度与粘结的同时，顾及牙髓的影响，因此产生意见分歧。主张保留的学者认为玷污层有一定屏障作用，其存在（特别是管塞部分）可降低牙本质渗透性，阻挡外界刺激物进入牙本质小管，减轻对牙髓的刺激。主张去除的学者认为：①尽管玷污层可有一定屏障作用，溶液和蛋白质直径为3.8～7.4nm的分子、细菌产物和有动力的细菌仍有渗透，导致牙髓产生炎性反应。②玷污层内的细菌即使与口腔环境相隔绝，仍可生存、繁殖，其产物能扩散至牙髓，而引起炎性反应。③玷污层的存在均有碍于修复体与洞壁间的密合度和粘结。

7. 去除玷污层的试剂（窝洞清洁剂）

窝洞制备后，一般水的冲洗、3%过氧化氢溶液、乙醇等擦拭均不能去除玷污层，必须借助清洁剂始可去除。理想的清洁剂应能去除釉质和牙本质表面的玷污层，而不致使牙本质表面脱钙和牙本质小管口扩大，以免刺激牙髓。

清洁剂主要有酸类和螯合剂两大类。①酸制剂：常用的为不同浓度的磷酸和枸橼酸，后者作用比较温和。但使用酸制剂在去除玷污层的同时还可使牙本质小管口开放，管周牙本质被不同程度地溶解，小管开口处管径扩大还呈漏斗形，此外，由于牙体组织中羟基磷灰石在酸中的溶解度较胶原纤维大，酸处理后，牙本质表面仅有胶原纤维遗留，从而降低水门汀和复合树脂的粘结强度。②螯合剂：主要为乙二胺四乙酸二钠（EDTA）制剂，可去除无机质，而对有机质的损伤较小，不破坏胶原纤维，本身对牙髓刺激性也较低，去除玷污层的能力随浓度不同而异，低浓度可去除牙本质表面玷污层而保留管塞部分。另外，草酸盐类清洁剂处理后，在牙本质表面可余留一结晶的抗酸层。

8. 窝洞充填

根据窝洞所在部位、承受咬合力以及患者的情况，选用适当的修复材料填入预备好的窝洞内，恢复牙齿的外形和功能。前牙仍以考虑美观为主，选择与牙齿色泽一致的修复充填材料，如复合树脂、玻璃离子水门汀等作为修复材料。

9. 老年龋病的预防

（1）保持口腔卫生 刷牙是保持口腔卫生的一种行之有效的方法，老年人由于牙龈萎缩等原因造成牙间隙增大，食物容易嵌塞，饭后漱口、刷牙则是清除嵌塞食物最易行的方法。有些老年人由于脑出血、脑梗死等原因使其行动不便，漱口、刷牙困难，应由其他人来帮助清洁口腔，保持卫生，以防菌斑的滋生。为清除牙间隙的菌斑，还可使用牙签、牙线等口腔卫生辅助用品。

（2）义齿的清洁 一般老年人口腔内都有义齿，义齿不清洁和卡环位置不当都可使菌斑容易堆积，影响牙齿健康。因此在义齿修复时，设计中要有利于菌斑的去除，同时应向老年人宣传口腔卫生知识，饭后注意义齿的清洗。

（3）定期口腔检查 定期进行口腔检查，发现问题及时处理。浅龋可用刷牙齿、洁治等方法去除菌斑，并可用氟化物涂搽，使活动龋变为静止龋，病变区域还有再矿化的可能。龋坏不能转为静止龋，可行充填术。

10. 老年人继发龋

老年人继发龋有较高的发病率，在牙体组织疾病等经过治疗后，修复体的周围或底部发生新的龋坏病称为继发龋。

（1）病因 老年人继发龋的发生除与修复时龋坏组织未去除干净或修复体与牙体组织边缘不够密合等原因外，很重要的影响因素是由于老年人牙体修复的时间均较长，由于微漏等原因，修复体周围进一步变化，如缺损而致发病，老年人口腔内环境的改变，也是老年人继发龋发生的重要原因。

（2）临床表现　老年人继发龋有出现冷热酸甜刺激痛，时间较长者波及牙髓可出现自发性疼痛，检查时若继发龋发生在修复体的边缘，可见牙体组织颜色的改变呈墨浸状，形态也可见到变化，质软，修复体下部的龋坏可借助X线检查，在颌翼片可见修复体下方的透影区。

（3）治疗　继发龋的治疗同常规方法，去尽原材料和龋坏的牙体腐质，重新按标准进行充填。

（4）预防　在龋齿修复时，应严格按照操作常规，去尽龋坏组织，消毒，严密充填，避免形成悬突和裂隙，不留死角，防止微漏的发生。

11. 老年人急性龋（猖獗龋）

老年人猖獗龋常发生在高龄老年人，发病迅速，可在短期内波及牙齿的各个面，特别是大量发生在牙颈部的根面龋坏。

（1）病因　老年人猖獗龋的病因从临床分析有以下几个方面。①老年人的牙体组织结构本身已很薄弱，如以往即有龋坏、继发龋，或牙颈部暴露、牙齿磨耗严重、邻面关系破坏、易致食物嵌塞存留等。②老年人口腔内环境发生变化较大，如在高龄老年人口腔唾液减少且黏稠，流动性差，冲洗作用降低，唾液中变形链球菌计数增高。咀嚼功能下降，牙体自洁功能降低。③老年人多有全身性疾病，如糖尿病、肝脏疾病、内分泌疾病、肿瘤或放疗致全身抵抗力下降。④老年人自身护理及口腔保健能力下降，口腔卫生状况差。

（2）临床表现　老年人口腔内同时多数或全部余留牙的各个面发生龋坏，主要为根面，范围大、发展快，病变组织质软，可以挖匙刮除，颜色较淡呈褐色，短期内可导致牙体组织的崩脱或牙体折断，龋坏较深，波及髓腔，多无症状，偶有冷热刺激痛，老年人可出现大面积的根面龋导致牙齿自颈部折断。

（3）治疗　应采取早期、分期治疗的原则，防止龋坏组织，部分去除龋坏组织，以防龋药物10%氟化亚锡处理窝洞，或以氢氧化钙等药物盖髓，观察无牙髓炎症状后再行永久充填，如临床已出现牙髓炎症状则需进行牙髓治疗，对治疗后的牙齿要定期随诊，防止龋病，进一步观察，而一旦进行了牙髓治疗，仍宜去尽龋坏，在完成牙髓治疗后，行严密的烤瓷冠修复，以利于防止龋病的进一步发展。

（4）预防　老年急性龋发展快，波及范围广，对老年人的口腔状况影响很大，对老年急性龋的预防则十分重要。老年急性龋的预防应包括长远、局部的和全身的预防措施，长期的预防措施是应贯穿一生的预防措施，如年轻时的刷牙、口腔洁治、窝沟封闭、定期的口腔检查等。局部的预防包括定期口腔检查，保持口腔清洁，有的老年人行动不便，口腔不易清洁，宜由家人或助手帮助刷牙清洁，也可用牙线清洁邻面，达到清除菌斑的目的，必要时可选用洗必泰或氟化亚锡含漱有助于控制菌斑的形成。在老年人牙龈萎缩致牙颈部根面暴露时，宜用涂料或激光等方法进行处理，防止根面龋的发生。老年龋的全身控制包括饮食方面，既要加强营养，又要注意少进黏稠的糖食，以改善口腔的状况。而对有全身性疾病，如高血压、老年痴呆、舍格伦综合征或头颈部放疗者，服用抗胆碱、抗抑郁、利尿等影响唾液分泌药物的老年患者，应加强对全身的治疗调整，降低龋病急性发作的危险。

二、老年根面龋

老年人由于牙周病或增龄改变，常发生牙龈退缩，继发牙根暴露。众所周知，根部牙骨质具有特殊的化学组成和解剖结构，一旦暴露于口腔后，它对机械和化学刺激比牙釉质更易受到损伤。根面是老年口腔疾患中最常见、危害较大的疾病之一，它具有广泛的流行性、临床损害的特殊性及防治的复杂性。

老年人根面龋的特点：老年人由于牙龈组织萎缩或退缩，根面自洁作用较差，菌斑极易附着在牙骨质上而发生龋病。牙骨质对龋病的抵抗力比牙釉质低，一旦发生龋病，牙骨质很容易发生脱钙，在菌斑刺激下的牙骨质发生软化，形成根龋，由于牙骨质较薄，龋很快就使牙本质受累，引起牙本龋。

（一）流行病学

1. 根龋的诊断标准和描述指标

（1）诊断标准 20世纪80年代初期，Katz等提出了根龋的诊断标准。有粗糙的龋洞形成：表现为在根面上形成一个暗的、脱色的龋洞，或者探诊在根面上有粗涩样感觉。无粗糙龋洞形成：在根面上出现暗褐色、脱色区域，其表现为用中等压力探诊有粗涩感（可能是活动性损害）或探诊无任何感觉（可能是非活动性损害）。Fejerskov等提出在流行病学调查及临床检查中应将活动龋和静止龋分开诊断。活动龋：用中等压力探诊呈软龋或皮革状损害，黄色或浅棕色外观，表面常有菌斑覆盖。静止龋：用中等压力探诊呈硬龋，龋损表面光滑而光亮，通常无菌斑覆盖。

（2）描述指标 在根龋的流行病学调查中，可应用多种记录方法，其中最常用的是发病的百分率。这种方法适于群体之间比较，不足之处：①省略了疾病在某个人或某个人群中的严重程度。②不能表达可能患根龋的人群。③不能说明不同部位牙齿的脱落率。此外，常用的方法还有记录每个人患根龋的牙齿数，这比上种方法有所改变，能够反映疾病的严重程度，缺点是不能说明牙龈退缩与根面龋的关系。

2. 根龋的流行情况

（1）年龄 根龋的发病率随着年龄的增加而递增。对603名居住在伯明翰的老年人调查表明，老年人的RCI为8.1%±9.5%，这些人中69.7%患有根龋，100%有牙龈退缩，根龋数目和RCI随着年龄的增加而增加，而在80岁以上年龄组中此相关不明显。国外尚有资料表明，根龋的患病率，19岁以下为0，26～29岁为2.7%，40～49岁为15.1%，50～64岁为26.5%，65～81岁为41.5%。

（2）性别 该因素对根龋的患病率影响不大，部分资料表明女性高于男性，也有部分资料表明男性高于女性。调查146例55岁以上老年人，根龋DFS，男性47人为6.34±4.55，女性97人为3.75±3.31，有显著差异，男性多于女性。国内学者报道：男性受检者921人，其中609人患病，占61.1%；女性受检者921人，其中610人患病，占66.2%，女性患病率略高于男性。有学者报道：209名老年受检者，根龋患病率及龋均为男性高于女性。

（3）牙位 文献报道，下颌磨牙最易患根龋，其次为上颌尖牙和下颌前磨牙。下颌切牙在各年龄组中根龋的发病率均为最低。

（4）牙面　有学者分析，上颌根龋多分布于邻面，近远中龋患数目相近，颊面龋患略低于邻面，舌侧发病最低。下颌前磨牙、磨牙的颊面及上颌尖牙好发根，RCI为70%。有报道称，白人上下颌前牙邻面根龋发病率高，下颌前牙颊面次之；黑人上颌前牙近中面根龋发病率高。

（5）人群　根据收集的10个资料，根面龋有3种高危人群，监狱中的女性吸毒成瘾者、巴布亚人和新几内亚人、慢性病的住院患者，他们的根面龋患病率高达73%~86%，而其他7个资料中只有18%~51%。

3. 影响根龋发生的相关因素

牙龈退缩与根面龋的发生有相关关系。有学者调查209名老年人根龋相关因素时发现，牙龈退缩的质（暴露根面数）与量（牙龈退缩程度）均影响根龋的发生。Ravald和Hamp观察进展性牙周炎外科手术治疗后，在4年内几乎有2/3的患者出现根面龋的损害，随访8年后发现根龋的发病率继续上升。Herman在调查中还发现，牙根暴露口腔环境内的时间长短和RCI间有一定联系，若患者在手术治疗前即有长时间的牙根暴露，或未进行手术治疗，患者的RCI可能提高。对31个患者，共计1700个暴露根面，随访8年发现，有157个根面出现龋损，RCI的增长率为10%，而牙根暴露时间低于5年者，RCI发病率较低。

此外，文献报道牙周病患者，根龋发生与乳酸杆菌数量、菌斑指数、唾液缓冲能力、饮食习惯及暴露根面数有明确的相关关系。口腔卫生差，可使一些人对根面龋具有敏感性。一项牙周病患者牙周治疗后8年根龋情况调查，发现4年时，新增根龋面数为0组病例与新增根面数超过5个的病例，其菌斑指数无显著性差异；8年时，这两组病例间菌斑指数有显著性差异，新增根龋面数超过5个的病例菌斑指数高。作者认为前4年时，菌斑指数无显著性差异的原因是两组病例均经过了牙周治疗、口腔卫生状况好；后4年结果表明，菌斑指数对根龋发生有显著影响。作者同时还观察到暴露唾液流速、唾液缓冲力、口腔糖清除时间、饮食习惯、年龄等危险因素多的病例，其根龋发生量多于暴露这些危险因素少的病例。菌斑的质（组成菌斑的细菌）和量（菌斑的数量级别），均对根龋的发生有显著影响。

源于根龋表面菌斑中的黏放线菌、乳酸杆菌等在酸性环境中的产酸能力强于正常根面菌斑菌。大量文献报道，组成正常根面与根龋表面的菌斑成分是不同的。大多数根龋的发生源于龈缘，原因是位于龈缘1mm以内的龋损及活动性、范围大的龋损，其变形链球菌、乳酸杆菌、酵母菌的分离频率高。这些研究表明，菌斑组成中的细菌的确在根龋的发展中起主要作用。

经常刷牙能使暴露的根面光滑，同时又可去除早期的龋损，从而达到预防根龋的作用。有人调查了5028例患者的口腔卫生状况，以阐明它与根龋的关系，发现刷牙次数与根龋发病关系密切，刷牙次数越多，根龋发病率越低；此外，若使用的牙膏中含有氟化物，则效果更佳。有人提出目前预测个体患根龋的危险性最好的方法是考察个体过去患根龋及冠龋的情况。

总之，根龋是一种与年龄有关的疾病，在流行病学调查中，RCI是常用的一个指数。根龋的发病与年龄呈正相关，与牙龈退缩关系密切，与口腔卫生、吃甜食等也有一定的关系。

（二）根龋的病因学研究概况

1. 根龋的微生物学研究

根龋的细菌学研究始于20世纪70年代，1972年，Jordam报道源于人口腔放线菌能引起实验动物的根龋，于是早期研究集中于一些革兰阳性菌。后来研究发现，变链菌与根软龋和初龋有关，接着研究与根龋有关的靶细菌越来越广泛，许多学者从不同方面进行研究，获得了重要信息。

（1）正常根面和有龋根面的细菌分布

1）根龋相关菌。与根龋相关的细菌包括：黏放线菌血清Ⅰ型、内氏放线菌、中间型放线菌、变链菌、乳酸杆菌、韦荣球菌、双歧杆菌属、罗特放线菌属、二氧化碳嗜细胞菌属、类杆菌属、蛛网菌属、月形单胞菌属、梭形杆菌属。其中已为牙科病理学证实的致龋菌为：变链菌（包括变形链球菌和远缘链球菌）、乳酸杆菌（包括干酪乳杆菌、发酵乳杆菌、胚芽乳杆菌和嗜酸乳杆菌）；可能的致龋菌为米勒链球菌和黏放线菌血清Ⅱ型。

此外，文献报道，血链球菌、轻型链球菌、奈瑟菌、酵母菌及一些龈下的革兰阴性杆菌与根的发生和进展有关。

2）正常根面及有龋根面优势菌落及特性。有学者发现，根面菌斑优势菌仍是以发酵糖类为主的产酸耐酸菌，从根龋菌斑分离出的变链菌高于健康根面。源于釉质龋和根龋菌斑的变链和非变链链球菌的产酸和耐酸力是不同的。研究结果表明：变链菌水平与龋病呈正相关；非变链链球菌在酸性环境产酸并与龋病发生呈弱的正相关；非变链链球菌数量远远超过变链菌，乳酸杆菌水平检出低；脱矿区菌斑降低pH值潜力大，无龋牙及龋患牙的正常及龋损处菌斑无显著差异。因此，考察龋活动性应重视非变链链球菌在酸性环境中的产酸力。

在脱矿明显的根龋菌斑中主要细菌是黏放线菌、变链菌（血清c、e、f型）和乳杆菌（干酪乳杆菌、短乳杆菌）。有人用内氏放线菌和黏放线菌成功地引起实验动物患根龋。在体外人工菌斑模型中，可以看到黏放线菌导致根面脱矿，并侵入牙本质小管。大量研究表明致龋条件的增加与增加局部产酸并耐酸的细菌比例有关。

3）正常根面及根龋表面的细菌分布。有学者采用免疫组化方法观察龋性牙本质切片，检测不同细菌的定位分布。结果发现：冠龋的光滑面和窝沟，变链菌是优势菌，且浅、中层牙本质中存在比例高于深层；对于根龋，放线菌是优势菌，且深层比例高于浅、中层，乳酸杆菌在3种龋损的浅、中、深层检出频率高，检出比例低。

比较无龋面及根龋处定居的潜在致龋菌数量，发现变链菌、黏放线菌及乳酸杆菌的分离频率分别是：在无龋根面为94%、72%和51%，在根龋处为98%、71%和54%。链球菌属构成厌氧菌落的大部分，范围是从正常釉面的31.2%到根龋处的37.6%，同时变链菌是从无龋釉面、根面的18%到釉质龋、根龋处的24%；放线菌从正常根面的15.1%到根龋处的7.8%；正常釉面及根面的细菌分布无显著差异，但放线菌的比例高于根龋处（$P<0.05$）；釉质龋较根龋有较多的乳酸杆菌，根龋处的链球菌数量高于放线菌属。总之，考察菌斑、唾液与根面菌落的相关关系有下列特点：根面菌斑，无根龋者变链菌流行率及比例低，内氏放线菌流行率及比例高；唾液中变链菌及乳酸杆菌，根龋患者高于无龋者；根面菌斑中，正常根面所含变链菌比例低于初龋和活动龋；正常根面及根龋表

面乳酸杆菌流行率及比例很低。

（2）根龋状态与定居根面细菌的关系　定居根面细菌组成可以反映根龋的状态和进展的阶段。有研究者观察55岁以上老年人，根龋患者＞IDFS，其唾液中就存在显著高的变链菌、乳酸杆菌和酵母菌的水平。另有报道初龋中变链菌显著高于活动龋。软龋较皮革状龋、硬龋存在的细菌总量及变链菌、乳酸杆菌、革兰阳性多形丝状杆菌量多。将根龋按治疗需要量的多少分为5类：软龋需修复、皮革状需修复、皮革状需刮治、皮革状需治疗处理、硬龋不需治疗，细菌总量及上述细菌随治疗需要量的减少而降低，需修复治疗及位于龈缘1mm之内的龋损，变链菌、乳酸杆菌和酵母菌分离的频率显著提高。

黑色软龋及皮革状龋含大量乳酸杆菌，后者尚含大量酵母菌；不同颜色软龋、皮革状龋分离的细菌数量及变链菌数量无差异，颜色改变只能作为根龋活动的参考指标，评价原发性根龋的严重程度应考虑龋损质地及距眼缘的位置。

有人采用改进的菌斑取样和培养方法，分析比较了健康根面、龋坏根面和静止根面菌斑的细菌组成。结果表明，不管矿化程度如何，所有根面微生物组成均与龈炎的龈缘菌斑细菌组成相似。变链菌、葡萄球菌、乳杆菌、放线菌在根龋菌斑中显示较高分离率，革兰阴性厌氧菌如类杆菌、普氏菌、月形单胞菌、梭杆菌、纤毛菌、二氧化碳纤维菌在3种菌斑中也占有重要部分，由此，他们提出了根龋发生的"多细菌病因学说"，并认为根龋形成时有机质的破坏与革兰阴性菌和部分革兰阳性菌产生的各种水解酶有关。

（3）局部应用氟化物和抗生素对定居根面细菌的效应　综合国内外有关资料，局部应用氟化物、洗必泰能抑制根面细菌及龋活动性。

Ogaard等观察到，0.2%氟化钠漱口可使根初龋脱矿量减少，龋活动性降低，且液相氟化物较固相好。Santos等报道，局部应用氟化物可促进根龋的再矿化。Emilson等应用氟1年后发现下列变化：大多数颊面活动根龋减少，唾液中变链菌和乳酸杆菌浓度无变化；活动龋损与正常根面菌斑比较，变链菌水平有增高倾向，非变链链球菌水平降低，内氏放线菌水平无变化。

Schacken等采用氟化物和洗必泰涂擦44例平均根龋指数为14.5%的患者，1年后发现，洗必泰组根面变链菌明显抑制，氟化物组变化不大，黏放线菌和内氏放线菌在两种处理组无明显差异，实验组根龋数量显著低于对照组且洗必泰组有较多的初龋变硬龋。Corderio等观察酸性磷酸氟化物、氟化铜、氟化锡、四氟化钛对实验动物仓鼠人工根龋的预防效应，结果表明，氟化锡组菌斑蓄积减少量最大；氟化锡和氟化铜组牙槽骨吸收最少。与对照牙比较，4种氟化物处理组根龋患病率显著降低，防龋效应的强弱是：四氟化钛＞氟化锡＞氟化铜＞酸性磷酸化氟化物。

2. 根部有机质的破坏及其相关因子

有机基质的降解与丧失是根龋与冠龋进程之间的主要差别之一，其原因可能是牙骨质和牙本质与牙釉质中各自所含有机基质比例的差异所致，前者所含有机基质重量百分比为18%～20%，后者仅占1%。不论是牙本质还是牙骨质，其有机基质均由胶原蛋白（以Ⅰ型胶原为主）和非胶原蛋白（包括糖蛋白、蛋白多糖和磷蛋白等）组成，根龋形成过程中，有机质降解是一个渐进和不可逆的过程，是根龋发生的重要病理特征，主要涉及胶原蛋白和非胶原蛋白的水解、破坏。

（1）基质降解相关蛋白酶及来源

1）来源于龋损区微生物。很多研究表明，根面环境有利于具有蛋白分解倾向的微生物出现，而微生物组分随着龋损发展的时序及空间位置的改变而呈现变化。有文献报道，在牙本质龋损区，存在大量蛋白分解细菌，但在富含矿物质的龋损区最前沿，几乎找不到能分解胶原的细菌，仅能发现产酸菌。存在于深部龋损的微生物，其表浅部位的细菌，包括优势菌和非优势菌，均有明显蛋白裂解能力。许多学者认为，脱矿后的牙基质（以胶原蛋白为主）降解过程主要是由非特异性酶所致。有人发现致龋菌斑中的细菌具有芳香基氨基肽酶活性者，即可能有降解有机基质的能力。此外，某些链球菌具有亮氨酸氨基肽酶、甘氨酸-前赖氨酸氨基肽酶等一系列芳香基氨基肽酶活性；位于牙本质龋损区的一些优势厌氧菌、痤疮丙酸菌，也具有蛋白水解能力。

2）来源于龈沟液及一些牙周致病菌。在炎症刺激下，龈沟液具有较丰富的各类蛋白酶，主要由多形核粒细胞、成纤维细胞、眼沟上皮细胞、巨噬细胞产生及来自血清。包括胶原酶、基质溶解酶、胰蛋白酶样酶、胰凝乳蛋白酶样酶及甘氨酸蛋白分解二肽酶等。某些牙周病致病菌，如产黑色素类杆菌、牙龈嗜碳酸嗜纤维菌等也具有较强的蛋白分解能力。

3）牙本质内源性蛋白酶。成牙本质细胞可合成胶原酶及其抑制物，两者再固着于胶原纤维上，形成胶原—胶原酶—抑制物复合体，在龋病或牙周病进程中，微生物所产的酸、非特异性酶及其代谢产物可作为激活因子或通过破坏抑制物，活化胶原酶，发生基质胶原降解。

4）唾液源性蛋白酶。主要来自口腔微生物，此外还可由涎腺、白细胞、上皮细胞及饮食成分产生。其中唾液蛋白酶在龋病基质降解，尤其在表浅龋损中起作用。

（2）基质蛋白与再矿化　目前认为牙骨质和牙本质基质蛋白，尤其是非胶原蛋白，在早期根龋的再矿化中起重要作用。脱矿的根龋处，如果有机基质成分存在，仍可维持该处的组织支架结构，在进行菌斑控制及氟化物再矿化治疗时，不宜轻易破坏根龋区软化的硬组织。非胶原蛋白可能在硬组织矿化和脱矿这一双向过程中起不同的调节作用。其中胶原蛋白似乎在矿化过程中作为一种相对惰性的基质为非胶原蛋白发挥功能提供稳定性支持，同时为矿化晶体的生长引导方向。而非胶原蛋白，特别是磷蛋白，则参与调节矿化过程。

（3）根龋的破坏途径　文献报道，初期根龋的形成过程为脱矿、浅碟状损害、牙体组织丧失和崩解，最终形成龋洞。在偏振光显微镜下观察早期牙骨质龋的表层呈正性双折射，而损害体部呈负性双折射。采用显微放射照相术则观察到表层X线阻射，表层下为透明区。在透射电镜下的表现是：牙骨质羟磷灰石晶体溶解、基质内含大量细菌。上述结果表明牙骨质的破坏过程是先发生脱矿，然后发生基质蛋白的水解。牙骨质的脱矿是可逆的，而基质胶原的破坏是不可逆的，最终导致根面形态学改变。也有学者报道：根面龋损晶体溶解发生在牙骨质的最外层，逐渐向内层扩展，细菌沿着贯通纤维侵入牙骨质深层，当病变到达牙骨质的板层带时，则沿此带侧向扩展，形成牙骨质潜行性龋坏。透射电镜下可观察到细菌进入牙本质小管，产酸并使牙本质脱矿，蛋白水解酶降解基质，细菌进入管间区域，管内充满细菌，随着龋损发展，脱矿的牙本质小管发生弯曲、融合、扩张，有机质降解，形成龋洞。

总之，由于根部牙骨质、牙本质，与成熟釉质比较，具有较高的有机成分，从而导致根龋的发生与冠龋有差异。牙龈退缩与牙根暴露是根龋发生的先决条件，细菌产酸导致牙骨质脱矿是根龋发生的始动因素，根部有基质的破坏、降解是根龋发展的关键；同时，根龋具有再矿化的潜力，其再矿化受多种因子调节，从而使根龋的病因学研究十分复杂，存在许多问题值得探索和深入研究。

（三）根龋的临床特点及组织学改变

牙龈退缩后，牙根的任何部位均可发生龋损，临床和流行病学观察，以邻面和颊面釉牙骨质界处多见。根面龋早期表现为具有界限清楚的一个或多个褐色小点，呈黄白色，多位于釉质和牙骨质结合处。发展中的龋坏呈黄色或黄褐色，表面松软，没有明显龋洞形成。静止龋或发展缓慢的龋呈棕色或棕黑色，表面常有光泽，探诊光滑而坚硬。如果龋洞已经形成，边缘常显得很光滑。长期停滞的静止龋，根面光亮，仅以变色证实曾经龋坏。临床上，有时龋坏组织呈皮革样，用器械刮除时呈片状脱落。龋坏一般沿水平方向扩展，与邻近较小的龋坏相融合，呈"浅碟状"，最后可形成环绕整个牙根的环形损害。

无论是活动还是静止，都可有龋洞形成。老年人由于缺牙常进行活动义齿修复，因而增加了基牙龋坏的机会，且发生的根龋范围广泛表浅，值得临床医生重视。牙根龋的组织病理学改变类似于早期釉质龋。光镜下，早期牙骨质龋表面完整，表层下脱矿明显。牙骨质表面凹凸不平，有大量细菌团块覆盖并填塞。损害体部牙骨质正常结构消失。此时临床上尚查不出损害。高倍镜下，表层下牙骨质晶体破坏，损害向深层发展，造成牙骨质与牙本质分离而出现裂缝。累及牙本质时，小管扩张并充满细菌。细菌沿钙化差的托姆粒层扩散，使小管壁和小管基质破坏最后导致小管裂开。

显微X线照相可见早期根龋表现为根面外侧部位的透光带。根龋表面可能存在一个20～35μm厚的高度钙化区，这种高度矿化的表面区不存在于未暴露组织之中。这些表现类似具有表层下脱矿特征的早期釉质龋。

电子显微镜观察：根面菌斑下出现多个小而浅的凹陷，凹陷内充满细菌及有机物碎片。矿物质溶解后，由于细菌酶的作用，牙骨质中有机物胶原纤维凝集成细丝，邻近菌斑处的胶原纤维出现撕裂。在透射电镜下可以看到牙骨质中磷灰石晶体溶解，基质内含大量细菌。上述研究结果表明，牙骨质的破坏过程是先脱矿，然后发生基质蛋白质的水解。

（四）根龋的治疗

后牙的根龋治疗多选用银汞合金，前牙选用玻璃离子。同时，使用牙本质黏结剂的复合树脂修复临床效果似乎优于玻璃离子，但有关这类研究超过两年的临床效果资料缺乏，值得深入研究。回顾根龋修复治疗的有关文献，可以看出根龋修复有多种方法可供选择，其中有些方法是可以接受的，有些方法疗效值得怀疑。对于修复材料的要求关键是能阻止龋活动性。修复前进行牙体预备时，最好使用龋检测液确定根龋的范围。目前用于根龋修复的材料主要是银汞合金、玻璃离子及复合树脂，各有优缺点。①银汞合金：强度好、易于使用，但无黏结力、牙体预备损伤牙质多，无阻止龋活动性能力。②复合树脂：与牙本质黏结好，有相对好的边缘密合度、美观。缺点是难隔湿，操作易形成气泡，聚合收缩易产生边缘裂隙。③玻璃离子：不预备、不酸蚀的条件下能与牙质发生黏结，能缓慢释放氟离子防龋，良好的聚合收缩特性，美观。缺点是操作复杂，调拌过程中难掌握粉、液比例，其固化分为3个阶段，初期发生在3分钟内，基本固化需7分钟，最后结固需1小时，长结固时间易受唾液污染而影响材料性能。

推荐使用一种能释放高浓度氟离子、黏结性好、有良好的微膨胀性和美观性的改进型树脂玻璃离子材料（RMGI）。RMGI在美国已成为根面充填的首选材料。

（五）根龋的预防

预防根龋的途径包括两个方面：一是减少根龋的发生，二是将已发生的活动性根龋转化为静止龋。在研究静止龋的组织病理学改变时发现，牙本质龋可部分再矿化转化成静止龋，这种潜力大小取决于活动龋损的严重程度及位于根面的位置。

1. 菌斑的清除

减少或消除菌斑对牙骨质的刺激是重要的预防措施。讲究口腔卫生是有效清除菌斑的方法。老年人应做到勤刷牙、漱口；早晚刷牙，饭后漱口；认真刷牙、科学刷牙，每次刷够3分钟，定期复查，定期洁治。

2. 氟化物及抗生素的应用

尽管牙根组织中氟化物含量较牙体其他部位高，饮水加氟和局部涂氟的方法对防止根龋的发生也是必要的。口腔卫生结合局部应用氟化物可影响正常根面及根龋表面的矿物质分布，从而阻止龋病的进展。有人观察15例总计770个暴露根面局部应用氟化物及结合口腔卫生指导的根龋预防效应，发现1年后活动根龋数从95个减至46个，静止龋从69个上升到124个，并且活动根龋转化为静止龋，大多发生在颊面，也有少数发生在远中面。与活动根龋比较，正常根面及静止龋表面菌斑指数低。文献报道，氟化物牙膏的使用，也有类似功效。

氯己定（洗必泰）具有较强的将活动根龋转化为静止龋的特性。氯己定能直接抑制变链菌、乳酸杆菌及非变链链球菌。在欧洲，氯己定在牙科防龋应用超过25年，比北美应用范围广。主要使用氯己定凝胶和氯己定缓释剂。氯己定防龋制剂浓度：0.05%～0.20%的漱口水，0.5%～1.0%氯己定凝胶，10%～50%的氯己定涂膜。氯己定的防龋效果可通过监测唾液中变链菌数量来评价。长期应用氯己定制剂的不良反应是可造成牙齿染色、眼炎的发生。

3. 预防根龋发生的危险因素

牙龈萎缩是根龋发生的重要危险因素，保持牙根面釉牙骨质界解剖结构的完整性，对根龋的预防有重要意义。第一，老年人应该戒除吸烟的习惯，因为吸烟是公认引起牙龈萎缩的原因之一。第二，要治疗牙周疾病及影响牙周健康的全身疾病。第三，注意刷牙方法，正确选择牙膏、牙刷，多选用软毛牙刷；刷牙方法应科学，革除"横刷法"，推广上、下型的"竖刷法"，起到清除菌斑及按摩牙龈的作用。第四，预防咬合创伤，松牙及时固定。

此外，注意饮食结构，少吃酸甜饮食，以改善口腔环境，对根龋的预防也有重要作用。

4. 激光防龋的应用

激光防龋的研究是目前口腔科热门课题之一。用氩激光照射根面龋的体外研究证明，照射组根表面比对照组有更强的抵御人工致龋因素的能力。这可能与根面经氩激光照射后可提高氟的摄入、改变表面结构、增强对酸的抵抗力等有关。另外，氩激光照射可促进光敏材料的聚合反应，增强材料的物理性能。因此，氩激光照射治疗根面龋可能是一种新型、有效的治疗方法。文献报道，激光防龋的机制可能包括两个方面：一是激光照射可以改变牙釉质结构，使点隙裂沟处或牙釉质上的釉板等有机性致龋通道发生融合而产生密封作用，以阻止致龋因子的渗入或渗入程度；二是可以使氟素透入牙釉质的数量增加以资提高氟化物的防龋作用。迄今为止，人们已经肯定了激光照射牙釉质的防龋效果，但对牙本质龋的防龋作用临床研究很少，其在根龋的防治临床应用研究方面报道更少。

5. 微量元素预防根龋

一些微量元素可增加牙齿的抗龋能力，研究较多的有钼、锶、锌、硒等。近年来，一些学者对镧、铈做了很多龋病微生物学、晶体物理化学以及药物毒理学方面的研究，表明它们是一类很有潜力的防龋元素。国内有学者报道，镧、铈等与氟具有相似的抗龋作用，与氟联合使用，在酸蚀实验中显示出更强的抗酸能力，能促进体外人工根龋的再矿化。

第二节 牙髓病及根尖周炎

牙体硬组织的增龄变化，即釉质的变化主要是随着年龄的增加其渗透性降低和脆性增大，釉质表面氟含量逐年增高。体积变化是由于磨损等原因，𬌗面釉质逐年减少，甚至消失，造成牙本质暴露。牙本质变化主要是第三期牙本质的形成。第三期牙本质是由于受到外界因素的刺激在牙髓牙本质面造牙本质细胞或造牙本质样细胞分泌基质并钙化后形成的牙本质，可分为反应性牙本质和修复性牙本质。反应性牙本质和修复性牙本质即第三期牙本质的生成，使牙髓腔的体积不断变小，髓室由大变小，髓角变低或消失，根管由粗变细甚至消失，根管走向变得复杂化，根尖孔变窄。管周牙本质的缓慢生长使牙本质小管逐渐被堵塞，牙本质内有机成分减少，无机成分增加，使得牙本质硬化以适应釉质的磨耗或消失。

一、牙髓病

牙髓病是指牙髓组织的病变，包括牙髓炎症、牙髓坏死和牙髓退变等，造成老年牙髓病变的因素有以下4个方面。

1. 感染

细菌的感染是牙髓病的常见原因，细菌包括厌氧菌和需氧菌，细菌感染牙髓的途径如下。①通过牙本质小管：因为牙本质龋坏，细菌及其毒素通过牙本质毁坏处的牙本质小管侵入牙髓，另外老年人牙体组织的重度磨损，特别是不均匀磨损，较重的牙颈部楔形缺损等，由于其可造成牙本质小管的开放，使口腔内的细菌及其毒素侵入牙髓组织。②牙周袋：患有牙周病的牙周袋内细菌及其毒素可通过根分叉、根尖孔、侧支根尖孔侵入牙髓组织，造成逆行性牙髓感染。③牙髓暴露：龋病、牙折、楔状缺损、磨损、牙隐裂以及治疗不当等原因均可造成牙髓组织直接暴露于口腔环境内，使细菌直接进入牙髓。

2. 充填材料的刺激性

充填材料中一些含有酸性和有毒物质对牙髓有刺激性。在修复充填前，窝洞的处理，如酸性处理剂能造成牙本质小管口开放，充填材料释放的刺激物和口腔内细菌及其毒素容易侵入牙髓组织；制备窝洞时的意外穿髓，均可造成牙髓炎。

3. 外伤及殆面磨损

磨损可形成边缘锐尖，造成侧方咬合力加大，容易使锐尖劈裂，暴露牙髓。另外，老年人行动不便，摔倒后可造成牙齿外伤，使牙髓组织暴露。

4. 全身因素

老年人患全身其他系统性疾病较多，容易影响牙髓组织。如糖尿病可使牙髓组织发生退变，白血病也可以影响牙髓等。

（一）临床表现

在临床上可将牙髓炎分为急性牙髓炎和慢性牙髓炎，而大多数为慢性牙髓炎急性发作。

急性牙髓炎和慢性牙髓炎急性发作时患者出现自发性疼痛，疼痛的性质可为跳痛、尖锐痛，疼痛随时间的延长而间隙时间逐渐缩短，并变为持续性痛，且疼痛程度更为剧烈，夜间比白天严重，睡着可痛醒。开始时患者一般可指出患牙，随着疼痛加重，区分的能力逐渐下降。温度刺激可造成牙髓的不同反应，早期冷、热刺激加重疼痛，晚期冷水可缓解疼痛，热刺激可使疼痛加重。

（二）检查

①检查时可发现患牙有近髓腔的深龋或其他牙体硬组织疾患，或者可见牙冠有充填材料，或可查到深的牙周袋。②用探针有时可发现穿髓孔。③温度测试时，当刺激去除后，疼痛症状会持续一段时间。早期冷、热刺激均可引起疼痛加重，后期热刺激可加重疼痛，而冷刺激可缓解疼痛。④患牙的牙髓炎症处于早期阶段对叩击检查无反应，处于晚期炎症的患牙可有轻度的垂直方向的叩痛。

慢性牙髓炎的临床表现一般可无明显的自发痛或自发性痛较轻，有时可出现不明显的阵发性隐痛。慢性牙髓炎的病程较长，患者可诉患牙有长期的冷、热刺激，有时冷、热刺激可引发疼痛加重，并持续较长时间。患牙可有咬合不适感或有轻度的叩痛，表明根尖周部牙周膜已被炎症波及。检查：可探及龋洞和发现近髓的牙体磨损。去除龋坏组织可见穿髓孔。温度测试表现为敏感，可有轻度叩痛。去龋检查或去除充填物后，可见已穿髓。

（三）诊断和鉴别诊断

根据病因、临床表现和检查情况即可诊断。注意慢性牙髓炎与深龋的鉴别诊断，深龋无自发性疼痛，仅有冷热刺激痛，去除龋坏组织后未见牙髓暴露。另外，应注意与老年人的口颌面痛，特别是与三叉神经痛鉴别。

（四）治疗

急性牙髓炎或慢性牙髓炎急性发作，局麻下去除龋坏组织或充填材料等，开髓，引流，丁香油棉球安抚、止痛。待疼痛缓解后，后牙封牙髓失活剂，待牙髓失活后再行干髓术或行根管治疗术，前牙行牙髓去除术。老年牙髓病在治疗过程中，应注意以下几点：①老年人生理性继发性牙本质形成和第三期牙本质形成，在后牙髓室顶较其他壁要多，前牙髓室切端较其他壁增加要多，因此使髓室变小，有时髓室顶部与底部几乎相连，外观上看呈H形，牙髓治疗时，牙钻进入牙髓腔时没有落空感，一定要熟悉牙髓腔的解剖形态，否则容易磨穿髓室底部，为避免发生意外，可借助于X线了解牙髓腔的大小、形状以指导操作。②老年人一般都患有其他系统性疾病，牙痛时休息不佳，容易使老年人精神紧张，诱发其他系统性疾病的发作，如心脏病、高血压等，因此在治疗时尽量使患者精神放松，解释要细，操作时动作应轻柔，以减轻疼痛。局部麻醉时，应选用利多卡因为麻醉剂。③注意其他系统性疾病所致牙痛，如心脏病、关节炎、糖尿病、白血病都可造成牙痛，这时以治疗全身疾病为主。

二、根尖周炎

根尖周炎是指局限于牙根尖周的牙骨质、根尖周围的牙周膜和牙槽骨等尖周组织的疾病。

（一）病因

1. 感染

根尖周炎最常见的原因是由龋病、牙髓病内的细菌及其内毒素通过根尖孔侵入根尖周组织所致，另外细菌也可通过牙体损伤处如牙折、楔状缺损、牙隐裂等的牙本质小管侵入牙髓和根尖周组织。目前认为，根尖周病的感染是以厌氧菌为主的混合感染。而革兰阴性厌氧菌是根尖周炎的主要致病菌，较常见的优势菌有卟啉菌等。脂多糖内毒素与根尖周炎症密切相关，根尖周肉芽肿的主要致病毒素是脂多糖内毒素。

2. 化学物质

牙髓在失活过程中药物剂量过大或封药时间过长，失活剂即可溢出根尖孔，造成化学性尖周组织的损伤。

3. 物理因素

老年人牙齿的不均匀磨损，出现锐尖，发生咬合性创伤，长期而缓慢的作用致使尖周组织损伤。牙𬌗面及切端重度磨损使牙髓外露、坏死，造成慢性根尖周炎。

（二）临床表现和检查

临床可将根尖周炎分为急性根尖周炎和慢性根尖周炎。

急性根尖周炎的临床表现：有持续性的自发性疼痛，咬合时疼痛加重，患者可感到牙齿有伸长感，不敢咬合。检查可发现牙齿变色、松动，松动程度视炎症的程度、有无化脓而不同，叩痛明显，患者牙根尖部牙龈充血、触痛，温度试验和电活力试验牙髓大多无反应。如果炎症发展至化脓期，自发性痛咬合痛更加剧烈，并有跳痛，牙齿伸长感和松动更加明显，根尖部牙龈明显充血，并肿胀、触痛，可伴有全身不适，体温升高等。

慢性根尖周炎一般无自觉症状，叩诊时可有轻度疼痛，牙齿变色明显，温度及电活力试验牙髓无反应。一些患者根尖部牙龈处有牙龈瘘道，瘘道内可能溢脓。如慢性根尖周炎急性发作将出现急性根尖周炎的症状。有时老年人会在无任何症状的情况下，出现根尖周肿胀。

（三）诊断

根据临床表现和检查即可诊断。

（四）治疗

急性根尖周炎和慢性根尖周炎急性发作治疗的原则是去除病因，降低患牙的咬合，拔出根管内的坏死牙髓组织，扩大、冲洗根管，开放引流，如有脓肿形成即要切开排脓，以消除急性炎症和疼痛，待疼痛缓解后进行根管治疗。慢性根尖周炎的治疗以根管治疗为主。

（五）根管治疗术

根管治疗即将根管内的感染或坏死组织去除，以免对根尖周组织的继续刺激，经过机械扩大和药物消毒后，再将根管充填。具体方法如下。

1. 根管预备

根管预备包括去除龋坏组织、开髓，无龋坏组织，就要寻找适当的位置备洞进入髓室；去除坏死的牙髓，扩大根管、冲洗根管，测量工作长度等。

（1）开髓　充分暴露牙髓室和根管口，以利去除冠部牙髓组织，使器械能顺利到达根尖部，但不宜过多地磨除牙体组织，以免窝洞壁过薄，造成抗力形下降，同时应注意老年人由于继发性牙本质的形成，髓腔变小，髓腔顶和底部距离较近，避免磨除过多，而致髓室底穿通，另外老年人由于根管变细、钙化，如果破坏了髓室底部的结构，将会造成寻找根管口时困难。

（2）摘除牙髓　当开髓后，挖去冠部牙髓或用牙钻磨去冠部牙髓组织，即可见根管口，将有倒刺的拔髓针插入根管内，贴附于管壁沿一方向徐徐转动，使牙髓组织缠绕在拔髓针上，然后抽出拔髓针。

（3）扩大根管　其目的是除去残髓组织及感染的牙本质，并使根管通畅以利根管的充填。扩大根管的方法有超声扩大法和器械扩大法。器械扩大使用的器械有根管锉和根管扩大针。先用小号器械，逐渐增大。扩大根管时应思想高度集中，正确使用器械，特别是老年人根管变细，扩大时阻力较大，应防止器械折断于根管内；器械在根管内旋转时不要超过半圈，遇到阻力时，也不能用力过大；正确测量根管的长度，以防器械穿出根尖孔而损伤尖周组织。测量牙齿工作长度的方法有以下几种：①根据牙齿平均长度和冠根比例来计算（此法极不准确）。②根据器械探测法：将器械插入根管内，探查根尖孔的位置以确定工作长度。③X线透视或照片法：将器械插入根管内，利用X线透视或照片检查器械是否到达根尖。④根管长度电测量法：利用根管测量仪来测定根管的长度。⑤根管工作长度测定板：用标准平行拍照法拍X线照片，用透明塑料制成1mm间隔方格的薄板进行测量。

（4）根管冲洗　目的是除去感染的坏死组织碎片，扩大时产生的牙本质碎屑和微生物及其产物，同时可润滑根管壁，有利于扩大根管和减少器械折断在根管内的机会。

2. 消毒根管

根管经过拔髓、扩大、冲洗可除去大部分的感染物，但牙本质小管内和侧支根管内仍然有小量的感染物存在，因此采用消毒根管的办法来处理。有药物消毒、电解治疗和高频电疗3种方法，其中药物消毒最常用。封药方式可将蘸有药物的棉球，置根管口处或将药物浸润纸尖、棉捻后置根管内，然后用氧化锌丁香油水门汀将窝洞封闭，以防唾液侵入污染，并防止药液稀释。临床上常用的消毒药物如下。①甲醛甲酚（FC）：有强的消毒力和凝固蛋白的作用，具有穿透力，刺激作用大。②樟脑酚：有消毒力及一定的镇痛作用，刺激性较小。③麝香草酚：防腐能力强，刺激性较小，能渗透入牙本质小管。临床上可根据患者的情况选择适当的药物作为根管消毒用。

3. 充填根管

目的是堵塞根管以及根尖孔以阻断根管与尖周组织的交通，避免根尖组织再感染。临床最常用的充填方法是根管糊剂加牙胶尖充填法。根管治疗术后，来自根管对尖周组织的刺激源已经隔绝，加之一些根管糊剂还有促进组织愈合的作用，因而根尖周组织的炎症可逐渐消失。但在老年人患有糖尿病、免疫功能低下、肿瘤、头面部放射治疗等情况下，尖周感染愈合会减慢。

老年人根管治疗的困难比年轻人要大，这是因为根管内继发性牙本质随着年龄的增长沉积于管壁越来越多，使得根管变得狭窄，甚至部分或全部根管闭锁。在根管治疗前应仔细研究X线牙片以估计根管的长度和根管径的大小、有无堵塞等情况，当根管的根尖部分闭锁或最小的扩大器械不能到达根尖狭窄部时，这可能是继发性牙骨质封闭根尖部，牙齿如无症状，则不必扩大至根尖狭窄处；牙齿有症状，就可利用具有脱钙作用的EDTA扩大至根尖狭窄部位，根管细小情况也可以用EDTA协助扩大。

老年人根管治疗的难度在于其根管由于继发性牙本质形成而变细，甚至消失，而不能充分完成根管预备、消毒、充填三步骤。因此，在临床上对老年人的根管治疗常采用尽量完成根管的充分扩大清洗、消毒及完善的充填，如确不能完成扩大，则可区别对待。一个牙若有多根，如能扩大根管则应完善治疗，部分扩通的则可部分充填，不能扩通的则可采用充分消毒，完善牙体充填，辅以物理治疗，也能达到临床治愈的目的。

第三节　非龋性牙体硬组织病

一、牙体磨损

由于单纯机械摩擦作用而造成的牙体硬组织慢性磨耗称为磨损。牙体组织的磨损是老年人最常见的一种变化，可将牙体磨损分为殆面或切缘磨损和邻面磨损。

（一）老年牙体磨耗的病因

后牙殆面或前牙切缘由于长期咀嚼食物等原因，造成慢性磨损，磨损的程度因人而异，与人的饮食习惯、有无夜磨牙症、牙齿发育钙化等因素有关。

（二）老年牙体磨耗的影响

1）邻面磨损是因牙齿具有一定的生理动度，咀嚼时邻面有轻度的相互摩擦。邻面的磨损量常与殆面成正比，并且经过一定时间能导致牙齿的近远径显著减少，殆面磨损如超过了接触点水平，牙冠即变窄，而且殆面也减少，在切牙这种现象特别明显。

2）后牙殆面、前牙切缘均匀性磨损，具有一些生理性意义，可以使牙尖高度降低，减少咬合中的侧向力量，以适应牙周组织增龄性萎缩。后牙殆面不均匀性磨损可造成锐尖，增加侧向力，容易发生咬合创伤和使牙体组织劈裂缺失。磨损过程中，有相应的继发性牙本质、修复性牙本质的形成，加之磨损面牙本质小管变性钙化封闭牙本质小管口，外界刺激物不能作用于牙髓引起敏感症。如果磨损超出其牙髓的修复能力，牙本质小管口不能封闭，就会造成牙本质过敏症甚至牙髓炎。临床上常见的前牙不均匀性磨损表现为上前牙腭侧磨损，容易造成前伸合创伤，严重者下前牙可咬至上前牙的腭侧牙龈，造成牙龈炎。

3）老年重度磨耗的临床表现老年人牙体磨耗，不论是部分点状磨耗还是整体的磨耗，其主要表现为牙本质过敏、出现冷热致敏刺激疼痛。由于𬌗面磨平可出现咀嚼无力。由于磨耗不均匀，出现尖锐牙尖，有时损伤颊舌黏膜，形成溃疡。不均匀的牙尖可出现咬合干扰以致咬合创伤，临床上出现牙折，包括冠折和根折，而且由于咬合创伤磨耗导致𬌗关系改变，垂直距离降低等，引起口颌面疼痛及口颌肌群和颞下颌关节紊乱病等症状。

4）老年牙体磨耗的治疗磨损所形成的尖锐牙尖和边缘，容易造成牙体组织劈裂，也易刺伤舌和颊黏膜，形成创伤性溃疡，可磨除锐尖边缘，调整咬合。𬌗面有牙本质过敏症者，需进行脱敏治疗。有牙髓炎症状和根尖周炎症状出现时，则进行牙髓治疗和根管治疗。𬌗面或切缘重度磨损，造成垂直距离降低，颞下颌关节紊乱以及食物嵌塞等可使用𬌗垫修复方法进行治疗。

二、牙颈部楔状缺损

楔状缺损是发生在牙颈部的一种慢性缺损，老年人最常见，根据报道楔状缺损在老年人中发病率为37.46%，它好发于前牙的唇面和后牙的颊面，也可发生于舌面。

1. 老年牙颈部楔状缺损的病因

其病因一般认为是横刷牙的机械摩擦和酸的脱矿化作用。牙齿颈部釉质牙骨质交界处组织结构较薄弱，在长期的横刷牙过程中容易被磨损，加上龈沟内酸性渗出物的腐蚀作用而形成。近年来有学者在实验中发现，𬌗力在牙颈部楔状缺损形成过程中起到了重要的作用。牙颈部是应力集中的部分，随着年龄的增长，牙颈部应力集中所引起的累积损伤也在加重，在这种拉应力和压应力的交变作用下，可导致牙颈组织产生微小的疲劳裂纹，若伴化学腐蚀与牙刷摩擦，可使已有裂纹的牙体组织脆弱与剥脱，逐渐形成楔状缺损。但究竟是什么原因造成楔状缺损，仍有待进一步研究。

2. 老年牙颈部楔状缺损的临床表现

其好发部位是前牙的唇面和后牙的颊面，可以无症状，也可以有牙本质感觉过敏症状，这是由于牙本质小管口开放所致。严重的楔状缺损可导致牙髓暴露，引起牙髓炎或根尖周炎症。

3. 老年牙颈部楔状缺损的治疗

改横刷牙为竖式，并选用软毛牙刷以减小摩擦。牙体硬组织缺损少，无牙本质过敏症者，无须特别处理。无症状但缺损较大者或有牙本质感觉过敏症状的楔状缺损，可采用复合树脂或玻璃离子水门汀充填修复，引起牙髓炎或根尖周炎者则需要做牙髓治疗或根管治疗。如缺损已导致牙齿横折，可根据情况，行根管治疗后，进行全冠修复。

三、牙本质感觉过敏症

牙本质感觉过敏症即牙齿在遇到外界温度（冷、热）变化，化学性（酸、甜）和机械性（摩擦和食硬物）等刺激时所引起的一种异常酸痛感。

（一）发病机制

造成牙本质感觉过敏症的原因目前还不清楚，一般认为牙本质外露并牙本质小管口开放是产生牙本质感觉过敏症的诱因。老年人牙本质感觉过敏症最常见的部位是磨损的𬌗面、颈部缺损以及牙龈萎缩所致牙颈部、根面暴露。

目前就牙本质感觉过敏的学说有3种。①造牙本质细胞感受器学说：认为外界刺激性物质系通过牙本质细胞突接受并传导入牙髓。②神经末梢直接接受刺激学说：认为在牙本质小管中有无鞘感觉神经末梢，可直接接受外界刺激传入牙髓，引起痛感。③流体动力学说：认为充盈于牙本质小管中且与牙髓沟通的牙本质液是主要的感觉传递媒介，当牙本质外露后，牙本质小管开口与外界相通，外界温度、渗透压及机械刺激导致牙本质液外溢，可将牙本质细胞吸入牙本质管内，从而影响位于牙本质管内侧和成牙本质细胞附近的神经感觉器，使之受到牵拉而产生痛感，这一学说因与临床实际情况相接近而被大多数人所接受。在用扫描电镜观察老年人𬌗面牙本质过敏表面特征时发现，临床检查时患者均有较明显的牙本质过敏症状，而在扫描电镜下观察牙本质小管开口并不完全，管壁仍有沉积物堵塞使小管只用很小的开口，或者仅中心部分开口，这说明了牙本质小管与外界即使有极少量交通的存在，就可使牙本质液外溢，造成牙本质过敏症状的出现。

敏感程度并不与牙本质暴露程度成正比，病程较长的大面积牙本质外露者，因其唾液中矿物质形成表面矿化层和修复性牙本质，可无过敏或有轻度过敏现象，而因机体因素（如全身健康状况下降，神经系统影响，妇女经期、孕期与绝经期营养代谢障碍，胃肠大手术后）的影响，过敏也可发生在无牙本质外露的患者。

（二）临床表现

患者主诉遇外界刺激时有敏感现象，并觉在咬合时感觉乏力，严重时往往咬合、漱口、进食均感困难，甚至呼吸时都有敏感现象。一般患者都能指出患牙，检查时冷热温度刺激可有敏感，探诊时即有酸痛感觉。

（三）治疗

对牙齿感觉过敏的治疗，在局部治疗的同时，应查明消除系统性因素的影响，如经期、孕期等生理性变化，神经衰弱，精神紧张，夜磨牙及消化道疾病等。对明确有钙、磷代谢紊乱者，给予甘油磷酸钙，可有相当疗效。

局部脱敏治疗方法，根据过敏产生的机制采用：①堵塞牙本质小管法，如草酸钙、草酸钾、激光等。②降低神经感受性法，如硝酸钾。③使管内蛋白沉淀法，碘化银、锡制剂。从使用的方法可将其分为药物治疗、激光治疗和充填治疗。

1. 药物治疗

（1）硝酸银　还原剂为丁香油，还原形成蛋白银与还原银，沉积于牙本质小管而堵塞小管。用棉球隔离患牙，蘸有硝酸银的小棉球涂搽过敏部位，吹干，再涂搽，反复2～3次后用丁香油涂搽，吹干，因还原后成黑色，且损伤牙龈，故不宜用于前牙及牙颈部，多用于后牙𬌗面。

（2）碘化银　2%～3%碘酊棉球涂搽半分钟，10%硝酸银涂搽半分钟，形成白色的碘化银沉淀物，重复2次，2～3天复查，症状不消失者可重做。

（3）氟化钠　氟化钠所形成的氟羟磷灰石可堵塞牙本质小管，同时增加牙本质硬度和抗酸性。也可用氟化钠、白陶土与甘油等份配制成糊剂，涂搽敏感区域。

（4）锡制剂　其机制是在牙本质小管内形成沉淀物，常用10%氯化银脱敏牙膏刷牙。

（5）钾盐　硝酸钾与草酸钾，钾盐可降低神经感觉性。草酸钾涂搽牙本质表面后，在牙本质表面形成一草酸钙结晶层，而堵塞牙本质小管口。常用硝酸钾饱和溶液或20%草酸钾溶液涂搽过敏区域。临床应用的脱敏凝胶其主要成分即硝酸钾。

（6）氢氧化钙制剂　形成钙盐结晶堵塞牙本质小管，常用水糊剂与甲基纤维素糊剂两种制剂，其与20%草酸钾联合应用，形成不溶性的草酸钙，疗效更佳。

2. 激光脱敏

虽然激光种类较多，但目前用于治疗牙本质过敏的激光主要是Nd:YAG脉冲激光。激光治疗牙本质过敏具有见效快、安全、方便、持续时间长的特点。激光的主要作用是牙本质表面"气化"发生溶融现象，而堵塞牙本质小管口。激光照射后由于高热刺激可使牙髓发生可逆性炎症反应，但很快会恢复正常。如殆面磨损过度且近牙髓所造成的牙本质过敏，在激光治疗时应注意剂量不宜过大，否则容易导致牙髓炎。

3. 树脂类物质处理

光固化牙本质黏合剂涂于过敏区域，结固后堵塞牙本质小管口。玻璃离子水门汀则适用于牙颈部缺损的充填。

4. 充填

殆面敏感局限于小凹陷并反复脱敏无效者，可制备窝洞后以复合树脂或银汞合金充填，以消除牙本质过敏。

四、牙隐裂

牙隐裂也是老年人口腔非龋性牙体病，老年人有较高的患病率，是老年人牙体损伤的常见病。

（一）病因及影响

牙隐裂是由口腔许多综合因素所致，包括牙齿发育结构的磨改，如牙齿结构本身存在的宽沟和釉板发育缺陷，急、慢性咬合创伤，牙齿的形态，特别是牙齿行使功能后形态的改变，牙尖工作斜面与发育薄弱部位应力集中时咬合力的作用，特别是侧向殆力的作用等，均为牙隐裂的原因。在老年人牙质有机成分比例降低，无机成分比例增加，也是老年人多发的原因。

牙隐裂是导致老年人牙齿劈裂的主要原因，可造成牙体缺损或牙髓根分叉区的炎症，也是引起牙髓炎的因素。

（二）临床表现与诊断

隐裂牙主要见于磨牙和前磨牙，以第一磨牙最为常见，往往有对称牙位的情况，隐裂牙的临床表现根据裂纹达到的部位而有所不同，主要表现为牙齿在咀嚼时的不适，有时有咬合痛，在咬到某一特定部位疼痛剧烈，隐裂达到牙本质可出现冷、热、酸、甜等刺激痛，达到牙髓则可出现牙髓刺激症状，达到根尖部则可出现牙根尖周病的症状，而斜形的隐裂则可出现牙周的改变，进一步发展，牙齿可出现纵折，折裂可是部分的也可是全牙根折，裂纹直达根尖，牙齿出现松动等表现。

临床检查可通过仔细检查或用25%的碘酒染色法在磨牙或前磨牙的咬合面近中或远中面查到裂纹，叩诊牙齿感到不适，可查到创伤殆。X线检查不能看到裂纹，早期无异常表现，偶可见牙周膜间隙增宽，随着隐裂牙引起的牙根周病变可出现相应的变化。根据临床表现及检查可得到正确诊断。

（三）治疗与预防

老年人隐裂牙的治疗，根据发展的不同时期可采取调𬌗治疗、对症治疗，牙髓、牙根尖周、牙周的治疗以及牙体的修复如全冠修复。所有牙隐裂的牙均应进行调𬌗，去除咬合创伤点，如隐裂较浅，可采取磨去裂纹进行充填修复；如裂纹较深，在未出现牙髓症状前，首先行全冠修复，以防止牙裂的进一步发展和防止牙裂。当出现牙髓及根尖周病变时，行相应的治疗后宜采取全冠修复，如已发生全牙纵折，则宜先以钢丝结扎，行牙髓牙周治疗无症状后，则可采取全冠修复。老年人隐裂牙的预防为定期检查，调整有𬌗创伤的陡尖，当有早期症状时宜尽早修复，同时宜注意相同名牙的检查，如左右上下颌第一磨牙的检查。

五、牙折

牙折为老年人的常见病、多发病，随着年龄的增加，发病也明显增加。

（一）病因

老年人易发生牙折有其牙体增龄性改变的因素，也有出现磨耗以及各种口腔疾病的因素，而老年人生理改变，主要是牙质的增龄性改变，为牙体有机物下降，再矿化，致牙髓变性、萎缩、纤维化，使自体脆性增加。龋坏、根面龋、继发龋、大补料、磨耗不均匀、隐裂、咬合创伤、楔状缺损均可导致牙折。

（二）类型

前牙的切端及后牙牙尖的部分折裂、牙纵折、冠折、根折等。

（三）临床表现

老年人牙折如仅为牙表面釉质或牙本质浅层的折裂，可仅感到牙表面粗糙，刺激唇、颊、舌黏膜，软组织一般无其他症状，当折裂达到牙本质深层可出现冷、热、酸、甜刺激痛，而当折裂达到牙髓则可出现自发痛，根折还可出现咬合痛，如继发牙髓、牙周及尖周的变化，可出现相应的症状。

（四）治疗

应根据折裂的部位采取不同的治疗方式，当折裂范围较小、无症状、不影响咀嚼等功能时，可采用调𬌗、抛光；而当出现刺激痛等症状时，可采取脱敏或制备窝洞以复合树脂等材料修复。当牙折的范围较大，或影响到牙髓出现食物嵌塞等时，宜行牙髓治疗后全冠修复。

（五）预防

老年人牙折的预防对老年人牙体的保存十分重要，预防的重点则是龋病特别是根面龋、继发龋等的早期发现与早期治疗，老年人的定期口腔检查也很重要，可发现龋病及早治疗，如有咬合磨损不均以及过陡的牙尖和边缘，可通过调𬌗预防牙折，如发现隐裂等宜早修复。

六、牙根纵裂

牙根纵裂是指发生在牙根的纵形裂，不涉及牙冠。在临床上不易被发现，患者大多为中老年人，一般发生于后牙，且好发于下颌磨牙的近中根，下颌第一磨牙多于下颌第二磨牙。由于病变只发生在牙根部，常常早期不能发现，诊断比较困难，易延误治疗。

（一）病因

牙根纵裂的病因尚不十分清楚，但发病因素可能与以下几个方面有关。

1. 咬合力

持续的创伤性殆力是牙根纵裂的一个重要因素。资料表明，患牙均长期负担过重，形成创伤性殆力。有报道，牙根纵裂的牙齿殆面过度磨损、存在中心凹陷的占80%，有一部分中老年人牙齿磨损过度，牙齿正常的工作尖磨平，牙尖的工作斜面消失，使得上下牙咬合接触时出现不稳定状态，承受颌力最大的磨牙殆面出现中心凹陷现象，殆面磨损不均匀，长期受到近远中向和颊舌向水平力的作用，使根尖孔受到不应有的应力，长期应力集中部位的牙本质可以发生应力疲劳微裂。

2. 牙根部发育缺陷及解剖因素

有报道表明，根裂牙的病理切片显示主裂隙常沿生长线发生，说明牙齿结构上的薄弱点也是牙根裂发生的一个因素。

3. 牙周组织局部的慢性炎症

患牙牙周组织破坏最重处是牙根纵裂所在位置。

（二）临床表现

早期患牙会出现冷、热刺激痛及咬合不适，检查可能有咬合创伤，患牙的磨损程度较重，X线无明显变化，根管腔增宽不明显。晚期患牙可出现自发性疼痛，咀嚼痛，同时会有牙龈反复肿胀，检查患牙可能有叩痛，牙周袋较深，有的可探及根尖部。X线具有重要的诊断意义，可显示根管腔的下段、中下段甚至全长增宽，均通过根尖孔，根裂的方向与根管的长轴一致，有牙周组织的破坏，牙槽骨的吸收及根分枝的破坏。

（三）治疗

如果早期发现牙根纵裂，应调整咬合，去除高陡的牙尖。对于牙周病损仅限于裂隙周围且牙齿稳固的磨牙，在根管治疗后行牙体半切术，以保留部分牙齿。对于牙周损害明显、牙齿松动、不易保留的牙齿可考虑拔除。

七、牙体组织严重缺损的修复

现代牙体治疗学的要求是尽量保存牙体组织，能够保存完整牙齿的，要恢复其外形及功能，不能保存完整牙齿，也应保存部分牙齿，使其行使部分功能。牙体保存的主要方法有牙本质自断螺纹钉和根管钉以恢复牙冠，牙半切除术可恢复部分功能，全冠修复可恢复全部功能。

（一）牙半切除术

牙半切除术是下颌磨牙因冠部大面积龋坏，根折且牙冠损坏较大不易修复，而将牙根及半个牙冠一同切除，另半侧牙根和冠部基本健全可保存部分牙齿的方法。方法：局麻后用分离器将牙龈剥离，暴露根分叉，从根分叉处用骨凿劈开或用牙钻磨成近远两部分，然后拔除患侧牙根，搔刮牙槽窝，去除肉芽组织，使牙槽窝内充满新鲜血块，棉球压迫止血。拔牙创口愈合后，余留部分行根管治疗后永久性充填，全冠修复或活动义齿修复。

（二）钉固位

牙冠大部分缺损的牙齿，很难利用通常用的固位形，而钉固位能很好地满足固位的要求。所使用的固位钉分为牙本质钉和根管钉，牙本质钉主要适用于牙体严重缺损增加修复材料的固位力以恢复牙冠外形及功能，根管钉主要用于残根或严重缺损制作银汞合金核或复合树脂核，为全冠修复准备条件。

1. 牙本质钉的应用

（1）钉的选择　一般为自断螺纹型牙本质钉，数量应限制在能达到抗力固位要求的最少量，以尽可能加强每根钉的固位的方式增强固位，应避免多加钉，以免削弱已经严重缺损的牙体组织和修复体。

（2）钉的位置和深度　放在牙本质的最厚处，前牙还要注意咬合和美观，钉应一半在牙本质中，一半在修复体中。固位钉之上银汞合金的厚度不应少于2mm，太薄则材料可能折断，两根钉间的距离不应小于2mm。

（3）钉道的制备与钉就位　钉道应制作在牙本质面上，这样容易制备和深度方向一致。所使用的钻必须保持锐利并应与钉相配套，使用慢速手机制备钉道，一次完成，避免反复进出而扩大钉道。钉道制备完成后，手控或机用均可使牙本质钉就位。

2. 根管钉的应用

根管钉分为前牙根管钉和后牙根管钉，其形态不一样，均有多种规格（直径、长度）以备选用。

（1）根管预备　根管经预备、消毒、充填后，无根尖周炎症状。

（2）根管钉的选择　根据牙位（前牙、后牙）、根管的粗细长度，选择适当的根管钉。

（3）根管钉道的制备　选用与根管钉相配套的螺旋钻，从根管口处向根尖方向磨去根充物及根管壁上牙本质，方向要与牙根管方向一致，可反复进出，避免偏离根管方向，造成根管旁穿，长度应是钉长度的2/3。

（4）根管钉的就位　钉可用手旋转使其就位，或调制较稀的磷酸锌水门汀、聚羧酸锌水门汀予以黏固就位，也可上述两种方式结合使用钉就位。

银汞合金充填在根管钉周围形成银汞合金核，复合树脂在根管钉周围充填，形成复合树脂核。修复体核形成后就可取模，全冠修复恢复牙齿的功能。

第四节　牙周疾病

牙周病是指发生于牙齿支持组织的各种疾病，它包括牙龈疾病和牙周炎。牙周病具有广泛的流行性。据世界卫生组织统计，牙周病的患病率在40%～75%。国内的调查资料结果基本与其相似。老年人的患病率与成年人相比有所增加，在75%以上，最高达93.5%，且牙周病的严重程度较重。随着我国进入老龄化社会，牙周病更成为突出的问题。牙周病是一种持续性、进行性的慢性破坏性疾病，早期发病时症状不明显，不易引起患者的注意。待出现明显症状到医院就诊时，牙周病大多已发展到相当严重的程度，最后导致牙齿松动、脱落，造成牙齿缺失。牙周病是导致老年人牙齿缺失的主要原因。因此，牙周病对老年人的健康危害较大，特别是对咀嚼和消化功能的影响。患牙的支持组织受到破坏，不能行使正常功能，出现疼痛，咀嚼功能受到影响，食物不能得到充分的咀嚼，囫囵吞下，这样增加了胃肠道的负担，造成消化系统疾病。

老年人的牙周病发展到了晚期，经常出现脓肿，造成老年人全身不适，还可引起逆行性牙髓炎。同时，由于长期的牙周溢脓、口臭，牙齿倾斜移位、伸长和缺失，对老年人造成较大的精神负担，影响发音及外貌，给生活上带来许多不便。因此，老年人应积极防治牙周病，定期检查，及时治疗。

一、牙周组织的生理特点及增龄变化

牙周组织包括牙龈、牙周膜、牙骨质和牙槽骨，这4种组织将牙齿牢固地附着于牙槽骨，承担咬合功能，同时使口腔黏膜与牙齿硬组织之间形成一个良好的封闭状态。

（一）牙龈

牙龈是由覆盖着牙槽突和牙颈部的口腔黏膜上皮及其下方的结缔组织构成的，分为游离龈、附着龈和牙间乳头3个部分。游离龈包绕着牙颈部呈粉红色，眼沟底部位于釉牙骨质界的冠方。附着龈坚韧不能移动，与牙槽相连。牙间乳头呈锥形充满于相邻两牙接触区的楔状隙中，由游离龈和附着龈组成。老年人的牙龈、黏膜在人体衰老过程中上皮细胞逐渐变薄，角化作用降低，上皮与结缔组织界面的形态学发生改变，组织变脆易受损伤，牙龈点彩明显减少或消失。

（二）牙周膜

牙周膜是位于牙根和牙槽骨之间的薄层致密结缔组织，由许多纤维组成，起到传递和，缓冲殆力的作用。牙周膜内的细胞具有较强的合成胶原的能力，在一生中不断形成新的主纤维和牙骨质，改建牙槽骨。老年人随着年龄的增长，牙周膜内胶原纤维逐渐增多，直径增大。牙周膜的厚度随年龄的增长而减少，这与牙齿咀嚼功能有关。

（三）牙骨质

牙骨质在近牙颈部最薄，向根方逐渐增厚，在人的一生中牙骨质不断地形成、增厚。有报道说至70岁时牙骨质约增厚3倍，主要在根尖区和根分叉区。

（四）牙槽骨

牙槽骨是牙周组织中也是全身骨骼系统中代谢和改建最活跃的部分。随着牙齿的位置和功能状态而发生变化，不断地吸收和新生，正常殆力下使之保持平衡。在缺乏咬合力的牙齿上，牙槽骨顶区的骨硬板薄，致密度低，甚至看不见。国内报道，随着年龄的增长，牙槽骨发生生理性萎缩和弹性降低，成骨能力明显下降。当牙龈退缩时，牙槽骨的高度也随之下移。

二、牙周病病因

牙周病是公认的由多种因素引起的疾病，包括局部因素和全身因素。

（一）局部因素

1. 牙菌斑

牙菌斑及其产物被认为是牙周病最主要的致病因素，但也受到其他各因素的调控，全身因素可以改变宿主对局部因素的反应，各因素之间相互影响，相互联系。牙菌斑是一种黏附于牙面上的细菌性生物膜，细菌之间相互附着，难以被清除，且长期生存并不停地繁殖。位于龈缘附近的龈上菌斑和龈下菌斑对牙周组织的危害性最大。一方面细菌及其毒性产物侵入牙周组织，直接刺激和破坏牙周组织；另一方面细菌及其产物可抑制和削弱机体的防御功能，引发一系列的免疫反应，间接破坏牙周组织。

龈上菌斑直接暴露于口腔，易受口内食物的机械作用、咀嚼作用、唾液冲洗及宿主防御成分的影响。食物的硬度也影响某些部位龈上菌斑的形成，软的食物特别是糖类，有利于菌斑的堆积。

大量的调查及实验表明，牙周疾病的患病率及严重程度与口腔卫生状况和菌斑蓄积量成正比。老年人由于口腔内局部环境及全身状况的改变，有利于牙菌斑在牙面上的沉积，使牙周组织的健康受到危害。大多数老年人由于牙齿殆面磨耗过重，牙齿正常的解剖外形改变，排溢沟消失，咀嚼食物时起不到清洁牙面的作用，部分老年人唾液减少且黏稠，易于牙菌斑附于牙面上，不利于冲洗。有的牙面还可堆积大量的软垢，部分老年人由于各种原因牙齿缺失，形成偏侧咀嚼，造成废用侧牙齿软垢及食物残渣堆积，使得牙菌斑不易清除。口腔内修复性义齿表面的光洁度也可影响牙菌斑的形成。当老年人患有其他疾病，生活不能自理，不能进行口腔卫生清洁时，更易于牙菌斑的形成。老年人免疫系统的变化及组织上的一些改变也可影响宿主对菌斑微生物的反应。

2. 牙石

牙石是沉积在牙面上的已钙化或正在钙化的菌斑及软垢，形成后不易去除。牙石也分为龈上牙石及龈下牙石，牙石形成的速度因人而异，同一个体口腔内不同牙位的牙面沉积速度也不同，这与机体代谢、唾液成分、龈沟液成分、菌斑多少、食物性质、牙齿排列、牙面和修复体表面粗糙程度、口腔卫生等有关。牙石的多少与牙周病有明显的关系。牙石本身较坚硬，可直接刺激牙龈，同时给菌斑提供了良好的附着滋生环境。老年人唾液较黏稠，唾液中的矿物质易附着于牙面上形成牙石，有的老年人缺牙造成对胎牙失去咀嚼功能，有的长期单侧咀嚼而对侧牙不使用，这些无功能的牙易于牙石堆积。调查资料表明，牙石的堆积随年龄的增长而增加，老年人咀嚼硬物少，吃软食多，也易使牙石沉积。

3. 创伤

是指不正常的殆接触关系，导致牙周组织的损伤。牙周组织对殆力有一定的承受能力，当殆力超出牙周组织的承受力时即发生牙周组织的损伤，使牙周纤维破坏，牙槽骨吸收，牙骨质吸收并停止新生，导致牙齿松动。老年人易有下列情况发生：义齿修复时基牙受力过大、牙齿倾斜、牙齿磨耗不均匀，牙齿修复体有高点，已患牙周病的牙不能承受正常殆力等，这些可使牙齿受到殆创伤，从而加重牙周组织的损伤。殆创伤在牙周炎扩展的途径和支持组织破坏程度上起了重要的促进作用。

4. 食物嵌塞

食物嵌塞是指在咀嚼过程中，食物碎块或纤维被咬合力楔入相邻牙的牙间隙内。是导致老年人牙周组织损伤的最常见原因之一。老年人大多牙齿咬合面过度磨耗，排溢沟消失，边缘嵴低平，牙尖成楔状，易造成对雅牙垂直型食物嵌塞，且不易剔除。两邻牙失去正常接触关系，外展隙变小或消失，牙体缺损，修复体不完善，拔牙后邻牙倾斜，过于松动的牙周炎患牙等都可造成食物嵌塞。老年人牙龈退缩，龈乳头消失还可造成水平型食物嵌塞。

5. 其他局部因素

（1）医源性因素　不良修复体是造成老年人牙龈炎症和牙周破坏的常见因素。银汞合金充填物的邻面悬突，固定修复体如全冠、桩冠等边缘密合度差，龈缘位于牙龈下，修复体表面粗糙及外形凸度大，与邻牙的接触不良，外展隙过小等，都可造成牙龈炎症及牙周的破坏。设计不良的局部义齿，基托边缘压迫基牙的龈缘，卡环的力量过大使基牙负担过重。

（2）其他因素 包括不正确的刷牙方法，单侧咀嚼及头颈部肿瘤放疗后涎腺破坏等。造成废用侧大量菌斑、牙石堆积。

（二）全身因素

除上述局部因素影响外，全身因素也起重要作用。许多研究证明吸烟是牙周病尤其是重度牙周炎的高危因素。一些全身性系统性疾病与牙周病有一定的关系。研究表明，糖尿病与牙周病之间有相关关系，认为糖尿病是牙周病的危险因素之一。糖化末端产物（AGEs）与其细胞受体（RAGE）作用的加强，是造成糖尿病患者牙周病加重的机制。白细胞趋化及吞噬功能缺陷、组织内血管基底膜的改变、胶原合成减少、骨基质形成减少以及免疫调节能力下降，使患者的抗感染能力下降，伤口愈合障碍。研究发现，糖尿病与牙周病之间有双向关系，有效的控制牙周感染对控制糖尿病能起到很好的作用，反之亦然。血液病患者有牙龈红肿、溃疡、出血等症状。一些全身消耗性疾病可引起牙周组织的退行性病变，同时也影响牙周组织抵抗细菌感染的能力。

三、牙龈疾病

（一）慢性龈炎

慢性龈炎是临床上最为常见的疾病，患病率占90%以上，几乎每人的一生中均发生过不同程度的慢性龈炎。

1. 病因

该病主要由牙龈缘的牙菌斑以及牙石、软垢、食物嵌塞、不良修复体的边缘刺激等因素协同作用引起。

2. 临床表现

临床上可见牙齿周围有软垢、牙石堆积，相应部位的牙龈变为鲜红或暗红色，牙龈肿胀、点彩消失、边缘变厚，不再紧贴牙面，龈乳头变为圆钝，牙龈变得松软脆弱，龈沟加深。牙龈易出血，一般在刷牙及咬硬物时出现。患者无疼痛、无其他自觉症状。

3. 治疗原则

去除病因，消除炎症，使牙龈恢复到正常状态。首先应进行洁治，彻底消除牙石，控制菌斑，去除局部刺激因素，如食物嵌塞、不良修复体、牙体充填物的悬突等，消除造成菌斑滞留的因素，炎症就会很快消退，使牙龈恢复正常。

（1）洁治术 ①术前准备：在给老年人做洁治术前，首先要了解患者的全身情况，有何种慢性病，有无血液病、心脏病、肝炎、结核病等，现在大多数医院都采用超声洁治法，但对安装心脏起搏器的老年人要禁用，以免引起心律失常。患有肝炎、肺结核等传染病患者也不宜应用超声洁治术，以免病原菌随喷雾而污染诊室。②洁治方法：首先让患者含漱1%过氧化氢液，或用1%过氧化氢液冲洗牙龈。然后分段进行洁治，对老年患者手法要轻，每次治疗时间不宜过长。年龄较大、身体虚弱者可分次进行洁治术，先将大块牙石去除，给予患者药物含漱，嘱患者漱口时一定要用力含漱，让药液充分接触到牙齿的各个部位。还可局部涂搽1%碘甘油。待牙龈炎症减轻后，再进行下一次彻底的洁治。对患有肝炎、肺结核等传染病患者，进行洁治时可用手用器械操作。

（2）药物治疗　对于炎症较重的患者，洁治后需配合局部用药。用1%过氧化氢液或生理盐水含漱，用碘制剂如1%碘甘油涂布于牙龈缘周围。

（3）疗效的维护　洁治术后，需进一步控制菌斑形成。刷牙是最主要的方法，对龈炎的消除有重要作用。要教会老年人正确的刷牙方法，要选择牙刷头较小的牙刷，可以刷到牙齿的每一个面。有活动义齿的老年人，要在饭后将义齿摘下清洗干净，同时还要清理口腔内剩余牙齿，特别是义齿基托与牙齿接触部位。老年人生活不能自理时，护理人员要定时给予口腔清洗，每次进食后用力漱口，可以冲洗掉软垢。还可给予药物含漱，这样也能达到抑制菌斑的效果。由不良修复体引起的，应去除原有的修复体，待炎症消退后重新进行修复。

（二）牙间乳头炎

老年人比较常见的个别牙间乳头的急慢性炎症。

1. 病因

主要是由牙间隙处机械性、化学性刺激引起，最常见的是食物嵌塞、不恰当的剔牙，牙齿邻面龋以及硬物刺激，如牙体充填物的悬突、义齿卡环的刺激，壳冠黏结剂滞留在牙间隙等。

2. 临床表现

牙间乳头变红、肿胀，探之或吸吮时易出血，局部有胀痛感，探触痛明显。有的患者在急性期时还有自发痛、冷热刺激痛，牙齿有轻叩痛，临床可以查出致病因素。

3. 治疗原则

首先要消除病因，去除牙石、菌斑、食物残渣或充填物悬突，用3%的过氧化氢液冲洗牙间隙，局部上药，如复方碘液或1%碘甘油，达到消炎的目的。炎症消退后，针对病因再行牙体修复和牙体调磨。老年人常见的垂直性食物嵌塞是由于牙齿过度磨耗引起的𬌗面磨耗不均匀，形成高陡锐利的牙尖，正常的排溢沟消失，两磨牙之间正常点状接触关系消失，形成面接触，使颊舌侧的外展隙消失。这种情况可用选磨法对牙齿进行调磨，调磨时应针对老年人的特点进行磨改，磨出排溢沟。对过高的牙尖进行选磨，恢复和调整边缘嵴，恢复外展隙。治疗时一定要根据患者的全身情况进行，由于牙齿本身磨耗过重，因此不能一次调磨过多，以免造成牙本质敏感，可以分次进行调磨，调磨后还可进行牙齿脱敏治疗。邻面龋的牙应充填，如果是智齿，又无对颌牙，并且出现松动的，可以拔除。牙间隙过大的，可以进行全冠或联冠修复。

（三）药物性牙龈增生

1. 病因

主要是由于长期服用抗癫痫药苯妥英钠引起，近来也有报道指出，其他药物（如硝苯地平等）也可引起药物性牙龈增生。

2. 临床表现

首先是牙间乳头或边缘龈呈小球状突起，以后逐渐增大相连，盖住部分牙面，质地较硬，一般不出血，无痛。如口腔卫生差，牙石较多，则常伴有炎症。

3. 治疗原则

最根本的是停药或更换其他药物。对伴发炎症的应彻底消除菌斑及其他局部刺激因素。

（四）牙龈瘤

牙龈瘤是发生在牙龈乳头部位的炎症反应性瘤样增生物。

1. 病因

主要是由局部刺激因素如牙菌斑、牙石、食物嵌塞、不良修复体等引起的局部长期的慢性炎症，导致牙龈结缔组织形成反应性增生物。

2. 临床表现

多发生于唇、颊侧的牙龈乳头处，肿块大小不一，有的呈息肉状，有的无蒂，基底宽，生长较慢。

3. 治疗原则

主要是手术切除。手术切除必须彻底，否则易复发。

（五）全身系统性疾病引起的牙龈病

随着医疗水平的提高，人们的寿命比过去有了很大的提高。高龄老人逐渐增多且全身疾病比较复杂，许多疾病在口腔内都有表现，我们在治疗口腔疾病时应考虑到全身情况，做出正确的诊断，提出治疗方案。

1. 白血病

近年来，老年人患白血病较为多见，常常伴有口腔症状。白血病患者的末梢血中存在大量的不成熟白细胞，在牙龈组织中大量浸润聚集，致使牙龈肿大出血。由于菌斑易于堆积，更加重了牙龈炎症。主要临床表现是牙龈水肿且外形不规则，颜色苍白，有的龈缘处有坏死物或假膜覆盖，牙龈肿胀常为全口性的。由于血小板数量减少导致牙龈易出血，不易止住。

2. 肝硬化

口腔内有特殊的臭味，由于脾功能亢进，血小板及凝血因子的减少，常常导致牙龈出血。

3. 肾功能衰竭

尿毒症的患者口腔黏膜和牙龈有出血倾向。

4. 糖尿病

许多调查及研究均证明，糖尿病患者牙龈、牙周疾病比正常对照组多且严重，主要表现为眼炎、牙周炎。全身系统性疾病引起的牙龈疾病在治疗时应积极与内科医生配合，在治疗全身疾病的同时，辅助以口腔局部治疗。口腔内应以对症、保守治疗为主，对于牙龈出血，可采取局部压迫止血或用药物止血。要指导患者用软毛牙刷刷牙，保持口腔清洁，也可用含漱剂进行含漱，以减少菌斑的形成，达到减轻牙龈炎症的目的。对于白血病、肝硬化、肾功能不全的患者，临床上一般不进行过多的洁治等局部治疗，更不能行手术及拔牙术，以免发生危险。

四、牙周炎

牙周炎多数病例是由长期存在的慢性龈炎向深部牙周组织侵犯而引起，造成牙槽骨吸收及牙周袋形成的牙周组织炎症。牙周炎是造成老年人缺牙的主要原因。

（一）病因

牙周病的病因是综合性的，有局部因素也有全身因素。局部因素与慢性龈炎基本相同，主要为口腔卫生不良，有菌斑、牙石等长期刺激，使牙龈发炎，加重了菌斑的堆积，同时向龈下扩展。眼下菌斑大多数为厌氧菌，且产生的毒素破坏牙周组织，使牙槽骨吸收，形成牙周袋。殆创伤造成牙周组织的损伤，是牙周炎发展的促进因素。全身因素可加重牙周病的程度。免疫学研究发现，全身的免疫状况可以影响机体对局部刺激的反应，有的患者局部因素并不严重，可牙周炎症较重，说明全身因素也是影响牙周炎症的一个重要因素。

（二）临床表现

牙周炎通常为成年人患病，随着年龄的增长，患病率增高且病情加重。因此，老年人患牙周病的比例较高，病情较重。牙周炎病程较长，十几年甚至几十年，呈间歇性发展。牙周炎的典型表现为牙龈红肿、出血，牙周袋形成及溢脓，牙龈退缩，齿槽骨吸收，牙齿松动、脱落。

早期即出现牙周袋、牙槽骨吸收及牙龈炎症。患者常常发现晨起后枕巾上有血迹，痰中带血，但漱口后血迹又消失了。临床检查时可见有菌斑、牙石存在，尤其位于磨牙区的颊侧、下前牙舌侧面及邻面，龈缘呈暗红色，组织肿胀，且范围较龈炎广。牙周袋存在，深度超过2mm，X线牙片显示牙槽骨呈水平状吸收。当存在咬合创伤、食物嵌塞时，牙片显示牙槽骨吸收加重，并出现垂直状吸收。以后逐渐发展至牙槽骨严重吸收，深牙周袋形成，牙齿松动，咀嚼无力或疼痛。多数患者此时才来就诊，但已到了晚期，许多牙已无法保留。一些老年人往往是由于伴发其他症状前来就诊，如牙根暴露后引起牙齿过敏、咀嚼无力或疼痛，形成急性牙周脓肿、逆行性牙髓炎等。

（三）治疗原则

针对病因做全面综合治疗，要彻底消除菌斑、牙石等刺激物，消除牙龈炎症，使牙周袋变浅，改变牙周的附着水平并且维持疗效。老年人的牙周炎大部分处于晚期，治疗时要依据老年人的身体状况制订有效的治疗方案，以达到恢复咀嚼功能的目的。

1. 消除病因，去除牙石，控制菌斑

1）采用洁治术去除龈上牙石。给老年人进行洁治术时手法要轻，分区进行。洁治后进行抛光。牙龈炎症重、出血多者可以分次进行，先去除大块牙石，待炎症减轻后再彻底洁治，洁治后用3%过氧化氢液冲洗牙周，也可以涂布碘制剂，以消除牙龈炎症。

2）采用龈下刮治术去除龈下牙石及病变的牙骨质。应在患者身体条件允许的情况下进行，必要时可进行局部麻醉。刮治后应冲洗牙周袋，上复方碘液。也可将牙周袋的袋内壁进行刮治，去除炎症组织，冲洗牙周袋，然后外敷牙龈保护剂。2天后去除保护剂。术后患者要避免局部损伤，保持口腔清清。

3）控制菌斑是阻止牙周病发展的一个重要因素。菌斑控制不好，牙石重新沉积，形成新的刺激源。因此只有每天彻底清除菌斑，才能预防牙周病的发生与复发。教会老年人如何控制菌斑是关键，刷牙是最有效地自我清除菌斑的方法。要教会老年人正确的刷牙方法，才能有效地清除菌斑。全口牙齿要按一定的顺序刷，要保证刷到牙齿的每一个面。重点是龈缘附近及牙齿的邻间隙。对于牙间隙较宽者，除了刷牙还要用其他方法才能清除菌斑。可用牙线清除牙齿邻面的菌斑，也可用牙签。对于行动不便的患者，可用电动牙刷刷牙。同时要定期到医院复诊。患有多种疾病且生活不能自理的老年人，护理人员要帮助他们进行口腔清理，可用棉球蘸生理盐水擦拭口腔，去除食物残渣，保持口腔清洁。

4）对不良修复体及充填物悬突应及时去除。有食物嵌塞的要去除嵌塞的食物，同时分析造成的原因，及时纠正。

2. 消除牙周炎症

1）洁治后要进行牙周袋内冲洗，用3%过氧化氢液或0.2%洗必泰液冲洗，牙周袋内涂复方碘液，也可放置抗生素制剂，它可较长时间存在于牙周袋内，达到消炎的目的。对于身体较虚弱的患者，可以先去除大块牙石，再用药物治疗，用1%过氧化氢液、0.2%洗必泰液或生理盐水漱口，消除牙周炎症。

2）当磨牙的牙周袋达到根分叉处时，可行牙周袋切除术。切除牙周袋，去除根分叉处的牙石，冲洗后放置保护剂。也可用激光机将牙周袋去除，此方法创伤小、出血少、无痛苦，易于接受。术后牙周袋可消失，局部炎症得到控制，但此种方法牙根暴露过多，易造成牙齿过敏症及根面龋。

3）在进行洁治术及刮治术后，牙周炎症仍不能控制，有较深的牙周袋、牙石不易彻底清除者，可进行牙周翻瓣手术治疗。手术应在老年人身体条件允许的情况下进行。手术可以进行彻底的根面平整和清除感染组织，还可修整牙槽骨，纠正牙龈外形。老年人在做手术前要进行全面的身体检查，了解患者有无心血管疾病、肝肾疾病、高血压病、糖尿病等，有无手术禁忌证。手术最好在心电监护下进行，在局部传导阻滞麻醉下，切开牙龈组织，翻开龈瓣，切除袋内壁及肉芽组织，平整根面，去净牙石。根面用酸处理（50%饱和枸橼酸液），然后进行牙槽骨的外形修整。用生理盐水冲洗后进行缝合，放置牙周塞治剂。手术后可用抗菌制剂含漱，老年人最好口服抗生素。

4）合并有系统性疾病（如糖尿病、贫血、神经衰弱、消化道疾病等）或重度牙周炎洁治后炎症仍不能完全控制者，可应用抗生素，以控制感染或预防并发症。常用的抗生素有：①甲硝唑：是治疗厌氧菌感染的首选药物，口服0.2g/次，每日3次，口服1周，因有胃肠道的不良反应，故饭后服用。②替硝唑：是继甲硝唑后疗效较好的抗厌氧菌药物，口服0.5g/次，每日2次，口服3～4天。③螺旋霉素：对革兰阳性菌抑菌能力强，对革兰阴性菌也有效，在龈沟液、牙龈、颌骨及唾液中药物浓度较高，与甲硝唑联合应用效果更好。口服0.2g/次，每日4次，口服1周。④阿莫西林：为广谱青霉素，与甲硝唑合用效果好。口服0.5g/次，每日3次，口服1周。

3. 消除创伤，固定松动牙齿

牙周病患者口腔内大多存在不同程度的𬌗创伤，特别是老年人由于𬌗磨损、牙齿缺失等，造成咬合关系异常。通过调𬌗，达到分散𬌗力、消除创伤𬌗、促进牙周组织愈合的目的。

1）消除早接触点，去除𬌗创伤。首先要找出早接触点的部位。一定要全面考虑，兼顾正中𬌗和非正中𬌗的关系。当正中𬌗时前牙有早接触，前伸𬌗时前牙无早接触，应调磨上前牙的舌面窝。如正中𬌗前牙有早接触，前伸𬌗时前牙也有早接触时，应调磨下前牙切缘的唇斜面。后牙应尽量调磨非工作尖即上磨牙的颊尖和下磨牙的舌尖。

2）尽量恢复牙齿的外形，磨除过陡的牙尖，调磨时应按照牙齿的球面外形，可以减少颊舌径，磨除过高的边缘嵴，增加外展隙，尽量消除面接触，恢复点状接触。

3）当牙齿松动且邻牙尚好时，我们可以采用松动牙固定术，用金属丝结扎并以复合树脂加固，形成牙周夹板，将患牙与邻牙连接在一起，使𬌗力加以分散。此办法一般用于前牙，当老年人不愿拔牙或不能拔牙时可以采用，制作时要有利于菌斑的控制。操作时结扎丝应位于舌隆突和两牙接触区之间，要注意防止结扎丝滑入牙龈下。结扎的牙齿两侧的牙都必须是较健康的牙齿，无松动。复合树脂不能堵塞牙间隙，以免刺激牙龈。结扎后应检查咬合关系，防止创伤形成，必要时要进行调𬌗。松动的后牙经治疗后可采用可摘局部义齿方式做成牙周夹板固定，临床上冠过长者可采用失活磨短的方法，做成联冠修复。多根牙的某一个根病变明显且治疗效果不佳，可以采用牙齿半切术，去除病变的牙根，保留正常的牙根。

4. 拔除不能保留的牙齿

对于牙周袋较深，牙槽骨吸收接近根尖部且过于松动的患牙，确无保留价值的应拔除，这样可以避免牙周炎症继续发展，避免牙周脓肿反复发作，避免齿槽骨过度吸收，有利于消除有害微生物，恢复其他牙齿的咀嚼功能。如果松动牙在牙列中的排列位置尚好，采用固定治疗后可以保留一段时间的，可暂不拔除。老年人拔牙时要注意全身情况能否承受，有无拔牙禁忌证。拔牙时应与内科医师配合，最好在心电监护下进行。

5. 修复治疗

老年人的修复计划，应该在牙周炎治疗初期就要制订，要根据患者的具体情况全面设计。在牙周疾病基本得到控制时，可进行修复治疗。老年人多采用活动义齿修复。修复时尽量利用多个基牙，可以设计多个卡环、多个支托。同时要保证边缘的密合和义齿表面的光洁，从而有利于菌斑的清除。

6. 疗效的维护

牙周病治疗后，应每半年做一次检查，必要时每3个月做一次维持治疗，达到预防牙周病复发的目的。当老年人身体虚弱时应先解决主要矛盾，采取保守治疗方法。对高龄老人应以保守治疗缓解症状为主，免除患者痛苦，维持牙齿的功能状态。治疗方案不能太复杂，应减少就诊次数，每次就诊时间不宜太长。对老年人要特别强调口腔卫生的维护，往往老年人因菌斑控制不好而影响了疗效。治疗后要进行复查，对口腔卫生差的，应定期进行洁治术。

（四）预防保健

牙周病的预防保健措施主要是菌斑控制，保持口腔卫生，防止疾病的复发。控制菌斑，保持口腔卫生，主要依靠患者自己去做。医生应教给患者正确的保健方法。①漱口：可以清除牙面上的软垢。漱口时用力将水反复冲洗口腔内各部位，使食物残渣及软垢清除。老年人行动不便者，可用盐水漱口。②刷牙：能及时清除软垢、食物残渣及部分菌斑，是自我保健最有效的方法。选择稍软的牙刷，配合牙膏使用。最好让老年人采用竖刷法，这样可以有效地去除软垢及菌斑，且对牙龈起到刺激作用，增强抗菌能力。刷牙时应将每个牙面都刷到，最好饭后刷牙，无条件时可饭后漱口。③牙间清洁器：目前国内主要使用牙签及牙线。当牙刷不能清洁到牙间隙时，牙签及牙线可以帮助清洁。应用时注意动作要轻柔，用牙签时不得用力压入牙龈乳头内，以免形成较大的间隙。

五、牙周炎伴发病变

（一）牙周脓肿

牙周脓肿发生于重度牙周炎的深牙周袋，是袋壁的急性局限性化脓性炎症。老年人比较多见，当老年人全身抵抗力降低、牙周炎处于晚期、牙周袋深在且牙周袋内的脓性分泌物引流不畅时，可形成脓肿。一般为急性过程，也可有慢性牙周脓肿。

1. 病因

①当全身抵抗力下降或有严重的全身疾患（如糖尿病等）时，易发生牙周脓肿。②患牙受到咬合创伤或有牙根纵裂、髓室底侧穿等情况时，易发生牙周脓肿。③患牙的深牙周袋内的炎症向深部组织发展，而脓液分泌物引流不畅时，易发生牙周脓肿。

2. 临床表现

多出现于个别牙，急性期时发病突然，在患牙的唇颊侧或舌腭侧牙龈形成半球状突起，牙龈表面红肿、光亮，牙齿有浮出感，有剧烈跳痛，牙齿松动明显。老年人通常会感到全身不适，有不同程度的发热，淋巴结肿大。脓肿后期，病变范围局限，脓肿表面较软，有波动感，疼痛较前有所减轻。脓肿可自行破溃或脓液从牙周袋内流出。部分老年人可转为慢性脓肿，形成窦道，间歇性流脓，此时无明显疼痛，偶有咬合不适感。

3. 诊断及鉴别诊断

诊断主要依据病史，临床表现及X线片辅助检查。鉴别诊断应与牙槽脓肿及牙龈脓肿相鉴别。

（1）与牙槽脓肿鉴别 应根据病史，牙体牙髓及牙周组织的检查及X线检查等，综合分析鉴别诊断。牙槽脓肿主要是由牙髓或根尖周病变引起，无明显牙周袋，牙体硬组织有病变，牙髓无活力。脓肿位于牙齿根尖部，叩痛明显，牙齿松动较轻。X线示大部分根尖周有阴影。老年人往往病情较复杂，牙体病牙周病同时存在于同一牙上，临床上二者有时很难区别。

（2）与牙龈脓肿鉴别 牙龈脓肿一般无牙周病史，脓肿仅限于龈乳头及龈缘处，临床检查无牙周袋，叩痛不明显，X线示无齿槽骨吸收。

4. 治疗原则

急性期时要镇痛，防止感染扩散，全身给予抗生素及支持疗法。抗生素可选用甲硝唑、红霉素及螺旋霉素等。局部可先去除大块牙石，然后进行牙周袋冲洗上药，可用3%过氧化氢液冲洗，牙周袋内涂复方碘液，放置抗生素制剂。同时要进行调𬌗，减少创伤，有利于患牙的恢复。脓肿成熟后切开引流，可用刀片切开脓肿，直接引流，也可从牙周袋内建立引流。脓肿切开后要冲洗，涂复方碘液。待急性炎症消退后，可做彻底洁治术及其他牙周手术。身体虚弱者可采用保守治疗，给予含漱剂，如1∶5000洗必泰液或1%过氧化氢液。牙周涂抹碘制剂，脓肿可自行破溃和消失。

（二）根分叉病变

根分叉病变是指牙周炎的病变波及多根牙的根分叉区。以下颌第一磨牙患病率最高，随年龄的增长患病率有所上升。

1. 病因

主要是菌斑、牙石的作用，且根分叉区牙石不易彻底清除，菌斑不易控制。根分叉区是对𬌗力敏感的部位，咬合创伤是本病的一个加重因素。磨牙牙髓的感染可通过髓室底的副根管扩散至根分叉区。

2. 临床表现

病变发生于多根牙的根分叉处，临床上往往分为四度。Ⅰ度：为早期病变，可从牙周袋内探及根分叉处；Ⅱ度：可探及牙周袋，但探针不能穿过根分叉处；Ⅲ度：根分叉处的齿槽骨吸收明显，探针能水平穿过根分叉处，但未完全暴露于口腔；Ⅳ度：牙龈退缩，根分叉处完全暴露于口腔。

由于病变的程度不同，临床上可见有的根分叉完全暴露，有的被牙周袋覆盖，有的X线显示该区骨质吸收，有的则不明显，需要用探针探查，实际病变往往比X线片显示的要严重。根分叉病变在老年人多数表现为牙龈萎缩至根部，根分叉完全暴露于口腔，有的则表现为被牙周袋所覆盖，无急性炎症发作时，牙齿往往不松动，晚期或急性炎症发作时，患牙出现松动。

3. 治疗原则

首先是消除病因。有效清除菌斑，保持口腔卫生。对于病变较轻、牙周袋浅的可进行龈下刮治及根面平整。病变较重且牙周袋深的老年人如能承受手术，可行翻瓣术，使龈瓣根向复位。如是高龄老人或身体虚弱者，可部分切除牙周袋，使根分叉处暴露，便于患者控制菌斑。如有一个根病变较重，可在根管治疗后，将患根截除，这对于上颌磨牙的颊根较适宜。下颌磨牙可将牙齿一分为二，拔除患侧根，保留健侧根，如果近远中根齿槽骨尚可，可将两个根分别行全冠修复。

（三）牙周牙髓联合病变

由于牙周或牙髓病变的细菌和毒素通过牙周牙髓间的交通途径互相渗透，从而导致本病的发生。牙周牙髓间的交通途径主要是牙齿的根尖孔、侧支根管及牙本质小管。老年人牙周牙髓联合病变较常见。

1. 临床表现

（1）牙周病变对牙髓的影响　①逆行性牙髓炎：这是老年人比较常见的。由于深牙周袋内的细菌、毒素从根尖孔处进入牙髓，而引起牙髓充血、炎症，表现为典型的急性牙髓炎症状。临床检查可见患牙有深达根尖区的牙周袋，牙齿松动达Ⅰ度以上，牙髓有明显的激发痛，患牙可无明显损坏或龋坏较浅。②牙周袋细菌内毒素长期对牙髓的慢性刺激，造成牙髓变性、慢性炎症甚至坏死。老年人一般无明显的自觉症状，临床检查可见部分患牙牙髓活力迟钝。③牙周病变还可通过继发性咬合创伤、根面龋及牙周治疗而影响牙髓。

（2）牙髓病变对牙周组织的影响　①急性发作的根尖感染形成脓肿时，脓液向龈沟排脓而形成深牙周袋。根尖病变未彻底治疗，使得牙周袋长期存在，菌斑在眼下形成而导致牙周病变。此型易误诊为牙周脓肿，应注意鉴别诊断。②牙髓治疗过程中根管壁侧穿，或封入的烈性药物通过根分叉或侧支根管，损伤牙周组织，造成牙周病变。

（3）老年人也可同时发生牙周病变和牙髓病变　牙周病变较重时，牙周袋深在，部分牙龈萎缩，且患牙同时患有根面龋或深龋，影响到牙髓，出现牙髓炎症。可同时出现牙周、牙髓病变。

2.治疗原则

对于老年人应积极治疗，处理好牙髓、牙周病灶，减轻痛苦。①逆行性牙髓炎。首先要缓解疼痛，可以保留的牙齿要做彻底的牙髓治疗，同时也对牙周病变给予治疗。如患牙无保留意义，过于松动，也可拔除。②由牙髓病变引起的牙周病变，应尽早进行彻底的牙髓治疗，如牙周袋存在时间长，要进行牙周治疗。③牙周病变时间较长、病变较重的牙齿在进行牙周治疗的同时，应检查牙髓的情况，必要时应做牙髓治疗，这样有利于牙周的治疗。④身体状况尚好的老年人，可以进行牙周手术，如翻瓣加根切术、截根术、牙齿半切除术等。

（四）牙龈退缩

这是老年人普遍发生的一种病症，是指牙龈缘位置退向釉牙本质界根方，退缩使牙根暴露，严重者可发生齿槽骨吸收。过去认为是一种增龄性变化，但许多报道老年人健康的牙龈无明显退缩。专家认为成年人健康牙周组织的增龄变化，每10年退缩0.17mm，由此推算老年人牙龈大约退缩0.7mm。临床上是不易观察到的。因此普遍认为牙龈退缩是由于牙周组织长期受到各种损伤、刺激而累积造成的，如刷牙不当、不良修复体压迫龈缘、食物嵌塞、不正常的咬合力，牙周病治疗后，也有牙龈退缩。

1.临床表现

发生于个别或全口牙龈退缩，使得临床冠过长，牙齿易发生楔状缺损或牙本质敏感，暴露的根面易发生龋坏。

2.治疗原则

主要是消除病因，如有继发症状出现则要积极治疗。如前牙牙龈退缩明显影响美观者可以做假牙龈修复。发生楔状缺损的应及时修复。如已发生广泛的牙周退缩，那么牙龈和牙槽骨很难恢复正常。治疗的目的主要是防止再发展。

第五节 口腔黏膜病

一、口腔黏膜特点

临床上，老年人口腔黏膜结构与年轻人有很大不同。随着老化过程，口腔黏膜变得越来越薄弱、光平、干燥，弹力及点彩丧失使口腔黏膜常常出现锈斑样色素沉着及水肿，也更容易受损伤。舌黏膜也常因丝状乳头丧失而变得光滑，常发生味觉改变及烧灼样感觉。老年人味觉改变不仅与味蕾的萎缩及结构变化有关，也与饮食和咀嚼效率的改变有关，随着年龄增加，对NaCl的觉察阈值会相应增高。虽然老年人通常都仍能保持味觉，但对味觉强度的感觉却有明显的改变，增龄能降低味觉灵敏度。另外，增龄不仅改变化学感觉灵敏度，而且也改变化学感觉选择性，这样老年人常易接受味道平淡、营养较差的食物而发生营养不良，也可造成诸如铁、维生素B类物质的缺乏。以上结果都可导致口腔黏膜萎缩。在绝经后的妇女中，常常会出现口腔黏膜萎缩以及与之相关的临床症状（如灼口症等），在接受雌激素治疗后，这些异常往往会消失。说明系统性影响比内在的老化因素起更大的作用。与正常的增龄变化相应的血管改变也可造成颊、唇、舌下静脉曲张。有研究显示，无牙颌老年人牙龈及口腔黏膜中的神经末梢增加，这可能是老年人易发灼口症等感觉异常的原因之一。另外老年人口腔黏膜创伤愈合速度也较年轻人缓慢。

老化引起的人口腔黏膜上皮改变包括：上皮细胞层变薄，仅有正常厚度的70%；角化层丧失；上皮层结构简单化。此外，黏膜结缔组织形态也发生形态学改变：上皮与结缔组织的交界出现增多的由短上皮钉突形成的乳头状结构。老化造成的口腔黏膜的改变主要是由真皮层而非上皮层的改变所引起。结缔组织的固有层对调节维持局部口腔黏膜上皮分化起到重要作用。随着老化过程胶原纤维和弹力纤维增厚，降低了黏膜组织的弹性和柔韧性；糖蛋白构成成分改变使口腔黏膜表面出现锈状变化；成纤维细胞体积缩小；间质胶原密集且紧密交联；成纤维细胞的增殖能力、糖蛋白合成及蛋白和胶原合成能力下降。另外，最近有研究显示，成纤维细胞族存在不均一性或异质性，即成纤维细胞由表型各异的处于多个不同分化生长周期的亚群构成。其中老年成纤维细胞中，处于第七期的大上皮样细胞所占的比例明显增高。这些成纤维细胞无论在形态学、生长需求、类固醇激素代谢及生物合成活力方面都有所改变。这种成纤维细胞的克隆异质性变化不仅对口腔黏膜的发育，而且对口腔黏膜的老化和病变都会起重要作用。总之，发生在口腔黏膜的病损，无论是良性增生病损，癌前病变及恶性病变，在老年人中的发病率都远比年轻人高。

二、与义齿有关的口腔黏膜病损

（一）义齿性口炎

指发生在义齿下的程度不一的炎症病损。临床上多表现为一种无症状感染，有时也可伴有口腔黏膜疼痛。60%以上的义齿性口炎发生在老年人中。义齿性口炎通常在上颌发生，位于义齿承戴区的病变黏膜呈现鲜红色天鹅绒状外观，与周围正常黏膜形成鲜明对比。义齿性口炎多半与念珠菌感染有关，是一种慢性萎缩性念珠菌病。除念珠菌外，病变区黏膜及义齿组织面也可检出黑色素拟杆菌等。该病损临床上可分为三型：局部单纯性炎症型或点状出血型；弥散红斑型，病损涉及部分或全部义齿覆盖黏膜；颗粒型，多涉及硬腭中份及牙槽嵴黏膜。

过去认为，义齿性口炎是与不良修复体造成的创伤及维生素B缺乏、缺铁性贫血等有关。但临床上使用抗真菌药物后，义齿性口炎的症状可明显缓解，提示念珠菌感染及因慢性创伤等因素对微生物抵抗力降低的口腔黏膜是本病的主要发病原因。此外HIV阳性患者即使不使用义齿也可患慢性萎缩性念珠菌病。治疗主要是控制真菌感染。包括用含抗真菌药物的液体浸泡义齿以及局部或全身应用抗真菌药物。

（二）口角炎

是对那些主要涉及口角的病损的临床诊断，其中不包括诸如复发性疱疹性唇炎，已知创伤造成的溃疡、梅毒等特异病损。虽然口角炎的发病与许多因素有关，但大多数病变与真菌感染有关，而且对抗真菌药物治疗反应明显。80%的口角炎与义齿性口炎并存，在有自然牙列的人群中，极少患口角炎。其他可能的病因为垂直距离过低、营养不良、糖尿病、艾滋病等。临床上口角炎多见于双侧口角深陷，颊部松弛下垂者及口角处有持续唾液浸润，垂直距离较低的老人。治疗口角炎应先治疗义齿性口炎，局部也可涂用抗真菌药物，同时也应注意进行相应的矫形修复。

（三）义齿刺激性软组织增生

临床表现为前庭沟口腔黏膜的增生及皱褶。这种增生多由长期戴用不良修复体造成，这些不良修复体常有过长基托翼缘或锐利边缘。不良修复体刺激的后果可造成黏膜溃疡，久而久之则形成黏膜纤维组织增生。虽然调磨翼缘等措施可马上缓解症状，但由此引起的义齿固位不良有可能造成新的、更大的损伤。应用暂时性软衬材料对义齿组织面加衬是解决这一问题的较好选择。

三、口腔黏膜角化病

也称角化性白色病损，专指下述位于口腔黏膜的白色病损，这些病损的临床表现与周围黏膜组织相比颜色发白，质地改变，表面隆起或粗糙，病因多为创伤、化学物质损伤、感染或免疫学损伤等。口腔黏膜角化病一般不能用外力擦拭掉。组织学上往往有上皮增厚或角化层增厚表现。这类病损一般无恶变倾向。最常见的口腔黏膜角化病为尼古丁口炎和创伤性角化病。

（一）尼古丁口炎

是一种发生于重度吸烟者腭部的特殊病变。由于尼古丁口炎的发病部位显要，特别是当病变位于角化的硬腭时临床检查时容易发现。病变早期黏膜发红，逐渐变为灰白色，表面增厚可出现裂纹。病变的特征为围绕腭部小涎腺导管口呈灶状增厚，形成中间凹陷的脐状结节，中间有红色中心，也可因焦油沉积呈褐色。组织学上病变上皮呈现棘皮症及过角化病变，小涎腺导管上皮衬里常出现鳞状上皮化生，也常因导管阻塞形成潴留囊肿。上皮下结缔组织及腺泡周围多见中度慢性炎细胞浸润。尼古丁口炎是因重度吸烟造成的口腔黏膜变化的一种，与白斑或红斑等与吸烟有关的病损不同，是一种可逆性病变，戒烟后病变可逐渐消失。鉴于腭部鳞癌及小涎腺癌较为少见，一般认为尼古丁口炎并无癌变潜能。

尼古丁口炎的发病率与吸烟的频度及习惯有关。除患者坚持，一般不做活检，但是对于可能与尼古丁口炎相关的位于软腭的红色病损，特别是那些戒烟后仍不能迅速消退的红色病损应高度重视，及时活检。

（二）创伤性角化病

创伤性角化病指孤立的、增厚的口腔黏膜白色病损，这种病损由显而易见的局部刺激引起，去除这些刺激因素后，这种病变可消失。创伤性角化病组织学上无任何组织发育不良表现，常显示不同程度的过角化，不全角化及棘皮症改变。创伤性角化病多发生在与义齿卡环及粗糙的义齿边缘接触的口腔黏膜，残根周围黏膜，磨牙相对应的颊黏膜及重度吸烟者唇部。如果发现这类与局部刺激因素明显相关的局灶性白色病损，一般都选择去除这些刺激源后1～2周重新对病损进行再评价。其中大部分病损可缩小甚至完全消失，且对病损表面涂敷抗真菌药物常可加快病变的消退，复诊时对仍存在的任何病损都应该活检。但对于以下情况则不宜用去除刺激因素后观察的方法：①对患者是否能够及时返回复诊无把握。②病损外观或口腔黏膜的其他改变提示存在的病损，可能是口腔白斑或其他黏膜病变。③患者为那些重度吸烟、酗酒、糖尿病，曾患口腔黏膜发育不良病变或怀疑患多发肿瘤的所谓具有患癌素质的患者。④患者的局部刺激因素与临床病损的关系不明确。⑤角化病损位于口底或舌腹。出现以上情况时，对病损应在初诊时就应取组织活检。

由于多年来白斑一词简单地用来指口腔黏膜的白色病损，使得在临床上不能区分组织学上有上皮发育不良的白斑与无这种癌前改变的白斑。这种区别只有通过组织病理学检验才能作出。基于此点，对任何白色病损实施活检似乎应该是必需的，但实际结果显示，在做活检的白色病损中仅有很小的部分显示出有发育不良的变化，而80%以上的活检结果则为不同程度的无任何细胞不典型表现的过角化、不全角化及棘皮症改变。创伤性角化病不属于所谓白斑的范畴，它代表一种可逆性的非癌前病损。常见的其他可用来指示创伤性角化病的名称还有局限（弥散）性角化症、过角化症、单纯性过角化病等。

四、白斑和红斑

口腔白斑和红斑属癌前病损，在老年人中发病率较高。

（一）白斑

白斑一词原指任何发生在口腔中的不易被擦拭掉的质地坚韧的白色斑片状病损。对于发生在口腔中的许多并无癌变潜能的白色病损，通过观察其临床及组织学特征都能够做出相应的明确诊断。目前被广泛接受的白斑名称下代表的病损，是指那些临床及病理上都不能鉴定为其他任何疾病的白色斑片状病损，而且除吸烟外的其他理化因素与其发病无关，故也有人把白斑叫作原发性白色角化病。虽然还没有严密的流行病学研究将它们划归为其他特有的独立性病损，在白斑定义范围内，目前至少有两种已知病因的白斑类型，一种为与吸烟有关的白斑，另一种为与慢性念珠菌感染有关的白斑，可见，白斑不总是原发性的，在一些特殊的患者中可发现，吸烟及念珠菌感染可能是造成白斑的病因之一。

1. 白斑的临床特征

临床上白斑主要有3种类型，均质型（单纯型）、结节型及疣状型。均质型白斑可呈局灶性分布或广泛性分布，虽然病损表面可呈有细纹的波纹状，皱褶状或乳头瘤状，但整体表现均匀一致。结节型白斑也称颗粒型或非均质型白斑，是一种白红病损混杂的白斑。病变口腔黏膜表现为小片白色角化结节，分散于萎缩的红色斑块病损之中。这种类型的白斑在临床上应高度重视，因其癌变概率最高，约2/3该型病损的病理检查发现有上皮异型性或已发生癌变。疣状型白斑表面布满重度角化的多生乳头状突起，可表现为类似舌背的样子。60～80岁的老人牙槽及颊黏膜常发生这种病变，多同时伴发位于其他部位口腔黏膜中的均质型白斑。

临床上依据白斑的表面特征评价病变的严重程度是不可靠的，而必须通过组织病理学观察上皮异型性程度。临床上看似鳞癌的白斑活检结果可能仅仅是重度角化病，而临床上看似无害的单纯性白斑也可能镜下已是早期浸润癌。大部分的白斑无任何症状，往往在被发现前可能已经存在了相当长的时间，所以一旦发现有不能解释为其他可明确诊断的白色病损时，应及时取活检。虽然几乎任何部位的口腔黏膜都可能发生白斑，其最常见于颊黏膜、牙龈及唇红缘处。唇、腭、上颌、磨牙后区、口底及舌黏膜较少发生，但组织学上表现出异型性及癌变的白斑90%以上发生在口底及舌部，这意味着在某种程度上白斑的发病部位决定着其恶性转化率。

白斑可能的致病因素有以下两类：①外源因素，吸烟、酗酒、念珠菌感染、电流刺激、机械及化学刺激、单纯疱疹病毒和人乳头状瘤病毒感染等。②局部及全身性因素，这些因素能强化外源因素的致病效能，包括三期梅毒、维生素B_2及叶酸缺乏、缺铁性贫血以及其他营养不良状态。在这些情况下，口腔黏膜往往发生萎缩性改变，此时易患白斑及口腔癌。更为常见的是，当患者因患涎腺疾病，或使用抗胆碱能药物及接受放疗等发生口干症时，口腔中有保护作用的唾液减少或消失，轻度吸烟也可对口腔黏膜造成明显的损伤，此时白斑及红斑的发病率可增加。

2. 白斑的诊断

诊断白斑的关键在于显微镜下确定上皮发育不良。一般说来，活检中无上皮发育不良表现者可被认为是良性白斑。对白斑的治疗也依活检的结果而定。良性白斑组织学特征为：过角化及真皮层中出现慢性炎细胞浸润。发育不良的组织学特点为：出现上皮细胞排列紊乱，细胞多形性及细胞不典型等早期恶性指征。具体表现为上皮分层不规则，基底细胞层增生，水滴状上皮钉突，核分裂象增多，核/浆比例增大，胞核多形性，染色体浓染，核仁增大，单个细胞角化或棘细胞层中出现角化细胞集落，细胞间连接丧失等。任何程度的上皮发育不良及细胞不典型都意味着病损可能处于癌前病变状态。

诊断白斑应注意与其他一些角化性病相鉴别，只有当临床及组织学检查都不足以诊断为其他疾病而且具备白斑特有的组织学特征时才能诊断为白斑。其中，首先应考虑排除念珠菌感染的可能性，对白斑状病损应局部敷用抗真菌剂及排除可疑局部刺激因素后进行重新评估。舌背部病变则可考虑做梅毒血清学检测以排除梅毒感染的可能。

3. 白斑的治疗

首先应去除局部可能的刺激因素及任何确定的全身性因素，局部表面涂用抗真菌药物1～2周。并要求患者在结束用药后马上复诊，对病损做进一步的评估诊断。如果预计的改善结果并未出现则应计划活检。如果患者有习惯性的嗜烟酒行为应至少暂时戒除以利临床评价。

由于去除所有的可疑刺激因素有时非常困难，常常需要对可疑病损取活检。如果活检组织能够足以代表病变区域且镜检未发现发育不良现象时，保守治疗是合适的选择。小病损一般活检时可全部切除即可，只需告诫患者有明确复发时及时治疗。较大的病损活检未发现有发育不良时，一般有两种选择：其一，切除剩余病损，特别是对那些不能够完全去除刺激因素的患者，最好选择去除全部病损，对外科无法完全切除的白斑可全身或局部应用维A酸类药物。其二，对患者保持随访评估，必要时重复活检。

对于病理检查发现有发育不良的白斑，应该明确这些病损有较高的癌变可能性。一般细胞不典型越明显，恶变的可能性就越大。治疗上对所有表现发育不良的白斑都应完全切除。对于形态学上表现出接近原位癌的发育不良改变的白斑，应该按照癌症对待。以下几点对指导临床治疗白斑有重要意义。①对被怀疑为白斑的病损仅行临床观察而不进行活检是危险的。②6%～10%发育不良的白斑可发展成口腔癌。③结节状、疣状白斑及位于口底和舌腹部的白斑恶变机会较大，这些病损应完全切除并严格随访观察。④过角化口腔黏膜对活检及治疗的反应是不可预料的，如果病损在大小及外观特征发生改变等情况下，应考虑间隔6～12个月再次活检。⑤已明确的局部或全身因素不去除，切除后的白斑常会复发。

（二）红斑

指任何红色、柔软质地的口腔黏膜病损，这种病损无论是通过临床观察还是组织病理检验都不能鉴定为由炎症或其他疾病造成。红斑多发生于60～70岁的人群中，病因尚不清楚，但重度吸烟及酗酒是可能的病因之一。目前普遍认为位于口腔黏膜中的此类病损特别是发生于舌腹、口底、软腭时，多已表现出细胞不典型及癌前甚至恶性病变。红斑在临床上往往被忽视，但这种病损最可能发展成为鳞癌。

红斑在临床上有多种表现形式，常常轮廓不规则，可分为均质型红斑、白斑间隔型红斑、颗粒型红斑及点状红斑等。80%～90%的红斑在组织学上或有严重的上皮不典型或已是原位癌或浸润癌。鉴于红斑的临床意义，对它的鉴别诊断特别重要。外表可与红斑相似的病变有：念珠菌感染，该病常因检查前的剧烈刷牙等口腔保健措施造成念珠菌假膜脱落，留下红色斑片状创伤；义齿性口炎，也可呈红色斑片状损害；口腔黏膜结核；组织胞质菌病；机械刺激创面及其他一些非特异性病损等。红斑临床表现一般都不明显，且几乎无疼痛，故而医生极少因患者主诉而发现红斑。有观点认为，宁可混淆红斑与炎症性病损，也不要认为仅仅是一过性轻微炎症性病损或由局部刺激因素引起的病损而忽视口腔黏膜上的红色斑片。所以在进行口腔检查时应注意吹干口腔黏膜后对口底、舌腹、软腭等红斑好发部位进行仔细观察。另外商品化的专用1%甲苯胺蓝局部涂搽可疑部位，对发现早期癌有一定价值。

对白斑的治疗原则也适用于红斑的治疗。对于红斑病损，去除局部刺激因素后观察1～2周是可接受的办法。但对其后仍不消失的病损则必须做活检。被甲苯胺蓝染色的病损，也应在去除可疑刺激因素后重复实施甲苯胺蓝检查。第二次仍被染色的病损很可能已发生重度发育不良或早期浸润癌。任何已出现广泛及严重的发育不良或已是原位癌的红斑都应被完全切除。值得注意的是，已发生癌变的红斑病损一般都较小，84%的恶变红斑直径<2cm，42%的直径<1cm。在尽量保存口腔软组织及骨组织的情况下，彻底切除这些病损一般都可获得较好的效果，复发率<5%。

五、扁平苔藓

扁平苔藓是一种常见的发生于皮肤及口腔黏膜的皮肤黏膜病，易发于30～60岁人群中，其中3/4的口腔扁平苔藓患者是50岁以上的老人。临床上口腔扁平苔藓多表现为一种无糜烂和无溃疡的白色网状病损，多涉及舌背、舌侧缘及双侧颊黏膜，一般无痛，多在常规口腔检查时才被发现。此外扁平苔藓也可表现为糜烂或溃疡性病损，通常病损面积较大，病损边缘不规则，周围黏膜的外观呈红色。

（一）分类

1.按病损部位分类

（1）颊扁平苔藓　常见于磨牙前庭沟、颊咬合区域、磨牙后垫、翼下颌韧带处，病损呈现多种形态，注意与皮脂腺异位鉴别。

（2）舌扁平苔藓　发生率低于颊部，都发生于舌前2/3。表现为舌部萎缩性损害，舌背丝状乳头和菌状乳头萎缩，上皮光滑、充血、易糜烂。舌背病损也可以表现为白色丘疹或白色斑块。此类应该注意与白斑鉴别，舌腹舌缘病损应注意排除癌前病变。

（3）唇扁平苔藓　下唇多发，呈环状或网状，可伴有白色鳞屑或糜烂、结痂。

（4）龈扁平苔藓 在充血的附着龈上有白色的斑纹，呈剥脱性龈炎的改变，注意与良性黏膜类天疱疮的鉴别。

（5）腭扁平苔藓 多是由其他区域蔓延而来，比较少见。

2. **按病损类型分类**

（1）糜烂型 病损处黏膜有糜烂。

（2）非糜烂型 黏膜未出现糜烂症状。

3. **按病损的形态分型**

可分为网纹型、丘疹型、斑块型、萎缩型、水疱型、糜烂型。

（二）病因

口腔扁平苔藓的病因暂不明确，可能由多种因素导致，比如精神心理因素、免疫学因素、内分泌因素、感染因素、遗传因素、系统病因素以及一些微循环障碍，微量元素异常等其他因素都可以引起。此病情好发于绝经前后的女性、罹患基础病变的人和营养不良的人，同时精神压力过大、内分泌失调以及服用药物都可能诱发。

1. **精神心理因素**

临床观察到口腔扁平苔藓的发病与精神心理因素有关，多数学者也承认心理因素如过分焦虑、精神紧张、失眠等是其重要病因之一。

2. **内分泌因素**

本病的病情与妊娠、更年期以及一些影响内分泌功能的药物有关。患者雌二醇、睾酮含量常低于常人，更年期妇女有病情加重的倾向，妊娠妇女有减轻或消退的现象，再来月经时可以重复发作。

3. **免疫因素**

口腔扁平苔藓是一种局限性的自身免疫疾病，是一种由T细胞介导的机体免疫应答状态。它的发病机制与免疫有密切关系，疾病的发生可能有多种免疫活性细胞、细胞因子的参与。

4. **系统病因素**

不少口腔扁平苔藓患者发病及病情发展与某些全身疾病有关，如糖尿病、慢性肝炎、高血压、消化系统功能紊乱等。

5. **感染因素**

20世纪60年代以来，本病与微生物的关系进行了许多研究，提出过病毒感染以及细菌感染学说，但均未得到证实。

6. **遗传因素**

本病有家族遗传倾向，研究发现女性家族成员中遗传给后代者较多。

7. **其他因素**

口腔扁平苔藓患者体内常可发现维生素的缺乏，微量元素锌、碘低于正常，镍高于正常；此外，扁平苔藓患者的甲皱、眼结膜还伴有微血管的变化。

（三）症状

本病可单独发生于口腔黏膜，主要改变为充血的口腔黏膜上可见灰白色小丘疹，表现为白色斑纹，此病情在溃疡或者进食辛辣刺激食物时会有灼痛，伴或不伴皮肤、指甲的病损改变。

1. 口腔特征

口腔黏膜的损害可发生于口腔的任何部位，病损常同时发生于多个部位，具有对称性，以颊黏膜最为常见，其次为舌黏膜、唇黏膜、牙龈黏膜、移行沟黏膜和上腭黏膜、口底黏膜。基本损害表现为灰白色角化小丘疹，针头大小，这些小丘疹可排列成条纹，条纹又可组成网状或环状病损，丘疹和条纹还可密集成白色角化斑块。白色角化病损的基底黏膜可有炎症反应，也可充血，发生红斑、萎缩、糜烂、溃疡、水疱等。患者可无自觉症状，或有局部黏膜粗糙感、刺激性疼痛、自发疼痛等症状。口腔内可同时出现多种多样损害，病损可互相重叠和互相转变，病情可有反复波动，轻重不等，难以自愈。

2. 根据病损的形态分型

（1）网状型 口腔黏膜出现以灰白色条纹交织成网状为主的病损，典型病损可见于口腔各部位，多见于颊黏膜、移行沟、舌背及上、下唇内侧黏膜等处。患者无自觉症状或有粗糙感。

（2）丘疹型 口腔黏膜出现灰白色针头大小的丘疹，散在或密集分布，此型可单独出现，但概率很低。多数情况下与其他类型的病损同时出现，特别是与网状型同时出现。多见于颊黏膜、移行沟及上、下唇内侧黏膜、舌背黏膜。患者无自觉症状或有粗糙感。

（3）斑块型 白色角化丘疹融合在一起，形成圆形、椭圆形或形状不规则的斑块，此型很少单独出现，而是常伴随有网状白色角化条纹。常发生在舌背黏膜两侧，其次为颊黏膜。患者无自觉症状或有粗糙感。

（4）萎缩型 黏膜上皮萎缩变薄，可有红色斑片，常与网状型、斑块型、丘疹型同时出现，常见于牙龈黏膜、舌背舌腹黏膜、颊黏膜等。在舌背黏膜可表现为舌乳头变平、消失。患者有刺激性疼痛症状。

（5）糜烂型 口腔黏膜破溃形成糜烂面，此型常与充血红斑、白色斑纹同时存在，可发生于颊黏膜、舌背舌腹、移行沟黏膜等。患者有自觉疼痛症状。

（6）水疱型 口腔黏膜上发生大小不一的水疱，直径1～5mm，破溃后可形成糜烂面。单独水疱并不常见，多和灰白斑纹和充血糜烂伴发。多见于颊黏膜、移行沟黏膜等，患者有自觉疼痛症状。有时口腔黏膜扁平苔藓病损愈合后，于原病损处留下灰褐色色素沉着，呈网状、条纹状、斑块状，颜色深浅不一，患者无自觉症状。

3. 根据病损类型分型

（1）非糜烂型 口腔黏膜上出现白色角化丘疹或条纹，呈网状、环状、树枝状排列，或为白色斑块，黏膜不充血、不糜烂。患者没有自觉症状，或仅有粗糙不适感。其基底黏膜充血发红，患者有刺激性疼痛。

（2）糜烂型 口腔黏膜出现白色角化病损，充血发红，并有糜烂或溃疡出现，患者有自发疼痛。

（3）其他症状 ①皮肤病损：好发于腕部、前臂内侧、小腿内侧，皮肤上可见紫色、扁平而有光泽的多角形丘疹，绿豆大小，边界清楚。其融合后状如苔藓，损害区粗糙，中间见皮肤皱褶，或有瘙痒不适、抓痕。②指甲病损：手指或脚趾均可发生，但不会同时发生，多呈对称性。病损甲部增厚或变薄，指甲表面常有刀削样改变。甲床可出现针尖大小的红色小点，触之有压痛，严重者甚至会有指甲脱落。

（四）并发症

口腔扁平苔藓有诱发恶变形成口腔鳞状细胞癌的风险，早期可表现为黏膜白斑。

（五）诊断标准

当出现典型特征，即口腔黏膜白色丘疹或网纹病损，多为对称性发生，且多部位同时发生时，可判断为本病。当同时出现皮肤病损，也可作为诊断依据之一。另外，临床表现不典型时，可以进行活检，根据其病理表现做出诊断。

（六）鉴别诊断

1. 口腔白斑病

白斑为白色斑块，单发于口腔黏膜，无对称性，不伴皮肤损害。其病理表现为上皮过度角化，可有上皮异常增生，但其免疫病理学检查表现为阴性，可以此与口腔扁平苔藓鉴别。

2. 盘状红斑狼疮

其口腔黏膜病常发于唇黏膜，以盘形萎缩红斑为主，可向唇周皮肤扩散，无对称性。其病理表现可见上皮角栓、胶原纤维变性、血管扩张改变，免疫荧光检查可见狼疮带，口腔扁平苔藓则没有，通过此点可以进行鉴别。

3. 剥脱性龈炎

本病是一些疾病的表征，无特异性，表现为牙龈充血水肿、光亮，上皮可有剥脱，形成糜烂出血。患者有敏感症状，可见于天疱疮、类天疱疮、银屑病等，可通过辅助检查以鉴别。而口腔扁平苔藓一般缺少敏感症状，表面光滑，可见细微网纹，并常可在口内其他部位查到扁平苔藓损害，由此可以鉴别。

4. 黏膜良性淋巴组织增生

病损表现为潮红、糜烂、溃疡，溃疡周围黏膜有白条纹或斑块或红白相间，唇病损还有肿胀、干裂、脱皮、结痂。病损实质是淋巴细胞和组织细胞的大量增生，并形成淋巴滤泡，扁平苔藓的基底细胞排列紊乱、液化或坏死，基底膜下有大量淋巴细胞浸润，做病理组织学检查可鉴别。

5. 苔藓样变

修复体相关病损，发生于有修复体附近的口腔黏膜。由于不同的修复体之间形成微小电流刺激黏膜引起的，去除相关修复体后，病损可在2～4周消退，可通过辅助检查以鉴别。

（七）治疗

1. 药物治疗

（1）全身治疗　①雷公藤多苷：有类激素的作用，有一定的免疫抑制作用，可以调理机体的免疫系统，但也有一定的副作用，可能会引起胃肠道反应以及月经紊乱等。②醋酸泼尼松：属于肾上腺皮质激素类药物，适用于糜烂广泛、症状严重的口腔扁平苔藓患者，可促进愈合，大剂量、短疗程的原则。③氯喹：抗组胺作用，抑制毛细血管通透性，稳定溶酶体膜，减少溶酶体释放，减少组织损害，主要不良反应在于胃肠道反应以及听力、视力损害。

（2）局部治疗　维A酸，即维生素A的代谢中间产物，局部涂抹，适用于非糜烂型的患者，有明显的角质溶解作用，主要副作用为口干、唇炎，孕妇慎用。

（3）抗感染治疗　氯己定，抗真菌类药物，对于迁延不愈的口腔扁平苔藓应该注意有白色念珠菌感染的可能，需要使用氯己定含漱液或碳酸氢钠液含漱。

2. 手术治疗

如口腔扁平苔藓发展为癌变时，需要行手术治疗。

3. 物理治疗

对于病损孤立且长期不愈者，可以激光照射或冷冻治疗，以消除病损。

4. 心理治疗

心理治疗身心调节在治疗口腔扁平苔藓中的作用，目前已越来越受到重视。医生会加强与患者的沟通，详细询问病史，了解其家庭、生活、工作状况，帮助其调整心理状态。对病损区无充血、糜烂，患者无明显自觉症状者，可在身心调节的情况下观察，一些患者可自愈。同时注意调节全身状况，如睡眠、月经状况、消化道情况，纠正高黏血症等，对疾病的恢复有促进作用。

（八）预后

口腔扁平苔藓是顽固而又复发率高的疾病，目前尚缺乏满意的治疗方法，但一般预后良好。需要注意的是，本病属于潜在的恶性疾患，有一定的癌变概率，若出现经久不愈的情况，需积极复查。

第六节　老年人牙的种植修复

老年失牙患者牙槽骨的吸收往往造成传统义齿固位困难，修复体难以行使正常的功能，尽管这一问题可以通过牙槽嵴增高术暂时加以解决，但数年后患者往往又面临同一问题，种植义齿的出现为临床提供了一个安全而有效的治疗手段。种植义齿将种植材料植入组织或颌骨内，以提供固位装置安装义齿，这一治疗手段已经在口腔修复学中得到广泛的应用。随着种植学理论的发展、种植材料和种植体设计的改进、外科手术技巧的提高使得以前难以用种植义齿修复的病例（如失牙区骨组织量不足、美观要求较高的上颌前牙区失牙等），如今都可以用种植义齿修复，甚至已有在青春期或青春期前青少年使用种植义齿的报道，这些应用大幅超出了关于种植体设计、材料和外科技巧方面的规程，扩大了种植义齿的适应证，如今，无论龋病、牙周病和外伤造成失牙的老年患者都可以选择种植义齿以恢复良好的功能和最大限度地改善美观。研究表明，健康的老年患者植入种植体预后与年轻患者并无明显区别，但是老年患者的口腔解剖结构和功能、骨组织的特性等都有其特点。

一、种植体的类型及选择

临床应用最多的是纯钛或钛合金的根形种植体，这类种植体有多种设计，但多是螺纹状或圆柱形，种植体表面可以光滑或者粗糙，后者表面可以是纯钛、钛合金或者羟基磷灰石涂层，按照种植义齿植入过程可以分成两阶段式和一阶段式种植体，两段式种植体在第一阶段手术中将种植体植入牙槽骨，术后完全为黏膜覆盖，使种植体周围骨组织愈合在一种受到保护的无菌环境中进行，经过一段适当的愈合期，须进行二期手术，使种植体的埋入部分通过穿过黏膜的基台伸入口腔环境，基台和植入部分可以以螺丝或水门汀相互连接。一段式种植体只需一次手术植入,种植体牙冠部分深入口腔,故要避免咀嚼刺激干扰愈合过程,术后需要仔细维持口腔卫生,尽管现有的资料表明二者的成功率接近,但临床应用较多的为两段式种植体。

(一)种植体的类型

按照种植体的形态可以将种植体分成以下几类。

1. 根型种植体

如果患者种植部位有足够的骨量,根型种植体(两阶段式、一阶段式、一段式)是首选类型,可以考虑选择以下类型种植体。①推压就位型;表面无螺纹并有粗糙的羟基磷灰石涂层或等离子喷涂的钛涂层(TPS)。②自攻型;表面为螺纹状。③预攻型:表面为螺纹状。

修复的选择:义齿可以设计成固定义齿、固定可拆卸义齿、覆盖义齿,对于单个牙缺失的种植牙修复,要求种植体必须有抗旋转设计。

种植部位骨组织要求:垂直方向骨组织高度>8mm;骨组织唇舌向宽度>5.25mm;骨组织近远中径≥6.5mm。

2. 窄嵴式和其他微型种植体

窄嵴式种植体是自攻型螺旋形纯钛种植体,表面有螺纹。这类种植体常用于支持固定义齿桥体以增加固位力,也可以用于支持暂时义齿或者置于牙齿和种植体之间的狭窄区域,为上部结构提供附加的支持力。

3. 叶状种植体

叶状种植体有埋入式、两阶段式、一阶段式、一段式等形式。也可以分成预制式、个别铸造和可调节式(可以在手术过程中切割、调节曲度或者成形)。

修复选择:可以是单个或者多个基桩。可以和天然牙共同构成固定桥或者用于多个牙缺失乃至全牙列缺失的重建。如果牙槽骨的高度尚可但宽度不足,同时不能实施牙槽骨修整术,可以选用叶状种植体,叶状种植体的设计应当遵循以下理论,肩部和颈部之间应当呈半弧形外观而不能成直角。叶状种植体适用于上下颌部分失牙或者无牙颌。

种植部位骨组织要求:垂直方向骨组织高度>8mm;骨组织颊舌向宽度>3mm;骨组织近远中径≥10mm(单个牙缺失可以适当减少)。

4. 下颌支支架种植体

下颌支支架种植体是三叶一体式种植体,适用于相对萎缩的下颌骨,由于价格因素或手术者不愿选择骨膜下种植体的患者。

修复的选择:覆盖义齿。适宜的牙弓:下颌无牙颌。所需的骨量:垂直向骨组织高度>6mm(下颌联合,下颌支);唇舌向骨组织宽度>3mm。

5. 穿下颌骨种植体

穿下颌骨种植体为一段式穿下颌骨的复合种植体或者有单独的基台。植入种植体需做额下皮肤切口。穿下颌骨种植体的一个优点是长期预后很好,可有数种设计可供选择,如单部件种植体或多部件种植体、肘钉设计等。

修复选择:这类种植体常用来支持覆盖义齿,偶尔作为固定桥基牙。适宜的牙弓:下颌骨前区无牙颌或者部分失牙患者。所需的骨量:垂直向骨组织高度>6mm;唇舌向骨组织宽度>5mm。

6. 骨膜下种植体

当骨组织量不足而不能使用骨内种植体时，通常使用骨膜下种植体可以取得很好的效果，但是对于萎缩严重的下颌骨，常常需要进行牙槽嵴增高术以改善预后。骨膜下种植体一般为个别制作。种植体制作既可以直接取骨组织印模，也可以通过三维重建技术制作。骨膜下种植体可以用于颌骨的任何部位，作为各类义齿修复的基桩，但在应用时以覆盖义齿最为常见。

修复的选择：覆盖义齿，固定桥。适宜的牙弓：上颌或下颌，部分失牙或无牙颌。所需的骨量：骨组织量＞5mm，否则需行下颌骨增高术；即便是很薄的下颌骨或上颌骨也可以支持位于其上的骨膜下种植体，因而要求适当的骨量（至少5mm）或者进行下颌骨增高术以及上颌窦提升术往往是基于预防的目的。

7. 根管内骨内种植体

根管内骨内种植体是成功率很高的牙根延长种植体。其成功率高的原因之一在于该类种植体由于直接通过天然牙的根尖直接植入骨组织，没有穿黏膜部位。对于冠根比例失调的松动牙，这类种植体一次植入后即可以起到稳定牙齿的作用。在经过充分牙周治疗的情况下，其成功率接近传统的根管治疗。

修复的选择：全冠或固定桥基牙。适宜的牙弓：上颌或下颌任何牙齿。所需的骨量：紧邻根尖处沿根管的长轴无病变骨组织量＞8mm。

8. 黏膜内植入体

黏膜内植入体是纽扣样，非植入固位的装置，用于稳定上下颌全口或可摘局部义齿。由于植入过程简单和相对无创性，特别适用于全身情况不佳的患者。

修复的选择：全口义齿或可摘局部义齿。适宜的牙弓：上颌无牙颌或局部无牙颌，下颌局部失牙。所需的骨量：无。所需的黏膜：2.2mm厚，在非鼻窦区黏膜很薄时可以做加深术。

（二）根据修复的要求选择种植体

在决定种植体的类型、数目和位置之前，先要确定最终修复的设计形式。

由于种植学是以修复为导向的，种植医师应该明白种植的部位、设计和种植体数目的选择都是以修复为目的，医师和患者进行交流和探讨并经患者同意而做出最后决定。一旦决定进行种植修复，则必须按照种植义齿的要求和一系列严格的程序进行。这一过程从透明的丙烯酸酯模板的制造开始，这一装置可以作为X线的导板、外科模板、种植体定位器或暂时义齿。种植医师的职责是保持患者的舒适、尊严和自尊，应尽量保证在整个治疗期间的任何时候，患者都不能没有义齿。暂时义齿的制作并不困难，如果设计正确，可以在不同的治疗阶段加以调改以适应不同要求直至最后修复完成。

在种植治疗开始时应该注意以下几个方面：①仔细倾听患者的要求，在与患者进行很好交流的基础上做最后的决定，相互了解彼此的要求，并对于治疗过程和治疗结果形象化地加以描述。②不应对于患者的要求妄加怀疑，如果在治疗开始时对于患者的疑虑不加以澄清，往往最好的效果也会令患者失望。③尽管医师的理念在制订治疗计划时起决定作用，但患者的愿望对医师的决定有重要影响。④当治疗出现问题或改变治疗计划时，向患者讲明并进行坦诚的讨论是保持不断加深高水平合作关系的最好的策略。⑤不要因患者的热情掩盖而忽视了充分的诊断和评估方法。患者健康状况、骨组织的数量和质量、口腔卫生和经济状况及术者的技巧都是影响种植体成功和患者满意度的关键因素。部分失牙或者无牙颌患者可以选用可摘式、固定可拆卸式或者黏固式固定义齿修复，这些义齿可以位于种植体上或种植体内，或者附着于连接在种植体的杆上，种植体支持的义齿一般由两个独立的部件组成：中间结构和上部结构。上部结构定义为种植义齿的最终义齿部分或者牙齿支持部分，上部结构可以是单冠、覆盖义齿，或者介于二者之间的各种变异形式，如固定桥、固定可拆卸桥以及二者的混合体。对于覆盖义齿而言，义齿一般附着于夹板样的杆状或帽状结构之上，这些夹板又叫作中间结构，可以附着于种植体或天然牙。在进行修复设计时，要考虑义齿是用来取代牙齿、牙齿和软组织或者牙齿、软组织和骨组织，要修复的软组织和骨组织越多，修复体的高度越大。应根据所修复的软、硬组织和组织量的多少以及所要修复的失牙的多少决定用多少种植体修复，单纯用种植体支持的义齿比黏膜-种植体混合支持式义齿需要更多的种植体。种植治疗所允许的修复选择将在下面加以叙述。

二、老年失牙种植修复的设计

（一）老年失牙种植修复设计的功能考虑

种植体用正确的外科手术方法种植在正确的位置后，修复体的设计和制作往往决定了其能否正常行使功能。修复设计时除了考虑到如何使义齿附着于种植体，还应当考虑到种植体在骨组织中的稳定，一般认为种植体根部和周围骨组织的间隙越小，则长期成功率越高。为了保持种植体和骨组织之间的间隙不致增加，骨组织需要咀嚼时的生理刺激和进行恒定的改建，如果种植体负荷过大或者承受力的方向发生变化，种植体骨组织界面的性质就会发生改变而为纤维组织所包绕。因而，种植体骨组织界面的维持依赖于骨组织、种植体和义齿之间的相互作用。

人工牙修复材料的选择：对于单个牙缺失的种植修复由于基牙完全由种植体承担，有人认为为了缓冲咀嚼力，下部结构上的材料的弹性模量应较低。临床研究表明，对于局部失牙采用种植体支持的固定义齿修复的患者，义齿上部结构采用复合树脂、陶瓷和金属材料对于边缘骨高度没有明显影响，统计分析表明，在义齿行使功能的前两年，种植体上部结构采用陶瓷和复合树脂修复对于骨组织吸收无明显的影响。种植义齿采用金属熔附烤瓷修复和金属修复的种植体X线、临床表现和组织学特点都没有明显的差异，可以认为采用两种不同的修复材料对于种植体周围的软组织、骨组织反应性无明显差异。

（二）老年失牙种植修复的设计

1. 单个牙缺失的种植修复

单个牙缺失的种植修复可以采用两种形式。种植体支持的冠可以不依赖邻近的牙，它可以仅仅与种植体相连，这类种植体必须具有抗旋转设计（如六角形、制转楔、冷焊）。如果对于支持力是否足够有疑问，可以将种植体支持的冠通过半精密附着体与一个或者多个相邻牙相连，除了基牙采用套筒冠外，一般不采用固定无弹性附着体，当采用这种修复形式时，特别在使用暂时性黏固剂时，医师必须对于天然牙根的向内长入这一现象有所认识。

单个牙缺失的种植体修复时，应当考虑的两个重点是如何尽量减少种植义齿菌斑的附着和正确地行使功能。从功能角度考虑，种植义齿在正中接触时应该和其余牙承受的殆力相等，而且种植义齿在非正中运动时不应该是唯一有接触的牙，特别是尖牙缺失用种植义齿修复时，非正中殆不应当是尖牙保护殆而应该是组牙功能殆，这样可以减少种植义齿所受的侧向力。多数种植体的唇舌向和近远中向的周围黏膜比天然牙根少，种植体牙冠应该是锥形，高于组织面1mm，很明显这在前牙是很不美观的，以往常常将义齿牙冠设计成盖嵴式，在新型种植系统中则利用愈合帽将种植部位牙龈塑造成类似天然牙的外形，改善了义齿的美观。老年人口腔的自洁作用减弱，义齿通常应采用金属熔附烤瓷全冠修复，以保证患者的口腔卫生。

2. 种植修复的固定桥设计

固定桥可以设计成完全由种植体支持（单一系统），或者种植体与天然基牙混合支持（复合系统）。在上述两种情况下，用临床医师感到最方便的方式放入穿上皮基台（通过栓道、摩擦吻合或者螺纹）。

对于单一系统，义齿的支撑结构全部由种植体承担，二者的弹性模量相同。在复合系统中，天然牙和种植体的弹性模量不同，而二者由义齿连接。应当认识到，天然牙的殆力有牙周韧带进行缓冲，种植体则直接和骨组织接触，这使得由种植体传递至骨组织的力矩远大于天然牙。复合系统固定桥桥体通常由铸造合金制成，在功能负荷下产生杠杆作用，其一侧连接于天然牙，使天然牙产生侧向和下沉运动，另一侧则连接于几乎不动的种植体，这样当天然牙受垂直力时，产生向下的运动，而种植体受垂直力时，由于缺乏各个方向的动度，种植体有弯曲的趋势。还有人认为，施于种植体颈部的（连接部）扭力产生向下的运动，而种植体受垂直力时，由于缺乏各个方向的动度，种植体有弯曲的趋势。还有人认为，施于种植体颈部的（连接部）扭力会造成骨种植体界面的破坏，为了避免应力对于骨组织的破坏，金属的下部结构上面覆盖的连接体应当是低弹性模量，或者植入的种植体能够吸收一部分应力或能部分运动。在种植体和天然基牙之间可选择不同的附着形式或者内部锁扣相连，这些装置具有应力中断特性。总之，应当牢记过量的应力导致破骨活性和骨吸收。近年来，越来越多的临床研究表明，目前可获得的种植系统采用复合设计往往会造成天然基牙向根方长入，修复体失败，所以应当避免采用复合系统的修复体。

决定颌间关系作为参考位，对于控制施于种植体上的咬合力是很重要的，牙尖交错位应该是使咀嚼肌和颞下颌关节功能协调的颌间位置。了解患者的咬合关系，是否存在平面不规则、功能或非功能性干扰、颌接触偏斜以及是否需要改变殆的垂直距离等问题。如果需要减少颌力，这些情况都应当加以考虑。术前应该取研究模和正确的颌间关系，在此基础上确定正确的颌平面与颌曲线，可以用诊断蜡型确定所求关系的准确性，双侧后牙在非正中运动时应该是组牙功能颌，并在正中颌位时都有接触。

3. 种植修复的覆盖

义齿设计种植修复的覆盖义齿设计是在老年失牙修复设计中最为常见的形式。目前，大多数种植系统都可以采用覆盖义齿修复。覆盖义齿可以分成软组织和种植体混合支持式或者牙支持式以及种植体支持式等类型，软组织/种植体支持式覆盖义齿是由种植体和软组织共同提供支持，并由种植体提供固位。骨支持式覆盖义齿固位以及支持作用都由杆承担，这些杆应该由4个或者更多的至少10mm长的根型种植体、穿下颌骨种植体或者骨膜下种植体支持。

覆盖义齿最常用的两种附着体为杆附着体和磁性附着体。从工程学的观点来看，一旦有可能，种植体应该尽量用杆或者帽状夹板结构相连，这样比单个种植体更为有利。根据种植体的位置、植入的数量、种植体的长度、骨组织包绕的量（骨整合率）和固位形式的不同（杆卡式，Orings，Zest，Ceka，ERA），中间杆状结构可以选用不同形状的杆。

在下颌联合区，固位体（牙齿或种植体）。位置应该允许制作直杆。这种设计可以允许杆卡围绕杆进行旋转运动，并使覆盖义齿后部的软组织支持的鞍基分担一些施与种植体或牙齿上的咬合力，如果由于种植体位于前牙区而使杆不得不设计在前牙区弯曲来适应牙弓的形状，覆盖义齿就难以围绕杆进行旋转运动，从而使后牙区鞍基像杠杆一样施力于固位螺丝、黏固剂、基台或种植体本身。

（1）杆附着体　中间杆状结构作为种植复合体（下部结构）和上部结构之间的连接体，也叫杆附着体。中间杆状结构可以有多种形式并有多种变异形状以便采用内部卡或者可退缩的针形附着体。

杆附着体按照结构可以分成连续杆与非连续杆两种形式，连续杆可以有多种不同形状，可以是圆形、椭圆形、长方形或正方形。种植体的数目、种植体在牙弓中的位置以及固位装置的类型决定了杆的形状。如果所要求的形状无商品化产品提供，则需要个别铸造。上部结构可以：①简单的位于杆上。②通过不同的附着装置附着于杆上，这些装置可以个别制造或用商品化产品。③通过额外的附着体固定于杆上（如Orings，ERAs或Zest附着体）。④与固定－可拆卸或黏固式上部结构合并使用，这往往由于种植体角度无法满足修复要求或无法使用固定式上部结构，在这种情况下，可以采用双重杆技术。如采用该种修复形式，形态和直径恰当的中间杆状结构应该个别铸造并通过固位螺丝或黏固粉固定于位置不良的基台或种植体。第一重杆根据其长度至少要有3个内含螺纹的螺栓焊接在其上，其突出的角度应该有利于修复。第二重金属或丙烯酸酯杆用来排列人工牙，并用螺丝固定于第一重杆上。

下颌连续杆可能引起患者张口时疼痛，这时可以考虑截除其前面部分，这样就形成双侧杆，也有些临床医师从开始就采用这种设计，很多情况下，由于解剖限制、费用以及医师的喜好等原因，种植体往往位于尖牙区，这时只需要前部杆。根据种植体的位置，上部结构固位、是否需要进行应力中断等情况，这种杆可以是弧形或者直线式，在横断面观这种杆通常是圆形。同样对于单侧种植体（原先设计为单侧或由于种植体脱落所致）出于夹板作用的考虑，都可以用单侧杆形式作为覆盖义齿固位装置修复。这类单侧杆可以选用任何形式的附着体并易被临床医师所接受。

在采用杆附着体这一修复形式中，覆盖义齿部分由桥体下的黏膜所支持，所以除了附着体提供的固位和稳定以外，覆盖义齿的边缘应当适度地扩展以获得足够的固位和稳定。杆附着体的原则是为覆盖义齿提供固位抵抗垂直向的脱位力，在行使功能时，殆力由黏膜和杆关节共同承担，轴部能围绕杆旋转，覆盖义齿可以在额状面和矢状面旋转运动，这种运动由杆关节系统引导，后者能够消除过度的不利于口腔黏膜的运动。多数情况下，杆往往置于前牙区，其位置在牙槽铸顶或者稍微偏向舌侧，形态为直线水平状。在前牙区，杆垂直于两侧后牙槽嵴连线交角的角平分线。虽然杆关节系统依赖于余留牙的位置，并受牙弓的形态限制，但种植体植入部位有灵活性，从而可以较好地设计和排列杆关节。一般认为，在杆的下表面和牙槽峰的银黏膜之间至少保留2mm的间隙，但是只要患者能够保持口腔卫生，连接杆和黏膜保持无压力的接触也未尝不可，某些杆关节系统，如Dolder系统，提供不同长度的预制金合金杆，并焊接至基桩顶盖，大多数杆关节系统提供有弹性的杆，可以很容易调节到适当的形状，并用蜡固定到顶盖上，整个系统可以铸造成一个单元，这样就可以无须焊接。在杆关节系统中可以使用金属或者尼龙轴，金属轴可以灵活控制固位力的大小，但难于修理和替换，尼龙轴则难于调整但易于替换。

在几乎所有的骨膜下种植体或下颌升支种植体，杆都作为种植体铸件的一部分。在骨膜下种植体，杆的设计、直径和位置都应该事先确定，并在植入前选定附着体。对于骨内种植体，用杆可以直接以经典固定-可拆卸方式或者简单的黏固方式固定于种植体。

（2）磁性附着体　磁性固位的覆盖义齿在各个种植系统中都很常见，在传统覆盖义齿中使用了多年，由于其有很强的吸引力，能很好地对抗垂直向的脱位力。但是，对于侧向力缺乏对抗作用，可以很容易从水平向摘下，水平力不会传递到基牙，所以其本身是一种应力消除体系，主要应力施于基牙长轴。由于系统组件的应力阻尼作用，可以用于种植牙、天然牙或者两种基牙的联合应用。而且，与其他附着系统相比，其技术操作更为容易，义齿也易于修理。

系统的基本组成为磁体和衔铁，由于稀土独特的晶体结构，其单位体积的磁力是最强的氧化铁磁体和阿尔尼科合金磁体的20～50倍，早期使用的氧化铁磁体和阿尔尼科合金磁体已经被钐钴合金和钕铁硼磁体所替代，而且后者可以加工成小尺寸但强度却不受影响，可以用于各种开放或闭合的系统。衔铁通常由磁性铁合金制成，附着在基牙，用以和磁体发生作用。铁磁合金种类包括不锈钢和钯钴合金等。

（3）穿上皮基台　无论根型或叶状种植体，一段式或者两段式骨内种植体都有其穿上皮基台（TEA）结构。穿上皮基台，也叫作穿黏膜基台，通过螺丝直接旋入种植体，通常穿过软组织伸入位于口腔的连接杆或解剖上部结构。一段式根型、叶状、穿骨或骨膜下种植体本身带有穿上皮基台，根据植入种植体的修复形式，穿上皮基台可以通过以下形式连于种植体。①通过螺丝固定于种植体，可以有或者没有抗旋转的内、外六角形结构或制转楔。②推压或摩擦就位，并用冷焊接技术。

暴露于口腔中的穿上皮基台可以有多种形状：①传统的冠预备形直线形。②传统的冠预备形成一定角度（通常为15°～25°，最大可达30°）。③平台样肩部。④平台样肩部，并含有附着阴性插槽（如Zest附着体）。⑤平台样肩部，并含有附着体阳性部分。⑥3个部件，包括领圆和固位螺丝。

每种附着体的穿上皮基台由其制造商提供，但是某些基台系统可以个别制造，另外，许多公司已经提供了多种带有或不带适应性的变异性基台，在技术室，利用制造商提供的成品蜡型，可以铸造适应多种种植体的多种多样的附着体。由于有数量繁多的附着体和基台设计，建议临床医师最好选用几种适应性较好的、种类较多的系统。

（4）常用附着体的类型　当多个种植体植入后，可用杆以夹板形式相连，覆盖义齿可以采用多种固位形式，如采用磁性固位、常规杆卡固位、Hader金卡或塑料卡、Dolder卡、Ceka附着体等。

4. 固定可摘义齿

固定—可拆卸桥是指可以由牙医拆下而病人自己不能拆下的修复体。最初的设计是由瑞士的研究者提出，使用Branemark种植系统，义齿的金合金支架附着在种植体的顶盖上，丙烯酸酯人工牙排列并固定在支架上，以后改进包括用非贵金属代替金合金，并可以使用其他种植系统。该修复形式的桥体通过固位螺丝固定于种植体、种植体基台或者介于二者之间的中间杆状结构上。这类义齿完全由种植体提供固位力和支持力，义齿通过半精密附着体或者套筒冠的形式通过螺纹钉固定于种植体，并且义齿边缘无伸展，多数情况下，种植体位于前牙区，义齿的后牙部分向种植基牙的远中呈悬臂伸出，在义齿和牙槽嵴组织之间无接触。分析表明，此种设计的最大Von Mises应力位于承载侧最远中的种植体/骨组织界面，并随悬臂长度的增加而显著增加，但是应力的大小和种植体的长度无关。

悬臂的长度应尽量减小，宽度和高度可以适当增大。在使用5个或更多种植体时，其悬臂的长度应当不超过20mm（下颌）和12mm（上颌），使用4个种植体时，不超过15mm，另有研究表明，悬臂应当限于前牙区，而且在上颌其长度应当比下颌短。一般而言，固定可摘义齿设计的种植体数目不少于4个，悬臂的高度和宽度应当和顶盖的直径相适应，悬臂与远中基桩的连接处有足够的宽度和高度以避免折断。

完全由种植体支持的单颌固定义齿需要至少5～6个种植基牙，这些基牙分布应较为均匀，双侧游离端悬臂的长度保持在10～15mm范围内，天然牙也可以作为基牙，固定可拆卸义齿可以用复合树脂或者烤瓷制作，桥体和基台的设计应该有利于保持口腔卫生，并利于拆下。

支架的铸造可以选用金钯合金或银钯合金等贵金属合金，选择何种金属取决于顶盖的组成，对于使用预制的塑料顶盖的种植体，则可用任何适当的铸造合金来铸造整个支架，所用材料的抗屈强度＞300MPa，弹性模量＞80000MPa以避免发生形变和折断。支架可以整铸或分段铸造，口内试戴后再焊接成整体。支架口内试戴应当稳定无晃动，患者无不适感，支架不需要像基牙桩一样用螺丝固定于基牙，顶盖和基牙桩之间应该密合，否则，就应该分段就位后再进行焊接，支架就位后可以在悬臂处加载颌力，可以用咬木棒的方法，判断悬臂的长度是否适当，并进行调整，体外排列人工牙，一般使用丙烯酸酯人工牙，人工牙的牙尖斜度尽量小以减少侧向力。

悬臂的内表面和牙槽嵴之间应当有1～2mm的间隙以利于保持口腔卫生，间隙过大会影响发音，前牙区应当有不连续的终止线。固定可拆卸桥是目前最为复杂的修复形式，出错的概率较高，这类修复形式可拆卸、可修补的优点几乎为其制作困难、费用高、戴用后的并发症以及修复医师所面临的一系列问题等所抵消。

三、口腔种植的基本过程

（一）种植体植入手术

1. 手术原则

种植体植入手术的首要原则就是尽量减少手术创伤。术中应当避免过度剥离骨膜以减少骨细胞的损伤，减轻手术后的反应，以利于最初的愈合反应。种植窝预备过程中产生的热量会引起种植窝骨组织坏死，骨组织坏死程度和产热的大小成指数关系，同时还和局部的血液循环有关，血供丰富的松质骨热量能很快散发而且能较快修复而皮质骨则修复缓慢，坏死的骨组织往往影响稳定的种植体/骨组织界面的形成，而且组织形态测量实验表明，种植体植入后的骨组织改建发生在种植体周围0.5～1.0mm范围内，故坏死的骨组织还影响种植体/骨组织界面的改建。基于以上观点，种植窝预备过程中应当逐渐增加钻针的直径，手机施压要小，并使用间歇低速，同时一定要有用生理盐水内灌注和（或）外灌注的冷却装置，手术过程中局部温度不能超过42℃。

种植体和种植窝的吻合程度也会影响最终的种植体/骨组织接触，对于纯钛种植体而言，这一间隙应当尽量减小，一般认为该间隙不超过0.25mm，否则不会产生直接骨接触。HA涂层种植体和种植窝的间隙不超过1mm时不会影响愈合过程。多数口腔种植体是由纯铁或者钛合金制成，种植体植入过程应当避免接触其他金属以免发生金属传递，在准备器械时，尖部为钛的器械不应该接触消毒盘和其他器械。

2. 种植体的植入

各个种植系统都有和种植体相应的配套手术器械，手术中都应当遵循无菌操作的原则和按照厂家的操作规程进行，以下以Noble Biocare系统为例对手术过程加以简述。

（1）下颌的种植　手术常采用局麻，下颌多个种植体除应行双下颌阻滞麻醉和双侧颏孔区浸润麻醉，并选用长效麻醉剂，切口可以位于牙槽嵴，根据局部的解剖和修复计划选择种植部位，对于用固定义齿修复，可以根据治疗计划选定4～6个种植部位，种植体之间间隔3.5mm，两种植体中心之间的距离不少于7mm，对于采用覆盖义齿修复的患者，常根据修复计划选定2～4个种植体。种植部位首先用球钻或700号裂钻和高速手机（最大2000转/分）进行定位和穿透骨皮质，同时，用大量的生理盐水冲洗，种植窝边缘的扩大常先用先锋钻低速（500～1000转/分）进行，其上的刻度使手术者能清楚种植窝预备的深度，术中还应当注意种植窝的角度，如果须植入多个种植体，应使用就位针判断先锋钻的角度是否合适，并加以调整，然后用麻花钻或铲形钻将种植窝预备至最终深度，有的种植体还需要用锥形钻扩大种植窝入口处以利于安放顶盖螺丝，用钛制刻纹器和低速手机（15～20转/分）在种植窝制备沟纹，最后旋入种植体和顶盖螺丝，关闭切口。

（2）上颌的种植　上颌的植入常选用两侧第一磨牙之间颊沟水平切口，选定种植部位时特别要注意梨状边缘、上颌窦的前下缘和切牙管侧方膨大，对于用固定义齿修复，至少选4个种植体，种植体长度选用依据解剖结构而定，在尖牙处可以选用尖牙支柱所允许的最长的种植体，当种植体较短较粗时，为了使种植体更加稳定，种植体可以穿透鼻底或上颌窦底的骨皮质，但是，不能穿过鼻底或上颌窦底的黏骨膜。应当避免将种植窝制备成锥形，以使种植体植入初期有较好的稳定性。上颌种植体植入后至少6个月才能连接基桩。

（3）基桩的连接　种植体上方的黏膜浸润麻醉，口腔消毒后用探针或触诊确定顶盖螺丝的位置，在其上方做0.5cm切口，并加宽以暴露顶盖螺丝，用组织打孔器除去覆盖的软组织，用螺丝刀拆下顶盖螺丝，螺丝与种植体之间的软组织必须去除干净。用基桩刻度探针测量种植体顶部距离周围软组织的高度，选定基桩颈圈的长度，基桩顶部高于周围软组织距离上颌为1mm，下颌为2mm，下颌颏孔区的基桩可以稍长，然后即可安放基桩，最后关闭切口，安放愈合帽，切口周围用牙周塞治剂，一周后移除。近年来，某些种植系统为了获得较好的美观效果，经常先用愈合帽将种植体周围的牙龈组织压迫成形，愈合帽高度和牙龈平齐或略低于牙龈，然后再用印模针取模，义齿完成以后再安放基桩和义齿。

（二）义齿的制作

1. 暂时义齿

种植体植入后经常需要等待3～6个月，在此期间，多数患者需要带暂时性修复体以满足功能和美观需求，可以对原有的义齿加以调改和加弹性衬垫或者重新制作义齿，暂时性义齿一般在术后1周后使用，患者带暂时性义齿后应当定期复诊，义齿的边缘应当尽量短和圆钝，避免使组织瓣受压。义齿内表面可以磨去2～3mm，以柔软的衬垫材料衬垫，如登士柏公司的Lynal，衬垫材料应当根据患者的情形定期加以更换。

2. 取模

通常在基桩连接后一周按常规取初印模，X线检查基桩是否完全就位，此时还应该安排患者准备牙刷、缝隙刷、牙线等器具，教会患者进行口腔卫生的自我维护，必要时可以使用洗必泰漱口水等作为辅助措施。在初模型上用蜡条在基桩上留出转移盖的空间，用自凝塑料制作个别托盘，在蜡条处开窗。选择适当的转移顶盖安放在基桩上，拧入长就位针，就位盖常用牙线和印模石膏连接成整体，石膏不能接触牙龈，托盘应完全就位，托盘开窗处用蜡封闭，印模材料凝固以后，拆下就位针，确认转移盖未移位，在印模中放入基桩的拟似物和长印模针，翻制人造石模型。

3. 上下颌关系的记录

在主模型上安放短就位针或者金合金圆柱体以利于暂基托的稳定和准确记录殆关系，制作暂基托和颌堤，常规求正中关系颌垂直距离，并上颌架。

4. 试排

对于由4～6个种植体支持的固定全口义齿，必须先经过试排后再铸造支架，对于夹杆式覆盖全口义齿，铸造杆完成前可以不试排。

人造牙常选用丙烯酸酯或者复合树脂，因为易于调改，而且弹性模量较瓷牙小，人造牙的排列同全口义齿，如果暂基托上的导向钉使人工牙不能排在理想的位置，可以对人工牙加以磨改以取得最好的美观效果。可以减小牙尖高度颌切导角，使后牙的排列成双侧平衡颌，切导斜度稍小，同时确定垂直距离是否合适以及美观、咬合等。

5. 技工制作

通过在模型上用人造石或者硅氧烷保存人造牙的位置，这一记录可以准确定位试排结果。特别在制作铸造支架完成后排牙过程中。移除暂基托，在基桩的替代物上安放基台，借助于所保存的排牙记录用自凝塑料形成连接各个种植体的杆，用嵌体蜡在树脂表面制作支架的完整蜡型，制作蜡型时应考虑支架强度、支架和组织间的间隙、边缘线和美观，蜡型完成以后根据试排结果对蜡型做最后的修改。然后在蜡型上加铸道、包埋和铸造。铸件完成后应在口内试戴，如果不能完全就位，应当分段使其完全就位后再焊接。

借助排牙记录完成带支架的义齿蜡型，口内试戴满意后常规完成义齿制作。

第七节　口腔肿瘤

一、口腔颌面部肿瘤

（一）牙源性钙化上皮瘤

该病1958年首次作为一个独立的病理分型并命名为牙源性钙化上皮瘤，又称之为Pindlborg瘤。此前因其肿瘤细胞与成釉细胞有差异，病变内的钙化物与牙齿和骨组织也不相同，曾将其作为成釉细胞瘤的一种分型，称为"非典型成釉细胞瘤和恶性牙瘤"。牙源性钙化上皮瘤临床上少见，占牙源性肿瘤的1%～2%，是源于成釉器中间层细胞的良性肿瘤，但有局部浸润性。

1. 临床表现

发病年龄在40～60岁，上颌多于下颌，比例约为2∶1。病变主要位于磨牙和前磨牙区，骨质膨隆变形，面部可伴发畸形不对称，侵犯牙槽骨可致牙齿松动移位，突破骨质可引起软组织的炎症反应。病变内含有钙化物，类似牙齿，形态不规则，临床上常误诊为含牙囊肿或成釉细胞瘤。

2. 病理表现

实质性肿物，无包膜，切面呈肉芽样组织，散在有硬性黄色斑块，可浸润骨组织。镜检：肿瘤由上皮细胞组成，呈片状、岛状或筛孔状排列。细胞多边形，边界清楚，常有明显的细胞间桥。肿瘤细胞呈多形性，可见巨核多核细胞，圆形或卵圆形，核仁明显，核分裂象极少见。肿瘤细胞或细胞内有一种特征性圆形嗜伊红均质样物质，特殊染色显示与淀粉样物质反应近似，这种物质钙化形成Liese-gang环，可融合成大块钙化物，该物质的性质尚未明确，有学者认为是上皮细胞的产物或分泌物。在外周型或骨外型病例中，上皮活动性较差，钙化灶较骨内型少。

3. 诊断与鉴别诊断

根据病史、临床症状和X线的特征性表现可做出初步诊断，明确诊断需病理学检查。X线表现为颌骨内界限清楚的阴影，单房或蜂房状，其中分布大小不等的骨密度钙化团块。

4. 治疗

手术治疗。治疗原则与具浸润性生长的牙源性肿瘤相同，切除不彻底易复发。小范围病变行骨组织内扩大切除，大范围病变行颌骨部分切除或一侧下颌骨切除，术后配合植骨。

（二）嗜酸粒细胞腺瘤

嗜酸粒细胞腺瘤又称嗜酸性细胞瘤、嗜酸性腺瘤或肥大细胞瘤。是少见的良性肿瘤，发病率不足涎腺肿瘤的1%，80%发生于腮腺，其次是颌下腺，小涎腺罕见。该病命名的基础是其组织学上腺源性上皮细胞巨大并含有丰富的嗜酸性颗粒细胞质。组织学来源被认为是纹状管。也有资料认为来源于涎腺导管和失去酶原颗粒的腺泡细胞。嗜酸粒细胞腺瘤可发生恶性变，但极少见，也有恶性嗜酸性腺瘤的报道。

1. 临床表现

多见于60岁以上的老年人，女性多于男性。其临床表现无特征性，与其他涎腺良性肿瘤相似，生长缓慢，与周围组织无粘连，多无自觉症状，无痛，触诊质地中等偏硬，可单个或呈分叶状。

2. 病理表现

肿瘤大小不等, 3～5cm居多, 表面光滑有包膜, 也可呈分叶状, 切面灰白、淡黄或黄褐色, 偶见棕红色出血灶或小囊腔。光镜下见肿瘤界限清楚, 有厚薄不一的纤维结缔组织包膜。瘤细胞体积大, 多边形、立方形或圆形, 胞质中含有丰富的嗜酸性颗粒, 核呈空泡状, 有一个至多个核仁, 有丝分裂相罕见, 整个病变可由这种透明细胞占据, 但部分细胞受挤压体积变小, 核染色质密集, 形成暗细胞, 与其他肿瘤细胞亦谓亮细胞, 形成鲜明对比。瘤细胞排列成实性小梁或腺泡样团片。间质少, 为纤细的纤维结缔组织, 将肿瘤组织分割成分叶状。偶见淋巴细胞, 无淋巴滤泡形成。

电镜下显示瘤细胞胞质内充满扩大和变形的线粒体, 占整个细胞的60%, 并可见基底膜、桥粒、张力丝以及一些分泌颗粒。免疫组织化学染色表明嗜酸粒细胞和角蛋白阳性, S-100蛋白和肌动蛋白阴性。

3. 诊断与鉴别诊断

该病临床和组织学诊断均较难, CT、MRI等检查可协助诊断。^{99m}Tc扫描检查可见瘤体浓聚呈 "热结节" 表现, 与Warthin瘤类似。

针吸细胞学检查和术中冰冻快速切片可帮助确诊。该病应与多灶性嗜酸细胞腺瘤样增生鉴别, 其组织学表现是局灶性嗜酸粒细胞或透明细胞增生, 周围是正常腺体细胞, 无包膜, 可误诊是浸润性生长, 实为非肿瘤性病变。有学者认为是增龄性病变。

4. 治疗及预后

采取保留面神经的腮腺腺叶及肿瘤切除术, 可获根治。罕见复发报道。嗜酸粒细胞腺瘤恶性变极罕见。对嗜酸粒细胞腺瘤恶性变的组织学诊断尚无公认的标准, Goode等拟定为: 具典型的嗜酸细胞形态, 有明显异形性和核分裂象, 侵犯神经、血管、周围组织及腺周淋巴结, 发生转移等。

(三) 基底细胞腺瘤

基底细胞腺瘤占涎腺肿瘤的1%～2%, 60岁以上多见。美国陆军病理研究所160例统计资料显示, 60～80岁患者占67%, 平均年龄57.7岁, 2/3为女性, 发生于腮腺者占75%, 上唇占7.5%, 颊部占5%。该病是否具有肌上皮细胞成分尚在研究。以往的文献资料认为其特点是具有形态较一致的上皮成分, 间质少, 无黏液或软骨样成分。有研究者认为肌上皮细胞不是这种肿瘤的组成成分。对管状型和小管型的S-100蛋白组织化学染色, 呈现不同程度的阳性。基底细胞腺瘤可恶性变为基底细胞腺癌, 两者的鉴别是其有无浸润性生长的生物学行为, 基底细胞腺癌呈浸润性生长; 组织学的差异在于后者的癌细胞巢或条索浸润邻近组织, 如肌肉、脂肪、血管、皮肤等。

1. 临床表现

临床表现与其他涎腺良性肿瘤类似, 无特征性表现。肿瘤呈圆形或椭圆形肿块, 生长缓慢, 无痛, 表面光滑, 肿瘤有包膜, 多为实性, 亦可实性与囊性并存。

2. 病理表现

实性病变切面灰红或灰白色, 囊性者有大小不等的囊腔, 含有稀薄的棕红色黏液。镜下见基底细胞腺瘤由两种类型的细胞混合而成, 一种是小细胞, 体积小, 梭形, 细胞质极少, 核为圆形, 深染; 另一种细胞较大, 细胞质嗜酸/碱性, 较小细胞深染, 核呈椭圆形，间质为纤维结缔组织，黏液样组织含量极少。据瘤细胞排列形态的差异，组织学上将其分为实质型、小梁型、管状型和膜性型4种，实质型瘤细胞排列成圆形或条索形上皮团，导管样结构很少，有时团片中形成大小不等的囊腔，内含变性的肿瘤细胞，可发生角化，形成小的角化囊肿或角化珠；小梁型的特点是瘤细胞排列成狭窄的条索，有些相互吻合；管状型瘤细胞排列成腺管状，常和小梁型混杂；膜性型具较厚的基底膜样结构，呈透明状，PAS阳性，该型基底细胞瘤易复发（25%～37%）和恶变为基底细胞腺癌。另外，肿瘤上皮团与周围结缔组织界限清楚，排列成栅栏状也是该肿瘤的特征性组织学表现。

3. 治疗

手术切除。由于包膜完整，手术完整摘除肿瘤多可治愈。该肿瘤外科切除后一般不复发，但对膜性型基底细胞腺瘤术后应注意随访。

（四）管状腺瘤

流行病学调查显示该病多发生于60岁以上的老年人，女性多于男性，90%发生于上唇，也偶见腭、颊、下唇和腮腺。121例病例分析，89%发生于60～80岁，平均年龄64.6岁，男女之比是1.7∶1；发生于上唇者占73.5%，其次是颊黏膜，占12.4%。

1. 临床表现

无痛性肿块，多见于上唇黏膜，生长缓慢，活动度好，直径一般不超过2cm。病变界限清楚，呈单个或分叶状，部分病变颇似黏液囊肿。

2. 病理表现

巨检为有包膜的结节，剖面黄褐色，有时见小囊肿样间隙。镜下见瘤细胞呈立方状或柱状，内含嗜酸性细胞间质，嗜碱性的细胞核呈卵圆形或长梭形，染色均匀，罕见有丝分裂相。双层细胞或单层细胞排列成长管并围成大小不等的导管状结构，可见囊性腔隙，大的囊腔内可见上皮细胞条索呈乳头状突入腔内。间质为富含血管的疏松纤维组织，瘤组织外有纤维层包膜。

3. 诊断与治疗

据其临床表现可做出初步诊断，定性诊断需依靠病理学检查。管状腺瘤的组织学形态与黏液囊肿相差甚异。该病的治疗是在正常组织内切除病变。效果好，极少复发。

（五）乳头状囊腺瘤

乳头状囊腺瘤被认为是来源于涎腺导管上皮的良性肿瘤。可发生于大小涎腺，腮腺和腭部多见。男性多见，发病年龄多在50～70岁，肿瘤的临床表现和其他良性肿瘤类似，临床无特异性表现，呈无痛性肿块，生长缓慢，有包膜或不完整，有的是多个病灶，发生于口底者易形成溃疡。

病理表现为肿瘤呈圆形或形态不规则，直径多在1.0cm以下，包膜完整或不完整，切面白色或灰白色。镜下的组织学表现为肿瘤表面被覆鳞状上皮，病变内腺管极度扩张，形成囊腔状结构，柱状或立方状腺上皮细胞衬里，内有大量增生的乳头突入，乳头表面上皮细胞为高柱状或杯状，乳头中央为结缔组织纤维。

该病手术治疗效果较好。切除不彻底可复发，罕见有恶性变报道。

（六）鳞状细胞癌

颜面部鳞状细胞癌是一种表皮角化细胞的恶性肿瘤，属颜面部皮肤。多发的恶性肿瘤。多发生于暴露部位,头颈部占75%。鳞状细胞癌的发生被认为与长时间日光照射、烧伤瘢痕、慢性感染性皮肤病、砷剂摄入、免疫抑制和乳头瘤病毒等因素有关。有学者报道,鳞癌的发生与一生中积累太阳照射量有关,过度暴露于太阳辐射的个体发生鳞癌的危险性可增加3~5.5倍。日光浴诱发鳞癌的危险性远远高于基底细胞癌。研究发现,光化性角化病的恶变率高达20%。着色性干皮病及皮肤白化病等遗传性疾病患者鳞状细胞癌的发病率明显高于正常人。另有研究表明,颜面部的慢性炎症区域,如盘状红斑狼疮、慢性骨髓炎、痤疮、寻常狼疮、化脓性汗腺炎、毛囊炎和烧烫伤瘢痕等病变,鳞癌的罹患率同样升高。免疫抑制可能在发病过程中起了重要作用,接受免疫抑制治疗及肾移植的患者、感染HIV的个体鳞癌的发病率明显升高。

近年来,人乳头瘤病毒(HPV)与鳞癌的相关性方面的研究较多,发现HPV-5、HPV-16及HPV-18在鳞癌发病中起了重要作用。有人发现性传播HPV-16与皮肤癌的发生直接相关。鳞状细胞癌的生物学行为表现在诸多方面,总的来讲,其恶性程度和转移率较基底细胞癌高。有人观察了86例病变广泛的鳞癌患者,复发率为20%,并且报道中低度分化的鳞癌易复发。侵蚀性鳞癌可发生转移,转移程度与细胞分化有关,低分化的鳞癌较中高分化的鳞状细胞癌更易发生远处转移。根据不同的病变部位,可向耳前、腮腺、颌下及颏下淋巴结转移,罕见转移至颈中下部。鳞癌的转移率报道10%~30%不等。发生于面中部、唇和三叉神经支配区域的鳞癌可沿神经远处转移。有人报道称,14%的鳞癌可侵犯神经并沿神经扩散。

1. 临床表现

多见于60岁以上的老年人,发病危险性与年龄呈正相关。有回顾性调查发现,鳞癌发病的平均年龄是:男性为68.1岁,女性为72.7岁。国内大多数报道鳞癌少发生于40岁以下的患者。男性较女性多发,其比例报道不等,在1.4:1~3.1:1.0。

发病部位依次是:耳前、鼻、颞、额、眶下和颧部。

2. 病理表现

病变原发于颜面部皮肤,色泽红,发生于角化过度或皮肤表面的病损可呈白色。鳞状细胞癌以外突性生长居多,表面呈菜花状,生长速度较快,向深层及邻近组织浸润,基底硬,边界不清,表面皮肤坏死可形成火山口样溃疡,溃疡底部高低不平,偶见疣状增生。抗炎治疗无效,溃疡经久不愈,常伴有出血及恶臭黄色液性分泌物。鳞状细胞癌可发生淋巴结转移。国外研究了114例鼻周围的鳞状细胞癌,其中21例有软骨及骨侵犯,21例中77%的病灶直径大于3cm,病程在1年以上,淋巴结转移率是8%。病变大小不等,光镜下见主要由多边形或不规则的棘细胞组成,排列成条索状或团块状,浸润真皮及皮下组织。胞质丰富,胞核出现不同程度的间变及较多的核分裂象。癌细胞边缘为基底细胞,向内多为鳞状细胞。中央逐渐出现角化细胞组成的癌珠,常见细胞间桥。

有据癌细胞的分化程度将鳞状细胞癌分为4级。①Ⅰ级:分化良好的癌细胞占75%~100%,多数存在典型的癌珠。②Ⅱ级:分化良好的癌细胞占50%~70%,癌珠较少,核分裂象增多。③Ⅲ级:分化良好的细胞占25%~50%,不见癌珠,癌细胞极不规则。④Ⅳ级:分化良好的癌细胞不足25%。

1971年WHO将鳞状细胞癌分为3级。①Ⅰ级:角化珠量多,细胞间桥明显,核分裂少见,无典型核分裂象及多核巨细胞。细胞和胞核的多形性程度最轻,<2/高倍视野。

②Ⅱ级：角化珠少见或无，细胞间桥不显著，核分裂象可见，偶见非典型核分裂象。细胞和胞核呈中度的多形性，2～4/高倍视野。③Ⅲ级：角化珠罕见，无细胞间桥，核分裂象较多，可见非典型性核分裂象，多核巨细胞多见。细胞和胞核的多形性明显，＞4/高倍视野。

3. 诊断与鉴别诊断

鳞状细胞癌据其典型的临床表现，诊断较容易。老年患者颜面部硬结、进行性增大，或在多年存在的瘢痕、放射区、慢性皮肤疾病区域，近期出现硬结、破溃，应考虑本病的可能。暴露的病变可切取活检确诊。取局部脱落细胞检查可帮助明确诊断。颜面部的鳞状细胞癌应注意与基底细胞癌和其他皮肤病损害相鉴别。基底细胞癌同样是颜面部皮肤多发的恶性肿瘤，但生长速度缓慢，肿瘤存在生长和自身消退之间的对抗，即有学者提出的"匍行状"表现。病变向周边皮肤浅表扩展，原来的病变部位自行愈合，留下瘢痕。基底细胞癌恶性程度低，极少发生淋巴结转移。皮内癌或癌前期皮肤病损伤通常是侵蚀性鳞癌的前期表现，多数表面有鳞屑、痂皮或溃疡斑块，缺乏基底细胞癌的珍珠样隆起边缘和毛细血管扩张。

4. 治疗

颜面部的鳞状细胞癌的治疗方法应结合患者的全身情况（如心肺功能、血糖、肝肾功能）及局部病变（包括癌瘤大小、部位、浸润程度、分化程度及以往的治疗史）综合分析制订。早期病例用手术、放疗、药物、激光、冷冻等疗法，均可获得较好的疗效，多数患者可治愈。

（1）刮除术及电灼法　适用于全身体质差的老年患者和局部病变直径小于2cm肿瘤，多在局麻下进行。

（2）手术治疗　适应证包括：①患者全身情况较好，可耐受手术。②病变直径大于2.0cm。③邻近骨质受侵犯者。④发生在瘢痕、瘘道、放疗诱因下继发的鳞癌，对放疗不敏感者。⑤颈部淋巴结有转移者。颜面部鳞状细胞癌表面多破溃，为避免术中癌细胞的种植，术前一般先用电凝烧灼肿瘤的表面，形成焦痂后再行手术切除，术中避免接触癌表面。手术范围依病变的部位而定，如在眼睑，扩大病灶边缘0.3cm即可，否则应在1.0cm以上；切除深度要充分，如病变基底部邻近肌肉、骨骼，应连同肌肉和骨骼一并切除，否则易复发。切除后的创面小范围选用游离皮片转移修复缺损。广而深的缺损创面选用局部旋转皮瓣，或带蒂的肌皮瓣、肌骨皮瓣修复。颈部区域淋巴结阴性者，可不做清扫；有淋巴结转移时，应做治疗性颈淋巴组织清扫。术后配合放射治疗。

（3）放射治疗　适用于不愿手术或全身情况难以耐受手术的老年患者，或发生于鼻、唇、眼睑及内眦区域的鳞癌，分次分区的放射治疗同样可收到较好的疗效。照射剂量60～70Gy/（6～7周）。

（4）冷冻治疗　适用于一些选择性的患者，病变区直径在0.5～2.0cm，局部浸润较浅的鳞状细胞癌。也可冷冻治疗与手术联合应用。

（5）激光治疗　Nd-YAG、CO_2激光均可应用于治疗颜面部的鳞状细胞癌，但仅适用于小而浅的局部癌灶。鳞状细胞癌的5年生存率多数报道在90%以上。

（七）基底细胞癌

基底细胞癌或称基底细胞上皮瘤，是颜面部皮肤常见的恶性肿瘤，来源于表皮的基底细胞及其附属器。该病白种人多见，占所有非黑色素瘤的75%。在美国，流行病学调查报告占所有恶性肿瘤的1/4。我国基底细胞癌较鳞状细胞癌少见，其比例约为1∶5。以往该病多见于40岁以上的患者，近年来，20岁左右的年轻人也多有发生，被认为是生活方式的变化（如日光浴等）导致太阳光照射量增加的结果，也有研究分析与臭氧层的破坏有关，因为臭氧层可阻止大部分紫外线照射地球。基底细胞癌的发生与紫外线照射有关，损伤的射线光谱在290～320nm。同时，对光照敏感的个体，皮肤往往易被烧伤而罹患该病。有研究发现皮肤癌发生的潜伏期与所吸收的紫外线成反比，且常发生于被照射的部位。与基底细胞癌发生有关的化学因素包括无机砷和氮芥。免疫抑制如HIV患者基底细胞癌的发生率也增加。

基底细胞癌的生物学行为表现为诱发血管生长因子形成，肿瘤的表面多可见到血管扩张的特征，表面红润，大范围病变的中心由于血供不足可出现坏死。该病生长缓慢，可长期无自觉症状，肿瘤的扩散性生长和自身消退之间存在对抗，这决定了肿瘤发展缓慢，并很少发生转移。基底细胞癌具有局部浸润的生物学行为，多沿疏松结缔组织间隙生长。临床研究发现，胚胎初期融合面所在部位，抵抗癌侵犯的能力差，这些部位的基底细胞癌多发生深度浸润，且治疗后复发率高，这些区域包括人中、鼻唇沟、耳前和耳后沟。

1. 临床表现

该病可发生于20～80岁的患者，国内以中老年人居多，病变多位于面中线部位（眶周、鼻、颊、耳前等部位），约占颌面部基底细胞癌的60%，面下部较少，多见于唇和颊部。以往认为40岁以前很少发生基底细胞癌，近年来发现该病更趋于中壮年人，以前男性多发，近年来性别差异已变得不明显，分析认为与生活方式的变化及臭氧层的破坏有关。

2. 病理表现

基底细胞癌表现为灰黑色或棕黄色斑，周围毛细血管扩张，逐渐发展，病变中心糜烂、潮湿表面结痂或出血，痂皮脱落后形成溃疡，边缘高起，表面高低不平。生长缓慢，病史多较长，就诊较晚。临床表现有结节溃疡型和硬结型两种。结节溃疡型症状是原发基底细胞癌最常见的临床表现，病变大小不一，表面呈光亮或粉红色结节，表面毛细血管扩张。随病变发展中间出现缺血坏死，形成结痂，痂皮剥脱后形成溃疡，溃疡的转归有两方面，部分呈匍行状，沿周边皮肤呈浅表性扩展，原来的病变部位则自行愈合，留下瘢痕；有的在原发部位继续发展，溃疡的边缘如鼠咬状，高起，质地硬，底部高低不平，有时流出黄色或浅蓝色液体。硬结型基底细胞癌表现为大小不等的硬化斑块，呈攻击性浸润生长，皮肤症状不明显，偶尔伴有毛细血管扩张，临床及组织学上酷似转移癌。

基底细胞癌的鳞状化生是基底细胞癌组织学分型的一种，其生物学行为较其他类型的基底细胞癌更具攻击性。组织学上表现原发灶病变中含有相对较多的鳞状细胞。有研究报道，该类型的基底细胞癌转移率达9.7%。基底细胞癌可同时伴有黑色素的存在，临床上应注意与恶性黑色素瘤相鉴别。病变的广泛扩展，有时难以界定其原始的发病部位，但通过对溃疡外周的仔细检查，多可发现伴毛细血管扩张的珍珠样边缘。病变严重和复发的基底细胞癌可侵犯软骨、邻近骨质和感觉、运动神经，造成面部畸形和功能障碍，局部出现麻木、疼痛、运动无力或麻痹。基底细胞癌的转移多沿淋巴回流播散至局部淋巴结或经血运转移到长骨和肺，文献报道其转移率低于0.1%，发生转移后头颈部的原发灶可长期静止。皮肤的基底细胞癌伴有颌骨角化囊肿及其他畸形时，称为基底细胞癌/痣综合征。表皮基底细胞增生，向下浸润。癌细胞体积小，梭形或多角形，胞质嗜碱性，核较大，深染，核分裂象多见。癌细胞排列呈巢状或条索状，癌巢边缘细胞呈立方形或柱形，栅栏状排列，维持基底细胞的特征，癌巢外周邻近的结缔组织常发生黏液样变性。常规切片中多见癌巢与间质分离，其间形成空隙。

据分化程度和分化方向的差异，组织学上将其分为3种亚型：病变癌巢中央形成大小不等的囊腔或腺样结构，或癌细胞呈腺样、腺管样排列，腔内充以胶样或颗粒状物，称为腺样基底细胞癌；癌巢部分具鳞状细胞癌的形态特征，称为鳞状基底细胞癌；癌细胞中含有黑色素，或有多量的黑色素细胞分布于癌细胞及结缔组织间，称为色素性基底细胞癌。

3. 诊断与鉴别诊断

根据病变部位、大小、病史及其典型的临床表现，基底细胞癌诊断较容易，难以定性时可行脱落细胞检查或局部切取组织行病理学检查，帮助明确诊断。基底细胞癌应注意与恶性黑色素瘤和鳞状细胞癌相鉴别。恶性黑色素瘤多在色素痣的基础上发生，病程发展快，常伴卫星结节，溃疡从不愈合。

4. 治疗

基底细胞癌的治疗目标是完全消除病损，其次是保存颜面部组织器官的正常结构和功能。因此，治疗方案应结合患者的整体情况（如病变的大小、浸润深度、组织学分类）以及各种不同治疗方法的特点综合分析制订。除根治癌瘤外，不同治疗方法遗留下来的并发症日益受到患者和临床医师的注意，不少临床报道指出，一些年轻妇女优先考虑美容效果，而不顾治疗效果，从而使治疗后复发率增高。尽管基底细胞癌恶性程度低，生长缓慢且少有淋巴结转移，但不能低估其局部具攻击性的浸润能力，即在浸润深度没有弄清之前，采用保守的治疗方法也可增加复发的机会，结果往往导致更加广泛的组织缺损。

癌瘤的发病部位和其组织分化类型同样制约治疗方法的选择，发生于眼睑、耳、鼻部的小范围病损多选用非外科手术的治疗方法如冷冻、激光、干扰素等治疗，这样可避免器官的重建，同时保留了功能的完整性。源于高复发部位（眼睑、鼻、耳及胚胎融合平面的区域）宜选用手术治疗。小的浅表基底细胞癌多具"生物学良性"的生长方式，只要谨慎切除即可获得较满意的治疗效果，但对硬化型的基底细胞癌，或侵犯肌肉和骨骼的病变，则必须行范围广泛的根治性切除。

（1）Mohs显微外科术（显微控制外科切除术）　Mohs显微外科术在美国应用较多，技术要求高、难度大和耗时长。但该治疗方式使得切除的组织及时得到最好的组织学检查，并使癌瘤外的正常组织得到最大程度的保留。适用于大范围浸润性病变、硬化型、复发性及某些组织器官必须保存完好的基底细胞癌。术后5年生存率在98%以上。

（2）切除术　切除术的效果不如Mohs显微外科效果好，且在术中伤害正常组织。对切除的范围，有人证实，对直径≤2cm的病损，扩大4mm的清扫范围对98%的病变是不可缺少的。国内多主张扩大5mm切除。

关于手术深度，小的原发基底细胞癌切至脂肪层即可，因为播散到皮下的浸润范围极少见，但大的、复发性或高危的基底细胞癌可浸润达皮下组织，如肌肉、骨骼等，手术深度同样应相应扩大。

（3）放射治疗　放射治疗为一些不愿意接受手术的老年患者提供了便利，避免了复杂的外科过程，且不需器官的重建，保留了功能的完整性。国外资料显示，给予50～70Gy的放射量患者5年生存率可达90%～95%。且多趋向于采用分次剂量、分区照射以达到最大限度的治愈及美容效果。放疗的并发症包括瘢痕、皮肤坏死、慢性放射性皮炎、继发皮肤癌等。

（4）冷冻治疗　该法对小而浸润浅的基底细胞癌的治疗已成为一种常用的方法，常用液氮。在利多卡因和肾上腺素局部麻醉下进行，达到-50℃的组织温度以充分，破坏癌瘤，必须采用冷冻-解冻循环，同时，病灶周边看似正常的组织应同时冷冻，以保证亚临床癌灶的被根治。

有研究报道，冷冻治疗对直径≤2cm的癌灶，治愈率可达97%以上，但对大的肿瘤，硬型、复发及高危的基底细胞癌冷冻后复发率高。

（5）激光治疗　该疗法以聚焦切除的方式治疗小范围、浸润浅或复杂的浅表多中心的基底细胞癌。治疗的同时可封闭小的血管和神经，手术视野无血，术后疼痛轻。激光疗法也可和切除术联合应用。

（6）干扰素　研究表明，干扰素可治疗浅表的结节溃疡型基底细胞癌，适用于非手术适应证的患者。方法：150万IU每周2次皮内注射，持续3周，总量1350万IU。有研究127例接受皮内注射α-2b干扰素的患者，1年后随访治愈率为81%。干扰素治疗的不良反应有：不适、发热、肌痛、寒颤、一过性白细胞减少等。

（7）维A酸　用于基底细胞癌综合征的患者，可使基底细胞癌部分消退。用法：顺维A酸4.5mg/（kg·d）。

（8）化学药物治疗　确诊有远处转移的基底细胞癌采用全身化疗是必要的。有研究报道，播散型基底细胞癌不用化疗其平均生存时间仅为10～20个月。顺铂、阿霉素疗效最好。也可化、放疗联合应用，以缓解一些广泛播散或不宜手术的基底细胞癌。

（八）汗腺癌

汗腺癌临床上少见发生于颜面部。该病来源于皮肤附件，主要是大汗腺和小汗腺。汗腺癌约占汗腺肿瘤的1/10，占皮肤恶性肿瘤的2.2%～8.4%。关于其恶性程度报道不一，多数汗腺癌发生缓慢，恶性程度低，但分化差的汗腺癌常发生淋巴结转移，且预后很差。有报道83例汗腺癌，广泛切除后5年无瘤生存率是70%，分化差和间变的小细胞癌分别是6%和17%；无淋巴结转移的5年和10年生存率分别为67%和56%，有淋巴结转移时分别是29%和9%。其病因被认为与大量日光照射有关，其次是在其他皮肤良性病变的基础上继发而来。

1. 临床表现

发病年龄较轻，多见于40～60岁的患者，性别无差异。发生于颜面部的汗腺癌以头皮多见，该病也可发生于胸壁、躯干、四肢等部位。病变发展缓慢，病程长，部分继发于其他皮肤的良恶性病变。临床表现为皮下浸润性、无痛性结节，单发居多，大小不等，呈圆形或不规则分叶状，长期发展可高出皮表，表面出现潮红、质硬，皮肤及基底部粘连，偶可破溃，继发感染发出恶臭并有血性分泌物。汗腺癌易发生转移，包括区域淋巴结转移和骨、肺和远处皮下等部位。有报道其区域淋巴结转移率在30%，血运转移率为36%～48%。

2. 病理表现

巨检肿瘤大小不等，无包膜、实性，切面灰黄色，可见小囊性变。光镜下见组织学形态差异较大，即使在同一组织中也可见多样性的组织学表现，主要由立方形或多边形的大细胞和梭形小细胞组成，排列呈腺腔状，大细胞胞质丰富，透明，小细胞深染。有时由鳞状细胞巢及分泌黏液的柱状细胞组成，排列成腔状，可形成乳头，腔内见PAS染色阳性物质，癌细胞的异型性和核分裂多见。病变可侵犯表皮，基底层出现胞质淡染的大椭圆形细胞。分化差的汗腺癌癌细胞小，呈条索状或片状排列，而非腺管样排列，异型性及核分裂象多见。

3. 诊断

据其发生于颜面部皮肤、进展缓慢、发病年龄轻等典型症状多可作出诊断。汗腺癌位于体表，可行切取组织学检查协助明确诊断。临床上应注意与鳞状细胞癌、基底细胞癌等疾病相鉴别。

4. 治疗

手术治疗。因该病恶性程度、转移率均较高，因此，选择彻底的、扩大根治性切除术是必需的，范围以扩大1.0cm为宜。对汗腺癌的颈部转移淋巴结，行治疗性颈淋巴清扫术，并配合放射治疗，以消灭转移的亚临床癌灶。有远处转移者选用系统的化学药物治疗。该病复发率为50%。

（九）麦克细胞癌

麦克细胞癌是原发于皮肤的恶性肿瘤，恶性程度高，该病由Toker于1972年首次报道并命名为皮肤小梁状癌。1978年，有人通过电镜发现该肿瘤起源于表皮和真皮内的麦克神经触觉细胞，因而命名为麦克细胞癌。近年有学者提出该病来源于具有多向分化潜能的原始多能干细胞，因研究发现肿瘤细胞不仅具有神经内分泌特性。1988年报道2例麦克细胞癌有鳞状分化，1982年发现该肿瘤细胞内同时含有多种神经内分泌颗粒和黑色素前体颗粒，有发现该肿瘤细胞中含有神经微丝，具有向神经组织分化的特点。而且病理、免疫组化、电镜证实肿瘤细胞有向上皮和间叶组织分化的特征，表现出复杂的免疫标记特征。由此分析，该病来源于多能干细胞的解释更为合理，由干细胞起源的肿瘤具有多向分化潜能，不仅表现为神经内分泌特性，而且还可具有鳞状细胞、外分泌腺细胞、毛细胞和黑色素细胞分化的某些特征。其病因可能与日光的紫外线辐射有关。

1. 临床表现

年龄分布广，24～92岁不等，60岁以上占84%，女性居多。好发于体表暴露部位，头颈部多发，约占该病的1/2，还可见于上下肢。病变表现为原发于皮肤的肿块，高出体表，多结节状，质地坚韧，边界清楚，与表皮无粘连，肿瘤生长迅速，早期发生区域淋巴结和远处转移。有人统计了35例原发于头颈部皮肤的麦克细胞癌，平均年龄70岁，区域淋巴结转移及局部侵袭者占40%，远处转移率是29%，死于广泛转移者占29%。

2. 病理表现

肿瘤呈分叶状，大小不等。光镜下见瘤细胞呈小圆形或椭圆形，大小形态较一致，胞质少，核圆形、深染，可见核分裂象，部分细胞因胞质少表现为裸核状。瘤细胞呈小梁状或巢状排列，间质内血管及血窦多见，并伴有淋巴细胞、浆细胞浸润。网状纤维染色显示粗大的网状纤维，呈巢状分布。电镜下见瘤细胞分化原始，圆形或卵圆形，细胞间可见有简单的连接，甚至桥粒，胞质中含大小不等、多少不一的神经内分泌颗粒，颗粒核心致密，有包膜，直径86～267nm，呈小簇样分布于细胞内，有时分布无规律，细胞器多少不等，可见弥散分布的中间丝。有鳞状分化时可见张力原纤维束，多聚核糖体、游离核糖体、粗面内质网是多数细胞共有的特征。瘤细胞大多有胞质突起，突起内中间丝丰富。

免疫组化检查，神经元特异性烯醇化酶在多数麦克细胞癌中呈阳性表达，可作为该病的一种可靠的确诊手段。其余如S-100蛋白、嗜铬素、角蛋白、上皮细胞膜抗原、波形蛋白等标志物的阳性率，所见报道差异较大，尚不能作为确诊的特征性标志物。

3. 诊断与鉴别诊断

麦克细胞癌临床上极少见，其形态特征包括组织病理学表现均无特征性，因此，临床上极易被误诊为其他肿瘤，如恶性淋巴瘤、转移性小细胞未分化癌、恶性黑色素瘤、神经母细胞瘤、皮肤附件瘤、尤文肉瘤等，这些肿瘤的组织病理学表现与麦克细胞癌有一定的相似性，必须结合电镜和免疫组织化学进行鉴别。

研究表明，几乎所有的麦克细胞癌细胞均表达神经元特异性烯醇化酶，因为这种酶仅在具有神经内分泌特征的组织和肿瘤中表达，而在非神经内分泌肿瘤中呈阴性表达，因此，通过对该酶的免疫组化检查很容易将组织形态与麦克细胞癌相似的恶性淋巴瘤、未分化癌等肿瘤区分开来。值得注意的是，近期研究发现，有些皮肤的转移性肿瘤也可出现神经元特异性烯醇化酶的阳性表达，如神经母细胞瘤、恶性黑色素瘤等，与这些肿瘤的鉴别要通过肿瘤的超微结构特征和临床表现进行区分，如神经母细胞瘤，细胞核小，胞质发育不良，微管多。

4. 治疗

（1）手术治疗 因麦克细胞癌局部复发率高（36%），且为高度恶性，因此，宜行大范围的手术切除。对发生淋巴结转移者，必须行区域淋巴组织清扫，手术后配合放射治疗。

（2）放射治疗 麦克细胞癌对放射治疗敏感。但限于局部原发病灶或仅发生区域淋巴结转移而无远处转移的患者。

（3）化学药物治疗 流行病学调查显示麦克细胞癌的远处转移率为28%，转移的部位有肝、肺、肾、脑和远处淋巴结等，转移灶对化疗同样很敏感。资料表明：阿霉素（ADR）和链脲霉素（STZ）的联合应用较5-氟尿嘧啶（5-Fu）疗效明显。有学者采用对照研究后发现：阿霉素、链脲霉素加放疗效果更好，生存期可长达32个月。但因该病罕见，治疗的病例较少，其确切的疗效有待于进一步证实。

（十）皮脂腺癌

皮脂腺癌是罕见的皮肤附件恶性肿瘤。

1. 临床表现

多见于老年人。好发于眼睑、面部、头皮。发展缓慢，病程长，有长达30余年者。临床表现为结节状，质硬，直径常在2cm以内，中央多有凹陷性溃疡，周围皮肤正常。

生长快者，常破溃或呈菜花状，伴感染。常有淋巴结转移。

2. 治疗

以手术广泛切除治疗为主否则易复发。伴有区域淋巴结转移时，同时行颈淋巴结治疗性清扫。未分化型及腺型恶性程度高，易发生血性转移，预后较差。其他组织学分型预后良好。

（十一）恶性黑色素瘤

恶性黑色素瘤约占全身恶性肿瘤的5%。有研究报道，头颈部恶性黑色素瘤占全身恶性黑色素瘤的15%～20%，且发病率正以每年2%～5%的速度上升。该病主要来源于成黑色素细胞。黑色素细胞是一种色素的神经嵴原细胞，临床上多由交界痣成分恶性变而来，也有无黑痣及黑斑而突发的病例。与慢性刺激、内分泌及营养因素有关。该病多发生于面部皮肤、色素系统（脉络膜、虹膜、睫状体等）、消化道和阴道。约10%有家族倾向。国内发生于口腔黏膜者远较发生于皮肤的患者多，其比例约为4:1。日本人发生于口腔黏膜者占24.0%，白种人仅占6.3%。因该病恶性程度、转移率均高，5年生存率低于30%。

该病的病因与日光（紫外线辐射）有关，其次是和发育不良的痣有关，这种痣比一般的黑色素细胞痣大，直径多大于6mm，表面着色不均且边缘不规则。当颜面部黑色素痣的色泽、大小、形态、生长速度发生变化时，多为恶变为恶性黑色素瘤的征象。发生于口腔的恶性黑色素瘤多来自黏膜黑斑，研究发现，30%的黏膜黑斑可恶变为恶性黑色素瘤，口腔黏膜的黑斑出现生长速度加快、溃疡或卫星结节时提示恶变可能，而损伤、慢性刺激、不恰当的治疗常为恶变过程的诱因。此外，与该病相关的因素还包括免疫抑制、内分泌和营养因素，免疫抑制患者罹患该病的比例为2%～4%，不少学者注意到青春期极少发生该病，而妊娠期恶性黑色瘤的发展速度很快。

有对8500例恶性黑色素瘤进行临床和病理的单变量和多变量研究分析发现：与患者预后相关的因素包括部位、性别、年龄、肿瘤厚度、有无溃疡及其生长方式，肿瘤厚度（垂直高度）是关键性的预后因素，肿瘤厚度越过10mm时，其10年生存率低于20%。

1. 临床表现

多在40岁左右，也有发生于70岁以上的患者，男性多于女性。发生于皮肤的恶性黑色素瘤早期表现为皮肤黑斑，发生恶变时生长迅速，色素增加，形成黑色肿块，并呈放射状扩展，病变内或周围出现卫星结节，表面溃破，易出血。发生于口腔内者恶性程度更高，多发生于牙龈、腭和颊黏膜，表现为蓝黑色结节或乳头状肿块，迅速向四周扩散，侵犯黏膜下和骨组织，导致牙槽骨及颌骨破坏，牙齿松动，髂关系紊乱，肿瘤的进一步发展可引起张口受限，吞咽困难。根据其生长方式的不同，临床上多分为四种类型：浅表扩散型、结节型、雀斑型和肢端雀斑型。发生于颜面部以前三种类型多见。

（1）浅表扩散型　占恶性黑色素瘤的70%。多发于成年人，病变位于表皮与真皮交界处，发生于浅表痣，呈缓慢放射状扩散或较快垂直性生长，由于侧向扩散致边缘不规则，表面色泽从黑色到棕色或红色到消退性白斑。瘤细胞主要为上皮样细胞伴淋巴细胞浸润，预后相对较好。

（2）结节型　较浅表扩散型更具侵犯性，占恶性黑色素瘤的15%～30%，老年人多见。病变经真皮乳头进入网状层呈垂直性生长，经真皮乳头层进入网状真皮层，常不发生于色素痣，色深蓝或黑，也可无色，呈多足状；浸润深度深时预后较差。镜下表现为膨胀性生长，常侵入真皮乳头层及深层，无周围表皮内扩展，与正常表皮分界清楚。

（3）雀斑型 占1%～5%，多见于重度日晒的高龄白人，开始于雀斑，缓慢扩展，颜色从棕色到黑色，病变多大于3cm，边缘不规则，其中约5%为侵袭性，垂直性生长的部分色泽深黑且有溃疡。镜下见表皮基底层色素细胞数量增加，也可见小痣样细胞、梭形细胞和多核细胞增生，不等量淋巴细胞及黑色素吞噬细胞表皮内浸润。该型预后较差。

口腔内的恶性黑色素瘤恶性程度较发生于皮肤的恶性黑色素瘤高。上颌及前牙区黏膜多发，多见于牙龈、腭、颊部、鼻腔和副鼻窦黏膜。单发或散在点状分布，多表现为扁平结节状或乳头棕黑色肿块，生长迅速并破溃。值得注意的是，有些恶性黑色素瘤的临床表现并非黑色，而以浅黄色表现，仅在溃疡面上有少许浅棕色斑点。病变向四周扩散，并浸润至黏膜下组织和牙槽骨，并发骨质破坏时出现牙齿松动、吞咽困难和张口受限。发生于口腔黏膜的恶性黑色素瘤大部分伴有黏膜或其他皮肤的卫星结节，其机制值得研究。

恶性黑色素瘤常发生早期、广泛转移。报道约70%早期即转移至区域淋巴结，当淋巴结出现转移后，40%～80%发生血性转移。有时原发癌不明而以区域淋巴结转移癌为首发症状就诊，原发灶不明的恶性黑色素瘤发病率为2%～9%。偶有皮肤原发灶自行消退，而区域转移癌继续存在。

局部淋巴结是最常见的转移部位，也可转移至人体的任何组织和器官，主要见于颌下、颈深上组，其次是局部皮肤、皮下组织和肺，其他部位是肝、脑和骨。小肠的转移癌十分少见，但黑色素瘤转移至小肠常见，表现为肠梗阻和出血。有学者发现，对死于恶性黑色素瘤的患者尸检时发现60%有胃肠道转移。

2. 病理表现

病变大小不等，多呈扁平、球形或菜花状，病变周围常伴有卫星小节，色深黑或灰红、灰褐，质地脆，切面见肿瘤多无清楚界线，常向四周侵犯，光镜下见瘤细胞呈圆形、多边形或菱形，胞质丰富，含有多少不等的色素颗粒，量多时细胞结构不清，量少时可见分布均匀的黑色素颗粒，颗粒无折光性，胞核椭圆形或梭形，深染，分裂象多。瘤细胞排列呈巢状或条索状，肿瘤内色素沉积明显，呈灶形分布，有时可见多核巨细胞。瘤细胞不含黑色素时，则为无色素性黑色素瘤，此时Dopa反应可协助诊断，无色素的恶性黑色素瘤有时与分化差的鳞状细胞癌和未分化癌难以鉴别，可做S-100免疫组化染色，以显示上皮内的黑色素细胞。病变多向周围组织和皮下广泛浸润，侵犯脉管或神经鞘。

3. 诊断与鉴别诊断

根据特征性色素表现和临床症状，诊断该病多不困难，无色素性的黑色素瘤诊断较困难，常引起误诊，有时只有通过病理学检查才能确诊。对该病国内外均不主张行病理学检查，即使是转移性淋巴结也不做吸取组织检查，因为活检可导致瘤细胞种植和生长速度加快，并诱发肿瘤的远处转移，需要时可做术中快速冰冻切片或切除活检。

判断有无转移对诊断和制定治疗措施是重要的，应仔细询问病史并检查可疑的症状和体征。研究已经证明，Ⅰ、Ⅱ期的恶性黑色素瘤厚度小于1mm时，无淋巴结转移的潜在危险，而厚度大于4mm时，多发生局部淋巴结转移，没有检查出肿大的淋巴结，同样存在有局部和远处转移的高度危险性，Ⅲ期病变的淋巴结转移早，高达85%，而Ⅳ期病变发生局部和远处转移的概率更高。对颈部淋巴结应仔细触诊，包括耳后、耳前、面颊、颈后及腋下淋巴结群。

胸片和CT检查可判定有无肺部转移。血清碱性磷酸酶和乳酸脱氢酶检查有助于了解有无肝转移，如酶升高、伴有体重下降、厌食或腹痛应警惕肝脏转移的危险，宜对肝脏进行重点检查，如超声波和CT等检查。CT和MRI检查有助于判定脑组织内有无转移。有骨痛时，不论血清碱性磷酸酶是否升高，均应行X线片检查和核素扫描，以了解骨内有无转移。最近研究发现，S-100蛋白广泛分布于黑色素瘤组织内，免疫组化检测有助于诊断。皮肤的黑色素瘤应注意与色素性基底细胞癌相鉴别。后者生长缓慢，无卫星结节。

4. 治疗

以综合治疗为主。临床上常用的治疗方法有以下4种。

（1）手术治疗　以联合根治术为主，手术治疗应广泛切除，切除的范围要比其他恶性肿瘤更大、更深，同期或分期行颈部淋巴组织清扫。对Ⅰ期和Ⅱ期原发的恶性黑色素瘤，WHO黑色素瘤组的前瞻性研究表明，厚度<1mm时，扩大1cm的范围切除是安全的，否则，必须扩大1~2cm的手术范围，但不必行淋巴组织清扫。Ⅱ期病变，厚度>4mm或Ⅲ期病变，即使临床上未见淋巴结转移，但存在有转移的高度危险性，局部淋巴结治疗性清扫是必要的。Ⅲ期病变应扩大2~3cm，清扫时将与肿大淋巴结相连的皮下组织、筋膜一并清扫。Ⅳ期的恶性黑色素瘤手术的意义不大，仅为了缓解病情，延长寿命，该类患者的平均寿命是6个月。手术深度主要参考其浸润深度。组织缺损同期修复。

（2）放射治疗　该治疗临床上很少应用，因恶性黑色素瘤对放射治疗不敏感，该方法仅作为姑息性疗法，不能完全清除病灶。放疗方案因人而异。

（3）化学药物治疗　有学者坚持认为，化疗是治疗恶性黑色素瘤的最有效方法，临床常用氮烯咪胺（DTIC）。DTIC是治疗恶性黑色素瘤的有效药物，有报道其有效率为15%~20%，可使5%的患者完全缓解，对软组织的恶性黑色素瘤效果好。用法：200~250mg/（$m^2 \cdot d$），加入150mL生理盐水中20分钟内快速滴完，连用5天为1疗程，3~4周后重复，成人每次200mg静脉滴注，10天为1疗程。DTIC对全身播散型恶性黑色素瘤的完全缓解率可达20%~30%。近年来，研究用联合化疗方案，DTIC、卡氮芥、顺氯氨铂和三苯氧胺，对未经治疗的患者有效率为50%，完全缓解率15%，患者的平均寿命可达10.8个月。另有学者报道，使用顺氯氨铂、长春花碱和DTIC有效率为40%。动脉灌注法，常用药物为DTIC、苯丙胺酸（PAM）、更生霉素（DACT）、甲氨蝶呤（MTX），可提高灌注区药物浓度，增强抗肿瘤效果，减轻毒性作用。PAM的缓解率可达70%，DTIC为55%。卡介苗注射于瘤体局部或大面积划痕，可使部分瘤体消退，手术后辅助应用，可减少复发率，延长复发期。有报道，用白细胞介素Ⅱ行瘤体内注射或肌内注射，也取得较好的疗效。化疗也可与手术治疗联合应用，作为手术前后的综合治疗措施。

（4）冷冻治疗　适用于小型表浅病变。色素细胞对低温十分敏感，且冷冻后的肿瘤组织可出现抗原性，使机体产生免疫反应。局部原发无转移的恶性黑色素瘤经过2~3次的冷冻治疗后，肿瘤可完全消失，形成肉芽组织，最后创面完全愈合。另外，可使用γ-干扰素、基因治疗和单克隆抗体治疗，但目前效果均不理想，有待于进一步研究。

5. 预后

该病的恶性程度高，局部和远处转移率高，无论用哪种方法治疗，患者的生存时间均较短，国内外资料显示超过12个月的病例少见。

二、口腔恶性肿瘤

（一）概述

1. 临床组织学分类

口腔的解剖范围是从唇红缘向后至硬腭后缘和舌轮廓乳头以前的组织。因此，发生于唇红部黏膜下的唇癌不属于口腔癌的范畴。口腔恶性肿瘤是指原发于口腔内黏膜上皮、色素斑痣以及黏膜下结缔组织和肌肉的恶性肿瘤。国内4所肿瘤医院的统计资料显示，口腔癌占全部恶性肿瘤的2.7%，占头颈部恶性肿瘤的8.8%。美国和英国占2%～3%。而东南亚一些国家口腔癌占全身恶性肿瘤的40%。其高发年龄段为40～60岁，男女之比是2∶1。按其组织病理学分类有4种。

（1）癌 指发生于牙龈、颊、舌、唇、口底和腭等部位，来源于上皮组织的恶性肿瘤，其中鳞状细胞癌占90%以上，占口腔恶性肿瘤的第1位。

（2）口腔黏膜的恶性黑色素瘤 来源于口腔黏膜的色素斑痣。在国内，口腔黏膜恶性黑色素瘤远较颜面部皮肤多发，其比例约为4∶1。

（3）肉瘤 指来源于黏膜下纤维结缔组织或横纹肌组织的恶性肿瘤。

（4）恶性淋巴瘤 来源于口腔内淋巴组织。霍奇金（HL）和非霍奇金（NHL）淋巴瘤均可发生。

2. 临床分类

据其发病部位可分为舌癌、颊癌、牙龈癌、腭癌和口底癌。在西方国家，舌癌发病居第1位，口底癌居第2位，而我国舌癌发病居第1位，其次是颊癌和牙龈癌，口底癌的发病率最低。

3. 口腔恶性肿瘤的病因

口腔恶性肿瘤的发病主要与下列因素有关。

（1）烟酒嗜好 有报道美国癌症死亡患者中有30%是由使用烟草引起的，每年有150000例患者死亡，其中吸烟可导致85%的肺癌死亡，80%的咽癌和唇癌患者死亡，其中男性占90%，女性占61%。所涉及的变量因素有消费烟草的量和吸烟方式，重度吸烟者（每日20支以上），口腔癌的发病较非吸烟者高5～6倍。倒吸烟者口腔癌发病高于正常吸烟者，口腔癌的发病率与吸烟的累计时间和量成正比。烟草致癌的机制正在被研究，多数学者认为烟草的烟雾（ETS）和烟草中的芳香胺在致癌的过程中发挥了作用。酗酒者口腔癌发病的危险性同样增加，但酗酒者多同时是重度吸烟者，因此，酒精的致癌作用尚有待于进一步证实。酗酒者多伴有肝功能损害和细胞免疫抑制，间接加剧了口腔癌的发生。

（2）与癌前病变有关 不少研究显示，口腔黏膜的一些病变如白斑、增生性红斑、扁平苔藓、创伤性溃疡、慢性瘘管、色素斑、乳头状瘤和纤维瘤等病变均可发生癌变，白斑的恶变率为10%～30%，增殖性红斑的恶变率是5%～10%，扁平苔藓的恶变率为2%～4%。也有学者称这些病变为癌前病变或癌前状态。这些病变出现下列症状时，应引起临床医师的高度警惕：①病变发展速度加快。②病变出现肿瘤标志如表面出现疣状突起或破溃出血。③病变区感觉异常，如疼痛、麻木、发痒。④病变出现硬结，是恶性肿瘤垂直和水平浸润的标志。⑤色素斑块色素沉着呈进行性，病变区扩大或出现卫星结节，是色素斑恶性变为黑色素瘤的标记。⑥出现咀嚼、吞咽、张口及语言功能障碍。

癌前病变根据其不同的发展阶段可分为3级。①1级：癌变倾向很小，大多可自行愈合、消失。②2级：有癌变倾向，但处于不典型增生阶段，去除刺激因素后出现的肿瘤症状消失，有可逆性。③3级：出现恶性变症状，接近原位癌。组织学检查细胞生长活跃，异型性明显，累及上皮层的厚度和范围均较大。

口腔黏膜的癌变首先是基于病变本身。有研究表明，长期慢性炎症是一切病理变化的基础，通过形态计量学研究发现，口腔扁平苔藓染色体稳定性差，畸变率明显高于对照组，糜烂型扁平苔藓畸变率最高，易发生癌变；形态计量学研究从另一方面发现，扁平苔藓的基底层和棘层上皮及细胞核的体积、直径和鳞癌的上皮细胞接近，与正常黏膜及炎症细胞有显著性差异。残冠、残根、不良修复体和金属修复体等长期慢性刺激加剧了其转变过程。但临床研究报道，没有这些刺激因素，这些口腔黏膜的病变同样可以发生癌变。

（3）生物学因素　口腔癌的发生早就被认为与病毒有关。肿瘤的病毒可分为两大类：即RNA病毒和DNA病毒。国外很多研究发现HIV与恶性肿瘤的形成有关，免疫抑制（感染HIV和肾移植者）患者恶性肿瘤的发病率明显高于正常对照组，其作用机制不是直接的，因为感染了HIV的患者并不一定或大多数患有口腔癌，因此说，感染HIV只是为肿瘤的滋生提供了内环境或者说HIV致病绝非是单一因素的作用，可能是加强了其他致癌因素的致病过程。

（4）医源性因素　放射性治疗（γ射线和X射线）和用于治疗性的化学药物有致癌的危险性，包括口腔癌。放射性致癌有以下特点：可发生于放射治疗后5～20年，平均10年。有研究报道，口腔颌面部恶性肿瘤放疗后第二原发性癌的累积率为12%，较正常人的期望发生率高出20倍；中度剂量较高剂量更易诱发，放射治疗诱发口腔癌的机制被认为是高能放射线引起了DNA结构的突变，抑或是高能射线激活了局部潜伏的致癌病毒，降低了人体的免疫功能，从而激活了被抑制的肿瘤基因。同样有不少研究报道和动物实验证实，多数细胞毒素类药物具有一定的致癌作用。

（5）全身因素　患者的全身情况，包括免疫状态、营养状况和肝肾功能，对口腔肿瘤的形成均有不同程度的影响。人体作为一个相互协调的整体，口腔癌的发生与患者的全身情况有不可割舍的联系，实验证实，维生素A和维生素B_2缺乏的动物，易被化学致癌的药物诱发恶性肿瘤，而给予维生素A、维生素B_2、维A酸可减少肿瘤的发生。体内微量元素的量、比值发生变化同样易诱发恶性肿瘤。如缺铁可引起缺铁性吞咽困难综合征（PV综合征），其中10%～15%的患者可发生上消化道恶性肿瘤，包括口腔癌。微量元素硒与恶性肿瘤的关系也日益被发现，一方面，富含硒的食物和泥土中硒含量高的地区，肿瘤的发生率低，另一方面，恶性肿瘤发生转移者、多发性和复发性患者，体内的硒含量均较低。有学者通过细胞学研究证实，亚硒酸钠可抑制肿瘤细胞内DNA的合成，阻止或延缓细胞进入S期。另有研究发现，口腔癌组织中钾与钙的含量增高，钾/铜的比值升高，口腔癌患者头发中含锌量下降。总之，微量元素在口腔癌发病中的意义和价值有待于进一步研究。

肝肾功能紊乱与口腔癌的发生的相关性早在20世纪60年代即为国内外学者所注意，口腔癌患者患有肝硬化的比例占60%，动物实验也证实，肝损伤后口腔黏膜涂以化学致癌剂苯并芘和烟油，诱发口腔癌的程度较无肝损害者高出3倍。统计学研究发现口腔黏膜癌、舌癌患者与正常人肝肾功能具有统计学差异。

国际免疫性缺陷—癌登记所统计资料表明，有免疫缺陷性疾病患者，其恶性肿瘤发生的机会高出正常人100~1000倍，继发性和获得性免疫缺陷（HIV）及医源性免疫抑制（肾移植）患者容易罹患恶性肿瘤，有收集1023例器官移植患者的1081个恶性肿瘤的发病部位，发生于头颈部的恶性肿瘤有125例，其中唇癌83例，口腔癌10例。患者的免疫功能状态与预后包括生存时间也密切相关，免疫功能增强型患者的生存时间是减弱型的2倍，从另一方面证实，免疫状态与恶性肿瘤包括口腔癌的发生有相关。遗传因素在口腔恶性肿瘤发生过程中同样有作用。

4. 口腔癌的病理学检查

口腔癌的确诊主要靠组织病理学检查。临床也可先用甲苯胺蓝染色定性，方法是先以清水漱口，再以1%的冰醋酸清洗溃疡表面及其周围组织，然后用1%甲苯胺蓝涂布全部病变及其周围黏膜，1分钟后，再以冰醋酸溶液清洗，正常黏膜颜色消失，阳性病变呈深蓝色。切取活体组织的方法有3种：切取活检、切除活检和术中快速冰冻切片检查。选用哪一种方法根据病变的具体情况而定。多数口腔癌位置表浅，切取活检手术多在无麻和局麻下进行，局麻手术应行阻滞麻醉或远离病灶的周边浸润麻醉，以免癌瘤区压力升高，促使癌细胞扩散。同时，应注意活检的时间与手术时间越近越好，最好同时进行。对范围小的病变，如白斑等能一次切除的肿瘤，可于局麻下切除病变行病理学检查，即切除活检。

对少数肿瘤位置较深，无法术前确诊的病例，可行术中快速冰冻切片进行组织病理学检查，以便明确诊断并扩大手术范围。病理表现为舌癌98%以上是鳞状细胞癌。

分化好的鳞状细胞癌组织学表现是：癌细胞呈多边形或梭形，胞质嗜伊红，胞核呈不同程度的异型性及分裂象，瘤细胞排列呈条索状或不规则团块状。WHO根据肿瘤细胞的增殖与分化程度，将口腔内鳞状细胞癌分为3级：1级为分化好的鳞状细胞癌，组织学表现为较多的上皮角化珠、上皮角化和细胞间桥，每高倍镜视野不超过2个核分裂象，细胞和细胞核的异型性不明显，罕见多核巨细胞；2级为中等度分化的鳞状细胞癌，组织学上少见上皮角化珠，甚至没有，上皮角化和细胞间桥均不存在，每高倍镜视野有2~4个核分裂象，部分细胞和胞核出现异型性，多核巨细胞少见；3级为高度间变（异型性）的鳞状细胞癌，组织切片中罕见角化珠，每高倍镜视野有4个以上的核分裂象，细胞和细胞核异型性显著，多核巨细胞罕见。未分化或低分化的鳞状细胞癌为小的散在的癌细胞，胞质很少，核染色质丰富。癌细胞排列紊乱无规则，有时与恶性黑色素瘤难以鉴别，宜做免疫组化检查，如确有角蛋白存在，则为来源于上皮的肿瘤，如普通的白细胞抗染色强阳性，且角蛋白和S-100染色阴性，则为恶性淋巴瘤。S-100对确诊恶性黑色素瘤同样有帮助。

疣状癌是鳞状细胞癌的一种亚型。病理表现为上皮显著增殖变厚，呈不规则乳头状或疣状，向四周和深部深入结缔组织中，和结缔组织间有完整的基底膜，因此，不是浸润性生长，结缔组织的乳头层有大量淋巴细胞浸润，上皮分化较好，少见核分裂象和细胞异型性，较大的病变其外突性生长和上皮间存在裂隙，其内可有不全角化或角化物。

原位癌同样表现为上皮增厚，可有/无角化，个别可有明显异型性，也可有角化珠形成，但基底层整齐无浸润，基底膜完整。

（二）唇癌

根据WHO的分类，唇癌是指发生于唇红黏膜和口角区的恶性肿瘤，唇口角向后1cm为唇和颊的分界，唇癌隶属于颊黏膜癌的范畴，唇部皮肤的肿瘤属于面部皮肤肿瘤的范围。唇癌的组织学分类绝大多数为鳞状细胞癌，占95%以上，且大多数（85%）分化较好。唇部的其他肿瘤如基底细胞癌、小涎腺恶性肿瘤等间叶组织来源的恶性肿瘤罕见，这种罕见的基底细胞癌多来源于皮肤，后侵入肌肉和黏膜所致。

唇癌在西方国家发病率高，约为口腔癌的3倍，在我国发病率较低，和口腔癌的比例为1：10～1：20。北方地区较南方地区发病率高。发病部位以下唇多见，和上唇的比例是10：1。但上唇的恶性程度一般较下唇者高，且多发生淋巴结转移（50%）。

唇癌的病因除显然与种族有关外，其外界因素被认为与日光照射、吸烟和其他癌前病变有关。临床资料显示，户外工作者、农民、渔民及长时间暴露于紫外线环境的工作者发病率高，重度吸烟和嗜烫灼性饮食者发病率也高，约有1/5的患者有癌前病变史或与癌前病变同时存在，如白斑、乳头状瘤、扁平苔藓及盘状红斑狼疮等。

1. 临床表现

好发于男性，男女之比约为4：1，90%发病年龄在40岁以上。上下唇均可发生，但以下唇多见，病变多发生于下唇的一侧中外1/3处。病程较长，一般2年左右，这与环境中致癌因素的慢性刺激和其他癌前病变的慢性转化有关。

唇癌的临床表现有3种形态：外生型、溃疡型和疣状型。①外生型最常见，开始表现为上皮增厚向四周扩展；呈乳头状或菜花状，向深部浸润形成一个盘状硬结，肿瘤的表面有许多小的沟状裂隙，反复形成结痂，常伴发感染坏死，继发疼痛并发出恶性臭味。②溃疡型的病变多在增生型病变的基础上形成，黏膜表面溃疡凹陷，基底侵蚀，呈火山口状溃疡，边缘不整齐，质地坚硬。临床上病变一开始即以溃疡型的表现少见。该型浸润较快，晚期可使唇组织全层受累，波及前庭沟、唇部皮肤，甚至侵犯颌骨。③疣状型发病率较少，约占唇癌的5%。肿瘤表面不规则，表现为黏膜上有界限清楚的细颗粒状突出物，仅在小的裂隙中发生溃疡样变，多限于表皮层，极少向深部浸润。

下唇癌的长期发展可影响唇的闭合，患者常伴有涎液外溢。发生于口角区的唇癌有两种表现形式，一种是和唇红黏膜的唇癌一样；另一种是在颗粒性红白斑的基础上发生。该区唇癌累及颊黏膜。

唇癌的淋巴结转移率较低，多在10%～20%。其转移率与病变的部位、大小和分化程度有关。下唇癌发生淋巴结转移相对较晚，多转移至颏下和颌下淋巴结群，晚期也可转移至双侧颏下、颌下和颈深上淋巴结；上唇癌的淋巴结转移相对较早，除转移到颏下、颌下和颈深上淋巴结外，有时可转移至腮腺和耳前淋巴结。报道称，原发灶直径＜1cm者，淋巴结转移率为2%，1～2cm者为7%，＞2cm者是18%。有资料显示，唇癌的淋巴结转移与临床分期有关，Ⅰ期几乎无淋巴结转移，Ⅱ期、Ⅲ期淋巴结转移率为70%左右，Ⅳ期则高达88.6%。唇癌罕见发生远处转移。

2. 病理表现

主要为鳞状细胞癌，细胞分化较好；组成大小、形态各异的癌巢，自癌瘤表面向深层组织伸展，形成分支状结构，如蟹足状，其间为纤维组织分隔，癌巢内主要为棘细胞和角化的瘤细胞构成。源于间叶组织的恶性肿瘤与其相应的组织学表现一致。

3. 诊断与鉴别诊断

唇癌发病直观，必要时可行脱落细胞检查或行组织病理学检查，诊断多无困难。但对发生于角化过度区仅有浅表溃疡表现者，应注意与下列疾病相鉴别，以达到早期诊断和治疗的目的。

（1）角化肌皮瘤　多见于中老年人的外露皮肤，偶见于唇部，为良性自愈性病变。临床表现与唇癌相似，单发或多发，开始生长较快，发展到1cm大小时即不再生长，病变呈圆形，乳头状，周边高起，中央凹陷，界限清楚，无基底浸润和淋巴结转移、病程一般为数月，然后自愈。故也有学者称为自愈性上皮瘤。

（2）慢性唇炎　唇黏膜和口角区均可发生，多表现为唇部干燥并伴有细小裂纹，亦可表现为唇部肿胀，黏膜表面角化不全、溃烂、溃疡、渗出及出血，基底软，无硬结，病程持续数年不愈，无淋巴结转移。对症治疗后，病情好转但难以治愈。其病因与维生素缺乏和环境因素（如日光、紫外线照射、吸烟等）有关。

（3）盘状红斑狼疮　是一种自身免疫性结缔组织疾病。常见于中年妇女，多发生于颜面部的皮肤和唇黏膜，下唇多见。表现为1个或多个肥厚的红斑，大小不等，界限清楚、中央微凹、边缘突起的盘状病损，表面可有鳞屑，继发萎缩和糜烂时，则形成浅表性溃疡。受日光照射和寒冷刺激时症状加剧，后期可伴发多发性面部皮肤的病变，形成小丘疹，然后逐渐扩大形成暗红色斑块，颧部和鼻根部的损害多对称发生，并相互连接呈蝶状。

辅助检查伴有白细胞减少，血沉加快，丙种球蛋白升高，类风湿因子阳性。部分患者抗核抗体阳性。

（4）梅毒性下疳　是由苍白螺旋体（梅毒螺旋体）引起的一种全身性慢性传染病。有先天性和后天性梅毒两种，后者多由性传播，症状在皮肤和黏膜处以溃疡形式表现，基底部硬如软骨，也称硬性下疳，绝大多数见于阴茎和阴唇，少数可发生于唇部，称为唇下疳。开始表现为暗红色斑丘疹或丘疹，逐渐增大，很快形成溃疡，伴有浆性分泌物，内含大量梅毒螺旋体，溃疡一般1~2cm大小，圆形或椭圆形，无痛，表面可有灰白色伪膜，2~6周可自行愈合，遗留有萎缩性瘢痕或色素沉着。问诊时患者有不洁性生活史，行梅毒螺旋体检查和血清学检查可确诊。

4. 治疗

唇癌的位置表浅，易于早期发现与诊断，且多数分化较好，少发生淋巴结转移，临床上用手术、放疗、化疗/冷冻、激光、PDT（光动力疗法）或综合疗法均可获得较满意的治疗效果。目前，多数学者主张手术与放疗联合应用的综合疗法。

（1）原发灶的治疗

1）用矩形切口。手术治疗。病变直径在1.5cm以内者，扩大0.5~1.0cm切除病变，唇缺损在唇宽的1/3以内，直接拉拢对缝手术创面，或采用剩余唇瓣滑行修复，对唇部的外观和功能影响很小。病变直径＞2.0cm者，切除后唇组织缺损多在1/2以上，需选用局部皮瓣修复：扇形瓣或Abbe瓣，扇形瓣形成的小口畸形，可在3～4周后行二期整复，Abbe瓣形成大小两口，和供区有蒂连接，断蒂前先结扎局部皮瓣的血供，观察血供建立与代偿的情况，断蒂的时间应在手术后10天以上。晚期病变如累及颌骨、鼻底和颊部的病例，包括上下唇缺损，局部转移皮瓣难以解决问题，应选用游离皮瓣或游离肌皮瓣修复。

2）放射治疗。放射治疗对唇癌的效果较好，可作为手术前后的辅助治疗，也可作为治疗措施单独应用。适用于病变范围较大或因其他原因不能耐受手术的患者，作为姑息性治疗措施。外照射、组织间照射或两者联合应用均可，根治性剂量为每6～7周60～70Gy，1.5～2.0Gy/d，多数病灶缩小，甚至治愈。

3）化学药物。治疗平阳霉素为首选，用量为200～300mg，每10～20mg，隔日应用，多作为手术前诱导化疗，以减少正常组织的缺损范围，便于修复。也可作为复发性或有远处转移患者的姑息疗法。

4）激光、冷冻、光动力疗法（PDT）。对Ⅰ、Ⅱ期的唇癌亦有较好的效果。

（2）淋巴结的处理　原则上Ⅰ、Ⅱ期的唇癌不做颈淋巴组织清扫。颈部淋巴组织清扫的适应证：晚期病例、复发病例和临床诊断有颈部淋巴结转移者。颈清的术式多采用治疗性淋巴组织清扫术或肩胛舌骨上淋巴组织清扫术；伴有腮腺内淋巴结转移者，应行保留面神经的腮腺全切术。

预后取决于原发灶的大小、组织分化程度与颈部淋巴结转移与否和治疗方法的选择，一般报道5年治愈率在80%以上。报道180例患者中，原发灶直径＜1.0cm者，3年治愈率是97%，5年治愈率是95%；直径2～3cm者，3年、5年治愈率分别为64%、59%；直径＞3cm者，3年、5年治愈率分别是49%、41%。组织分化Ⅰ级治愈率是93.4%，Ⅱ级是81.4%，Ⅲ级是45.5%，Ⅳ级是38.2%。

（三）口腔癌

口腔癌一般指发生于口腔黏膜鳞状上皮的鳞状细胞癌。其他组织来源如间叶组织、造血组织来源的恶性肿瘤也可发生于口腔黏膜，但临床上极少见，归纳到各相应的病理类型中论述。鳞状细胞癌是最常见的口腔癌，随着年龄增长其发病率大幅度上升。多数口腔癌发生在60岁以上的人群中，其中下唇是最常见的发病部位，其表现形式多种多样，如大的外生性肿物、深溃疡、朱红色肿胀病损、不明显的痂皮状病损等。

唇癌病因包括日光照射、梅毒、吸烟（特别是用烟斗吸烟）等。舌也是口腔癌的易发部位，多表现为白斑、外生性赘生物、溃疡等。75%发生在舌侧缘和舌前2/3的下方，60～80岁人群中最多发。一般说来舌癌的原发部位对预后有一定指导意义。舌后部的癌变一般恶性程度较高。颊黏膜和口底鳞癌在70岁以上人群中最多见，溃疡是多见的临床表现。口腔癌性溃疡中，病损周边多可触及硬结，且无任何症状。男性比女性更易患口腔癌。

口腔黏膜白斑及红斑都是可转化为口腔癌的重要癌前病损，另外任何其他口腔黏膜的慢性病损，如2～3周仍未愈合的溃疡也应引起关注，有下列临床表现时尤其应提高警惕：①出现口腔黏膜红色增生。②口腔黏膜病损表面出现颗粒状或裂纹状表现，或有高起的外生性边缘的溃疡。③口腔黏膜病损下触及硬结。④黏膜肿块有不正常血供。⑤口腔黏膜病损与其深部组织有粘连固定现象。⑥颈部淋巴结肿大，肿大淋巴结质硬且活动不良。

口腔及牙齿护理对口腔癌患者在诊断和治疗的每一个阶段都是必要的。早期发现、早期诊断口腔癌是提高生存率及减少手术并发症的重要前提。

1. 舌癌

（1）发病情况与治疗进展　根据解剖学进行分类，发生于舌前2/3部分的称舌体癌，发生于舌后1/3部分的称舌根癌，UICC将后者划入咽部肿瘤中。舌癌是口腔癌中发病率最高的恶性肿瘤，恶性程度高，易发生局部和颈部淋巴结转移。以往认为男性患者多于女性，但国内外近期的临床研究表明，女性舌体癌的发病率呈上升趋势，且患病年龄日趋年轻化，分析认为与女性吸烟和从事以前为男性所从事的职业有关，但国内非吸烟女性舌癌的发病率同样升高，因此说，后者的解释似乎理由更充分。

舌癌98%为鳞状细胞癌。发生于舌体者占85%，舌体癌中又以舌中1/3的侧缘为好发部位，占70%，发生于舌腹者占20%，舌背占7%。舌前1/3包括舌尖部发病机会最少。舌癌的病因与发生于舌黏膜的癌前病变（如白斑、扁平苔藓）和慢性机械性刺激密切相关。有报道，舌癌患者有7%来源于癌前病变。特别是舌腹部的白斑，恶变率最高。其他病因被认为与烟酒嗜好有关。

关于舌癌的治疗：20世纪90年代以前多行舌颌颈联合根治术，其理论基础是舌癌可沿下颌骨的舌侧骨膜向颈部进行淋巴结转移。近年来临床研究发现事实并非如此，有报道称，下颌骨舌侧缘的淋巴引流与舌侧骨膜淋巴管无相互连通，下颌骨骨膜淋巴管有其自身的独立体系而与舌黏膜无关，因此，现在多数学者主张对舌癌行保留下颌体的根治手术。后装治疗近年被用于舌癌的治疗，这使得局部病变区可有足够的放射剂量而尽量减少颌面部组织的放疗损伤，并可使30%左右的患者重新获得手术机会。

（2）临床表现与病理　舌癌早期无症状，偶有慢性刺激性疼痛。表现为溃疡型、外生型和浸润型3种形态，以溃疡型最常见，占61%以上，有时仅以舌痛为主诉就诊，并可放射至耳颞部，这类病变浸润性强，基底硬结，因无包膜而无明显的解剖界限；外生型多来自舌部乳头状瘤的恶变，表现为菜花状或肉芽状，浸润性较轻，舌体运动无障碍，较少发生自发痛，上述两型多见于舌体部；浸润型可无/有突起和溃疡，多见于舌根部。

舌癌病变多呈浸润性生长，速度较快，中晚期即发生浸润，其水平浸润表现为跨区侵犯，跨越中线后，舌体活动度变差，近似固定，因涎腺分泌物增多而出现流涎，也可侵犯口底舌根部或下颌骨的舌侧骨膜及骨皮质；垂直性浸润多突破黏膜层向肌层浸润；致使舌体活动受限，伴发咀嚼、吞咽等功能障碍。病变的发展可致肿瘤中心部缺氧、坏死，继发感染而发出恶臭，同时伴发剧烈疼痛，可放射至半侧面部。病变长期发展，各种病理因素的综合可出现恶病质。舌癌的淋巴结转移率高且多在早期即发生转移。有报道患者初诊时即有30%的病例发生了转移，转移率多报道在60%～80%。舌前1/3的淋巴回流主要向颏下和颌下淋巴结群，舌体侧缘中部的病变除向颌下淋巴结转移外，多随淋巴回流转移至颈深上二腹肌淋巴结群，也可直接流向颈总动脉的歧部和颈深中群的肩胛舌骨肌上淋巴结。有统计资料指出，舌癌以颈深上淋巴结群转移率最高，其余依次为颌下淋巴结、颈深中淋巴结、颏下淋巴结及颈深下淋巴结群。因舌淋巴循环网络丰富并相互吻合，病变越过中线或原发于舌背部的舌癌可发生双侧颈淋巴结转移。

另外，舌癌的隐匿性转移的发生率同样很高，约占30%。国内有报道28例无临床转移症状的舌癌病例，术后经病理证实，各区淋巴结转移的频度的是：颌下和颏下17.5%，颈内淋巴结中组25.0%，颈内淋巴结下组2.5%。有人报道舌活动部鳞癌15.8%的病例有跳跃式淋巴结转移，指的就是颈内静脉中组淋巴结。有报道舌癌第一站出现中组淋巴结转移的比率是14.3%，且颈内静脉中组淋巴结转移时，因其表面有胸锁乳突肌的掩盖，很难扪及，极易误诊而延误治疗。

晚期舌癌可发生肺和肝等远处转移。舌癌淋巴结转移率的高低与病变的大小和浸润深度呈正相关。有报道185例舌癌，T_1期淋巴结的转移率是29.1%，T_2期淋巴结的转移率为42.9%；原发灶浸润深度在2mm以上时，颈部淋巴结转移率为40%，超过3.6mm以上者则高达60%，并分析为垂直性浸润深度越大，其癌细胞越能沿深筋膜平面的淋巴道扩散。舌癌的病理表现与鳞癌的组织学表现相似。

（3）诊断与鉴别诊断　根据舌癌的临床表现，诊断并不困难。舌癌多以溃疡表现，且与局部的刺激有关，舌侧缘的慢性溃疡型病变与局部的刺激物相吻合，且进行性扩大，去除刺激后溃疡可有缩小但不能完全愈合。由口腔内其他癌前病变发展而来的舌癌，明确诊断较困难，多需行病理学检查协助诊断。临床上舌癌应注意与下列疾病鉴别。①创伤性溃疡。由于残根、残冠、锐利牙尖、不良修复体等刺激引发的创伤性溃疡，舌缘和颊侧黏膜均可发生，病变部位运动时和刺激物位置吻合，边缘外翻，基底软，无硬节。溃疡受刺激时疼痛加剧，去除刺激因素如拔除残根、残冠，调磨锐利牙尖后病变不久消失。②舌乳头状瘤。主要是鳞状细胞乳头状瘤，应与增生性舌癌相鉴别，其病变呈乳头样突起，多数有蒂和基底部相连，基底软，界限清楚，表面无坏死及血性分泌物。③结核性溃疡。可有结核病史，溃疡边缘紫红色，呈口小底大的潜行性损害的激发痛明显，取病变区分泌物涂片可见结核杆菌，结核菌素试验阳性。④叶状乳头炎。表现为舌侧缘后方红肿，但基底部无浸润，多双侧对称发生，抗炎治疗有效，组织学检查可明确鉴别。

浸润型舌癌表面黏膜可正常，仅表现为舌体内界限不清的硬性肿块，此时应注意与神经鞘瘤、神经纤维瘤和脉管瘤相鉴别。神经鞘瘤和神经纤维瘤在口腔内好发于舌体，多位于肌肉内，质地中等，界限清楚，舌体表面多有咖啡色斑块，与舌体后区的浸润性舌癌很难鉴别。另外，神经鞘瘤和神经纤维瘤在口腔内发生率很低，常引起临床医师的忽视。

（4）治疗　早期高分化鳞状细胞癌可用手术、放疗或冷冻治疗，晚期病例必须采用综合治疗。治疗原则是以手术为主的综合治疗，首次治疗应达到无瘤根治的目标。

1）手术治疗。手术治疗强调手术的完整性和彻底性，否则，手术治疗的价值不大，甚至使整个术野成为恶性肿瘤的生长中心。3期舌癌可选用手术治疗，其范围以肿瘤的大小、浸润深度和TNM分期而定。常用的术式有舌部分切除、半舌切除、舌大部切除和全舌切除术。①舌部分切除术。适用于癌灶直径小于1.5cm，舌肌无浸润的$T_{0\sim1}$期病灶，手术时扩大1.0～1.5cm范围以电刀切除肿瘤，创面对层缝合。治疗方法简单方便，术后不致语言及其他功能障碍。②半舌切除术。适用于舌侧缘直径略大于或等于2cm的$T_{1\sim2}$

期肿瘤。病变位于中线、轮廓乳头分界线或分化差的舌癌不适用于该法。方法是从舌尖部中央开始，沿舌背正中线切开舌全层，后界距肿瘤边缘1.5～2.0cm，横断患侧舌体，连同口底受累组织一并切除。对于一侧舌体缺损的处理，舌尖部可将背腹部的黏膜对层缝合，舌体部的舌背创缘与相应的下颌骨内侧黏膜或口底黏膜对缝，这样对舌运动影响小，且利于以后义齿的镶装。创面较大，无法对缝者，多采用舌再造术。③舌大部切除术。适用于病变直径在3～4cm，浸润范围相对较大，越过舌中线但未波及舌轮廓乳头分界线的病例，方法是在病灶周围2.0cm的正常组织内以电刀切除肿瘤，同时行舌再造术。④全舌切除术。适用于肿瘤直径3～4cm范围，越过轮廓乳头人字形分界线的病例。手术方法是切除全舌，口底和咽侧壁受累，手术应一并切除，选用带肌肉的较厚组织瓣行舌再造。该类患者术后语音功能大部消失，影响进食，术后患者的生存质量和预后较差。

舌癌易发生早期淋巴结转移。有研究报道，<2.0cm的肿瘤厚度，其颈部淋巴结的转移率为2%，而>2.0cm的肿瘤颈淋巴结转移率为40%。舌癌颈转移淋巴结的处理可选用功能性颈淋巴结清扫术和根治性颈淋巴结清扫术，但根治性手术与患者术后的生存质量之间存在矛盾，选用何种清扫范围是值得慎重处理的问题。也有学者主张，无论转移与否，均应行颈淋巴组织清扫术。

颈部淋巴结清扫分为选择性（预防性）、功能性和根治性清扫3类，选择哪一种清扫术式依病灶大小和转移情况而定，以往认为$T_{0～1}$、N_0的病例可采用颌下淋巴组织清扫，$T_{2～3}$、$N_{0～1}$的病例宜采用肩胛舌骨上清扫术，但近年来发现舌癌可以颈内静脉中组淋巴结作为第一站淋巴结，这样颈内静脉下组淋巴结即成为第2站淋巴结，转移的可能性随之增大，而肩胛舌骨肌上淋巴清扫不包括该区域，因此多主张清扫的范围以颌下至颈内静脉下组的局限性淋巴清扫术。如不能做到，术后应辅以50Gy/5周的放射治疗。

选择性颈淋巴清扫术适用于$T_{1～2}$及N_0的病例，临床检查无淋巴结转移不一定无转移。该术式不清扫胸锁乳突肌、副神经和颈内静脉。选择性颈淋巴清扫术后配合放射治疗效果更好，该术式目前为多数学者所赞同和采用。功能性淋巴清扫适用于$T_{1～3}$、$N_{0～1}$的病例。清扫的范围是从锁骨上窝至颌下的规范化术式，术中保留颈内静脉、胸锁乳突肌和副神经，既达到了根治性治疗的目的，头颈部的生理功能同样得到了较大程度的保留。根治性颈淋巴组织清扫术也是最常用的舌癌淋巴组织清扫术式，适用于$T_{1～4}$、$N_{1～3}$的患者。方法是将一侧的颈淋巴组织、颈内静脉和副神经一并清扫，以达到消灭亚临床癌灶的目的。以往对位于正中的舌癌、跨越中线或疑有双侧淋巴结转移的病例行双侧根治性淋巴组织清扫，但近年来临床研究发现，这样做的远期疗效并非理想，疑有但未确定双侧颈淋巴转移的患者行患侧根治性清扫和对侧的选择性淋巴清扫术即可。术后配合放化疗的综合性治疗无疑对提高疗效有益。

以往一直认为下颌骨及其骨膜是舌癌转移的主要途径，多主张行下颌骨全切的舌颌颈根治，但近年来学术界发现舌癌的淋巴转移并非如此，且术后修复及患者的生存质量方面均存在诸多棘手的问题，在辅助检查无骨质破坏或淋巴结转移者，单纯切除舌侧骨膜或升支行保留下颌骨下缘的清扫即可达到根治目的，保留了下颌骨的完整性，对术中或二期修复、保障患者术后的生活质量非常有利。

舌缺损行同期再造术。舌缺损在1/2以上者宜同期行舌再造术。1965年Mayer首次采用肩胸皮管行舌缺损再造术，以后随患者的生理需要和治疗的高成功率，临床进展迅速，目前采用带蒂的组织瓣或血管化游离组织瓣移植修复舌缺损已成为口腔颌面外科的常用方法，方案根据缺损的大小、部位及有无软硬腭等组织缺损而定。半舌切除者，用皮瓣修复即可，多选用前臂皮瓣、肩胛游离皮瓣和带蒂的全腭皮瓣，此外，颈阔肌皮瓣、胸锁乳突肌皮瓣及股薄肌皮瓣等也可选用。舌缺损2/3以上，包括全舌切除者，应选用较厚的肌皮瓣移植，以修复舌的体积与形态，如带蒂的胸大肌皮瓣、游离的背阔肌皮瓣等。目前，舌缺损的外形修复基本解决，但移植后皮瓣、肌皮瓣运动功能的恢复仍是未解决的问题，特别是全舌再造，因为舌肌的构造复杂而精细，有横肌、纵肌、直肌等，同时还有舌外肌的配合运动，要想恢复或再造舌体精细的运动功能，可能是未来一段时间难以攻克的难题。

2）放射治疗。舌部的鳞状细胞癌对放射治疗中度敏感，放疗可作为手术前后的辅助性治疗措施应用，对晚期舌癌也可作为单独、姑息性治疗方法应用。方法有组织间照射、后装机治疗和体外照射。①组织间照射。适用于患者全身一般情况较好，口腔及肺无并发症的患者。局部病变在2.0cm范围以内者，放射源选用核素针，包括^{60}Co、^{137}Cs、^{192}Ir等，方法是将核素针均匀排列，根据肿瘤厚度可行1～2个平面插入，一般7天内给予80～90Gy的剂量，可达到根治性目的。优点是疗程短，全身反应小，局部瘢痕少，对舌功能几乎无影响。②体外照射。临床上仍在广泛应用，方法是以高能X线行两侧面颊野对穿照射，射野面一般取（5～6）cm×（7～8）cm，2周给予15～20Gy，10天后配合组织间照射。对范围大的舌癌宜在3～4周内给予30～40Gy，休息3～4周后配合组织间照射60～70Gy，可使肿瘤缩小并杀灭亚临床灶。

3）化学药物治疗。化疗作为手术前后的辅助治疗，应用并适用于有远处转移而失去手术机会的患者。

4）冷冻治疗。作为姑息性疗法适用于年老体弱或因其他系统性疾病难以耐受手术的$T_{1\sim2}$期舌癌患者，以延长患者的生存时间。有报道181例患者采用冷冻治疗，5年生存率是65%。

5）综合治疗。综合治疗的方法很多，如手术与放化疗结合，化疗与冷冻疗法结合，高压氧与放疗结合，光敏疗法等，应根据患者的具体情况和医疗条件选用。目前常用的有下列两种。①术前放疗+手术根治+术后放化疗。术前放疗可缩小恶性肿瘤的范围，适用于体积较大难以手术切净的舌癌。放疗后，肿瘤组织变性，大部分恶性肿瘤细胞被杀灭，周围软组织纤维化等淋巴管和毛细血管阻塞；从而减少了术中癌瘤细胞种植与播散的机会，降低术后复发率。但手术范围仍以原病灶范围而不是以放疗后的肿瘤范围扩大切除，只是在正常组织内的扩大切除范围减少。手术后放化疗可杀灭肉眼看不见的残余癌灶，特别是手术切缘阳性的病例，此时，原发病灶被切除，中心乏氧区消失，对放化疗敏感性升高。再者，原发灶切除后，转移灶癌瘤细胞的生长速度加快，同时，处于活动期的增殖细胞对放化疗均敏感，术后放化疗亦可杀灭亚临床转移灶。放疗宜在术创愈合后及早进行，最迟不能超过3周。有研究报道转移的组织瓣对放疗的耐受性甚至高于正常组织。化疗多在术后4～6周进行，此时，患者的免疫力上升，可耐受化疗的不良反应。②术前化疗+根治性手术+术后化疗或放疗。术前化疗的作用同样在于缩小原发灶的范围，降低舌癌转移的机会和杀灭亚临床转移灶。

（5）预后　舌癌患者的预后与治疗方法、患者的全身情况包括性别、精神因素等，局部因素包括原发灶的部位、大小、生长方式、淋巴结转移与否及组织病理学分化程度等诸多因素有关。不少报道只注意到舌癌局部情况而忽略或不考虑患者的全身情况，笔者认为，这样做不同程度地降低了分类标准的可比性。①与治疗方法有关综合治疗国内资料显示，以手术为主的患者3年、5年生存率一般在60%以上。②与临床分期有关综合治疗Ⅰ、Ⅱ期患者5年生存率高，多在70%左右。有报道Ⅰ期舌癌的5年生存率高达96.08%，Ⅲ、Ⅳ期的5年生存率在30%左右。③与原发灶的部位、大小有关综合治疗舌尖部与边缘的癌瘤较舌后、中部的生存率高；癌瘤越大，5年生存率越低。有研究报道，原发灶直径<2cm，5年生存率为82.5%，而直径>4cm者，生存率降为36.68%。④与癌瘤的浸润深度和生长方式有关。外生型的癌瘤垂直浸润较轻，淋巴结转移相对较晚，生存率高，而溃疡型和浸润型的癌瘤，浸润深，易发生早期淋巴结转移，生存率低。有报道浸润深度<0.5cm者，5年生存率为72.7%，而深度>2cm者，5年生存率只有44.9%。⑤与颈淋巴结转移与否有关。无淋巴结转移者，5年生存率可在60%以上，也有报告高达82.5%，而有颈部淋巴结转移者，5年生存率则不到30%。⑥与组织分化程度有关。癌瘤的组织分化程度与5年生存率呈正相关，分化Ⅰ级者，5年生存率可达80%，而分化Ⅲ级者，5年生存率不足25%。近年来有用流式细胞计（FCM）检测细胞DNA含量判断预后的报道，一般认为，出现异倍体者其生存率远远低于2倍体者。

2. 颊黏膜癌

关于颊癌的解剖范畴，国内一直未明确，有学者把发生于颊部皮肤和黏膜下小涎腺的恶性肿瘤一并列入颊癌中进行讨论。根据WHO关于癌的TNM分类，颊黏膜分为4个部分：上下唇内侧黏膜、颊黏膜、磨牙后区和上下龈颊沟。颊黏膜呈矩形，总面积约50～60cm^2。UICC明确规定其解剖范围是：上下颊沟之间，翼颌韧带之前，包括口角及唇内侧黏膜的区域。

颊黏膜癌发病率较高，占口腔癌的第2或第3位，绝大多数是分化中等的鳞状细胞癌，其中分化Ⅰ级者占半数以上。有学者主张将分化好且呈外生性生长的颊癌称疣状癌。颊癌的发病率较高，东南亚地区颊癌的发病率占口腔癌的50%；美国颊癌占口腔癌的2%～10%，在口腔癌中居6～8位；国内综合资料显示占口腔癌的28%。

（1）诱发因素 颊癌的发生与下列因素有关：①不良嗜好，如烟酒嗜好。②源于口腔内其他疾病的恶性变，如增殖性红斑、糜烂型扁平苔藓、白斑等。有报称，增殖性红斑的恶变率是10%～30%，白斑的恶变率是10%，扁平苔藓的恶变率是5%左右。上述疾病均是口腔黏膜的常见病和多发病。

（2）临床表现 颊黏膜癌可发生于颊黏膜的任何部位，病变多在口腔黏膜病变的基础上发生，如白斑、红斑、口腔扁平苔藓等，开始多不为患者所注意，就诊时已发展为溃疡，Ⅲ、Ⅳ期居多。少数患者可表现为增生型，如疣状癌。病变的部位不同，生物学行为也存在差异，发生于颊黏膜前部的肿瘤恶性程度较低，少发生淋巴结转移，发生于颊黏膜后部的肿瘤恶性程度相对较高，易发生淋巴结转移，且时间较早。据其临床症状的不同，一般分为3种类型：溃疡型、外生型和浸润型。①溃疡型。颊黏膜癌初期发展缓慢，随病变的发展向水平和垂直方向浸润，侵入黏膜下层后，垂直浸润较水平浸润明显，发展到晚期，肌肉、上下龈颊沟均可受侵犯，继而破坏软腭、颌骨和皮肤等组织。颊肌、颞肌、翼内肌、嚼肌受侵犯时，出现进行性张口困难。颌骨受累时可表现出牙齿疼痛、松动。皮肤受累可形成颊部洞穿性缺损。②外生型。呈菜花或疣状突起，周围黏膜多有白色条纹，病变萎缩、糜烂。疣状癌好发于唇内侧黏膜及龈颊沟区唇颊侧黏膜的前中份，分化程度及生物学行为均较好，少发生淋巴结转移。常在白斑的基础上转变而来。③浸润型。颊癌黏膜表面色泽正常，无破溃，病变侵犯黏膜下，界限不清。颊黏膜后区的恶性肿瘤向四周侵犯较前区的病变明显，且易发生淋巴结转移，这与其局部的组织解剖结构有关，翼下颌韧带前方解剖结构复杂，筋膜间隙多，与多个颌面部间隙相邻，语言、吞咽等生理活动均可加重其转移的过程，因此，颊癌的颈部淋巴结转移率高，约占40%。有研究报道，初诊时即有30%的病例伴发颈部淋巴结转移，最常见的转移部位是颌下淋巴结（占1/2以上）、嚼肌前缘的颊淋巴结和颈深上淋巴结群，部分病例也可转移至腮腺淋巴结，远处转移罕见。

（3）病理表现　颊癌90%以上为鳞状细胞癌。在颊癌的组织学表现中富含黏液腺和混合腺。病理分级主要为Ⅰ级、Ⅱ级。

（4）诊断与鉴别诊断　颊癌的位置表浅，易于视诊、触诊，诊断多无困难，必要时可行脱落细胞检查、组织病理学检查，为明确浸润范围和淋巴结转移情况，可配合X线片和CT检查，以了解骨质受累情况及深部病变的范围，有助于拟定手术方案和估计预后。颊癌应与白斑、红斑、口腔扁平苔藓、创伤性口腔溃疡等病变鉴别。值得提出的是，颊黏膜癌可在上述病变的基础上发生或与其共存，临床上欲准确判断上述疾病，在已经发生了组织学上的变化（如出现不典型增生和癌变）时是困难的。从预防的角度讲，对上述疾病积极治疗并定期随访，出现肿瘤的临床症状时及时治疗是必要的。

（5）治疗　颊癌的治疗是以手术为主的综合治疗。少数由癌前病变发展而来的位置浅表的原位癌可采用放射治疗（如后装治疗）或冷冻治疗，但大多数病例就诊时多属于Ⅲ、Ⅳ期，或是伴有淋巴结转移的晚期病例，手术治疗时应严格遵照恶性肿瘤的处理原则，即足够的深度，足够的边界和淋巴组织的根治性清扫，确保手术的彻底性对患者的预后是重要的。有学者报道颊癌因局部复发导致患者的死亡率占83%。这可能与颊癌特别是发生于颊黏膜后区的颊癌手术难以彻底切除有关。

1）原发灶的处理。原发灶的手术范围应严格扩大1cm以上，以确保手术切缘的阴性。因颊部组织较薄，手术形成洞穿性缺损多不可避免，或者说是难以避免，除非对原位癌或疣状癌的病例，但随着颌面部组织缺损修复技术的发展与提高，这样的手术范围虽然给修复带来了一定难度，但多可得到满意的解决。龈颊沟区的颊癌或确诊有颌骨侵犯的病例，宜行颊颌颈联合根治术。颊黏膜后部、磨牙后区的癌瘤可侵犯下颌升支和颞下窝，手术时可连同下颌升支及颞下窝内的结缔组织一并清扫。颊黏膜癌切除后组织缺损应同期修复，以免对患者的生活质量造成过重的影响，常用皮瓣有带蒂的舌瓣、腭瓣、前额皮瓣、颞顶筋膜瓣、前臂皮瓣、胸锁乳突肌皮瓣或胸大肌皮瓣等。临床上也可选用2个皮瓣联合应用。因颊癌的原发灶部位不定，临床上视患者的具体情况灵活选用。部分病例可用术前诱导化疗或放疗，以缩小癌瘤的范围，争取手术机会。晚期病例，T_3期以上者或因其他系统疾病不能耐受手术的病例，可选用放射治疗，作为姑息性治疗方法。根据患者的具体情况，选用不同的剂量和照射方式。

2）转移灶的处理。颊黏膜癌易发生淋巴结转移，因此，对临床上发现有淋巴结转移、T_3期以上或原发于颊后部的病例，均应做选择性或根治性的颈部淋巴组织清扫，清扫的范围可选用肩胛舌骨肌上或根治性一侧颈部淋巴组织清扫，但切勿忽略颊部淋巴结和颌上淋巴结的清扫。术后配合放疗或化疗，以确保颈部淋巴转移灶的彻底被清除。

（6）预后　颊黏膜癌的预后与原发灶的部位、大小、临床病理分级，特别是原发灶的浸润深度，淋巴结转移与否及治疗方法等综合因素有关。国内资料显示：原发癌厚度<5mm时，5年生存率是78.5%，厚度>5mm时，5年生存率是54.4%；无淋巴结转移者，5年生存率为29.6%，有淋巴结转移者，5年生存率是15.8%。

3. 牙龈癌

牙龈癌是常见的口腔癌，多为高分化鳞状细胞癌。发病比例各家报道不一，总体看来，其发病率与颊癌相近，占20%～30%，居口腔癌中的第2或第3位。其中下颌牙龈癌的发病率明显高于上颌，其比例为2～3：1。

牙龈的解剖范畴尚无明确的界定。一般认为上下颌唇颊侧的牙龈与颊部黏膜相邻，其分界是唇颊沟，下颌舌侧牙龈与口底黏膜延续，分界线是颌舌沟，上颌腭侧的牙龈与腭部黏膜连续，无明确的分界线，临床上常以龈缘至其相应的根尖部的长度作为其解剖分界，为1.0～1.5cm，其后缘终止于第三磨牙远中，和下颌升支前面的口腔黏膜延续，后者称为磨牙后三角区，隶属于颊黏膜范畴。牙龈分为游离龈、附着龈和乳头龈3部分，附着龈附着于颌骨的表面，因此，其内面的颌骨多易受侵犯。牙龈癌的形成同样与烟酒不良嗜好有关，其次是残根、残冠和不良修复体的刺激，这些因素产生牙龈黏膜的病变，再恶变为牙龈癌。

（1）临床表现　多见于40～60岁的中老年人，男性多于女性，肿瘤常发生于磨牙和前磨牙区的牙龈黏膜，以溃疡型多见，极少表现为增生型。病变发展缓慢，向四周呈浸润性生长，早期即向龈颊沟和颌舌沟及通过牙间隙向对侧扩散，溃疡继发感染时可出现剧痛并伴有恶臭。随病程的发展，向外可穿透颊肌甚至皮肤形成皮肤瘘，向深部浸润破坏牙槽突和颌骨，至骨松质时，浸润速度明显加快，导致牙齿松动、脱落；下颌神经管受累时出现患侧下唇麻木，晚期可继发病理性骨折；磨牙区的龈癌向深层可浸润舌腭弓、翼下颌韧带和颞下窝，嚼肌、翼内肌受累时出现进行性张口困难；发生于上颌的牙龈癌可继发软腭和上颌窦的病变，出现鼻塞、鼻出血和眶下区麻木等症状。增生型牙龈癌多在溃疡型的基础上继发增生性的病变而来，随病变发展形成对颌骨的压迫、吸收性的破坏，长期发展导致面部的肿胀、畸形。牙龈癌的淋巴结转移相对较晚，转移率为30%～45%。下颌早于上颌，多转移至颌下淋巴结、颏下淋巴结和颈深上淋巴结群。也可远处转移到肺，但临床上罕见。

（2）病理表现　多呈高分化鳞状细胞癌的组织学表现，主要为Ⅰ、Ⅱ级，Ⅲ级以上少见。

（3）诊断与鉴别诊断　牙龈癌位置表浅，易早期发现，典型的病例诊断不困难。X线检查和活检可帮助明确诊断。早期的牙龈癌因其临床特征不明显，易与牙龈乳头炎、牙周病、口腔结核等疾病相混淆，临床上应注意鉴别；晚期的病变多继发颌骨破坏和上颌窦的病变，临床上除与原发于颌骨内的中心性颌骨癌和上颌窦癌鉴别外，还应注意判定邻近颌骨的破坏情况，以便制订准确的治疗方案。

1）与牙周疾病的鉴别。牙龈癌是牙龈黏膜本身的病变，表现为溃疡、增生性病变。而牙周病是牙周袋内的病变或是其进一步发展，表现为牙周溢脓、牙齿松动和牙槽骨吸收，牙龈黏膜肿胀但无破溃，抗炎治疗和局部牙周治疗可痊愈或好转，无淋巴结转移。血沉和肿瘤标识因子等检查可资鉴别。

2）颌骨中心性癌从颌骨内向外发展，早期即可出现下唇麻木、颌骨的骨性膨胀而致面部外形改变和牙齿松动、脱落。X线片检查颌骨呈现中央性破坏，并向四周蔓延。而牙龈癌引起的颌骨破坏是继发性的，病变首先表现为牙龈黏膜的溃疡或增生，骨质破坏由骨皮质向内发展。

3）上颌窦癌早期出现鼻部症状（如鼻塞、鼻出血等），随病变的发展，出现牙槽部症状。上颌牙根破坏较早，近上颌窦底部的前磨牙松动脱落，摄片检查可见上颌窦腔占位和周边骨质广泛吸收。牙龈癌是早期出现牙龈黏膜的溃疡，随病程的发展，继发上颌窦受累时方出现鼻部症状，摄片检查上颌窦壁完整或仅邻近牙龈癌病变区的上颌窦底破坏。

X线片和CT学检查对判定牙龈癌引发的颌骨破坏有意义。因附着龈与颌骨关系密切，临床上多数患者早期即发生颌骨破坏，下颌骨侧位片和下颌骨曲面断层片可帮助判定下颌骨和牙槽嵴的破坏情况，显示牙槽骨破坏吸收，呈虫蚀样，边缘不齐的密度降低区，牙根多无破坏，浮立于颌骨破坏区内，无死骨形成及骨膜反应性增生；上颌骨破坏可用华氏位片和曲面断层片判别，上颌骨的牙槽嵴呈溶骨性破坏，边界不清，极不规则，上颌窦受累时，密度增高，底壁破坏。晚期牙龈癌仅依靠X线片与上颌窦癌很难鉴别。CT检查可更细致地判定上下颌骨的破坏情况。

（4）治疗　因牙龈癌多是高分化的鳞状细胞癌，低分化者不足5%。高分化鳞癌对放疗不敏感，因此，临床上以手术治疗为主，对失去手术机会或有远处转移者可用放射治疗和化学药物治疗，作为姑息疗法延长患者的生存时间。

1）原发灶的处理。早期下颌的牙龈癌浸润较浅，多数仅波及牙槽突，可将原发灶连同牙槽嵴一并行矩形切除，保留下颌骨的连续性，对外形和咀嚼功能影响不大。治疗效果较好。早期发生于上颌的牙龈癌宜连同病灶行根尖水平以下的低位上颌骨及患侧腭骨切除，保留鼻底黏膜，或行上颌骨次全切除术。晚期发生于下颌骨的病变视病变部位的不同，前部者可行颌骨部分切除，发生于后部者宜行一侧下颌骨切除，同期植骨修复或延期修复。部分缺失者行髂骨肌皮瓣或胸大肌带肋骨皮瓣修复，一侧缺损可用血管化的腓骨肌皮瓣修复。发生于上颌骨的晚期牙龈癌必须行一侧上颌骨全切术，如上颌结节受累应同时切除翼突。上颌骨的缺损多用顶骨移植修复，也可选用肋骨和髂骨修复。晚期的牙龈癌术后配合放射治疗。

2）转移灶的处理。早期牙龈癌颈部淋巴结转移率较低，多不主张行颈淋巴结组织清扫，但也有学者坚持认为应行选择性的淋巴组织清扫；晚期的牙龈癌必须行颈部淋巴组织清扫，术式多选用肩胛舌骨肌上清扫，也可选用功能性颈清。临床检查有淋巴结转移者必须行根治性颈淋巴组织清扫术。

（5）预后　牙龈癌的预后与多种因素有关。国内报道其5年治愈率可达80%。一般认为，下颌牙龈癌的预后较上颌好。有报道称，下颌牙龈癌的5年生存率是64.1%，上颌牙龈癌的5年生存率是48.5%。另有报道，颌骨破坏越重患者预后越差，上颌窦受侵犯者，5年生存率为30%左右。综合治疗者，生存率较采用单一疗法者高。

4. 腭癌

根据UICC病变部位的定义，腭癌是指原发于硬腭的癌，而软腭癌列入口咽癌的范畴。硬腭的解剖前界和侧方与牙龈黏膜接壤，后界与软腭毗邻，是腭前2/3的区域。腭癌主要为来源于小涎腺，以腺上皮癌和恶性多形性腺瘤多见，鳞状细胞癌少发。以UICC的分类标准，小涎腺恶性肿瘤放入涎腺肿瘤章节内讨论，此部分主要讨论原发于硬腭部的鳞状细胞癌。

腭部鳞状细胞癌（以下简称腭癌）在口腔癌中发病率低，有对1633例口腔癌进行统计，腭癌的发生率是11.39%。该病男性多于女性，有报道其发病率之比是3∶2；该病近年来有下降趋势。其病因与烟酒不良嗜好、慢性机械性刺激、热饮食习惯和癌前病变有关。

（1）临床表现　多见于50岁以上的男性患者。病变多位于一侧的硬腭区黏膜，起初无症状，仅感腭部黏膜粗涩，肿瘤多表现为黏膜增生与溃疡，浅表性溃疡高低不平，中央坏死，表面有血性分泌物，继而向四周软组织和骨膜下蔓延并侵犯骨质。增生型病变边缘外翻，被以渗出和血痂，触诊易出血。由口腔黏膜的癌前病变发展而来者，可伴有癌前病变如白斑、红斑等同时存在。

随病变的发展，加上腭部黏膜薄和黏膜下骨质紧密相连，因此，病变周围软组织和骨质常受侵犯，继发腭骨和上颌骨的溶骨性破坏。发生于腭前部的腭癌破坏腭板和牙槽嵴，牙齿出现松动、脱落，鼻腭神经受累时腭前区黏膜感觉异常；腭中部病变破坏腭板，形成洞穿性穿孔与鼻腔贯通，临床上应与中心性网织性肉芽肿鉴别；上颌窦底壁破坏后，可形成继发性上颌窦癌，发生于腭后部的腭癌，可使舌腭弓区软组织受累，并发吞咽困难和进行性张口困难，腭前神经受累时出现相应区域的感觉麻木。

腭癌的淋巴结转移率约为30%，主要是颌下淋巴结群和颈深上淋巴结群。通过牙间隙波及颊侧牙龈时，颊淋巴结和腮腺淋巴结可受侵犯，位于腭正中或病变发展越过腭中线者，侧颈淋巴结也可发生转移。

（2）病理表现　高分化鳞状细胞癌表现，主要为Ⅰ级、Ⅱ级，Ⅲ级甚少。

（3）诊断与鉴别诊断　根据病史、临床表现、X线片检查及组织病理学检查，腭癌的诊断多不困难。X线片检查和CT学检查对断定骨质破坏有帮助，腭前部的肿瘤可用曲面断层片和牙片、华氏位片检查；腭后部的肿瘤特别是继发腭部穿孔时，可行上颌咬骼片和CT学检查，相比之下，CT学检查对判定上颌窦受累情况更具临床意义。临床上应注意与下列疾病鉴别。

1）小涎腺恶性肿瘤。小涎腺恶性肿瘤如黏液表皮样癌、恶性多形性腺瘤和腺样囊性癌等腭部多发，其发病率约为鳞状细胞癌的4倍，部分临床表现与鳞状细胞癌相似，但仔细询问病史和检查，小涎腺恶性肿瘤早期表现为外突性肿块，位于黏膜下，黏膜表面完整，除晚期病变外很少破溃，其恶性程度较低，病程长。

2）梅毒与中心致死性肉芽肿，两者在晚期均可形成腭部穿孔。梅毒形成穿孔前有不洁性生活史，外生殖器多有硬性下疳，梅毒螺旋体和血清学检查可资鉴别。中心致死性肉芽肿多见于青壮年，绝大多数位于中线部位，极少数病例偏一侧发生，可原发于鼻腔和腭部黏膜，发病迅速，全身伴发高热、贫血等症状，除此之外，组织病理学检查可协助鉴别，鳞状细胞癌有其特征性的组织学表现，易确诊，而中心致死性肉芽肿多表现为慢性炎症细胞浸润，无特征性组织学表现，镜下多见肉芽组织、坏死组织和网织细胞增生等组织学表现。

3）上颌窦癌的长期发展破坏底壁累及腭部黏膜，但其早期出现鼻塞、鼻出血等症状，而非首先表现于腭部的溃疡和增生。X线检查对鉴别诊断同样有帮助。

（4）治疗

1）原发灶的治疗。早期腭部鳞癌经过病理学证实后可行冷冻治疗，效果较好。但值得注意的是冷冻治疗可遗留冷冻性死骨，需长时间才能脱落，有时可继发穿孔。高分化鳞癌对放化疗不敏感，但放射治疗和化学药物治疗可作为姑息性的治疗方法延缓一些无手术机会患者的生存时间。腭癌未侵犯上颌窦时，可行腭板切除和上颌骨次全切除，腭颌缺损应即刻修复或配戴赝复体，常用的方法有颞肌瓣带蒂转移和全额皮瓣修复，但因组织的量和体积不足多遗留洞穿性缺损，影响修复的效果。确诊累及上颌窦者，必须行一侧上颌骨全切术，术后配戴赝复体，以隔开口鼻腔。也可在修复体上配戴义齿；恢复部分咀嚼功能。

2）转移灶的处理。腭癌的颈淋巴转移率高，因此，患侧的颈淋巴组织清扫是必要的。方法多采用根治性颈淋巴组织清扫术，早期病例亦可采用功能性颈淋巴组织清扫术。对发生于腭正中或对侧受侵犯者，最好做双侧颈淋巴组织清扫术，特别是疑有双侧颈淋巴结转移者。

（5）预后　腭癌的预后差，与临床分类分期有关。有报道称，肿瘤直径＞3cm者，5年生存率＜16％。Ⅰ、Ⅱ期的5年生存率约为50％，Ⅲ、Ⅳ期的5年生存率更低；无淋巴结转移者，5年生存率为60％，有淋巴结转移者，5年生存率仅为25％左右。

5.口底癌

口底癌系指原发于口底黏膜的癌。口底是一个新月形区域，其后与舌腭弓毗邻，其余外侧黏膜与下颌牙龈黏膜接壤，内面为舌腹面。临床上多将双侧前磨牙以前的区域称为前口底，前磨牙以后的区域称为后口底。口腔黏膜下有颌下腺、舌下腺和小涎腺及淋巴、血管、神经等组织，发生于口底的恶性肿瘤多而复杂，以中度分化的鳞癌居多，其次是腺上皮癌。以下仅讨论口底黏膜的鳞状细胞癌。

口底鳞状细胞癌（以下简称口底癌）发病率国内较低，属于口腔鳞癌中发病率最低的肿瘤，为4％～10％；在西方国家，口底癌在口腔癌中的发病率仅次于舌癌居第2位。口底癌的病因及高发年龄段与其他口腔癌相似，与烟酒嗜好有关，东南亚等国家和地区咀嚼槟榔和烟叶的居民，口腔癌的发生率较高；口腔黏膜的癌前病变也可恶性变为口底癌。值得注意的是，近年来有学者发现，口底癌与创伤性刺激有关，如鱼刺等刺入黏膜下，长时间刺激，可继发口底癌。

（1）临床表现　高发年龄段是40～60岁，男性多发。口底癌好发于前口底的舌系带两侧，后口底的第一、第二磨牙舌侧部区域，两个部位的口底癌浸润程度和淋巴结转移等方面具差异性。舌下肉阜区的口底癌开始多表现为小的疣状物，后破溃形成火山口样溃疡，部分开始即表现为溃疡，多不为患者重视，病变向四周呈浸润性生长，累及对侧口底黏膜、舌腹部肌肉、口底诸肌和下颌骨联合部，继而出现相应的症状，如对侧颌下、颏下淋巴结转移，舌活动度减弱，进食和语言障碍，牙槽骨的破坏继发牙齿松动、脱落等。发生于后口底鳞状细胞癌不易被发现，口底黏膜呈裂隙样，加上黏膜皱褶的遮挡，就诊时不仔细检查容易误诊，有时患者甚至以颈部转移灶而就诊。发生于后口底的鳞癌同样向四周浸润，使舌腹肌肉、口底诸肌及咽部软组织受累，侵犯骨膜和下颌体，除与前口底的鳞状细胞癌继发的症状类似外，还可出现张口困难，但少发生对侧颈部淋巴结转移。

近年来，不少学者发现并提出口底癌对颌骨的浸润因牙齿的有无存在差异，牙齿缺失时，颌骨及颊侧受侵犯的机会明显增加，是因为附着龈缺失、牙槽骨吸收、因缺牙而残留有非皮质骨封闭修复的牙槽窝隙，为癌细胞扩散提供了便利。口底癌易发生淋巴结转移，国外报道高达70%，国内报道占40%左右。前口底癌可向颏下及双侧颈部转移，受累淋巴结为颏下、颌下及颈深上淋巴结群。后口底癌转移至颌下和颈深上淋巴结。

（2）病理表现　高中分化鳞状细胞癌，多数分化较好。

（3）诊断与鉴别诊断　根据其病史、临床表现可作出初步诊断。触诊对鉴别其质地、范围有重要意义。必要时可行组织病理学检查。X线片、曲面断层片和CT学检查有助于判定颌骨有无受累及其程度。口底癌特别是早期应与口腔内溃疡型疾病（如创伤性溃疡、白斑、扁平苔藓等疾病）相鉴别。舌下腺的恶性肿瘤发展到晚期也可侵犯口底黏膜，出现黏膜血管扩张或溃疡，但病变位置较深。

（4）治疗　采用以手术为主的综合疗法。

1）原发灶的处理。对早期口底癌（T_1），手术和放射治疗均可采用。小范围病变切除后可直接拉拢缝合。处理前口底癌注意不要结扎颌下腺导管，以免并发潴留性颌下腺囊肿，可任其形成新的自然瘘孔或术中将颌下腺、舌下腺一并切除。晚期口底癌应将原发灶及其浸润的组织根治性切除，颌骨无破坏时切除舌侧骨膜保留下颌骨的连续性，并将下颌骨做孔间切除（多在下颌孔和颏孔之间），如颌骨侵犯严重，视受侵犯情况做颌骨矩形切除或一侧下颌体切除，以不锈钢针固定，以维持生理间隙，同期修复口底缺损。前部口底的缺损选用蒂在前的双侧颊黏膜瓣、鼻唇沟皮瓣或颈阔肌瓣修复；后区口底大范围缺损可用血管化游离皮瓣、骨肌皮瓣修复。

2）转移灶的处理。口底癌颈淋巴转移率较高，为此，前口底癌多行双侧肩胛舌骨肌上淋巴组织清扫，原发于后口底者宜行根治性颈清术，晚期口底癌采用双侧颈清术。T_1、N_0的病例可不做颈淋巴清扫术，术后用放疗杀灭亚临床转移灶。

（5）预后　口底癌采用综合治疗者，5年生存率可达60%。近年来，随着根治性手术的扩大，加上术后的综合治疗，5年生存率有所提高。

（邬志锋）

第十四章 女性生殖系统疾病

第一节 外阴及阴道疾病

一、外阴白色病变

外阴白色病变又称慢性外阴营养不良，是一种常见而难治的妇女病。其特征是外阴皮肤和黏膜组织发生变性及色素改变，因病变区域皮肤和黏膜多呈白色，故称其为外阴白色病变。多年来因缺乏统一的诊断标准，不同学者往往冠以不同病名，如外阴白斑、硬化萎缩性苔藓、硬化性苔藓、外阴干枯症或原发性外阴萎缩等，由于诊断和命名的分歧造成对本病认识和处理的混乱。为了统一认识，1975年国际外阴病研究协会（ISSVD）决定废用上述各种病名，将此类疾病改称为"慢性外阴营养不良改变"，并进一步分为萎缩型、增生型和混合型3类。1987年国际外阴病研究协会又与国际妇科病理学家学会协商讨论，采取了对外阴白色病变新的命名法，即硬化性苔藓、鳞状上皮细胞增生（即以往称为增生型营养不良）；其他皮肤病（即各种特异性皮肤疾病所引起的鳞状上皮细胞增生，包括扁平苔藓、神经性皮炎、银屑病、念珠菌感染、尖锐湿疣等）。若同时有两种上皮病变存在，如硬化性苔藓及鳞状上皮细胞增生，则称为硬化性苔藓伴鳞状上皮细胞增生，不再称"混合型营养不良"。

（一）病因及发病机制

本病的确切病因不详。曾有人将病变的外阴与大腿皮肤交换移植，发现被移植的病皮经过一段时间自然转变为健康皮肤，而被移植到外阴的正常皮肤却变成了病皮，因而认为，真皮结缔组织的硬化，是使覆盖于其上的皮肤产生变化的原因，病变的主要部位在真皮的微血管和胶原纤维。微血管损伤导致微循环及胶原生成障碍，局部营养缺乏，并且易合并感染。由于成纤维细胞减少和破坏，造成胶原弹力以及网状纤维生成障碍，致使皮肤弹性减弱或消失，而外阴皮肤发白则与表皮角化亢进、变薄，基底细胞黑色素减少和消失有关。关于增生型营养不良的病因可能与外阴局部潮湿和对外来刺激物反应过度有关。然而，硬化苔藓型营养不良可能与下列因素有关。

1. 遗传因素

文献中有不少母女间、姐妹间家族性发病的报道。对患者的组织相容性白细胞抗原（HLA）研究结果表明，患病者HLA-B抗原的阳性率较无病对照组显著增高，故此病与HLA-B关系密切。

2. 免疫因素

患者及其家族有较高的自身免疫性疾病发病率，如糖尿病、白癜风、甲状腺功能亢进或减退等，与正常对照有明显差异。多数患者有一种或多种自身抗体，其中以甲状腺球蛋白及微粒体抗体和胃壁细胞抗体出现较多，故此认为本病与自身免疫紊乱有关。

3. 内分泌因素

有学者认为，本病与雄激素，特别是与局部组织的雄激素活性降低有关，正常女性的二氢睾酮大部分是在外周组织中通过5α还原酶的作用，由睾酮转化而成，患者血中二氢睾酮水平明显低于正常同龄妇女，且睾酮局部治疗往往有效，这提示睾酮不足可能为发病因素之一。

此外，近年有关抑素的研究颇多。抑素是一种由表皮产生，而又作用于表皮的蛋白质激素，具有组织特异性，能抑制表皮细胞分裂与生长；真皮则有使结缔组织增生，促进表皮代谢的刺激物。正常情况下，抑素与真皮中刺激物呈平衡状态，抑素产生过多时表皮不生长，终至萎缩变薄，渐发生硬化性萎缩性改变；若抑素过少，表皮细胞增生多于丢失，表皮渐增厚，形成增生性营养不良。

（二）病理

1. 鳞状上皮细胞增生

主要组织病理变化为表皮层角化过度和角化不全，棘细胞层不规则增厚，上皮脚向下延伸，真皮浅层有淋巴细胞和少量浆细胞浸润，但上皮细胞层次排列整齐，极性保持，细胞的大小和核的形态染色正常。

2. 硬化性苔藓

组织病理特征为表皮层过度角化和毛囊角质栓塞，表皮棘层变薄伴基底细胞液化变性，黑素细胞减少，上皮脚变钝或消失，真皮浅层水肿，胶原纤维结构丧失而出现均质化，真皮中层有淋巴细胞浸润带。

3. 硬化性苔藓伴鳞状上皮细胞增生

在同一患者的外阴不同部位取材活检，同时有上述两种类型病变存在时为混合型。有人认为此两种类型病变不过是同一疾病的不同发展阶段，但多数学者认为可能是不同细胞系对同一病因刺激的不同反应形式，两者是不致互相转化的。

在增生型和混合型中，若出现棘细胞排列不整齐，细胞大小形态不一，核深染，分裂象增多，但基底膜完整时为不典型增生。根据不典型增生的范围和程度分为轻、中、重3度：不典型增生局限于表皮深部下1/3时为轻度；累及1/3以上至2/3时为中度；超过2/3但未达全层为重度。若上述异型细胞累及表皮全层，且细胞失去极性为原位癌，穿透基底膜则为外阴浸润癌。目前多认为仅在外阴鳞状上皮细胞增生的基础上有继发癌变，硬化苔藓型营养不良很少出现不典型增生，故继发癌变也罕见。

（三）临床表现

1. 发病率

准确统计不详。有报道约占妇科门诊患者的10%，占外阴疾病的50%。

2. 发病年龄

硬化性苔藓可见于任何年龄，包括10岁以内的幼女，更多见于绝经期前后的妇女。增生型营养不良多发生在3～60岁，以绝经后妇女为主。

3. 病程

本病一般为慢性过程，可从几个月至数年，甚至可长达30年。

4. 恶变率

硬化性苔藓的恶变率极低，增生型及混合型的恶变率2%左右。

5. 症状

瘙痒为本病的主要表现，症状可轻可重，奇痒者甚至影响正常的工作和生活。由于外阴神经纤维在阴蒂以外的表皮下较浅部位形成两层致密的网状结构，最终成为丰富的终末小体，在各种因素的刺激下可引起瘙痒的感觉。搔抓可通过刺激粗神经引起恶性循环，而搔抓导致的炎症反应又会加重瘙痒。晚期硬化性苔藓因局部萎缩，皮肤皲裂，可有烧灼样疼痛及性交痛。

6. 体征

硬化性苔藓早期仅表现为局部发白，可累及外阴皮肤、黏膜、肛周皮肤、小阴唇内侧、阴蒂包皮及后联合处，黏膜粘连变白稍隆起，呈对称性"8"字形斑或蝴蝶形斑。晚期皮肤薄而亮，阴蒂萎缩，粘连，小阴唇变平或消失，阴道口狭窄变小，外阴干枯。

鳞状上皮细胞增生外阴皮肤增厚，病变范围不一，主要在大阴唇及阴唇沟处，有时波及肛门周围，皮肤粗糙可呈皮革状，隆起有皱或鳞屑。病变多为对称性而广泛，也可限于一侧。慢性炎症可形成白色苔藓样变，但无萎缩粘连，也不产生外阴变形。

（四）诊断

典型病例依据症状和体征即可诊断，但确诊还需依靠活体组织检查。

由于病变并非恒定不变，且局部病理检查结果又不能完全代表整个病变区域的组织病理，因此往往需行多点取材，并定期随访才能做出准确的分类。活检应在可疑病变处如不平表面、隆起结节、久不愈合的上皮缺损、皲裂或溃疡处进行，以排除恶变，如能先用1%甲苯胺蓝染色，再用1%醋酸溶液脱色，在不脱色区活检，可提高诊断的阳性率。

（五）治疗

由于慢性外阴营养不良恶变率很低，故多不主张手术治疗，目前的治疗方法如下。

1. 药物治疗

以局部用药为主。①竹红菌素软膏加光疗。竹红菌素是生长在我国西南地区的一种真菌，在光照下可被激活，将其涂在患处后用光照射30分钟可刺激局部代谢，增加血液循环，从而使外阴皮肤黏膜恢复正常，有效率可达92%，且无不良反应，复发率较低。②2%睾酮软膏可穿透正常皮肤，促进组织血管扩张，减轻真皮增殖及表皮过度角化，使皮肤变软，粘连松解。缺点是停药后易复发，过量又可产生阴蒂肥大、性欲增加及诱发毛囊炎等。③皮质激素如1%氢化可的松霜，0.1%确炎舒松霜，0.05%氯倍他松霜等，此类药物虽能达到止痒目的，但长期使用反而会使皮肤黏膜萎缩，有继发感染的倾向。④中药。

2. 物理治疗

①激光治疗。激光具有多种生物学效应，它可使病变部位的较深组织血管扩张，血流加速，细胞活性增强，物质代谢旺盛，局部的营养状况改善，以达止痒、止痛、消炎消肿、减少分泌物及促进肉芽生长、溃疡面愈合，每日1次，每次15～20分钟，10～15次为1疗程。缺点是停止治疗后易复发。②KS治疗仪是近年开发的用于外阴白色病变治疗的光疗仪器，其工作原理是通过光与生物组织相互作用，产生光热和光化学效应，使皮肤的血液循环改善，促进炎症吸收，改善组织营养起治疗作用，用法是选择光功率2～3W，将光发射器垂直照向病变部位，距组织1～2cm，扫射整个病变范围10分钟，

每日1次，10次为1疗程。此法近期止痒效果高，但停止后仍有复发。③冷冻疗法是对活组织进行快速冰冻，使其组织细胞冻结，发生坏死变性，达到治疗目的。治疗时选择与病变形态大小相当的扁平冷冻头，紧贴病变部位冷却30～60秒，面积大者可分片分批冷冻。此法具有良好的止痒、止痛及杀菌作用，但组织充血肿胀、坏死脱落和渗出排液的过程长，常需1个月左右，方能愈合，停止排液，给患者带来不便。

3. 手术治疗

由于手术后复发率可高达50%，多不主张行预防性全外阴切除术对中度以上的非典型增生或长期治疗无效，强烈要求手术的患者；或外阴变形严重影响生理功能，需控制病变或矫正器官功能者，应在充分准备后进行。手术切除范围应超过病变外至少0.5cm处，切除标本须立即做冰冻病检，特别注意标本边缘，以了解有无病变组织遗留。总之，慢性外阴营养不良是妇女常见病，但对其命名、分类、病因及治疗仍有很多问题尚需深入探讨，以便找到更简便，更有效的治疗方法。

二、外阴瘙痒

外阴瘙痒是妇科常见的由多种原因引起的一种症状。它虽可发生在各年龄组，但以更年期及老年期妇女更为常见。有学者统计约10%的妇科患者有外阴瘙痒，发生部位多位于阴蒂、小阴唇、大阴唇、会阴及肛门周围。由于瘙痒难忍，常影响患者的工作、学习和生活，故应给予积极有效的治疗。

（一）病因

1. 全身性因素

①糖尿病：由于尿糖对外阴皮肤的刺激，特别是伴发念珠菌外阴炎时，外阴瘙痒特别严重。不少患者就是先因外阴瘙痒和发红而就医，经过进一步检查才确诊为糖尿病的。②慢性疾病：如黄疸、贫血、白血病等常出现外阴瘙痒，维生素缺乏，如维生素A、维生素B、维生素C、烟酸等代谢障碍均可引起瘙痒。③内分泌疾病：如卵巢及甲状腺功能失调、肥胖病等。④妊娠期或经前期外阴部充血偶可导致瘙痒；此外，妊娠肝内胆汁淤积症也可出现包括外阴在内的全身皮肤瘙痒。⑤对其他原因不明的外阴瘙痒，目前有学者认为可能与精神或心理方面的因素有关。

2. 局部因素

①特殊感染：念珠菌阴道炎和滴虫性阴道炎是引起外阴瘙痒最常见的原因。阴虱、疥疮也可导致发痒。蛲虫病引起的幼女肛门周围及外阴瘙痒，一般在夜间发作。②慢性外阴营养不良：见前述。③药物过敏或化学品刺激：肥皂、避孕套或某些清洗剂等可因直接刺激或过敏而引起接触性或过敏性皮炎，出现外阴瘙痒症状。④不良卫生习惯：不注意外阴局部清洁，皮脂、汗液、经血、阴道分泌物，甚至尿、粪浸渍，长期刺激外阴可引起瘙痒；经期用不洁月经带，平时穿不透气化纤内裤均可因湿热郁积而诱发瘙痒。⑤其他皮肤病变：擦伤、寻常疣、疱疹、湿疹、肿瘤等均可引起外阴刺痒。

（二）发病机制

阴部神经（$S_2 \sim S_4$）是分布外阴和会阴的主要运动和感觉神经。外阴由丰富的体神经支配。外阴含有许多终末器官（或称为终末小体），典型的皮肤黏膜交界处的终末器官即克劳泽终末球，在阴蒂内特别丰富，帕西尼环层小体也较常见。当局部产生的或外来的化学物质刺激真皮交界处的神经纤维网时可导致局部瘙痒。

其他物质如组胺和前列腺素E（PGE）等也能增加神经对其他物质的敏感性；而局部的皮质类固醇可抑制前列腺素（PG）的合成，减轻瘙痒。搔抓可以通过刺激粗神经纤维和掩盖来自较细神经纤维的冲动，缓解轻度瘙痒，但却能使更多的刺激性物质释放，引起恶性循环，即瘙痒引起更多的搔抓，而搔抓更加引起瘙痒。

外阴瘙痒的恶性循环如下：始动因素—痒—搔抓—组织创伤—组胺和前列腺素E—神经末梢敏感性增加—瘙痒。

（三）病理变化

主要为表皮增厚，色灰白呈片状，附近有抓伤，甚至干燥、萎缩变硬。镜检除过度角化上皮增厚外，还有程度不同的炎症浸润。①早期：开始自觉灼热或蚁走感，瘙痒抓伤后偶见血痂；若有继发感染，可见渗出物流出。②中期：皮肤略增厚，色素减退。③晚期：呈灰白色苔藓样，多在大阴唇上部，周界不清，呈大片状。

（四）临床表现

外阴瘙痒多位于阴蒂、小阴唇，也可波及大阴唇、会阴甚至肛周等皮损区。常为阵发性发作，也可为持续性，一般夜间加剧。瘙痒程度因不同疾病和不同个体而有明显差异，轻者可仅为局部不适，重者奇痒难忍，甚至影响正常的生活和睡眠，持续时间一般1～3年，也有长达10～20年者。长期搔抓可引起皮肤肥厚和苔藓样改变，而抓痕、血痂又可导致继发性毛囊炎。无原因的外阴瘙痒一般仅发生在生育年龄或绝经后妇女，多波及整个外阴部，但也可仅局限于某部或单侧外阴。

（五）治疗

1. 一般措施

①保持外阴清洁、干燥，勤换洗内裤，避免用热水洗烫，忌用肥皂，无明显感染者尽量不用各种消毒液。②严禁搔抓外阴局部，反复叮嘱患者尽力克制不搔抓，以防抓伤皮肤引起继发感染。③精神疗法：精神心理因素可导致外阴瘙痒或加重瘙痒程度，稳定情绪酌用弱安定剂，也可以根据患者性格和发病诱因进行心理治疗。

2. 对因治疗

消除引起瘙痒的局部或全身性因素，具体治疗详见前述。

3. 对症治疗

对原因不明的各种瘙痒应采取对症治疗。①局部止痒：0.5%～1%丙睾鱼肝油软膏，40%氧化锌油青。②抗组胺类药物：扑尔敏冷霜或2%苯海拉明软膏，局部外用。③皮质激素软膏：肤轻松、地塞米松软膏并用土霉素、红霉素软膏，消炎止痒效果好。④内服药：扑尔敏4mg，海拉明25mg，异丙嗪25mg，可兼收镇静和脱敏功效。此外，适当补充维生素A及维生素B等有一定疗效。⑤中药治疗。

三、老年性阴道炎

生殖器炎症是妇女最常见的疾病，包括外阴炎、阴道炎、宫颈炎和盆腔炎性疾病。老年妇女因雌激素水平下降，阴道局部的抵抗能力下降，阴道微生态环境受到破坏，容易引发阴道炎。常常合并外阴炎。因老年妇女性生活较少，外源性病原体感染的机会减少，宫颈萎缩，宫颈外口闭锁，避免了上行感染的发生，故宫颈炎及盆腔炎性疾病发病率不高。

正常妇女具有抵御生殖道炎症的自我防御能力，具体表现如下：外阴的皮肤为鳞状上皮，抵御感染的能力强。

两侧大小阴唇的自然闭合，遮掩阴道口、尿道口，有效防止外界微生物的污染；阴道分泌物含黏蛋白可形成对阴道上皮的网状保护；阴道内微生物的相互制约，并使阴道维持在pH≤4.5的酸性环境中，抑制其他病原体生长，这称为阴道的自洁作用；阴道上皮受雌激素的作用增生变厚增加上皮对微生物的抵抗能力。正常妇女阴道里可分离出20余种微生物，主要有细菌、真菌、原虫和病毒，包括需氧菌、厌氧菌、支原体及真菌。机体与微生物之间维持动态平衡，当机体受到一些因素影响，将打破平衡导致阴道炎的发生。乳杆菌及雌激素是维系此平衡的最重要因素。

宫颈内口紧闭，并且宫颈管黏膜分泌的黏液在不排卵的情况下可形成胶冻状的黏液栓，成为生殖道感染的机械性屏障；黏液栓含溶菌酶、乳铁蛋白，可抑制细菌经过宫颈上行感染。子宫内膜的周期性脱落有利于消除宫腔感染，子宫内膜分泌的溶菌酶、乳铁蛋白可有效去除入侵的病原体。输卵管纤毛向宫腔方向的摆动以及输卵管的蠕动，有利于阻止病原体入侵；输卵管黏膜分泌的溶菌酶、乳铁蛋白可有效去除入侵的病原体。生殖道的免疫系统发挥着很好的抗感染作用。

老年性阴道炎（SV）也称萎缩性阴道炎，是临床常见且复发率较高的老年妇科疾病，其发病率国内报道为30%～58.6%。老年性阴道炎的发生与雌激素水平下降有关。绝经后或卵巢功能衰退，雌激素水平降低，阴道黏膜萎缩，上皮变薄，皱褶消失，上皮细胞内糖原含量减少，乳酸杆菌逐渐消失，阴道pH值上升，导致阴道自净与防御功能下降，病原菌入侵并大量繁殖引起炎症。

（一）病因病理

现代研究认为，阴道微生态体系与女性生殖系统正常生理功能的维持和各种疾病的发生发展以及治疗转归均直接相关。

1. 阴道菌群失调

女性阴道内寄生着多种微生物群，彼此相互制约，相互拮抗，相互作用，相互依赖，共同维持阴道内微生态平衡。健康女性阴道排出物中活菌数为102～109/mL，厌氧菌与需氧菌的比例约为5:1，阴道菌群之间，不但存在着共生的关系，如乳酸杆菌、表皮葡萄球菌、粪肠球菌等都参与糖原分解产酸，也存在着拮抗关系，如乳酸杆菌抑制大肠杆菌、B族链球菌、类杆菌、金黄色葡萄球菌的生长。高度有序地定植在阴道黏膜上皮和分布于阴道分泌液之中的微生物群落，作为生物屏障，不仅直接通过产生H_2O_2、细菌素、防御素和营养竞争使外袭菌无法立足，且在维持阴道的酸性环境、激活宿主免疫功能等方面发挥重要作用。一旦阴道的微生态平衡被破坏，失调的阴道菌群可引起多种疾病，如老年性阴道炎。

乳酸杆菌是目前公认的阴道正常菌群中最重要的益生菌成员；尤其是能够产生H_2O_2的乳酸杆菌，通过合成H_2O_2直接作用或与其他过氧化物、卤化物联合作用，以抑制其他细菌的生长，达到维持正常阴道微生态环境，防止感染的目的。有些乳酸杆菌还能够产生生物表面活性物质，这种物质不是细菌素，但对很多病原菌有抑制其黏附和定植的作用。阴道炎患者阴道菌群最显著的变化是优势菌种乳酸杆菌被其他厌氧菌所取代。绝经后妇女由于雌激素降低，黏膜萎缩、变薄，阴道上皮细胞内的糖原贮备减少，乳酸杆菌数量减少，阴道pH值升高，有利于致病菌进一步地繁殖与侵袭，继而造成老年性阴道炎的发病。

在病原研究方面，B型链球菌、大肠杆菌、金黄色葡萄球菌等需氧菌是各种阴道炎的重要病原菌。有研究发现，绝经后妇女处于低雌激素状态，阴道pH值上升，接近大肠埃希菌的最适pH值（7.4～7.6），有利于大肠埃希菌大量繁殖，这可能在萎缩性阴道炎的发病机制中起一定作用。

2. 局部免疫功能紊乱

女性生殖道的整个黏膜构成女性生殖道防御机制的第一道防线，并受雌激素、孕激素调节。研究发现在阴道、宫颈有合成IgA的浆细胞，IgA穿过黏膜时形成sIgA，后者分泌到阴道黏液之中发挥中和病毒、抑制微生物黏附、活化补体等作用，在溶酶体和补体的协助下对抗病原菌。IgA的合成受到激素的影响，雌激素可使合成IgA的免疫细胞减少，而孕激素可使其明显增加。绝经后女性雌孕激素水平均低下，IgA合成减少，致病菌或条件致病菌易入侵繁殖，引起炎症。失调菌群中Pre-votella bivia等致病菌分泌的唾液酸酶，不仅增强病原菌的黏附能力，而且直接损伤sIgA的局部免疫功能。

在BALB/c小鼠阴道炎模型研究中发现，sIgA、T细胞亚群和不同细胞因子（IL-2、IFN-γ、TNF-α）的含量变化，都与阴道炎发病密切相关。有研究指出，女性生殖道除机械性屏障、阴道自净及宫颈黏液栓等的作用外，黏膜上皮可分泌多种具有抗菌活性的蛋白及肽类，包括溶菌酶、乳铁蛋白、白细胞蛋白酶抑制剂以及防御素；而人β-防御素（BHDs）在正常妇女生殖道中广泛表达，提示其在维系正常妇女生殖道内环境稳定、宿主天然抗感染机制中起着重要作用，它们有可能作为抗菌物质参与泌尿生殖道上皮非特异性防御功能。但人β-防御素在老年性阴道炎患者生殖道中的表达如何，目前尚未见类似报道，还需我们进一步研究。

3. 阴道分泌液pH值升高

酸性的阴道微环境是维持阴道正常菌群及其生理功能的基本环境因素。健康女性阴道菌群中的乳酸杆菌，可将脱落上皮细胞糖原分解成单糖，进而酵解成酸性代谢产物，使阴道环境pH值维持在4～5，有利于抑制许多非嗜酸性微生物生长，维持阴道自净作用。而老年绝经妇女，由于卵巢功能衰退，雌激素分泌减少，脱落上皮细胞及糖原减少，乳糖脱氢酶含量与活性下降，造成pH值上升，阴道环境逐渐转变成中性或碱性。这种环境极有利于阴道内胍、胺、吲哚等有毒物质的蓄积，刺激腐败菌生长繁殖，导致炎症，甚至癌变的可能。因此，调节阴道pH值成了维持阴道微生态环境的关键。一系列的研究发现，阴道pH值的调控因素中，最关键的是乳糖脱氢酶含量与活性。此外，还发现不同类型的乳糖脱氢酶同工酶具有差距悬殊的pH值调节作用。同时由于阴道黏膜萎缩变薄，皱襞消失，且阴道内的弹性组织减少，使阴道口豁开，阴道壁膨出，使得阴道黏膜对病原体的抵抗力减弱，容易造成细菌感染，引起阴道炎性反应。

（二）临床表现

主要症状是阴道分泌物增多，由于阴道菌群不同，分泌物呈现不同的性状，可表现为稀薄黄色、脓性、白带带血丝、泡沫样等；因绝经，雌激素水平下降，导致外阴干涩不适；阴道分泌物排出刺激外阴，使外阴瘙痒、有灼热感；性交困难或性交痛。下泌尿道与生殖道有共同的胚胎起源，尿道和三角区的上皮也是雌激素依赖性的，**雌激素缺乏**也会导致膀胱和尿道黏膜变薄、萎缩，尿道血管床和胶原含量减少，以及尿道平滑肌对α-肾上腺素刺激的敏感性降低，从而引起泌尿道症状。

检查可见阴道呈老年性改变，上皮萎缩、菲薄，皱襞消失。阴道分泌物稀薄，呈淡黄色，严重者可呈脓血性白带。阴道黏膜充血并可见点状出血点，有时见浅表溃疡。严重时可发现阴道的粘连、狭窄、闭锁，阴道积脓。

（三）诊断及鉴别诊断

1. 诊断

患者有卵巢功能减退的病史，如老年妇女已自然绝经、手术双侧卵巢切除、盆腔放射治疗病史或药物引起闭经。根据临床症状及体征诊断并不困难，特别是阴道呈现的萎缩性改变及炎症表现很容易诊断。

辅助检查：阴道分泌物检查，用生理盐水做成湿片，在显微镜下可见呈阴道上皮基底层细胞和白细胞。对于久治不愈的患者需做阴道分泌物细菌培养及药物敏感试验，以便寻找病原体，有目的地用药。

2. 鉴别诊断

（1）滴虫性阴道炎　由阴道毛滴虫感染所致，可通过性生活及不洁的卫生洁具引起，表现为泡沫样稀薄黄绿色有臭味的分泌物，悬滴法找到滴虫可以明确诊断。老年人性生活较少，很少外出，故患滴虫性阴道炎的概率比较少，但该病潜伏期4～28天，对于一个月内有游泳、使用公共洁具的患者应考虑到该病的可能。特别是合并泌尿系统症状的老年人也应有所考虑。

（2）外阴阴道假丝酵母菌病　真菌感染引起，当应用大量抗生素破坏了阴道微生态系统的稳定性，糖尿病患者高糖环境适合真菌生长等情况发生时，常导致该病的发生。表现较明显的外阴瘙痒，豆渣样分泌物，外阴潮红充血明显。有糖尿病的老年人血糖控制不满意时容易患外阴阴道假丝酵母菌病。

（3）生殖道肿瘤　对于有阴道出血的患者应做宫颈涂片、超声检查，必要时做分段诊刮术、宫颈活检术、溃疡等病变局部活检明确病理诊断，避免漏诊恶性肿瘤。

（4）子宫内膜炎　绝经妇女如没有及时取出宫内节育器可能会导致子宫内膜炎，部分老年人宫颈口粘连，宫腔分泌物不能及时排除可能会出现宫腔积脓。表现为阴道少量分泌物，脓性有异味，伴下腹隐痛。

（四）治疗

治疗原则为补充雌性激素、增强阴道抵抗力、抑制致病菌生长。

1. 外阴清洗

最好用清水洗涤，尽量不用肥皂或其他洗涤用品。因为肥皂易洗掉皮肤的油质，降低皮肤的抵抗力，加重外阴干涩不适的症状。

2. 补充雌性激素

老年性阴道炎的根本原因是雌激素的减少，故适当补充雌激素是治疗老年性阴道炎的有效方案。通过全身或局部补充适量雌激素，可促使阴道上皮细胞增生和角化，使细胞内糖原含量增加，乳酸杆菌增多，阴道pH值下降，提高阴道局部抵抗力。

（1）替勃龙（利维爱）　系天然雌二醇，是一种组织选择性雌激素活性调节剂

（STEAR），每片含替勃龙2.5mg。临床观察146例老年性阴道炎患者口服利维爱1次/天，1.25mg/次，1个月后复查。痊愈88例，有效38例，无效20例，治愈率达60%，总有效率达86%。对有效的38例病人按上述方法继续治疗，2周后复查均达到临床治愈。利维爱治疗老年性阴道炎和尿道炎，小剂量口服后不但可以改善阴道干燥、性交障碍、尿频、尿急等症状，而且还能改善全身症状，如潮热、多汗、易怒、心慌、记忆减退、脱发等一系列更年期综合征症状。

（2）雌激素软膏　结合雌激素软膏（倍美力软膏），每1g含结合性雌激素0.625mg，经阴道给药，避免了肝脏的首过效应，用药方便，提高了患者用药的依从性，安全可靠。用药方法为每晚睡前清洗外阴，用送药器将1.0g软膏推入阴道深部，7天后改为隔日放置1次，连用28天。倍美力软膏作为外源性雌激素，含有50%~60%的硫酸雌酮和20%~30%硫酸孕烯雌酮，可被阴道黏膜吸收，在阴道局部产生一个高浓度的雌激素环境，促进阴道上皮细胞增殖，阴道壁弹性增加，上皮细胞内糖原含量增多，pH值降低，从而有效抑制阴道感染。用药后阴道黏膜菲薄潮红现象以及阴道干燥、性交困难等症状明显改善，阴道健康评分>15分，接近成熟女性评分。倍美力软膏对老年性阴道炎和细菌性阴道炎均有较好的疗效，治愈率分别为70%和80%，第二个疗程为100%，用此药后阴道分泌物稍有增加，2~3天症状好转。正常绝经子宫内膜厚度为2.0~3.0mm，患者用药后子宫内膜厚度能增加0.47mm，说明短期用药不必联合孕激素转化子宫内膜。

（3）雌三醇软膏（欧维婷软膏）　15g/支，每克软膏含雌三醇1mg，给药方法为第1~7天，每晚睡前阴道内注入0.5g（含0.5mg雌三醇），以后每周1次。局部小剂量使用欧维婷软膏补充雌激素，使萎缩的阴道黏膜上皮细胞增生、成熟、增厚，提高细胞内糖原，降低阴道pH值，在一定程度上抑制细菌生长繁殖。欧维婷软膏的主要成分为E3，其他成分有丁子香酚G和乳酸等。E3使阴道上皮细胞正常化，恢复了泌尿生殖系统的正常菌群的pH值，使阴道上皮细胞对感染和炎症的抵抗能力增强。乳酸在治疗老年性阴道炎方面也有独到的疗效。E3在内膜细胞核中保留时间很短，对子宫内膜不形成过度刺激，因而不会产生子宫内膜明显增厚。因此，应用欧维婷软膏治疗老年性阴道炎吸收快、起效迅速、阴道用药安全、对全身影响小，值得临床推广使用。

激素替代治疗是治疗老年性阴道炎的有效手段，同时能够很好改善绝经综合征的其他症状，但如果应用不恰当也可能造成不良反应如增加子宫内膜癌、乳腺癌的风险，尽管局部应用对全身影响极少，但也应严格判断药物的禁忌证，子宫内膜癌、乳腺癌、静脉血栓、严重肝肾功能受损、有阴道出血患者禁用。

3. 增强阴道抵抗力

老年绝经妇女，由于卵巢功能衰退，雌激素分泌减少，脱落上皮细胞及糖原减少，乳糖脱氢酶含量与活性下降，造成pH值上升，阴道环境逐渐转变成中性或碱性。调节阴道pH成了维持阴道微生态环境的关键。微生态活菌制剂是利用生物正常优势菌群制成的生物制剂。

健康妇女阴道内存在着许多种微生物群落，主要有乳杆菌、表皮葡萄球菌、大肠埃希菌、棒状杆菌非溶血性链球菌、加德纳菌和类杆菌等，其中最重要的是乳杆菌，占95%以上。乳杆菌可以牵制、制约、协调其他菌的生长，保持阴道酸性环境，维持阴道的微生态平衡。老年性阴道炎患者每晚清洁外阴后，阴道深部放置乳杆菌活菌胶囊

400mg，1次/天，连续10天为1个疗程，使用其间禁用抗生素。阴道上皮的糖原经乳杆菌的作用，分解成乳酸，使阴道的局部形成弱酸性环境（pH<4.5，多在3.8～4.4），可以抑制其他寄生菌的过度生长；此外，部分乳杆菌合成过氧化氢，这些过氧化氢阳性乳杆菌通过与其他过氧化物联合作用也可抑制其他细菌生长；另外，乳杆菌形成的酸性环境有利于减少细胞表面负电荷和去除覆盖于受体表面的糖基和暴露受体而有助于细菌黏附。因此，乳杆菌是通过正反两方面调节正常阴道的菌群。用乳杆菌活菌阴道胶囊作为微生态治疗老年性阴道炎，不仅疗效好且不易复发。有报道乳酸杆菌活菌制剂（定菌生）含有乳酸杆菌活菌，能增加阴道菌群之中的益生菌比例，达到改善阴道内微生态环境的效果。但是该类药需低温保存，且应尽量避免与抗生素尤其是广谱抗生素同用，在治疗疾病的同时还有产生耐药菌株的可能。

4. 抗生素

目前临床较常使用的抗生素主要有甲硝唑、氧氟沙星、氯霉素等，多以阴道局部用药。但抗菌药物在杀灭致病菌的同时也破坏了阴道内的其他正常菌群，加重阴道微生物群失衡，增加复发率，也增加真菌性阴道炎发生的概率。甲硝唑又称灭滴灵，属于广谱抗生素喹诺酮类药物，对大多数的厌氧菌具有强大的抗菌作用，但对需氧菌和兼性厌氧菌作用小或无作用。主要用于对预防和治疗厌氧菌引起的感染，如呼吸道、消化道、腹腔及盆腔脓肿感染。甲硝唑口服吸收完全，在碱性环境下有利于药物的吸收，口服可在2小时达最高浓度，半衰期为6～10小时，有效浓度可维持在12小时。而且甲硝唑治疗阴道炎口服+外用联合应用，可有效降低耐药性，具有起效快、疗效短、复发率低等优点，值得在临床中推广应用。

5. 中药治疗

中医认为本病的病因病机多为本虚标实，肾肝脾不足、任带失固为本，湿热下注为标，治疗多从整体入手，以调补肾肝脾为主，佐以清热利湿、止带止痒药物。近年来，中医药治疗老年性阴道炎逐渐被越来越多的临床医家所关注，内治、外治、内外合治、中西合治、针灸等众多方法百花齐放。中医外治法采用阴道局部给药，因其疗效好、使用简便、长期使用无明显毒副作用而备受青睐。近年来由于栓剂的开发研制取得较大的进展，阴道栓剂成为目前妇科临床外治中常用的剂型之一。

保妇康栓能促进阴道上皮细胞增生，作用与雌激素相似，每晚1枚置阴道深部，7天为一疗程。保妇康栓具有广谱抗病原微生物的作用，能作用于深部组织，增加末梢血管的白细胞数量，增强其吞噬能力，还具有活血化瘀、清热止痛、去腐生肌、凉血止痒、阻止局部炎性细胞的积聚和减少局部炎性渗出的作用。保妇康栓主要成分为莪术油和冰片，药理实验表明，莪术能明显增加股动脉血流量，改善微循环，促进血块吸收。莪术和冰片对病毒、金黄色葡萄球菌、β-溶血性链球菌、大肠杆菌、伤寒杆菌、霍乱弧菌及部分真菌有抑制作用，且通过改善局部血供，加强炎症吸收。保妇康栓有类雄激素效应，使阴道黏膜从底层细胞为主转变为中层细胞为主，使阴道黏膜年轻化，对恢复阴道上皮的抵抗能力和自洁能力起到促进作用。其次，保妇康栓给药方法简便，药物通过黏膜吸收，作用直接，经济安全，无不良反应，患者易于接受和掌握，故临床疗效较好。

舒康凝胶为非雌激素型天然植物提取药物，是治疗老年性阴道炎的理想药物。给药方法为，1次/天，清洗外阴后，患者自行将凝胶轻轻送到阴道后穹隆处，将臀部抬高，以免凝胶流出，8天一疗程，每疗程间隔7天，疗程结束后3天复查。临床观察50例老年性阴道炎患者，经舒康凝胶一疗程治疗，总有效率为96%，第二疗程治疗后总有效率为100%。

舒康凝胶的药效成分为山楂核精，是以山楂核为原料，经提取、分离、合成有效成分的绿色杀菌剂，具有高效、广谱杀灭病原微生物活性作用，且本品pH值平均4.2，使女性阴道酸性环境不受破坏，而且能加强自净作用，具有促进阴道黏膜创面愈合，修复病变组织，增强自然防御功能。

甲硝唑、欧维婷联合乳杆菌活菌胶囊治疗老年性阴道炎，治疗组采用欧维婷膏剂和甲硝唑（每片0.2g），每晚睡前1次，连用7天，后改定君生（乳杆菌活菌制剂每粒0.25g，含乳酸杆菌2.5亿/粒），每晚睡前阴道给药1枚，连用10天为1个疗程，对照组每晚睡前内置甲硝唑0.2g，连用1周为1个疗程。2组分别在停药后30天复查，判定疗效情况。2组治疗期间，禁止阴道灌洗及性生活。研究表明，治疗组老年性阴道炎患者序贯使用甲硝唑、欧维婷、乳杆菌活菌胶囊可使阴道分泌物减少，抗炎后阴道内病原体减少，有效调节阴道内微生态，保护和扶植正常菌群，使阴道微生态失衡转向平衡，将被抗生素扰乱的菌群予以调整，体现了先抗后调原则。对照组尽管应用了抗生素的治疗方法，但由于未能局部补充雌激素，没有增加阴道菌群中的益生菌比例，故停药一段时间后，阴道内微生态环境容易再次失衡，在临床实践中表现为患者阴道症状及阴道外观改善不明显。

目前，由抗生素及雌激素组成的复合制剂氯喹那多普罗雌烯（可宝净）治疗老年性阴道炎取得了良好的治疗效果。氯喹那多普罗雌烯是由氯喹那多和普罗雌烯组成的复方制剂，阴道用药，每片含氯喹那多200mg、普罗雌烯10mg，片剂。氯喹那多是一种广谱抗菌剂，也是一种接触性抗菌剂，对多种病原菌具有抑制作用。普罗雌烯是一种合成的不对称雌二醇二醚，研究提示，与传统的局部用雌激素制剂比较，普罗雌烯穿透阴道或表皮上皮细胞的能力较差，全身吸收以及全身性激素反应很小。局部用药时，普罗雌烯具有抗阴道或宫颈黏膜萎缩的作用，且局部用药的普罗雌烯不在组织内聚集，半衰期小于24小时。皮肤给药后，只有少于1%的普罗雌烯吸收。阴道用药后，未观察到全身的激素效应，尤其是距离阴道较远的雌激素敏感器官（如乳房和子宫）。

氯喹那多普罗雌烯是集预防、治疗、营养、修复四位一体，不仅能抑制和杀灭病原体，还能修复和营养阴道黏膜重建阴道生态平衡，防止炎症复发。应用于老年性阴道炎患者，效果好，不良反应低，临床中可推广使用。

（五）预防保健

老年性阴道炎因其反复发作，给老年妇女带来不便，对其预防和治疗需注意以下几点。①保持外阴部的清洁干燥，注意个人卫生。患病期间每日换洗内裤，内裤要宽松舒适，质地宜选用纯棉布料。②多进食富含维生素的食物，如新鲜蔬菜和水果。③由于老年妇女阴道黏膜菲薄，阴道内弹性组织减少，因此性生活时有可能损伤阴道黏膜及黏膜内血管，使细菌乘机侵入。因此可以在性生活前在阴道口涂少量油脂，以润滑阴道，减小摩擦。④发生老年性阴道炎时，不要因外阴瘙痒用热水烫洗外阴，虽然这样做能暂时缓解瘙痒，但会使外阴皮肤干燥粗糙，不久瘙痒会更明显，清洗外阴宜使用温开水，不要用刺激溶液，如花椒水、浓盐水等。⑤治疗时加用雌激素，可逆转阴道壁的萎缩而缓解症状。如果采用乳酸杆菌活菌制剂和结合雌激素阴道软膏联合治疗，既可维持阴道的微生态环境，又可弥补绝经后妇女雌激素的不足，疗效显著。当有较多脓性分泌物时需要应用抗生素阴道栓剂，要避免长期大量应用，警惕阴道菌群紊乱，如用药期间出现外阴瘙痒、阴道分泌物性状改变应及时到医院就诊。⑥内服中药以调补肝肾滋阴养血、润燥止痒为主，辅以清肝胆或健脾助运之品使局部气血通畅，可达满意疗效。⑦对于长期不愈的溃疡必须及时就诊，及时发现恶性肿瘤。

第二节　子宫疾病

一、子宫脱垂

子宫位于盆腔中央，前与膀胱、后与直肠相邻，下端接阴道，介于骨盆入口平面以下，坐骨棘水平稍上方。正常的子宫位置主要靠子宫韧带及盆底肌肉和筋膜的支持。当盆地支持结构损伤、缺陷及功能障碍时，女性生殖器官及相邻脏器向下移位，称为盆腔器官脱垂，包括阴道前壁脱垂、阴道后壁脱垂和子宫脱垂。

子宫从位置沿阴道下降，宫颈外口达坐骨棘水平以下，甚至子宫全部脱出于阴道口以外，称为子宫脱垂。子宫脱垂常伴有前后阴道壁的脱垂。

（一）概述

子宫脱垂在我国是妇科常见病，尤其是随着社会人口老龄化，盆腔器官脱垂的发病率逐渐上升，据统计，60岁以上的妇女，至少有1/4遭遇不同程度的盆腔器官脱垂。在美国，妇女卫生协会成员有40%的患有不同程度的子宫脱垂。对27342名妇女进行调查发现，子宫脱垂的发病率为14%。我国确切的发病率尚未知。

（二）病因

子宫脱垂发病的相关因素，综述显示子宫旁和阴道上方两旁的结缔组织损伤，主韧带和宫骶韧带复合体完整性的缺失和盆膈的虚弱导致了子宫位置和阴道穹隆位置的下移。发病因素可一个或多个同时存在。目前认为，子宫脱垂发病的主要原因如下。

1. 妊娠及分娩损伤

妊娠期随着子宫重量逐渐增加，盆地支持组织所受的压力也不断增加。分娩时间延长或急产、阴道手术助产、阴道多次分娩、胎儿巨大，都会导致软产道及周围的盆底组织极度扩张，肌纤维拉长或撕裂，尿生殖裂孔受损扩大，使得盆底肌肉、深浅筋膜及肛提肌的力量不足以维持子宫及阴道在正常位置，最终出现盆腔器官下移。

2. 卵巢功能减退

绝经后常见子宫脱垂加重，而且子宫完全脱垂者多见于老年妇女。中老年女性由于卵巢功能减退，雌激素减少或缺乏，使盆地支持组织退行性变，薄弱，松弛甚至萎缩，肌张力低下。有研究报道，绝经后女性盆底肌肉筋膜和韧带中的雌激素受体严重减少。表明绝经后低雌激素水平与盆底功能有密切关系。

3. 年龄

许多流行病学研究认为，年龄是子宫脱垂的高危因素，每10年发病危险性增加1倍。

4. 营养不良

由于营养不良引起的体质衰弱、肌肉松弛及盆底筋膜萎缩，导致子宫脱垂，这部分患者往往伴有其他脏器脱垂。如胃下垂、肾下垂及腹壁松弛等。

5. 先天性盆底组织发育不良

先天性盆地组织发育不良使子宫支持组织薄弱、缺乏张力，不能耐受一般体力劳动及抵抗腹压增加导致子宫脱垂。可见于未产妇甚至处女。近期对影响结缔组织发育的疾病研究的初步结果表明，结缔组织的先天发育缺陷极有可能是子宫脱垂发病的高危因素之一。

6. 慢性腹腔内压力增加

慢性咳嗽、习惯性便秘、慢性腹泻；长期从事站立、蹲位、搬举重物等工作；腹水或盆腹腔巨大肿物，使得腹腔内压力增加，迫使盆地器官向下移位，发生子宫脱垂。

7. 家族遗传因素

流行病学调查发现，盆腔脏器脱垂有家族倾向，以及家族史及母亲和姐妹中有生殖道脱垂发生者，其本人患病风险明显增高。临床统计资料提示，盆腔脏器脱垂的发生存在种族差异，这可能与不同种的盆底结构、肌肉和结缔组织质量以及创伤后修复的纤维组织的形成不同有关。也可能与不同的文化和生活习惯有关，说明盆腔器官脱垂的发生在一定程度上与遗传有关。

（三）临床分度

目前我国多采用1981年全国部分地区"两病"科研协作组制订的分度，以患者平卧用力屏气时，子宫下降最低点为分度标准，将子宫脱垂分为3度。

（1）Ⅰ度 轻型：宫颈外口距处女膜缘<4cm，未达处女膜缘；重型：宫颈外口已达处女膜缘，在阴道口能见到宫颈。

（2）Ⅱ度 轻型：宫颈已脱出阴道口外，宫体仍在阴道内；重型：宫颈及部分宫体已脱出阴道口外。

（3）Ⅲ度 宫颈及宫体全部脱出至阴道外。

（四）临床表现

1. 症状

Ⅰ度患者可无自觉症状，Ⅱ度或Ⅲ度患者由于子宫下垂对韧带的牵拉和盆腔充血，以及子宫下垂导致毗邻脏器解剖的改变，可出现下列症状及相应的伴随症状。

（1）腰骶部疼痛或下坠感 腰骶部疼痛在久站、行走、体力劳动或蹲位时加重，卧床休息后症状明显减轻。此外，患者感下腹、阴道、会阴部下坠也于劳累后加重。

（2）阴道脱出块状物 在久站、行走、体力劳动、下蹲或排便等腹压增加时有块状物自阴道口脱出，卧床休息后可回缩变小或消失。严重者休息后也不能自行回缩，常常需用手推送才能将其还纳至阴道内，由于阴道壁、子宫长期脱除在外，行走活动不便，久经摩擦可发生溃疡、感染、分泌物增多。甚至出血，局部组织增厚角化。

（3）尿失禁或尿潴留 子宫脱垂往往伴有不同程度的膀胱膨出，当患者咳嗽用力，腹腔压力突然增加引起尿失禁而尿液外溢。是否出现压力性尿失禁，取决于膀胱与尿道的解剖关系是否改变。少数子宫脱垂较重的患者有排尿困难，导致尿潴留，需要用手将碰触的膀胱托送回阴道内才能排尿。

（4）便秘及排便困难 子宫脱垂伴有直肠膨出，可有便秘及排便困难，严重者需要用手指推压膨出的阴道后壁方能排出粪便。

（5）其他子宫脱垂 很少引起月经失调，当盆腔脏器脱垂导致血液循环障碍局部瘀血时，可使月经量过多。子宫脱垂一般也不影响受孕、妊娠和分娩。

2. 体征

①常伴有膀胱和直肠膨出，尤其是前者，因膀胱与子宫密切相邻。②子宫脱垂常伴有宫颈延长，膀胱、输尿管也随子宫下移。③妇科检查可见宫颈距处女膜缘<4cm，或子宫体脱出于阴道外，子宫Ⅱ度或Ⅲ度脱垂患者宫颈和阴道黏膜多明显增厚角化，长期摩擦可形成宫颈或阴道溃疡，分泌物增加，甚至出血。④伴有膀胱、尿道膨出和阴道前壁脱出者，支持膀胱颈和尿道的肌肉、筋膜完整性受损，当腹压增加时，尿道口有尿液溢出。脱垂进一步加重时，膀胱与尿道角度发生改变，膀胱位置极度下移，容易发生尿潴留。输尿管随着膀胱的下移，严重时也会造成输尿管引流不畅，输尿管上段出现扩张。

（五）诊断与鉴别诊断

诊断主要根据症状和体征。此外，还应做一定检查。嘱患者不排小便，取膀胱截石位。检查时先让患者咳嗽或屏气以增加腹压，观察有无尿液自尿道口溢出，以判定是否有张力性尿失禁，然后排空膀胱，再进行妇科检查。首先注意在患者不用力的情况下，阴道壁及子宫脱垂的情况，并注意外阴及会阴体是否有旧裂改变。置入阴道窥器观察阴道壁及宫颈有无溃烂，有无子宫直肠窝疝。内诊应注意两侧肛提肌情况，确定肛提肌裂隙宽度，宫颈位置，子宫大小及附件有无炎症或肿瘤。最后嘱患者用力屏气，必要时可取站立位或蹲位，也可牵引脱垂的子宫直至不再下降，使子宫最大程度脱出再进行扪诊，以确定子宫脱垂的程度。

子宫脱垂应与下列疾病相鉴别。①子宫黏膜下肌瘤或宫颈肌瘤为球块状物脱出，多鲜红、质硬，在表面找不到宫颈口，在其周围或一侧可扪及被扩张变薄的宫颈。阴道前后壁不膨出。②宫颈延长，多为未产妇。阴道前后壁不脱出，前后穹隆部很高，子宫体仍在盆腔之内，仅宫颈延长如柱状，可用子宫探针探测宫颈外口至宫颈内口的距离，以确诊。③慢性子宫内翻，很少见，肿块表面为红色黏膜、易出血，在肿物上找不到宫颈口，但可找到两侧输卵管入口的凹陷，三合诊盆腔内空虚，触不到子宫体。④阴道壁囊肿或肿物，肿物界限清楚，位置固定不变，不能移动，检查时子宫仍在正常位置或被肿块挤向上方，而肿物与宫颈无关。⑤单纯阴道前壁脱垂，阴道前壁呈半球状隆起，触之柔软，当患者屏气用力时见膨出的阴道前壁部分面积扩大，内诊子宫位置正常。

（六）治疗

子宫脱垂的治疗应强调个性化、安全、简单、有效。应根据脱垂的程度、患者的年龄、身体状况选用不同的治疗方案。

1. 非手术治疗

通常POPQ分级Ⅰ～Ⅱ期或虽然高于Ⅱ期但并无症状的患者不需要手术。对这些患者及一些有手术禁忌证的患者应采取非手术治疗。①支持疗法加强营养，注意安排适当的工作和休息，避免重体力劳动，保持大便通畅，积极治疗慢性腹压增加的疾病。②中药补中益气汤（丸）有促进盆底肌张力增强，缓解局部症状的作用。③盆底肌肉锻炼和物理疗法增加盆底肌肉群的张力嘱咐患者行收缩肛门运动，用力使肛门收缩后放松，每次10～15分钟，每日2～3次。另外还可通过针刺、电磁神经调节法疗、生物反馈与功能性电刺激治疗，帮助进行肌肉锻炼。目前普遍认为，联合治疗的方法优于单一治疗方法，对产后发生的子宫脱垂或阴道壁膨出采取非手术疗法，效果确实且不良反应小，尤其是生物反馈+盆底电刺激治疗的总有效率高达90%。④子宫托是一种支持子宫和阴道壁并使其维持在阴道内而不脱出的器具，常有喇叭形、环形和球形3种。适用于不同程度的子宫脱垂和阴道前后壁脱垂者。但重度子宫脱垂伴有盆底明显萎缩以及宫颈和阴道有炎症和溃疡者均不宜使用。经期和妊娠期停用。选择子宫托大小应因人而异，在医生指导下正确使用，每天晨起放入，每晚睡前取出。使用后每3个月复查一次。

2. 手术治疗

手术是子宫脱垂的主要治疗方法，传统的手术方式多强调利用自身的组织来加强和矫正解剖学的缺陷，效果确切，但是经循证医学分析证明术后有相对较高的复发率，随着对盆底整体理论的认识，手术更加强调以盆底修复重建为主，尽可能在解剖和功能上都恢复正常。目前，国际上广泛认同子宫脱垂等盆腔脏器膨出的治疗最新理念为1992年De Lancey教授提出的盆底支持结构3个水平的理论：第一水平支持为上层支持结构，由主韧带、宫骶韧带联合组成；第二水平支持为宫旁和盆壁支持结构，由肛提肌群、直肠阴道筋膜和膀胱阴道腱膜组成；第三水平支持为远端支持结构，由会阴体、尿道括约肌和肛门阴道筋膜组成；De Lancey教授还提出了盆底功能重建的生物力学要求为：第一水平重在悬吊，第二水平应加强中部——阴道侧方支持，第三水平主要进行远端融合。对子宫脱垂等盆腔脏器膨出的治疗应强调整体理论，即盆底功能障碍首先是由于其解剖异常，进而发生功能障碍，最终引起各种临床症状。因此，治疗的基本点是用解剖的恢复达到功能的恢复，其精髓重在"支持"和"重建"。治疗前应对盆底功能，包括对肌肉、结缔组织和神经支配的平衡及其损伤程度做出诊断和定位，然后进行分区域（前、中、后盆腔）的缺陷修补。对于60岁以上，子宫脱垂等盆腔脏器膨出患者常用的术式及其适应证如下。①经阴道子宫全切除+阴道前后壁修补术。适用于Ⅱ度或Ⅲ度子宫脱垂伴有阴道前后壁膨出的患者。②阴式子宫全切除+阴道前壁旁侧修补+骶棘韧带固定+阴道后壁"桥式"缝合术。适用于Ⅲ度子宫脱垂伴有阴道前后壁重度膨出的患者。③阴道闭合术。又称Le Fort手术或阴道纵隔成形术，适用于老年体弱，不需要保留性交功能者。此术式复发率极低。④经腹或腹腔镜下子宫悬吊术。将子宫骶韧带、圆韧带缩短使子宫呈前倾位，宫颈朝后。或将子宫固定于腹直肌前鞘。适用于韧带松弛的单纯子宫脱垂，不伴膀胱、直肠膨出。⑤宫颈部分切除术。适用于Ⅰ～Ⅱ度子宫脱垂，不伴膀胱和直肠膨出。⑥盆底重建术。国内外学者利用各种新型的修补材料和专用器械开展不同的盆底重建手术，经一些研究报道治疗效果肯定，术后复发率低于传统手术。但这些手术方式尚处"年轻"阶段，尚有复发和并发症发生等问题，尤其是吊带和补片的侵蚀、暴露、感染及对性功能的影响，有待积累资料进行临床循证医学的证据。

矫正和修复盆底缺陷的手术方式多种多样，正确评价和明确各种手术方法的适应证非常重要对不同的患者要采取个体化的治疗，选用最合适患者的手术方案，才能达到最好的疗效。

二、老年性子宫内膜炎——子宫积脓

绝经后的老年妇女，由于生育功能停止，宫腔手术的机会大为减少，性生活也逐渐减少；与生育期妇女相比，其发生子宫内膜上行性感染的机会相对较少，因而子宫内膜发生感染的概率也明显降低。然而，由于老年妇女生殖器官发生变化的特点，仍存在一定的发病条件。所以，老年性子宫内膜炎仍然不应被忽视。

（一）病因

从解剖学来看，子宫为一上通腹腔、下通阴道的中空器官。子宫内膜层存在着大量易感性上皮腺体，加上性生活的干扰，月经周期的影响，产伤以及各种宫腔内手术如人工流产、上环、取环、诊断性刮宫、产伤等，均给子宫内膜带来易于感染及创伤等不利因素。但实际上，子宫内膜的炎症病变并非想象那样普遍而严重，因为生育期妇女的月经周期性内膜脱落及内膜组织具有高度的再生和修复功能，再加之机体经常处于直立位置状态，使得子宫内膜具有较强的抗病能力和自我保护功能，但是老年妇女由于其生理功能发生了诸多变化，使子宫内膜失去原有的保护功能，从而发生内膜病变。①雌激素缺乏。老年妇女内源性雌激素明显降低，子宫内膜菲薄，血运减少，上皮易遭缺损，且缺乏再生和修复能力。此外，绝经后子宫内膜已无周期性脱落，为细菌滞留生存提供了良好条件，故易发生感染。②宫颈管腺体萎缩。绝经后，宫颈管腺体萎缩，不能再产生黏液栓以阻挡阴道内细菌的上行感染。③当患有老年性阴道炎时，阴道内的细菌大量繁殖并易逆行入宫腔引起感染。④当宫颈管周围炎症造成粘连或因萎缩造成狭窄时，宫腔内分泌物引流不畅，易积聚于宫腔内引起感染，还可引起宫腔积脓。

（二）病理改变

镜检可见子宫内膜呈弥漫性单核白细胞浸润，主要为淋巴细胞及浆细胞。内膜菲薄，腺体减少，有时伴有黏膜溃烂、坏死及肉芽组织形成。有时可见黏膜表面出现复层鳞状上皮化生区域，并代替了正常柱状上皮。

（三）临床表现

老年性子宫内膜炎患者多无全身症状，主要临床症状为绝经后阴道排液，有时为脓性，也可为脓血状。有部分患者自觉小腹坠痛。病史一般较长，数日甚至达数年之久。当合并有宫腔积脓时可有低热，阴道阵发性排出恶臭之脓性分泌物，小腹胀痛。妇科检查可见阴道内分泌物较多，多为脓状或咖啡色液体。子宫可有压痛，如合并有宫腔积脓时，子宫体积增大，饱满，有触痛，质软。辅助诊断可做白带涂片及细菌培养，明确致病菌种类及敏感药物。B超可提供子宫状况，急性炎症控制后，如有必要还可考虑行诊断性刮宫，不仅能明确诊断，还可在宫腔积脓时起到引流作用。

（四）诊断与鉴别诊断

老年性子宫内膜炎在诊断上并不困难。根据患者年龄、病史、临床表现及查体所见，均不难得出正确的诊断。但在诊断病时，还不应忽视以下几种疾患。

1. 老年性阴道炎

老年性子宫内膜炎常由阴道炎逆行感染所致，故在检查时不得忽视该病的存在，以防漏治。

2. 子宫内膜癌

为绝经后老年妇女较常见之癌瘤，临床也可表现为白带多，出血；妇科检查时子宫也可增大，质软，也常合并宫腔积液。但分段诊刮即可明确诊断。

3. 子宫颈癌

宫颈癌时白带也增多，阴道易出血。妇科检查时大多可见宫颈有癌变，但有少数内生型宫颈癌，宫颈表面并未见明显异常，其癌组织向宫颈深层及宫颈管发展，并可因癌瘤阻塞宫颈管而引起宫腔积液。分段诊刮及阴道镜检查有助于确诊。

（五）治疗

老年性子宫内膜炎的治疗原则主要包括3个方面。

1. 增强局部抵抗力

老年性子宫内膜炎的发病与内源性雌激素缺乏有一定关系，因此，可采用小剂量雌激素制剂如尼尔雌醇、倍美丽等做周期性治疗。尼尔雌醇1～2mg，每2周1次，每3个月加服安黄体酮10mg，每日1次，7天 1疗程。倍美丽0.625mg，每日1次，可连用1个月或根据更年期其他症状适当延长治疗时间。用雌激素制剂前需除外全身各脏器癌变。雌激素可使得萎缩的子宫内膜上皮增厚，血运增加，抗菌能力增强，使炎症得以好转。此外，同时给予大剂量抗坏血酸制剂，也可以增强内膜的抵抗力。

2. 清除宫腔内积脓

合并有宫腔积脓者，应在全身应用强有力的抗生素后，即行扩张宫颈口排出脓液。待积脓引流干净后，还应放置引流管，以防再次粘连。用何种引流管，可因地制宜，一般选用乳胶管或橡胶管，放置1周左右可取出。置引流管期间，可通过此管进行宫腔灌洗，如呋喃西林液等抗生素液体，可促进炎症消退。

3. 全身消炎治疗

局部治疗同时，不应忽视全身抗炎治疗。积极应用抗生素静脉滴注，有利于防止炎症向其他部位扩散，同时对局部炎症亦起到抑制作用。一般宜选用广谱抗生素及抗厌氧菌抗生素。根据病情及好转情况来决定用药时间。同时应加强营养，提高机体免疫功能，调动全身积极因素来战胜疾病。

第三节　生殖内分泌疾病

（一）女性生殖系统的分化

生殖系统的分化是一个复杂的过程，它包括3个方面：即性腺、生殖道和外生殖器的分化。下面介绍女性生殖系统的分化。

1. 卵巢的发生

（1）原始性腺的发生　女性的性腺是卵巢，它和睾丸一样均起源于原始性腺。在胚胎的第4周，卵黄囊后壁近尿囊处出现原始生殖细胞，原始生殖细胞体积较大，起源于内胚层。在胚胎的第5周，中肾内侧的体腔上皮及其下面的间充质细胞增殖，形成一对纵行的生殖腺嵴。生殖腺嵴表面上皮向其下方的间充质内增生，形成许多不规则的细胞索，称为初级性腺索，在胚胎的第6周原始生殖细胞经背侧肠系膜移行至初级性腺索内，这样就形成了原始性腺。原始性腺无性别差异，将来既可以分化成卵巢，也可以分化成睾丸，因此又称为未分化性腺。

（2）与性腺分化有关的基因　在性腺发育过程中涉及多个基因的调控，如果这些基因调控出现异常，就可能出现性发育异常。调控性腺发育过程的基因包括Wilms肿瘤基因1（*WT*1）、Y染色体上的性别决定区（*SRY*）、SRY同源家族基因9（*SOX*9）、类固醇生成因子1（*SF*1）、成纤维细胞生长因子9（*FGF*9）、剂量敏感性反转（*DSS*）等。

SRY基因位于Y染色体上，是睾丸分化的启动基因，主要作用是通过对下游的多个基因调控促使原始性腺向睾丸方向分化。在SRY不存在时，原始性腺自然向卵巢方向分化。如果SRY基因转位到X染色体或常染色体上，可以使XX个体表现为男性性征。SF1和SOX9为SRY的下游基因，SOX9基因上调是睾丸分化的关键因素，在没有SRY基因时，如果SOX9基因上调，也会出现睾丸的发育。SOX9重复表达可以使XX个体出现睾酮。FGF9和DMRTI也与睾丸发育有关。DAX1是卵巢发生的关键基因。DAX1编码的蛋白是核受体大家族中的一员，当该基因发生突变时，患者会发生性反转和先天性肾上腺发育不良。

（3）睾丸的发育　胚胎的第7周，在SRY、SOX9和DMRTI等基因的影响下初级性腺索增殖，并与生发上皮分离。初级性腺索向原始性腺的深部生长，分化成生精小管，生精小管末端相互连接形成睾丸网。生精小管内含有两种细胞，即由初级性腺索分化来的支持细胞和由原始生殖细胞分化来的精原细胞。胚胎第8周时，生发上皮下方的间充质形成白膜，分散在生精小管之间的间充质细胞分化成睾丸间质细胞。在胚胎的第9周，胎儿睾丸间质细胞开始分泌睾酮，第16周时达到高峰。胎儿睾丸支持细胞分泌AMH，AMH与生殖道的分化有关。

（4）卵巢的发育　在胚胎的第10周，初级性索向原始性腺的深部生长，形成不完善的卵巢网，以后初级性索与卵巢网均退化，被血管和间质所替代，形成卵巢的髓质。此后，原始性腺表面上皮再次增生形成新的细胞索，称为次级性索。次级性索较短，分布于皮质内，故又被称为皮质索，在胚胎的第16周，皮质索断裂成许多孤立的细胞团，这些细胞团就是原始卵泡，原始卵泡中央是一个由原始生殖细胞分化来的卵原细胞，周围是一层由皮质索细胞分化来的卵泡细胞，胚胎期的卵原细胞可以分裂增生，它们最终分化成初级卵母细胞，初级卵母细胞不具备增生能力。卵泡之间的间充质形成卵巢的间质。在妊娠17～20周，卵巢分化结束。

2. 内生殖器的发生

女性内生殖器起源于副中肾管，副中肾管又称米勒管，男性内生殖器起源中肾管，中肾管又称沃夫管，在胚胎期，胎儿体内同时存在中肾管和副中肾管。决定内生殖器分化的因子是睾丸支持细胞分泌的抗米勒管激素（AMH）和睾丸间质细胞分泌的雄激素，AMH抑制米勒管的分化，中肾管的分化依赖雄激素。

卵巢分泌的雄激素量不能满足中肾管发育的需要，因此中肾管逐渐退化。另外卵巢不分泌AMH，米勒管便得以发育。米勒管的上段分化成输卵管，中段发育成子宫，下段发育成阴道的上1/3，阴道的下2/3起源于尿生殖窦。

3. 外生殖器的发生

外生殖器起源于尿生殖窦。在胚胎的第8周，尿生殖窦的腹侧中央出现一个突起，称为生殖结节；尾侧有一对伸向原肛的皱褶，称为生殖皱褶，生殖皱褶的两侧还有一对隆起，称为生殖隆起。生殖结节、生殖皱褶和生殖隆起是男女两性外生殖器的始基，它们具有双相分化潜能。决定胎儿外阴分化方向的决定因子是雄激素。胎儿睾丸分泌的睾酮在5α还原酶作用下转化成二氢睾酮，二氢睾酮使尿生殖窦向男性外生殖器方向分化。如果尿生殖窦未受雄激素的影响，则向女性外生殖器方向分化。

对女性胎儿来说，由于体内的雄激素水平较低，尿生殖窦将发育成女性外阴。生殖结节发育成阴蒂，生殖皱褶发育成小阴唇，生殖隆起发育成大阴唇。另外，阴道的下2/3也起源于尿生殖窦。

（二）性发育异常

性发育异常（DSD）包括一大组疾病，这些疾病的患者在性染色体、性腺、外生殖器或性征方面存在一种或多种先天性异常或不一致，临床上最常见的表现是外生殖器模糊和青春期后性征发育异常。DSD的发生率约1/1000，发病主要与遗传因素有关，包括单基因突变、染色体异常、嵌合体、基因拷贝数异常和印记控制缺陷等。在诊断DSD时，既往使用的一些术语，如两性畸形、真两性畸形、假两性畸形、睾丸女性化综合征等，由于具有某种歧视性意味，现已废弃不用。

1. 分类

DSD的分类较为复杂，目前倾向于首先根据染色体核型分成3大类，即染色体异常型DSD，46，XX型DSD和46，XY型DSD，然后再根据性腺情况和激素作用情况进行具体诊断。

2. 诊断

性发育异常的诊断较为复杂，临床上根据体格检查、内分泌测定、影像学检查、染色体核型分析进行诊断，必要时可能需要腹腔镜检查或剖腹探查。

（1）体格检查　体格检查重点关注性征的发育和外阴情况。

1）无性征发育：幼女型外阴，乳房无发育，说明体内雌激素水平低下，卵巢无分泌功能。这有两种可能：卵巢发育不全或者下丘脑或垂体病变导致卵巢无功能。

多数先天性性腺发育不全是由Turner综合征和单纯性性腺发育不全引起的。Turner综合征除了有性幼稚外，往往还有体格异常，如身材矮小、蹼颈、后发际低、皮肤多黑痣、内眦赘皮、眼距宽、盾形胸、肘外翻、第四和第五掌（距）骨短等表现。单纯性性腺发育不全患者没有体格异常。先天性低促性腺激素性性腺功能减退也没有体格发育异常。极个别可伴有嗅觉的丧失，我们称为Kallmann综合征。

2）有性征发育，无月经来潮：提示有生殖道发育异常可能。青春期有第二性征的发育，说明卵巢正常，下丘脑垂体卵巢轴已启动。如生殖道发育正常，应该有月经的来潮；如无月经的来潮则提示有生殖道发育异常可能。当检查发现子宫大小正常，且第二性征发育后出现周期性腹痛，应考虑为处女膜或阴道发育异常如处女膜闭锁、先天性无阴道或阴道闭锁。子宫未发育或子宫发育不全时，往往无周期性腹痛，如先天性无子宫、始基子宫和实质性子宫等米勒管发育异常等。

3）外生殖器异常：又称外阴模糊，提示可能有性腺发育异常、雄激素分泌或作用异常等。如果患者性腺为卵巢，有子宫和阴道，外阴有男性化表现，则可能为46,XX型DSD）中的雄激素过多性发育异常，如21-羟化酶缺陷等。如果患者性腺为睾丸，没有子宫和阴道，外阴有女性化表现，则很可能是46,XY型DSD，如雄激素不敏感综合征等。临床上一般采用Prader方法对异常的外生殖器进行分型（Prader分型）：Ⅰ型，阴蒂稍大，阴道与尿道口正常；Ⅱ型，阴蒂增大，阴道口变小，但阴道与尿道口仍分开；Ⅲ型，阴蒂显著增大，阴道与尿道开口于一个共同的尿生殖窦；Ⅳ型表现为尿道下裂；Ⅴ型，阴蒂似正常男性。

（2）影像学检查　包括超声、CT和MRI等。通过影像学检查可了解性腺和生殖道的情况。

（3）内分泌测定 测定的激素包括FSH、LH、PRL、雌二醇、孕烯醇酮、孕酮、170羟孕酮、睾酮、雄烯二酮、二氢睾酮、硫酸脱氢表雄酮和脱氧皮质酮（DOC）等。

性腺发育不全时FSH和LH水平升高，先天性低促性腺激素性性腺功能减退者的促性腺激素水平较低，米勒管发育异常和尿生殖窦发育异常者的促性腺激素水平处于正常范围。雄激素水平较高时应考虑46,XX型DSD中的21-羟化酶缺陷、46,XY型DSD和染色体异常型DSD，孕酮、17-羟孕酮和DOC对先天性肾上腺皮质增生症引起的DSD很有帮助。

（4）染色体检查 对所有怀疑DSD的患者均应做染色体检查。典型的Turner综合征的染色体为45,XO，其他核型有45,XO/46,XX、46,XXp-、46,XXq-、46,XXp-/46,XX、46,XXq-/46,XX等。单纯性性腺发育不全的核型为46,XX或46,XY，女性先天性肾上腺皮质增生症的染色体为46,XX，雄激素不敏感综合征的染色体为46,XY。卵睾型DSD的染色体核型有三种：46,XX、46,XX/46,XY和46,XY；其中最常见的是46,XX。

（5）性腺探查 卵睾型DSD的诊断依赖性腺探查，只有组织学证实体内同时有卵巢组织和睾丸组织才能诊断。卵睾型DSD的性腺有三种：一侧为卵巢或睾丸，另一侧为卵睾；一侧为卵巢，另一侧为睾丸；两侧均为卵睾。其中最常见的为第一种。对含有Y染色体的DSD者来说，性腺探查往往是诊断或治疗中的一个必不可少的步骤。

3. 治疗

性发育异常处理的关键是性别决定。婴儿对性别角色还没有认识，因此在婴儿期改变性别产生的心理不良影响很小，甚至没有。较大的孩子在选择性别时应慎重，应根据外生殖器和性腺发育情况、患者的社会性别及患者及其家属的意愿选择性别。①外阴整形。外阴模糊者选择做女性时往往需要做外阴整形。手术的目的是使阴蒂缩小，阴道口扩大、通畅。阴蒂头有丰富的神经末梢，对保持性愉悦感非常重要，因此现在都做阴蒂体切除术，以保留阴蒂头及其血管和神经。②性腺切除。体内存在睾丸组织或Y染色体的患者在选择做女性后，首要的治疗是切除双侧睾丸组织或性腺组织，因为性腺组织可能发生癌变。③性激素治疗。包括雌激素治疗和孕激素治疗。原则是有子宫者需要雌孕激素治疗，无子宫者单用雌激素治疗。性激素治疗的目的是促进并维持第二性征的发育、建立规律月经、防止骨质疏松的发生。常用的雌激素有戊酸雌二醇和妊马雌酮，孕激素有醋酸甲羟孕酮等。④皮质激素治疗。先天性肾上腺皮质增生症者需要皮质激素治疗。

（三）Turner综合征

Turner综合征是最常见的先天性性腺发育不全，大约每2000个女性活婴中有1例。1938年Turner对7例具有女性表型，但有身材矮小、性幼稚、肘外翻和蹼颈的患者做了详细地描述，这是历史上第一次对该疾病的临床表现做详尽的描述，故该疾病后来被命名为Turner综合征。

1. 发病机制

Turner综合征属于染色体异常型DSD，其发生的根本原因是两条X染色体中的一条完全或部分缺失。目前认为两条完全正常的染色体是卵巢正常发生的前提，如果缺少一条X染色体或者一条X染色体有部分基因的缺失就可以造成先天性卵巢发育不全。由于X

染色体上有许多功能基因，如果这些基因缺少，就会引起一系列的器官发育异常或体格异常。

核型为45,X的患者临床表现最典型。嵌合型的临床表现差异很大，取决于正常细胞系和异常细胞系的比例。正常细胞系所占比例越大，临床症状就越轻。染色体结构异常的患者的临床表现与其缺失的基因有关，与体格发育有关的基因位于X染色体短臂上，因此短臂缺失会导致身材矮小，而长臂缺失不会导致身材矮小。正常的卵巢功能需要两条完整的染色体，因此X染色体的任何结构异常都可以导致卵巢发育不全或卵巢早衰。Xq25远端的功能基因较少，因此该部分的缺失引起的症状较轻。

2. 临床表现

Turner综合征最典型的临床表现是身材矮小和性幼稚。另外部分患儿还可能有一些特殊的体征，如皮肤较多的黑痣、蹼颈、后发际低、盾状胸、肘外翻和第4、第5掌（距）骨短等。

（1）身材矮小　许多Turner综合征患儿出生身高就偏矮，儿童期身高增长较慢，比正常同龄人的平均身高低2个标准差以上。到青春期年龄后，无生长加速。典型的Turner综合征者的身高<147cm。以前认为Turner综合征者的身材矮小与生长激素缺乏有关，目前多数认为患儿体内不缺少生长激素。研究已证实Turner综合征者的身材矮小是由染色体短臂上的身材矮小同源盒基因（SHOX）突变所致。如果SHOX基因不受影响，患儿就不会出现身材矮小。

（2）骨骼发育异常　许多Turner综合征者存在骨骼发育异常，临床上表现为肘外翻、不成比例的腿短、盾状胸、颈椎发育不良导致的颈部较短、脊柱侧凸和第4、第5掌（距）骨短等。Turner综合征者异常的面部特征也是由骨发育异常造成的，这些异常特征包括：下颌过小、上腭弓高、内眦赘皮等。Turner综合征的骨骼发育异常是骨发育不全的结果，目前尚不清楚Turner综合征者骨发育不全的具体机制，推测可能与X染色体缺陷导致的结缔组织异常有关。

（3）淋巴水肿　Turner综合征者存在淋巴管先天发育异常，从而发生淋巴水肿。有的患儿出生时就有手、足部的淋巴水肿，往往经过数日方可消退。颈部淋巴水肿消退后就表现为蹼颈，眼睑下垂和后发际低也是由淋巴水肿引起的。

（4）内脏器官畸形　20%～40%的Turner综合征者有心脏畸形，其中最常见的是二叶式主动脉瓣、主动脉缩窄和室间隔缺损等。有的患者有肾脏畸形，如马蹄肾以及肾脏结构异常等。许多研究提示Turner综合征者的心脏畸形和肾脏畸形可能与这些部位的淋巴管发育异常有关。

（5）生殖系统　患儿为女性外阴，有阴道、子宫。性腺位于正常卵巢所在的部位，呈条索状。典型的Turner综合征者到青春期年龄后，没有乳房发育，外阴呈幼女型，但少数患者可以有阴毛。有些Turner综合征者（染色体核型为嵌合型者）可以有第二性征的发育，但往往来过几次月经后就发生闭经。条索状性腺由结缔组织组成，不含卵泡。在胚胎期Turner综合征者的原始性腺分化为卵巢，但是由于没有两条完整的性染色体，结果在胎儿阶段卵巢内的卵泡就被耗竭，到出生时，两侧卵巢已被结缔组织所替代。

（6）其他内分泌系统异常　Turner综合征者甲状腺功能减退的发生率比正常人群

高，一项对平均年龄为15.5岁的Turner综合征者的调查发现，约22%的患者体内有甲状腺自身抗体，其中约27%的患者有甲状腺功能减退。另外，胰岛素拮抗在Turner综合征者中也常见，随着患者的年龄增加，她们发生糖尿病的风险也增加，肥胖和生长激素治疗会使糖尿病发病风险进一步增加。

（7）其他临床表现　许多患者的皮肤上有较多的黑痣，这些黑痣主要分布在面、颈、胸和背部。大部分患儿智力发育正常，但也有部分患者有不同程度的智力低下。

肝功能异常较常见，有研究发现44%的患者有肝酶升高。儿童期患者常有中耳炎反复发作，这与有关骨骼发育异常有关，许多患者因此出现听力障碍。

3. 内分泌检查

常规测定血FSH、LH、PRL、睾酮和雌二醇水平。

4. 染色体核型分析

对疑似Turner综合征者，常规做染色体核型分析，明确诊断、了解有无Y染色体，以指导治疗。

5. 治疗

Turner综合征治疗的目的是治疗先天性畸形、改善最终身高、促进第二性征的发育、建立规律月经、减少各种并发症的发生。

（1）治疗先天性畸形　有些先天性畸形，如心血管系统。患者如有心血管方面的畸形，需要外科医生进行评价和治疗。在外科医生认为不需要特殊治疗后，再给予相应的内分泌治疗。

（2）性激素治疗　目的是促进并维持第二性征的发育，维护正常的生理状况，避免骨质丢失。为最大限度改善患者的身高，一般在开始的2～3年采用小剂量的雌激素，这样可以避免骨骺过早愈合。以后再逐步加大雌激素剂量，一般要维持治疗二三十年。单用雌激素会导致子宫内膜增生症，增加子宫内膜癌的发病风险，加用孕激素可消除该风险。第一次加用孕激素往往在使用雌激素6～12个月以后或第一次有阴道出血（未使用孕激素）后。以后定期加用孕激素，每周期孕激素使用的天数为7～14天。

（3）生长激素治疗　虽然Turner综合征者的身材矮小不是生长激素缺乏引起，但是在骨骺愈合前及时给予生长激素治疗对改善身高还是有益的。一般说来，生长激素治疗可以使患者的最终身高增加5～10cm。

（4）其他治疗　含Y染色体的Turner综合征患者的性腺容易恶变为性腺母细胞瘤和无性细胞瘤，恶变率20%～25%，恶变通常发生在儿童期和青春期。因此建议这些患者及时手术切除两侧的性腺组织。

第四节　更年期综合征

更年期又称经绝期，系妇女自生育旺盛的性成熟期逐渐过渡到生育能力停止，最后进入到老年期的时期。妇女随着年龄的增长，生殖机能的神经内分泌调节发生一系列的变化，其中卵巢功能的逐渐退化，生育功能逐渐丧失为一突出的变化。此时卵巢功能在一个长而持续衰老过程中停止。接近更年期前称为更年前期，月经停止后称为更年期后期。从更年前期到最后一次月经后的一年称为围经绝期，在更年期前神经内分泌已开始变化，卵巢功能开始生理性衰退，其特点是无排卵性周期增加。有报道认为从41岁开始即进入更年期，以后随着年龄的增加，卵巢功能完全停止，而进入老年期。绝经年龄在40～54岁，平均45～48岁（最近WHO报道为51岁），40岁以前绝经者为更年期提前。更年期的年龄与种族、气候、遗传、营养及生育状态等有关。妇女在更年期间体内发生一系列的变化，其中除生育功能的终止外，在其他方面也发生变化，并出现一些症状，轻者可以耐受，重者则影响情绪和行为上的变化，可影响妇女的健康和生活质量，这些症状统称为更年期综合症，因此如何注重这段时期的保健，提高更年期的生活质量，有非常重要的意义。更年期的主要变化如下。

一、病理生理

1. 内分泌改变

（1）卵巢功能的改变　　卵巢功能的改变始于更年期前6～8年，20岁时卵巢约重10g，60岁时卵巢重量减轻一半。组织学检查卵巢表面包囊增厚呈灰白色，皮质变薄而皱缩，髓质相对增加，卵巢门和髓质内血管硬化及玻璃样变。皮质内始基卵泡数减少，卵泡不能成熟，卵泡所分泌的雌激素水平降低。卵巢内垂体促性腺激素受体减少，因而对垂体的敏感性降低，其合成卵巢激素的能力也随之下降。体内雌激素、孕激素和雄激素的水平均降低，雌激素可由原来的40～250pg/mL下降到20pg/mL以下。经绝期体内少量雌激素的来源，系雄激素在卵巢外转化生成。卵巢组织培养发现更年期的卵巢仍可以合成雄烯二酮，提供卵巢外雌激素生物合成的原料，但以肾上腺所分泌的脱氢表雄酮为主要的原料。更年期中虽然雄激素产生率高，但由于转化率低，因而引起一系列雌激素缺乏症状。脂肪组织是经绝期卵巢外合成与储藏雌激素的主要部位，肥胖者雌激素的含量增高。

雌激素与孕激素的周期性分泌对子宫内膜形成周期性影响，使月经来潮、更年期前卵泡即开始减少、卵巢功能逐渐减退，首先是黄体功能不足，以后排卵障碍，月经不调，当卵泡最终耗尽后，卵巢不能分泌雌激素，而导致闭经。

（2）丘脑下部—垂体—卵巢轴平衡失调

1）促性腺激素：更年期卵巢对垂体的反应降低，低水平的雌激素通过对丘脑下部—垂体—卵巢轴的正反馈刺激，使丘脑下部—垂体轴兴奋，促性腺激素的分泌增加，以FSH的升高比LH明显，其原因有二：FSH对雌激素的正反馈反应比LH敏感；正常情况下，卵泡内分泌抑制素，对FSH呈选择性抑制作用，当卵巢功能萎缩后，此抑制作用消失。FSH的水平可增加到正常卵泡早期的3～14倍，IH的水平约升高3倍，5～10年后开始下降，20～30年后可能低于生育年龄的妇女。

2）泌乳素：绝经后泌乳素下降，其下降水平与雌激素平行，此时如给予雌激素可使血中的泌乳素水平升高。这与服用剂量有关，如口服倍美力1.25mg，可消除症状，而且并不影响泌乳素的水平。但在开始应用激素替代疗法前，最好先测量泌乳素的水平，避免原有升高的泌乳素水平混淆治疗效果。总结绝经期有关的神经内分泌改变有以下几点：①卵巢激素分泌下降，卵巢外甾体激素合成虽有增加，但不足以满足体内的需要。②雌激素水平下降，兴奋了丘脑下部—垂体轴，使促性腺激素的分泌增加。③肾上腺合成的去氢表雄酮提供了卵巢外甾体激素合成的原料。

2. 泌尿生殖器官的变化

（1）子宫的变化 随着雌激素的减少，子宫呈现一系列的退行性变，肌层变薄，体积缩小，内膜的变化根据绝经时内膜所处的状态而定，一般有以下几种：①内膜萎缩且厚薄不一。②无排卵性周期增加，雌激素失去孕激素的对抗，作用相对加强，使子宫内膜多呈增生期的变化，增生活跃者占20%左右，增生期占5%，分泌期则少见，此外，子宫内膜有退行性变。有报道在经绝期子宫内膜上的雌、孕激素的受体明显减少，以致对卵巢分泌的激素不敏感。

（2）外阴的变化 外阴部皮肤较其他部位的皮肤更易受雌激素的影响，当雌激素减少时，外阴皮肤干缩，常伴有干枯瘙痒，大小阴唇萎缩变小。

（3）阴道的变化 阴道直接受雌激素的刺激，黏膜上皮增生，并富于糖原，保持pH=4.0左右，在更年期时由于雌激素缺乏使阴道内糖原和乳酸杆菌减少，阴道的pH值上升（＞5.0），抵抗力降低，使细菌容易繁殖，而发生老年性阴道炎，据报告绝经期后约每三名妇女就有一个患老年性阴道炎。此时阴道上皮变薄，黏膜苍白皱襞减少而光滑，表面发红出血，有时因溃疡而发生粘连。黏膜下结缔组织增生使阴道变窄缩短。严重者可致阴道粘连积脓。阴道细胞学检查，由于失去孕激素的影响，而呈现雌激素的影响，表层细胞相应地增加，随着以后雌激素进一步下降，涂片以底层细胞为主。

（4）宫颈的改变 更年期开始时由于雌激素的作用，宫颈黏液羊齿结晶明显，以后随着雌激素减少羊齿结晶消失，宫颈萎缩，变小变短，鳞状上皮与柱状上皮交界处内缩。

（5）乳房的变化 乳腺的生长发育与功能受多种激素的影响，包括雌激素、孕激素、催乳素、胰岛素、甲状腺素及肾上腺皮质激素等，经绝期开始时，雌激素的作用无孕激素的对抗而增强，表现为乳腺肿胀和疼痛，经绝期后期雌激素分泌减少，乳腺的间质和脂肪减少使乳房萎缩下垂。

（6）膀胱和尿道的变化 失去雌激素的影响，泌尿道的上皮变薄，括约肌失去张力，平滑肌弹性降低，抵抗力也降低，而易发生萎缩性膀胱或尿道炎。

3. 心血管系统的变化

近年来发现，雌激素受体除存在于生殖系统和第二性征器官中外，还存在于全身很多部位，如心血管系统中的心肌、冠状动脉、颈动脉、主动脉；骨骼、皮肤、脂肪、泌尿道、肾脏与肝脏以及脑神经末梢等处。此外，雌激素还参与脂肪、糖、蛋白质与骨的代谢。

血脂代谢紊乱：雌激素有抑制肝脏合成胆固醇和促进胆固醇的降解和排泄作用，并可改变胆固醇在体内的分布，使血浆和大动脉壁中的胆固醇转移到肝脏代谢，经绝期后雌激素减少，胆固醇代谢紊乱，血中胆固醇含量增加，血脂代谢紊乱，低密度脂蛋白胆固醇和三酰甘油含量增加，高密度脂蛋白胆固醇减少，低密度脂蛋白可将脂质输送至末梢血管，而高密度脂蛋白则将脂质从末梢血管运送到代谢和排泄的器官，起到预防动脉硬化的作用。当更年期雌激素分泌减少，使血脂代谢向不良的方向逆转，动脉硬化特别是冠状动脉硬化症的发病率增加。临床上也发现女性在更年期后冠心病的发病率增加。

在50岁以前，男性的冠心病的发病率高于女性，50岁以后女性的发病率与男性相近，成为此时期女性的主要死亡原因之一。

4. 骨质代谢的改变

研究发现骨皮质上有雌激素受体，雌激素能拮抗甲状旁腺的破骨反应，并能将钙质沉积在骨皮质中，妇女进入更年期后雌激素含量减少，可使骨丢失加速，更年期后妇女骨质疏松较更年期前增加2~3倍，其原因与雌激素缺乏有密切的关系。骨质疏松均是老年妇女最常见的死亡原因之一，占老年女性死亡率的46%。

骨质疏松症的定义系指骨量的减少和微结构破坏，骨脆性增加，容易发生骨折。WHO定义：低于年轻人骨峰值2.5标准差为骨质疏松；低于1~2.5标准差为骨含量减少。无论男女在衰老的过程中都会丢失骨量。一般女性骨的峰值较低，至更年期骨丢失明显加速，比男性更易患骨质疏松性骨折。据统计，骨质疏松多发生在更年期后15~20年间，约50%发生在更年期后10年内；70%在15年以后。在50~75岁妇女约40%以上会发生一次骨折。

骨质疏松性骨折的好发部位有脊柱、前臂和髋部。而且，一旦发生骨折常不易愈合。更年期是否发生骨质疏松取决于骨量的丢失率和骨密度的峰值。此外，骨的强度、骨组织的弹性、胶原纤维的组成以及外伤等也起重要的作用。骨质疏松症的表现主要有背部及腰腿疼痛，脊柱压缩变形也可导致腰背疼痛，严重者行动障碍。由于脊椎骨质疏松而压缩使人体变矮，且容易骨折，一旦发生骨折常不易愈合。X线片表现骨皮质变薄疏松，尿中骨吸收后的代谢产物羟脯氨酸增加。长期服用激素替代治疗的妇女，表面骨质的吸收少，尿中钙离子和羟脯氨酸排泄减少，骨质疏松症的发生也减少。

5. 雌激素与老年性痴呆病

老年性痴呆病系于1906年由阿罗斯·阿尔茨海默首先描述而命名为阿尔茨海默病，与多种病因有关，其中脑血管病对阿尔茨海默类痴呆关系非常密切，目前已经证实约50%有血管病变的妇女可患老年性痴呆。近年来的研究证实雌激素不仅可影响脑血管功能，改善脑血管的血流，还发现脑神经元末梢具有雌激素受体，雌激素可通过与受体结合直接对神经元起保护作用，并可在神经元受疾病损害时促进其修复。体外试验证实雌激素能刺激神经原轴突生长并提高神经元的活性。

雌激素对阿尔茨海默病的作用机制：阿尔茨海默病的基本病理变化为神经元丧失、神经纤维缠结、淀粉样聚集。但其确切发病机制尚不清楚，流行病学调查下述因素为其高危因素：年龄、脂质蛋白、基因、女性（妇女的脑组织重量从50~60岁开始降低，而男子从60~70岁才开始下降）、子宫切除、臀部骨折、高血压、心肌梗死、脑外伤、糖尿病、白化病、全麻、甲状腺功能不全、乙醇中毒、血细胞比容增高、吸烟等。

从组织学和临床角度认为阿尔茨海默病与心血管类型的血管疾病容易混淆，前者是一种血管多发性梗死性的改变，局部脑组织血流量降低，缺血状态下，星型胶质细胞激活血管内皮细胞发生血管收缩，使脑神经元受损。此外，试验发现由于神经元的丧失使海马回葡萄糖代谢明显下降，女性比男性更为明显。

二、临床表现

更年期的内分泌改变，可导致一时性垂体功能亢进，并波及其他内分泌功能，而影响精神、自主神经、新陈代谢、心血管、肌肉和骨骼等系统，表现出一系列临床症状。如丘脑—垂体—卵巢轴的紊乱引起热调节功能紊乱（潮热、出汗）和内源性内啡肽分泌降低（情绪不稳定、感觉不适和性欲降低）。症状的轻重因个体而异，轻者不需治疗，症状明显需药物治疗者称为更年期综合征或经绝期综合征。其临床表现主要是体内雌激素水平降低诱发的靶组织雌激素缺乏的症状。肥胖的妇女脂肪组织多，雌激素的转化也多，故肥胖妇女更年期综合征的发病率较低。绝经期综合征的主要表现有血管运动功能障碍，如多汗、畏寒、头痛、失眠、健忘症、神经质、易激惹、抑郁等，严重者可出现更年期精神病甚至有轻生的意图。

1. 血管运动障碍

以潮热多汗出现最早最多，常由胸部开始向头颈部放射，可能与颈部交感神经的分布有关。通常2～3年后可自然消失。此现象可能与经绝后多巴胺水平下降，对血管运动功能的调节作用降低有关。此外，前列腺素在神经内分泌和血管运动调节中起重要的介质作用，而雌激素又可影响前列腺素的合成与释放，更年期时前列腺素失衡，从而影响正常的血管运动功能。

2. 月经及性功能的变化

月经的变化是更年期最早出现的症状，此期间的月经多为无排卵性月经。其表现不多数因排卵停止，孕激素缺乏以致月经不调，如周期缩短，也可因无排卵而使月经过多，经期延长，最后周期延长而闭经。因雌激素缺乏，发生老年性外阴阴道炎，阴道分泌物减少，常因性交痛和精神紧张使性欲减退。

3. 泌尿道的变化

泌尿道也受雌激素的影响，当雌激素缺乏时，可以发生泌尿道感染症状，如尿急、尿频、尿痛和应力性尿失禁等。

三、更年期的激素替代疗法

鉴于雌激素缺乏为本征的一个基本变化，故补充雌激素是治疗本征的一个主要手段，称之为激素替代疗法（HRT），全球范围的应用已有50年以上的历史。其目的除改善更年期症状外，对预防老年性心血管疾病、阿尔茨海默病和骨质疏松起到关键性的作用。长期进行激素替代疗法的妇女，其心血管疾病的相对危险为0.4，可减少老年妇女心脏病死亡危险性的50%，对原有心脏病的妇女可减少死亡危险性的80%，骨质疏松的相对危险可减少到0.4～0.6，关于雌激素补充疗法的基础和临床作用机制已经有大量的研究，这对进一步了解外源性激素的作用提供了重要的根据。资料证明雌激素可通过两种以上的受体起作用，而不同的雌激素又可诱导这些受体发生不同的组合，从而产生不同的效应，这一发现解释了为什么同一个雌激素可以在不同的组织中起到不同的作用。长期使用雌激素所带来的一些弊端以及不适当的雌激素治疗，至今仍为相当一部分妇女接受治疗的主要顾虑，如长期服用雌激素与子宫内膜癌和乳腺癌的发生率是否有关系。有报道，使用单一雌激素补充疗法，在用药5～8年以上者将增加子宫内膜癌发生率8.2倍。世界卫生组织报道使用激素替代疗法10年以上者，将增加子宫内膜癌或乳癌发病率50%，但一旦停药发生率即下降。尽管长期使用雌激素具有以上问题，但与自然发病率相比，使用雌激素所引起的癌症多属早期且恶性度低预后较好的。20世纪70年代以后，开始使用孕激素对抗的激素替代疗法，有效地对抗了子宫内膜的增生，大大地降低了子宫内膜癌的发生。在权衡了HRT的利弊后，目前，国内外均一致主张使用HRT，大量研究致力于改进制剂和使用方法，以图减少不良反应。

1. 用药原则

①雌激素有刺激靶组织增生的作用，以乳腺和子宫内膜最敏感。②孕激素有拮抗雌激素的作用，可减少雌激素的不良反应。③癌的发展有较长的潜伏期。④绝经期综合征并非永久存在，常持续2～3年自然消失，故不需永久治疗。

2. 禁忌证

①肝功能正常。②脑血管意外。③深部静脉栓塞和血栓形成。④乳腺疾病。⑤与雌激素水平增高有关的生殖道疾病。⑥严重高血压、胆囊炎、胰腺炎和严重心源性或肾源性水肿等。

3. 用法

一般均主张配伍孕激素应用，单用雌激素时，宜每隔1～3个月补充10天的孕激素，以对抗雌激素的子宫内膜增生作用，减少子宫内膜癌的危险性。另有制剂是雌、孕激素的复方制剂，研究表明在此种制剂的使用者中，子宫内膜癌的发病率明显低于单独使用雌激素者，且其发病率并不高于自然发病率。

（1）制剂　单一雌激素制剂。①倍美力：又名共轭雌激素，含有10种雌激素的成分。0.625mg/片。根据个人不同，可每日口服1/2～1片，每3月口服安宫黄体酮4mg×10d。②尼尔雌醇：2mg/片，为长效雌激素制剂，每半月或一月口服1片。孕激素的用法同上。

（2）雌、孕激素制剂　①利维爱：为17-甲异炔诺酮，是一种人工合成的19碳甾体化合物，具有弱的雌激素、孕激素和雄激素特性。研究表明，每日服用2.5mg能有效地缓解更年期综合征，并能降低骨代谢，防止骨质疏松。连续服用两年后骨小梁和骨密度都明显高于治疗前。此外，利维爱可降低脂蛋白-α的水平，有利于脂肪的代谢，还可降低纤维蛋白原的水平，防止冠心病的发生。②倍美安：为了方便服用，Lederle公司推出新的配方，将倍美力0.625mg与安宫黄体酮5mg制成一片，适用于已经绝经的更年期妇女。③倍美盈：为Lederle公司的另一配方，系按照人工周期方案，前14片为倍美力0.625mg，后14片按照倍美安配方，以颜色区分。服用时按不同颜色顺序服用。适用于接近更年期希望有周期出血的妇女。④诺更宁，含17β雌二醇2mg和醋酸炔诺酮1mg/片。剂量每日一片。

（3）中药　佳蓉片，由西安博爱制药公司生产。为不含激素的纯中药制剂，适用于有雌激素禁忌或对激素有顾虑的妇女。每日1次，每次5～10片，可以有效地解除更年期综合征。

4. 注意事项

1）在配伍孕激素时，有天然和人工合成两种，前者需要注射，现已有微粒化口服天然黄体酮，但价格昂贵。人工合成的也有两类：衍生于黄体酮和衍生于雄酮，前者有较强的抗雌激素作用，后者有弱雌激素作用，且可抑制雌激素对心血管的有效作用，故以衍生于黄体酮的化合物为好，常用的为安宫黄体酮。加用孕激素的目的主要是对抗雌激素对子宫内膜的增生作用，不能抑制其对乳腺的增生作用，相反，孕激素有刺激乳腺增生的作用。故切除了子宫的妇女可不用孕激素。孕激素的用量应为4mg/d×10d，方可有效地对抗雌激素的作用。

2）对围经绝期的妇女，希望有周期性出血者，可用周期性给药；对年龄较老者，可用雌、孕激素联合用药方法。

3）治疗更年期症状的剂量，开始应以中等剂量（最低有效量），一般应在使用6周后，按30%～50%调整剂量。

4）有性功能障碍者，可加用倍美力软膏或少量雄激素。

5）长期用药的顾虑。①子宫内膜癌：合并应用雌、孕激素后，子宫内膜癌的发病率与不用HRT的发病率相似。②乳癌：大量资料表明，补充雌激素后乳癌的发病率并不增高。一般发现早，且多为分化良好，手术预后好。

第五节　生殖系统肿瘤

一、外阴癌

外阴癌是指来源于外阴皮肤、黏膜及其附属器和前庭大腺的恶性肿瘤，占女性生殖器恶性肿瘤的3%～5%。其中，以鳞状上皮细胞癌最为多见，占全部外阴癌的85%～90%，是仅次于宫颈、宫体及卵巢的恶性肿瘤，居第4位。外阴癌主要是老年妇女的疾病，多发生于绝经后。有统计显示，外阴癌的发病年龄最大95岁，绝大多数为58～68岁的老年妇女，70岁以上的妇女占1/3。北京协和医院报道79例外阴癌，最大78岁，最小28岁，平均52岁。FIGO报道的发病年龄高峰在60～80岁。由此可见，外阴癌是威胁老年妇女健康的严重疾病，做好外阴癌的防治工作是提高老年妇女生活质量的重要课题之一。

（一）病因

外阴癌的病因，目前尚不清楚，其有关因素如下。

1. 外阴白色病变

按照1987年第九届国际女阴疾病研究会提出的新的分类法命名，包括硬化性苔藓（萎缩硬化性苔藓）、鳞状上皮细胞增生（增生型外阴营养不良）和其他皮肤病。过去认为，外阴白色病损是具有恶变潜能的疾病，癌变率高达10%～15%，有人对136例外阴营养不良患者进行了2～25年观察，发现其癌变率小于5%。国内文献报道癌变率2%～3%，但外阴白色病损合并上皮结构不良，特别是伴有鳞状上皮不典型增生者仍被公认为癌前期重要病变。病理学家林报道，其中10%～25%可发展为癌。有研究者认为，硬化型苔藓与外阴上皮内瘤变（VIN）有一定关系，因为在原位癌附近常常存在硬化性苔藓；另有研究者也发现在同一个活检标本上，可以见到从硬化性苔藓或增生性营养障碍向原位癌或早期浸润癌的移行变化带，但具体的演变规律及诱发癌变的因素仍不清楚。

2. 性病

有关性病与外阴癌的关系早有报道。一般认为，外阴癌中有梅毒史者占13%～15%。有人观察了119例患外阴癌的牙买加妇女，51%有慢性肉芽肿和梅毒，这些都说明外阴癌可能与性生活混乱和性病有关。人乳头瘤病毒（HPV）感染现已被认为属于性传播疾病，其与VIN关系密切。女性下生殖道感染常合并外阴局部VIN。用分子生物技术检测，60%～80%的VIN含有HPV-DNA，其中HPV16的阳性率可高达81%，其次为HPV18，外阴尖锐湿疣则通常以HPV6、HPV11的感染为主。很多学者研究认为，HPV6、HPV11可使外阴局部细胞产生病变，而HPV16则可使这些细胞发生肿瘤性增生。有人曾对外阴浸润癌、外阴早期浸润癌及外阴原位癌的年轻患者进行检测，发现HPV的感染率分别为15%、19%及55%。HPV感染在外阴癌发病中的作用还需继续深入观察和研究。

3. 某些内科疾病

如肥胖病、高血压、糖尿病者，经常合并外阴癌，过早绝经也是其中一个因素。据有些资料统计，外阴癌患者比一般妇女早绝经3～5年。此外，有身体其他器官的癌性疾病，特别是乳腺癌、子宫内膜癌和宫颈癌患者易同时患外阴癌。

4. 化学致癌物质的影响

关于化学致癌物质与外阴癌关系的直接资料甚少，有报道用染发剂的妇女，相对危险率为2.58，并可使所有部位癌的发生率增加约10%。还有报道暴露于油污环境中的毛纺厂工人易患外阴癌，这种化学致癌因素是作用于局部还是全身尚不清楚，但动物实验表明，外阴对直接暴露于致癌因素中的敏感性比其他部位皮肤更为敏感。

（二）病理

外阴癌约占女性生殖器恶性肿瘤的3%～5%。其中以鳞状上皮细胞癌最为多见，其他少见的类型有外阴Paget病、腺癌、基底细胞癌、疣状癌等，发生的部位以大阴唇最多，其次为小阴唇、阴蒂、尿道口周围，少数发生在会阴部或大阴唇外侧面以及前庭部位。以下简述几种常见外阴癌的大体、病理表现。

1. 外阴鳞状上皮细胞癌

（1）大体表现　病变的大体表现视其部位和病变早晚而不同。肉眼所见病变主要有两种类型，溃疡型与外生乳头型，前者多于后者。开始时，病变可不明显，仅呈稍隆起的斑状、质硬的结节，呈圆形、卵圆形或肾形，表面皮肤完整，故不易引起注意。如肿瘤继续发展，则可造成表面皮肤破溃，或向深部生长形成浸润型肿块。此时表皮常有破溃，即形成中央凹陷之大溃疡，边缘多隆起、不整、质硬，常谓之"火山口"样溃疡。表面有坏死组织，癌长得越大，越易出血、坏死和形成溃疡。病变进一步发展，向深部和邻近器官浸润，可造成外阴局部或大部分被"蚕食"而缺损。

乳头型病灶常在原有良性乳头状瘤样增生的基础上发展而形成。多发生在阴道前庭、尿道口等处。肿物突出于皮肤或黏膜，典型者呈菜花样，表面常伴有出血、坏死和感染，有恶臭，此种即所谓外生型瘤。此型到晚期，由于组织坏死严重，大块瘤组织脱落，也可形成中央凹陷之溃疡，此时则不易与内生型癌区别。

（2）镜下表现　外阴鳞癌大多数分化好，有多量角化珠形成和发育好的细胞间桥。中层表现棘层肥厚，比较有特征的是钉脚多而乱，大小形态不一，向真皮深部伸展浸润，钉脚的边缘处细胞有异形。外阴鳞癌按细胞分化程度分为3级。Ⅰ级：癌细胞分化好，有角化和角化珠形成，其特征为鳞状上皮围成层状的同心圆形，细胞间桥存在，有丝分裂像不多；Ⅱ级：细胞有明显异形，极性丧失，层次乱，偶见或无角化珠形成；Ⅲ级癌细胞成梭形，细胞形态不规则，大小不一，细胞质少，核染色质过多，有丝分裂像明显。

2. 外阴Paget病

原指在乳腺乳头发生的较为特殊的早期癌性病变的一种。偶尔也可发生在外阴，是外阴的一种原位腺癌，也可称为外阴乳腺外的Paget病。有学者认为，外阴Paget病是来源于皮肤附件（毛囊或汗腺）的上皮细胞癌，再浸润到真皮及表皮层。支持这一说法的是因为外阴Paget病有20%合并有毛囊或汗腺的腺瘤。另有学者则认为Paget病的瘤细胞代表来自皮肤的胚胎生发层的一种多潜能基底细胞的异常分化，是一种自发的真皮质内肿瘤，是非浸润性表皮内病灶。肉眼见外阴病灶常略凸出于皮肤，呈红斑样，边界清楚，表面粗糙，常伴有白色病变或小颗粒，有湿疹样渗出改变，故又称湿疹样癌。镜下表现，上皮层增生变厚，大致保持各层形态，角化不明显。上皮内出现散在或成团的圆形或椭圆形细胞，周围透明，无间桥，脆质浅淡，称为Paget细胞。此种细胞可向表皮上下扩散，达角质层后，可随上皮角化细胞脱落，向下则沿基底层，基底膜完整。细胞PAS染色显示为黏多糖类。

3. 腺癌

外阴腺癌少见，但种类较多，其来源主要有前庭大腺、皮脂腺、汗腺、尿道旁腺、中肾副中肾胚胎残留管体、异位乳腺等，占外阴恶性肿瘤的2%～3%，也多见于中老年妇女。诊断巴氏腺腺癌需要看到癌与巴氏腺上皮的移行过程以及除外来自其他器官的转移性腺癌。外阴原发性腺癌多发生在大阴唇的深部，一般生长缓慢，到晚期才出现表面溃疡。镜下表现多种多样，包括高度分化的黏液与非黏液性腺癌，囊性腺样基底细胞癌或筛状癌以及分化不良性癌。其他腺癌的组织改变则因来源之腺体不同而呈现相应的变化和各种不同的组织相。

4. 基底细胞癌

是一种少见的外阴癌，占外阴恶性肿瘤的2%～3%。肿瘤来源于皮肤及附件（毛囊、汗腺等）的基底细胞。肿瘤生长缓慢，多为局部扩展，或延至区域淋巴结，很少有远处转移，但它可并发多个卫星结节，如未切净，易导致复发。早期病变部皮肤光亮，具有珍珠样隆起的圆形斑块，表面菲薄，常见少许扩张毛细血管，有时为边缘稍隆起的侵蚀性溃疡。偶尔癌灶像一色素瘤、斑丘疹或蕈伞样息肉肿物。基底细胞癌多数发生于大阴唇。镜下所见，基底细胞癌细胞大小一致，像表皮和毛囊的基底细胞，癌细胞排列成实性片块，片块边缘的癌细胞呈栅栏状排列，中心可有囊性变和坏死，并有不等量的黑色素沉着，癌细胞具有特征性，细胞核大而呈卵圆形或圆形，胞质较少，而且各个细胞的胞质界限不清，细胞核与表皮基底细胞类似，尤细胞间桥。细胞无间变，大小一致，无异常核分裂象。

5. 疣状癌

为罕见之高分化鳞癌，与巨大尖锐湿疣、良性上皮乳头状瘤很相像，质地比一般外阴癌软。镜下见癌细胞高分化，大多为棘层细胞，有明显间桥，偶见核分裂，几乎无间质淋巴细胞浸润，鳞状细胞增生变厚，呈宽大乳头状伸入上皮下间质，但无真性间质浸润。通常基底膜完整。

（三）转移途径

外阴鳞癌一般扩散较早，有时当肿瘤临床尚不明显时，已发生扩散或转移，其转移以淋巴转移为主，其次为直接向周围蔓延。经血行转移少见。

1. 区域淋巴引流

外阴皮下脂肪组织中含有丰富的淋巴管。对外阴的淋巴引流，许多学者做过细致系统的解剖研究，这些研究都获得了相似的结果，即外阴丰富、密集的毛细淋巴管，形成错综复杂的淋巴网，在外阴部左右两侧、大小阴唇和阴蒂之间互相有吻合交通支。淋巴引流主要是通向同侧，少数通向对侧，而处在中线部位的阴蒂及会阴体的淋巴引流是通向两侧。大阴唇、小阴唇、阴蒂、后联合及会阴部位的淋巴引流首先进入浅腹股沟淋巴结，继而进入深腹股沟淋巴结。但所有外阴引流均要通过左右深腹股沟近心端的一个较大淋巴结，也称Cloquet淋巴结，并经此再进入盆腔淋巴结。阴蒂的淋巴管可跨过耻骨联合，进入髂外淋巴结或经阴蒂背静脉进入闭孔淋巴结。如果病变累及尿道、膀胱、阴道或直肠，这些部位的淋巴引流也可直接进入盆腔淋巴结。

2. 淋巴结转移率

早期浸润癌（癌灶≤2cm，浸润深度≤1mm）的淋巴结转移发生率仅为8.9%。而有关浸润癌的淋巴结转移率可能因各自统计的早晚期病例多少有差别。研究表明，外阴癌可通过癌细胞侵入淋巴道形成栓子而造成各级淋巴结的转移，也可直接穿透淋巴管壁或窦隙而形成扩散而转移。侵入淋巴管的可能性和速率与肿瘤的生长部位、体积大小、癌组织的溃烂感染及分化程度均有密切关系。至于淋巴结转移的侧别则与外阴区域淋巴引流的解剖特点是相一致的。单侧病灶淋巴结转移多在同侧，有统计证实，单侧病灶发生同侧淋巴结转移者占83%，对侧只占2%，双侧均有者占15%，但中线部位的病灶则淋巴结转移可在双侧。有关外阴癌盆腔内淋巴结转移的概率，虽有统计报道，但各家报道的数字有很大差异，在1%～16%不等，这主要是由于外阴癌手术时，并非均常规行盆腔淋巴结清扫术，所以无法确切得知是否同时存在有盆腔淋巴结转移所致。

3. 影响转移的因素

（1）肿瘤的大小　近来注意到肿瘤是否发生转移与肿瘤大小直接相关，癌灶体积愈大，淋巴结转移率越高。中国医学科学院北京协和医院报道外阴肿瘤直径<3cm，转移发生率为8.3%；而直径>3cm时，淋巴结转移率上升到53.9%。中山医科大学的资料也支持肿体积大淋巴结转移高，直径<5cm时，淋巴结转移率为27.27%；直径>5cm时，则上升到61%。尽管有以上事实，仍有学者持不同意见，他们认为肿瘤大小并非影响转移的主要因素，肿瘤越大，浸润就可能越深，从而影响转移率，因而肿瘤的大小是一种间接影响。

（2）癌灶的部位　外阴癌病灶生长的部位与淋巴结转移率有关。根据一些学者的研究发现，外阴浅表或早期浸润癌中，阴蒂部位或中心型癌灶的淋巴结转移率稍高于其他部位的癌灶，而大型或浸润较深的癌，无论是外阴前半部或后半部还是阴蒂部，其淋巴结转移率是近似的，说明在临床晚期的外阴癌中，其癌灶的发生部位与淋巴结转移率之间并无明确关联。

（3）癌细胞分化程度　多数研究结果提示，癌瘤组织分化越差，则淋巴结转移率越高。中国医学科学院北京协和医院报道的25例淋巴结切除的病例中，小细胞型淋巴结转移率为大细胞型及角化型的1.7倍。有人分析了247例外阴癌后指出，分化好与分化差的癌，其淋巴结转移率分别为34%（42/124）和70%（86/123）。另有研究者报道272例外阴浅表癌的淋巴结转移率，按他所设计的组织学分级标准，将组织分化程度分为1～4

级，其淋巴转移率分别为0%、8%、24.6%及47.7%，其差别非常显著。

（4）肿瘤浸润的深度 大多数学者认为，肿瘤浸润深度<1mm者，极少发生淋巴结转移，如果深度超过1mm，则淋巴结转移率将随着深度的增加而增加。为此，国际妇产科联盟（FIGO）制定的外阴癌分期中，把间质浸润1mm作为 I_a 与 I_b 期的分界，≤1mm者为 I_a 期，>1mm者为 I_b 期。中国医学科学院北京协和医院统计的外阴癌病例中，有淋巴结转移者，其原发癌浸润深度均超过5mm。

（5）淋巴管血管间隙癌细胞的弥散 外阴癌在早期浸润癌或浅表浸润癌阶段，弥散至淋巴管或血管间隙者占4%～8%。但是，如若淋巴管血管间隙有癌细胞弥散，则其淋巴结转移率明显增高，可高达40%～65%。与没有弥散者相比，有明显差别，后者仅为3.3%～17.5%。

（6）病理类型 中山医科大学分析了95例外阴癌的病理类型与淋巴结转移的关系，结果发现，85例鳞癌中，淋巴结转移39例，占45.88%；而6例腺癌、腺鳞癌，全部发生了淋巴结转移。可见，外阴腺癌、腺鳞癌的发生率虽低，但恶性程度高，可早期出现淋巴结转移。

（7）临床分期与淋巴结转移 国内与国外的资料均提示，随着外阴癌分期升高，淋巴结转移率也增加。有人报道95例外阴癌中，Ⅱ、Ⅲ、Ⅳ期的淋巴结转移率分别为23.07%、33.33%和61.80%。临床Ⅰ期者也可有淋巴结转移，一般为7%～9%。

4. 临床对淋巴结有无转移的评估

治疗前，如能对淋巴结有无转移有一个比较可靠的评估，将有助于治疗方案的选择，但到目前为止，尚未找到一种术前诊断外阴癌有无淋巴结转移的可靠方法。

（1）对腹股沟淋巴结转移的评估 仅靠临床检查，误差很大。可摸到局部淋巴结肿大者，50%～60%病理也确诊有癌，其余部分可因感染引起。未摸到淋巴结者，也有5%～20%镜检已有淋巴结转移。所以，摸不到淋巴结并不能排除癌转移除临床检查外，对评估腹股沟淋巴结是否有转移，还可参考淋巴结转移的高危因素，以提高评估的准确性，Sedlis提出的5个高危因素：①肿瘤浸润深。②淋巴结可触之。③淋巴管间隙有瘤细胞弥散。④中线型癌灶。⑤肿瘤细胞分化差。相反，如淋巴结局部表现无可疑转移，淋巴管间隙无癌细胞弥散，非中线部位的病灶，病理分级1级，病灶浸润深度1～5mm；或虽病理分级为2级，但其深度仅为1～2mm。

腹股沟淋巴结较少转移。参考淋巴结转移的高危因素，可将患者分为高危组与低危组，对于手术范围是否常规清扫腹股沟淋巴结有很好的参考价值。但一般认为，肿大、变硬、聚集成团固定与皮肤粘连或有溃疡的淋巴结，多有转移的征象。总之，临床触诊检查对是否有淋巴结转移虽不完全可靠，但仍有一定的参考价值。

（2）对盆腔淋巴结转移的评估 临床检查有无盆腔淋巴结转移比较困难。因多数外阴癌手术并不常规行盆腔淋巴结清扫，对盆腔淋巴结转移的评估多仅通过参考临床期别、病理分级以及手术后随诊来作出。目前有限的、公认比较可靠的提示盆腔淋巴结可能有转移的征象为Cloquet淋巴结及腹股沟淋巴结已有转移，其中尤以前者有转移参考意义更大，以致多数医院以Cloquet淋巴结是否有转移作为是否行盆腔淋巴结清扫的决定因素之一。另外，外阴癌中有些特定部位的癌灶，由于解剖上的因素，其淋巴引流可以通过旁路不经腹股沟淋巴结而直接进入盆腔淋巴结。这些部位包括肛门周围（特别是肛管及其周围组织）、阴道直肠膈、阴道下1/3以上尿道下段。

（3）对临床有关淋巴结诊断方法的评估　至于其他有关淋巴结的诊断方法，如淋巴造影、闪烁扫描、CT扫描、磁共振影像法等，目前均有较高的假阴性、假阳性率，其结果只能供临床诊断参考之用。淋巴造影虽有一定的诊断意义，但对极小的癌转移及显微镜下才能辨出的癌转移，以及淋巴结内脂肪浸润或良性增生均很难鉴别。有研究者对手术标本取下的淋巴结拍X线片加以研究，仅获得40%的准确性，即使从两个不同的角度投照，其准确率也仅50%。当造影出现特征性"裂隙"时，临床上淋巴结已呈明显的癌块。因此，淋巴造影的唯一用途在于淋巴结清扫完毕时，在手术台上摄片，观察有无遗留含造影剂的淋巴结，以便彻底扫除。闪烁扫描法与淋巴造影有相同的缺点，无法对早期转移作出诊断。CT扫描对腹主动脉旁淋巴结的诊断有一定的可靠性，而对盆腔淋巴结的扫描则受到一定的限制，假阴性率及假阳性率率都比较高。磁共振影像法虽可鉴别癌与正常组织，但其可靠性还需要由有经验的读片者才能做到对图像做出正确辨认。

（四）临床表现

1. 发病年龄

外阴癌主要是老年妇女的疾病，多发生于绝经后，绝大多数为58～68岁的绝经后妇女。国际妇产科联盟（FIGO）收集的80个协作组的报道，共治疗外阴癌2912例，发病年龄高峰在60～80岁。早期癌发病年龄略轻，平均51.5岁，Ⅱ期以上的晚期癌平均年龄69岁。

2. 病灶部位

外阴癌最常见的部位为大阴唇，右侧多于左侧，其次为小阴唇、阴蒂、会阴后联合、会阴及尿道，发生在阴唇皮肤较前庭黏膜多，发生在前半部者较后半部多。有人报道195例外阴癌中，病变位于前半部者115例（59%），位于后半部者33例（17%），前半部及后半部均有病变者47例（24%），癌瘤也可为多灶性或在两侧大阴唇对称的部位发生，称"对吻癌"或"吻型癌"。

3. 症状

外阴癌的早期症状不明显，一般妇女对外阴小结节及破损多不重视，除非症状严重，多不愿就医，而待其自愈。

（1）外阴瘙痒　外阴瘙痒是外阴癌最常见的症状，约80%的患者有此主诉，此症状多持续较长时间，有的病史可长达20年。瘙痒常常并非外阴癌所致，而是与其前驱疾患有关，或同时患有其他外阴病变，如外阴萎缩硬化性苔藓或外阴增生型营养障碍，此种瘙痒药物治疗疗效差。

（2）结节或溃疡　患者常因外阴肿块或结节而就诊。外阴癌的结节病变质硬，生长缓慢，经久不愈，可自行破溃或因搔抓、衣物摩擦而破溃。如继发感染，常伴有分泌物增加，呈脓性或血性，有臭味，出血较少见。

（3）疼痛　外阴部神经末梢丰富，当外阴癌向深处浸润时，因压迫神经末梢而产生严重的局部疼痛。与生殖器其他部位的癌相比，疼痛常是外阴癌的早期症状。

（4）排尿症状　外阴癌累及尿道时，可引起尿频、尿痛、排尿困难，多为外阴癌的晚期症状，严重时可导致上泌尿道感染。

（5）腹股沟淋巴结肿大　有时外阴癌原发灶很小，但腹股沟淋巴结已有转移，表现为肿大、粘连成块。如肿大的腹股沟淋巴结压迫股静脉或阻碍下肢淋巴回流，可致下肢肿胀和疼痛。

（6）恶病质 晚期外阴癌可有消瘦、贫血、下肢水肿等恶病质表现。

4. 体征

检查时发现外阴有结节状肿物，质地较硬，或开始即为小溃疡，基底因癌浸润而变硬，边缘多不规则，有时伴有外阴白色病变。病灶可以是单灶或多发灶。浸润癌多为单发，表皮内癌常为多发灶。晚期病变常表现为典型的溃烂状肿块或不规则的菜花状肿瘤，质脆，触之易出血、脱落。有时癌灶发展至很大，悬垂于外阴部，常合并感染。溃疡型病灶可表现为外凸和内陷两种类型，外凸型，肿块高于皮肤或黏膜，表面呈杨梅状。内陷型，溃疡深浅不同，边缘很硬。可伴有一侧或双侧腹股沟淋巴结肿大，质硬而固定。病灶可累及外阴、会阴或肛门四周的任何部位。常见的部位为大阴唇，其次为小阴唇、阴蒂、会阴后联合、会阴、尿道，且肿瘤位于外阴前半部比后半部多见，皮肤病变较前庭黏膜多见。

5. 并发身体其他部位的原发癌

如宫颈癌、乳腺癌、食管癌或肺癌等，其发生率在15%～33%。其中以生殖道癌较多见，约为身体其他部位的两倍，而并发的生殖道癌中又以宫颈癌最多见，多为原位癌和早期浸润癌。外阴癌同时并发生殖道癌的病因之一可能与HPV有关，因HPV常同时感染多个部位，故造成外阴、宫颈同期或先后癌变。身体其他部位并发的原发癌则可能与机体的免疫状态有关，当机体处于免疫抑制状态时，就可能导致出现身体多部位的原发癌。

6. 并发身体其他疾病

外阴癌患者合并糖尿病及肥胖者比正常人多2倍。糖尿病、肥胖与外阴癌发病之间的关系以及是否构成外阴癌发病的高危因素有待进一步的研究。

（五）分期

1. 临床分期

目前外阴癌的临床分期主要按照国际抗癌协会（UICC）和国际妇产科联盟（FIGO）于1989年制定的分期法进行。但由于近年的大宗病例研究发现，外阴癌灶浸润深度<1mm者，淋巴结转移率几乎为零，为了对这部分患者采取有区别的治疗，FIGO新近又将间质浸润<1mm或>1mm列入到外阴癌的分期中。

（1）TNM分类法

1）T原发癌。

T_1：局限在外阴或（和）会阴，最大直径≤2cm。

T_2：局限在外阴或（和）会阴，最大直径>2cm。

T_3：累及尿道或（和）阴道或（和）肛门的任何大小的肿瘤。

T_4：浸润膀胱黏膜和（或）直肠黏膜或（和）尿道上段和（或）固定在骨头上。

2）N淋巴结。

N_0：淋巴结未触知。

N_1：单侧淋巴结转移。

N_2：双侧淋巴结转移。

3）M远处转移。

M_0：临床表现无远处转移。

M_1：有远处转移（盆腔淋巴结转移包括在内）。

（2）FIGO分类法

0期：T_{is}原位癌，表皮内癌。

Ⅰ期：$T_1N_0M_0$肿瘤局限在外阴和（或）会阴，最大直径≤2cm，淋巴结未触知。

Ⅰ$_a$期：肿瘤局限在外阴和（或）会阴，最大直径2cm，间质浸润<1mm，淋巴结无转移。

Ⅰ$_b$期：肿瘤局限在外阴和（或）会阴，最大直径2cm，间质浸润>1mm，淋巴结无转移。

Ⅱ期：$T_2N_0M_0$肿瘤局限在外阴和（或）会阴，最大直径>2cm，淋巴结未触及。

Ⅲ期：$T_3N_0M_0$、$T_3N_1M_0$、$T_1N_1M_0$、$T_2N_1M_3$任何大小的肿瘤并有累及附近的尿道下方和（或）阴道或肛门，和（或）单侧淋巴结转移。

Ⅳ$_a$期：$T_1N_2M_0$、$T_2N_2M_0$、$T_3N_2M_0$肿瘤侵犯到下列任何器官：尿道上段、膀胱黏膜、直肠黏膜、骨盆和（或）双侧淋巴结转移。

Ⅳ$_b$期：任何T，任何N，M_1任何远处转移包括盆腔淋巴结转移。

2. 手术病理分期

临床分期对淋巴结是否有转移只是推测，肿大的淋巴结，不一定是由于肿瘤转移所致，而不增大的淋巴结也可能已有显微镜下的转移。因此，仅靠临床分期还不能确切地反映真实的病情。因手术病理分期，能更准确地反映病情，故FIGO癌瘤委员会1988年对外阴癌制定了手术病理分期，其基本内容和分期方法与临床分期类似，但淋巴结有无转移以病理所见为准。如病理证实有淋巴结转移，则无论癌灶大小均应列入Ⅲ或Ⅳ期。FIGO还强调最后的病理报告应包括下列内容：肿瘤的浸润深度；所应用的测量方法；肿瘤的病理分级；是否有淋巴管血管内肿瘤细胞弥散；癌灶的数目、直径，以及同时存在的其他外阴病。

（六）诊断

外阴癌发生于体表，便于检查，但由于早期症状不明显，对其重要性缺乏认识，常常延误就诊时间，根据北京、天津等地的资料分析，有50%以上病例其症状出现到就诊时间长达1年以上，肿块存在至就诊时间在半年以内者仅为30%。

1. 临床诊断

首先要重视外阴癌的前驱症状，对顽固性外阴瘙痒、慢性外阴炎及各种外阴萎缩性病变的患者，必须严密随访。对外阴部结节或溃疡性病变，经治疗无效者，应警惕有发展为外阴癌的可能。典型的外阴癌是在白色病变的背景上出现结节或高出表皮的溃疡，活检是最可靠的方法。其他常用的检查方法有直接从病变部位刮取涂片检查，阳性率可能在50%以上。常规阴道细胞学涂片，主要用于发现是否同时伴发阴道癌、宫颈癌或宫体癌。慢性外阴炎或弥漫性病变可借助甲苯胺蓝染色确定活检部位，即用1%甲苯胺蓝涂抹外阴部，待干燥后再用1%醋酸脱蓝色。由于甲苯胺蓝是细胞的活性染料，可与增生活跃细胞核内的DNA结合，在非典型增生、原位癌或浸润癌处不褪色，利用此点在该处取材，可提高诊断的阳性率。

2. 病理诊断

外阴癌的最后诊断必须依靠活体组织病理学检查。取材务必得当，对色素癌或小块肿瘤应整块切除取活检。乳头状瘤恶变一般多在根部，活检时要深切。溃疡或较大肿块，需在边缘和正常组织交界处取材，或在可疑癌组织的非坏死处取材，以免遗漏诊断。对活检结果可疑者，应重复多处取材。

（七）鉴别诊断

由于外阴癌的症状和体征缺乏特异性，应注意与外阴部其他疾病相鉴别。如外阴白斑、外阴溃疡、外阴结核、外阴乳头状瘤、外阴硬化性苔藓、外阴肉芽肿、白塞综合征等。

1. 外阴白色病损

常发生于中年或绝经后妇女，是一种黏膜表皮增生性病变，先在阴道黏膜、小阴唇内外侧、阴蒂发生，继而延及大阴唇内侧。呈灰白色斑块，表面角化，粗糙甚至有皱纹，伴有浸润性肥厚，多稍隆起皮肤表面，外形不规则，可单发或多发，通常伴有外阴瘙痒，由于搔抓摩擦的结果，可发生潮红或水肿，甚至糜烂。病理变化主要是一种黏膜上皮或表皮的增生性改变，黏膜可有颗粒层角化、增厚，同时可见早期间变，即部分细胞出现异形性，细胞极性紊乱及棘细胞上层有角化不良，真皮内有不同程度的炎症改变。

2. 性病淋巴肉芽肿

由性病淋巴肉芽衣原体引起。病变初期，在大阴唇出现疱疹或小丘疹，数周后发生腹股沟淋巴结炎，以后破溃、流脓，形成很多瘘管。有些病例可见较大的顽固性溃疡，即所谓的外阴狼疮，侵犯直肠，可引起直肠狭窄。此病有癌变可能，Frei试验阳性为本病的特异性反应。

3. 外阴结核

女性生殖器结核主要累及内生殖器，外阴和阴道结核均少见，可能为宫颈及子宫结核向下蔓延引起。一般好发于阴唇及前庭黏膜，发展很慢。初起时为一小结节，很快破溃。溃疡可单一或多发，形状不规则，边缘软薄，基底部凹凸不平，有黄色干酪样脓苔，外观与外阴癌很难鉴别。渗出物中可找到结核杆菌，明确诊断需靠活体组织检查。

4. 外阴乳头状瘤

单纯外阴乳头状瘤少见。多发生于大阴唇、小阴唇和阴蒂处。在皮肤和黏膜表面形成乳头状突起，多为单发，一般较小，偶尔可达直径4～5cm，增大后可呈菜花状，有时基底部有蒂。病理检查典型者为复层鳞状上皮，有明显棘细胞层增生肥厚，上皮的钉脚变粗，向真皮纤维结缔组织内生长。

5. 尖锐湿疣

多见于年轻妇女，又称性病疣，是由人乳头痛病毒（HPV）感染所致。好发于外阴的后半部，肛门周围，呈乳头状，蕈状或菜花状。病理检查表皮呈不规则增生或假性上皮瘤样增生，棘层肥厚及乳头样增生，棘细胞层中上部和颗粒层可见特征性挖空细胞，但无核异形性。挖空细胞表现为细胞增大、圆形或类圆形，细胞核深染、固缩、大小及形态不一致，核周明显空泡化，重者累及整个细胞质呈气球样改变，轻者仅在核周有一空泡化晕。电镜检查可在空泡细胞中观察到HPV颗粒。同时运用分子生物学技术可证实局部HPV-DNA阳性。

（八）治疗

1.手术治疗

外阴癌以手术治疗为主，手术的范围取决于临床期别、病变的部位、肿瘤细胞分化程度以及肿瘤浸润的深度。自从Taussig和Way报道采用了广泛根治性外阴切除加双侧腹股沟淋巴结整切清扫术治疗外阴癌取得了较好疗效以后，此术式在世界大多数地方成为治疗外阴癌的经典术式。如果腹股沟淋巴结有转移或病灶位于前庭、肛门、肛管周围，或已浸润阴道直肠膈及阴道中1/3以上者，还须作盆腔淋巴结清扫术。根治性手术主要适用于Ⅰ～Ⅲ期患者及个别较晚期病例，一般状况尚好能耐受手术者。

此术式广泛应用于不同期别及不同组织学类型的患者，临床取得了较好的治疗效果。但存在的问题是这种手术范围对患者创伤较大，大多数手术切口难以一期愈合，需长期换药或补皮。术后腿部丹毒及下肢淋巴水肿等并发症机会多，伤口愈合后其瘢痕使外阴严重变形，尤其是阴蒂被切除后对性生活、性生理影响较大。部分患者在经历了这种经典术式后还可能出现大、小便失禁，阴道松弛等问题。目前的研究认识到，此种术式对一些早期外阴癌可能有过分治疗之虞。这种早期癌采用改良式的外阴根治术或仅切除包括病灶以外2cm的组织即可得到根治性效果。另一方面，对一些晚期患者，这类经典的根治性手术则又显得不够，必要时还应做超广泛的根治术及内脏去除术，以及手术前后加用放疗、化疗，因此手术方案必须个体化。对外阴癌伴有高危因素、预后不良的患者仍以全外阴根治加双侧腹股沟淋巴结切除为宜。而对早期、无不良预后因素的，为了减少过大手术造成的并发症，可考虑仅行半侧外阴或前半外阴或后半外阴切除，加或不加单侧或双侧腹股沟淋巴结切除。大量长期的研究表明，外阴癌的高危因素包括：①腹股沟淋巴结有转移。②癌灶浸润深度>5mm。③肿瘤分化差。④肿瘤分化程度为G2，但浸润深度>2mm。⑤淋巴管或血管间隙有癌细胞弥散。为了了解以上情况，确定合适的手术方案，必须在手术前将癌灶作局部切除，以便进行全面详细的病理组织学检查作为合理治疗的依据。如果癌灶≤4cm，做肿瘤局部切除一般没有困难，如果肿瘤过大或浸润过广，则可考虑在癌灶的多处取大块活检。如果癌灶很小，局部切除不但可做诊断，也许可以同时达到治疗的目的。

（1）手术范围

1）早期浸润癌：近来，越来越多的学者开始关注外阴癌患者手术后的并发症、性功能以及生活质量，由此提出了在早期浸润癌是否可用部分外阴根治术代替全外阴根治术，既达到治疗目的又可改善患者生活质量的问题。有研究者对两组各45例在肿瘤部位及临床分期方面都很近似的外阴癌进行比较，其结果也显示部分性外阴根治术效果并不比全外阴根治术差。所以近年来对外阴早期浸润癌以部分性外阴根治术取代全外阴根治术已为多数学者所接受。

对外阴早期浸润性鳞癌采取部分外阴根治术前，必须对外阴病灶做多处活检，以排除多灶性癌的可能。尽管为部分性外阴根治术，但手术范围还应尽可能包括肿瘤周围至少2cm宽的正常组织，保证局部病灶切除彻底。切下的外阴标本，包括皮肤及皮下深层组织，必须在其边缘多做切片，进行细致的检查。如果发现有残留的癌细胞，则应视情况再次手术或行局部放射治疗。如癌灶紧邻尿道或肛门，按以上原则则尿道或肛门的损伤常不可避免。为此，可根据具体情况，或是进行更广泛的手术（包括切除部分尿道、肛门以及结肠造口术），或是手术前后给予辅助性放射治疗以缩小对尿道或肛门的切除范围。经验证明，对邻近肛门的外阴癌实行肛门外括约肌部分切除加局部外阴根治性切除术，常造成术后的大便失禁，但如术前给予充分的肠道准备，使用预防性抗生素，术中将肛门括约肌仔细缝合，肛提肌进行折叠加固，则可减少大便失禁的并发症。他们还采用带蒂皮瓣重建会阴体及肛门区域，取得了极好的效果。

对会阴体的中线型癌灶，可做部分外阴根治而不包括阴蒂。但如癌灶邻近阴蒂，不切除则可能导致以后局部复发，则应切除阴蒂。对于切除范围是否常规包括会阴体尚有不同意见。有学者为了缩小手术范围可以保留会阴体，另一些学者则认为，如果外阴前半部已切除，将影响外阴后半部的淋巴引流，使保留的后半部出现手术后的淋巴水肿，以至需要再次进行外阴后半部的切除。

2）晚期浸润癌：对外阴癌灶＞2cm，Ⅱ期以上，或伴有高危因素的患者仍以全外阴根治术为宜。外阴经典根治术的范围包括外阴广泛切除和腹股沟和（/或）盆腔淋巴结清扫术。外阴是一个器官整体，其组织除脂肪、汗腺、皮脂腺、神经、血管外，还有丰富而纤细的淋巴组织。外阴广泛切除上部包括切除阴阜，阴阜为两侧大阴唇淋巴主干向上回流的交叉点。外侧为大阴唇皱襞，下缘包括会阴部。外阴病灶外侧的切口，应距肿瘤3cm，两侧皮肤做潜行切除皮下脂肪、淋巴组织，皮片厚度以皮下稍带少量脂肪为宜。内侧为切除1cm以内的阴道壁，外阴基底部，上缘为耻骨筋膜，两侧包括切除肌筋膜。癌肿起自阴蒂、前庭部及尿道口旁者，由于该处皮下脂肪少易于侵犯尿道及盆壁，并可沿尿道上延直达膀胱。当累及尿道时，须切除部分尿道，切除长短视侵犯程度而定。外阴癌浸润尿道＜1cm者，可做部分尿道切除。如尿道切除不超过1/2或保留的尿道部分在1.5cm以上时，术后一般不致引起尿失禁，外阴癌浸润尿道2～3cm者，应作全尿道切除，保留膀胱内括约肌，再做膀胱肌瓣尿道成形术，术后患者可以按术前方式排尿及控制排尿。外阴癌浸润尿道≥3cm者，则难以保留膀胱内括约肌，除全尿道切除外，还需做腹壁人工尿道术。对于累及肛门及肛门周围组织的外阴癌，为达到根治的要求，切除足够的组织，常常需做肛周根治手术。手术操作时应注意病灶累及肛门的程度，如尚未累及，则可仅切除皮肤而保留肛门括约肌，但如若累及肛门较多，仍应切除部分肛门括约肌，必要时行结肠造口术。少数病例需行后盆腔清扫术。

对于部分期别晚、累及范围广，但仍可切除的外阴癌，还可做超广泛外阴根治术，包括外阴广泛切除加部分或全部盆腔脏器切除术以及腹股沟、盆腔淋巴结清扫术。

3）腹股沟淋巴结切除：外阴癌的腹股沟淋巴结转移率为21%～59%，其转移率与病灶大小、浸润深度、病理分化程度及病灶位置有密切关系，病灶的同侧和对侧腹股沟均可发生淋巴结转移，未肿大的淋巴结，术后病理，淋巴结也有转移的报道。因此，外阴癌根治术，临床无腹股沟淋巴结肿大也应做双侧腹股沟淋巴结清扫术。近来的报道，病灶浸润≤1mm者极少有腹股沟淋巴结转移。1994年的FIGO分期已将此类列为外阴癌的Ⅰa期，以别于其他浸润癌的治疗。多数学者认为，如对病灶进行了仔细的病理检查，确定病灶≤1mm，患者亦不伴有其他预后不良的高危因素，则不必行淋巴结切除。但如患者同时伴有其他高危因素，如肿瘤分化差，有血管或淋巴管间隙内癌细胞弥散。病灶呈多灶性分布等，尽管病灶浸润≤1mm，则仍应行区域淋巴结清扫术。

美国妇科肿瘤组（GOG）最近还提出了外阴癌中单侧腹股沟淋巴结切除的问题。外阴早期浸润癌，同侧腹股沟浅淋巴结无转移者，可仅行同侧浅腹股沟淋巴结切除加改良的根治性外阴切除术。对于位于中线型的病灶或伴有淋巴管、血管间隙内有瘤细胞弥散者仍应行双侧腹股沟淋巴结切除。总之，单侧同侧淋巴结切除应严格限于侧位型、分化好的早期浸润癌，且术中冰冻证实同侧淋巴结无转移者。其长期预后有待进一步研究。

对早期外阴癌是否可仅做腹股沟浅淋巴结切除术也为近年有争议的问题之一。有人提出，先切除筛状筋膜以上、大隐静脉、腹壁下静脉周围的浅表淋巴结送冰冻检查，如有转移，再做腹股沟及对侧腹股沟淋巴结切除。此种改良方法是为了减少淋巴结切除术的术后病率。另有学者又对此问题专门进行了临床研究，他以临床1期、癌灶浸润≤5mm、无淋巴管、血管间隙瘤细胞弥散者作为研究对象，121例符合前述标准者仅行了同侧浅淋巴结切除术，另有对照组则行了双侧腹股沟淋巴结清除术，结果实验组中有9例（7.3%）呈现腹股沟局部复发，6例为同侧，5例死于复发。而对照组中无一例复发，该研究并不支持单侧浅淋巴结切除术。值得注意的是报道的病例中，有些病灶偏中心型，且分化程度差，分化差的病例为对照组的2倍，9例复发者中有6例属分化差者。早期浸润癌中的浅表淋巴结切除问题尚需进一步研究其可行性。对无淋巴结转移高危因素、病灶局限于一侧大阴唇、浅表淋巴术中冰冻证实无转移的患者，为减少术后发病率，仍可一试。

4）盆腔淋巴结切除：关于外阴癌是否需做盆腔淋巴结清除术，近年来有比较一致的看法，认为外阴癌转移一般是顺序逐步深入，即先侵犯转移到外阴血管周围，耻骨筋膜上及腹股沟淋巴结，再侵犯腹股沟深淋巴结，然后侵及髂淋巴结。腹股沟淋巴结阴性者很少有盆腔内淋巴结转移，因此常规作盆腔淋巴结清除，对多数无盆腔淋巴结转移的患者只会造成不必要的扩大的手术创伤。但应认识到有些特殊部位的外阴癌灶，其淋巴引流可不经过腹股沟淋巴结而直接注入盆腔淋巴结，如肛门、肛管周围组织、阴道直肠膈、阴道下1/3以上及近端尿道等，这些部位如受侵犯仍应行盆腔淋巴结清扫。据统计，伴有盆腔淋巴结转移者，其5年存活率仅为20%。至于腹股沟淋巴结转移阴性时，是否需进一步行盆腔淋巴结切除仍有不同意见。有学者报道手术后附加放疗，其存活率与进行盆腔淋巴结清扫手术比较相差无几，有的学者甚至报道前者优于后者。所以盆腔内淋巴清扫对患者并无助益。近年来的倾向认为不再将它作为外阴癌常规手术范围之列。

外阴癌手术治疗的效果和预后取决于癌肿的侵犯范围和手术是否彻底，而癌肿的大小和预后的关系并不像一般想象的那样密切。当癌肿局限在外阴部，没有侵犯到邻近器官，腹股沟淋巴结也未发生转移时，手术的效果最好。但当癌肿已侵犯邻近器官或有腹股沟、盆腔淋巴结转移时，即使手术相当彻底，也有较高的复发率，预后不容乐观。

（2）术前准备　由于外阴癌根治术系较大而复杂的手术，特别是某些晚期患者，术中可能涉及尿道、肠道，因此必须做好术前各项准备工作。

1）体检。①局部病灶的检查：术前应详细检查确定外阴肿瘤的位置、大小、基底活动程度以及与周围组织的关系，特别是与尿道、外阴后联合、阴道直肠膈、肛门的关系，以考虑是否切除尿道、直肠等问题。如原发灶已与耻骨固定，疑有骨质破坏时，应行骨盆的X线拍片检查。仔细触摸患侧及对侧腹股沟淋巴结是否肿大，以作为术前临床分期、术中是否行淋巴结切除以及切除范围的参考。②全身检查：由于外阴癌多为老年妇女，术前应详细询问病史，常规检查患者的心、肺、肝、肾等脏器的功能，评价患者对手术的耐受程度，以便针对患者的具体情况确定适合的治疗方案。③实验室检查：常规做各项血尿常规及生化检查，了解患者的凝血机制、肝肾功能及血浆蛋白情况。对拟行膀胱改道者，应行静脉肾盂造影。

2）饮食和肠道准备。外阴癌手术后，希望患者不解大便，以免外阴创面的污染，因此应嘱患者术前1周开始进少渣饮食，术前2天进流食，为补充营养可予静脉补液。术前1天做肠道准备及清洁灌肠，需做肠道手术者，还需加用肠道消毒剂。

3）局部准备。由于外阴癌溃疡面常继发感染，局部分泌物较多，因此局部准备极为重要。可给予1:5000高锰酸钾水坐浴，但不宜用热水坐浴，以免局部充血引起癌瘤扩散。坐浴前做病灶分泌物培养及细菌敏感试验，手术之前再重复培养1次。术前1天开始口服甲硝唑，术中静脉给予大剂量广谱抗生素以预防厌氧菌及需氧菌感染。

（3）外阴癌手术式式 临床各期外阴癌的手术范围前已述。早期浸润癌在不影响术后复发率、远期生存率的情况下，需考虑患者术后的生活而多采用一些改良的、个体化的部分外阴根治性的切除术。包括半侧外阴切除，前半外阴切除或后半外阴切除。而中晚期外阴癌的常规术式则仍以20世纪40～50年代提出并建立的全外阴根治术加腹股沟淋巴结清扫术为主。盆腔淋巴结清扫术在多数国家已不列为常规术式，个别晚期患者在病灶尚可切除，患者又能耐受的情况下，还可选择超根治术。

1）半侧外阴切除术：适于位于大、小阴唇的早期侧边型癌，将癌灶侧的半边外阴切除。切除范围包括病灶周围2cm宽的正常皮肤及其深层皮下组织。病灶未累及阴蒂者可给予保留。如癌灶周围皮肤有萎缩性或增生性营养障碍，应将这些病变部位做浅层切除，皮下组织可用电凝刀作电切以减少出血，阴部内动脉需结扎止血。切口深度应达深层筋膜，其下方与大腿的阔筋膜相连，切口内侧可切除部分阴道黏膜。

2）前半外阴切除术：适于位于阴蒂、尿道或邻近上述部位的早期癌灶，需切除癌灶周围至少2cm宽的正常组织及癌灶上方及双侧的组织块。如癌灶累及尿道，则视情况行尿道的部分或全部切除术，如恐切除不够彻底，可手术前后辅以放疗。这种保留外阴后半部而仅做前半外阴根治性切除的手术存有较大争议，主要的问题是外阴后半部可能发生淋巴水肿，在选择手术时应加考虑。

3）后半外阴切除术：适于位于会阴体或邻近肛门附近的癌灶。此部位的癌仍可按部分外阴根治术的要求切除至少2cm的正常组织，但常避免不了要伤及肛门括约肌。经验认为，多数累及肛门或肛门周围组织的外阴癌累及肛门并不严重，手术操作时注意仅切除皮肤而保留肛门括约肌，则不至影响控制大便的功能。但如若累及肛门较多，则仍需切除肛门括约肌，以减少日后癌灶的复发。近年来由于放疗技术的改进，也有人提倡手术前后辅以放疗使手术范围适当缩小，既获得根治效果，又保全较多的正常器官。

4）全外阴根治术及双侧腹股沟淋巴切除术：此为外阴中、晚期癌的常规术式。

由于此术式包括整个外阴与腹股沟淋巴结，切除范围广深，皮下组织及其中血管均须切除，皮肤切口难以全部一期愈合，术后腿部丹毒和下肢水肿等严重并发症多，故多年来学者们一直在尝试用不同的术式，既提高患者的治愈率又减少手术并发症和后遗症。对于此手术争论的焦点，是采用外阴、腹股沟淋巴结整块切除还是采用分离的切口

（三切口术式），近年来国内外学者采用分离切口术者呈增多趋势。分离的三切口术式可显著降低术后病率，还可对原发灶（外阴组织）与继发灶（腹股沟淋巴组织）分期进行手术，即先行外阴广泛切除术，待其伤口愈合后再行腹股沟淋巴结切除术。此术式尤其适合对手术耐受较差的年迈患者，有人报道了100例外阴癌采用了分离切口术，3个分离的切口之间留有皮肤桥并保留了阴阜，术后腹股沟伤口愈合不良者仅14例，远远低于以往的整块切除术。在报道的病例中，腹股沟区域及腹股沟保留的皮肤桥均无独立的癌复发。有2例腹股沟皮肤桥复发是同时伴有其他部位的复发，而且此2例本身就已有腹股沟淋巴结的转移。多数学者报道腹股沟与外阴切口之间的皮肤桥的癌复发转移是非常少见的。国内有学者对43例外阴癌分两组分别采用了整块切除术和分离切口术，并对两组的5年存活率、术后复发率、伤口感染率、伤口愈合时间以及术后下肢淋巴水肿率进行了比较，结果显示，分离切口术的以上指标均较整块切除术为好，但由于例数尚少，未达到统计学上显著差别。尽管分离切口术可大大降低术后病率，提高伤口的一期愈合率，但仍有部分学者主张对外阴癌尤其是对中、晚期病例伴有腹股沟淋巴结转移者，外阴原发灶与腹股沟继发灶的一次连续整块切除仍是治疗的最佳选择，可保证切除足够的肿瘤边缘，更符合肿瘤的切除原则。

5）外阴癌的超根治术：适于临床晚期外阴癌，但局部尚可切除的病例。手术包括部分或全部外阴广泛切除，通常还包括腹股沟淋巴结及盆腔淋巴结清扫术。术前对患者要全面了解，如骨骼的X线检查、肝扫描、膀胱镜检查、直肠镜检查、钡灌肠、静脉肾盂造影等，以了解病变扩展的程度，制定合适的手术方案。病变扩展到骨盆以外，骨转移或70岁以上患者属于手术禁忌证。外阴癌灶浸润膀胱三角区，应行前盆脏器切除术，即做全尿道、全膀胱切除术，同时行回肠或直肠代膀胱术，对外阴癌侵及肛门或肛管者，则行后盆脏器切除及乙状结肠腹壁造口术。外阴癌累及阴道者，应根据侵犯的病变范围及部位，施行部分或全阴道切除术。

外阴癌的超根治术，因手术范围大，术后病率及死亡率高，术后遗留下的永久性尿、粪改道术将给患者造成不良的生理及心理影响，故选择此术时应慎重，对部分患者采用放疗、化疗、手术的综合治疗可能将避免如此大的手术创伤及术后后遗症。

（4）术后并发症及处理

1）伤口坏死感染：这与切除皮肤的范围、外阴切口缝合时的张力、盆腔与腹股沟大血管的处理有关。由于切除大片皮肤后，皮肤坏死感染率达75%。术后可放置皮下引流管，持续负压引流5天或至引流液减少时拔除，可使皮肤与皮下组织黏着，降低皮肤坏死率。术后换药时及时修剪坏死组织，局部撒尿素结晶以减少细菌生长，伤口干净后撒砂糖或蜂蜜等措施，可促进伤口二期愈合。

2）血栓性静脉炎：老年患者术后易发生静脉血栓及肺栓塞等并发症。术后适当应用小剂量肝素可减少肺栓塞的发生率，弹性绷带包扎腿部及早期活动，术前、术后静脉注射低分子右旋糖酐有一定的预防作用。如已发生栓塞应积极抗凝治疗。

3）下肢淋巴水肿：术后轻度下肢淋水肿经常出现，可持续1～2年，待下肢侧支循环建立后可逐渐消退。30%～40%的患者遗留较明显水肿，个别患者可类似象皮腿，必要时需行手术治疗。

4）下肢复发性丹毒：多在伤口愈合后反复出现，局部红、肿、热、痛伴高热，可用抗生素治疗。

5）疝：腹股沟、盆腔淋巴结清除术后仔细缝合腹股沟管外环，可避免腹股沟疝的发生。关闭股管时将腹股沟韧带下缘与Cooper韧带、耻骨肌筋膜缝在一起，可防止股疝。此外，清除盆腔淋巴结时，不必切断腹股沟韧带，以免继发感染，局部愈合不良，日后发生股疝。

2. 放射治疗

外阴皮肤、肛门及尿道正常组织是身体对放射线耐受性最差的部位。该区域潮湿，皮肤受射线刺激后反应大，当受量超过30～40Gy/3～4周后，外阴即可有明显的放射反应，表现为充血、肿胀，甚至出现皮肤糜烂、渗出、剧痛、表皮脱落，而此剂量尚未达到外阴癌的根治量，因此，放疗一般不作为外阴癌的根治性治疗方法，而多作为与手术综合治疗的种手段。对于局部病灶较广泛，浸润较深，病变累及尿道、肛门及邻近组织者，术前照射，可使病变缩小，增加病灶边缘部位的彻底性，并有可能保留尿道或肛门。至于放射剂量和放射治疗的技术，目前尚无统一标准的方案。一般采用220kV的X线，^{60}Co或加速器，针对外阴肿瘤水平照射，或以病灶为中心，交叉照射，病变外突较大者采用切线照射，还可采用肿瘤的直接组织间插植，肿瘤剂量为30～60Gy/3～4周。照射期间应保持外阴干燥清洁，避免感染，反应明显者，可暂停治疗，完成治疗后休息2～6周再行手术。也有报道采用全盆腔照射，包括外阴和腹股沟区域，总剂量为50Gy，同样可有效地缩小或消除局部肿瘤。有人还采用外照射与阴道腔内后装照射结合的疗法，使阴道表面最大量接近86Gy，他的这组患者经外阴切除后，术后标本无残瘤率达43%。最近报道1组晚期外阴癌的综合治疗，术前行放疗者29例，肿瘤剂量40Gy以下者的12例中，肿瘤缩小≥50%的仅2例；而肿瘤剂量≥40Gy以上的17例中，肿瘤缩小≥50%者占12例，两组之间差异非常显著，故他们认为，外阴癌术前放疗肿瘤量应≥40y。对手术切缘未切净或切缘离肿瘤近，或疑有邻近组织受侵而未切除者，可行术后照射。局部剂量为40～60Gy/4～6周。该报道也对术后放射剂量与患者生存率之间的关系进行了研究，结果提示，术后放疗肿瘤剂量≥40Gy者，其存活率高于≤40Gy者，存活时间也长于后者。对于一些不做淋巴结清扫的病例，可做淋巴引流区域的照射。妇科癌瘤协作组对于有腹股沟淋巴结转移的外阴癌进行盆腔内放疗与盆腔淋巴清除手术做对照比较，根据复发率和存活率的结果，发现放疗的效果优于盆腔淋巴结清除手术。但目前还没有对腹股沟区域有隐藏的或仅有一个淋巴结转移的病例行腹股沟区域单纯放疗效果更好的材料。腹股沟淋巴结清扫发现有淋巴转移者，辅以术后放疗可减少局部的复发，但这种作用应归于放疗还是归于手术已切除了转移的淋巴结，还需进行研究。

对于有内科合并症、年老、不能耐受手术者，或局部肿瘤已无法切除者，也可试用放射治疗作为主要的治疗方法。高能射线损伤皮肤轻以及现代放疗技术的改进，已为治疗外阴癌带来了一些希望。选择适当的放射野，寻找肿瘤放疗总剂量，了解肿瘤组织间插植的作用，以及与化疗、手术相结合的综合治疗，是今后需深入研究的问题。初步的研究结果提示，放疗配合化疗，再行小范围的切除手术将比单纯放疗效果好。

3. 放疗化疗综合治疗

对于一些无法手术切除的晚期外阴癌患者，可采用放疗化疗综合治疗，以得到暂时缓解的姑息作用。最近这方面陆续有一些治疗效果极好的报道，尤其是对邻近肛周的鳞状细胞癌。化疗药物可选用5Fu、顺铂和丝裂霉素，辅以外照射。多数患者在治疗中出现外阴、阴道的黏膜炎症，导致尿痛、盆腔不适等，有时需中断治疗。直肠内应用抗炎性止痛药可缓解不适。目前美国妇科肿瘤组对于放疗化疗综合治疗外阴癌的研究正在进行中。

4. 新辅助化疗（NACT）

有计划的化疗疗程后行手术或放疗或手术加放疗为NACT。NACT用于宫颈癌已有一些可喜的结果但多数研究还缺乏对照组以及长期随访结果。故目前对NACT的治疗效果还无法作出肯定的结论。有人报道了21例IV_a期外阴癌采用NACT后进行手术的结果。化疗方案为顺铂100mg/m^2，静脉滴注，第1天；博来霉素15mg静脉滴注第1和第8天；氨甲蝶呤300mg/m^{2}静脉加四氢叶酸于第8天，21天重复疗程，共进行2～3个疗程。有2例原发肿瘤得到部分缓解，另外2例癌瘤有发展。伴有淋巴结转移者中，11例有完全反应，3例呈现部分反应。19例行手术切除者，15例有腹股沟淋巴结转移，其中9例有盆腔淋巴结转移。局部控制率达57%（12/21）3年存活率为24%。此结果尚未显示出NACT的优势，但为晚期外阴癌的治疗又提供了一种可选择的方法。

5. 复发癌的治疗

外阴鳞癌治疗后复发率为15%～40%，处理较为棘手。复发受多种因素影响，包括肿瘤分期，浸润深度，其重要的因素为区域淋巴结的转移70%的患者表现为局部复发，多数发生于初次手术无淋巴结转移者。复发的部位与预后显著相关。单独、孤立的局部复发、局部切除后治疗效果好。如复发癌灶累及尿道或肛门，多由于第1次手术时顾虑损伤尿道或肛门而致原发灶周围组织切除不够广泛造成，如再次手术则须切除尿道或肛门，故宜先采用放疗。如放疗后又复发者只能扩大手术范围，做尿道、肛门切除同时行尿道或肠道分流或改道。腹股沟局部复发者，多发生在第1次手术应作淋巴结切除而未能切除者，可补作腹股沟淋巴结切除，术后辅以放疗。如已实行过淋巴结清除术后又复发或局部切口不愈合，呈现红色肉芽组织，病检证实为癌，可行手术切除及采用局部放疗或化疗等综合治疗，发生局部或远处转移者，预后差。局部淋巴结复发后，再次手术、放疗、化疗效果均不满意。外阴癌的5年存活率为52%～85%。

《FIGO妇癌疗效年报》报道的存活率偏低，可能因为材料来自世界各地80个单位，各单位诊疗水平不一致，某些单位治疗不够彻底所致。肿瘤的临床分期和淋巴结转移是影响患者预后的重要因素。其中临床分期是影响外阴癌预后的最重要因素。

腹股沟淋巴结转移也与患者预后密切相关，淋巴结阴性者，5年存活率可达90%，而淋巴结阳性者，5年存活率仅有40%～60%，存活率尚与肿瘤累及淋巴结数目的多少有关。1个淋巴结，2～3个淋巴结和超过4个淋巴结有转移者，2年存活率分别为76%、63%和28%。根据COX单因素分析，影响外阴癌患者预后的因素依次为：临床分期、淋巴结转移、肿瘤的直径、肿瘤细胞的DNA含量及倍体形态、组织学分级，其他影响外阴癌预后的因素还包括淋巴管、血管间隙瘤细胞的弥散、肿瘤的生长部位、手术的彻底性，以及放疗、化疗是否足量、规范和患者的年龄、免疫力等，故外阴癌的预后同时受多种因素的影响。国内有人总结103例行手术治疗的外阴癌，其5年生存率85.4%，10年生存率60.6%，已达国内外高水平。尤为重要的是III期5年生存率达83.8%，10年生存率达56.78%，这说明手术彻底，可提高生存率，改善预后。

总体说来，与其他癌比较，外阴癌发展较缓慢，与口腔癌、舌癌特点相似，尽管有较高的淋巴结转移率，但多数病例病灶仍局限于外阴。生殖道其他部位的癌瘤可很快转移到腹主动脉淋巴结，而外阴癌的淋巴结转移往往长期局限于腹股沟淋巴结，甚至到晚期腹股沟淋巴结已破溃，盆腔淋巴结仍未受侵，了解这一点，对晚期患者也不应失去治疗信心除少数例外，外阴癌很少累及输尿管，故极少死于尿毒症，病变最后可扩展到整个外阴，造成局部破溃、出血、感染，如破坏尿道、阴道、肛门则可造成大小便失禁，如继发感染，可死于感染中毒性休克。偶有股动脉受侵、破裂，突然发生致命性大出血而死亡者。

二、阴道恶性肿瘤

阴道恶性肿瘤为少见的老年妇女病，有原发性和继发性之分。原发性阴道恶性肿瘤包括原发性鳞状细胞癌、阴道透明细胞癌、阴道中肾管腺癌、子宫内膜样腺癌、阴道平滑肌肉瘤、纤维肉瘤、葡萄状肉瘤、恶性黑色素瘤、阴道内胚窦瘤等，亦可继发于宫颈癌、宫体癌、绒毛膜上皮癌、卵巢癌及膀胱癌、直肠癌等的直接浸润或经淋巴及血行的远处转移，此为继发性阴道恶性肿瘤。

阴道恶性肿瘤比较少见，占所有妇科恶性肿瘤的1%～2%。其中75%为阴道上皮细胞癌（鳞状细胞癌），腺癌占9%～10%，其余为肉瘤、黑色素瘤等。

1. 病因学

阴道恶性肿瘤的发病原因目前尚不十分清楚。各种病毒、细菌感染、机械的和慢性的黏膜刺激、损伤，阴道卫生状况不良等均与该病的发生有关，病因可能是多因素的。目前有以下看法。①宫颈、外阴和阴道浸润性鳞癌是组相似的疾病，阴道癌常与外阴或宫颈癌同时存在或相继发生。因此它可能是生殖器多灶性疾病的一部分。②独身女性和实行一夫一妻制的妇女发病率较低。这提示性因素起一定作用。③放射线的致癌作用。在宫颈癌和外阴癌行放射治疗后发生阴道癌的机会增加。④人乳头状瘤病毒（HPV）感染可引起细胞不典型变化，对阴道鳞癌的发生起重要作用。⑤生殖器疱疹、吸烟均为发病因素。⑥母亲怀孕期间服用雌激素可导致后代阴道腺病及阴道鳞状上皮内癌变，这提示胎儿期接受外源性雌激素可能与日后阴道癌的发生有关。

2. 临床表现

本病以45～70岁的老年妇女为多。病变部位以阴道上段及后壁多见，可达60%～68%。老年妇女若出现多量浆液性、黏液性或血性白带，无痛性不规则出血，性交出血时应想到患阴道恶性肿瘤的可能。

当癌肿破溃坏死并感染时可出现多量血水样排液，并有恶臭。内诊检查可见阴道壁上有结节状、菜花状、有蒂息肉样或葡萄状突起，表面可有溃疡，呈灰白色、淡红色或黑色，有时有腹股沟淋巴结肿大、质硬。晚晚期患者可出现下腹及腰腿部疼痛，可伴有尿频、尿痛、血尿、排尿困难甚至尿瘘与粪瘘，以及远隔器官转移的继发症状，如肺转移的咯血等。

3. 蔓延和转移

阴道鳞状细胞癌的转移以淋巴途径和直接蔓延为主，阴道恶性黑色素瘤以血行转移为主，阴道肉瘤则3种转移方式均有此外，转移的途径与肿瘤的发生部位有关。

（1）直接蔓延　由于阴道壁薄，周围结缔组织疏松，癌肿可直接蔓延生长。阴道上部的鳞状细胞癌多向宫颈方向直接蔓延。阴道前壁的癌肿可浸润膀胱、尿道，后壁的癌肿则可浸润直肠，晚期可导致向邻近器官的穿孔及形成瘘管，也可环绕阴道周径浸润到盆腔侧壁。下部阴道癌经阴道外口可直接向外阴部蔓延。

（2）淋巴转移　该途径和癌肿在阴道壁上的生长部位密切相关。阴道周围有丰富的淋巴组织，互相交融，形成淋巴网，并于阴道两侧汇合成淋巴干，阴道上段向盆腔淋巴结引流，下段向腹股沟淋巴结方向引流。淋巴转移沿解剖学的淋巴引流方向上部及中部的阴道癌肿，可经阴道旁组织及子宫旁组织，转移到髂总、髂内外、闭孔及腹膜后淋巴结，下部的肿瘤可经外阴部转移到腹股沟淋巴结。淋巴结转移的发生率与肿瘤的大小有关。由于淋巴管吻合支较多，淋巴转移复杂，也有双向引流可能。

（3）血行转移　可转移到远隔器官如肺、肝、肾、骨等部位。阴道恶性黑色素瘤大多有远处转移。

4. 诊断与鉴别诊断

应对妇女做全面的盆腔检查和浅表淋巴结检查。老年妇女因宫颈和阴道萎缩不易暴露，故盆腔检查时应光线充足，将窥器慢慢地转动，彻底看清整个阴道四壁。特别是阴道上1/3的后壁，因为后穹窿易积存分泌物产生慢性刺激而导致恶变，注意避免遗漏双叶窥器遮盖的部位。对可疑病灶做涂片及活检即可确定诊断。由于常规窥器检查即可发现阴道局部病变，取材也简单，故阴道癌的诊断并不困难，必要时可在阴道镜下检查和活检。为了解肿瘤浸润的深度，明确转移范围以确定临床分期，可行膀胱镜、结肠镜检查及淋巴结活检术。

诊断原发性阴道癌时，应排除子宫颈癌、外阴癌、子宫内膜癌等扩展到阴道之可能，由于存在共同的病因，外阴、阴道和宫颈也可同时或先后出现原发性癌肿的可能。此外，还应与来自尿道、尿道旁腺膀胱、巴氏腺、直肠、卵巢的癌肿和恶性滋养叶细胞肿瘤侵及阴道的继发性阴道癌及阴道良性肿瘤、子宫内膜异位症、结核等予以鉴别。原发性阴道腺癌须除外子宫内膜腺癌后方可诊断。

有时临床上区分是原发性还是继发性阴道鳞状细胞癌较困难。阴道鳞状细胞癌和宫颈鳞状细胞癌在组织形态上无法区分，而且子宫颈原位癌切除子宫后，约1%患者在阴道上1/3处并发阴道上皮内癌。浸润型子宫颈癌虽经放射治疗也可发生阴道上皮内癌，须结合临床病史、查体及病理结果而定。由于阴道原发性鳞状细胞癌的发生率远较宫颈鳞状细胞癌低，若临床上发现同时存在阴道和宫颈病变，两者相连者应认为是宫颈癌累及阴道，两者不连或其中之一为原位癌时应认为两者系独立发生的。国际妇产科联合会（FIGO）认为阴道原发性癌的诊断须满足以下2条：①无宫颈及外阴癌肿。②宫颈原位癌术后2年，浸润性宫颈癌术后5年。宫颈癌接受放射治疗后10年以后发生的阴道癌肿由于原发性阴道癌发生率较低，以往在诊断本病时，曾强调宫颈需完好无瘤，现此项原则已有所改变，目前采用的原则为：①肿瘤原发于阴道，除外了来自女性生殖器官或生殖器官以外的肿瘤转移到阴道之可能。②肿瘤累及宫颈阴道部、宫颈外口有肿瘤时应属于宫颈癌。③肿瘤局限于尿道者应属于尿道癌。

5. 临床分期

多采用国际妇产科联合会（FIGO）的临床分期。临床分期应以首次检查时病情而定，是决定治疗方案和估计预后的重要依据。

0期：原位癌或上皮内癌。

Ⅰ期：癌肿局限于阴道壁。

Ⅱ期：癌肿侵及阴道壁下组织或阴道旁组织，但未达盆壁。

Ⅲ期：癌肿已达盆壁（侧壁或耻骨联合）。

Ⅳ期：癌肿扩散超过真骨盆或临床已累及膀胱、直肠黏膜，但泡样水肿不应属Ⅳ期。

Ⅳa期：扩散到邻近器官或直接扩散出真骨盆。

Ⅳb期：扩散到远处器官。

6. 治疗

原发性阴道癌的治疗强调个体化原则。应根据癌灶的大小、部位、分期和细胞类型以及患者的年龄、身体状况而定阴道上段癌的治疗可参考宫颈癌，下段癌则可参考外阴癌，中段者需两者兼顾。继发性阴道癌若病灶孤立，治疗上可参考原发性阴道癌，若病灶广泛，则可作为原发癌整体治疗的一部分考虑。但需指出的是，阴道癌目前治疗上尚无根治性的手术方案。由于阴道在解剖上与膀胱及直肠相邻，从手术技巧上很难做到根治性手术而不伤及正常脏器，再加上本病发病率低，医生无法积累足够的经验，而使本病的治疗颇为困难。因此，正确估计癌肿扩散范围，采用综合治疗方案就显得尤为重要。需要强调的是，因绝大多数患者系老年患者，往往合并有糖尿病、高血压、冠心病等内科疾病，多需给予相应治疗，并且应注意本病治疗对内科疾病的影响。

（1）局部的化学物理治疗 适用于阴道表浅的原位癌或上皮内癌。对那些高龄、不能接受手术的患者尤其适用。可用5-Fu 250mg加入2%普鲁卡因4mL作肿瘤内及周围多点注射，隔日1次，7～10次为1疗程。也可用冷冻、激光、电灼及5%5-Fu霜等物理、化学疗法做局部处理，可有定效果。采用5-Fu霜2.5g局部使用，治疗阴道上皮内瘤变，每周1次，至少10周，共治疗14例患者，治愈率达2%以上。使用CO_2激光治疗阴道上皮内瘤变也获得了较好疗效。有人报道219例Ⅰ期阴道透明细胞腺癌患者局部治疗后的随访结果，5年生存率可达92%，10年生存率达90%。尽管有以上报道，但在临床上只要患者的情况允许，在采用局部治疗的同时还应结合其他治疗。

（2）放射治疗 放疗是治疗阴道癌的主要方法。放疗有安全、并发症少、能保全脏器功能、易被患者所接受的优点。多数学者认为，原发性阴道鳞癌对放疗敏感，疗效优于手术。放疗适用于各期患者，特别是老年以及全身情况差不能耐受手术的患者。但对较年轻患者在保证疗效的前提下，应尽量减少放射剂量，以免造成人工绝经、阴道挛缩等放疗反应，影响患者的生活质量。

放射治疗应采用体外照射及腔内治疗相结合的方法，其疗效优于单纯体外照射或腔内照射。依部位来讲，治疗范围必须包括整个阴道癌肿和主要的扩散途径。阴道上段癌的放疗方法和剂量可参照宫颈癌，但宫腔放射量可酌减，并需重视阴道原发灶的治疗，可用阴道塞子作阴道腔内补充照射，以避免阴道原发灶周围亚临床灶受照量不够。中、下段阴道癌多采用放射源模或组织间隙内镭针、铱针插入，肿瘤基底量应为60～70Gy。近年来多采用腔内后装治疗阴道癌。分期晚者应再结合盆腔外照射。依分期来讲，0期可单纯作阴道腔内镭疗，Ⅰ～Ⅳ期均应结合外照射。体外照射主要补充阴道旁组织及淋巴转移区的剂量。上段肿瘤常以盆腔四野照射方式进行，给予旁组织40～50Gy，下段肿瘤则应对腹股沟进行照射，其照射野似外阴癌。对晚期阴道癌，内照射与外照射的总剂量以不超过100Gy为宜。

尽管放疗是原发性阴道癌的主要治疗方法，但放疗造成的并发症也不容忽视。有学者总结的75例中，有3例患者死于放疗并发症。放疗并发症主要发生在肠道和膀胱。另有人也总结了362例原发性阴道癌的放疗经验，虽也认为放疗是一种较好的治疗方法，尤其是对Ⅰ期和Ⅱ期患者，但放疗后将有8%的患者发生直肠或膀胱瘘，41%出现放射性膀胱炎，43%出现直肠炎。此外，放疗可使阴道黏膜发生红斑、糜烂和血管扩张，持续数周或数月后转为苍白，阴道黏膜萎缩，最后可导致阴道口缩小。阴道癌放疗后如出现便血、尿血等并发症，可参考宫颈癌放疗后并发症的处理方法。

（3）手术治疗　手术治疗对Ⅱ期以前有适应证的病例具有一定价值。手术范围应根据肿瘤的部位、分期、大小、病灶的数量而定。对单个病灶的原位癌或上皮内癌，可做局部切除或部分阴道壁切除术。对多个病灶者应行全阴道切除术，必须保留阴道功能者应同时行阴道成形术。若合并其他子宫病变可同时行子宫切除。对Ⅰ～Ⅱ期、癌肿位于阴道上1/3者可采用广泛性子宫切除、部分或全部阴道切除及盆腔淋巴清扫术。山东医学院采用腹部和阴部联合手术，操作较方便，切除亦彻底。如癌肿位于阴道下1/3，手术方式与范围同外阴癌，行阴道及外阴广泛切除，同时做腹股沟及腹膜外盆腔淋巴清除术。对阴道中1/3的癌瘤，手术治疗更为复杂，应根据病灶范围，选择做广泛性全阴道切除加全子宫切除和广泛性外阴切除及盆腔淋巴结和腹股沟淋巴结切除术。对Ⅲ～Ⅳ期病例，肿瘤已达盆壁，或有直肠、膀胱侵蚀，原则上以放射治疗为主。但如患者全身状况和医疗技术条件允许，可考虑更广泛的手术同时施行前盆、后盆或全盆腔脏器切除术。

包括膀胱、尿道全切除术，尿路改道术，直肠切除和结肠造口术等。这种所谓超根治术，范围广泛，操作复杂，危险性大，并发症多，对其临床价值，仍有争议。如对严格选择的病例行根治性切除术或盆腔脏器清除术可产生很好疗效，且可避免放疗的严重并发症。

（4）化疗　用于宫颈癌、外阴癌的抗癌药物均可试用于原发性阴道癌。单独应用的效果欠佳，大剂量联合化疗有一定疗效，常作为手术、放疗的辅助疗法及晚期癌、复发癌的对症治疗。常用的抗癌药物有：5-氟尿嘧啶、博来霉素、顺铂、阿霉素、丝裂霉素、环磷酰胺、长春新碱等。可静脉注射，也可经股动脉、腹壁下动脉插管作区域性化疗。采用氮芥5mg/d，连续3天，更生霉素400g/d，连续3天，顺铂20mg/d，连续6天的腹壁下动脉及同侧髂内动脉插管化疗，并结合镭疗及^{60}Co体外放射，共治疗11例病人，全部有效。有人曾报道了博来霉素、氨甲蝶呤和顺铂的三联化疗方案，但缺乏大样本研究。鉴于阴道癌发病率相对较低，鳞癌对化疗也不敏感，仅能作为辅助治疗可选择的一种方法，目前尚无太成熟的化疗方案。有报道，用博来霉素15～30mg，静脉注射，每日或隔日1次，总量300～450mg为1疗程，3～4周后重复应用；或争光霉素15mg，经腹壁下动脉注射，每日1次，10次为1疗程。也可联合用药，环磷酰胺20mg，5Fu500mg，每日1次，7～10次为1疗程。

（5）综合治疗　原发性阴道癌的治疗仍较困难，故强调以手术加放疗个体化治疗方案。根据患者的年龄、病变的分期、范围确定手术、放疗和化疗的综合治疗方案应在多种手术方式与术前、术后放疗和化疗的不同配合中选择合适的方案。原则是既确保疗效，又尽量保存脏器功能，照顾到患者的生活质量。其他如非特异免疫增强剂等亦可在综合疗法中加以试用。

7. 预后

原发性阴道癌的预后不良，被公认为难治的妇科肿瘤之一。患者的年龄、病变部位、分化程度和分期是影响预后的重要因素。有人报告的60例中，Ⅰ期癌的治疗后5年生存率可达100%。有学者的研究结果表明，60岁以下病人的5年生存率为50%，61～75岁病人为41.2%，76岁以上为34.3%；有症状者5年生存率为36.9%，无症状者为61.1%；当病变位于阴道上1/3时预后较好，5年生存率达60%，位于中、下1/3者仅为37%；分化好者5年生存率达62.5%，分化差者为34.9%。经适当的治疗后还应严密随诊，以及时发现复发病灶或新生病灶。

（一）阴道鳞状细胞癌

原发性阴道鳞状细胞癌的发生率低于宫颈和外阴的鳞状细胞癌。有学者报道，本病占女性生殖道恶性肿瘤的2.5%。由于宫颈和外阴的鳞状细胞癌常常扩散到阴道，故阴道继发性鳞状细胞癌比原发性为多。由于在组织形态上无法区分是原发性还是继发性的，必须结合病史、体检及活检情况来决定。在诊断原发性阴道鳞状细胞癌之前，必须排除宫颈鳞癌或外阴鳞癌扩展到阴道的可能。但也应注意到有宫颈、外阴和阴道同时或先后发生原发性鳞状细胞癌的可能，因它们有共同的病因，如当其中一部位为原位癌时，应认为是同时发生的病变。

本病多发生于老年绝经期妇女，年龄多在45岁以上，据研究，本病有发病年龄推迟及晚期病例增多的趋势。临床表现常为无痛性阴道出血，原位癌常无症状，常常在做常规阴道细胞学检查时发现。肿瘤晚期可出现白带增多和外阴瘙痒，波及直肠和膀胱后则出现相应症状，转移到腹股沟淋巴结者出现淋巴结肿大甚至溃破。病变部位多在阴道后壁的上1/3，病灶的形态可呈结节状、菜花状溃疡状及硬块状，质地较硬，触之易出血临床检查时由于宫颈和阴道萎缩易漏诊，因此对可疑患者要详细搜集病史，做全面的阴道检查及宫颈细胞学检查，必要时可行子宫内膜活检和局部病灶活检，也可借助阴道镜检查发现病灶的位置及波及的范围，并取活检明确诊断。对老年妇女的妇科查体应包括阴道细胞学检查。对可疑者可在局部使用雌激素后观察阴道黏膜的碘着色情况，正常者呈棕色，病变者如阴道腺病、鳞状上皮化生、原位癌、腺癌则均不着色，但此方法对病变的诊断无特异性，仅可作为辅助检查。通过细心地双合诊触诊也可发现阴道黏膜下的小结节。

病理特点：阴道鳞癌从组织形态上属鳞状细胞癌，具体可再分为角化大细胞癌非角化大细胞癌和低分化梭形细胞癌。从组织分化程度上以Ⅱ级为多见。如癌变只限于上皮层内，而基底膜完整者，属于原位癌。阴道原位癌可呈多灶性起源，并有向浸润癌发展的倾向。浸润癌时，病变可呈舌样浸润至间质，造成基底膜破坏甚至消失。癌细胞周围有淋巴细胞浸润和纤维增生。阴道鳞状细胞癌多向宫颈方向扩展后壁癌肿可浸润至直肠，前壁癌肿可浸润至膀胱，并可导致穿孔和瘘管形成，向两侧壁可到宫颈旁组织直至盆壁。多经淋巴管转移，淋巴结转移的概率与肿瘤体积的大小呈正相关。上段肿瘤多转移到闭孔和骶前淋巴结，下段肿瘤多转移到直肠旁、腹股沟和髂外淋巴结。

原发性和继发性阴道鳞状细胞癌的治疗大体相同，应采用以放疗、手术为主的综合疗法。在化疗药物中，据报道博来霉素对鳞状上皮癌有较好疗效。继发性阴道鳞癌的预后较原发性差。有人报道的75例原发性阴道鳞状细胞癌中，Ⅰ～Ⅱ期患者占65%，治疗后5年生存率为45%。

（二）阴道肉瘤

阴道肉瘤包括葡萄状肉瘤、平滑肌肉瘤、纤维肉瘤及目前尚不能分类的肉瘤，这类肉瘤常起源于阴道黏膜下组织。除阴道葡萄状肉瘤多发生在5岁以下的儿童外，其他如平滑肌肉瘤、纤维肉瘤及其他肉瘤则常发生于50岁以上的妇女，故也是妇女老年期发生的肿瘤。病变常位于阴道前壁上段。其临床表现取决于肿瘤的大小和波及的范围。病变的早期仅表现为黏膜下的个小结节，并常无症状。此后随病变进展，阴道表面黏膜破溃，形成溃疡则出现浆液性、黏液性、血性白带，有臭味，同时出现不规则阴道流血和性交出血，严重时出现疼痛及阴道阻塞下坠感。侵犯膀胱、尿道时出现尿痛、血尿等相应症状。病变进展到晚期，肿瘤可充满阴道，阴道检查可见结节状肿物或浸润性硬块，表面破溃，阴道壁变硬、狭窄。对可疑病例应取活检作组织学检查以明确诊断。大体可见肿瘤体积大小不一，硬度不等，切面呈灰红色，有出血坏死或呈脑髓样软化。平滑肌肉瘤的组织病理学检查，可见圆形细胞、梭形细胞和混合性细胞3种类型瘤组织，其中以梭形细胞肉瘤最常见。纤维肉瘤质软，表面有假包膜，切面呈浅粉红色，无明显纤维束。光镜下，未分化或低分化纤维肉瘤，细胞小、近圆形，胞质很少，胞核小，染色较深，核膜核仁不清楚；已分化的纤维肉瘤，细胞有一定程度的多形性，胞核为枣核形，核膜和核仁清楚可见。有时可见胶原纤维呈错综漩涡状排列。阴道肉瘤的转移途径除可与阴道鳞癌相似外，更易沿血液循环转移，常转移到肝和肺等远处器官常并发尿毒症和恶病质。本病恶性程度高，预后不良。治疗多采用以手术、放疗为主的综合疗法，如肿瘤切除加上术后腔内放疗，但疗效较阴道鳞状细胞癌差，5年生存率小于15%，用模板技术^{192}Ir组织内照射法治疗1例患者，总放射剂量为25Gy，可使肿瘤明显缩小，减轻疼痛，但远期疗效仍不够满意。

（三）阴道恶性黑色素瘤

本病罕见，多发生于老年妇女，是种生长快、恶性程度极高的肿瘤。有学者报道，女性生殖器恶性黑色素瘤占所有恶性黑色素瘤的3%，好发部位为外阴，发生于阴道者少见。有人报道的28例阴道恶性黑色素瘤的5年生存率小于11%。另有人研究发现，恶性黑色素瘤的发病与免疫系统状态和遗传因素有关。据推测，黑色素细胞可能从神经脊背侧部细胞带移行而来；现已确定，黑色素细胞存在于包括阴道在内的全身多器官组织的黏膜下。因此，原发性黑色素瘤可发生在阴道与宫颈。临床表现为阴道黑水流出称为黑带，伴出血及发痒。肿瘤发展后可出现疼痛、排尿困难、下腹坠胀感等。妇科检查见阴道黏膜病灶呈溃疡状，或呈结节状、肿块状突起，肿瘤可呈或不呈黑色。有学者发现，恶性黑色素瘤中有6%属于无色素性。因病变位于阴道内，患者不易及早发现。肿瘤生长迅速，向外蔓延可突出于阴道口外，向上可扩散到子宫颈和主韧带，向内侵蚀阴道旁、直肠和膀胱。晚期癌细胞经血行播散，可发生肝、肺脑等远处器官转移。本病的诊断主要依据病史、症状与体征。病灶直接涂片行脱落细胞学检查有助于早期诊断。由于在病灶上直接进行活检易造成癌瘤扩散，故应避免，对可疑患者可作病灶切除，并留2cm的安全边缘，切除组织送冰冻检查，确定诊断后再做扩大切除手术。有时仅凭一般的组织病理学诊断确诊本病有一定困难，尚需通过组织化学和免疫组织化学等方法协助确诊。显微镜下见肿瘤细胞为多边形大的上皮样细胞，富含色素，核仁较大，用铁反应使黑色素染色可与陈旧出血及含铁血黄素区别。

由于色素痣罕见于阴道黏膜，且极易发生恶变，故凡阴道内色素性病变均应切除，安全边缘应达1～2cm。色素痣好发于阴道下半部的前壁，突出于阴道表面，呈息肉状，有蒂，可发生继发性坏死。阴道恶性黑色素瘤的治疗多采用手术，辅以化疗以及免疫治疗。早期患者以手术治疗为主，手术的首选方案为局部广泛切除（安全边缘2～3cm）或部分阴道切除和淋巴结清除术。为保证有足够的安全边缘，有时需行全阴道切除或盆腔脏器清除术。病变位于阴道上2/3时，应行广泛性子宫切除、全阴道切除及盆腔淋巴清除术，必要时加盆腔脏器切除术。如肿瘤侵犯阴道下1/3时，则应行广泛性外阴及阴道切除术，同时做腹股沟淋巴结切除术。由于本病易转移和扩散，故应配合其他疗法。化疗对晚期及有转移的患者是一种重要的辅助治疗手段，目前认为氮烯咪胺（DTIC）是本病最有效的化疗药物，治疗晚期恶性黑色素瘤的有效率达20%，有效时间可达半年之久，已被美国FDA推荐为治疗本病的治疗药物。临床上可采用DTC加卡氮芥（BCNU）二联化疗或BCNU、DTIC、长春新碱（VCR）三联化疗，但疗效尚不乐观，单纯的化疗对本病效果不良。常用的治疗方案如下。①单一用药：DTIC 200mg，静脉滴注（半小时内滴完），每日1次，连用10天为1个疗程。②DTIC 100mg/（$m^2 \cdot d$），静脉滴注，连用5天；BCNU 75mg/（$m^2 \cdot d$），静脉滴注，连用2天。③BCNU 100mg，静脉滴注（半小时滴完），每日1次，连用3天；DTC 40mg/d，连用3天；VCR 1～1.5mg/周。④其他化疗药物（如噻替派、环磷酰胺等）也可应用，静脉推注，疗程1～9个。近年来报道顺铂对本病也有一定疗效。免疫疗法是本病一种有希望的辅助治疗。现已证实，黑色素瘤患者血清中IgM和IgG两种免疫球蛋白对自体黑色素瘤与异体黑色素瘤能起异性反应，约1/3黑色素瘤患者体内淋巴细胞集中在肿瘤结节内，而结核菌素（BCG）可增强网状内皮系统的吞噬力。采用手术、化疗辅以BCG免疫疗法，可显著提高疗效。具体方法是：BCG皮肤划痕，面积7cm×8cm，每次75～150mg，共6次。其他如白细胞介素-2、转移因子、小牛胸腺肽、干扰素均可全身或局部应用作为辅助治疗。应用大剂量干扰素作为辅助治疗可使患者生存期明显延长，但小剂量应用疗效不理想。阴道恶性黑色素瘤临床上诊断时多属晚期，预后极差，5年生存率不超过20%。女性生殖器恶性黑色素瘤的预后与临床分期和组织学分级有关，黏膜黑色素瘤较其他部位黑色素瘤预后更差。本病多数于检查发现后1年内死亡，很少能存活5年。

三、子宫颈癌

宫颈癌是老年妇女常见的肿瘤。全球每年新发子宫颈癌为46.5万，我国每年新发13.15万，占全球发病数的28.7%。由于我国各城市宫颈癌普查、普治工作的广泛开展，使宫颈癌的发病率明显下降；但是，近年来发病率又有回升，并有年轻化趋势，广大农村、山区因医疗条件差，发病率下降还不够显著。

（一）流行病学

1.地理特点

宫颈癌在全球各地均有发生，但各国宫颈浸润癌的发病率差异很大，发病率最高的是发展中国家，一些对性行为较保守的国家发病率较低，如澳大利亚、科威特、以色列等，其中以色列的发病率最低，为4.5/10万。我国目前尚无大规模和全国统一的调查资料。我国的高发区在分布上常连接成片。有研究者报道25个地区800万宫颈癌细胞学筛查结果，发病率最高的为江西铜鼓1280.12/10万，湖北五峰1103.16/10万，陕西略阳1026.06/10万。死亡率最高的是湖北五峰6.03/10万，其次是陕西略阳62.79/10万。但总的趋势是农村高于城市，山区高于平原。

2. 年龄特点

宫颈癌的发病率在20岁以前很低，40岁以后发病率显著上升，50～65岁为发病高峰年龄，65～75岁组又有所下降，故总的说来宫颈癌是老年妇女易患的恶性肿瘤之一。近年来发现宫颈癌发病有年轻化及各阶段发病年龄均向前推移的趋势。有学者在宫颈癌高发区山西襄垣县6710名已婚妇女的调查中发现生殖道HPV感染、宫颈不典型增生、原位癌和浸润癌各组的发病高峰年龄分别为25～29岁、30～44岁、40～44岁和45～54岁。浸润癌与HPV感染组年龄相差20～25年。

（二）病因

宫颈癌的病因目前尚不很明确，现有的调查资料及多项研究显示，早婚、早育、多产、性行为紊乱以及女性下生殖道病毒感染等与宫颈癌的发生明显相关。

1. 早婚、早育、多产

研究发现，宫颈癌患者多为已婚妇女，未婚者中发病极低。100多年前就发现天主教的修女中宫颈癌发病罕见。国内近年发病率有所降低与普查普治有关，也与我国前期计划生育、每对夫妇仅生育一个子女的国策有关。早婚者宫颈的鳞状上皮发育不成熟，处于鳞状上皮化生时期，对致癌物较为敏感，对于精液的刺激易产生变异。初次性交年龄过早，伴有多个性伴侣，性生活过频，性卫生观念差，接触致癌物时间长发病率也高。早婚、多产者未成熟的宫颈对于妊娠、分娩的创伤不易修复。多次妊娠、分娩，易造成宫颈的裂伤、外翻，在致癌物作用下可形成宫颈的不典型增生、原位癌。

2. 男性因素

大量研究表明，包皮过长，包皮垢可诱发阴茎癌，阴茎癌患者的妻子较其他女性更易患宫颈癌，而配偶经常使用避孕套，以及行过包皮环切术的男性，配偶发生宫颈癌的危险性降低。

3. 病毒感染

许多宫颈癌患者同时患有多种性病，这启发了人们对这方面的研究，发现与宫颈癌关系较密切的有以下几种病毒。

（1）人类乳头状瘤病毒（HPV）　HPV属于性传播性疾病病原之一，现已发现了60余种。运用核酸杂交技术发现，宫颈浸润癌，宫颈上皮内瘤变（CIN）Ⅱ、Ⅲ级中HPV16/18型阳性率高，CINⅠ级中HPV6和HPV11型多见。HPV感染的临床检出率为0.6%～13%。近年来HPV感染发病率明显提高，宫颈癌中HPV感染阳性率高达80%～90%。

（2）疱疹病毒Ⅱ型（HSV-Ⅱ）　HSV-Ⅱ是性传播性疾病病原之一。有学者在宫颈癌血清流行病学调查中发现，宫颈癌中HSV-Ⅱ抗体阳性率达80%，抗原阳性率较正常对照组高。从患者宫颈刮取物中可分离出HSV-Ⅱ，并已制成许多HSV-Ⅱ诱发宫颈癌的动物模型。

（3）人巨细胞病毒（HCMV）　人巨细胞病毒是疱疹病毒的一种，具肿瘤DNA病毒的性能，可以刺激感染的宿主细胞DNA及RNA合成，使细胞转变并有致癌的潜能，可致宫颈癌，一般认为HCMV和HSV-n均有协同致癌作用。

（4）其他病原体　国内有学者采用间接过氧化物酶免疫法检测发现，宫颈非典型增生组沙眼衣原体感染率为83.3%，宫颈柱状上皮异位组39.5%。

（三）病理过程

子宫颈是指子宫峡部和子宫颈内口以下的部分。被阴道附着处分为阴道上和阴道两部分。宫颈管的黏膜是由一层高柱状黏液上皮所组成，上皮内有散在黑色素细胞，上皮下有葡萄状腺体，其下为基底膜没有黏膜下层。宫颈阴道部的黏膜为复层鳞状上皮。宫颈的两种上皮有清晰的分界线，位于宫颈外口，称为原始鳞—柱交接部或鳞—柱交界。当体内雌激素水平高时，如新生儿期、青春期、生育期，柱状上皮外移宫颈阴道部，而体内雌激素低时，如绝经期，柱状上皮移回宫颈管，这种移动的鳞—柱交接部称为生理性鳞—柱交接部。原始鳞—柱交接部与生理性鳞—柱交接部之间区域称移行带。

宫颈癌中约80%以上的原位癌发生在鳞状上皮和柱状上皮交界的移行带。而且它的发生发展为一个连续的过程，即正常上皮到范围不太广的轻度不典型增生到重度不典型增生，到原位癌，最后到宫颈浸润癌。鉴于宫颈病变的连续性，近年来将宫颈癌的发生、发展过程分为3个阶段。

1. 宫颈上皮内瘤变（CIN）

是宫颈鳞状上皮不典型增生病变和宫颈原位癌这组疾病的总称。

（1）宫颈不典型增生　按不典型增生细胞在鳞状上皮内所占的范围可分为轻、中、重或Ⅰ、Ⅱ、Ⅲ级。①镜下特点：不典型增生Ⅰ级（轻度）：是指鳞状上皮下1/3的细胞排列紊乱，失去正常极性，细胞呈小梭形或卵圆形，核浆比例失常，核深染，染色质粗，可见核分裂；不典型增生Ⅱ级（中度）：是指鳞状上皮下2/3的细胞极性消失，排列紊乱，细胞核大，深染，异形性明显，核分裂较多，上皮的上1/3细胞保持正常；不典型增生Ⅲ级（重度）：是指鳞状上皮的2/3以上或全层均为不典型增生的细胞。②转归：根据众多学者的临床追随观察，认为宫颈不典型增生有3种转归。消退或逆转：有20%～50%的患者经治疗，复查恢复正常；持续不变；癌变：约有65%的重度不典型增生发展成原位癌。

（2）原位癌（CIS）　上皮全层细胞极性消失，细胞异形显著，核大，深染，核分裂象多见，但基底膜完整，无间质浸润。原位癌多发生于鳞柱状上皮交界处和移行带，而且后唇较前唇多见，病变宽度在半周内，深度不超过1.5mm。原位癌常为多中心性病灶，常与不典型增生及浸润癌共存。①诊断标准：上皮全层均为不典型增生的细胞；上皮分层结构消失，细胞极向消失；基底膜完整，癌细胞可沿腺体基底膜及柱状上皮间生长，即累及腺体，如未侵破基底膜则不作为浸润。②转归：多数学者认为宫颈原位癌为浸润前癌，可进展为浸润癌，少数可以消退。

（3）宫颈腺原位癌（AIS）　宫颈内膜表面扁平或呈绒毛状或乳头状，腺体分支、出芽、背靠背或成筛状，周围为正常纤维平滑肌间质，无纤维组织反应。腺上皮细胞为柱状，假复层排列，核大，深染，不规则。

2. 子宫颈早期浸润癌（又称临床前癌或子宫颈癌Ⅰa期）

1961年国际妇产科协会（FIGO）决定将早期浸润癌统称子宫颈癌Ⅰa期。它是CIN向癌发展过程中的一个重要病变阶段。

（1）定义 宫颈外观无癌灶，镜下见癌细胞穿破基底膜向间质中浸润，深度小于5mm，宽度小于7mm，病灶无融合，无淋巴管及血管浸润。许多学者在工作中发现肿瘤病人的预后与肿瘤的体积关系密切。临床诊断宫颈早期浸润癌选择浸润深度≤5mm，横向扩展≤7mm，是基于肿瘤体积≤350mm^3。另外，肿瘤浸润的深度与宽度与测量的起止点密切相关，现多数病理学家认为应自上皮表面或腺体的基底膜开始向下测量比较准确。由此测得的浸润深度≤5mm淋巴结的转移率及死亡率均低。

（2）宫颈癌Ⅰa期的亚分期 FIGO于1994年规定，Ⅰa$_1$期：显微镜下才能观察到的最小间质浸润，浸润深度<3mm，宽度<7mm；Ⅰa$_2$期：显微镜下才能观察到的癌，浸润深度3～5mm，横向扩展<7mm。

（3）镜下特点 癌细胞呈雨滴状、舌状网状等不规则形，癌细胞与间质之间没有完整的网织纤维间隔。浸润灶周围无栅栏状排列的基底细胞，而且灶内的癌细胞般都分化较好。FlGO对于Ⅰa的诊断标准作过多次修改，迄今仍尚未统一，尤其对组织学形态、癌细胞浸润深度等问题。有学者总结115例Ⅰ期宫颈癌病例，发现间质浸润小于3mm的病例中无淋巴转移，无复发，认为间质浸润3mm为界限有利于指导临床。也有学者认为单用浸润深度及宽度作为标准不全面，应考虑到另一个参数，即肿瘤的体积，并将肿瘤体积500mm^{3}作为微癌复发的上限。

（4）宫颈微小浸润性腺癌 诊断如微小浸润性鳞癌，评定浸润较可靠的指标是：间质疏松液化或有纤维组织反应，体积波动于15～100mm^3，预后同鳞癌。

3. 子宫颈浸润性癌

（1）定义 癌细胞浸润间质已超过基底膜下5mm，包括Ⅰb期以上所有的宫颈癌。

（2）子宫颈鳞癌

1）宫颈鳞癌起源：少数来源于宫颈阴道部鳞状上皮层的基底细胞，发展为角化大细胞型鳞癌；多数来源于宫颈管柱状上皮下的储备细胞，发展为非角化大细胞型鳞癌；部分来源于未成熟的储备细胞，发展为非角化小细胞型鳞癌。

2）镜下特点：癌瘤呈条索状、团块状、树枝状、弥漫状，较深、较广地侵入间质，细胞分化不良，大小、形态不，核大，深染，染色质浓染，分布极不均匀，核分裂象多见。

3）组织学分级：根据细胞形态分为三级。①Ⅰ级（高分化鳞癌）为角化性大细胞型：细胞分化好，有明显的角化珠形成，可见细胞间桥，核分裂较少。②Ⅱ级（中分化鳞癌）为非角化性大细胞型：细胞异形性明显，有少量或无角化珠，细胞间桥不明显，核分裂较多。③Ⅲ级（低分化鳞癌）为小细胞型细胞幼稚，无角化珠及细胞间桥，细胞异形性和核分裂多见。

（3）宫颈腺癌 大体表现如鳞癌，镜下高分化腺癌与正常宫颈内膜不易区别，腺癌CEA阳性，IMFG胞质阳性；中分化腺癌的细胞和腺管的异形性明显增加，黏液分泌减少；低分化腺癌的癌细胞形成实性巢、片、索状，很少形成腺管。

（四）临床病理分型

宫颈癌的统计中70%为鳞癌，20%为腺癌，8%～10%为腺鳞癌，这与原90%～95%为鳞癌不同，是因为黏液染色的应用使分化差的腺癌、腺鳞癌从错误诊断为鳞癌中分出有关。宫颈癌按生长方式及组织学类型可做以下分类。

宫颈癌按生长部位，生长方向及形状分为3型。①内生型：肿瘤由移行带或颈管长出后向颈管内浸润，使宫颈增粗，胀大成桶状，宫颈外观多较光滑。②外生型：肿瘤向外生长，呈乳头、息肉或菜花状突起，质脆、表面不平，多侵犯阴道，较少侵犯宫旁。③溃疡型：上两型宫颈癌组织坏死脱落而形成。

（五）转移途径

宫颈癌的主要转移途径是直接蔓延和淋巴转移，血行转移少，而且多见于晚期病例。

1. 直接蔓延为宫颈癌最常见的转移形式

（1）向下浸润至阴道　表现为穹窿变浅，阴道壁变硬，有时可见离宫颈较远的孤立的转移灶。由于前穹窿较浅及宫颈癌多发于宫颈前唇，所以阴道前壁受侵犯较阴道后壁早。

（2）向上蔓延侵犯宫体　腺癌多见，此类患者发生卵巢转移的危险性大。

（3）向两侧侵犯宫旁组织及盆壁　由于宫旁组织缺乏组织保护，淋巴管极丰富，癌瘤易突破宫颈侵犯宫旁组织，进一步发展累及主韧带、骶韧带直至侵犯盆壁。

（4）向前后蔓延侵犯膀胱与直肠　侵犯膀胱较侵犯直肠多见，这是因为膀胱与宫颈关系更为密切。

2. 淋巴转移是宫颈癌最常见的转移途径

淋巴转移的部位及数目与患者治疗效果及预后有直接关系。宫颈癌多先侵犯宫旁淋巴，进一步转移至闭孔及髂内外等区域淋巴结，进而到髂总、腹主动脉旁淋巴结。晚期患者可出现腹股沟及锁骨上淋巴结转移。在同期患者中，各学者报道的淋巴转移率相差颇大，这与手术的彻底性及病理取材方法有很大关系。但一致认为，淋巴结转移率随临床期别增高而上升且与患者预后直接相关。有报道，宫颈癌Ⅰ期无淋巴结转移者，5年生存率为93%，有转移者仅15%。另有人报道544例Ⅰ、Ⅱ期宫颈癌，有1个淋巴结转移者5年生存率为85.7%，而有2个以上转移者，5年生存率下降为63.3%。术前及治疗前行淋巴造影及CT检查对了解淋巴结的转移情况有一定帮助。

Henrikson将宫颈淋巴转移分为两大组，①一级组：包括宫旁、宫颈旁及输尿管旁、闭孔、髂内、髂外、骶前淋巴结。②二级组：髂总、腹股沟、腹主动脉旁淋巴结盆腔淋巴结转移率与临床期别成正比，FIGO公布的宫颈癌各期淋巴结转移率如下。Ⅰa期：1%或更少；Ⅰ期：5.7%～37%，平均16.5%；Ⅱ期：17%～51%，平均32%；Ⅲ期：30%～64%，平均46%；Ⅳ期：50%～60%。

3. 血行转移少见

多见于晚期患者，可转移至肺、肝及骨。骨转移中最常见的部位是椎体，其次是骨盆。X线表现为溶骨性改变。

（六）临床表现

宫颈癌依它的临床期别、肿瘤类型而有不同的表现。宫颈原位癌及早期浸润癌多无特殊症状，或者仅有宫颈炎的表现，甚至少数Ⅱ期以上的较晚期的患者也可无症状。宫颈癌的主要症状有阴道流血，阴道分泌物变多，有臭味，疼痛等。

1. 症状

（1）阴道流血　80%～85%的患者有不规则的阴道流血，表现为血性白带，接触性出血（如性交、排便或妇检后），绝经后出血。出血量不等，时多时少。当肿瘤侵犯宫颈较大血管时则会引起大出血。一次大量的出血，可引起休克。少量经常性的出血常可造成贫血。外生型宫颈癌出血早，量多，而内生型的则出血较少，或无出血。

（2）阴道分泌物增多　早期多为稀薄的水样白带，随着肿瘤增大，癌细胞坏死脱落或继发感染，白带可变为浑浊有臭味或呈脓血性。

（3）疼痛　多为晚期宫颈癌的症状。疼痛的原因主要是肿瘤侵犯闭孔神经、骶神经丛、大血管，表现为腰背部痛，有时向下肢放射，疼痛较剧烈。其次由宫颈管阻塞而宫腔积液、积脓所致下腹胀痛、发热。肿瘤压迫髂血管引起的下肢胀痛，以及输尿管受压及浸润引起的输尿管、肾盂积水的腰区胀痛。

（4）其他症状　当肿瘤压迫或侵犯直肠，患者会出现肛门坠胀，便血，里急后重，便形改变及排便困难，甚至发生直肠阴道瘘。当肿瘤侵犯膀胱，患者多表现尿频、尿痛、血尿甚至膀胱宫颈瘘、膀胱阴道瘘。

2. 体征及检查

由于宫颈较易显露且多数宫颈癌有其特殊的临床表现，如宫颈表面呈菜花状突起或溃烂等，有经验的妇科医师不难做出诊断。但宫颈癌的转移以直接蔓延及淋巴转移为主，所以临床查体应注意以下情况。

（1）全身体征　①宫颈癌患者由于长期失血大多表现贫血、萎靡，晚期患者由于肿瘤消耗表现低热消瘦等恶病质。②全身浅表淋巴结检查，晚期患者锁骨上及腹股沟淋巴结触及肿大。③对肝大、肾区叩痛的患者注意有无肝、输尿管转移。

（2）妇科检查　①外阴：宫颈癌患者除晚期者外，外阴多无转移灶。②窥器检查：有阴道出血的患者行窥器检查应轻柔，以防碰破癌组织引起大出血。阴道：注意阴道黏膜的颜色，有无转移结节，以及有无阴道狭窄，注意阴道分泌物性质，以便发现膀胱阴道瘘及直肠阴道瘘。根据宫颈癌的分期可有不同程度的阴道穹窿及阴道壁侵犯。宫颈：肿瘤的类型，生长方式，扩展程度。宫颈与癌瘤比。以3%复方碘液行碘试验。③双合指诊：了解阴道及穹窿受累程度，宫颈口是否扩张，肿瘤生长部位，子宫大小、质地、活动度，附件有无肿块，增厚。诊毕注意指套是否带血。④三合诊：宫颈癌查体中三合诊非常重要，因只有三合诊可以查清宫旁、骶韧带、主韧带区受累程度，并可了解直肠情况。诊毕注意指套是否带血。

（七）诊断

宫颈上皮内瘤变到浸润癌中间有很长的时间，宫颈癌的5年存活率随期别增加而降低，故早期诊断成为治疗的关键。目前临床常用的诊断方法如下。

1. 宫颈上皮内瘤样病变、原位癌的常用诊断方法

（1）阴道脱落细胞学检查　这是一种简单易行的检查法，是发现早期宫颈癌的最有效的方法，列为普查筛选的首要方法，诊断正确率可达90%以上。

阴道脱落细胞学检查的不足之处：此法只能判断是否为癌细胞，不能判定有否浸润

及肿瘤发生的部位。

假阴性结果：不能获得宫颈管内膜，由于绝经期妇女鳞—柱交界区回缩宫颈管，对这些病人不能在宫颈癌好发部位取材。所以一些学者认为宫颈细胞涂片中未见宫颈的柱状上皮细胞，其涂片质量不可靠。

（2）颈管刮术　此法可以弥补宫颈涂片的不足，有利明确宫颈管内有无病变，以及是否有癌瘤累及。用于宫颈涂片异常以及老年妇女。

（3）阴道镜检查　阴道镜广泛应用于临床，是CIN及宫颈癌重要的检查及随诊方法。阴道镜下多点活检，对早期宫颈癌正确诊断率达95%以上。阴道镜下点状血管、醋白上皮、镶嵌是CIN最常见特征。若镜下见有明显异常血管，伴有云雾状、脑回状或猪油状病变则提示浸润癌存在，但最后确诊还须依据病理检查。

（4）宫颈锥切术　多次细胞学检查阳性，阴道镜检及颈管刮术阴性；或查见原位癌，不除外浸润癌；或怀疑宫颈腺癌时应再行宫颈锥切。为了保证正确的诊断，锥切的标本应做连续切片检查。锥切可以较全面反映病变范围、深度。但国内锥切因受观念和条件的限制，目前应用还不够广泛。现在临床上多用阴道镜下定点活检及宫颈管搔刮术同时应用代替锥切。国外近年来应用子宫颈电圈行宫颈锥切使手术简单化，出血减少，并缩短了手术时间。

（5）肿瘤固有荧光诊断法　是近年应用的一种快速诊断法。原理是人体不同组织对荧光有不同亲和力，可以经紫外线激发产生特殊光谱的荧光峰值，借以鉴别肿瘤和正常组织。诊断总符合率达80%。

（6）荧光显微镜检查　将组织用荧光染料染色在荧光显微镜下检查。

（7）染色体检查　宫颈的炎症细胞染色体均为正常二倍体，CIN、原位癌、早期浸润癌大多表现为非整倍体、多倍体，可以用此法鉴别炎症与肿瘤。

2. 宫颈浸润癌的常用诊断方法

（1）临床诊断　根据临床症状及妇科详细、系统的查体，对大多数晚期子宫颈癌不难做出诊断。宫颈癌的早期诊断对预后非常重要，应特别注意宫颈肿物的大小，宫颈与肿瘤比，宫旁、阴道及各韧带的浸润程度，以便较好地做出临床分期，正确选择治疗方法。

（2）静脉肾盂造影　可以帮助临床医生很好地进行宫颈癌的临床分期。以及了解肾脏排泄功能，有无输尿管及肾积水。

（3）胸部X线摄片　用以判断肺转移。

（4）骨扫描　晚期宫颈癌者应行此检查，以了解有无骨转移。宫颈癌发生骨转移多为溶骨性改变。

（5）电子计算机断层扫描（CT）　可以区分癌组织与宫颈组织，判断宫旁浸润的情况，可以判断有无盆腔及腹主动脉旁淋巴结转移。有学者在CT引导下行腹主动脉旁淋巴结穿刺针吸活检，诊断正确率达87%。

（6）磁共振成像（MRI）　MRI能辨别正常宫颈与宫颈癌，测量肿瘤体积及宫颈癌灶，帮助临床准确地分期，准确率达90%。

（7）淋巴造影　了解淋巴结转移情况，可为判断患者的预后以及手术范围提供有价值的参考资料。

（8）膀胱镜、直肠镜检查　了解膀胱及直肠受侵程度。

（八）鉴别诊断

1. 宫颈柱状上皮异位

是非常常见的妇科疾病，临床表现与原位癌及早期浸润癌相似，可以有不规则阴道流血及接触性出血。宫颈柱状上皮异位的创面较新鲜，弹性好，碘试验不着色区整齐，宫颈刮片及活检可鉴别。

2. 宫颈息肉

是宫颈炎症的表现，临床多见的宫颈息肉表现为单发，色红，易出血，质地比宫颈软，摘除病检可以明确诊断。

3. 慢性不完全性子宫内翻

如合并感染，可以有不规则阴道流血，白带多而臭，下腹痛。仔细查体可以鉴别，如子宫底部触及凹陷、扩张的宫颈完好，就可以诊断慢性不完全性子宫内翻。

4. 子宫颈结核

近年发病率有上升的趋势。有接触性出血，分泌物多，查体见宫颈柱状上皮异位、溃疡等与宫颈癌相似。仔细询问病史可以发现有身体其他部位的结核，如肺结核以及不育病史，宫颈活组织检查可以鉴别。

5. 宫腔内或宫颈管黏膜下肌瘤

合并感染时可有不规则阴道流血，白带多，腥臭味。但查体见肿物边界清，弹性好，可以探及扩张的宫颈口，宫颈组织完整，质地中等，活组织检查可明确诊断。

（九）临床分期

正确的宫颈癌的分期，可以指导临床对不同治疗方法的选择，还关系到预后的评价，而且也是新治疗方法效果评定的尺度。目前应用的临床分期是1926年由国际抗癌协会（UICC）与国际妇产科联盟（FlGO）提出并经过多次修改后制定的。妇科临床多采用FIGO的分期，较简便易行。FIGO的分期当中，淋巴结转移不作为分期的标准。UICC为使全身各部位的癌肿取得统一的分期标准，提出了TNM分期。

（十）手术病理分期

此方法是由Meig和 Brunschwing在1952年提出的（Meigs-Brunschwing分期法），虽然较复杂，但是很精确，尤其是对预后的判断很确切，所以目前临床应用仍很广泛。

（十一）预防

子宫颈癌患者的生存率与临床期别呈正相关，期别越早生存率越高，反之期别越晚生存率越低。从宫颈CIN到浸润癌至少有10年时间，如能及时发现CIN、原位癌及早期浸润癌，并使之得到及时治疗，5年生存率可达100%。所以应采取措施对宫颈癌做到早期发现，早期诊断，早期治疗。①普及宫颈癌防治知识，提高妇女自我保健水平，以便及时发现异常，尽早就医。②建立健全妇女预防保健网，做好普查普治工作，对于就诊的中老年妇女常规进行宫颈细胞学检查。③制定系统的诊治规范：宫颈细胞学检查异常，行阴道镜检及镜下活检及肿瘤固有荧光诊断法，如阴道镜检阴性则行宫颈管刮检术，如怀疑或阴性则考虑行宫颈锥切及连续切片病理检查。④提倡晚婚、晚育、计划生育及实行新法接生，对分娩时宫颈损伤应及时修复。⑤进行性知识教育，切断性传播疾病的传播途径。⑥积极治疗宫颈的疾病，如炎症等。⑦切除配偶过长的阴茎包皮，可同时降低阴茎癌的发病率。

（十二）治疗

宫颈癌的治疗已有一百多年的历史，其间出现过各种各样的治疗方法，手术方式，以及各种针对治疗并发症的防治措施。随着临床及实验科学的发展，对于宫颈癌生物学特点及发病机制的不断了解，目前宫颈癌的治疗走上了"治疗个别化"的阶段，即根据患者的临床分期、肿瘤类型、身体状况及本单位水平采取手术、放疗、化疗相结合的治疗方法。

1. 手术治疗

手术治疗是早期宫颈浸润癌的主要治疗方法，也是一些晚期宫颈癌治疗的综合手段之一。相关学科如麻醉学、放射学等的进步，以及电解质紊乱、高营养问题、输血问题及抗感染等问题的解决，现在宫颈癌的手术治疗已较过去有了长足的进步，形成了比较规范化的治疗体系，患者的5年生存期明显提高，死亡率明显降低。对于年龄在70岁以上、过肥胖、体质衰弱或伴有心、肝、肾等脏器疾病者不考虑手术治疗。现在生活水平提高，围术期监护水平的进步，被手术者的年龄有逐渐增高的趋势，个别高龄但身体条件好者可适当放宽年龄限制。

（1）宫颈上皮内瘤变（CIN）的治疗

1）宫颈上皮内瘤变Ⅰ～Ⅲ级的治疗：宫颈上皮内瘤变Ⅰ级、Ⅱ级多用保守性治疗，如冷冻、激光等治疗。CINⅡ级多行宫颈锥切及全子宫切除术。国内外也有医院对于CINⅢ级行保守治疗者。①冷冻：适用于病变小，CIN等级低的，要求保留生育功能的年轻妇女。原理是用液氮造成局部细胞脱水、变性、坏死，治疗总治愈率达83%，失败率8%。②激光：适用于CIN级别低的病例。原理是：利用对生物组织的热效应产生细胞的凝固、坏死，治愈率达76%～98%，失败率11%左右，治疗效果略低于电凝及冷冻治疗。③电凝：原理是利用电热烧灼破坏肿瘤细胞，治愈率86%～90%，失败率低于3%。但是电凝不宜太深，以免引起疼痛。

宫颈锥切术。适应证：对于细胞学多次检查阳性，而阴道镜下定位活组织检查阴性，病变延及颈管而颈管刮术阴性者，可疑有早期浸润癌存在，未确诊者。年轻CIN患者要求保留生育能力者。手术范围：阴道镜所见的病变区，整个转化区，鳞柱交界及宫颈管下段。即切除宽度在病灶外0.5cm，锥高至颈管2～2.5cm。标本处理：标本固定后，自宫颈内口上方切下宫颈，沿宫颈纵轴将其等分为2～3mm厚的连续组织块，每例12～21块，石蜡包埋，每个蜡块间断取片10张，每例120～240张，HE染色镜检。尤其明确标本边缘及锥顶是否切干净。

全子宫切除术。适应证：CIN重级无生育要求者。有妇科其他疾患，可望手术同时治疗者；绝经妇女鳞柱交界退回颈管内无法做到满意的锥切者。手术范围：切除子宫及宫颈周围的阴道0.5～1cm。

2）原位癌的治疗：宫颈原位癌常为多中心生长，有时与早期浸润癌及浸润癌同时存在。文献报道，原位癌子宫切除术后复发率1%～4%，术式的选择争议较多。

宫颈锥形切除术。对于年轻的，有生育要求的患者，可以实行宫颈锥切术，但应仔细检查锥缘及颈管内膜是否受累，如受累则应扩大手术范围。术后应严密随访。

筋膜外子宫切除术。于筋膜外切除子宫同时切除阴道至少0.5～1.0cm，对于宫颈腺癌，以及高危原位癌，如癌瘤累及腺体或多个腺体，深层腺体，高位颈管及浅层病变广泛的患者应行筋膜外子宫切除术。

（2）宫颈早期浸润癌的手术治疗　Ⅰa期宫颈癌的治疗以手术治疗为主，但手术范围多大有分歧，过去倾向于广泛性全子宫切除及盆腔淋巴清扫。近年研究发现，间质浸润深度≤3mm者，淋巴转移率<1%，浸润深度3.1～5mm者，转移率为2.7%～14%，所以对于术式的选择应考虑到脉管累及，病灶融合及淋巴转移等多种因素。

1）扩大筋膜外全子宫切除术：用于Ⅰa₁期宫颈癌。术中应在筋膜外切除全子宫并且同时切除宫旁组织1cm左右，阴道壁2cm。

2）次广泛子宫切除术及盆腔淋巴结清扫术：适用于Ⅰa₂期宫颈癌。手术范围包括全子宫切除，同时切除宫旁组织2～3cm，阴道壁2～3cm，清除髂总、髂内外、腹股沟深、闭孔及子宫旁淋巴结。

3）广泛性全子宫切除术及盆腔淋巴结清扫术：适用于Ⅰa期，病灶融合，有脉管浸润或为腺癌者。切除宫旁组织及主韧带应在4cm以上，术中应打开膀胱侧窝及直肠侧窝，游离输尿管，并将前、后及两侧各连结子宫的韧带及结缔组织分离，主韧带周围的脂肪也需切除，近盆壁切断主韧带。

（3）子宫颈浸润癌的手术治疗

1）广泛性经腹部全子宫切除术及双侧盆腔淋巴清扫术：适用于Ⅰb～Ⅰa期宫颈癌。对于此术式许多学者在手术范围及某些处理环节上稍有不同，但在淋巴结及宫旁组织的处理上是一致的。对于淋巴结清扫的方法有人提出了撕剥式清除法，此方法的优点是速度快，出血少，易掌握等，最突出的优点是可以完整、干净地剥除淋巴管及淋巴结，包括血管后的淋巴。但对于淋巴结明显肿大固定于血管壁者不宜采用此法，易造成血管破裂。

2）超广泛性全子宫切除术及盆腹腔淋巴结清扫术：适用于Ⅱb～Ⅲb期的部分宫颈癌。手术切除闭孔动、静脉，髂内动、静脉，臀下动、静脉及阴部内动脉的共同干，主韧带从盆壁附着的根部切除。淋巴结的切除包括双侧盆腔淋巴结及腹主动脉旁淋巴结。

3）盆腔脏器切除术：适用于年轻、全身情况好的Ⅳa期及放疗后中心复发的患者。术式包括前盆腔清除术（包括子宫及膀胱切除），后盆腔清除术（包括子宫及直肠切除），全盆腔清除术（包括子宫、直肠、膀胱切除，同时行尿粪分流手术）。因此手术范围大，术中术后并发症多，故病例选择应非常严格。无论是原发或放疗后复发，如浸润超出盆腔者属绝对禁忌。年龄过高、泌尿系统静脉造影显示输尿管梗阻，以及明显疼痛与水肿者为相对禁忌。

（4）卵巢的处理　手术治疗的质量反映在患者的远期存活率，但是患者的生存质量也不能忽视。因为早期宫颈癌患者5年存活率高，存活时间长，宫颈鳞癌Ⅰ～Ⅱ期患者卵巢转移的发生率低（<1%），故对于Ⅰa～Ⅱb期年轻宫颈鳞癌患者、癌瘤未累及宫体、无盆腔淋巴结转移者可于手术时保留卵巢。①带蒂卵巢移植术：游离卵巢动、静脉，将带蒂卵巢置于锁骨中线与脐水平线交界处的腹膜外，腹内斜肌内，以避免日后放疗的破坏。②游离卵巢移植：将切下的卵巢沿长轴剖开，翻转固定于脐水平的腹直肌内。③应用显微外科技术将卵巢移植于腋窝等远处部位。

（5）并发症　近年来手术治疗的死亡率已明显下降，据统计不到1%。

1）手术副损伤：子宫前后与直肠及膀胱相邻，宫颈癌的扩散中常见直接蔓延侵犯周围脏器，故术中易发生膀胱、直肠、输尿管损伤。损伤可以为直接损伤，如术中操作仔细基本可以避免，如发生应及时发现予以修补。另一种损伤是缺血坏死性损伤，是术中因损伤脏器的局部血运，术后又合并感染、粘连等造成，其中较为严重的是输尿管瘘，多于术后2周左右发生。预防措施是术中注意保存膀胱神经血管及输尿管的营养血管；术后应用抗生素预防感染。如已发生输尿管瘘须待3～6个月后修补。

2）出血：宫颈癌根治术最常见的是分离主韧带及输尿管隧道时发生盆腔静脉丛损伤出血，止血较难，可行腹主动脉暂时阻断或髂内动脉结扎，局部压迫，给予血管收缩药，看准出血部位予以缝扎等措施；其次是清除淋巴时不慎损伤大血管，应及时吻合、修补，术后给予抗生素预防感染。术后阴道出血，如为高位出血，出血量多则应开腹止血，如为阴道残端少量出血则可以控制感染，局部压迫止血。

3）膀胱麻痹：宫颈癌根治术中损伤内脏神经及血管，以致膀胱逼尿肌功能减弱而形成膀胱麻痹，可造成尿潴留。手术中应尽量保留膀胱上、下动脉，术后留置尿管7～10天，然后定期开放，同时应用抗生素，测残余尿<70mL，再予以拔除。

4）直肠麻痹：手术当中将宫骶韧带最内侧近直肠缘的组织包括血管、神经保留，可以避免发生。

5）盆腔腹膜后淋巴囊肿：由于盆腔淋巴清扫后留有死腔，回流的淋巴液积聚而形成。为减少发生，术中应结扎淋巴管断端，术后留置腹膜外或阴道引流管3～5天。

6）静脉栓塞：由于宫颈癌手术时间长，又多为老年患者，术中较多损伤盆腔静脉壁，故可致下肢静脉血栓，因可能发展为肺栓塞，故应注意术后尽早活动，预防性应用抗凝剂等可以预防。

7）阴道短缩：造成阴道短缩的原因是宫颈癌累及阴道较多，手术切除病变阴道至肿瘤下3cm造成，这样对于年轻妇女的性生活有影响，生活质量下降。术中将子宫膀胱反折腹膜缝于阴道残端前壁，子宫直肠返折腹膜缝于阴道残端后壁，最后将膀胱后壁与直肠前壁浆膜层连续缝合于适当高处，以期延长阴道。

8）人工闭经：以往对早期宫颈癌（Ⅰa期以前）手术治疗行广泛子宫切除时同时切除双侧卵巢，中晚期放疗患者也未做卵巢遮挡，放疗时当放射剂量达10Gy时，就可全面摧毁卵巢功能，使年轻患者过早进入更年期。临床上出现的血管疾病及骨质疏松症，虽然激素替代疗法可以缓解症状，但停药后症状一如服药前。近年来提出手术范围要按子宫颈癌期别而定对Ⅱb期前的年轻患者应保留一侧正常卵巢，将之转位到髂嵴水平以上的腹膜外或腹直肌内。

9）肠粘连、肠梗阻：腹腔手术，由于腹膜有损伤，术后患者卧床，肠蠕动减慢都有可能发生肠粘连、肠梗阻。轻的肠粘连不全肠梗阻可以保守治疗，而重的则需开腹手术。对于此并发症应于术中预防，如用丝或缎包裹肠管，也有用塑料袋包裹肠管再上推。手术操作应轻柔，关腹前应认真冲洗盆腔腹腔，并放置中分子右旋糖酐。有学者提出，盆腔淋巴结清扫术于腹膜外进行，可减少对于盆腹腔的骚扰，可以减少并发症的出现。

（6）宫颈癌全量放疗后的手术治疗　对于放射治疗不敏感、放疗后有残存癌灶及腺癌患者，或中心性复发的患者应于全量放疗后行手术治疗。术式选择视情况决定。

2. 放射治疗

放疗在宫颈癌治疗中适应证广泛，适合于任何期别，治疗效果好，尤其是对鳞状上皮癌，Ⅰ期5年生存率80%～94%，Ⅱ期60%～80%，Ⅲ期50%～65%，Ⅳ期10%～20%。放疗可使细胞核凝固，胞质空泡变性，破坏有丝分裂过程，染色体变形，使DNA分子断裂，破坏DNA的合成，使肿瘤细胞死亡。放疗的原则是根据患者的具体情况，给予适当的放射剂量，通过合理的布局，以达到最大限度地消灭肿瘤，尽可能地保护正常组织器官。随着放射治疗学的发展，传统的腔内镭疗已被^{60}Co、^{137}Cs及^{192}Ir等取代。作体外照射的深部X射线治疗机也被直线加速器、远距离γ射线治疗机等取代。

（1）放射治疗的适应证　各期宫颈浸润癌，以及不适于手术的原位癌。手术前后的病例也可作为综合治疗措施之一。

（2）参照点及盆腔淋巴结的定位　①A点：宫口水平上2cm，子宫中轴外2cm。解剖位置为子宫动脉与输尿管相交处。A点受量代表正常组织所接受的剂量。②B点：位于宫口水平上2cm，A点外侧3cm。解剖位置相当于子宫主韧带的髂区域及闭孔区淋巴结。B点受量代表盆壁淋巴受量。③盆腔淋巴结定位：骶1～2结合中点连结耻骨联合上缘中点的连线，取其中点，向左右旁开6cm，上方以腰4锥体中点左右旁开2cm，连成梯形。

（3）放射治疗的禁忌证　血液疾患导致周围血白细胞总数<3.0×10^9/L，血小板<70×10^9/L。阴道闭锁或阴道瘘者。急性或亚急性盆腔炎症状未控制者精神病发作期，严重的心血管病、传染病的急性期以及肾衰者。恶病质。

（4）放射治疗方法

1）腔内放疗：照射范围包括宫颈，宫体中下段，阴道上1/3，以及A点以内组织。①传统腔内放疗：传统腔内放疗指腔内镭疗。在20世纪20～30年代形成了斯德哥尔摩、曼彻斯特及巴黎3个流派。但因镭衰变产生的线不易防护，衰变中间产物^{226}Rn为放射性气体，易造成环境污染，故现已淘汰。②腔内后装治疗：将无放射源的容器放入宫腔及阴道内，然后通过远距离控制传送装置送入放射源。按剂量率大小分为高剂量率：A点剂量率>12Gy/h；中等剂量率：A点剂量率2～12Gy/h；低剂量率：A点剂量率<2Gy/h。经过多年临床实践证明，高剂量后装治疗疗效已达到或超过传统腔内放疗和低剂量率后装治疗。高剂量率后装治疗有许多优点，尤其是应用了遥控后装机对医务人员达到完全的防护，治疗时间短，可避免治疗患者长期卧床的并发症，并容易保证治疗容器保持正确位置，减少并发症。高剂量率治疗剂量分布的准确性也明显优于传统的低剂量率。

2）体外照射：现应用^{60}Co治疗机或电子加速器进行盆腔外照射。照射范围：上界在腰4～5cm以下，下界相当于耻骨联合上缘下4～5cm，外缘不超过股骨头。包括宫旁组织、大部分髂总、髂内外、闭孔、腹股沟深，骶前各组淋巴结群。

（5）治疗方案　宫颈癌的症状和体征变化很大，因此应因病施治，个别对待才能取得好的疗效。宫颈癌的放疗中，近距离治疗（后装治疗）的主要治疗区域为宫颈原发灶及其周围的浸润区，而对宫旁较远的浸润及淋巴转移区若用近距离治疗，必然导致盆腔中轴剂量过高，造成膀胱、直肠的严重损伤，所以现采用腔内后装治疗与体外照射联合应用。无论体外照射，腔内放疗谁先谁后，给予A点的剂量大致相似。A点剂量可以有

±（10%～20%）的变动范围。

1）腔内治疗，每周1次，每次A点5～6Gy，总剂量60～70Gy，随后体外照射，前后四野，中央遮挡双矩形照射，每日2Gy，1周5次。B点总剂量46Gy先行全盆照射，盆腔中的总剂量25～30Gy，每周5次，每次2～2.5Gy。而后腔内治疗与盆腔四野体外照射同期进行，腔内治疗每周1次，每次A点67Gy，共5～6次，总剂量30～36Gy。盆腔四野照射给予宫旁15～20Gy，每周4次腔内治疗当日不行体外照射。

2）特殊病例的治疗：原位癌、早期浸润癌，单纯腔内放疗。空洞型合并感染者可先行体外照射。宫颈大菜花型肿瘤，易出血，应先腔内或组织间插植消除肿瘤。宫颈腺癌，因对放射线敏感性较鳞癌差，应增大常规剂量的1/3～2/5。宫颈浸润严重者可以增加全盆照射剂量，相应减少腔内量。

3）术前、术后放疗：

术前放疗：对于宫颈癌Ⅰb期以上病例，宫颈肿瘤较大，阴道及宫旁浸润较多者可予术前放疗，放疗剂量可为腔内全量的1/3～1/2。

术后放疗：盆腔淋巴结有转移、阴道残端切除不足及间质浸润过深者可予术后放疗，应采用体外照射，剂量40～50Gy。

（6）放疗后并发症 放疗患者在治疗中会出现眩晕、食欲不振、恶心呕吐、尿频、血尿、腹泻、便血等反应，并有血白细胞下降。有5%～10%的患者放疗后发生中、重度肠道和泌尿系并发症。发生直肠阴道瘘及膀胱阴道瘘各占1%、3%。对于轻、中度放射性直肠炎，膀胱炎患者加强支持疗法，以及对症治疗，多可痊愈，而对于重度者往往需要手术治疗。通过经验积累、方案改进及准确计算组织受量等可以减少并发症的发生。

3. 化学治疗

根治性手术及放射治疗，对于宫颈早期癌有良好效果，晚期者则效果差。近年来，多数学者倡导对宫颈癌加用化疗，但其疗效有待进一步确定。根治手术及放疗属于局部疗法，晚期患者的盆壁淋巴结及盆腔外转移，这两种方法无能为力。化疗不同，化学药物不论从静脉、动脉输入或局部注射，经体循环及淋巴循环可以到达身体任何组织、器官。对于晚期癌患者，肿瘤细胞分化差者，宫颈癌复发者以及手术前后，放疗前后可给予化疗作为辅助治疗方法。可用于宫颈癌的化疗药物有数种，近年研究发现顺铂、异环磷酰胺及表柔比星的治疗效果好，单一用药有效率达30%～40%，以这些药为主的联合用药效果更好，有效率可达60%以上。

（1）全身化疗 有报道对94例Ⅱb～Ⅳa期（FIGO）患者采用BIP化疗，总有效率达72%。

（2）动脉插管化疗 对于Ⅱb及Ⅰa局部肿瘤较大者以及晚期复发病例，可给予动脉插管化疗。动脉插管注药可增加局部浓度并可减少药物与血浆蛋白的结合，提高疗效2～10倍。可选择腹壁下动脉、髂内动脉、闭孔动脉等进行插管。

（3）其他 如癌灶周围注射、胸腹腔化疗等效果也较好。

4. 中医中药治疗

中医辨证施治，阴阳调和理论在宫颈癌的治疗中能改善病人的全身症状，增强机体免疫能力，缓解手术、放疗、化疗的不良反应，是宫颈癌综合治疗措施之一。但目前中医治疗还存在时间长、显效慢、治疗不彻底等不足。

5. 对症处理

（1）子宫颈癌大出血的处理　宫颈癌大出血多见于较晚期患者，宫颈肿物穿破血管或癌组织坏死、感染，在性交、排便或妇检时可造成大出血。这种出血较凶险，应即刻给予止血。多采用纱布填塞压迫，同时使用止血药、抗生素。如患者休克则应积极输血、补液。尽快联系腔内放疗。如出血经上述方法仍无法止住，可以手术治疗，行双侧髂内动脉结扎术。

（2）晚期宫颈癌疼痛处理　多由于肿瘤侵犯或压迫神经血管，感染引起宫腔积脓，尿路梗阻所致肾盂积水，以及骨转移等引起疼痛。对于轻症患者可给予止痛剂，对于药物无法控制的疼痛可采用局部放射治疗或手术治疗，如骶前交感神经切除术、脊髓束切断术，以及蛛网膜下腔酒精注射术治疗。

6. 宫颈癌复发的治疗

宫颈癌治疗后症状及体征消失经过6个月以上癌瘤再次出现，称为复发。宫颈复发癌的治疗非常困难，而且效果差。可供选择的方法为手术、放疗及化疗。应分析患者的不同情况给予不同的治疗。原位癌复发多采用手术治疗，也可用放疗。手术后复发多考虑放疗配合化疗。放疗后复发，全剂量放疗2年以上者可再次全剂量化疗，2年以下者则选择手术及化疗联合治疗。

（十三）预后

宫颈易于暴露，宫颈上皮内瘤变到宫颈浸润癌的间隔时间长，宫颈癌的普查普治各地开展较好，这使宫颈癌易得到早期诊断与治疗，而且晚期宫颈癌也大多局限于盆腔，所以宫颈癌的预后较其他恶性肿瘤的预后要好。影响宫颈癌预后因素如下。

1. 临床分期

随着临床期别的增加，5年生存率降低，死亡率升高。

2. 侵蚀深度

恶性肿瘤，分化越差，多数生长越迅速，发生转移及向组织侵蚀越早。对301例根治术后的早期宫颈癌的研究发现，侵蚀深度≤5mm、6～10mm及＞10mm的5年生存率分别为92%、74%、60%。

3. 区域淋巴系统转移

同期别者，淋巴转移越多，预后越差。有人报道1组宫颈癌Ⅰ期89例，无淋巴转移者5年生存率93%，有转移者15%。

4. 组织类型

宫颈腺癌多为内生型，易向间质及宫体浸润，发生转移较早，相比鳞癌而言对于放疗不敏感，预后差。除鳞癌外，其他类型均比鳞癌差。

5. 病理分级

无论哪种组织类型，组织分化差，预后也差。

6. 肿瘤大小

近年来许多学者注意到宫颈肿物体积与预后相关，体积大者预后差。临床因体积于治疗前测量困难，多以肿瘤直径表示。有人对Ⅰb～Ⅳ期宫颈腺癌的放疗分析，癌直径≤3cm，5年生存率69.6%，＞3cm者5年生存率38.4%。

7. 宫颈癌组织内微血管状态

应用彩色超声多普勒检查晚期宫颈癌患者的放疗效果，放疗期间肿瘤内血流减少则预后较好，反之放疗后瘤内血管状态更加稠密则预后不好。

8. 随诊制度及随诊条件

宫颈癌治疗后总复发率达30%，多数于3年内复发，如能坚持治疗后每月1次，连续3个月后每3个月1次，1年后每半年1次，第3年后每年1次的随诊，就可使复发的患者得到及时诊治，改善预后。

四、子宫内膜癌

据文献报道，近几十年来，子宫内膜癌的发病率呈逐渐上升的趋势。有资料显示，全世界每年的子宫内膜癌新发病例为1.5万。其主要原因如下。

1. 由于生活水平提高

妇女的寿命明显地延长，而子宫内膜癌是属于高龄妇女的癌瘤，其发病年龄多数在60~70岁。

2. 外源性雌激素的不合理应用

雌激素可以引起子宫内膜的囊性增生，可能逐步发展为腺瘤样增生，以至不典型增生，最后可能形成内膜癌。

由于社会医疗条件改善，医疗保健事业不断发展和普查普治的推广，患者能得到及时的发现和诊断。妇女年龄越大（70岁以上），其子宫内膜非典型增生恶变的机会越多。服用孕激素能逆转子宫内膜增生性损害，但不能逆转发展的子宫内膜癌性病变。

（一）发病因素

关于子宫内膜癌的病因，迄今尚无肯定的结论，但大都认为与雌激素对子宫内膜长期不断的刺激有关。

1. 内源性雌激素的影响

多年来各方面的临床观察和实验研究，都认为子宫内膜癌发生与雌激素的长期刺激同时缺乏孕激素的对抗和调节有关（但子宫乳头状浆液性腺癌与高雌激素状态无关）。

（1）久治不愈的更年期　功能性子宫出血或绝经推迟到52岁以后者，应警惕子宫内膜癌。绝经晚的妇女在绝经前几年中，多半因不排卵，雌激素长期作用于子宫内膜。特别是绝经后的子宫出血，更应警惕。绝经后，卵巢功能虽然衰退，但体内仍有雌激素，主要是由肾上腺分泌的雄烯二酮，经芳香化产出雌酮。雌酮的增加容易导致子宫内膜癌的发生。

（2）不孕或未产妇女　特别是由于卵巢不排卵所致的不孕，缺乏孕激素的对抗与调节，容易引起子宫内膜的增生，引发癌变。

（3）肥胖　肥胖者体内脂肪过多，将增加雌激素的储存，并且促进血浆中的雄烯二酮转化为雌酮。因此明显地增加了患子宫内膜癌的危险性。

（4）糖尿病　糖尿病糖耐量不正常者由于垂体前叶分泌过多的致糖尿病生长激素，引起血糖增高，其患子宫内膜癌的危险性比正常人增加2.8倍。

（5）高血压　高血压者由于垂体的促性腺功能不正常，有的卵巢不排卵，不能分泌黄体酮，子宫内膜长期处于增生状态因此，发生子宫内膜癌的危险比血压正常者增加

1.5倍。

多年来有人注意到，子宫内膜癌常与肥胖、高血压、糖尿病同时存在，称为内膜癌的三联征。其致病机制可以描述如下：由于垂体前叶分泌过多的致糖尿病生长激素，引起血糖增高和肥胖，在这个基础上产生高血压。与此同时，垂体的促性腺功能也不正常，卵巢失去排卵功能，不能分泌黄体酮，子宫内膜长期处于增生状态，最终导致癌的发生。

（6）绝经　绝经后如患有卵巢卵泡膜细胞瘤和颗粒细胞瘤，其内源性雌激素过高，发生子宫内膜癌者比常人高12～27倍。其中尤以卵巢卵泡膜细胞瘤合并子宫内膜癌者为多，超过颗粒性细胞瘤合并子宫内膜癌者4倍。

2. 外源性雌激素的影响

20世纪60年代以来，由于雌激素对更年期综合征及骨质疏松症等起明显的改善作用，曾广泛地被用作替代治疗。但随着使用时间的延长，子宫内膜癌发生的危险增加。一般应用者危险性增加4～8倍，若使用超过7年，则增加14倍。因此，应用雌激素作治疗时应尽可能用小剂量，还应合并用孕激素。

（二）病理

1. 大体病理

病理标本大都为宫腔刮出物，一般表现为组织量多，块厚，有的类似息肉样或者晚分泌期和妊娠期的内膜样，表面较粗糙，呈灰红色，常伴有出血。从切除的子宫标本看，癌灶多位于宫体上段与宫角部，其外观形式多种多样，按照其累及范围，可分两种：

（1）弥漫性病灶　内膜的大部或全部明显增厚，或呈不规则息肉样，表面可能呈簇状纤细芽苗样，或有很多粗大的息肉状凸起，其质脆，易坏死脱落与感染，表面有溃疡，易出血。病变常沿内膜向下及深部蔓延，侵犯子宫颈管及宫壁肌层以至浆膜。由于病变外观有时与良性息肉相似而常被混淆，其区别之处在于良性息肉通常较柔软，表面黏膜平滑，无坏死现象。

（2）局限性病灶　比较少见。病灶可局限于内膜的某个区域，多见于子宫底部及两宫角处，呈息肉状或菜花状，表面有溃疡，易出血，也可向肌层浸润。

2. 显微镜检

一般分5种类型。

（1）腺癌　约占子宫内膜癌的80%腺体大小不等，排列紊乱，常呈背靠背形式。腺上皮常有重叠，细胞形状大小不一，核深染，核分裂多，胞质少，间质稀少，分布不均匀。

（2）腺角化癌或腺棘皮样癌　占子宫内膜癌的11%～29%，在一般腺癌中含有成熟的鳞状上皮，分化较好，恶性程度低。

（3）腺鳞状上皮癌　约占7%，多发生于老龄妇女，主要成分为腺癌，同时并发有鳞癌。鳞癌在腺癌中呈散在的不规则片状，鳞状上皮细胞分化不良。此癌恶性程度较高，早期即发生浸润及转移。

（4）透明细胞癌　组织呈管状结构，为多数大小不等的小管，背对背地排列，内衬以"透明的鞋钉"状细胞，其核大并凸入内腔，有核分裂，胞质少，间质中有胶原纤维，其恶性程度最高。

（5）乳头状浆液性腺癌　发生率占子宫内膜癌的1.1%～10%，由复杂的乳头构成。乳头表面覆盖呈簇状分层及异形明显的上皮细胞；细胞核大，染色深，呈多形性，核仁大，染色质粗，常有异常的有丝分裂相，有时可见巨核或怪异核细胞，乳头的纤维血管轴心较宽，有时伴有水肿和玻璃样变。当子宫肌层受侵时，乳头的被覆上皮呈内褶状改变，乳头表面有成簇的上皮细胞出芽及散在成团的游离细胞与增生有关的内膜癌以及雌激素引起的内膜癌分化较好。而浸润性大的内膜癌（浆液性癌、透明细胞癌、未分化癌）常与增生无关。故内膜癌有两种类型，一种主要发生在绝经期的妇女，与高雌激素水平有关常先发生或同时存在病灶增生，其恶性程度较低，肌层浸润少，预后好。这种类型的占65%。另一种则和雌激素刺激或增生无关，恶性程度高，多发生在年龄大的绝经后消瘦的患者。内膜癌的组织学类型包括内膜样癌、透明细胞癌、鳞状细胞癌、混合性癌、未分化癌等，其中内膜样癌最常见，约占75%，分化较好，其亚型有乳头状、纤毛细胞型、分泌型、有鳞状分化的腺癌。上述类型中，乳头状浆液性（UPSC）约占内膜癌的5%～10%，其恶性程度很高，早期即有深肌层、血管浸润及淋巴转移，其发病年龄较内膜样癌为大，易发生宫外扩散。至于原发鳞癌则非常少见，须排除宫颈鳞癌后才能诊断，其预后仍差。

20世纪20年代末，美国妇科癌瘤协作组（GOG）提出了内膜癌分级的标准，根据镜检中非鳞状或非桑葚实体生长形态所占比例。①G1：非鳞状或非桑葚实体生长类型≤5%。②G2：非鳞状或非桑葚实体生长类型6%～50%。③G3：非鳞状或非桑葚实体生长类型>50%。上述1级内膜癌5年生存率为89%，2级为73%，3级为61%。此分级使分级与预后的联系更加紧密，有助于确定哪些患者对辅助治疗有效。

（三）临床分期

为了制订治疗方案，便于比较疗效和估计预后，统一分期是十分重要的。1971年国际妇产科联盟（FIGO）正式公布的临床分期标准应用较为普遍，但在实际工作中常遇到一些具体情况，意见仍难统一，众说纷纭。1989年FIGO肿瘤委员会根据广泛收集到的子宫体癌资料和手术病理所见的扩散形式提出新的手术病理分期。

（四）转移途径

子宫内膜癌的转移途径有：①通过淋巴引流至局部及远处淋巴结。②直接扩散至邻近组织。③由血液循环至远处脏器。

1. 淋巴转移

以往认为，子宫内膜癌淋巴转移是由盆漏斗韧带及阔韧带淋巴结而至腹主动脉旁淋巴结；现今认为，经由双重途径扩散至盆腔及腹主动脉旁淋巴结。多数情况是先转移至盆腔淋巴结，再转移至腹主动脉旁淋巴结，故时常见到盆腔淋巴结转移而腹主动脉旁淋巴结无转移。当盆腔淋巴结无转移时，腹主动脉旁淋巴结极少转移。但尸检时也偶然发现腹主动脉旁淋巴结转移时，未见盆腔淋巴结转移。

当癌瘤位于子宫底部和上部，则沿阔韧带上部淋巴结转移到卵巢，并向上直接引流，在输卵管与卵巢门之间的淋巴管互相吻合，左侧引流至腹主动脉旁淋巴结，右侧引流至下腔静脉淋巴结而至肾脏，少数可沿圆韧带至浅腹股沟淋巴结。当癌瘤位于宫体中部，则沿子宫侧壁及子宫血管至输尿管、闭孔及髂内淋巴结以后再上延至髂总及腹主动脉旁淋巴结若癌瘤位于子宫下段，其转移方式与子宫颈癌相同。若癌瘤位于子宫后壁，即可引流至后丛，通过宫骶韧带与直肠淋巴相通至骶岬，有可能扩散至宫颈及阴道，有时在尿道旁一孤立淋巴结阴道下段前壁黏膜下多处形成转移灶，此多为淋巴转移而非种植转移。当子宫内膜癌局限于内膜时，淋巴及血液循转移少见，癌瘤侵犯肌层则淋巴转移率随之增加。总之，淋巴转移与子宫肌层浸润深度有密切关系，子宫受癌浸润越深，盆腔淋巴结转移率越高，预后越差。有学者报道浅肌层浸润45例，盆腔淋巴结转移率为11.36%，深肌层浸润44例，盆腔淋巴结转移率为40%。有人报道，浅肌层淋巴转移为3%深肌层为40%。另有人报道，无肌层浸润或浅肌层（2mm或以下）浸润的无盆腔淋巴转移；而中等及深度肌层浸润的淋巴结转移为24%。但乳头状浆液性腺癌恶性程度高，早期即具有向子宫深肌层浸润、淋巴和脉管间隙浸润及子宫外扩散的倾向。UPSC的肿瘤细胞分化程度与子宫肌层浸润程度以及子宫外转移三者之间无明显关系。UPSC发生远处转移、深肌层浸润与复发时，肌层浸润深度可以<1mm；或者肿瘤仅局限于子宫内膜一个内膜息肉。

组织学分级与淋巴转移的关系也很密切。1级的淋巴阳性率为5.5%，2级为10%，3级为26%。资料提到，细胞高分化的Ⅰ期内膜癌仅累及肌层内的1/3几乎无淋巴转移。细胞未分化的Ⅰ期内膜癌虽只有很小的肌层浸润，也有10%的盆腔淋巴转移，这说明未分化癌虽只限于子宫内膜及浅肌层，也可能发生早期转移至盆腔及腹主动脉旁淋巴结。Ⅰ期深肌层浸润，不管细胞分化如何，也不管宫颈受累与否，约25%有盆腔淋巴转移20%有腹主动脉旁淋巴转移。若深肌层浸润及低分化同时存在，则盆腔淋巴结及腹主动脉旁淋巴结转移率将更高。淋巴转移与临床期别的关系也甚密切，有报道称，Ⅰ期盆腔淋巴结阳性率为10.6%，Ⅱ期上升为36.5%。

2. 直接扩散至邻近组织

主要是肿瘤穿出了子宫浆膜层，直接在盆腔及腹腔内扩散而累及肠管、膀胱、大网膜、肝脏、横膈及其他内脏表面。癌瘤细胞也可能沿输卵管伞端逸出而种植于卵巢或盆腔脏器，但癌细胞直接进入输卵管尚无法证实，多数输卵管转移是在输卵管黏膜下组织，因此认为，多数内膜癌转移至输卵管及卵巢者是通过淋巴途径。有资料称，卵巢转移率为12%，也有资料为5%，还有资料为10%。由于原发于卵巢的内膜癌其组织形态与子宫内膜癌很近似，因此应做仔细的组织学检查以确定是两者并存还是由子宫内膜癌转移到卵巢，即便如此，有时也很难鉴别。

3. 血液循环转移

远处脏器如肺、肝、骨及脑的转移是通过血液循环及淋巴扩散。瘤细胞可在刮宫时或手术操作时进入血液循环。根据44例尸检结果，多脏器转移例数为肝14例，小肠13例，肺6例，肾上腺和胰腺各3例，脑2例，肾1例。研究认为，远处脏器转移中，以肺转移多见，2%～3%。有人报道，Ⅳ期癌转移高达36%。局限于子宫的原发性内膜癌由血液循环转移至肺者甚为罕见，但复发癌或播散型者可通过血液循环转移至肺。有资料显示，1例复发癌中，93%（13/14）有远处转移，其中肺转移最常见（5/14），盆腔转移（6/14），有的在盆腔放疗后仍发生远处转移，这说明早已有血液循环转移。

4. 宫颈转移

宫颈转移是子宫内膜癌的一个重要扩散途径，主要是由宫腔病变直接向下蔓延的结果。宫颈转移癌与原发性宫颈癌的特性相似，可发生淋巴转移或直接蔓延至阴道或旁组织。Ⅱ期内膜癌常有深肌层浸润及细胞分化差，也是容易发生淋巴转移的因素。

5. 阴道转移

可能是由于术中癌细胞自宫颈溢出，种植在阴道顶端，癌瘤在子宫下段或宫颈者易发生阴道转移，或由黏膜下淋巴或血液循环转移至阴道壁黏膜下，或尿道旁。据有关报道，Ⅰ期内膜癌阴道转移率约10%。

（五）临床表现

1. 不规则阴道出血

不正常子宫出血为本病突出症状，约占80%。绝经后1年以上出现阴道出血更应引起重视，常表现为间隙性少量出血。有报道称，绝经后出血为第一症状者占87%，而且为37%患者的唯一症状。但也有少数潜隐型内膜癌患者无阴道出血，患者及医生均易疏忽而延误诊断。曾报道22例真正的潜隐型内膜癌曾延误诊断。潜隐型内膜癌多为老年患者，因缺乏雌激素，宫颈皱缩而闭锁，肿瘤所出之血不能外流，因此癌瘤向宫壁浸润，并可能通过输卵管散布至盆腹腔而种植。

2. 阴道异常排液

开始为水样，以后血性，有的可以有脓性分泌物。阴道异常分泌物常为癌瘤渗出液或继发感染所致。

3. 疼痛

多为腹部疼痛或腰骶疼痛，多半由于宫颈闭塞、宫腔积血引起的子宫收缩所致，若继发感染则导致宫腔积脓。晚期患者癌转移至盆腔淋巴结及浸润宫旁结缔组织，压迫神经丛，可造成持续性较重的疼痛；有疼痛症状的约占10%。

4. 盆腔检查

癌症早期宫体为正常大小，若有宫腔积血或积脓时，宫体增大。较晚期时宫体可增大，软而均匀。若子宫外形不规则，往往是并发肌瘤或肌腺瘤。最晚期有盆腔转移时则子宫固定不动，在附件部位或盆壁可触及转移性结节或肿块阴道转移极少见于早期癌，但多见于晚期癌及手术后复发癌。有卵巢转移时，卵巢显著变大，可以触及。

（六）诊断与鉴别诊断

1. 诊断方法

（1）细胞学检查 有的学者报道，对患者进行宫颈管及阴道后穹窿涂片检查，约60%为阳性，若在绝经期或绝经后妇女宫颈或阴道涂片中发现良性子宫内膜细胞，则预示2%～6%的潜隐型内膜癌，因此应提高警惕，进一步检查。但子宫内膜细胞平时不易脱落，一旦脱落又往往呈退行性变化，辨认困难，因此只能起到辅助诊断的作用。宫腔洗出液及吸出液的涂片检查可提高阳性率。经验丰富的细胞学家检查内膜细胞的阳性率可达90%～95%，但阴性不能除外内膜癌，且无法进行细胞分级，最后还需要分段诊刮。

（2）子宫内膜检查 分段刮宫是诊断子宫内膜癌所必要的检查。为了弄清病变是否累及颈管，刮宫时应分别从颈管和宫腔获得组织。颈管深度应根据子宫大小及颈管长度进行估计，先刮颈管，再测宫腔深度，以便判定临床期别，然后进行宫体及宫底部的刮宫，尤其注意刮取子宫双角的内膜，要小心全面地分段刮宫，刮出的内膜组织如为松脆的灰白色豆渣样组织，则应考虑为癌组织，此时应停止再刮，以免子宫穿孔而造成瘤细胞、血液及细菌污染腹腔。最后将刮出的组织分别送病理检查。内膜组织学检查为诊断的最后依据，其阳性率为90%。

内膜活检可用于门诊患者检查。用Novak刮匙分别于宫腔四壁刮取内膜，阳性率为80%～90%，但阴性不能除外内膜癌，因有时所获得的组织太少，不能满足诊求，仍需分段刮宫。

（3）宫腔镜检查　通过宫腔镜能直视宫腔内病灶的形态、位置及范围，对病灶进行定位活检或定位刮取组织，对发现较小的内膜癌很有意义，因此，宫腔镜是早期诊断内膜癌的可靠方法。同时，宫腔镜还能观察宫颈管有无浸润病灶。子宫内膜癌在宫腔镜下观察有如下形态：①息肉型，表面为灰白色的粗糙不平的息肉样突起组织，并有曲张血管。②结节型，表现为较大的粗糙突起，表面有盘曲的血管。③乳头型，明显的结节状突起呈树枝状、葡萄状或绒团状。④溃疡型，凹陷表面有化脓感染、污浊、质脆。

关于宫腔镜检查能否引起癌细胞迁移的问题，目前尚无定论。一般认为，镜检导致癌细胞迁移的问题与操作者的技术水平、操作时间、膨宫介质的种类和注入速度及宫腔内压力有关。如能用CO_2作膨宫介质，流速较小（30～40mL/min），宫腔压力较低（6.67～8.0kPa），操作时间在5分钟以内，则发生癌细胞迁移的机会将更小。宫腔镜检查应避开急性盆腔炎症期。此外如患有心、肺疾病或体质虚弱者，应考虑用其他较安全的辅助诊断法。

（4）显微子宫镜检查宫颈管　分段刮宫为盲目性操作，宫颈长度不明，只能随便采取活检，因此诊断的准确性不高。而显微子宫镜检查则对确定宫颈管是否受累有很大的优越性：①可直视颈管情况，如血管模样、乳头结构及子宫壁结构。②不需要扩张宫颈及探宫腔。③对宫颈黏膜上皮损伤极小。④可准确测量颈管长度。⑤易于采取病灶标本。⑥可在门诊进行。

（5）B型超声检查　近年来应用阴道探头进行检查，可用来观察子宫内膜的厚度肌层浸润深度及宫颈受累程度，从而可协助临床分期。研究提示，子宫内膜厚度≤5mm者属于良性绝经后内膜，＞9mm者可能为子宫内膜癌。子宫内膜癌患者的内膜平均厚度为17.7mm。因此，利用阴道B超是诊断子宫内膜癌的种简易方法，其特异性为96%，敏感性为100%。除了观察子宫内膜厚度外，还能观察肌层浸润深度。

将阴道超声测得的子宫矢状面上的肿瘤的前后径与内膜总宽度的比值作为预测有无深部癌浸润的标准，其值＞30%有深部癌浸润，与病理标本对比，准确率84%，敏感性100%，特异性80%。从而可得到较为准确的临床分期以便手术时做适当处理。

（6）淋巴造影　用于术前发现淋巴结转移。根据其淋巴引流和转移过程，癌细胞可以直接到达骶前和腹主动脉淋巴结，也可沿圆韧带转移至腹股沟淋巴结。若肿瘤已侵犯子宫颈管，则其转移途径和原发宫颈癌一样，向髂淋巴结扩散。

（7）CT及磁共振（MRI）　主要用于观察宫腔、宫颈病变，特别是肌层浸润的深度以及淋巴转移等，但直径小于2cm的淋巴结难于确认。

（8）肿瘤标志方面

1）CA19-9：存在于多种消化道腺癌中，米勒管衍生的子宫及输卵管也合成CA19-9抗原。

2）测定癌细胞的DNA含量：研究结果表明，DNA倍体与子宫内膜癌的组织分级有关，组织分级越高，DNA倍率越高。检测子宫内膜癌68例，50%为非整倍体，细胞分化差的非整倍体占77.8%，高度分化的非整倍体只占33.5%，DNA指数与肿瘤分化程度呈负相关的关系。

3）子宫内膜癌细胞周期时相中SPF的变化：SPF是反映细胞增殖活性的重要指标。SPF与肌层浸润及分期有关，随肌层浸润深度的增加及分期的提高，SPF明显升高。SPF值越高，预后越差，死亡率越高。有报道称，SPF<17%者的5年生存率为79.1%，而>17%者为50.4%

4）血清CA125值测定：有资料对110例子宫内膜癌患者测定血清CA125，结果发现，CA125存在于所有子宫内膜癌组织中，特别是腺癌内；子宫内膜癌CA125升高的占25%，其发生率随临床期别递增；CA125水平随疾病的临床过程而变化，肿瘤发展及复发之前CA125升高，特别是腹腔内有肿瘤时；Ⅰ、Ⅱ期患者在治疗前若CA125升高，最后几乎均死于内膜癌，因此，治疗前测定CA125对估计预后有价值。

5）OVX1是一种高分子量黏液样糖蛋白，有研究者采用双因子放射免疫分析法，测定了不同期别的子宫内膜癌患者45例血清中的OVX1水平，同时测定患者血清中CA125水平。正常人血清中OVX1值为（2.23±2.48）U/m，2U/mL以下为界值，结果是4个期别的患者血清中OVX1大于7.2U/mL。OVX1的阳性率均比相应期别的CA125阳性率明显高。并且，OVX1与早期子宫内膜癌的期别和组织分级有关。OVX1在Ⅰa、Ⅰb、Ⅰc患者血清中的阳性率依次升高。组织分级越差者，OVX1阳性率也越高。OVX1在Ⅰ期子宫内膜癌中的阳性率为64%，其敏感度高于CA125，因为OVX1和CA125无交叉关系，故可联合应用OVX1和CA125对子宫内膜癌进行检测。OVX1可作为早期子宫内膜癌的肿瘤标志物，并且可联合应用其他较敏感的标志物对子宫内膜癌高危人群进行普查。

2. 鉴别诊断

对绝经后患者出现不正常子宫出血，首先应警惕子宫内膜癌，同时应注意除外萎缩性子宫内膜、外源性雌激素刺激、子宫内膜息肉及各种生殖器癌，如宫颈癌、卵巢癌。

（1）子宫内膜息肉 一般子宫不大，出血及阴道异常分泌物少见，经宫腔镜检查及子宫内膜病理检查即可明确。

（2）子宫肌瘤 子宫增大，外形不太规则，质地较硬，但子宫黏膜下肌瘤的临床症状与内膜癌很相似，子宫可为正常大小，有出血及异常排液，可通过宫腔镜及子宫内膜病理检查予以区别。

（3）子宫颈癌 一般鉴别困难不大。宫颈肥大而硬、质脆，宫颈活检病理检查若为鳞状细胞癌则为原发于宫颈；若为腺癌则应进一步确诊其来源，以确定是原发于子宫颈还是内膜癌累及宫颈。

（4）原发性输卵管癌 阴道排液多为水样或血水，阴道涂片可能发现恶性细胞，盆腔检查可查到宫旁包块，如果大小不易触及，可通过腹腔镜检查。

（5）卵巢泡膜细胞瘤及颗粒细胞瘤 此瘤多发生于老年妇女。绝经后阴道出血，盆腔检查可发现宫旁有中等大小包块，实性，实验室检查可发现雌激素水平升高。

（七）治疗

治疗方案须根据临床期别、肌层浸润深度、组织类型以及细胞分化等决定。治疗以手术为主，再酌情加用放疗及化疗。急诊处理。大量出血时可以小心细致地刮宫。老年患者因宫颈梗死、宫腔积血或积脓而引起剧烈腹痛者，可在抗生素控制感染后扩张宫颈以引流。若24～48h感染仍未控制，可再检查宫颈是否通畅。若体温恢复，7～10天后感染消失但仍未能确诊时，可小心分段诊刮。

1. 手术治疗

手术是子宫内膜癌的主要治疗方法，术前最好缝合子宫颈口，以免手术时癌细胞在阴道残端种植而复发。腹膜切开进入腹腔后，先用血管钳夹住子宫两侧角，并用丝线扎住输卵管伞端，以避免瘤细胞被挤入腹腔，同时收集腹腔液做细胞学检查，并探查盆、腹腔各个脏器及腹膜后各组淋巴结。以往多行全子宫及双侧附件切除术，近年来发现，阴道残端复发率较高，乃逐渐趋向于用此广泛性子宫切除术，即卵巢动脉高位结扎，在输尿管与髂总血管交叉的水平处结扎，切除部分阴道旁组织，阴道要切去2cm，以减少日后转移和复发。若癌瘤浸润子宫深肌层或侵及子宫颈，淋巴转移率均高，则应采取广泛性子宫切除术，手术范围包括全子宫、附件、子宫旁组织以及3～4cm长的阴道上段和盆腔淋巴结及腹主动脉旁淋巴结。

2. 放射治疗

术前放疗可破坏淋巴中的癌瘤并削弱术中种植，并可缩小肿瘤和减少阴道穹窿的复发；但有的学者认为术前照射之发病率高于术后照射，除非术前已知癌瘤为低分化细胞或宫颈受累，则应予术前腔内照射，若无此现象则可先行手术，若术后发现肌层1/3以上受浸润，为低分化癌，或有淋巴转移，则需加放疗，以全盆腔包括腹主动脉旁淋巴结及阴道上段照射。盆腔照射系用后装，器械置于宫腔内，每次700～800cGy，每周1次，3次为1疗程，休息7～10天后即可手术。体外照射系用^{60}Co或加速器照射，每周5次，每次200cGy，总剂量3000～4000cGy。如因内科疾患不能耐受手术，或肿瘤已到晚期无法切除，则只能用放疗，应采用外照射加腔内照射。

3. 化学药物治疗

（1）内分泌治疗

1）孕激素治疗：用于子宫内膜癌的激素类药物主要是孕激素类药物。据报道，通过孕激素对子宫内膜腺癌治疗后的形态观察发现，孕激素对癌细胞有直接抑制作用。因此，术前用药可抑制癌细胞增生而向分泌相转化，这样即使术中可能发生癌细胞脱落，也使其生长受遏制，从而减少腹腔种植及转移。术后用药对隐匿或残存的肿瘤细胞也起阻抑作用，从而减少复发机会临床应用孕激素主要有以下几种情况：不宜接受手术及放疗者；高发病例；组织学属于高度分化型腺角化癌；肺、骨转移者；阴道细胞显示雌激素高水平者。孕激素常可使肿瘤缩小，部分消失，主、客观症状改善，如疼痛减轻，肿瘤稳定而无发展，食欲增进和体力增强，子宫内膜向正常转化，孕激素可使癌灶发生分化、成熟、上皮化生，然后萎缩而致癌组织消失。激素作用由激素受体的复合体来调节，缺乏孕激素受体的内膜癌患者对孕激素治疗无反应。在高度分化癌所含的孕激素受体浓度比低度分化癌高，这可说明低度分化癌用孕激素无效的问题，子宫内膜癌的组织分化是决定孕激素治疗的最重要因素因此，组织分化良好的肿瘤对药物反应好，疗效也高；反之，低分化的肿瘤用孕激素治疗效果往往不佳。孕激素受体阳性者较雌激素受体阳性者反应率高。乳头状浆液性癌常缺乏雌激素和孕激素受体，故激素治疗无效。另外，曾经接受过放疗区域的肿瘤反应力低原因为此区域血液供应减少。

孕激素大剂量应用于内膜癌有肯定疗效，不少晚期或复发之病例经治疗后，腹腔内的病变完全消失，病情持续缓解，甚至生存多年无复发迹象。70%的患者获得主观症状改善，30%～50%的患者有明显的客观疗效，20%持续缓解以至痊愈。在用药1周后即开始发生组织学的变化，凡有效病例，4～6周即可出现明显效果，如果一种药物效果不明显，或一度有效后又复发，可考虑换另一种药物。癌组织分化好、生长慢者一般疗效较好。晚期复发的比早期复发的疗效好，肺和骨的转移性病变的疗效比盆腔或腹腔复发者好。孕激素药物虽无毒性，但须经肝脏代谢，且可影响水钠潴留，故心肺肝肾功能有损害者宜慎用，并且在应用过程中定期复查这些脏器的功能。

从肿瘤孕激素受体水平可以较为准确地估计预后，孕激素受体水平的高低与肿瘤细胞级别成反比，细胞分级差的受体水平低，对孕激素治疗无反应，而受体阳性者，孕激素治疗反应好。

2）三苯氧胺（TAM）：为三苯乙烯属物质，是一种非甾体类的抗雌激素药物，其本身具有极微弱的雌激素作用，三苯氧胺可与雌二醇竞争激素受体，占据受体而起抗雌激素的作用。在无雌二醇的培养基上，低浓度的三苯氧胺有刺激细胞使之增殖的作用，因此也可刺激产生孕激素受体。三苯氧胺进入人体后，可能与胞质雌激素受体结合，并易位入胞核雌激素受体，在胞核内停留，减少新雌激素受体的合成，使组织对雌激素的正常反应能力降低，从而抑制细胞增生。服用三苯氧胺后，肿瘤内孕激素受体上升，有利于应用孕激素治疗，可以每日口服20mg开始，服用数周后如效果不明显，可加倍应用。也可先用TAM来诱导孕激素受体的合成，增强肿瘤对MPA的敏感性，然后再用MPA，或将两药物合用。

（2）非激素治疗药物　以化学抗癌药物治疗子宫内膜癌的报道不多，效果也不显著，一般多用于晚期癌或复发癌。对于化疗适应证尚无一致意见，但癌组织中的ER和PR含量可能有一定的参考价值。受体阳性时，孕激素可能是首选的药物，而受体阴性时，则应更多考虑用化学药物治疗（如用CTX、ADR、5Fu、DDP等），如无条件进行受体测定时，可根据细胞分化程度作出判断，对细胞分化良好者，应选用孕激素，细胞分化不佳者则选用化疗。

4. 治疗方法的选择

子宫内膜癌的治疗原则上以手术为主，有选择地在术前或术后合并放射治疗，并辅以孕激素类药物或其他化学药物治疗。在处理患者时，首先应大致确定临床期别，再制定治疗方案。

Ⅰ期：对临床Ⅰ期1级内膜癌，可只行单纯子宫及双附件切除，若有以下高危因素如中或深肌层浸润内膜癌，2级、3级内膜癌，腺鳞癌，乳头状浆液性腺癌或透明细胞癌时淋巴结转移概率均高，则应于术前行腔内照射，术中清除潜在的宫旁病变，减少手术造成的肿瘤扩散及阴道残端复发。放疗后应行广泛性子宫切除及清除盆腔及腹主动脉旁淋巴结。如术后证实盆腔淋巴结已有转移，则需补充体外照射，以减少复发。

Ⅱ期：当子宫体内膜癌扩展至宫颈时其临床过程与宫颈癌非常相似，应采用放射治疗加手术。一般先行腔内照射，然后行广泛性子宫及附件切除加盆腔及腹主动脉旁淋巴结清除术，术前腔内照射主要是用后装，照射后7～10天施行手术。如果根治术后发现盆腔淋巴结已有转移，则术后应补充体外照射，若同时发现主动脉淋巴结也有转移，则主动脉链也应予照射。另外，根据具体情况考虑加用孕激素类药物或化学抗癌药物治疗。

Ⅲ期：仍以手术治疗为主，争取行广泛性子宫及附件切除，术前可先行后装腔内照射2000～300cGy，使肿瘤缩小后手术。若根治术发现附件转移、盆腔淋巴结及腹主动脉旁淋巴结转移，则术后辅以全腹腔放疗。全腹腔范围上界为膈肌顶部，下界至盆底，双侧在侧腹缘外1.0～1.5cm，肝前加护板，放疗总剂量为3000cGy，分20次照完，每周5次，每次150cGy。主动脉链应给予1500cGy的附加剂量。有资料表明，子宫内膜癌尽管有些腹腔细胞学检查阳性，接受全腹腔放疗后，5年无复发，存活率也可达85%。即使全腹腔照射后，上部腹腔复发仍常发生。为改善疗效已有全腹腔照射期间加顺铂治疗的研究。还可根据具体情况加用孕激素类药物及化学抗癌药物治疗。

Ⅳ期：手术切除往往有困难，一般先行腔内照射，结束后立即体外照射，若放疗后病变明显缩小，根据具体情况考虑手术切除，但损伤肠道及泌尿道的危险很大。如已有远处转移，可选择应用放射治疗、孕激素药物及（或）化学抗癌药物治疗。孕激素类药物治疗肺转移效果较好。

（八）预后

1. 一般治疗效果

子宫内膜癌由于其发展缓慢，治疗效果比较好，5年生存率一般为60%～75%。

2. 复发问题

有人分析了379例复发性子宫内膜癌，局部复发者50%，远处转移者28%，局部及远处转移同时存在者21%。自第1次治疗至确定复发之平均时间，局部复发为14个月，转移为19个月，治疗后1年内复发者34%，3年内为76%，5年以上复发者10%，经治疗后32%局部复发的、5%转移的及2%局部及远处转移同时存在的，在3～19年仍存活而无癌。局部复发的可以考虑手术切除，或手术加放疗或化疗，在29例治愈的患者中24例采用放射治疗或放射治疗加手术，16例还用了孕激素药物治疗。肺转移用孕激素类药物治疗的平均存活时间较未用激素类药物者长，前者为9个月，后者为2个月。

（九）预防

①首先宜普及防癌知识，定期防癌普查。②对更年期前后的异常子宫出血，要查明原因，明确诊断，然后给予治疗；当患者合并肥胖、高血压、糖尿病时，更应警惕恶变的可能，对延迟绝经（即52岁以后绝经者）的患者也应提高警惕。③对子宫内膜不典型增生患者，应高度警惕恶变，因年龄越大，其子宫内膜不典型增生恶变的机会越多，是高危因素之孕激素能逆转子宫内膜增生性损害故可先用孕激素治疗，但治疗过程中应密切随诊，反复检查内膜的变化，如无好转，即应行手术治疗。④对更年期综合征患者应慎用雌激素，避免内膜过度增生，并在用雌激素的同时加用孕激素，以定期转化内膜。

五、卵巢恶性肿瘤

卵巢恶性肿瘤是一类常见而治疗效果较差的妇科肿瘤。据统计，大约每70名妇女中就有1人将在其一生中的某个时期（多数在中老年龄段）发病。卵巢恶性肿瘤早期多无症状，而目前又缺乏简便易行的特异性早期诊断方法，故60%～70%确诊时已属晚期，5年生存率仅30%左右。因此，卵巢恶性肿瘤已严重威胁中老年妇女的健康，是妇科亟待解决的一大难题。

（一）流行病学

卵巢肿瘤中，良性肿瘤约占75%，多发生于生育年龄段妇女；恶性肿瘤约占25%，多发生于中老年。卵巢恶性肿瘤占妇科恶性肿瘤的12%～20%，在女性生殖系统肿瘤中居第3位，仅次于子宫颈癌及宫体癌（但死亡率却超过后二者之和）。这种发病率的差异被认为与居住环境及饮食习惯等因素有关。

尽管卵巢恶性肿瘤发病原因不明，但很多学者认为，月经状况和生育状况与卵巢癌的发生有一定的关系。排卵年次多及不育者发病危险性相对增加；而长期口服避孕药、减少排卵年次，则可显著地降低卵巢癌的发病风险。这种保护作用在停药后仍可维持10～15年。近年来有关研究表明，绝经后妇女卵巢癌发病率的上升与绝经后卵巢受体内高水平促性腺激素的刺激有关。一项研究也提示，促排卵药物的应用与卵巢癌的发病有一定的相关性，应用人绝经期促性腺激素（hMG）者卵巢癌发病的危险性可增加3倍。

卵巢癌的发生是许多因素综合作用的结果。不少学者报道，病毒感染、化学物质刺激以及遗传学因素在发病中均起一定的作用。尽管散发性卵巢癌仍然占绝大多数，但有卵巢癌家族史，以及有乳腺癌和结直肠癌或子宫内膜癌病史者患卵巢癌的风险显著增加。Lynch定义了几种遗传性卵巢癌综合征（HOCS），包括遗传性非息肉性结直肠癌、遗传性位点特异性卵巢癌和遗传性乳腺癌/卵巢癌综合征等。HOCS家族妇女患卵巢癌的危险性比正常人群高几十倍。

（二）组织学分类

卵巢的组织结构及胚胎发生来源比较复杂，因此卵巢肿瘤的性质及生物学行为差异甚大。为了准确反映各类肿瘤的特点，掌握其生物学发展规律，寻求最佳临床治疗方案，制订一个全面的病理学分类方案十分必要。1973年世界卫生组织（WHO）推荐的组织学分类方法最具权威性。尽管此后不少学者提出一些补充与修改意见，但目前WHO分类方案仍被普遍采用。

1.普通上皮性肿瘤

（1）浆液性肿瘤

良性：①囊腺瘤和乳头状囊腺瘤。②表面乳头瘤。③腺纤维瘤和囊腺纤维瘤。

交界性：①囊腺瘤和乳头状囊腺瘤。②表面乳头瘤。③腺纤维瘤和囊腺纤维瘤

恶性：①腺癌、乳头状腺癌和乳头状囊腺癌。②表面乳头状癌。③恶性腺纤维瘤和囊腺纤维瘤。

（2）黏液性肿瘤

良性：①囊腺瘤。②腺纤维瘤和囊腺纤维瘤。

交界性：①囊腺瘤。②腺纤维瘤和囊腺纤维瘤。

恶性：①腺癌和囊腺癌。②恶性腺纤维瘤和囊腺纤维瘤。

（3）子宫内膜样肿瘤

良性：①腺瘤和囊腺瘤。②腺纤维瘤和囊腺纤维瘤。

交界性：①腺瘤和囊腺瘤。②腺纤维瘤和囊腺纤维瘤。

恶性：①癌，如腺癌、腺棘癌、恶性腺纤维瘤和囊腺纤维瘤。②子宫内膜样间质肉瘤。③中胚叶（米勒管）混合瘤，同源的和异源的。

（4）透明细胞（中肾样）瘤

良性：腺纤维瘤交界性。

恶性：癌和腺癌。

（5）其他 ①勃勒纳瘤。②混合性上皮性肿癌。③未分化癌。④未分类的上皮性肿瘤。

2. 性索间质肿瘤

（1）颗粒—间质细胞肿瘤 包括颗粒细胞瘤和卵泡膜细胞瘤—纤维瘤组肿瘤，后者又分为卵泡膜细胞瘤、纤维瘤和未分类肿瘤。

（2）睾丸母细胞瘤、支持间质细胞瘤 包括高分化型、中分化型、低分化型（肉瘤样型）和伴异源性成分型。其中高分化型又有以下分类：①管状睾丸母细胞瘤、支持细胞瘤。②有脂质的管状睾丸母细胞瘤、有脂质的支持间质细胞瘤。③支持间质细胞瘤。④间质细胞瘤、卵巢门细胞瘤。

（3）其他 包括两性母细胞瘤和未分类肿瘤。

3. 生殖细胞肿瘤

①无性细胞瘤。②内胚窦瘤。③胚胎癌。④多胚瘤。⑤绒毛膜癌。⑥畸胎瘤。

4. 性腺母细胞瘤

①单纯型。②伴无性细胞瘤或其他生殖细胞的混合型。

5. 瘤样病变

①妊娠黄体瘤。②卵巢间质增生和卵泡膜细胞增生症。③重度水肿。④多发性滤泡囊肿（多囊卵巢）。⑤单发性滤泡囊和黄体囊肿。⑥多发性黄素化滤泡囊肿和（或）黄体。⑦子宫内膜异位症。⑧表面上皮包涵囊肿（生发上皮包涵囊肿）。⑨单纯性囊肿。⑩炎症性病变。⑪卵巢旁囊肿。

（三）病理分级

卵巢恶性肿瘤病理分级是制定治疗方案及评估预后的重要依据。根据肿瘤组织结构及细胞分化程度分为3级：1级（高度分化）、2级（中度分化）和3级（低度分化）。高度分化肿瘤，细胞形态近于交界性肿瘤，但有间质浸润现象。中度及低度分化肿瘤，细胞异形性显著，间质浸润明显。病理分级与预后关系密切，高分化者预后较好，分化不良者预后差。

（四）临床表现

卵巢恶性肿瘤患者早期症状不明显，即便有些主诉也缺乏特异性；待临床出现典型表现时往往已届晚期，失去了最佳治疗期。因此，临床医生尤应重视早期卵巢癌的一些表现，及时做出判断并安排有关辅助检查，以提高早期诊断率。

1. 症状

（1）腹胀、腹痛及不适感 患者早期可有下腹、髂窝及腰骶部隐痛、坠胀和不适感，这些症状多不严重，往往不足以引起患者甚至医生的重视。肿瘤增大明显、伴发腹水或出现转移时，腹围增大、腹胀明显，常有腹痛不适，这往往是促使患者就医的原因。

（2）腹部肿块 有时在尚未出现其他症状时，患者自己已扪及下腹部或上腹部肿块而前来就医。此时病情多已不属早期。腹部所触及肿块多为大网膜或肠管转移病灶。

（3）阴道出血 仅少部分患者发生阴道不规则出血。年龄较大者表现为绝经后阴道少量出血。子宫不正常出血除常见于性索间质肿瘤外，也可发生于卵巢上皮性癌。据文献报道，绝经后卵巢上皮性肿瘤患者阴道出血的发生率达22.2%，其中以卵巢子宫内膜样腺癌发生率最高（33.1%），黏液性囊腺癌次之（29.1%），许多学者认为，这是上皮性卵巢恶性肿瘤的肿瘤间质受肿瘤的机械性压迫及高水平垂体促性腺激素双重刺激下产生性激素分泌功能的结果。未绝经患者可表现为月经紊乱、不规则阴道出血。双侧卵巢组织均受癌肿侵犯则可出现闭经。当然，子宫内膜、宫颈或阴道黏膜出现卵巢癌转移灶时也可表现为阴道出血。

（4）其他症状　肿瘤巨大或合并大量腹水，或出现盆腔和腹腔转移者，除上述表现外，尚可出现一系列盆腹腔压迫症状。腹腔压力增大及胃肠道转移及压迫可导致食欲不振、进食困难、恶心呕吐及消瘦乏力等。盆腔脏器受压可出现尿频、尿急或排尿困难及尿潴留、便秘等。盆腔静脉受压出现下肢水肿，营养不良致低蛋白血症则全身水肿。膈肌受压或并发胸腔积液及胸腔转移，则可出现呼吸困难。

2. 体征

（1）盆腔及腹腔肿块　发现肿块是卵巢恶性肿瘤的主要体征。通过盆腔检查及腹部触诊可大概判断其大小及质地。恶性肿瘤常伴局部压痛或腹膜刺激征。有报道，84%的卵巢癌可触及卵巢包块，18%有盆腔结节。妇科医生尤应重视盆腔三合诊检查。检查时先摸清子宫位置及大小，再注意检查子宫后壁、子宫骶韧带、子宫直肠陷窝以及双侧宫旁盆腔组织。既要查清卵巢肿瘤的大小、质地、活动度，也不应忽视对盆腔小结节的诊断。一般来说，老年妇女在盆腔检查时触及附件区肿块应首先考虑卵巢肿瘤；在子宫直肠窝触及结节也应高度怀疑卵巢癌。这两种情况在未行进一步检查确诊之前不要先拟诊为慢性盆腔炎症或其他良性病变进行治疗，以免延误卵巢癌的诊断。晚期患者癌肿广泛浸润盆腔脏器及组织，固定不动，呈"冷冻骨盆"。上腹部触及肿瘤块已属晚期转移。临床上也可见到盆腔包块不明显而先表现为腹腔脏器转移者。

（2）腹水征　易合并腹水是卵巢癌的特征之一，大量腹水引起腹胀常常是患者就诊的主要原因。临床医生对卵巢癌的这特点不熟悉或不重视，往往造成误诊误治临床上及文献报道中这样的例子屡见不鲜，误诊误治可长达数月甚至2～3年，其间放腹水有达数十次之多者。这样的教训应引起我们的足够重视。由于卵巢癌腹水多伴有肿瘤细胞穿破瘤壁或转移至腹膜，腹水常呈血性。腹水细胞学检查，癌细胞发现率可达50%以上，10%左右的卵巢癌患者可并发胸腔积液，这是癌肿胸腔转移或腹水经横膈孔隙及淋巴管渗漏的结果。

（3）恶病质　卵巢癌晚期腹腔广泛转移及大量腹水，造成患者腹部高度膨隆，进食困难，长期消耗，继而出现严重营养不良、贫血、电解质紊乱、极度消瘦及重度衰竭，病情呈不可逆性进展。此时，患者往往意识尚清醒，痛苦异常。

（4）其他体征　有极少部分老年卵巢恶性肿瘤患者，可伴有内分泌紊乱症，表现为绝经后生殖器官不萎缩、绝经后出血，或出现男性化征，如多毛、音调低沉、阴蒂肥大等。

3. 转移

大多数卵巢癌在手术时已有卵巢以外的转移，包括腹膜、盆腔及腹腔脏器、腹膜后淋巴结等。其转移方式有直接种植、局部蔓延、淋巴转移和血行转移。

（1）直接种植和局部蔓延　这是卵巢癌扩散的主要方式。实事上，早期卵巢癌即可有肿瘤细胞脱落种植于腹腔内。由于位置和重力的关系，一般早期多种植于盆腔尤以子宫直肠窝最常见。由于肠蠕动及横膈上下运动造成腹腔内液体的不断流动，脱落的肿瘤细胞可广泛地散布于腹腔各处，如网膜、肠管、腹膜、横膈等。肿瘤细胞先种植于盆腹腔脏器或组织表面，随后即在局部增殖，浸润脏器组织深层，并向周围侵犯蔓延。

（2）淋巴转移　经淋巴转移也是卵巢恶性肿瘤的重要转移途径。卵巢有丰富的淋巴通道，主要引流至腹主动脉旁淋巴结和髂区淋巴结。卵巢癌淋巴转移途径为：①沿卵巢动静脉至腹主动脉旁淋巴结。②通过输卵管和子宫底淋巴丛并向下与髂总淋巴结交通，经阔韧带内的淋巴管至两侧髂区淋巴结。③小部分沿圆韧带至腹股沟淋巴结。近年来国内外许多研究表明，卵巢癌的腹膜后淋巴结转移率达50%～60%，其中盆腔淋巴结转移发生率与腹主动脉旁淋巴结转移率相当。值得重视的是，临床诊断为早期（Ⅰ、Ⅱ期）的病例在行腹膜后淋巴结切除后病检发现，淋巴转移发生率仍有10%～40%，实际已属Ⅱc期。除腹膜后淋巴转移外，尚有部分经淋巴转移至腹股沟淋巴结、锁骨上淋巴结及腋下淋巴结。

（3）血行转移　卵巢癌血行转移甚为罕见，仅见于个别晚期病例。当含有恶性肿瘤细胞的淋巴液进入血液循环后，便可经血流转移至远隔器官或组织，如肺、胸膜、肝实质、脑、长骨等，但以肝脏和肺脏多见。

（五）临床分期

卵巢恶性肿瘤临床分期对制订治疗方案及评估预后十分重要。目前临床采用国际妇产科联盟1985年修订的临床手术分期。

（六）诊断与鉴别诊断

1. 诊断原则

卵巢恶性肿瘤晚期，症状和体征表现典型，诊断并不困难，但此时治疗效果已很差。为了提高卵巢癌的5年生存率，除进一步改进治疗外，还应积极探索早期诊断方法，并注重普查工作。国内外许多学者建议中老年妇女应定期进行盆腔检查，一般以每年检查1次为宜。若发现或可疑有盆腔肿瘤应进一步行B超或其他影像学检查，再结合血清肿瘤标志物检测以辅助判断。对不能确诊的盆腔肿块患者应尽早安排腹腔镜检查或剖腹探查，不宜无期限地观察。

2. 辅助诊断方法

（1）超声诊断　目前超声检查已很普及，非常适于筛查和诊断卵巢肿瘤。绝经前后及老年妇女定期B超检查可发现早期卵巢癌。对妇科盆腔检查有肿块者，超声检查有助于判断肿块的来源及性质。超声检查可测定卵巢的大小、外形轮廓及实质的囊实性变化，对盆腔肿块的大小、形状、内部结构，与周围脏器的关系及来源也可做出判断。超声检查对腹水量的判断很准确，有助于盆腔肿块的定性。老年妇女卵巢萎缩，常被子宫及肠襻包绕，经腹超声有时不能显示卵巢，必要时可行阴道超声检查。另外，肥胖者经腹检查不满意也可行阴道超声检查。但阴道超声视野小，适于较小肿瘤的检查。对较大的盆腔肿瘤及可疑腹腔转移者，应结合腹部超声进行判断

彩色多普勒显像是近年来应用于临床恶性肿瘤早期诊断的新技术。它通过对肿瘤血管的血流速率波形的频谱分析，了解其血流阻抗，常用阻抗指数（RI）或脉冲指数（PI）表示。恶性肿瘤组织新生血管丰富，但血管壁平滑肌组织少，因而小动脉血流阻

抗降低。彩色多普勒显像就是根据测定RI或PI值来辅助判定肿瘤的性质。大量病例研究发现，经阴道彩色多普勒超声检查对卵巢恶性肿瘤诊断的敏感性为96.4%，特异性达99.8%。

（2）CT扫描　CT扫描适于对盆腔肿块的进一步定位，了解其大小、范围及性质实性、囊性、脂肪性、血性及脓肿等。对已确诊为恶性肿瘤者，CT扫描可判断其浸润及转移范围，有利于术前分期，指导手术。另外，CT扫描对卵巢恶性肿瘤的腹膜后淋巴结转移可做出诊断。

（3）血清肿瘤标志物测定

1）血清CA125：卵巢癌相关抗原CA125测定已成为卵巢上皮性癌诊断及监测的一项重要指标。以放免法测定，卵巢上皮性癌血清值大多数为400~600U/mL，而其他类型肿瘤累及腹膜者血清值大多在300U/mL以下，正常健康妇女一般低于35U/mL。若以血清值＞35U/mL为诊断标准，卵巢上皮性癌患者阳性率为82%；以血清值＞65U/mL为诊断标准时，卵巢上皮性癌阳性率可达95%。CA125诊断卵巢癌，假阳性率较高卵巢良性肿瘤、子宫肌瘤、子宫内膜异位症、盆腔感染性疾病、盆腔结核等疾病均可出现血清CA125值升高，但一般低于20U/mL（偶尔也有高达600U/mL者）。尽管如此，CA125仍然不失为卵巢上皮性肿瘤筛查、早期诊断及监测疗效的有效方法之一。

对妇科盆腔检查发现肿块，经B超或其他影像学检查不能确定其性质或可疑卵巢肿瘤的中老年患者，测定血清CA125有助于临床诊断。对卵巢上皮性癌的疗效判定及复发监测方面，CA125则更具肯定的意义。满意的肿瘤细胞减灭术后辅以有效的化疗，CA125则呈直线下降；病情控制不理想或恶化者，CA125值往往不降甚或升高。病情复发时，在临床发现复发癌灶之前，CA25值往往已再次升高。但也有作者认为，对卵巢癌治疗后临床完全缓解者，作为监测指标，血清CA125判断标准应为≥20U/mL，此时有92%患者已有残存癌灶；当血清CA125值＞35U/mL时，手术证实几乎所有病例腹腔内均有复发癌灶。

2）癌胚抗原（CEA）：CEA正常存在于孕6个月以前的胎肝、肠、胰腺组织中，正常人群血清CEA＜54g/L。有部分卵巢黏液性癌及腹膜假黏液瘤患者血清CEA值升高，在肿瘤细胞减灭术后2周可转阴。对CEA升高的卵巢恶性肿瘤的病例，连续监测CEA对判断疗效、诊断复发均有帮助。CEA的特异性较低，消化道肿瘤，以及肝胆和胰腺的一些良性疾病均可呈阳性。

3）甲胎蛋白（AFP）：血清正常值＜30μg/L。卵巢生殖细胞恶性肿瘤，如胚胎性癌、恶性畸胎瘤，特别是内胚窦瘤患者的血清AFP浓度较高。内胚窦瘤患者的血清AFP含量与肿瘤大小、治疗后的缓解或复发有密切关系，且其变化常先于临床表现，故对AFP阳性的卵巢恶性肿瘤患者检测血清AFP值有利于早期诊断、判断疗效、监测复发。

4）绒毛膜促性腺激素（hCG）：利用放免法测定其hCG-β亚单位更具准确性及特异性。某些特殊类型的卵巢恶性肿瘤，如卵巢原发性绒癌、胚胎癌及混合型无性细胞瘤患者，血清hCG可为阳性。hCG及其β亚单位可作为这些卵巢恶性肿瘤诊断及随访监测的重要手段。

（4）腹水细胞学检查　腹水征明显者可行腹腔穿刺抽液进行细胞学检查。对可疑卵巢癌但尚未有明显腹水的病例，可经阴道后穹窿做穿刺或通过腹腔镜吸取腹腔冲洗液做细胞学检查。据报道，卵巢癌患者中约50%以上在腹水中可找到癌细胞。腹水细胞学检查不仅有助于定性诊断，对卵巢癌的临床分期也是必需的，手术时应常规做腹水或腹腔冲洗液的细胞学检查。

（5）放射免疫显像（RII） 放免显像是利用放射性同位素标记的抗肿瘤或其相关抗原的抗体与体内肿瘤结合后在局部显像，来进行肿瘤定位及定性诊断。据报道，卵巢癌的RII敏感性较高，而且较小的肿瘤病灶（直径2cm）即可显像，因而它对病情的监测很有意义。由于目前卵巢恶性肿瘤高度特异性抗体制备尚有困难，所以卵巢肿瘤放免显像的特异性并不高，这就决定了它对卵巢癌定性诊断的局限性。随着对肿瘤特异性抗原及其相应抗体研究的不断深入，RII对卵巢癌定性及定位诊断的价值必将大幅提高。

（6）腹腔镜检查 对诊断不清的病例，腹腔镜检查有很大帮助。对卵巢癌的诊断临床分期、治疗追随、早期发现转移和复发都有其独特作用。通过腹腔镜，可在直视下检查盆腔及腹腔器官，甚至剖腹探查时也看不到而容易遗漏的横膈转移灶，也可在腹腔镜检查时发现。又因腹腔镜下取到的腹水血污染机会少，且可在直视下做腹腔较大范围的冲洗，从而提高了腹腔冲洗液的阳性率。如将腹腔镜下的大体观察组织活检以及腹腔冲洗液细胞学检查相结合，更有利于提高诊断的准确率。但腹腔镜检查也有其局限性，它对前腹部、后腹膜及盆底深部的病灶不易观察到，又因腹腔镜只能看到病变的外表，有时难以确定肿瘤的性质。腹腔镜下活检可以判断肿瘤的性质，但对包膜完整的卵巢肿瘤进行活检有增加恶性肿瘤临床期别之虞，宜慎重从事。必要时可改为剖腹探查。

（7）剖腹探查 限于目前各种无创性检查的局限性，卵巢癌的早期诊断率不高，致使5年生存率很低。为此，对于绝经前后及老年妇女发现有盆腔包块，经各种无创性检查不能确定其性质且不能除外卵巢恶性肿瘤者，剖腹探查不失为明确诊断的最后措施，尤其对那些卵巢癌高发人群。但剖腹探查毕竟是一种创伤性检查，应慎重对待。在进行剖腹探查之前，必须完善各项术前检查，并取得患者及家属的同意，一旦术中证实为卵巢癌即应延长腹壁切口进行卵巢癌根治术。

3.鉴别诊断

（1）卵巢良性肿瘤 卵巢良性肿瘤有时与恶性肿瘤鉴别较困难。一般来说，良性肿瘤是单侧的、活动的、表面光滑、囊性、体积较小（直径<10cm）；而恶性则为实性、固定、外形不规则、表面有高低不平之结节，双侧性较多见。恶性肿瘤可伴有腹水及盆腔转移结节和肿块。可借助B超检查、血清CA125测定及肿瘤放免显像等协助鉴别。难以确诊的中老年病例宜尽早行剖腹探查。

（2）盆腔炎性包块 盆腔炎性包块多不规则、活动性差、边界不清、有触痛，与卵巢恶性肿瘤近似。但盆腔炎性包块多在一段炎症时期之后形成，仔细询问病史常有助于诊断。一些辅助性检查，如CT扫描、CA125测定及放免显像等可协助判断，若仍不能确诊或经抗炎治疗无效者，可安排剖腹探查，以免延误卵巢癌的诊断。

（3）结核性腹膜炎 结核性腹膜炎常有消瘦、低热、盗汗及消化道症状，可出现腹水及盆腔粘连性肿块或包裹性积液，与卵巢癌容易混淆。诊断时应详细询问病史及发病过程，注意检查全身情况及身体其他部位有无结核灶，再结合OT试验、血清肿瘤标志物及影像学检查进行判断。有腹水者可行腹水细胞学及生化检查。诊断确有困难者可行短期抗结核治疗，抗结核无效时应及时剖腹探查。抗结核治疗试验的时间不应过长。

（4）子宫肌瘤 子宫肌瘤，尤其浆膜下子宫肌瘤有时需与卵巢恶性肿瘤鉴别。盆腔检查时，子宫肌瘤与子宫不可分割，或有短蒂相连，表面光滑，边界清楚；子宫肌瘤一般为多发性，B超检查常有提示；子宫肌瘤可伴月经过多，诊刮时见宫腔较深。尽管有不少辅助性检查可供参考，但有时仍需剖腹探查来确诊。

（七）治疗

1. 手术治疗

手术是卵巢癌综合性治疗的最重要组成部分，对分期诊断也具有决定性意义。

（1）全面分期手术探查　1985年FIGO修订的卵巢恶性肿瘤分期即为手术病理分期。为准确进行分期，第一次手术时即应进行全面的探查，精细地确定病灶范围。开腹后先留取腹水或腹腔冲洗液做细胞学检查。然后全面探查盆腔及腹腔脏器，包括肠管、肠系膜、网膜、肝、脾、横膈、腹膜、腹膜后淋巴结，以确定转移及浸润范围。除对可疑之处活检外，尚应对结肠侧沟、膈面及子宫直肠窝等处腹膜进行活检或涂片做细胞学检查，以提高手术分期的准确性。

（2）早期病例的根治性手术　在全面分期探查的基础上进行。由于老年患者不存在保留生育功能的问题，一旦术中确诊为卵巢恶性肿瘤，尽管属于早期，原则上也行全子宫及双附件、腹膜后淋巴结、大网膜及阑尾切除术。术后根据病理检查结果最后确定FIGO期别（以后病情进展或复发时期别不再更改）。在此应强调，腹膜后淋巴结清除对准确判断期别十分重要，不少临床认为是Ⅰ、Ⅱ期的病例，术后病理证实已有腹膜后淋巴结转移，实应属Ⅲc期。

（3）晚期病例的肿瘤细胞减灭术　多数患者在手术时已属晚期（Ⅱ、Ⅳ期），腹腔内已有广泛性转移。手术范围除包括全子宫及双附件、大网膜和阑尾外，对盆腹腔的转移癌灶也要做到大部分或基本切除干净，故谓之肿瘤细胞减灭术或大块切除术。其目的在于使恶性肿瘤细胞数量减少到最低限度。满意的肿瘤细胞减灭术应做到每个残存癌灶直径均<2cm。为此，若肿瘤累及肠管或泌尿道较深，可考虑行部分肠管或泌尿道切除及吻合术。甚至有学者主张将受癌肿侵及的整个盆腔腹膜切除。对晚期病例是否常规进行腹膜后淋巴清扫术尚有分歧，有学者认为淋巴清扫对改善预后已无意义。

2. 化疗

化疗也是卵巢癌治疗的重要组成部分。除极少部分早期肿瘤外，手术后均应常规进行化疗。目前认为，对诊断十分明确的分化为1级的Ⅰa和Ⅰb期卵巢上皮性癌（透明细胞癌除外），且无盆腔粘连的病例，在规范的根治性手术后可不做化疗，严密随访。卵巢性索间质性肿瘤Ⅰa期和Ⅰb期术后也不必进行化疗。除此之外的病例均应进行有效的化疗。

卵巢恶性肿瘤化疗方案首选以顺铂为主的联合化疗。主要有顺铂加环磷酰胺（PC方案）和顺铂、环磷酰胺及阿霉素联合（PAC方案）。这两种方案疗效近似，但前者毒副反应较小。也可用顺铂、长春新碱及平阳霉素（PVB方案）。顺铂的给药途径可静脉，也可经腹腔给药。由于卵巢癌转移主要表现为腹腔内弥漫性种植，腹腔内化疗效果较好。化疗每3～4周重复1个疗程，共进行6～8个疗程。

近年来，另有一些新的化疗药物应用于临床，如米托蒽醌、紫杉醇和异环磷酰胺等。据文献报道，这些化疗药物对卵巢癌均有较好的疗效。

（李兴媚）

第三篇

用药篇

第十五章 老年人药物代谢与效应动力学

第一节 药物代谢动力学

药物代谢动力学简称药代动力学或药动学，是指研究药物及其代谢物在机体内所经历时间过程的科学，也即研究药物在机体内的吸收、分布、代谢（生物转化）和排泄过程及药物浓度随时间变化规律的科学。其中药物在体内的吸收、分布和排泄称为药物在体内的转运，而药物在体内发生的化学改变，则称为药物的生物转化或代谢。药物的吸收、分布、代谢和排泄直接影响着组织中的药物浓度和维持有效药物浓度的时间，而组织中药物浓度决定着药物效应的强弱，也间接影响着药物的疗效和毒性大小。

一般而言，由于老年人机体的大多数组织器官发生结构与功能的变化，致使药物吸收、分布、代谢和排泄等过程均出现改变。其实，老年人最显著的药物代谢动力学变化特点为：药物的肝代谢和肾排泄减慢，从而使药物的半衰期延长，血药浓度升高。同时，老年人的血浆蛋白含量也明显低于年轻人，致使游离型药物浓度增加，从而增加了中毒风险。

一、吸收

临床上，口服是一种最常用的给药途径。药物进入胃肠道后以三种形式被吸收：被动转运（简单扩散）、主动转运和胞饮作用。药物吸收的速度与程度取决于以下因素：胃排空时间、小肠通过食物的混合程度、肠道吸收的面积、血液循环状况等。此外，一般药物进入血液后，由门静脉进入肝脏，经肝内药物代谢酶作用，使血药浓度降低，药理作用减弱，这种现象称为首过效应。影响老年人胃肠道药物吸收的常见因素有以下几种。

（一）胃酸分泌减少及pH值升高的影响

老年人的胃黏膜萎缩，壁细胞功能减退，胃酸分泌大幅度减少，胃内容物的pH值升高，部分老年人的胃液接近中性，尤以女性为明显。大多数药物是通过被动扩散而吸收的，吸收量和速度取决于药物的浓度梯度和油水分布系数。胃液pH值升高，直接影响药物的解离度和脂溶度，从而影响药物的吸收，导致生物利用度差，从而影响药效。同时，胃酸缺乏也延缓固体药物的崩解。

（二）胃排空缓慢的影响

无论是酸性或碱性药物，主要在小肠内吸收。老年人的胃排空迟缓，致使口服药物进入小肠的时间延迟，导致Ka和C_{max}下降，而T_{mas}延后，影响药效的发挥，特别是对于在小肠远端吸收的药物或肠溶片，则影响更大。

（三）胃肠道活动程度和吸收面积

胃肠道平滑肌的肌张力和运动性随年龄增长而降低，因而老年人易发生肠道功能紊乱。肠蠕动减弱时，可使药物在肠腔内的存留时间延长，致使药物的吸收增加。随着年龄的增加，老年人胃肠道吸收面积和吸收细胞也可能减少，功能下降。

（四）胃肠道及肝血流的影响

胃肠道和肝脏血流量随年龄增长而有所减少。胃肠道血流量减少可影响药物吸收速率，若伴有心功能不全，则对地高辛、奎尼丁和氢氯噻嗪的吸收显著减少。但老年人口服普萘洛尔或硝酸酯类，其血药浓度反较年轻人高，这是由于肝脏血流减少，药物的首过效应减弱，造成清除减少，并非吸收增加。因此，应注意老年人常规剂量服用普萘洛尔或硝酸酯类后，血药浓度升高引起的不良反应。

总之，尽管上述因素均可一定程度上影响老年人口服药物的吸收过程，但口服药物的吸收大多是被动转运（简单扩散），不需酸的活化，也不消耗能量。因而，一般而言，年龄不影响胃肠道对药物的吸收。吸收速率可能随着年龄的增加而降低，但吸收的量不变。而对于需要载体介导主动转运的药物，如氨基酸、Fe^{2+}、Ca^{2+} 等，老年人吸收能力差的特点就比较明显。此外，老年人胃肠道外给药（皮下注射、肌内注射）吸收减慢，这是由于老年人局部血液循环较差所致。

二、分布

药物分布是指药物在体内的部位，以及药物到达这些部位所需要的过程和时间，描述分布的参数称为 Vd，药物分布不仅关系到药物的贮存蓄积和清除速率，也影响疗效和毒性。影响药物分布的因素有很多，除药物本身的性质外，主要有机体组成成分、血浆蛋白结合率、组织器官的血液循环、体液 pH 和组织器官对药物的结合率等。而在这些因素中，最重要的因素是机体的组成成分和药物的血浆蛋白结合率。对于老年人而言，其药物分布的主要特点是：水溶性药物分布容积减小，脂溶性药物分布容积增大，与血浆蛋白结合率高的药物游离药物浓度升高、分布容积增大。

（一）机体组成成分的影响

老年人机体组成和体液成分发生复杂的变化，如机体细胞内液减少，机体总含水量减少；脂肪组织大多有所增加，非脂肪组织（骨骼肌、肝、肾、脑等）成分逐渐减少。因此，水溶性药物（如乙醇、吗啡、安替比林、对乙酰氨基酚、锂制剂等）分布容积减小，血药浓度增加。而脂溶性药物（如地西泮、硝西泮、咪达唑仑、利多卡因等）在老年人组织中分布容积增大，半衰期延长，药物作用时间持续较久。

（二）血浆蛋白结合率的影响

当药物进入血液循环后，在血浆中以两种形式存在：一种是具有药理活性可扩散，并参与代谢排泄的游离型药物，另一种是与血浆白蛋白结合为暂时失去药理活性、不能被代谢排泄的结合型药物，该型药物分子量大，不能进行跨膜转运分布到组织中去。血浆中，游离型与结合型药物处于动态的平衡中，呈可逆性。由于游离型药物能跨膜转运到达靶器官，能发挥药理作用，因而，游离型药物的浓度与药物的分布和清除有关。当游离型药物被机体清除，含量降低时，结合型药物可解离出来转变成游离型。由于老年人血浆白蛋白减少，促使蛋白结合率高的药物游离型增加，表观分布容积增加，药物作用增强，易引起不良反应。如抗凝血药华法林（蛋白结合率高），若老年人使用常规剂量，发生出血的危险性明显增加；而吗啡的血浆蛋白结合率较低，这是阿片类药物对老年人镇痛效果较好的原因之一。此外，老年人大多须同时服用两种及以上的药物，由于不同药物对血浆蛋白结合存在着竞争性置换作用，共同竞争与蛋白结合，从而可改变其他游离型药物的作用强度和作用持续时间，需引起临床医师注意。

三、代谢

药物代谢是指药物在机体内发生的化学变化，又称生物转化，而肝脏是机体内最主要的药物代谢器官，肝脏富含药物Ⅰ相代谢（氧化、还原和水解）和Ⅱ相代谢（结合）所需的各种酶，其中以P450酶最为重要。大多药物经过肝微粒体酶系统进行代谢，还有少数经非微粒体酶代谢，经过不同程度的结构变化，包括氧化、还原、分解、结合等方式，使药物解毒、灭活，以利于排泄。但代谢转化也会发生在肠壁、肺、皮肤、肾和其他器官。

临床上，老年人的药物代谢能力明显减退。老年人肝血流量减少，功能性肝细胞减少，肝的微粒体酶活性降低，使肝对药物进行代谢的能力降低，因而许多药物的半衰期明显延长，易造成某些主要经肝代谢的药物蓄积。因而，老年人应用主要经肝代谢的药物时，应减少用药剂量或延长间隔时间，以防药物不良反应增加和蓄积中毒。研究也表明，随着年龄的增加，主要影响药物的Ⅰ相代谢反应，包括羟基化、氧化、去甲基和还原等。通过Ⅰ相代谢的药物，大多转化为效果减弱、等同或更强药理学作用的代谢产物，如地西泮。而药物的Ⅱ相代谢反应，是指药物通过葡萄糖醛酸化和乙酯化等结合反应，转化成无活性的代谢产物。同时，性别对老年人药物代谢的影响也已有所报道，如奥沙西泮在老年男性的代谢较老年女性快，原因尚不清楚。

四、排泄

药物排泄是指药物在机体内经吸收、分布、代谢后，最后以原形药物或其代谢物的形式通过排泄或分泌器官排出体外的过程。描述药物清除的参数是半衰期和清除率。药物的半衰期是指血药浓度下降50%所需要的时间。当药物进入系统循环和清除相等时达到稳态，对于常规药物，一般给药5个半衰期后，可达到稳态浓度的95%。

肾是大多数药物排泄的主要器官，胆汁排泄也较重要，某些药物还可从肺、乳腺、唾液或汗腺排出，挥发性药物及气体主要从呼吸道排出。

老年人的药物排泄能力明显下降。老年人最大的药代动力学改变在于药物的排泄。

年龄相关性肾功能减退是老年人发生药物中毒的最主要原因。随着年龄增大，肾重量、肾单位数、肾小球细胞数和肾小管上皮细胞数均明显减少，残存的肾小球也可出现病理性变化，如玻璃样变、动脉硬化及间质纤维化等，导致肾血流量、肾小球滤过率、肾小管分泌和排泄功能均有所降低。这些因素均可使主要经肾排泄的药物清除率明显降低，血浆半衰期延长，增加了药物蓄积中毒的危险性。部分或全部以原形经肾排出的药物，其药物总清除率与肾小球滤过率呈平行正相关。同时，对于老年人，血清肌酐值不能准确反映肌酐清除率，这是由于老年人的肌肉含量明显减少，产生肌酐的数量也相应减少，这样血清肌酐值不能准确反映肌酐清除率的变化。因而，老年人药物剂量的个体差异调整应以肾小球滤过率为依据，临床上多采用内生肌酐清除率的方法进行评估，是了解肾功能较为可靠的指标。

总之，老年人的肾功能减退，血浆半衰期延长，用药剂量应相应减少，给药间隔应适当延长，特别是药物以原形排泄、治疗指数范围窄的药物，尤须引起注意。而对于肾功能可能有损害，但是无法准确估计的老年病例，临床医师应考虑如下几点：①避免使用全部依赖肾脏进行排泄的药物，这些药物的累积将导致毒性，如亚胺培南。②如果使用这些药物不可避免，则应尽量对肾功能进行准确的估计，如检测8小时或24小时肌酐清除率。③尽可能监测血药浓度，如氨基糖苷类。

第二节　药物效应动力学

药物效应动力学简称药效学，是指药物的药理学作用持续时间和强度。老年人由于患有多种疾病、合用多种药物、体内重要器官组织功能增龄性变化、靶器官受体数目及亲和力改变等因素的影响，使药物反应性调节能力和敏感性改变。老年药效学改变的基本特点是：老年人对大多数药物的敏感性增高、作用增强，仅对少数药物的敏感性降低，药物耐受性下降；药物不良反应发生率增加；用药依从性较差而影响药效。老年人的药效学改变最典型的药物就是苯二氮䓬类，如给予单剂量三唑仑后，和年轻人比较，老年人的镇静作用更大，精神运动试验表现更低。

一、神经系统变化对药效学的影响

老年人中枢神经系统结构和功能均发生减退，脑细胞数逐渐减少，脑血管硬化，脑血流量和脑代谢均降低。因此，老年人对中枢神经抑制剂的药理学敏感性增高。对有镇静作用或镇静不良反应的药物，均可引起中枢的过度抑制；对吗啡的镇痛作用，对氟烷、利多卡因、地西泮、硝西泮等敏感性增加。所以，使用该类药物时，剂量应相应减少。此外，巴比妥类在老年人易引起不同程度的精神症状，此现象不仅见于长期用药者，也可见于首次用药的老年人。

二、心血管系统变化对药效学的影响

老年人心排血量、心脏指数和动脉顺应性下降。心脏的起搏传导系统退行性改变，供应心脏血液的冠状动脉出现粥样硬化，易发生心律失常。老年人主动脉及小血管硬化，α、β肾上腺素受体功能下降，RAAS活性下降可影响老年人对心血管药物的敏感性。同时，老年人使用洋地黄类正性肌力药时，药理作用降低而毒性增高，这与老年人细胞内钾减少、肾功能下降、肝代谢能力下降、利尿后失钾、缺氧等因素有关。此外，由于机体代偿机制的进行性退化，老年人使用降压药物时，易发生直立性低血压。

三、内分泌系统变化对药效学的影响

老年人内分泌功能发生改变，各种激素的分泌产生变化，与此相关联的是各种激素受体数量的改变，从而导致对药物反应性的差别。如使用胰岛素和降血糖药物时，易引起低血糖，药物过量、不按时进餐、进食量减少、合并其他用药等时更易发生。老年人的中枢神经系统对低血糖非常敏感，故选用降血糖药物时以作用强和短效的药物为宜。

总之，对于老年人，特别是那些体质虚弱的老年患者，应谨慎用药。使用较低剂量、较长的给药间隔以及相对缓慢地进行剂量调整，是成功地管理药物治疗、减少药物不耐受或毒性的重要方法，同时应对患者的疾病状态和药物的体内过程进行动态监测，以保证最佳的治疗效果。

（齐占朋）

第十六章 老年人合理用药

第一节 药物使用特点

一、老年人的合理用药

老年人的合理用药问题是老年医学面临的严峻挑战，也是现代老年医学重点关注的命题。由于老年人自身身体功能的改变及用药复杂性，其合理用药不仅与药品本身的作用特性（如药理作用、药代动力学特征、适应证、禁忌证和用法用量等）息息相关，更涉及多重用药、共病管理等方面，甚至还应考虑经济、伦理等社会因素。因此，要实现老年人的合理用药，需建立在多学科协作的基础上，不仅需要各临床专科人员的专业协同，而且需要护理、药学、营养及心理等学科人员的共同参与，合理运用老年用药评价工具，充分考虑和评估用药的风险与受益，制订个体化的用药方案，并在此基础上建立相应的用药数据库，完善ADR报告、病历与处方分析评价及特殊人群血药浓度监测等制度规范，为老年人合理用药提供更多的理论指导和依据。

临床上，老年患者往往由于多病共存、多科就诊而需要多药联用，从而导致ADR增加、患者依从性下降及卫生资源消耗增多等。据统计，老年人ADR发生率较高。60岁以下成年人ADR发生率为3%～12%，而60～69岁组为15.4%，70～79岁组为21.3%，＞80岁组则为25%，ADR发生率随年龄的增长而增高，但年龄本身并不是一个独立的危险因素，其风险来自年龄相关因素，包括增龄性改变、各种疾病。虽然并非所有药物的相互作用都能导致ADR，但这种潜在的风险无疑是显著增加的。老年患者一旦发生ADR，可能导致以下几种后果：①生活质量下降。②医疗需求增加，其中发生ADR的老年人30%需要就医，门诊、急诊和住院率分别占1.5%、1%～4%、5%～30%。③死亡率上升，药源性死亡已成为人类第四大死因，其中老年人占51%（为主要受害者），其他可能的后果还包括易误诊漏诊、致残、医疗费用增加等。因此，降低ADR的发生率已经成为老年人药物治疗的三大目标之一，亟须根据相关指南、用药原则及不同的老年患者个体化选择用药，加强对老年人的规范用药管理，提高老年人合理用药水平。

二、药物的相互作用

药物相互作用是指两种药物或多种药物，同时或先后经相同或不同途径给予，各药物间发生相互作用或各药物对机体发生的相互影响，从而改变了一种药物原有的理化性质或其体内过程（ADME过程），以及机体对组织对药物的敏感性，进而使药物的作用与效应发生变化。其变化结果，可使药物的治疗作用或功能增强而不良反应减弱，如降压药和利尿药联用治疗高血压症可使降压效果增强；磺胺甲基异恶唑和甲氧苄啶合用治疗细菌性感染可使抗菌效果增强；类风湿关节炎用沙利度胺和甲氨蝶呤联合治疗能改善关节痛和局部肿胀，两药合用的效果有相加作用；钙拮抗剂如氨氯地平、福辛普利为常用的降压药，对代谢无影响，有良好的耐受性，对心、肾靶器官有一定的保护作用，但对糖尿病高血压患者的心血管不良事件常常发生，若与血管紧张素转化酶抑制剂（如卡托普利）联用则对糖尿病高血压有良好的降压效果并降低不良反应的发生率等。药物相互作用的结果也可使药物的治疗作用或功能减弱而不良反应增强，如华法林和保泰松联用可出现出血不止；单胺氧化酶类抗抑郁药和富含酪胺的药物或食物同时使用，可出现急剧的甚至致命的高血压危象；选择性5-羟色胺再摄取抑制剂如舍曲林（左洛复）、帕罗西汀（赛尔特）、氟西汀（百忧解）用于强迫症有较好的疗效，若和单胺氧化酶抑制剂或色氨酸联用，可出现5-羟色胺综合征如发生高热、大汗、反射亢进、肌痉挛、精神错乱甚至死亡等。

老年人常因同时患一种以上疾病，病情复杂，往往同时使用多种药物进行治疗，所以很容易发生药物的相互作用。有调查表明，75岁以上患者中，有85%常规服药，其中有34%服3～4种不同药物。主要常用的药物中有34%为利尿药，有27%为镇痛退热药，有24%为安定药和抗抑郁药，有22%为镇静催眠药，有20%为洋地黄类药物。还有长期服降血压药和降血糖药。药物不良反应的发生率可随用药物种类、数量的增多而增加。许多疾病如高血压、关节炎、充血性心力衰竭、抑郁症、肿瘤疾患、感染性炎性疾病等，均牵涉多种药物治疗。据调查表明，同时服用6～10种药物的患者其药物的不良反应发生率为10%，同时服用10～15种药物的患者其药物的不良反应发生率为28%，同时服用16～20种药物的患者其药物不良反应的发生率为54%。药物相互作用是老年患者引起药物不良反应的主要原因之一药物的相互作用可发生在药物的吸收、分布、代谢和排泄过程，也即药物的整个ADME过程都可发生药物的相互作用。

（一）药物吸收期间的相互作用

口服药物时，直至吸收前或其吸收过程，由于药物的释出和溶解而引起药物间的相互作用，如对胃液酸碱度的变化、对胃肠蠕动的改变等进而引起药物的相互作用。

1.影响胃液酸碱度

胃液一般为酸性，若给予重碳酸氢钠、氢氧化镁、氢氧化铝等，胃液的酸碱度上升，因此，在酸中易溶解而在中性或弱酸性中不易溶解的药物或与此相反的药物，其吸收就受影响。如老年患者同时使用阿司匹林和重碳酸氢钠时，胃液酸碱度上升，加快药物的溶解速度，促进其吸收，胃黏膜通透性增强而可引起胃出血。抗酸剂三氧化铝、三硅酸镁、碳酸钙若和地高辛合用则可减少地高辛、环丙沙星、异烟肼、乙胺丁醇等在胃肠道的吸收。氯丙嗪增加地高辛在胃肠道的吸收，必要时，和地高辛合用药物要间隔2小时以上服用。四环素并用重碳酸氢钠或氧化镁，由于胃内酸碱度上升，使四环素不易溶解，而未溶解的四环素不能被吸收而经小肠从粪便中排出体外。碱性药物可使左旋多巴在消化液中降解为黑色素而失效。甲氰咪胍抗胆碱药抑制胃酸分泌而肾上腺素阻断药妥拉苏林促进胃酸的分泌，致使胃液酸碱度发生变化而影响其他合用药物的吸收。通常，药物的非离解型分子较离解型分子容易吸收，非离解型脂溶性高分子与抗酸性物质或者和碱类药物一样，是从细胞膜的脂质部分扩散的，水溶性分子由于分子过大而不能通过充满水分的细胞小孔而被留在细胞膜外。另外主动吸收的药物，应尽可能地不使药物产生游离型分子，以免影响其吸收。如抗酸剂可使胃液酸碱度升高，增加降压药卡托普利的离子化，严重影响其对膜的穿透，减少药物的吸收，因此，两者不联用。

2. 药物在胃肠中产生复合物

数种药物在消化管中相互作用可形成新的化合物或复合物，如咖啡因在水杨酰胺的存在下可形成复合物，使咖啡因吸收率降低。也有使吸收增加的，如四环素在消化管内与钙离子或铁离子形成复合物，以致四环素的吸收率明显下降，但如果又同时存在偏磷酸钠或枸橼酸钠时，由于偏磷酸钠或枸橼酸钠可与钙离子或铁离子产生复合物而使四环素和钙离子或铁离子的复合物明显减少，进而增加四环素的吸收。胰酶抑制剂、钙盐、磷酸盐、联酸、抗酸药都可和铁盐生成复合物而抑制铁剂的吸收，而维生素C则和铁盐形成可溶性复合物而增加铁盐的吸收。消胆胺与洋地黄在胃中也形成复合物，而使洋地黄的吸收不良。消胆胺还具有离子交换树脂的作用，可在胃中吸附其他药物如阿司匹林、保泰松、苄苯酮香豆素、叶酸、苯巴比妥、甲状腺素、四环素等，进而减少其在胃肠中的吸收。抗酸剂三氧化铝可和降压药卡托普利形成铝盐而影响其吸收。抗酸药铝制剂还能延长或减少奎宁的吸收而维生素K则增加奎宁的吸收。

3. 影响胃肠功能

口服药物主要在小肠吸收，在吸收过程中胃内容物的排空速度（GER）是影响药物在小肠吸收的主要因素之一。当GER下降时，胃内容物送不到肠腔面使其吸收延迟，其代谢也因此而延迟或降低，进而使药物的血药浓度上升的速度和达到最高血药浓度的时间受到影响。如炎痛静等非类固醇性消炎药与氨基比林、氯丙嗪等使GER延迟，而妨碍其他联用药物的吸收。普鲁本辛等抗胆碱药能延长胃排空时间，延缓联用的对乙酰氨基酚等药物吸收。氯普胺能加速胃排空，使联用的乙酰水杨酸、对乙酰氨基酚很快进入小肠面加快其吸收。地高辛若和青霉素、四环素、红霉素、氯霉素等同时服用，则由于肠道菌丛的变化，使地高辛在肠道的破坏减少以致吸收增加，其生物利用度增高，可使血清地高辛浓度升高1倍以上。地高辛若和新霉素合用则因新霉素损伤肠黏膜而减少肠道对地高辛的吸收，使地高辛的血浓度下降。去甲肾上腺素可使胃黏膜血管收缩，在肠内又易被碱性的肠液破坏，所以不能口服必须静脉给药。降脂药地维希胺阻碍脂肪的吸收而影响脂溶性药物和脂溶性维生素的吸收，所以要补充一定量的脂溶性药物或脂溶性维生素。其他如H_2受体拮抗剂西咪替丁、雷尼替丁可抑制维生素B_{12}吸收，噻嗪类利尿剂增加钙吸收减少钙排泄因而可引起高钙血症，消胆胺、降胆宁可降低噻嗪利尿剂的吸收而降低其血药浓度，这些药物联合使用时必须引起注意。老年人胃肠功能发生老年性变化，对于药物相互作用的影响特别敏感，因而，几种药物联用时，经常在青年人尚未出现的相互作用而在老年人则已发生。

（二）药物在血液运输中的相互作用

药物进入血液被运送至组织中，发挥效力后再被排出体外。若数种药物同时使用，一种药物可因其他药物的影响而改变其药效或产生副作用或造成中毒。这在老年患者是常见的。

1. 相互竞争对血浆蛋白的结合

由于大多药物在血液中是和血浆蛋白相结合的，当某种药物与具有蛋白结合性强的药物伍用时，出现竞争及置换现象。竞争现象发生在两种药物与血浆蛋白结合时，对蛋白分子上同一结合点彼此具有不同的结合力的药物之间，围绕着对此结合点的结合而产生的竞争现象，是结合力弱的药物与血浆蛋白之间的结合，被结合力强的药物所阻碍的现象。置换现象是在某种药物已与血浆蛋白结合状态下，加入对此结合点具有更强的结合力的药物时，把已结合的药物的一部分，从蛋白结合点中驱逐出去，而发生的所谓蛋白结合置换现象。当这两种现象在体内发生时，则一种药物的游离型增多，其作用也增强。如老年人常见的糖尿病，当给予甲磺丁脲时，由于该老年患者原已患有肾盂肾炎而联用黄胺苯吡唑使甲磺丁脲半衰期延长，而引起低血糖症。这是因为甲磺丁脲较磺胺苯吡唑的蛋白结合力强的缘故。再如，阿司匹林较甲磺丁脲的蛋白结合力强，因此两者合用，由于阿司匹林对蛋白结合点的竞争而减少甲磺丁脲与蛋白的结合，使甲磺丁脲的游离浓度增大，进而引起低血糖。阿司匹林还和硫喷妥钠、苯妥英钠、布洛芬、糖皮质激素类等药物相互竞争对血浆蛋白的结合，老年患者常因动脉硬化性疾病而引起心肌梗死，治疗时，常用苯丙酮香豆素和双香豆素，但对同时关节炎疼痛患者常加用保泰松，两药合用则由于苯丙酮香豆素被置换而引起低凝血酶原血症，遂引起大出血甚至死亡。其他如磺胺类药物可被香豆素类抗凝药从血浆蛋白结合点置换出来而增加磺胺药的血药浓度，以致增强磺胺类药的抗菌效力。有些老年患者，先投给磺胺后再投与青霉素，则血浆蛋白与青霉素的结合点降低，非结合型的青霉素增多以致增强青霉素的药效。再如，水杨酸盐、磺胺类、保泰松、胆红素等可与苯妥英钠竞争血浆蛋白的结合点而降低苯妥英钠与血浆蛋白的结合点，以致血浆中游离苯妥英钠的浓度增加，而其临床疗效和毒性都同时增强。老年患者常由于血浆蛋白老年性降低，在使用与血浆蛋白结合率高的药物时，由于其游离型药物增多，很容易出现药物的不良反应，临床使用时要引起足够重视。

2. 相互作用对药物主动运输的影响

有些药物经血液运送至组织后，在组织细胞通过主动运输而进入细胞而发挥药效的。两种药物相互作用对药物的主动运输也产生一定的影响。如抗高血压药肌乙啶、异喹胍、双胍啶，都是通过主动运输机制而为肾上腺素能神经所摄取，但该主动运输机制可被拟交感胺类药物和三环类抗抑郁药所抑制，致使降血压效果被阻断，以至于反转为升高血压。

3. 相互作用影响药物的组织分布

如上所述，药物进入体内后，由于组织细胞药物受体对药物结合力不同而使药物的组织分布不一。多种药物的相互作用可引起药物组织分布的异常。如奎尼丁和地高辛合用，可引起地高辛的血浓度升高1倍以上，其原因除了奎尼丁减少地高辛尿排泄外，主要的还是奎尼丁和地高辛在组织（主要是肌肉组织）竞争结合点，使地高辛在组织中的分布减少。此外，异烟肼和安定可提高咖啡因在脑中的浓度。老年患者组织细胞的老年性变化，对于药物组织细胞受体的影响，在临床用药方面是非常敏感的。

（三）药物在代谢过程中的相互作用

药物吸收后向组织移行到发挥药效前，要经过体内代谢。这种药物体内代谢大多在肝脏药酶的作用下进行。肝脏代谢的药酶主要有细胞色素氧化酶P450；该酶还有多种同工酶，其活性有一定的差异，还具有一定的性别与年龄差异。

1. 加速药物的代谢

某些药物在体内反复使用，可刺激药物代谢酶的活性（酶诱导），使另一些药物代谢加快，从而减弱其药理活性。当前诱导出现时，肝重量增加，肝中的蛋白质含量也随之增多，内质网微粒体的量及其所含蛋白质也增加。RNA和磷脂合成速率明显加强。另外，前诱导剂也是酶的底物，受酶的代谢，但不增加酶的破坏。如镇静药、催眠药、安定药、止痛药、抗组胺药、口服降糖药等，都有增强药物代谢酶的作用面使联用的药物代谢加快而降低其疗效。如苯巴比妥是熟知的药酶诱导剂，若反复使用可诱导药酶，这时，若联用双香豆素类抗凝药，则其代谢加快，半衰期缩短，作用减弱，因此，双香豆素的剂量要增加，但当停用苯巴比妥时，抗凝剂又相对地过量，如不及时减量或停药则有可能出现出血的危险。心功能不全的老年患者，若同时投与洋地黄和巴比妥酸盐，由于巴比妥酸盐的酶诱导效应而促进洋地黄的代谢，同时也引起巴比妥自身的分解加强，因此，要同时增加它们的剂量。另外，老年患者，同时使用苯巴比妥和苯妥英钠，若中断使用苯巴比妥时可引起酶诱导减弱和苯妥英钠蓄积，遂出现眩晕、步态蹒跚和运动失调等。再如老年肺气肿并发喘息患者，或老年关节炎患者给予类固醇类激素时，因有失眠而并用苯巴比妥，遂使激素的半衰期缩短，进而引起喘息或关节痛恶化，因此，对于老年患者应用苯巴比妥时要特别慎重。

2. 减慢药物的代谢

有些药物可抑制肝药酶的活性，从而减慢另一些合用药物的代谢，使其血药浓度增高，药物的作用增强，甚至引起药物的不良反应。如氯霉素为一种肝药酶抑制剂，能使甲磺丁脲、苯巴比妥、华法林等药物代谢减慢，药物作用增强，若联用时，应适当减少其剂量以免引起药物中毒。老年人多有糖尿病，当其又患感冒时，在原已服用降糖药的情况下，又投予阿司匹林和磺胺苯吡唑就有可能使降糖药的代谢减慢，使其半衰期延长，进而引起低血糖。在服用D 860期间，给予双香豆素，则D 860的半衰期从4.9小时延长至17.5小时，其血浓度可由1.5mg/dL增加至11mg/dL，血糖值降至正常值以下。当老年白血病患者使用6-MP期间出现关节痛和尿酸增高时，又给予别嘌呤，乃使6-MP半衰期延长，引起严重的骨髓损害，此时，应减少6-MP用量。抗组胺药有一定的心脏毒性，在肝药酶的代谢后可减少其毒性，其代谢物仍具有药效。如果联用一些其他也在肝药酶代谢的药物，则这些药物与抗组胺药竞争酶的位点，进而减少抗组胺药的酶代谢而增强抗组胺药的心脏毒性，由于抗组胺药的心脏毒性是通过阻断复极化中的钾通道，当剂量过大时，或肝功能受损时，联用其他肝药酶代谢的药物可使抗组胺药的血清浓度上升，则抗组胺药的心脏毒性更为显著，这对于老年患者尤为严重，临床使用时要更加注意。其他如预防与治疗鸟型分枝复合菌的药物克拉霉素和利福布丁合用，具有双相的相互作用，克拉霉素是肝药酶细胞色素P_{450}同工酶的CYP3A4的抑制剂，若与利福布丁合用时，可使利福布丁血药浓度增加，进而使眼葡萄膜炎发生危险和其他不良反应的发生率明显上升。利福布丁是该药酶的中效诱导剂，当与克拉霉素合用时，可使克拉霉素的血药浓度降低，所以该两药应避免合用。羧苄磺胺抑制利福平代谢而增强利福平的毒性，喹诺酮类抗菌药环丙沙星严重抑制茶碱、咖啡因、华法林的正常代谢，抗菌药甲硝唑抑制华法林代谢而增强其抗凝血作用。这些药物若联合使用时，可引起严重不良反应，应监测其血药浓度。

　　在药物联合使用时，凡同为药酶底物的都可能相互竞争药酶的结合点，而相互降低其代谢速率；凡一种药酶的底物和该酶诱导剂同时使用时，可能使该底物的代谢加快而降低其药效；凡一种药酶的底物和该酶的抑制剂同时使用时，可能使该底物的代谢减慢而增强其药效，还可能同时使其毒性加强。老年人由于肝功能减退，酶蛋白的合成能力减慢，在这些药物同时使用时，可能发生更为复杂的临床现象，必须慎重处理，严格把握剂量，同时做必要的相应的监测。

（四）药物排泄过程中的相互作用

　　药物经代谢后，大多经肾脏排泄，多种药物经肾脏排出时，可能发生相互作用，进而影响药物的排泄，最后影响药物治疗效果和其毒性的产生。

　　1. 竞争肾小管分泌系统而影响药物的排泄

　　药物经肾脏排泄主要是通过肾小球滤过和肾小管分泌。有些药物可竞争肾小管分泌而干扰另一些药物从肾小管分泌，结果使经肾小管分泌的药物受到抑制，使其血药浓度升高，药效增强或作用时间延长，如老年人患有感染疾病时，常将青霉素与丙磺舒同时使用，因丙磺舒是一种弱酸性药物，能与青霉素竞争同一肾小管外泌系统，使青霉素通过肾小管分泌减少，从而减弱其排泄，延长其半衰期，提高青霉素的血药浓度，进而增强其抗菌效果。丙磺舒还减慢抗病毒药阿昔洛韦的排泄而易于体内积累。丙磺舒也抑制苯巴比妥类药物自肾小管分泌，使其排泄减慢，延长其半衰期，也和利福平竞争肾小管的分泌系统，减少利福平的排泄，提高利福平的血药浓度而增强其疗效。阿司匹林、消炎痛、磺胺苯吡啶等也都能与青霉素竞争肾小管的分泌系统。保泰松或双香豆素与氯磺丙脲合用时，也相互竞争肾小管分泌系统，而使氯磺丙脲的血药浓度增高，增强其降血糖效果。别嘌呤与甲苯磺丁脲、氯磺丙脲等降糖药竞争肾小管分泌而延长后者的半衰期。强效利尿药呋塞米和阿司匹林都为有机酸，相互竞争肾小管的分泌系统，使阿司匹林的尿中排出量减少。此外，丙磺舒还可与吡嗪酰胺、氨基水杨酸、先锋霉素、消炎痛等相互竞争肾小管的分泌系统，进而影响所合用药物的药效及其毒性的发生。

　　2. 肾小管重吸收过程的药物相互作用

　　药物从肾脏排泄的速度受多种因素影响，其中肾小管内尿液酸碱度是重要因素之一，分子型的药物易被肾小管重吸收，而离子型的药物不易被肾小管重吸收。弱酸性药物在碱性尿液中或弱酸性药物在酸性尿液中主要以离子型存在，所以不易被肾小管重吸收而排泄较快。如服用阿司匹林或保泰松又同时服用碳酸氢钠，因后者能使尿液碱化，尿液的酸碱度升高，促进阿司匹林或保泰松等弱酸性药物的排泄。碱性药物还促进弱酸性药物如苯巴比妥从尿液中的排泄。乙酰胺若和碱性药物如碳酸氢钠或氨茶碱合用，可减慢药物自尿液中排泄，血药浓度增高而疗效增强；若和酸性药物吲哚美辛等合用，则药物自尿液中的排泄增快，疗效降低。氨茶碱和酸性药物合用则增加自尿液中排泄，若和碱性药物合用时则减慢其自尿液中排泄。阿托品、哌替啶等弱碱类药物，可过服用氧化铵使尿液酸化而加速其排泄。氯化铵还促进碱性药物哌替啶等从尿中排泄。噻嗪类利尿剂降低奎尼丁解离度而增加肾小管对其重吸收，从而减慢其排泄，升高血药浓度，当低钾、低镁时易发生心律失常。

　　3. 减慢药物自尿液中排泄的相互作用

　　有些药物的相互作用既发生在肾小管分泌系统又发生在肾小管的重吸收过程。有些药物的相互作用发生在尿液排泄过程，但其机制不明。如心痛定、心律平、卡托普利、维拉帕米（异搏定）等降低地高辛的肾清除率，而肼苯达嗪、硝普钠、硝酸甘油等增加地高辛的肾清除率。氨茶碱可增加锂盐自尿液中排泄。维生素C促进吗啡排泄而降低吗啡的血药浓度。老年人由于肾脏呈老年性变化，肾小球滤过或肾小管分泌系统功能降低，对药物的排泄都有一定的影响，加之药物相互作用，其结果就更为复杂，临床同时使用多种药物必须慎重。

（五）药效学或毒理学方面的相互作用

几种药物联合使用时，可通过作用于同一部位、同一机制而产生药效增强或减弱的效应，即协同或对抗作用，如氨基苷类抗生素与简箭毒碱均能阻断神经肌肉接头处的N受体，两药合用能增强松弛骨骼肌的作用；利福平与异烟肼都有肝毒作用，两药联用可使肝毒作用增强；胃复安与阿托品合用，在作用上直接对抗。有些药物作用于不同部位、不同机制而产生药理上或毒理上的相似或相反的效应，进而影响药效或毒性反应。如α受体阻滞剂酚妥拉明对慢性肺心病疗效肯定，磷酸二酯醇抑制剂二羟丙茶碱松弛平滑肌、抗炎，有利于神经肌肉的呼吸效应器的作用，扩张支气管、改善心搏出量、扩张全身和肺血管、增加水钠排出、兴奋中枢系统以及改善呼吸肌功能等，多巴胺激动心脏β受体增加收缩力，增加心排血量，三者联用从不同部位发生药效对治疗肺心病并心力衰竭可加强疗效。有些药物联用则由于干扰体内活性物质的代谢或体内的生理生化环境而产生相互作用，进而影响药效或其毒理作用，如噻嗪类利尿药、速尿、利尿酸等都有排钾作用，使血钾降低，心肌细胞内钾减少，若与洋地黄合用则可诱发或增强洋地黄的毒性，曾有报道洋地黄与利尿剂合用出现毒性反应为24%，而单用洋地黄的毒性反应为9%；保泰松能使体内钠与水潴留，可抑制双氢克尿塞降压利尿药的降压作用等。

1. 抗微生物药物

老年患者经常使用抗生素类药物，抗生素类药物滥用已得到全球的关注，抗生素的使用不当已导致细菌耐药性增加。国际组织称细菌耐药已远远超过抗生素的研制速度。抗生素耐药性已成为一严峻的全球性问题。如肺炎球菌对青霉素耐药性增加，可产生中度耐药或高度耐药，同时对其他β内酰胺类药也产生耐药性。目前对老年人感染性疾病使用第三代头孢菌素如头孢他啶，能消除敏感的单一菌种感染和多重菌感染，具有较理想的效果。抗生素联合其他抗菌药，则往往具有增效的作用而降低耐药性的产生。老年人抗菌药联合应用的适应证应掌握在致病原未明的严重感染；已应用或考虑应用单一抗菌药难以控制感染；混合感染或感染范围广而考虑可能有两种以上细菌感染者；机体深部感染或抗菌药不易渗透部位的感染；慢性迁延性感染、病程较长、病灶难以消除、长期抗菌药的治疗可能已产生耐药者等。联合使用抗菌药时可能增加产生不良反应的后果，故宜适当减量使用。

如红霉素与过氧苯甲酰联用于痤疮，使耐抗生素菌株数明显减少，比单用红霉素效果好万古霉素经常被用于老年人感染性疾病，但有耐药性，出现耐万古霉素金黄色葡萄球菌感染病例，若联用庆大霉素和利福平或联用苯唑西林等，都可减少耐药菌感染。头孢他定与氨基糖苷类抗生素合用对敏感的绿脓杆菌和大肠杆菌呈累加作用，若与妥布霉素和阿米卡星合用对多重耐药的绿脓杆菌有明显的协同作用，若与头孢磺啶、美洛西林或哌拉西林合用对绿脓杆菌和大肠杆菌可产生协同或累加作用。硫酸链霉素若与其他抗结核药合用，则可明显延缓其耐药性的产生。罗红霉素与磺胺甲基异恶唑合用，对流感杆菌的抑菌活性比单用可提高2～4倍，耐药发生率从47.2%降至10%。庆大霉素、青霉素与吡哌酸合用可产生协同作用。噻肟单酰胺菌素（氨曲南）与氨基糖苷类抗生素（如庆大霉素、妥布霉素、丁胺卡那霉素等）合用，对绿脓杆菌、不动杆菌、沙雷杆菌、克雷伯杆菌、大肠杆菌等产生协同作用。硫酸庆大霉素与青霉素或头孢霉素合用，对草绿色链球菌、金黄色葡萄球菌有协同作用。硫酸庆大霉素与哌拉西林合用，对绿脓杆菌有协同作用。

也有因为联用药物而疗效降低，如甲硝唑用于阴道炎，若伍用红霉素则降低疗效。克林霉素与红霉素合用或青霉素类与四环素、氯霉素、大环内酯类等合用或头孢西丁钠与多数头孢菌素合用或氯霉素与林可霉素合用可产生拮抗作用，这些抗生素合用时可降低药效。羧苄青霉素及其他抗假单孢菌属青霉素，能被氨基糖苷类抗生素尤其是庆大霉素或妥布霉素所灭活。几种氨基糖苷类抗生素合用时往往相互影响药效。头孢西丁、伊米配能等抗生素对革兰阴性需氧菌感染不能与氨曲南合用。羧苄青霉素可使庆大霉素激活。太古毒素可被消胆胺灭活，不能联合使用。对氨基水杨酸钠与乙硫异烟胺合用可增加毒副作用。抗结核药吡嗪酰胺与乙硫异烟胺、异烟肼、烟酸类药物之间可产生交叉过敏，不良反应增强。

2. 降脂药类

降脂类药物主要有他汀类。激素替代疗法（HRT）虽然降脂作用不大，但仍是有他汀类药物所没有的独特的作用。他汀类如普伐他汀与非皮质类固醇抗炎药（NSAID）（如阿司匹林、舒林酸等）合用于血脂过高者，对癌细胞也有较强的杀伤力，可协同降低结肠癌的危险。老年高胆固醇血症患者使用氟伐他汀长期的剂量为每天60mg，具有较好的疗效，若与苯扎贝特或消胆胺联合使用，则更为安全，疗效提高，可以有很好的耐受性。非诺贝特（力平脂）为第三代苯氧乙酸类降脂药，若与胆汁酸结合树脂类合用，对降低总胆固醇和LDL，比HMG CoA还原酶抑制剂药物强，尤其是在降低VLDL和甘油三酯方面更为突出，另外还可明显增加HDL水平，能增加抗凝剂的作用，若与抗凝剂合用要减量使用并适时检查凝血酶原时间，与烟酸也有协同作用。

老年患者在使用他汀类药物同时使用环孢素、吉非贝齐、烟酸、红霉素或吡咯类抗真菌类药物时，可发生肌痛和横纹肌溶解的危险。

3. 强心苷类

老年患者常用强心苷同时又用抗心律失常药。两种药物联用往往发生相互作用，而增强强心苷的毒性或药效，如地高辛与奎尼丁合用增强中毒症状并有心电图表现。普鲁卡因胺可用于洋地黄中毒引起的快速性心律失常，但普鲁卡因胺为负性肌力、负性频率及负性传导药物与地高辛合用仍须慎重。地高辛与普萘洛尔合用治疗快速性心房纤颤时有协同作用，但两药合用产生缓慢心律失常，对心功能不全老年患者还可加重心力衰竭，故在两药合用时应注意剂量并密切观察临床症状。双异苯吡胺属Ⅰa类抗心律失常药，对房室交界区有阿托品样作用，可使不应期缩短，两药合用治疗快速性心房纤颤时，有可能使地高辛失去对心室率的保卫作用和使心室率增加的潜在危险，两药不适合于老年患者合用。溴苄胺为阻滞交感神经、提高心肌兴奋阈作用的药物，可用于地高辛中毒所致各种快速性心律失常，但也有认为两药合用可产生新的心律失常。

心可定为钙离子对抗剂，具有扩张血管作用，与地高辛合用可对抗地高辛对室壁动脉血管的收缩作用。潘生丁能改善微循环，扩张冠状动脉血管，有利于改善心功能，增强地高辛治疗心力衰竭的疗效，但潘生丁有冠状动脉窃血作用，两药合用要注意心电图改变。

老年人由于高血压，在使用强心球同时使用降压药，如利血平具有对抗交感神经、相对增强迷走神经兴奋性、减慢心率和传导的作用，与地高辛合用时可引起严重的心动过缓及传导阻滞。降压药胍乙啶可增强颈动脉窦压力感受器对地高辛的敏感性，两药合用易发生房室传导阻滞。

4. 硝酸酯类

硝酸酯类为扩张血管药，尤其是血管平滑肌，还具有对抗血液循环中血小板凝集和黏附作用，有减少血栓形成之可能。常与β受体阻滞剂合用于治疗心绞痛，二者可降低心肌耗氧量，硝酸酯还可以增加氧的供应，β受体阻滞剂可消除硝酸酯的致心动过速作用，由于β受体阻滞剂可引起冠状动脉痉挛，从而加剧心绞痛的发作。硝酸酯与钙拮抗剂合用，可减轻心脏氧的需求，增加氧的供应，适用于老年人心绞痛的治疗。异搏定与长效硝酸酯合用通常较与心痛定合用为优。硝酸酯与地高辛合用治疗心力衰竭有协同作用，若已用洋地黄而出现心力衰竭急剧恶性化者，加用硝酸酯可迅速纠正心力衰竭。硝酸酯与非洋地黄类强心剂合用，如与多巴酚丁胺合用治疗心力衰竭有协同作用，尤其适用于老年人缺血性心脏病、肺水肿、低血压及心源性休克。若长期使用硝酸酯而疗效降低者，可联合使用利尿剂以恢复对硝酸酯的敏感性。开搏通为动静脉扩张剂，但降低肺循环阻力的作用不及硝酸酯，开搏通可抑制交感活性，通过负性变时性作用，而减慢心率，而硝酸酯则可加快心率，两药合用可加快改善心力衰竭患者的血流动力学而调整心率，开搏通还可抵消硝酸酯的交感活性效应，减少患者对硝酸酯耐受性的产生。硝酸酯类扩张血管，钙离子拮抗剂如尼莫地平、桂利嗪或地尔硫草等都有弛张血管平滑肌作用，若硝酸酯类与钙离子拮抗剂合用，则其扩张血管作用相加，使血管过度扩张，出现周身发热同时影响脑血管供血不足而晕倒的不良反应。

5. β受体阻滞剂

β受体阻滞剂属抗肾上腺素能药物，能选择地与肾上腺素受体中的β受体结合，从而妨碍去甲肾上腺素能神经递质或外源性拟肾上腺素药物与β受体结合，产生抗肾上腺素作用，临床用于抗心律失常、心绞痛、心肌梗死、高血压、心肌病、慢性心力衰竭以及某些非心脏病。该类药物若与消心痛合用于心绞痛可加强疗效，普萘洛尔较大剂量时可减少消心痛的用量，并能增加运动耐受量，能对抗消心痛引起的反射性心动过速，而消心痛能对抗普萘洛尔引起的心容量增加及心室收缩时间延长，两药作用时间相似，合用可提高对抗心绞痛的效果，但剂量不宜过大，否则会使压力感受器的反应、心率、心输出量调节发生障碍，导致血压过度下降，加剧心绞痛。使用β受体阻滞剂的老年患者仍有心绞痛发作时，可舌下含化或静脉滴注硝酸甘油而取得较满意效果，但要注意发生直立性低血压。具有内源性的拟交感活性的β受体阻滞剂不宜与硝酸甘油合用，以防止出现心率明显加速的不良反应。普萘洛尔与心痛定合用可协同提高疗效，前者可抵消心痛定反射性增快心率的作用，而后者可抵消普萘洛尔增加外周阻力的副作用，两药合用于老年人劳力型心绞痛其疗效较单用好。普萘洛尔与抗心律失常药慢心率合用治疗心律失常有协同作用，若慢心率治疗无效的心室前期收缩、室性心动过速病人，两药合用有协同效果。普萘洛尔与奎尼丁经常合用于心房纤颤的复律治疗，两药对心肌细胞的电生理作用有相似之处，合用时要减量，普萘洛尔还可抵消奎尼丁所致的Q-T间期延长，另外，普萘洛尔还可抑制房室结、减慢房室传导，并延长房室结的不应期，因而可避免单用奎尼丁在复律前由心房纤颤变为心房扑动时出现的心室率加快现象，两药合用于治疗预激综合征伴室上性心动过速有明显疗效，用于心动过速也有协同作用，但心功能不全者禁用。索他洛尔与氟卡胺合用于复杂性室性前期收缩有协同作用。美托洛尔可增强心律平的抗心律失常疗效。普萘洛尔与双氢克尿噻利尿剂合用可从不同组织部位产生协同的降压效果。普萘洛尔与苄氟噻嗪合用于高血压可相互克服各自限制降压的代偿机制。利尿剂还可拮抗普萘洛尔引起的体液潴留，普萘洛尔还可减弱利尿剂引起的血浆肾素水平升高及低血钾症。普萘洛尔与α受体阻滞剂哌唑嗪合用可增强其降血压的效果。β受体阻滞剂若与口服降糖剂合用可能产生急性严重低血糖反应，也能抑制胰高血糖素分泌和对抗胰高血糖素升高血糖的作用，两药合用可增强降低血糖的效果，且胰高血糖素具有促进心肌收缩力和提高心率的作用，能对抗普萘洛尔的抑制心肌作用，故对普萘洛尔引起的心力衰竭有治疗作用。普萘洛尔与三环类抗抑郁剂合用可增强抗焦虑作用，也可提高左旋多巴的疗效。

　　该类药物若与洋地黄合用则可能发生拮抗作用。β受体阻滞剂与钙离子拮抗剂异搏定合用可发生低血压、心动过缓、房室传导阻滞，甚至导致不可逆性房室阻滞和猝死。与地尔硫草合用，由于两者均具有负性肌力和负性传导作用，可诱发心力衰竭、窦性心动过速、窦性静止、房室传导阻滞和低血压等。利多卡因可加重β受体阻滞剂减弱心肌收缩力的作用，两药合用时要注意心功能的变化。普萘洛尔与双异丙胺合用对心肌的抑制作用增强，可使心率明显减慢，有发生心搏骤停和死亡的危险。普萘洛尔与胺碘酮合用可引起心动过速、传导阻滞，甚至心脏停搏。噻嗪类利尿剂有升高血糖和血脂的不良反应，加用普萘洛尔后可进一步升高血脂并促进动脉硬化，新型的β受体阻滞剂波明洛尔、美托洛尔等对血脂和血糖均无影响，可与噻嗪类利尿剂合用。使用口服降血糖药的老年病人，不能合用非选择性β受体阻滞剂，以免发生不良反应。普萘洛尔可使一些抗炎药（如氨基比林、水杨酸类、保泰松、肾上腺皮质激素等）的抗炎作用减弱和消失。

第二节　用药原则

　　1998年，Couteur等提出老年人用药四大原则，即五种药物原则、半量原则（甚至考虑少量原则）、暂停原则、试验用药原则。2003年，塞在金教授在此基础上，针对老年人容易发生ADR的特点及根据临床用药环节，提出了老年人用药六大原则，以提高老年人用药安全性。

一、是否用药——受益原则

（一）老年人采用受益原则的临床意义

　　药物的使用着重于安全性和有效性，但临床上往往只重视疗效而忽略其可能造成的损害。由于老年人ADR发生率高、病死率高和危害性大，所以如能在用药时评估其受益/风险，便能减少ADR的发生。权衡药物利弊是药物治疗中的关键决策。建议在给老年人用药时，必须权衡利弊，遵循受益原则，以确保所使用的药物对患者有益。

（二）如何执行受益原则

1. 要有明确的药物使用适应证

在给老年患者诊治时，首先要抓住主要矛盾，避免不良反应。用药前必须了解患者病史及现用药情况，要仔细分析症状，明确药物使用适应证，选择有针对性的药物，不要盲目对症治疗。

2. 要求用药的受益/风险＞1

若有用药适应证但用药的受益/风险比值＜1，则不应给予药物治疗。如对于无危险因素的非瓣膜性心房颤动成年患者，实施抗凝治疗并发出血的风险为每年1.3%，而不抗凝治疗每年发生脑卒中的风险为0.6%，因此受益/风险比值＜1，无须抗凝治疗。

3. 选择疗效确切而不良反应小的药物

如老年人发生革兰阴性细菌感染时，应选用第三代头孢菌素或氟喹诺酮类抗生素，避免使用氨基糖苷类抗生素。

二、用几种药——五种药物原则

（一）五种药物原则的现实意义

老年人一般患有累及多系统或多器官的几种疾病，患病时间长，用药种类多。老年人用药数目愈多，ADR的发生率愈高。同时使用5种以下药物ADR发生率为4%，而同时使用6～10种、11～15种及16～20种药物，ADR的发生率分别为10%、25%及54%。为了控制老年人ADR的发生，根据其用药数目与ADR发生率的关系，提出五种药物应用原则，即同时用药一般不能超过5种，目的是避免过多的药物合用。当用药超过5种时，应考虑是否所有药物都是必需的，还有患者依从性和ADR等问题。

（二）如何执行五种药物原则

1. 掌握药物治疗的局限性

目前，许多老年疾病无相应的药物治疗或药物治疗无效，甚至药物所致的ADR对老年人的危害大于疾病本身，故此类疾病应避免药物治疗。

2. 抓住主要矛盾，选择主要药物

凡是疗效不确切、耐受性差、无法按医嘱服用的药物等，都可考虑停止使用，以减少用药种类。若病情危重，可根据需要适当放宽，但当病情稳定后，仍要遵守五种药物原则。同时，避免使用老年人禁忌的药物，不可滥用滋补药及抗衰老药，中药和西药不随意合用，注意饮食对药物疗效的影响，使用新药要慎重，选择药物前应仔细询问用药史。

3. 尽量选择"一箭双雕"的药物

如应用β受体阻滞剂或CCB治疗高血压和心绞痛，应用α受体阻滞剂治疗高血压和前列腺增生，最大限度地减少用药种类。

4. 重视非药物疗法

尽管新药层出不穷，但非药物治疗仍然是许多老年疾病有效的基础治疗。如早期糖尿病患者可采用饮食疗法，轻度高血压患者通过限钠、运动、减肥等进行治疗，老年人便秘宜多吃粗纤维食物和加强腹肌锻炼等。这样，病情也可能得到控制而无须药物治疗。即使疾病中晚期患者也要进行非药物疗法，在此基础上，药物才能发挥预期疗效，否则，单纯的药物治疗效果不佳。

三、用多大量——小剂量原则

临床上，老年人药物剂量可根据不同情况分成以下三种：①大于成年人剂量：如松果体素，40～50岁患者的剂量为1.0～3.0mg/d，51～65岁患者为3.0～4.5mg/d，＞65岁患者为4.5～6.0mg/d。②同成年人剂量：如微量元素、消化酶类、微生态制剂、维生素等。③小于成年人剂量，大部分药物属于此种情况。

（一）小剂量原则的临床意义

1. 增龄性变化

老年人因肝肾功能减退、白蛋白减少及脂肪组织增加等，若使用成年人的剂量，可使体内药物浓度达到较高水平，容易发生ADR。

2. A型ADR占大多数（80%左右）

A型ADR呈剂量依赖性，具有可预测性。只要从小剂量开始，密切观察，缓慢增量，多数ADR是可以避免的。因此，老年人用药要采用小剂量原则。ADR预测因素包括：＞4种处方药，住院时间＞14天，＞4种活动性疾病，相对特殊的老年病收入普通病房，有饮酒史，MMSE得分低（痴呆、谵妄），住院期间用药方案中加入2～4种新药。

3. 个体差异大

老年人是健康状况及器官功能极不均一的一个群体，由于其个体间衰老、病理损害程度不同，平时用药多少不一，导致药物效应的个体差异特别突出，尤其是高龄老年人。同年龄的老年人用同一剂量，有的有效，有的无效，有的甚至会中毒。因此，老年人对药物的有效剂量或中毒剂量可相差数倍甚至十几倍。

4. 无规律可循

目前，尚未发现可循的与老年人年龄相关的用药规律，为了稳妥起见，对老年人用药只能采取小剂量原则。小剂量治疗能减少ADR的发生，是老年人药物治疗的重要策略。

（二）如何确定老年人用药剂量

1. 年龄与健康状况

对于60～70岁的老年人，如健康状况良好（接近于成年人），可用成年人剂量或酌情减量；如健康状况较差，则必须减量使用。对于70岁及以上的老年人，无论健康状况如何，都必须减量使用；也可按成年人剂量进行推算，50岁以后每增长1岁，药物用量应减少1%。此外，《中国药典》也规定，60岁以上老年人用药剂量为成年人的3/4，有些药物则为成年人剂量的1/2。

2. 体重

对低体重的老年人，用药必须减量。

3. 治疗指数

TCAs、阿片类镇痛药、抗帕金森病药、NSAIDS、抗心律失常药、地高辛、华法林、茶碱及氨基糖苷类抗生素等药物的治疗指数较小，属于ADR的高危药物，对老年人必须减量使用，并且最好进行血药浓度监测，及时调整给药剂量，以达到剂量个体化。

而老年人在使用青霉素、头孢菌素等治疗指数大的药物时，一般不需要减量，但要注意监测肾功能；也可适当减少剂量或使用成年人剂量的下限。当Ccr<20m/min时，大剂量青霉素（>1000万U/d）可引起中枢神经系统损害（青霉素脑病），而较小剂量就能达到治疗目的，因此无须使用大剂量。

4. 蛋白结合率

在给低蛋白血症的老年人使用蛋白结合率高的药物（华法林、地西泮、地高辛等）时，必须减少剂量。这是由于这些药物结合型减少，游离型增多，容易发生ADR。

5. 肝肾功能

大多数药物经肝脏代谢和肾脏排泄，因此有肝肾功能障碍的老年人用药剂量应减少。对于经肾脏排泄的药物，如地高辛、庆大霉素等，应根据患者Ccr来计算。非紧急情况下，老年人服用地高辛0.125mg/d或隔天服用。但是，老年人服用地高辛的个体差异大，且地高辛主要经肾排泄，故而检测Ccr以确定维持剂量更为合理。肝脏是药物代谢的主要器官，但是受遗传、营养、疾病和药物的影响，目前尚无直接反映肝脏药物代谢的指标，只能根据年龄、病史和肝脏情况来估计。

（三）小剂量原则注意事项

1. 首次负荷量药物

对于需要使用首次负荷量的药物（如利多卡因、胺碘酮），为了确保药物迅速起效，老年人首次可使用成年人剂量的下限，小剂量主要体现在维持剂量上。如成年人用利多卡因首次1～2mg/kg静脉注射，继以2～4mg/min静脉泵注射或滴注维持。成年人使用胺碘酮，开始每次0.2g，3次/日；一周后改为每次0.2g，2次/日；一周后再改为每次0.2g，1次/日；必要时也可改为每次0.2g，1次/日，每周用5日。而老年人使用胺碘酮开始每次0.2g，3次/d；一周后可直接改为每次0.2g，1次/日，每周用5日；有些老年人的维持量只需每日0.2g，每周2次。

2. 其他药物

大多数药物不需要使用首次负荷量，小剂量主要体现在开始用药阶段，即开始用药即从小剂量（成年人用量的1/5～1/4）开始，逐渐增量，以获得最大疗效和最小不良反应为准则，从而探索每一位老年人最佳的个体化剂量。如对老年收缩性心力衰竭患者使用ACEI时，在无禁忌证情况下，开始可用卡托普利3.125～6.250mg，2～3次/日；或依那普利1.25mg，1次/日；或培哚普利1mg，1次/日。若能耐受，可每隔3～7日倍增一次，直至达到目标剂量或最大耐受剂量后，维持使用。

四、何时用药——择时原则

择时原则是根据时间生物学和时间药理学的原理，选择最合适的用药时间进行治疗，以达到提高疗效和减少不良反应的目的。对同一个体，药物相同、剂量相同、给药时间不同，疗效也有所不同。寻找最佳给药时间与探求最佳剂量同等重要。不同药物，最佳给药时间也不同，在敏感时间给药，可适当减量，既能保证疗效，又可降低ADR的发生。

（一）择时原则的依据

1. 疾病昼夜节律的变化

夜间易发变异型心绞痛、脑血栓和哮喘急性发作，流感的咳嗽症状也往往在夜间加重；关节炎常在清晨出现关节僵硬（晨僵），而人的死亡高峰时间为4:00～7:00；心绞痛、AMI和脑出血的发病高峰在上午，骨关节病在下午。

由此可见，在疾病发作前给予药物，往往有利于控制疾病的发展或发作。

2. 药物昼夜节律的药代动力学变化

在白天，肠道功能相对亢进，用药比夜间吸收快、血药浓度高；在夜间，肾脏功能相对低下，主要经肾脏排泄的药物宜夜间给药，药物从尿中排泄延迟，可维持较高的血药浓度。氢氯噻嗪的肾脏排Na^+/K^+比值在上午最高，早晨用药不仅可增加疗效，还可减少低钾血症的发生。铁剂最大吸收率在19:00时左右，中、晚餐后用药较合理。早餐后用阿司匹林的半衰期长，血药浓度高，疗效好。地高辛在10:00时给药，其血药浓度上升慢，最大清除率低，疗效佳。顺铂在18:00时给药，尿排泄率低，肾毒性小。噻吗洛尔滴眼液在14:00时给药，眼内吸收多，进入循环少。

3. 药物昼夜节律的药效学变化

胰岛素的降糖作用，上午大于下午，以4:00最强。硝酸甘油和地尔硫草的扩张冠状动脉作用也是上午大于下午。哌替啶的镇痛作用是6:00～10:00大于18:00～23:00，4:00时，机体对地高辛、毛花苷丙的敏感性最高，比其他时间用药高10～20倍。庆大霉素、异帕米星于14:00时给药时，肾药浓度高，肾毒性强，应避开此时间段给药。多柔比星白天6:00时给药毒性小。在白血病的治疗中，阿糖胞苷敏感时间为22:00～23:00。有些药物需在空腹或半空腹时服用，如驱虫药、盐类泻药等。还有些药物要求在饭前服用，如某些降糖药、健胃药、收敛药、抗酸药、胃肠解痉药及利胆药等。因此，择时治疗可以最大限度地发挥药物的疗效，同时将不良反应降到最低。

（二）如何规范实施择时原则

机体内，糖皮质激素的分泌节律为昼高夜低，早上顿服泼尼松，对其分泌节律干扰较少。血压昼夜节律存在"高"（9:00～10:00，16:00～19:00，易发生脑出血）、"一低"（2:00～3:00，易发生脑血栓）的潜在危险期，多数降压药在给药后0.5小时起效，T_{max}为2～3小时。为了使T_{max}与血压的2个高峰同步，短效降压药（如卡托普利）在7:00及14:00给药，2次/日；中效降压药在7:00给药，1次/日，或在7：00及14：00给药，2次/日；长效、Tms短者早晨给药，1次/日，如拉西地平、培哚普利、吲达帕胺；长效、T_{max}长者在夜间睡前给药，1次/日，如苯磺酸氨氯地平（T_{max}为6～12小时）、赖诺普利（T_{max}为7小时）。

五、出现不适——暂停原则

（一）暂停用药原则的临床意义

老年人ADR发生率高、危害大，在用药期间要随时警惕ADR的发生。而一旦发生ADR，暂停用药是最简单、最有效的处理措施。

（二）如何及时实施暂停原则

在老年人用药期间，应密切观察，一旦发生任何新的症状或体征，包括躯体、认识或情感方面的临床表现，应考虑发生ADR或病情进展。但对ADR和病情进展两种情况的处理截然不同，前者停药，后者加药。因此，应对患者所用药物做仔细地回顾与评价，检查有无潜在的感染或代谢改变等。不要把ADR误认为疾病恶化而启动另一个处方，从而进一步加重用药的复杂性。若考虑到老年患者的新症状或体征是由ADR引起的，应及时停用相关药物，多数ADR可在数天至三周内消失。若老年患者存在多药合用，难以确定ADR为何种药物所致时，在病情稳定的情况下，停用全部药物，直到ADR消失，再制订新的治疗方案；若患者病情不允许，停用可能性最大的药物，考虑以作用类似而种类不同的药物进行替代。

对于服药的老年人出现新症状或体征，停药受益明显大于加药受益，所以暂停用药是现代老年病学中最简单、最有效的干预措施之一，值得高度重视。正如医学家希波克拉底曾指出的，不做任何处理有时是一种好疗法，充分强调了重视ADR在临床中的重要性。

六、用药多久——及时停药原则

（一）及时停药原则的现实意义

①老年人长期用药会增加ADR的发生风险。②据临床观察和统计，用药老年人停药受益者大于加药受益者。③老年病难以治愈，在通常情况下，药物已达到预期的治疗目的时，应及时停药。

（二）如何实施及时停药原则

根据病种、病情确定用药时间长短。对于急性感染性疾病，待病情控制后，应立即停药，长期用药只会增加肝脏负担，引起不良反应。见效就停的药物还包括镇痛药、退热药及安眠药等。抑郁症、甲亢、癫痫等待疗程结束时，即可停药。对于高血压、慢性心衰、糖尿病、帕金森病、甲减患者，需要长期服药以控制病情，但对于疗效不确切、耐受性差、未按医嘱使用的药物，都应及时停药。需缓慢停药的情况有：对骤然停药后可出现停药综合征或停药危象的药物，应该选择不同的停药方法，如β受体阻滞剂必须逐渐减量，减量过程以两周为宜；使用糖皮质激素时，必须逐渐减量停药，骤停会导致反跳现象。

第三节　用药注意事项

一、重视老年人的用药依从性

老年患者对药物治疗的不依从或依从性较差是一个很大的而常被忽视的问题。据统计，老年人对药物治疗不依从或依从性差的比例可能高达50%。很多情况下，老年患者可能不愿意承认他们没有使用药物或者没有遵循医嘱服药，因此如果医务人员怀疑发生了用药不依从的情况，需要考虑患者的经济、认知和功能状态等情况，并进行重新评估，还必须注意询问患者对药物和疾病的理解。

认知损害会引起老年患者用药的不依从，如患者忘记服药或混淆了药物。简化治疗方案，并由专业护理人员进行药物治疗管理，可以提高老年患者的用药依从性。而有的老年人由于患病日久，用药后病情好转而需减量或停药时，却仍继续按常量长期服药，或滥用滋补药、保健品等，对药物治疗存在依赖心理。对于这些老年患者，实施恰当有效的心理健康护理措施是十分必要的。

同时也应注意到，很多老年患者由于衰老或机体功能退化，导致阅读药品说明书、打开药盒或倒出药片，或甚至倒一杯水都有可能存在困难，所以应对老年人进行常规的功能评估。此外，对老年患者进行额外的健康知识讲座和教育，加强其对药物作用的认识，特别是对无症状疾病的治疗（如糖尿病或高血压），也是十分必要的。此外，老年用药时，需要医务人员再次确认某种特定药物安全性和可能的不良反应，特别是新处方的药物或可能发生严重不良事件的药物（如华法林）。

二、重视个体化给药

在对老年患者的临床实践中，与药代动力学指标不匹配的不良反应时有发生，需要临床医师和临床药师认真观察和随访，以提高药物治疗的有效性和安全性。有条件的医院或社区卫生服务中心可建立老年患者的药历，记录其治疗方案、用法、用量、发药数量和服药时间、患者服药后的反应、用药指导、需继续观察的项目等。尤其针对糖尿病患者、使用抗凝药物的患者、癌症患者等，由药师对用药的效果、药物间的相互作用进行定期评估，协助医师对患者制订个体化的给药方案并及时调整用药方案。

目前，针对特殊人群或治疗窗窄的药物开展血药浓度监测已广泛应用于临床，并获得良好的成效，根据血药浓度监测及PK/PD的结果，调整给药方案，既能提高疗效，又可有效预防潜在毒性反应的发生。而近年来，随着基因组学的飞速发展和药物治疗模式的转变，除血药浓度检测出外，药物治疗相关基因、受体测定等技术手段也逐渐应用到个体化用药方案的设计中。检测患者用药涉及的相关基因，如代谢酶、药物转运体、药效受体靶点及免疫相关基因的基因多态性，显著提高了临床药物治疗的个体化水平，为实现精准治疗奠定了基础。

三、药物治疗最优化

对老年人来讲，药物治疗最优化使患者在药物治疗过程中安全性、有效性和经济性等方面均获益最佳，在过度处方和不足处方之间达成一种平衡。

一方面，过度处方是一个问题。过度处方不仅仅指使用了过多的药物，还意味着不恰当的药物选择、剂量或给药方式。一个大样本的药物使用调查结果显示，在门诊患者中，20%以上的老年人接受了至少一种潜在不恰当的药物；近4%的门诊就诊和近10%的住院老年患者中，一种或多种药物被认定为"从不"或"在极少的情况"是恰当的。不恰当处方或过度处方的潜在结果包括ADR、DDI、重复用药和不必要的花费。据研究，每次给予新药或调整剂量时，常规开展药物重整可能有助于防止过度处方。另一方面，老年人的药物处方不足也是一个问题。处方不足可能是由于医师想避免过度处方或避免复杂的药物方案，也可能有些医师认为老年人不会从疾病的一级或二级预防中获益，或不会从慢性病（如高血压或糖尿病）的强化治疗中获益。老年患者处方不足的典型案例有：急性心肌梗死后24小时之内及出院处方未给予阿司匹林；房颤患者未给予华法林；心血管事件治疗及预防处方中未给予HMG-CoA还原酶抑制剂；对高危NSAIDs诱导的胃肠道出血的患者未给予胃黏膜保护剂；在疼痛控制时，未给予适当的镇痛药。

四、重视药物不良反应的防治

ADR是指药物在正常用法用量下出现的有害的或与治疗目的无关的反应。ADR估计可以占老年人急性入院原因的5%～28%。据分析，老年患者的ADR较常见但通常是可预防的，大多数的错误发生在开医嘱和用药监测阶段。心血管系统药物、NSAIDs、降糖药、非典型抗精神病药、抗凝药和利尿剂是最常见的和ADR有关的药物。

一个常见的ADR和多重用药的途径可被生动地描述为"处方瀑布"。处方瀑布的意思是，一种药物导致了ADR，但这个ADR又可能被错误地认为是一个独立的诊断，又给予患者更多的药物，使患者置于额外的ADR和更多药物的危险中。如甲氧氯普胺诱导帕金森病，然后给予抗帕金森药物；CCB引起外周水肿，然后给予利尿剂。

五、注意DDI

DDI是指两种或多种药物同时使用时，发生了预期的作用以外的药理学或临床反应。而DDI常常导致ADR的发生。在处方药物中，心血管和神经精神系统药物是最常见的引起DDI的药物。最常见的不良反应包括神经精神性的（主要是谵妄）反应、低血压和急性肾衰竭。和DDI相关的危险因素包括多重用药、多名处方医师和在多个药房取药。

DDI有多种形式，如药物吸收增加或减少，有相似或相反的药理学作用的药物合用引起药物作用的相加或拮抗，药物代谢酶的抑制或诱导等。对CYP450系统的研究证实，大量DDI与不同的CYP450同工酶有关。但年龄对CYP450的影响以及临床上对于合理处方的意义，目前尚未完全明确。

六、重视辅助干预措施的作用

由于老年患者常常存在使用药物种类太多、用药方案太复杂、长期治疗、药费昂贵、过度关注ADR、认知功能下降及躯体功能障碍等多方面因素，导致用药依从性差，严重影响药物治疗的效果。因此，除药物治疗本身外，对于非药物因素进行关注，其他非药物干预措施的实施对于老年患者合理用药可能会产生事半功倍的效果。

非药物干预措施如下。①重视患者的参与及意愿。在对老年患者进行用药评估过程中，对药物的所有变动应与患者进行充分讨论，并达成一致；同时为老年患者提供饮食、生活方式等方面的干预意见，特别是高血压、高血脂、糖尿病等慢性病患者，以期获得最佳的治疗效果。②开展依从性指导，如开发简明易懂的COPD、哮喘、疼痛等方面的评价工具，拍摄用药教育视频等，帮助患者认识疾病的严重性和用药的必要性。③建立完善的随访机制，跟踪评估用药情况，尤其是慢性病老年患者。如针对易漏服、误服药物的情况，帮助患者建立药物日程表和备忘录，准备多室隔开的药丸盒等。

（齐占朋）

第十七章　老年人常见药物中毒

对于老年人药物中毒，其临床表现和救治原则与年轻人大致类似，最大的特征是老年人的身体构成、器官功能、新陈代谢和药效学等年龄相关性改变，药物的治疗量与中毒量之间的安全范围变小，导致老年人发生药物中毒的敏感性明显增高，且发生药物中毒时症状进展更为快速或不典型，特别是对于中枢有抑制作用的药物，如BDZ类药物，在老年人中使用，需格外注意。

第一节　镇静催眠药物中毒

第一代镇静催眠药物主要包括巴比妥类、水合氯醛、三溴合剂和羟嗪（安泰乐）等。巴比妥类的治疗指数较低，需中等剂量才能改善睡眠，药物之间相互影响较多，且大剂量可影响呼吸。巴比妥类通常可按作用持续时间分为：①长效类，包括苯巴比妥，体内半衰期为6～8小时。②中效类，包括异戊巴比妥和戊巴比妥，体内半衰期为4～6小时。③短效类，如司可巴比妥（速可眠），体内半衰期为2～3小时。④超短效类，如硫喷妥钠，体内半衰期在1小时内。临床上，苯巴比妥可对BDZ类与其他催眠药进行替代与递减治疗，也可用于儿童睡行症（俗称梦游症）、睡惊症和梦魇等疾病，或者用于拮抗麻黄碱、苯丙胺、氨茶碱等药物的中枢兴奋不良反应。羟嗪（安泰乐）对有自主神经功能紊乱的患者较合适。水合氯醛因药物之间的相互作用少，广泛用于快速催眠。

第二代镇静催眠药物主要指BDZ类镇静催眠药。目前，该类药物是临床上最常用的一种镇静、催眠和抗焦虑药。氯氮䓬是这类药中最先被合成者，后被发现此类药物的精神活性；再后不久，第二个药物地西泮问世。目前，该类药物中常用的有地西泮、三唑仑、硝西泮、艾司唑仑、氯硝西泮、阿普唑仑、艾司唑仑、咪达唑仑、劳拉西泮等。这些催眠药的特点是治疗指数高、对内脏毒性低和使用安全。BDZ类药物能迅速诱导患者入睡，减少夜间觉醒次数，延长睡眠时间和提高睡眠质量，但也改变了通常的睡眠模式，使浅睡眠延长、REM睡眠持续时间缩短、首次REM睡眠出现时间延迟，做梦减少或消失。此外，BDZ类药物各有其特点，如三唑仑吸收快，起效快，无蓄积，无后遗作用，是较理想的催眠药物；但缺点是半衰期短，用药后易产生清晨失眠和白天焦虑。氟西泮半衰期较长，很少发生清晨失眠与白天焦虑，但由于其主要代谢产物有活性，且活性代谢产物半衰期长达47～100小时，故易蓄积。

第三代镇静催眠药物主要包括唑吡坦、扎来普隆、佐匹克隆。这些镇静催眠药安全性高。20世纪90年代，唑吡坦是首先面市的该类药物，能显著缩短入睡时间，同时能减少夜间觉醒次数，增加总睡眠时间，改善睡眠质量，次晨无明显后遗作用，极少产生

"宿睡"现象，也不影响次晨的精神活动和动作的机敏度。一般而言，该类催眠药治疗指数高，使用安全，久服无成瘾性，停药后很少产生反跳性失眠，重复应用极少积聚，至今已成为治疗失眠症的标准药物，有逐步取代BDZ类药物的趋势。第三代镇静催眠药物口服吸收良好，0.5小时达血药浓度高峰，药物代谢排泄快，半衰期为3～6小时，经肾脏代谢。不良反应与患者的个体敏感性有关，偶尔有思睡、头晕、口苦、恶心和健忘等。

一、巴比妥类药物中毒

急性巴比妥类药物中毒，主要是由于误服或服用过量或自杀吞服过多引起，以中枢神经系统抑制为主。

（一）中毒机制

药理上，巴比妥类药物主要作用于脑干网状结构。常用量可抑制丙酮酸氧化酶系统，从而抑制神经细胞的兴奋性，阻断脑干网状结构上行激活系统的传导功能，使整个大脑皮质产生弥漫性的抑制，出现催眠和较弱的镇静作用。大剂量巴比妥类可直接损害脑实质，导致脑水肿，引起昏睡或昏迷；并可直接抑制延髓呼吸中枢，导致呼吸衰竭；抑制血管收缩中枢，使周围血管扩张，导致休克，引起死亡。此外，重症中毒者可致肝脏损害，某些短效巴比妥药物中毒早期可引起肺水肿，长效类中毒患者后期可发生坠积性肺炎。

（二）临床表现

急性巴比妥类药物中毒主要是中枢神经、呼吸、循环系统严重抑制的表现。

1. 中枢神经系统症状

最初，出现头痛、眩晕、言语不清、反应迟钝、唇舌和手指颤动、动作不协调等，随之意识模糊、嗜睡、感觉障碍、视物模糊、瞳孔缩小或散大、眼球震颤，严重者可立即发生昏迷，昏迷前期可有谵妄、幻觉、惊厥、四肢强直、踝阵挛、巴氏征阳性等，后期则全身肌肉松弛，各种反射消失。

2. 呼吸系统症状

早期呼吸稍缓慢，以后呼吸浅表不规则，有时呈潮式呼吸；有时可并发肺水肿，严重者可发生呼吸麻痹、衰竭。

3. 循环系统症状

脉细速、尿少、血管扩张、血压明显下降，甚至发生休克。

4. 其他

黄疸，肝功能障碍，急性肾衰竭。

（三）诊断要点

①有误服或服用过量或自杀吞服过多巴比妥类药物史。②有上述临床特点。③辅助检查呕吐物、胃液、尿、血液及脑脊液中可检出巴比妥类药物；脑电图是特征性等电位变化。

（四）治疗

1. 迅速排出中毒药物

首先，使用生理盐水、温开水或1∶5000的高锰酸钾液反复彻底地洗胃，洗胃后留置胃管，灌入0.2%活性炭混悬液50mL吸附毒物，然后硫酸钠溶液20g导泻；必要时，可用上述液体灌肠。其后，积极促进毒物排泄，如积极补液，10%葡萄糖及生理盐水2000～3000mL，也可使用渗透性利尿剂20%甘露醇250mL，1～2次/日，或利尿剂利尿；静滴5%碳酸氢钠200mL以碱化尿液，都能促进药物排出。

2. 中枢兴奋剂的使用

中毒患者经抢救48h后仍处于昏迷或有明显呼吸抑制者，可考虑应用中枢兴奋剂。深昏迷患者，可用哌甲酯10～20mg肌内或静脉注射，必要时每隔5～10分钟注射一次；或贝美格50～150mg加5%葡萄糖溶液250mL或生理盐水100mL，缓慢静脉滴注；直至患者出现肌张力增加、肌纤维震颤，病情明显改善为止。

3. 对症支持治疗

吸氧，保温；保持呼吸道通畅，以防窒息和吸入性肺炎，必要时给予气管插管或切开；护肝，抗休克，纠正水、电解质失衡和酸中毒等治疗。必要时，可考虑行血液净化治疗，指征如下。①中枢抑制状态逐渐加深，呼吸极缓，各种反射消失，昏迷。②摄入已达致死量的毒物，如异戊巴比妥3g以上，苯巴比妥5g以上。③中毒时间过长，病情危重者。但对于短效巴比妥类药物中毒，利尿和透析效果往往不佳。

二、BDZ类药物中毒

BDZ类药物在临床上广泛应用，具有镇静、催眠、抗焦虑、抗惊厥和中枢性肌肉松弛作用，也称弱安定药物，也是口服自杀或误服的常见药物。

（一）中毒机制

BDZ类药物被吸收后大部分与血浆蛋白结合，主要作用部位在脑干网状结构和大脑边缘系统，尤其是杏仁核，增强中枢抑制性递质GABA能神经传递功能和突触抑制效应，并能增强GABA与GABA受体相结合的作用，从而使大脑皮质的兴奋性降低，产生镇静、催眠的作用，也与人的情绪、记忆密切相关。大剂量中毒可抑制中枢神经系统，导致呼吸缓慢，甚至呼吸停止或衰竭；抑制心血管系统，心率减慢、低血压。

（二）临床表现

BDZ类药物中毒主要临床表现为嗜睡、眩晕、恶心、呕吐、运动失调、乏力、记忆力减退，偶有中枢神经兴奋，锥体外系障碍及一时性精神错乱。严重中毒者，可有昏迷、腱反射消失、心动过速或过缓、血压下降、呼吸困难、抽搐，甚至发生休克、呼吸、循环衰竭，甚至心搏骤停。长期应用BDZ类药物，可出现食欲和体重增加，有成瘾性。此外，患者可有胃肠道刺激症状，如恶心、呕吐、上腹部疼痛、腹泻等。

（三）诊断要点

①有一次服用大量BDZ类药物或长期超量服用史。②临床上有抑制中枢神经系统和抑制心血管系统的表现。③呕吐物、血、尿中检测出BDZ类药物。

（四）治疗

1）轻度超量服用BDZ类药物患者，生命体征稳定，密切观察，即可好转与痊愈。

2）大量服用BDI类药物中毒患者，可采取以下措施。①减少药物吸收：立即催吐，或用1：5000高锰酸钾溶液或清水反复彻底洗胃后，灌入0.2%药用炭混悬液50mL吸附毒物，然后硫酸钠溶液20g导泻，减少药物吸收。②输液、利尿促进药物排泄，必要时，可进行血液净化治疗，其中血液灌流疗效较佳。③特异性解毒剂的使用：即BDZ类受体拮抗剂，该类药物能与BDZ类竞争受体结合部位，逆转或减轻其中枢抑制作用。常用药物：氟马西尼0.2～0.3mg，静注，以后0.2mg/min，持续给药，直至有反应或总量达2mg。有效者每小时可重复给药0.1～0.4mg，以防止症状复发。④中枢神经兴奋剂的使用：对于深昏迷和呼吸表浅或不规则者，可适当使用中枢神经兴奋剂，但剂量不宜过大。如贝美格50mg加入50%葡萄糖液40mL，缓慢静脉注射，然后用100～150mg，加入5%葡萄糖液500mL，持续静滴至症状改善。⑤对症支持治疗：主要是维持患者的生命体征稳定和各器官功能。如呼吸抑制者，给氧，保持呼吸道通畅，给予洛贝林，必要时行气管插管或切开，机械辅助通气；休克者，可给予扩容等积极抗休克治疗；血容量补足后，血压仍不回升者，可考虑使用血管活性药物如多巴胺、去甲肾上腺素等；维持水、电解质和酸碱平衡。

三、水合氯醛中毒

水合氯醛在临床上广泛应用于催眠、抗惊厥治疗。水合氯醛是白色或无色透明结晶，有刺激性，特臭。

（一）中毒机制

水合氯醛较为安全，在机体内一般不易蓄积中毒。适当剂量的水合氯醛对神经系统有轻度抑制作用，所致睡眠似生理性睡眠，醒后可有头晕、思睡等不适，对呼吸、血压影响小，有抗惊厥作用。口服或灌肠，单次用量过大或短时间内重复用药过多，均可发生急性中毒，吸收后的水合氯醛大部分还原为二氯乙醇，对中枢神经系统抑制极强，并对心、肝、肾等器官也有所损害。

（二）临床表现

1. 胃肠道刺激症状

口服中毒者，有明显的胃肠道刺激症状，如恶心、呕吐、胃部烧灼感，上腹痛、腹泻等。

2. 中枢神经系统抑制的症状

如头晕、嗜睡、肌肉松弛、腱反射消失，甚至出现昏迷、抽搐、瞳孔散大、呼吸缓慢、血压下降、心律失常等，严重者可出现呼吸衰竭、休克。

3. 肝、肾损害症状

如肝大、黄疸、尿少、蛋白尿、血尿，肝肾功能异常。

（三）诊断要点

临床上，根据有大量应用水合氯醛病史和中枢神经系统抑制、胃肠道刺激等症状，可初步诊断。尿液有酮体，白细胞增多，呕吐物、尿、血检测到水合氯醛等，更能帮助诊断。

（四）治疗

1. 减少药物吸收

温开水或1:5000高锰酸钾溶液反复洗胃，使用硫酸钠导泻，或使用活性炭混悬液吸附中毒药物，或使用牛奶、蛋清保护胃黏膜。

2. 水合氯醛中毒的胃肠道刺激症状

如恶心、呕吐、腹泻，对排出药物有利。但持续呕吐、腹泻者，则需要治疗，可给予甲氧氯普胺10mg肌内注射，或阿托品0.5mg肌注或静脉应用，或盐酸洛哌丁胺2mg口服。

3.中枢兴奋剂的使用

患者经抢救48小时后仍处于昏迷或有明显呼吸抑制者，可考虑应用中枢兴奋剂。如哌甲酯10～20mg，肌内或静脉注射，必要时每隔5～10分钟注射1次；贝美格50～150mg，加5%葡萄糖溶液250mL或生理盐水250mL中，缓慢静滴；直至患者出现肌张力增加、肌纤维震颤，病情明显改善为止。

4.支持对症治疗

主要是维持患者的生命体征稳定和各器官功能。

四、第三代镇静催眠药物中毒

第三代镇静催眠药物是指新型结构的非苯二氮䓬结构的杂环类镇静催眠药，如咪唑并吡啶类的唑吡坦、环吡咯酮类的佐匹克隆、吡唑并嘧啶类的扎来普隆等，具有镇静、催眠和抗焦虑作用。这类药物的半衰期随年龄增长而延长，老年人用量也应适当减少。

（一）中毒机制

第三代镇静催眠药物可以选择性地与苯二氮䓬ω1受体亚型结合，而与ω2、ω2受体亚型亲和力很差，因而具有很强的催眠和抗焦虑作用，缩短入睡时间，延长睡眠时间，减少夜醒次数，增加慢波睡眠时间；但对呼吸系统无抑制作用，抗惊厥和肌肉松弛作用较弱。在正常治疗周期内，极少产生耐受性和依赖性，长期服用可维持原作用，一般不导致戒断反应。

（二）临床表现

这类药物应用较为安全，很少有中毒病例，偶见胃肠道反应，如恶心、呕吐、便秘和嗜睡等。

（三）诊断要点

主要根据过量服用药物的病史。血、尿中检测到这类药物能支持诊断。

（四）治疗

预防为主，对症治疗。

第二节 阿片类药物中毒

阿片类药物是从阿片（罂粟）中提取的生物碱及体内外的衍生物，与中枢特异性受体相互作用，能缓解疼痛，产生幸福感，主要包括吗啡、可待因、双氢可待因、羟考酮、美沙酮、芬太尼、哌替啶、罂粟碱和曲马多等，其中以吗啡为代表性药物（阿片含10%的吗啡）。该类药物主要用于中、重度疼痛的治疗，例如癌痛。

一次大量误用或频繁使用阿片类药物可致中毒。吗啡中毒量成人为0.06g，致死量为0.25g；可待因毒性为吗啡的1/4，中毒剂量为0.2g，致死量0.8g。原有慢性疾病如肝病、肺气肿、支气管哮喘、贫血、甲状腺或慢性肾上腺皮质功能减退症等患者，更易发生中毒。与酒精饮料同服，即使治疗剂量，也有发生中毒的可能。巴比妥类及其他镇静催眠药物与该类药物均有协同作用，合用时要谨慎。

一、中毒机制

阿片类代表药物为吗啡，主要在肝内代谢，24小时内经肾排出，48小时后尿中仅有微量。吗啡对中枢神经系统作用为先兴奋后抑制，以抑制为主，首先抑制大脑皮质的高级中枢，继之影响延髓，抑制呼吸中枢和兴奋催吐化学感受区。同时，吗啡能兴奋脊髓，提高平滑肌及其括约肌张力，降低肠蠕动。大剂量吗啡，也可抑制延脑血管运动中枢，使周围血管扩张，导致低血压和心动过缓。

二、临床表现

阿片类药物中毒的临床表现，大致可分为4期。

（一）前驱期

出现欣快、脉搏增快、头痛、头晕。

（二）中毒期

出现恶心、呕吐，失去时间和空间感觉，肢体无力、呼吸深慢、沉睡，瞳孔缩小、对光反应存在。

（三）麻痹期

患者出现昏迷，针尖样瞳孔，呼吸抑制三大征象，尚可有呼吸浅慢、皮肤湿冷、脉搏细速、腱反射消失等症状或体征。

（四）恢复期

患者出现四肢无力，尿潴留、便秘等症状。

三、诊断要点

①有意或误服过量阿片类药物或吸毒过量的病史。②临床上，患者出现昏迷、针尖样瞳孔、呼吸抑制等三大征象者，尤应加以注意。③血、尿或胃内容物毒物分析检出阿片类药物。

四、治疗

（一）清除进入体内的药物

口服中毒者，尽快给予催吐，或使用生理盐水、温开水或1∶5000的高锰酸钾液反复洗胃。由于阿片类药物可引起幽门痉挛，胃排空延缓，即使中毒较久的患者，仍应进行洗胃。同时，予以输液、利尿等，促进药物的排泄。若中毒剂量大或病情严重时，可考虑行血液净化治疗。

（二）特效解毒药的使用

即阿片类药物拮抗剂，包括纳洛芬（盐酸烯丙吗啡）、纳洛酮、纳美芬等，目前其代表药物为纳洛酮。该类药物的化学结构与吗啡相似，与阿片受体专一性结合，可完全阻断吗啡与阿片受体的结合，且可迅速见效，1～2分钟即可解除患者的呼吸抑制及其他中毒症状，使患者从昏迷状态迅速恢复。因而，中毒患者若使用纳洛酮无效，则阿片类药物中毒的诊断十分可疑。纳洛酮的用量用法：0.4～0.8mg，静脉推注，疗效不佳时可重复使用，总量不宜超过4mg。

（三）对症支持治疗

主要是维持患者的生命体征稳定和各器官功能。如保持呼吸道通畅，吸氧，可酌情使用呼吸兴奋剂，维持呼吸功能，必要时气管插管或切开，呼吸机辅助通气；维持水、电解质和酸碱平衡。

第三节　抗精神病药物中毒

抗精神病药物，又称强安定药或神经阻滞剂，是一组用于治疗精神分裂症及其他精神病性精神障碍的药物。通常的治疗剂量并不影响患者的智力和意识，却能有效地控制患者的精神运动兴奋、幻觉、妄想、敌对情绪、思维障碍和异常行为等精神症状。抗精神病药物的药理作用相当广泛，对神经系统的作用部位从大脑皮质直至神经肌肉接头，主要作用于脑干网状激活系统、边缘系统及下视丘。此外，该类药物对循环、消化内分泌和皮肤等系统也有影响。

在神经递质方面，该类药物有抗多巴胺、抗去甲肾上腺素、抗血清素、抗胆碱及抗组胺等作用。抗精神病药物的主要治疗作用与其抗多巴胺作用有关，临床实践表明抗精神病药物治疗剂量的大小与其对多巴胺受体阻断作用呈线性相关。中枢神经系统内有多种多巴胺受体存在，抗精神病药的治疗作用主要是阻断了D受体，影响了多巴胺的中脑—大脑皮质通路和中脑—边缘系统通路的结果。尽管阻滞多巴胺受体假说似被公认，但仍缺乏充分的直接证据。此外，该类药物的镇静作用和控制精神运动性兴奋的作用与去甲肾上腺素的阻断有关。

临床上已使用的抗精神病药物有9大类40余种，其中常用的有：吩噻嗪类（如氯丙嗪、硫利达嗪、哌泊噻嗪）、硫杂蒽类（如氯普噻吨）、哌嗪类（如奋乃静、氟奋乃静、三氟拉嗪）、丁酰苯类（如氟哌啶醇、五氟利多）、苯甲酰胺类（如舒必利）和二苯氧氮平类（如氯氮平）和其他类（如奥氮平、利培酮、喹硫平、齐拉西酮、阿立哌唑）等。双盲对照研究证明，只要剂量合适、疗程足，各种抗精神病药的治疗效果大致相仿。每一类的抗精神病药物有其特点，如吩噻嗪类的氯丙嗪具有较强镇静作用，中等锥体外系不良反应；硫杂蒽类的氯普噻吨有较强镇静作用和较弱的锥体外系不良反应，并有较弱的抗抑郁作用；哌嗪类的三氟拉嗪镇静作用较弱，对淡漠退缩作用较强，但较易发生锥体外系不良反应；丁酰苯类的氟哌啶醇镇静作用极弱，镇吐作用强，却易致锥体外系反应，治疗剂量低；二苯氧氮平类的氯氮平和苯甲酰胺类的舒必利均少有锥体外系不良反应，前者的镇静作用强，后者则弱，已成为仅次于氯丙嗪的常用药物。

目前，抗精神病药物也可分为第一代抗精神病药物和第二代抗精神病药物。第一代抗精神病药物，又称典型（经典、传统）抗精神病药物，指主要作用于中枢多巴胺D2受体的药物，具有受体阻断作用，常用的药物有：氯丙嗪、硫利达嗪、哌泊噻嗪、氟哌啶醇、舒必利、奋乃静、氟奋乃静、氯普噻吨、五氟利多等。第二代抗精神病药物：与第一代药物相比，这些药物具有多巴胺受体和5-羟色胺受体阻断作用，且对中脑边缘系统脑区具有选择性作用，常用药物有：氯氮平、利培酮、奥氮平、喹硫平、阿立哌唑等。

各种精神病药物的毒性有所差异，中毒症状稍有不同，主要表现为意识障碍，其程度与服药量有关。目前，临床上，吩噻嗪类与氯氮平中毒最为常见。氯氮平用药较广泛，由于其对中枢神经系统的特殊作用，易引起癫痫大发作，致死率极高，抢救难度较大。氯丙嗪中毒主要表现为意识障碍，同时有低血压、低体温、心动过速、呼吸急促、瞳孔缩小、反射迟钝或消失，可伴有癫痫发作。哌嗪类、丁酰苯类药物中毒，在轻度意识障碍时，可有烦躁不安和锥体外系反应。

一、诊断要点

不少急性中毒的患者往往处于昏迷状态，或不愿讲明服药品种和剂量，这就给诊断带来了困难。但我们仍应坚持从病史、临床表现和实验室检查等方面进行综合分析，以期得出比较正确的诊断来指导抢救治疗。

（一）病史询问

应掌握中毒药物的类别、剂量、进入途径、中毒时间、中毒后出现的症状、治疗经过、既往健康状况以及伴发躯体疾病等。

患者被送入院时往往处于意识模糊或昏迷状态，不能提供病史，或不愿讲明情况，有时陪送人员也了解不清。碰到这类情况，我们应该尽量向第一个发现患者的人了解现场情况，尽可能搞清患者所服药物的品种和剂量。患者的居室、抽屉、衣兜内发现的药瓶、药袋、残留药片可提供诊断线索。同时也应询问患者最近的病情，如能查阅近期病历记录则有助于诊断。

（二）体格检查

轻症患者做系统检查，重症患者先做重点检查，要点如下。①意识障碍的分级，瞳孔大小，对光反射。②衣服、口唇周围有无药渍、呕吐物，呼气有无特殊气味，唾液分泌情况。③体温、血压、脉搏、呼吸（速率、节律、幅度）。④皮肤及口唇颜色，皮肤温度、湿度及弹性。⑤肺部有无啰音，心音、心率、心律。⑥有无肌肉颤动、痉挛、肌张力障碍、腱反射、病理反射。全面体格检查和神经系统检查有助于鉴别诊断及发现伴发疾病。急性药物中毒应与颅脑外伤、硬膜下血肿、脑血管病、心血管病、糖尿病酮症及高渗性昏迷等疾病鉴别。

（三）实验室检查

①尽量收集血、尿、粪、胃内容物标本以及遗留的药品，对药物、毒物鉴定或筛查。②血、尿、粪常规化验，电解质、肝肾功能、血气分析、心电图、胸部X线检查，以及根据需要做其他必要的检查。③如有必要，治疗中可进行血药浓度监测。实验室检测（即药物定性、定量）结果必须与临床结合，并以临床表现为诊断治疗的主要依据，即急性药物中毒的诊断主要依据询问病史所获得的可靠的过量服药史，结合体格检查、临床表现来证实。对急性中毒患者在实验室结果出来之前必须争分夺秒地进行抢救治疗。

（四）在诊断时应注意的问题

①对于重症患者，在诊断同时需争分夺秒地进行抢救治疗，包括生命支持ABC（airway，breathing，circulation），即确保呼吸道畅通，呼吸、循环功能稳定，以及给氧、建立静脉通道等。②注意混合中毒。患者可能不仅服用一种药物，也有可能服用其他毒物，这一点必须提高警惕。③要注意动态变化。患者来院时可能尚无中毒表现，但随着药物的吸收，症状可能逐渐加重。而且精神药物往往与血浆蛋白的结合率很高，随

着时间的推移，游离的血药浓度会逐渐升高，而中毒症状也会逐渐加重。④要注意与心、脑、血管疾病相鉴别。特别是昏迷的患者，有时并不是药物中毒者从家属处了解以为是药物中毒，实际上却是躯体疾病所致昏迷，必须注意鉴别。⑤要对病情进行分析。有时在病史、临床表现和实验室检查之间会相互矛盾，此时必须综合分析，从坏处着想。

二、处理要点

（一）治疗原则

①停用抗精神病药物。②清除进入体内的药物。③对症治疗。

（二）急性中毒的治疗

1. 清除体内未被吸收的药物

（1）催吐　神志清楚且合作的患者，可让其饮温开水300～500mL，然后刺激咽后壁或舌根部，引起呕吐，如此反复，直至胃内容物完全吐出为止；或口服1%硫酸铜或硫酸锌5～10mL催吐。但对有明显意识障碍者不宜催吐。

（2）洗胃　尽早进行。一般服毒未满6小时洗胃有效，但在6小时以上，仍需洗胃，尚未进入昏迷者，均应以1：5000的高锰酸钾洗胃，务必彻底，需反复灌洗至洗出液澄清为止。已呈昏迷状态，可置胃管做负压吸引，吸出部分药物，或气管插管后洗胃。

（3）导泻和吸附　洗胃结束后，可从胃管中注入硫酸钠20～30g，0.2%药用炭混悬液50mL，导泻禁用硫酸镁，因镁可加重中毒症状。

2. 促进已吸收药物排泄

输液和利尿。抗精神病药物大部分从肾脏排泄。高渗性葡萄糖有利尿作用，故一般先给予静脉滴注葡萄糖溶液，不另加利尿剂。补充血容量，血压稳定时，也可使用渗透性利尿剂。病情较重者，应及早考虑血液净化治疗，如血液透析、血液灌流或血浆置换等。

3. 解毒和保肝

无特效解毒药，一般常用静脉滴注葡醛内酯（肝泰乐）及大量维生素C护肝。肝损害严重者，有条件的医疗单位，可采用人工肝治疗。

4. 中枢兴奋剂的应用

该类药物可诱发癫痫，一般不作为常规用药。贝美格、甲氯芬酯、哌甲酯等可适当用于昏迷较深的患者。

5. 低血压的处理

首先补充血容量，若经输液后血压仍不回升，可选用升压药如间羟胺或去甲肾上腺素，使血压维持在90/60mmHg以上，每小时尿量不低于30mL，禁用肾上腺素、异丙肾上腺素等血管扩张药。静脉滴注或肌内注射哌甲酯（利他林），每次10mg，也有一定的疗效。

6. 癫痫的处理

发作时，应按一般癫痫大发作常规处理，可给予苯妥英钠或地西泮等药物，必要时可重复。如患者出现脑水肿，应给予脱水治疗。

7. 对症支持治疗

如吸氧，保持呼吸道通畅，维持呼吸功能，必要时气管插管或切开，呼吸机辅助通气；应用抗生素预防感染；注意保温，避免低体温；输液注意速度，预防肺水肿；预防压力性损伤、肺炎、肾功能衰竭；维持水、电解质和酸碱平衡；营养支持等。

8. 特殊毒性症状

如硫利达嗪的心肌损害或心律失常、利血平的胃肠道出血、丁酰苯类的锥体外系症状等，应给予针对性的治疗。

9. 恢复期处理

中毒症状缓解后，仍需严密观察48~72小时，因药物排泄未净，可再度发生休克或昏迷。患者应卧床休息，不可突然下床活动。

第四节 抗抑郁药物中毒

抑郁是老年人常见的负性心理特征之一，而消极自杀是抑郁症的常见表现。抗抑郁药物也是老年人常用药物之一，故大量吞服此药自杀者，也颇为多见。抗抑郁药物是指一组主要用来治疗以情绪抑郁为突出症状的精神疾病的精神药物。常见的抗抑郁药物有以下几个种类。

1. MAOI

是最早出现的抗抑郁药，常用药物有苯乙肼（肼类）。该类药物主要通过抑制单胺氧化酶，减少中枢神经系统内单胺类递质的破坏，增加突触间隙内的浓度，起到提高情绪的作用。由于MAOI的不良反应较多，抗抑郁效果不及三环类抗抑郁药，近年来已逐渐淘汰。

2. TCAs

常用药物有丙咪嗪、阿米替林、多塞平、氯丙咪嗪等。该类药物主要通过阻断胺泵，减少突触前膜对生物胺的回收，特别是减少去甲肾上腺素（NE）和5-羟色胺的回收，使突触后受体部位有效神经递质的浓度增高，起到抗抑郁作用。

由于TCAs对心脏有直接毒性作用，即使是治疗剂量也可引起心肌损害，过量吞服易引起严重的心脏毒性反应，以致抢救困难，死亡率明显高于吩噻嗪类抗精神病药物。

三环类药物1次吞服1.2g便会引起严重中毒；如一次吞服2.5g（100片）往难以抢救。该剂量仅是每日有效治疗剂量（100~250mg）的10倍，也是10天量，所以对抑郁症的药物处方总量应加以限制，对药物保管必须十分重视。此外，TCAs的外周性抗胆碱能作用也较为常见，如口干、便秘、视物模糊、排尿困难和直立性低血压，老年患者常可导致尿潴留、肠麻痹等，还可诱发躁狂、双手细震颤及谵妄状态等不良反应。

3. 四环类抗抑郁药

四环类抗抑郁药代表药物是麦普替林，疗效与TCAs相似，但具有奏效快、不良反应少、抗抑郁作用谱广等优点。因其对心脏毒性较小，患者对该药的耐受性较好，更适用于老年或已有心血管疾病的抑郁症患者。

4. SSRIs

是一类新型的抗抑郁药物。该类药物从20世纪70年代开始研制，目前临床常用的有氟西汀（百优解）、帕罗西汀（赛乐特）、舍曲林（左洛复）、氟伏沙明（兰释）以及西酞普兰（喜普妙）等。该类药物的疗效与TCAs相当，且不良反应明显减小，安全系数较高，也不损伤精神运动功能。该类药物还具有抗抑郁和抗焦虑双重作用，多用于脑内

5-羟色胺减少所致的抑郁症。

5. 其他

其他抗精神病药如舒必利，抗焦虑药阿普唑仑、罗拉和中枢兴奋药哌甲酯的抗抑郁作用尚存在争议。

一、诊断要点

（一）临床表现

抗抑郁药物中毒主要表现为意识障碍，轻症者出现嗜睡或交替发生激惹、兴奋，可伴头晕、眩晕和共济失调。重症中毒者出现伴有精神运动性兴奋的谵妄状态，肌阵挛和腱反射亢进。继而进入昏迷状态，伴发癫痫。

由于该类药物具有不同程度的抗胆碱能作用，可出现瞳孔扩大、口渴、多汗、心率快、尿潴留、肠麻痹、体温升高、肌肉强直等。同时，该类药物对心脏有直接毒性作用，临床上可见气促、发绀、咯血、水肿、腹腔积液、脉搏不规则、颈静脉怒张、肝脾肿大、心脏骤停或抽搐发作，特别是对年逾70岁的老年人危险性更大。心电图可显示心房扑动、房颤、室颤、多源性期前收缩、QRS增宽、ST-T的改变及各类传导阻滞等心律失常。

（二）诊断依据

除了服药史等有关资料外，若临床表现为早期陷入昏迷，伴随癫痫发作及心律失常、心肌损害等明显心血管毒性时，应考虑抗抑郁药中毒的可能，尤其是TCAs。用水杨酸毒扁豆碱1～4mg（一般2mg）静脉注射，能促苏醒及减轻心律失常，则可诊断，按抗抑郁药物中毒抢救。

二、处理要点

（一）清除进入体内的药物

实施一般抢救急性中毒措施，服药4～6小时内，立即予清水或1：5000的高锰酸钾溶液洗胃，反复冲洗，必须彻底，直至抽出液体清亮为止。由于该类药物具有抗胆碱能作用，胃内排空延迟、肠内吸收也缓慢，因而即使口服已在4～6小时以上，仍应进行洗胃和（或）灌肠以排出。反复洗胃后，再注入药用炭混悬液吸附，以免残留肠道内药物的继续吸收，每隔4～6小时一次。24小时后，再给导泻药硫酸钠，促使药用炭和药物从消化道排出。对于病情较重者，考虑进行血液净化治疗，一般认为，由于该类药物的血浆蛋白结合率高，水溶性差，故行血液灌流的疗效优于血液透析。

（二）胆碱酯酶抑制剂的使用

体温升高、心动过速等抗胆碱症状明显者，可给予新斯的明1mg，肌内注射，或水杨酸毒扁豆碱2mg，静脉注射，每6小时一次，以对抗该类药物的抗胆碱能作用。水杨酸毒扁豆碱可对抗TCAs的中枢及周围抗胆碱能反应，不仅可以减轻心律失常，也可促使意识恢复（作用时间较短），但易诱发癫痫或严重心动过缓型心律失常，甚至停搏，故不必为恢复意识而过量用药。

（三）心血管损害的救治

出现心律失常时，根据其类型分别予以处理。胆碱酯酶抑制剂有一定的作用，使用2次不能复律者，可用苯妥英钠25mg缓慢静脉注射，也可用利多卡因50～100mg，加入5%

葡萄糖液100～200mL，静脉滴入。心力衰竭者，用毛花苷丙0.4mg，静脉注射，并注意控制补液速度。10%葡萄糖液500mL内加10%氯化钾10mL和正规胰岛素8U，静脉滴注，对于心肌有较好的保护及促进康复作用。出现低血压者，可用晶体或胶体溶液静脉滴注扩容，必要时使用血管活性药，如多巴胺、去甲肾上腺素。一旦发生心脏骤停，立即开始心肺复苏等急救措施。

（四）癫痫发作的救治

TCAs较易引起抽搐发作，频繁的抽搐可加重意识障碍和心脏负担，故须及时有效地予以控制，通常选用苯妥英钠，慎用地西泮及巴比妥类药物，后两者有中枢神经和呼吸的抑制作用。如系心源性脑缺血，应针对心脏情况进行处理。若系脑水肿，则应用脱水剂，地塞米松10～20mg加入甘露醇250mL，静脉快速滴注，冰帽头部降温等。

（五）对症支持治疗

心电监护；若患者呼吸受抑制，必须保持呼吸道通畅，吸氧，必要时气管插管或切开，行机械辅助通气；维持水、电解质和酸碱平衡；并发感染者，给降温并给予抗感染治疗；应给予ATP、辅酶A、细胞色素C等药物，以促进脑功能的恢复；反复静脉给予碳酸氢钠溶液，使血浆pH维持在7.50～7.55，可减少药物在组织中利用，有助纠正低血压和心律失常。

（六）观察及防止"反跳现象"

由于该类药物半衰期长，中毒后临床表现在24小时内最为严重，大多数患者在36小时内恢复意识，4～6天方能脱离危险。因此监护和治疗应持续较长时间。

第五节　强心类药物中毒

一、洋地黄类药物中毒

洋地黄类药物是目前临床上老年人最常用的强心药，主要用于治疗充血性心力衰竭和心房颤动或心房扑动伴有心室率增快者。常用的洋地黄类药物有慢作用和快作用两类；慢作用类常用地高辛，快作用类常用毛花苷丙。

由于洋地黄类药物的治疗量安全范围较小，其治疗量约为中毒量的60%，加上多种因素可影响机体对洋地黄类的敏感性，故应用洋地黄类治疗充血性心力衰竭患者易发生中毒。洋地黄类药物中毒大多由于用量过大或患者对该药敏感性增强。

（一）中毒机制

洋地黄类对心脏有选择性作用，中毒剂量的洋地黄抑制Na^+-K^+-ATP酶，使细胞内失钾，并使钠的快通道失活，而激活钙慢通道，从而造成心脏潜在起搏点自律性增高，窦房结的自律性降低；对房室传导组织有直接抑制作用，对胃肠道有直接的刺激作用，并可直接兴奋呕吐中枢；影响视神经盘斑状纤维，引起球后视神经炎，导致视觉异常。

（二）影响洋地黄耐量的因素

1.心脏的基本病变

如发生急性心肌梗死、心肌炎、肺心病、严重心力衰竭时，患者对洋地黄的耐受量降低。

2. 肾功能不全

此时对地高辛的排泄减少，剂量应减为常用量的1/2或1/4。

3. 甲状腺功能状况

甲亢患者对洋地黄的需要量增加；反之，甲减患者对洋地黄的耐受量降低。

4. 体质衰弱及消瘦者

其对洋地黄的耐受量较低。

5. 电解质紊乱

低血钾、高血钙、低血镁等均可使患者对洋地黄的耐受量降低，其中以低血钾最为重要。

6. 与其他药物的相互作用

奎尼丁、胺碘酮、维拉帕米、心律平等，能使血清地高辛的浓度升高，故上述药物与地高辛合用时，地高辛用量宜酌减1/4～1/2；制酸剂、镇静剂等可减弱地高辛的作用，宜将其分开服用；地高辛和ACEI合用时，不易出现地高辛中毒，可能与ACEI升高血钾有关。

（三）临床表现

1. 胃肠道症状

是常见的早期中毒表现，如先有食欲不振，后发生恶心、呕吐，这是由于呕吐中枢受刺激，腹痛和腹泻较少见；但地高辛中毒常无胃肠道症状而直接表现为心律失常。

2. 心律失常

由于心肌细胞异位节律点兴奋性增高和传导障碍，可出现各种异位心律和不同程度的传导障碍。室性期前收缩是最常见的心律失常，室性期前收缩呈二联律或三联律，常表示洋地黄中毒，可发展为室性心动过速，最后导致室颤。室上性心动过速是仅次于室性异位心律的洋地黄中毒表现，包括非阵发性交界性心动过速伴有或不伴有房室阻滞。房颤或房扑较为少见。洋地黄中毒尚可引起窦性心动过缓、严重窦性心律不齐、窦房阻滞和房性期前收缩。房室阻滞以一度和二度Ⅰ型为常见，二度Ⅱ型和三度阻滞则见于严重中毒者。

3. 视觉障碍

包括视力模糊、黄视、绿视、短暂复视和盲点等。

4. 其他

较少见的毒性反应乏力、失眠、头痛、眩晕、感觉异常和三叉神经痛等。

（四）诊断要点

①具有用药过量或误服该类药物的病史。②具有本药中毒的易感因素，如低血钾、高血钙、低血镁、老年人、严重心肌缺血、心肌梗死、肾功能不全、甲状腺功能减退等。③具有上述临床表现，尤其当出现心律失常，如室性期前收缩表现为二联律或三联律、多源性室性期前收缩、双向性室性心动过速，或心力衰竭出现加重等现象。④血洋地黄浓度的测定。通常血药浓度大于2ng/mL者，约90%可能为洋地黄类中毒。

（五）治疗

1. 停药

一旦出现洋地黄毒性反应的临床征象，应立即停用洋地黄和暂时停用利尿剂。心脏外的毒性症状和轻度的心脏中毒反应，如窦性心动过缓、偶发的室性期前收缩、间歇的窦房阻滞及一度房室阻滞等，一般停药后数日可逐渐消失，但视觉障碍恢复，则需2~3周。直流电复律一般禁用于洋地黄中毒。

2. 氯化钾

用量3~6g/d，可用于少发或频发的室性期前收缩；严重的心律失常则采取静脉补钾；补钾的同时应补镁，以促进钾进入细胞内；少尿、肾功能衰竭和高度房室传导阻滞者禁用。

3. 苯妥英钠

其能降低心肌自律性和改善房室传导（治疗剂量），最适用于洋地黄类中毒所致的伴有传导阻滞的异位心律。剂量用法：首剂100~250mg，用注射用水稀释至20mL，于5~10分钟内缓慢静脉注射，如无效可每5~10分钟注射50~100mg，总量不超过300mg；异位心律终止后，改为口服100mg，3次/日。静脉注射不宜过快，否则可引起低血压、心动过缓、短暂房室阻滞，甚至心脏停搏；剂量过大可造成呼吸抑制。低血压、极度心动过缓、窦房阻滞、高度房室传导阻滞及严重心肌病变者禁用。

4. 利多卡因

作用与苯妥英钠相似，适用于洋地黄类中毒所致的快速型室性心律失常，常作为首选；首剂50~100mg，静脉注射，如无效可每5~10分钟重复一次，总量不超过300mg，继以静脉滴注维持，1~4mg/min。

5. 特异性地高辛抗体

严重地高辛中毒时可考虑使用，每80mg抗体可拮抗1mg地高辛，注射中和剂量后20分钟开始起效，经80分钟效应最强；不良反应为低血钾。

6. 房室传导阻滞的治疗

症状较轻者，可口服阿托品0.5mg，3次/日；高度或完全性房室传导阻滞伴有明显症状或并发阿斯综合征者，可给予阿托品1mg，肌内或静脉注射；必要时，可用异丙肾上腺素1mg稀释于5%葡萄糖液500mL中，调节滴速，使心率增快，但要避免引起室性期前收缩等心律失常；如药物无效，考虑安装临时心脏起搏器。

7. 血液净化治疗

中毒后36小时内可行血液透析；对于重症患者，有条件者可行血浆置换疗法。

（六）预防

①除了紧急情况外，洋地黄化应取缓给法。②注意患者有无使洋地黄耐量降低的因素。③对耐受量降低的患者，宜使用作用快和排泄快的洋地黄类制剂，如西地兰。④密切观察病情，包括电解质，特别是血钾。

二、多巴酚丁胺中毒

多巴酚丁胺，系儿茶酚胺类强心药物，具有选择性兴奋心脏β_1受体，能增加心肌收缩力，同时降低肺静脉压和周围血管阻力，从而使心脏排出量增加，起到强心作用。当用量过大或静滴过快时易发生毒性反应。

（一）中毒机制

临床上，多巴酚丁胺只有注射剂，静滴或微泵注射后1~2分钟即发挥作用，10分钟达高峰，但半衰期仅有2分钟，故药效维持时间较短暂。该药的毒性作用主要是由于过度兴奋β_1受体，从而引起心律失常及心脏收缩过强。

（二）临床表现

多巴酚丁胺静滴速度过快或剂量过大时，可出现心悸、恶心、呕吐、腹痛、头痛、胸闷、气短等症状，严重者可出现严重室性心律失常、心绞痛发作、心动过速、血压下降等症状。

（三）诊断要点

主要是根据用药史，结合临床表现而诊断。必要时可做血药浓度测定，正常为40～180μg/mL；若超过300μg/mL时，即易发生毒性反应。

（四）治疗

①立即停药或减慢滴注速度，症状可逐渐缓解或消失。②若出现心律失常时，可给予抗心律失常药物治疗。③可用美托洛尔（倍他乐克）25～50mg，最大可用100mg，口服2次/日，以拮抗多巴酚丁胺的作用。

（五）预防

①严格掌握适应证及使用剂量。②静滴速度不要太快，以2.5～10μg/（kg·min）为宜。③用药过程中，严密观察血压、心率和心律变化。④不宜与β受体阻滞剂合用，也不宜与碳酸氢钠等碱性药物合用。⑤肥厚型心肌病患者禁用。

三、米力农中毒

米力农是磷酸二酯酶抑制剂，临床主要用于重度或顽固性心力衰竭的治疗，可因用量过大或静滴过快而发生中毒反应。该药长期口服有严重的不良反应，已不再应用于临床，目前仅有静脉制剂供短期治疗急性心力衰竭使用。

（一）中毒机制

米力农通过抑制CAMP的降解而升高细胞内CAMP水平，具有β受体激动剂类似的作用，并能直接扩张外周血管尤其是肺动脉；当血药浓度过高时，易致心动过速和低血压，甚至休克。

（二）临床表现

1. 消化道症状

常表现为恶心、呕吐、腹痛、腹泻等。

2. 循环系统症状

表现为心慌、胸闷、心跳有力或心悸，严重者可出现各种心律失常、血压下降，甚至休克。

3. 过敏反应

部分患者用药后，可出现皮肤过敏反应如皮疹等，还可有发热、血小板减少、嗜酸粒细胞增多、皮肤干燥、泪腺分泌减少等表现。

4. 肝脏损害

少数患者可致肝功能异常，表现为黄疸、肝酶升高等。

5. 其他

若静脉注射漏出血管外，可致局部组织坏死或炎症表现。

（三）诊断要点

根据用药史或误服过量史，结合临床表现，即可做出诊断，必要时可做血药浓度测定。若血药浓度大于5μg/mL时，则提示有过量中毒的可能。

（四）治疗

①立即停药。②静脉补液，以促进药物排泄。③若出现低血压休克时，可给予多巴胺、阿拉明等升压药治疗，心律失常者应针对其类型而给予抗心律失常治疗。④严重者，应及时给予血液净化治疗，尽快清除药物。

（五）预防

①严格掌握适应证及使用剂量。②静脉注射或静脉滴注时，速度不宜太快，特别开始时宜缓慢。③用药过程中，严密监测患者的血流动力学，特别是血压、心率和心律变化。

第六节　抗胆碱药物和拟胆碱药物中毒

一、抗胆碱药物中毒

抗胆碱药物主要是指阿托品类药物，是从颠茄、曼陀罗等中提取的生物碱。临床上常用作平滑肌解痉剂，主要用于缓解胃肠道平滑肌痉挛引起的疼痛。此类药物包括阿托品、山莨菪碱、东莨菪碱、颠茄、曼陀罗、溴丙胺太林等。抗胆碱药物中毒主要因过量用药或误服引起。阿托品最小致死量为每次80～130mg。

（一）中毒机制

抗胆碱药物能阻断许多胆碱能节后纤维所引起的反应。

1. 心血管系统的影响

阻断迷走神经对窦房结的作用而致心率加速；抑制血管运动中枢，导致外周血管及内脏血管扩张，血压显著下降，面色潮红。

2. 神经系统的影响

阿托品等可先兴奋高级神经中枢、下丘脑、延髓和脊髓，特别是运动和语言功能，后转为抑制，最后延髓麻痹可致死亡。

3. 腺体的影响

对各种腺体的分泌有强烈的抑制作用（以阿托品和东莨菪碱作用明显），出现口干、眼干、皮肤干燥及体温升高。

4. 眼部的作用

抑制胆碱能神经对虹膜括约肌及睫状肌的兴奋作用，引起瞳孔扩大、眼压升高和调节麻痹。

（二）临床表现

抗胆碱药物中毒的临床表现主要为两方面。

1. 胆碱能神经节后纤维阻断症状

患者极度口渴，吞咽困难，皮肤干而红，体温升高，可达40℃以上，心率加快，视力模糊，瞳孔散大，尿潴留等。

2. 中枢神经系统症状

开始为兴奋状态、烦躁不安、幻视、幻听、狂躁及惊厥；最后由兴奋转为抑制，出现呼吸浅而不规则、休克、昏迷，甚至呼吸停止死亡。

3. 过敏症状

部分患者服用抗胆碱药物可出现皮疹、喉头水肿、哮喘等过敏症状。

（三）诊断要点

可根据以下诊断。

1）具有误服抗胆碱药物或服用量过大的病史。

2）有胆碱能神经节后纤维阻断症状和中枢神经系统症状。

3）对现场遗留的毒物或患者的胃内容物或血尿进行毒物鉴定，结果阳性。鉴定方法如下。①抗胆碱药物定性分析：取患者尿作抗胆碱药物定性分析。②猫眼试验：抗胆碱药物中毒时，取患者尿液滴入猫眼内，可出现瞳孔散大。③其他：取患者胃液或尿液，加少许发烟硝酸，水浴蒸干加1滴氢氧化钾乙醇溶液；如出现紫罗兰色，并很快变成红色，提示有抗胆碱药物存在。

（四）治疗

1. 排除体内药物

催吐，用茶叶水及温水或1∶5000高锰酸钾溶液反复、彻底洗胃，然后，用硫酸镁导泻。

2. 应用拮抗药物

可选用毛果芸香碱每次5～10mg，皮下注射，每30分钟一次，至瞳孔缩小，对光反应出现，口腔黏膜湿润为止，或新斯的明0.5～1mg，皮下注射，每15～20分钟一次。但新斯的明为抗胆碱酯酶药，对抢救有机磷农药中毒过程中出现的阿托品中毒者极为不利，此类患者最好选用毛果芸香碱。老年人禁用毛果芸香碱。

3. 对症支持治疗

高热时，给予降温，如用冰袋、酒精擦浴，必要时给予药物；尿潴留时，应及时导尿；躁狂、惊厥时，可用安定或氯丙嗪；后期中枢抑制时，可酌情使用中枢兴奋剂；呼吸困难时，给予吸氧或行机械辅助通气；给予积极的补液，维持水、电解质和酸碱平衡等。

二、拟胆碱药物中毒

拟胆碱药物主要包括：毒扁豆碱、新斯的明、毛果芸香碱、加兰他敏等。在临床上用以治疗青光眼、重症肌无力、手术后腹部胀气及尿潴留，也可用作抢救抗胆碱药物中毒的拮抗剂。中毒大多是临床用量过大或误服所致。

（一）中毒机制

拟胆碱药物中毒与抗胆碱药物中毒表现相反，主要为抑制胆碱酯酶，使体内神经末梢释放的乙酰胆碱蓄积，而产生毒蕈碱样（M型）和烟碱样（N型）的毒性作用。中毒时可引起副交感神经末梢的兴奋，刺激骨骼肌神经末梢，抑制中枢神经系统，尤其是延髓。

（二）临床表现

毒扁豆碱和加兰他敏的中毒相似，主要表现为全身出汗，甚至虚脱、结膜充血、流涎、流泪、瞳孔缩小、恶心、乏力，呼吸道分泌物增多而引起呼吸困难，血压下降、心率减慢、心律失常，烦躁不安、共济失调、肌肉颤动、抽搐等。严重者可引起急性肺水肿、强直性痉挛、惊厥、昏迷，最后发生呼吸麻痹和呼吸衰竭。但加兰他敏较毒扁豆碱毒性反应小。

新斯的明和毛果芸香碱中毒主要表现为毒蕈碱样症状和体征，如全身出汗、流涎、流泪、呼吸道分泌物增加、心率缓慢、全身肌肉纤维性颤动、血压升高或降低；严重者可引起肺水肿、四肢抽搐和强直。

（三）诊断要点

①具有误服本药或用量过大的病史。②具有毒蕈碱样和烟碱样的症状和体征。③呕吐物及血、尿进行拟胆碱药物鉴定结果阳性。

（四）治疗

①清除体内的拟胆碱药物。立即催吐，然后用1∶5000高锰酸钾溶液或温水进行反复彻底的洗胃；洗胃后，可用硫酸镁导泻。②应用特效解毒剂。立即给予阿托品，以消除毒蕈碱样作用。③对症支持治疗。积极补液和利尿，维持水、电解质平衡和加速药物的排出；吸氧，保暖；给予呼吸兴奋剂或机械辅助通气，抗惊厥，抗休克等治疗。

第七节　解热镇痛药物中毒

解热镇痛药物，又称为解热镇痛抗炎药，是一类具有解热、镇痛药理作用，同时还有显著抗炎、抗风湿作用的药物。鉴于其抗炎作用与糖皮质激素不同，自1974年始国际上将这类药物归入NSAIDs。常用的有以下几类。

（1）水杨酸类　水杨酸类是应用最早的NSAIDs，代表药物为临床使用最广泛和持久的阿司匹林，又称乙酰水杨酸。

（2）苯胺类衍生物　以非那西汀使用最早，但因毒性大，除少数复方制剂还应用外，均为其活性代谢产物对乙酰氨基酚（扑热息痛）取代。该药物是目前应用量最大的解热镇痛药物之一。

（3）吲哚衍生物　代表药物为吲哚美辛，是很强的非选择性COX抑制剂，抗炎、镇痛和解热作用强大，自1963年用于临床以来，不良反应较多见，临床主要用于抗炎和镇痛，对痛经也有较好疗效。

（4）苯丙酸类衍生物　为临床应用较广的NSAIDs，为非选择性COX抑制剂，作用强大，抗炎作用突出，常用药物包括萘普生、布洛芬、非诺洛芬、氟苯布洛芬等。

（5）高度选择性COX-2抑制剂　为高效低毒的新型解热镇痛抗炎药物，如美洛昔康、塞来昔布和尼美舒利。初步研究显示，该类药物疗效确实，不良反应较轻而且少等优点，但该类药物临床应用的远期疗效及不良反应有待进一步验证。

（6）其他　如保泰松、双氯芬酸等。

解热镇痛药是临床常用的药物之一。然而滥用或大剂量应用可产生显著的不良反应，有些反应对年轻人来说，也许不是什么大问题，不过对于老年人来说，可能就很严重或十分危险。因此，老年人使用解热镇痛药要特别注意。

一、阿司匹林中毒

阿司匹林主要通过抑制前列腺素、缓激肽、组胺等的合成，产生解热镇痛和抗炎作用。解热的作用机制是通过作用于下丘脑体温调节中枢，使外周血管扩张，皮肤血流增加，散热增加而达到降温作用，其镇痛作用为外周性镇痛。该药物尚可通过抑制血小板的环氧化酶，从而抑制血小板的凝聚。目前，临床上作为解热镇痛药广为应用，也用于防治心、脑血管栓塞性疾病。该药口服吸收迅速，服后2~3小时即达血药峰值浓度，在肝脏代谢，90%以结合型、10%以游离型由尿排出，血浆半衰期为3~5小时。口服常用量：解热镇痛0.3~0.6g，3次/日；抗风湿0.6~1g，3~4次/日；抗血栓50~100mg，1次/日。成人口服最小致死量为5~10g。

（一）中毒机制

该药物主要损害胃肠道、血液系统、神经系统及引起过敏反应等。

1. 胃肠道反应

口服阿司匹林对胃黏膜有直接刺激作用，同时胃肠黏膜存在COX-1，催化前列腺素类形成，后者对胃肠黏膜有保护作用。阿司匹林抑制COX-1，干扰前列腺素类（主要为前列腺素E_2）合成，降低胃黏膜的保护功能。此外，抗风湿剂量的阿司匹林可兴奋延髓催吐化学感受区，引起恶心和呕吐，饭后服用该药可减轻胃肠道反应。

2. 凝血障碍

血小板内存在COX-1和血栓素A_2合成酶，能催化花生四烯酸形成血栓素A_2。阿司匹林能与COX-1氨基酸序列第530位丝氨酸共价结合，通过乙酰化不可逆性抑制COX-1的活性，干扰了血栓素A_2的生物合成，进而使血小板和血管内膜血栓素A_2生成减少。该药物在一般剂量下长期使用，可抑制血小板聚集功能，使出血时间延长；大剂量可抑制肝脏合成凝血酶原。

3. 神经系统

神经症状一般在服用量大时出现，出现所谓水杨酸反应，症状为头痛、眩晕、耳鸣、视听力减退；用药量过大时，可出现精神错乱、惊厥甚至昏迷等，停药后2~3天症状可完全恢复。大剂量时还可引起中枢性的恶心和呕吐。

4. 过敏反应

特异性体质者服用阿司匹林后可出现皮疹、血管神经性水肿及哮喘等过敏反应，多见于中年人或鼻炎、鼻息肉患者，系阿司匹林抑制前列腺素的生成所致，也与其影响免疫系统有关。哮喘大多严重而持久，一般用平喘药多无效，只有激素效果较好。部分患者，可出现典型的阿司匹林三联征（阿司匹林不耐受、哮喘与鼻息肉）。

5. 肝损害

阿司匹林引起肝损伤通常发生于大剂量应用时。这种损害不是急性的作用，其特点是发生在治疗后的几个月，通常无症状，有些患者出现腹部的右上方不适和触痛。血清肝酶水平升高，但明显的黄疸并不常见。这种损害在停用阿司匹林后是可逆的，停药后血清转氨酶多在1个月内恢复正常。

6. 肾损害

长期使用阿司匹林，可发生间质性肾炎、肾乳头坏死、肾功能减退。

长期大量服用该药物，可致氧化磷酸化解耦联，钾从肾小管细胞外逸，导致缺钾、尿中尿酸排出过高，较大损害是尿中可出现蛋白、细胞、管型等。

7. 心血管系统

治疗剂量的阿司匹林对心血管系统没有重要的直接作用。大剂量可直接作用于血管平滑肌，导致外周血管扩张。中毒剂量可通过中枢性血管运动麻痹作用而抑制循环功能。

（二）临床表现

1. 消化系统

主要是恶心、呕吐、畏食、腹痛、腹泻、呕血、黑便等胃肠道黏膜损害症状，肝大、黄疸、血清肝酶水平升高等中毒性肝损害表现。

2. 血液系统

凝血功能障碍、皮肤黏膜出血、血小板减少、粒细胞减少、溶血性贫血、巨幼红细胞性贫血等。

3. 神经系统

头痛、头晕、耳鸣、耳聋、视力减退、复视、恐惧、谵妄、幻觉、震颤、惊厥、高热、出汗、虚脱、昏迷，甚至呼吸、循环衰竭而危及生命。

4. 过敏反应

偶见荨麻疹、紫癜、结节性红斑、过敏性哮喘、过敏性鼻炎、血管神经性水肿等，过敏性休克罕见。

5. 泌尿系统

血尿、肾功能减退，镇痛药性肾炎，即引起慢性间质性肾炎及肾乳头坏死，严重者可见肾小管坏死和肾功能不全。

6. 其他

病情危重者，常出现代谢性酸中毒和呼吸性碱中毒；大量误服发生急性中毒，常可出现血压下降、心动过速等症状。

（三）诊断要点

1）有阿司匹林长期应用或大量误服史。

2）患者出现上述临床表现。

3）实验室检查：①血气分析：常出现代谢性酸中毒。②凝血时间、凝血酶原时间延长。③尿中出现蛋白、红细胞、管型。④血中水杨酸盐定性试验阳性。⑤尿中水杨酸盐定性、三氯化铁定性试验阳性。

（四）治疗

（1）减少毒物吸收　使用温水或2%碳酸氢钠溶液洗胃，继之硫酸镁导泻。

（2）促进毒素排泄　给予补液、利尿，以及适量碳酸氢钠溶液静滴，碱化尿液，加快该药从尿中排出。必要时，可行血液净化治疗。

（3）对症支持治疗　如发生过敏反应时，予抗过敏治疗；纠正水、电解质及酸碱紊乱；保护胃黏膜；阿司匹林引起肝损害后，先停药，并予氨基酸补液、维生素C及肌苷等药物，口服强的松，症状一般在1周后消失。

二、对乙酰氨基酚中毒

对乙酰氨基酚是非那西丁的活性代谢物，具有良好的解热镇痛作用，对血小板及凝血机制无影响。该药口服（治疗量）后，自胃肠道吸收迅速，0.5～2小时达血药峰值浓度，血浆蛋白结合率25%～50%。大量摄入该药后，血药峰值时间可延迟至4小时，90%药物经肝脏代谢，< 5%以原形由尿排出。血浆半衰期1～3小时，过量使用则延长，超过12小时提示有肝性脑病之可能。本药常用剂量：口服0.3～0.6g，2～3次/日，成人中毒剂量为7.5g，致死量为5～20g，中毒血药浓度值为150mg/L，致死血药浓度值为1500mg/L。

（一）中毒机制

该药物主要损害肝脏，可有肾脏及血液系统改变，偶有过敏反应。90%药物在肝脏内与葡萄糖醛酸和硫酸物结合，自尿中排出；仅2%～4%经肝内细胞色素P-450混合功能氧化酶系统代谢，成为有毒的中间代谢产物而与谷胱甘肽结合。后者消耗殆尽后，未结合的代谢物与肝细胞蛋白质结合，可导致肝细胞坏死。

（二）临床表现

服药24小时内，患者有轻度厌食、恶心、呕吐和出汗；服药后24～48小时，患者自觉稍好，但有右上腹肝区疼痛，并可发现肝功能异常，谷丙与谷草转氨酶显著升高；2～4天后可发生肝坏死、肝性脑病、心肌损害及肾衰竭，黄疸明显，凝血酶原时间显著延长。

（三）诊断要点

①患者过量或误食对乙酰氨基酚类药物史。②药物血浆浓度测定可发现潜在中毒，动态监测，更有助于中毒的诊断，并能初步了解中毒程度。③肝功能、凝血酶原时间等动态检测。

（四）治疗

该药物不得与其他含对乙酰氨基酚的药物同时服用；服药期间，应避免饮用含酒精的饮料；肝、肾功能不全者慎用；3岁以下儿童及新生儿因肝、肾功能发育不全，应避免使用。

（1）减少毒物吸收　催吐，或洗胃，继之硫酸钠导泻。

（2）解毒剂的使用　巯基供体N-乙酰半胱氨酸对乙酰氨基酚引起的肝损害有特效。该药可增加肝细胞内谷胱甘肽的储存，使谷胱甘肽与对乙酰氨基酚的活性代谢产物结合，阻止其与肝细胞的大分子共价结合。宜尽早使用，争取在口服对乙酰氨基酚10小时内用药，超过该时间，则用之无效。该药本身相对无肝毒性，使用指征为：①口服对乙酰氨基酚4小时后血药浓度逾200mg/L或12小时超过50mg/L。②如患者曾长期饮酒，同时服过可诱导肝酶的药物，饥饿或缺乏蛋白质等，则更应及时应用N-乙酰半胱氨酸。

剂量用法：首剂140mg/kg口服，随后给予维持剂量，按70mg/kg每4小时服1次，共72小时；或将首剂150mg/kg置于葡萄糖液中静脉注射，注射时间不短于15分钟；随后将50mg/kg溶于葡萄糖液500mL中静脉滴注4小时以上，其后16小时内将100mg/kg溶在葡萄糖液1000mL中持续静脉滴注；在20小时内总量达300mg/kg。

（3）糖皮质激素　早期、短程、足量应用糖皮质激素，如氢化可的松、地塞米松等。

（4）血液净化治疗　根据肝、肾损害严重程度，可采取血液透析、血液灌流及血浆置换等方法，清除毒物，必要时也可考虑人工肝治疗。

三、布洛芬中毒

布洛芬为苯丙酸类的衍生物，通过抑制环氧化酶减少前列腺素的合成，而产生抗炎镇痛作用，同时通过下丘脑体温调节中枢而引起解热作用，其消炎、抗风湿及解热镇痛作用强于阿司匹林、保泰松及对乙酰氨基酚。临床用于类风湿关节炎、风湿性关节炎、强直性脊柱炎、红斑狼疮等及腰背疼痛治疗。该药物口服吸收迅速，服药后1～2小时血药浓度达峰值，血浆蛋白结合率为99%，血浆半衰期为2小时。该药在肝内代谢，60%～90%。

经肾由尿排出，100%于24小时内排出，其中约1%为原形药物，部分随粪便排出。口服常用量为0.2g，3次/日，摄入量＞0.4g/kg可引起死亡。布洛芬只能作为一般解热镇痛药而偶尔服用，不可长时期服用。体弱多病的老年者，尤其是心脏病患者或其他疾病已引起肾血流量减少者，在使用布洛芬时，应慎之又慎。

（一）中毒机制

该药物通过抑制前列腺素或其他递质的合成而起作用，主要损害胃肠道、肝、肾及中枢神经系统。该药物具有较强的胃毒性，从腹部不适到严重的出血或使消化溃疡复发均可发生。中枢神经系统的不良反应极为常见，但较轻，如头痛或头晕，很少出现抑郁或其他精神症状。长期大剂量使用时，可发生血液病或肾损伤，如出血时间延长、粒细胞缺乏症、粒细胞减少症、血小板缺乏症及致命的全细胞减少症。肝毒性作用十分轻微。过敏反应不常见，可能出现伴有皮疹的发热、腹痛。此外，该药对易感者能引起哮喘发作。

（二）临床表现

①消化系统症状，如恶心、呕吐、腹痛、腹泻、胃溃疡穿孔出血、肝功能异常等。②神经系统症状，如头晕、头痛、耳鸣，偶见抑郁、视物模糊、焦虑、感觉异常、幻觉、嗜睡、惊厥等。③肾脏颜面及下肢水肿、多尿、急性肾衰竭，偶有肾病综合征。④皮肤溃疡、多形性红斑、瘙痒、过敏性哮喘、休克等。

（三）诊断要点

①有布洛芬长期应用或大量误服史。②患者出现上述临床表现。

（四）治疗

①保护胃黏膜，给予口服牛奶、鸡蛋清等或相应药物，保护胃黏膜。②保护肝、肾功能，给予肌苷、维生素C等，必要时给予糖皮质激素。③对症支持治疗。

（齐占朋）

第十八章 老年病药物治疗展望

随着人口老龄化，老年医疗保健已成为当前社会广泛研究的问题，并日益受到重视。随着年龄的增长及机体功能退化，老年患病具有多病共存、临床表现常不典型、病情急、进展快、并发症多、病程长、疗效差、恢复慢、易发生意识障碍，且容易发生药物不良反应等特点。因此，老年患者多重用药现象普遍存在，且多为长期用药，导致了不良反应的发生风险显著增加。同时除常见的慢性疾病外，老年人特有的老年综合征或老年问题（如抑郁、老年痴呆、尿失禁、衰弱、营养不良等），以及精神心理问题和药物成瘾问题等在药物治疗过程中也值得关注。有鉴于此，如何构建一种安全、有效、经济、适宜的老年药物治疗工作体系，是当前国际社会亟待解决的共性问题。

一、老年病药物治疗的共病管理原则

老年医学的宗旨是以患者为中心进行全面的医学照护，强调整体性和个体化，最终目标是为了改善老年人的功能状态和生活质量，不是简单的疾病诊治的叠加，而是需要根据老年患者的具体情况来综合考虑。AGS于2012年提出了处理共病老年患者的指导原则，并制作了"30r More"的简易卡片，用于指导老年药物治疗方案的制订。其指导原则包括以下5条：①了解患者的意愿，并在制订决策时候加以考虑。②了解循证医学证据及其局限性。③制订临床决策时，需要充分考虑风险、负担、获益及预后。④决策时考虑治疗方案本身的复杂性和可行性。⑤选择那些能使获益最大、损害最小并且能够改善生活质量的治疗方案。

二、多学科合作的临床药物治疗决策模式

老年病具有年老体衰、多病共存、治疗困难的特点，以往分科愈来愈细的疾病管理模式难以满足老年患者的医疗需求。老年病的诊断与鉴别诊断、疾病与多器官系统相互影响以及医学与人文社会科学的融合，均需要多学科整合模式对老年病进行管理和治疗，因此老年医疗的多学科整合式治疗管理模式（以下简称"多学科模式"）在老年病治疗中的地位越来越重要。

研究证实，由于在多学科整合治疗与管理过程中，全面考虑了老年患者一身多病、容易发生并发症或出现脏器功能衰竭、药物耐受差等因素，多学科介入整合治疗与康复医嘱，使老年患者得到最适宜的治疗和康复方案，因此多学科整合式管理能明显提高患者的医疗、护理质量，减少医疗缺陷，控制减少并发症的发生，患者日常生活力明显提高，社会功能明显好转或恢复，可有更大的恢复工作能力和生活自理的可能性，减轻了患者对社会及家庭的经济负担，提高了家庭和社会对医院的满意度，将医院的服务模式

推向一个新的高度，满足老年患者的多方面需求，可以作为为老年患者提供医疗护理服务的新模式进行推广。

三、有效应用不合理用药评价的辅助工具

鉴于多数老年人同时罹患多种疾病，约51%以上的老年人使用超过6种以上的药物，而这种情况下的合并用药使药物之间相互作用的风险增多，并且经常隐含着不合理用药。如何识别不合理用药并进行评判成为老年药物治疗的关注重点之一。目前已有多种相关标准在欧美等发达国家得到研究和推广。常用的包括Beers标准、IPET和STOPP，其中应用最广泛的是Beers标准。Beers标准是由美国老年医学专家Mark H.Beers在1991年提出的，已经被多个国家和医疗机构使用，成为评价PIM最广泛和可以接受的金标准。

四、正确理解和应用临床用药推荐或用药指南

在不同的国家，老年病的指南和治疗具有很大的差异，而为老年人开具处方受到各国处方集（药物目录）、具体药品政策、管理措施和医疗水平、医师的处方习惯、社会经济状况等多因素的影响。研究证实处方习惯（具有地域和国家特点）以及行为和社会经济学因素（包括处方限制、老年人残疾和无力或者不愿自费选择更安全的目录外药物）从根本上导致不合理用药。为推进老年人临床合理用药，欧盟目前的基本目标之一是在整个欧洲大陆提高实践、规范和管理，在为老年人开具处方方面加以改进，统一基本的老年病推荐用药（如限制对老年患者处方无效或有害的药物，批准其他更安全的药物，使老年人可以经济地获得小剂量药品的规格）。这些策略可以提高老年人的药物治疗质量。进一步的研究应着重于老年疾病规律的研究，根据老年患者治疗的临床建议、国家药品政策、指导方针以及费用承担方式，逐步形成国家基本统一的老年病推荐用药和老年人用药指南，促进老年人合理用药。

五、强化老年病精准治疗

2015年1月30日，时任美国总统奥巴马在国情咨文演讲中宣布了一个新计划——精准医疗计划，这是对个体化医疗进一步的阐述，是指以个人基因组信息为基础，结合蛋白质组、代谢组等相关内环境信息，为患者量身设计出最佳治疗方案，以期达到治疗效果最大化和不良反应最小化的一门定制医疗模式。老年人是一组健康状况极不均一的群体，个体差异随增龄而增大，且多病共存问题突出，药物反应不一，尤其是高龄老年人之间的个体差异，无法制订老年人统一的用药标准。因此，老年患者药物治疗不能凭经验，应更加强调药物治疗精准化。2015年2月，中国精准医疗战略专家组成立，计划2030年前政府能在精准医疗领域投入600亿元，这也是我们发展老年精准医疗的契机所在。而药物基因组学、治疗药物监测、大数据分析工具等一系列技术的发展为老年精准医疗工作的开展奠定了基础，必将使老年药物治疗效果获得质的飞跃提升。

六、提高老年人对药物自我管理的能力

能否按要求用药，对于药物的疗效影响很大，医务人员及家属对老年患者不仅在生活上要照顾，还需要从精神上给予安慰，使老人满怀信心接受治疗。同时对用药目的、

服药时间、方法要反复交代清楚；对数量多、体积大或形态特殊、质地较硬的药片，应分几次或切成小块后吞服，防止发生哽噎；对自我记忆能力较差的老年患者，可利用图片、标签、醒目的颜色、固定的器皿，帮助老年人改善对服药的记忆，逐渐提高自我服药能力。

（齐占朋）

参考文献

[1]颜红兵，赵汉军，程姝娟，等.心脏生化标志物与急性冠状动脉综合征[M].北京：中国环境科学出版社，2007.

[2]王晓明.老年医学[M].西安：第四军医大学出版社，2011.

[3]丁新生.神经系统疾病诊断与治疗[M].北京：人民卫生出版社，2018.

[4]薛慎伍.老年脑血管病后遗症防治[M].北京：人民军医出版社，2006.

[5]谢春光.老年内分泌疾病[M].北京：人民军医出版社，2007.

[6]徐丛剑，华克勤.实用妇产科学[M].北京：人民卫生出版社，2017.

[7]刘梅林.老年心血管病学[M].北京：人民军医出版社，2011.

[8]杨慧霞，狄文.妇产科学[M].北京：人民卫生出版社，2015.

[9]关大顺，许先金，关子安.现代代谢病与营养性疾病[M].天津：天津科技翻译出版公司，2008.

[10]瞿佳，吕帆.眼视光学[M].北京：人民卫生出版社，2018.

[11]杨春明.实用普通外科手术学[M].北京：人民卫生出版社，2014.

[12]许文荣，林东红.临床基础检验学技术[M].北京：人民卫生出版社，2015.